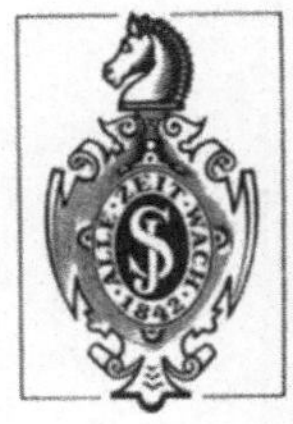
ALLE ZEIT WACH
1842

E. Rügheimer (Hrsg.)

Respiratorische Therapie nach operativen Eingriffen

Unter Mitarbeit von N. Lutter,
H. Mang und A. Obermayer

Mit 205 Abbildungen und 52 Tabellen

Springer-Verlag
Berlin Heidelberg New York London Paris
Tokyo Hong Kong Barcelona Budapest

Prof. Dr. med. Erich Rügheimer
Institut für Anaesthesiologie
Klinikum der Universität Erlangen-Nürnberg
Krankenhausstr. 12
D-91054 Erlangen

ISBN-13:978-3-540-57047-9

Die Deutsche Bibliothek – CIP-Einheitsaufnahme

Respiratorische Therapie nach operativen Eingriffen/6.
Erlanger Anästhesie-Symposion, 17. bis 19. Juni 1993. E.
Rügheimer (Hrsg.). Unter Mitarb. von N. Lutter ... – Berlin;
Heidelberg; New York; London; Paris; Tokyo; Hong Kong:
Springer, 1994
ISBN-13:978-3-540-57047-9 (Berlin ...) kart. e-ISBN-13:978-3-642-78399-9
DOI: 10.1007/978-3-642-78399-9
NE: Rügheimer, Erich [Hrsg.]; Lutter, Norbert; Erlanger Anästhesie-Symposion ⟨6, 1993⟩

Satz: Best-set Typesetter Ltd., Hong Kong

SPIN: 10123672 19/3130/SPS – 5 4 3 2 1 0 – Gedruckt auf säurefreiem Papier

Vorwort

Ursprünglich war die Beatmung ein Verfahren zur Substitution der Atmung bei zentraler oder peripherer Atemlähmung. Inzwischen hat sie sich durch ein sich vertiefendes pathophysiologisches Verständnis und als Ergebnis innovativer technischer Entwicklungen zu einer differenzierten Therapie der respiratorischen Insuffizienz und pulmonaler Erkrankungen entwickelt. Jeder Schritt auf diesem Weg wurde mit großem Enthusiasmus begrüßt, ob nun PEEP in allen Variationen, Inverse-Ratio-Ventilation, Jetventilation in allen Frequenzbereichen oder die ganze Palette der assistierenden Beatmungsformen bis hin zu komplexen, computergesteuerten Beatmungsmustern und zur Lungenersatztherapie mit extrakorporalem Gasaustausch, intravenöser Oxygenierung und der Anwendung von NO. Jedesmal stellte sich nach anfänglicher Euphorie auch wieder Ernüchterung ein, zumindest dann, wenn die neue Behandlungsform nicht anschlug, oder wenn Nebenwirkungen auftraten, die Nutzen in Schaden verwandelten. Oft wurde in der Begeisterung vergessen, daß der Fortschritt – nach einem Wort von Nestroy – "das an sich hat, daß er größer ausschaut, als er in Wirklichkeit ist". Eine Panazée, ein Allheilmittel gibt es eben im klinischen Alltag nicht.

Die Enttäuschung darf aber nicht dazu führen, daß man sich auf eine "uniforme" bzw. "monotone" Beatmungsform zurückdrängen läßt und die zahlreichen Geräte, die für Atemtherapie und Beatmung zur Verfügung stehen und sich nach Bauart, Leistungsangebot und Preis erheblich unterscheiden, aus Resignation in die Ecke stellt. Resignation und Unkenntnis sind die denkbar schlechtesten Ratgeber des Arztes.

Diese Situationsanalyse gab für uns den Anstoß zu dem Versuch, den "state of art" der respiratorischen Therapie nach operativen Eingriffen im Rahmen unseres 6. Erlanger Anästhesie-Symposions aufzuarbeiten und Ansätze für künftige Entwicklungen erkennbar zu machen. Die im folgenden wiedergegebenen Referate dieser Veranstaltung sollen eine Synopse, also eine Zusammenschau der Behandlungsstrategien, Verfahren, Geräte und Nebenwirkungen der respiratorischen Therapie liefern und dem in Anästhesie und Intensivmedizin tätigen Arzt eine Entscheidungshilfe anbieten, die differenzierten Möglichkeiten indikationsgerecht – adaptiert an die pathophysiologischen Zustände – zu nutzen. Nur so kann man das für die jeweilige klinische Situation effizienteste Verfahren bzw. Gerät wählen, um mit einem vertretbaren Aufwand den größtmöglichen Nutzen für die

Patienten zu erzielen. Das Anforderungsprofil, das durch die konkrete klinische Situation und das jeweilige Patientengut definiert wird, ist dafür entscheidend. Die einfache Gleichung, daß das teuerste Gerät auch das beste sei, ist zu simpel und zu aufwendig, denn das Gesundheitsstrukturgesetz stellt unser Handeln unter die Maxime, nur noch das bereit zu halten, was auch tatsächlich – rational begründet – benötigt wird.

Wir danken allen Autoren für ihr Bemühen um eine sorgfältige Aufarbeitung und pünktliche Abgabe der Manuskripte und dem Springer-Verlag für die bewährte Zusammenarbeit bei der Produktion des vorliegenden Bandes und seine angemessene Ausstattung. Besondere Anerkennung gilt den Firmen Engström Elektromedizin GmbH, Martinsried, Dräger AG, Lübeck, Janssen GmbH, Neuss, Kendall Medizinische Erzeugnisse GmbH, Mallinckrodt Medical GmbH, Hennef/Sieg, Medimex Holfeld GmbH & Co., Hamburg, Ohmeda GmbH & Co. KG, Erlangen, Siemens AG, Erlangen, Wellcome GmbH, Burgwedel, die durch großzügige Unterstützung – trotz aller Restriktionen durch das Gesundheitsstrukturgesetz – das Erscheinen des Buches ermöglicht haben.

Erlangen, Januar 1995 *E. Rügheimer*

Inhaltsverzeichnis

Unterstützende Beatmung

Hybridmaßnahmen

Nebenwirkungen der Beatmung und ihre Therapie

Mitarbeiterverzeichnis

Ackern, K. van, Prof. Dr. med.
Institut für Anästhesiologie und Operative Intensivmedizin, Fakultät für klinische Medizin Mannheim der Universität Heidelberg, Theodor-Kutzer-Ufer, D-68167 Mannheim

Ahnefeld, F. W., Prof. Dr. med. Dr. h.c.
Steinhövelstr. 9, D-89075 Ulm

Anlage, K., Dr. med.
Klinik und Poliklinik für Anästhesiologie und operative Intensivmedizin, Westfälische Wilhelms-Universität, Albert-Schweitzer-Str. 33, D-48149 Münster

Baum, M., Ing.
Universitätsklinik für Anaesthesie und Allgemeine Intensivmedizin, Anichstr. 35, A-6020 Innsbruck

Benzer, H., Prof. Dr. med.
Universitätsklinik für Anaesthesie und Allgemeine Intensivmedizin, Anichstr. 35, A-6020 Innsbruck

Bergmann, H., Prof. Dr. med.
Ludwig Boltzmann-Institut für experimentelle Anästhesiologie und intensivmedizinische Forschung – Bereich Linz –, Krankenhausstr. 9, A-4020 Linz

Brandl, M., Prof. Dr. med.
Abteilung für Anaesthesie, Städt. Krankenhaus Zehlendorf (Behring-Krankenhaus), Gimpelsteig 3–5, D-14165 Berlin

Braun, G.G., Priv.-Doz. Dr. med.
Institut für Anaesthesiologie, Klinikum der Universität Erlangen-Nürnberg, Krankenhausstr. 12, D-91054 Erlangen

Brunner, J.X., Dipl.-Ing.
Hamilton Bonaduz AG, Via Crusch 8, CH-7402 Bonaduz

Brunner, M., Dr. rer. biol. hum.
Institut für Anaesthesiologie, Klinikum der Universität Erlangen-Nürnberg, Krankenhausstr. 12, D-91054 Erlangen

Burchardi, H., Prof. Dr. med.
Zentrum Anästhesiologie, Rettungs- und Intensivmedizin, Klinikum der Universität Göttingen, Robert-Koch-Str. 40, D-37075 Göttingen

Dick, W., Prof. Dr. med. Dr. h.c.
Klinik für Anästhesiologie, Klinikum der Johannes Gutenberg-Universität, Langenbeckstr. 1, D-55131 Mainz

Dietl, K.H., Dr. med.
Klinik und Poliklinik für Allgemeine Chirurgie, Westfälische Wilhelms-Universität, Jungeblodtplatz 1, D-48149 Münster

Dinkel, M., Dr. med.
Institut für Anaesthesiologie, Klinikum der Universität Erlangen-Nürnberg, Krankenhausstr. 12, D-91054 Erlangen

Dudziak, R., Prof. Dr. med.
Zentrum für Anästhesiologie und Wiederbelebung, Joh.-Wolfgang-Goethe-Universität, Theodor-Kai-Str. 7, D-60596 Frankfurt

Eberhard, L., Dr. med.
Klinik für Herz- und Thoraxchirurgie, Universitätskliniken Basel, CH-4031 Basel

Fabry, B., Dr. med.
Klinik für Herz- und Thoraxchirurgie, Universitätskliniken Basel, CH-4031 Basel

Fanconi, S., Dr. med.
Kinderspital Zürich, Steinwiesstr. 75, CH-8032 Zürich

Falke, K.J., Prof. Dr. med.
Klinik für Anaesthesiologie und operative Intensivmedizin, Universitätsklinikum Rudolf Virchow, Freie Universität Berlin, Augustenburger Platz 1, D-13353 Berlin

Fischer, C., Dr. med.
Klinik und Poliklinik für Anästhesiologie und operative Intensivmedizin, Westfälische Wilhelms-Universität, Albert-Schweitzer-Str. 33, D-48149 Münster

Freitag, L., Dr. med.
Lungenklinik Hemer, D-58656 Hemer

Frutiger, A., Dr. med.
Kantonsspital Chur, CH-7000 Chur

Geiger, K., Prof. Dr. med.
Institut für Anästhesiologie, Universitätsklinikum, Hugstetter Str. 49, D-79106 Freiburg

Georgieff, M., Prof, Dr. med.
Universitätsklinik für Anästhesiologie, Klinikum der Universität, Steinhövelstr. 9, D-89075 Ulm

Gerlach, H., Dr. med.
Klinik für Anaesthesiologie und operative Intensivmedizin, Universitätsklinikum Rudolf Virchow, Freie Universität Berlin, Augustenburger Platz 1, D-13353 Berlin

Gleich, C., Dr. med.
Klinik und Poliklinik für Thorax-, Herz- und Gefäßchirurgie, Westfälische Wilhelms-Universität, Albert-Schweitzer-Str. 33, D-48149 Münster

Gnaiger, E., Univ.-Doz. Dr.
Forschungslabor Transplantationschirurgie, Abt. für Transplantationschirurgie, I. Universitätsklinik für Chirurgie, Universität Innsbruck, Anichstr. 35, A-6020 Innsbruck

Grießinger, N., Dr. med.
Institut für Anaesthesiologie, Klinikum der Universität Erlangen-Nürnberg, Krankenhausstr. 12, D-91054 Erlangen

Guttmann, J., Dr. med.
Klinik für Herz- und Thoraxchirurgie, Universitätskliniken Basel, CH-4031 Basel

Habich, G., Dr. med.
Abteilung Lungen- und Bronchialheilkunde, Klinik für Erkrankungen der Atmungsorgane, Bezirkskrankenhaus Kutzenberg, D-96250 Ebensfeld

Habicht, J., Dr. med.
Klinik für Herz- und Thoraxchirurgie, Universitätskliniken Basel, CH-4031 Basel

Hachenberg, T., Priv.-Doz. Dr. med.
Klinik und Poliklinik für Anästhesiologie und operative Intensivmedizin, Westfälische Wilhelms-Universität, Albert-Schweitzer-Str. 33, D-48149 Münster

Hayek, Z., M.D.
Breasy Medical Equipment Ltd., 9 Burroughs Gardens, London NW4 4AU, UK

Hedwig-Geissing, M., Dr. rer. nat.
Institut für Anaesthesiologie, Klinikum der Universität Erlangen-Nürnberg, Krankenhausstr. 12, D-91054 Erlangen

Heinrichs, W., Priv.-Doz. Dr. med.
Klinik für Anästhesiologie, Klinikum der Johannes-Gutenberg-Universität, Langenbeckstr. 1, D-55131 Mainz

Heinzelmann, J.
Abt. für Physiotherapie, Stadtspital Triemli, Birmensdorferstr. 497, CH-8063 Zürich

Heinzelmann, M., Dr. med.
Departement Chirurgie, Universitätsspital, Rämistr. 100, CH-8091 Zürich

Hempelmann, G., Prof. Dr. med.
Abteilung für Anästhesiologie und operative Intensivmedizin, Klinikum der Justus-Liebig-Universität, Klinikstr. 29, D-35392 Gießen

Henderson, S., M.D.
Pulmonary Division, LDS Hospital, University of Utah, Salt Lake City, UT 84143, USA

Henning, K., Dipl.-Ing.
Klinik und Poliklinik für Anästhesiologie und operative Intensivmedizin, Westfälische Wilhelms-Universität, Albert-Schweitzer-Str. 33, D-48149 Münster

Hiller, J., Dr. med.
Klinik für Anästhesiologie, operative Intensivmedizin und Schmerztherapie, Klinik am Eichert, Eichertstr. 3, D-73035 Göppingen

Hintzenstern, U. von, Dr. med.
Abteilung für Anästhesiologie und operative Intensivmedizin, Städtisches Krankenhaus, Spitalstr. 4, D-91299 Forchheim

Hörmann, C., Dr. med.
Universitätsklinik für Anaesthesie und Allgemeine Intensivmedizin, Anichstr. 35, A-6020 Innsbruck

Hubmayr, R.D., M.D.
Thoracic Diseases and Critical Care Medicine, 4-411 Alfred Building, Mayo Clinic, 200 First Street SW, Rochester, MN 55905, USA

Jutzi, H., Dr. med.
Stadtspital Triemli, Birmensdorferstr. 497, CH-8063 Zürich

Kacmarek, R.M., Ph.D., RRT
Respiratory Care Services, Ellison 4, Massachusetts General Hospital, Boston MA 02114, USA

Kamp, H.-D., Prof, Dr. med.
Klinik für Anästhesiologie und operative Intensivmedizin, Zentralkrankenhaus, St. Jürgen-Str., D-28205 Bremen

Kirmse, M., Dr. med.
Institut für Anaesthesiologie, Klinikum der Universität Erlangen-Nürnberg, Krankenhausstr. 12, D-91054 Erlangen

Kleemann, P.P., Dr. med.
Klinik für Anästhesiologie, Johannes-Gutenberg-Universität, Langenbeckstr. 1, D-55131 Mainz

Koller, W., Dr. med.
Universitätsklinik für Anaesthesie und Allgemeine Intensivmedizin, Anichstr. 35, A-6020 Innsbruck

Konecny, E., Prof. Dr. Ing.
Professur für Medizintechnik, Medizinische Universität zu Lübeck, Ratzeburger Allee 160, D-23538 Lübeck

Krebs, S., Dr. med.
Klinik und Poliklinik für Thorax-, Herz- und Gefäßchirurgie, Westfälische Wilhelms-Universität, Albert-Schweitzer-Str. 33, D-48149 Münster

Kuhlen, R., Dr. med.
Klinik für Anaesthesiologie und operative Intensivmedizin, Universitätsklinikum Rudolf Virchow, Freie Universität Berlin, Augustenburger Platz 1, D-13353 Berlin

Lang, S., cand. inf.
Institut für mathematische Maschinen und Datenverarbeitung, Lehrstuhl für Betriebssysteme, Universität Erlangen-Nürnberg, Martensstr. 3, D-91058 Erlangen

Laubscher, T.P., Dr. phil.
Hamilton Bonaduz AG, Via Crusch 8, CH-7402 Bonaduz

Lawin, P., Prof, Dr. med. Dr. h.c.
Klinik und Poliklinik für Anästhesiologie und operative Intensivmedizin, Westfälische Wilhelms-Universität, Albert-Schweitzer-Str. 33, D-48149 Münster

Lazarus, G., Prof. Dr. med.
Klinik für Anaesthesie und Intensivtherapie, Klinikum Suhl, Albert-Schweitzer-Str. 2, D-98527 Suhl

Lennartz, H., Prof. Dr. med.
Abteilung für Anästhesie und Intensivtherapie, Klinikum der Universität, Baldingerstr. 1, D-35043 Marburg

Lewandowski, K., Dr. med.
Klinik für Anaesthesiologie und operative Intensivmedizin, Universitätsklinikum Rudolf Virchow, Freie Universität Berlin, Augustenburger Platz 1, D-13353 Berlin

Light, R.B., M.D.
Department of Medicine, Sections of Respiratory Medicine and Critical Care Medicine, University of Manitoba, St. Boniface General Hospital, Room A1105, 409 Tache Ave., Winnipeg MB R2H 2A6, Canada

Lindner, K.H., Prof. Dr. med.
Universitätsklinik für Anästhesiologie, Klinikum der Universität, Steinhövelstr. 9, D-89075 Ulm

Loick, M., Dr. med.
Klinik und Poliklinik für Anästhesiologie und operative Intensivmedizin, Westfälische Wilhelms-Universität, Albert-Schweitzer-Str. 33, D-48149 Münster

Lopez, F.A., B.S.
Department of Anesthesiology, University of South Florida, College of Medicine, MDC Box 59, 12901 Bruce B. Downs Boulevard, Tampa, FL 33612-4799, USA

Lunkenheimer, P.P., Prof, Dr. med.
Experimentelle Thorax, Herz- und Gefäßchirurgie, Westfälische Wilhelms-Universität, Domagkstr. 11, D-48149 Münster

Lutter, N., Dr. med.
Anästhesie-Ambulanz, Institut für Anaesthesiologie, Klinikum der Universität Erlangen-Nürnberg, Krankenhausstr. 12, D-91054 Erlangen

Mang, H., Priv.-Doz. Dr. med.
Institut für Anaesthesiologie, Klinikum der Universität Erlangen-Nürnberg, Krankenhausstr. 12, D-91054 Erlangen

Martin, E., Prof. Dr. med.
Institut für Anästhesiologie, Universitätsklinikum Heidelberg, Im Neuenheimer Feld 346, D-69121 Heidelberg

Martin, J., Dr. med.
Klinik für Anästhesiologie, operative Intensivmedizin und Schmerztherapie, Klinik am Eichert, Eichertstr. 3, D-73035 Göppingen

Max, M., Dr. med.
Klinik für Anaesthesiologie und operative Intensivmedizin, Universitätsklinikum Rudolf Virchow, Freie Universität Berlin, Augustenburger Platz 1, D-13353 Berlin

Messelken, M., Dr. med.
Klinik für Anästhesiologie, operative Intensivmedizin und Schmerztherapie, Klinik am Eichert, Eichertstr. 3, D-73035 Göppingen

Meyer, J., Dr. med.
Klinik und Poliklinik für Anästhesiologie und operative Intensivmedizin, Westfälische Wilhelms-Universität, Albert-Schweitzer-Str. 33, D-48149 Münster

Milewski, P., Prof. Dr. med.
Klinik für Anästhesiologie, operative Intensivmedizin und Schmerztherapie, Klinik am Eichert, Eichertstr. 3, D-73035 Göppingen

Moon, R.E., M.D.
Department of Anesthesiology, Duke University Medical Center, Box 3094, Durham, NC 27710, USA

Müller, E., Priv.-Doz, Dr. med.
Zentrum für Anaesthesiologie, Heinrich-Heine-Universität, Moorenstr. 5, D-40225 Düsseldorf

Neuendank, A., Dr. med.
Klinik für Anaesthesiologie und operative Intensivmedizin, Universitätsklinikum Rudolf Virchow, Freie Universität Berlin, Augustenburger Platz 1, D-13353 Berlin

Obermayer, A., Dr.-Ing.
Abt. Medizintechnik, Institut für Anaesthesiologie der Universität Erlangen-Nürnberg, Krankenhausstr. 12, D-91054 Erlangen

Pappert, D., Dr. med.
Klinik für Anaesthesiologie und operative Intensivmedizin, Universitätsklinikum Rudolf Virchow, Freie Universität Berlin, Augustenburger Platz 1, D-13353 Berlin

Pasch, T., Prof. Dr. med.
Institut für Anästhesiologie, Universitätsspital, Rämistr. 100, CH-8091 Zürich

Patrick, W., M.D.
Department of Medicine, Sections of Respiratory Medicine and Critical Care Medicine, University of Manitoba, St. Boniface General Hospital, Room A1105, 409 Tache Ave., Winnipeg, MB R2H 2A6, Canada

Peter, K., Prof. Dr. med. Dr. h.c.
Institut für Anästhesiologie, Klinikum Großhadern, Marchioninistr. 15, D-81377 München

Peters, J., Priv.-Doz. Dr. med.
Abteilung für Klinische Anaesthesiologie, Zentrum für Anaesthesiologie, Heinrich-Heine-Universität, Moorenstr. 5, D-40225 Düsseldorf

Pichlmayr, I., Prof. Dr. med.
Zentrum Anaesthesiologie, Abt. IV, Medizinische Hochschule Hannover, Krankenhaus Oststadt, Podbielskistr. 380, D-30659 Hannover

Pietschmann, S., Dr. rer. nat.
Klinik für Anaesthesiologie und operative Intensivmedizin, Universitätsklinikum Rudolf Virchow, Freie Universität Berlin, Augustenburger Platz 1, D-13353 Berlin

Pison, U., Dr. med.
Klinik für Anaesthesiologie und operative Intensivmedizin, Universitätsklinikum Rudolf Virchow, Freie Universität Berlin, Augustenburger Platz 1, D-13353 Berlin

Pscheidl, E., Priv.-Doz. Dr. med.
Institut für Anaesthesiologie, Klinikum der Universität Erlangen-Nürnberg, Krankenhausstr. 12, D-91054 Erlangen

Putensen, C., Dr. med.
Department of Anesthesiology, University of South Florida, College of Medicine, MDC Box 59, 12901 Bruce B. Downs Boulevard Tampa, FL 33612-4799, USA

Putz, G., Dr. med.
Universitätsklinik für Anaesthesie und Allgemeine Intensivmedizin, Anichstr. 35, A-6020 Innsbruck

Räsänen, J., M.D.
Department of Anesthesiology, University of South Florida, College of Medicine, MDC Box 59, 12901 Bruce B. Downs Boulevard Tampa, FL 33612-4799, USA

Rathgeber, J., Dr. med.
Zentrum Anästhesiologie, Rettungs- und Intensivmedizin, Klinikum der Georg-August-Universität, Robert-Koch-Str. 40, D-37075 Göttingen

Redmann, K., Dr. med.
Klinik und Poliklinik für Thorax-, Herz- und Gefäßchirurgie, Westfälische Wilhelms-Universität, Albert-Schweitzer-Str. 33, D-48149 Münster

Rehder, K., M.D.
Professor of Anesthesiology and Physiology, Department of Anesthesiology, Mayo-Klinik, Rochester, MN 55905, USA

Rohling, R., Dr. med.
Institut für Anästhesiologie, Universitätsspital, Rämistr. 100, CH-8091 Zürich

Rossaint, R., Dr. med.
Klinik für Anaesthesiologie und operative Intensivmedizin, Universitätsklinikum Rudolf Virchow, Freie Universität Berlin, Augustenburger Platz 1, D-13353 Berlin

Rügheimer, E., Prof. Dr. med.
Institut für Anaesthesiologie, Klinikum der Universität Erlangen-Nürnberg, Krankenhausstr. 12, D-91054 Erlangen

Schäffer, J., Prof. Dr. med.
Anästhesieabteilung, Robert-Koch-Krankenhaus Gehrden, von-Rehden-Str. 1, D-30989 Gehrden

Scheld, H.H., Dr. med.
Klinik und Poliklinik für Torax-, Herz- und Gefäßchirurgie, Westfälische Wilhelms-Universität, Albert-Schweitzer-Str. 33, D-48149 Münster

Schmidt, C., Dr. med.
Klinik und Poliklinik für Anästhesiologie und operative Intensivmedizin, Westfälische Wilhelms-Universität, Albert-Schweitzer-Str. 33, D-48149 Münster

Schönhofer, B., Dr. med.
Fachkrankenhaus Kloster Grafschaft, Annostr. 1, D-57392 Schmallenberg-Grafschaft

Schywalsky, M., Dr. med.
Institut für Anaesthesiologie, Klinikum der Universität Erlangen-Nürnberg, Krankenhausstr. 12, D-91054 Erlangen

Seidenberg, J., Dr. med.
Abt. für pädiatrische Pneumologie, Medizinische Hochschule Hannover, Konstanty-Gutschow-Str. 8, D-30625 Hannover

Snider, M.R., M.D.
Director, Division of Respiratory/Intensive Care, Division of Anesthesia, P.O. Box 850, Hershey, PA 17033, USA

Stober, H.-D., Priv.-Doz. Dr. med.
Klinik für Anästhesiologie, Städt. Krankenhaus Friedrichshain, Leninallee 49, D-14089 Berlin

Strauss, H., Dr. med.
Institut für Anaesthesiologie, Klinikum der Universität Erlangen-Nürnberg, Krankenhausstr. 12, D-91054 Erlangen

Tabellion, D., Dr. med.
Klinik für Anästhesiologie, operative Intensivmedizin und Schmerztherapie, Klinik am Eichert, Eichertstr. 3, D-73035 Göppingen

Taeger, K., Prof. Dr. med.
Klinik für Anästhesiologie, Klinikum der Universität Regensburg, Franz-Josef-Strauß-Allee, D-93053 Regensburg

Tarnow, J., Prof. Dr. med.
Abteilung für Klinische Anaesthesiologie, Heinrich-Heine-Universität, Moorenstr. 5, D-40225 Düsseldorf

Theissen, J.L., Priv.-Doz. Dr. med.
Klinik und Poliklinik für Anästhesiologie und operative Intensivmedizin, Westfälische Wilhelms-Universität, Albert-Schweitzer-Str. 33, D-48149 Münster

Tschaikowsky, K., Dr. med.
Institut für Anaesthesiologie, Klinikum der Universität Erlangen-Nürnberg, Krankenhausstr. 12, D-91054 Erlangen

Wallace, C.J., R.N.
Clinical Research Nurse Director, Pulmonary Division, LDS Hospital, University of Utah, Salt Lake City, UT 84143, USA

Wawersik, J., Prof. Dr. med.
Klinik für Anästhesiologie und operative Intensivmedizin, Klinikum der Christian-Albrechts-Universität, Schwanenweg 21, D-24105 Kiel

Weißbach, S., Dr. med.
Klinik für Anaesthesiologie und operative Intensivmedizin, Universitätsklinikum Rudolf Virchow, Freie Universität Berlin, Augustenburger Platz 1, D-13353 Berlin

Wittmann, J., Dipl.-Inf.
Institut für mathematische Maschinen und Datenverarbeitung, Lehrstuhl für Betriebssysteme, Universität Erlangen-Nürnberg, Martensstr. 3, D-91058 Erlangen

Wolff, G., Prof, Dr. med.
Klinik für Herz- und Thoraxchirurgie, Universität Basel, Kantonspital, CH-4031 Basel

Younes, M., M.D.
Department of Medicine, Sections of Respiratory Medicine and Critical Care Medicine, University of Manitoba, St. Boniface General Hospital, Room A1105, 409 Taché Ave., Winnipeg, MB R2H 2A6, Canada

Zollinger, A., Dr. med.
Institut für Anästhesiologie, Universitätsspital, Rämistr. 100, CH-8091 Zürich

Gastvortrag

Zelluläre und mitochondriale Adaptationsvorgänge bei Hypoxie*

E. Gnaiger

Adaptation an Hypoxie im Tierreich und klinische Bedeutung

Verglichen mit den Adaptationsvorgängen an Hypoxie, die auf biochemischem und molekularem Gebiet in der Humanphysiologie und klinischen Bioenergetik bekannt sind, weisen die Anpassungen an O_2-Mangel im gesamten Tierreich eine erstaunliche Komplexität und Flexibilität metabolischer Stoffwechselprozesse auf (Gnaiger 1993a). Ökologisch ist die Hypoxie besonders in aquatischen Lebensräumen ausgeprägt, was auf die 30- bis 50fach geringere Sättigungskonzentration von Sauerstoff in Wasser im Vergleich mit Luft zurückzuführen ist. Doch auch die Zellen des menschlichen Organismus befinden sich in einem wässrigen Mikromilieu, in dem bei Drosselung der O_2-Zufuhr ein schnelles Abfallen des intrazellulären pO_2 die Folge ist.

Angesichts der Vielfalt an Strategien, die sich bei verschiedenen Tiergruppen im Verlauf der Evolution durchgesetzt und erhalten haben, um eine erhöhte Toleranz gegen Hypoxie und Anoxie zu entwickeln, stellt sich die Frage, ob spezifische humane Gewebe u. U. ähnliche Reaktionsmuster zeigen könnten. Zumindest mag ein Einblick in die vergleichende Stoffwechselphysiologie und eine thermodynamische Analyse der Bildung von Adenosintriphosphat (ATP) die Bereitschaft erhöhen, in der klinischen Konfrontation mit der Hypoxie auch weniger konventionellen Betrachtungsweisen ein theoretisches Grundgerüst zu liefern.

Bei Ausbildung eines Pasteur-Effektes unter Hypoxie sind – bedingt durch den hohen glykolytischen Flux – die Substratreserven schnell erschöpft. Akkumulierende Säuren stören tiefgreifend das zelluläre Milieu, so daß für anhaltende Glykolyse die Substratnachfuhr praktisch unlimitiert sein muß (etwa in Zellkulturen oder bei Darmparasiten) und die Endprodukte exkretiert werden. Langfristige Toleranz von Hypoxie unter dem kritischen O_2-Partialdruck (p_c) erfordert in der Regel die metabolische Flexibilität einer graduellen Rückregulation des ATP-Verbrauchs (Hochachka 1986).

* Unterstützung durch den Fonds zur Förderung der wissenschaftlichen Forschung, P7162-BIO, und ein Projekt des BMWF, Österreich. Ich bedanke mich bei Herrn Univ.-Prof. Dr. Raimund Margreiter für sein Interesse und seine Unterstützung.

Ein Beispiel soll daher diese wichtige suppressive Regulation illustrieren. Besonderer Wert wird dabei auf den experimentellen Nachweis gelegt, daß es sich tatsächlich um eine echte Regulation im Unterschied zu einer bloß passiven metabolischen "Betäubung" durch O_2-Entzug handelt. So ist auch im Torpor oder Winterschlaf die Reduktion des Stoffwechsels nicht eine Folge des Q_{10}-Effektes bei erniedrigter Temperatur, sondern die Absenkung der Temperatur wird durch aktive Rückregulierung der metabolischen Wärmeproduktion eingeleitet (Heldmaier 1993). Die Aufklärung und die externe Ansteuerung von aktiven Rückregulationsmechanismen könnten theoretisch eine alternative oder komplementäre Strategie zur passiven Unterdrückung des hypoxischen Stoffwechsels durch Hypothermie bei operativen Eingriffen oder in der Organpräservation bieten.

Aerober und anaerober Energiestoffwechsel: Theorie und Experiment

O_2-Abhängigkeit der Atmung

Der O_2-Verbrauch von Organismen, Organen, isolierten Zellen und Mitochondrien zeigt eine für das jeweilige System charakteristische Abhängigkeit vom externen O_2-Partialdruck pO_2 (Gnaiger 1993b). Diese Abhängigkeit der zellulären oder organismischen Atmung vom pO_2 läßt sich in vielen Fällen in der Form einer einfachen hyperbolen Funktion (Sättigungskurve) beschreiben (Abb. 1). In der Enzymkinetik wird eine derartige hyperbole Beziehung durch die Michaelis-Konstante, K_m, charakterisiert. Sie charakterisiert jene Aktivität eines Substrats (auch ausgedrückt als Konzentration eines Metaboliten oder Partialdruck eines Gases), bei welcher der halbmaximale Reaktionsflux erreicht wird. Die mathematisch gleiche Bedeutung hat der p_{50}, der O_2-Partialdruck bei 50% der maximalen (aeroben) O_2-Aufnahme. Dabei muß betont werden, daß die Mechanismen gänzlich unvergleichbar sind, welche die K_m eines isolierten Enzyms (z. B. Cytochromoxidase) und den p_{50} eines komplexen mitochondrialen, zellulären oder organismischen Systems bestimmen.

In Sättigungskurven können

1) die Zone der vom O_2-Druck unabhängigen Atmung bei hohem pO_2 und
2) die Zone der direkten Abhängigkeit des O_2-Verbrauchs vom O_2-Partialdruck bei niederem pO_2

unterschieden werden. Der kritische O_2-Partialdruck p_c ist definiert, wenn die Zone homöostatischer Regulation der Atmung beim p_c diskontinuierlich in die abhängige hypoxische Zone übergeht. Eine derartige Diskontinuität fehlt bei einer hyperbolen Funktion (Rosenthal et al. 1976). Dennoch kann ein kritischer Partialdruck weitgehend willkürlich als Vielfaches von p_{50}

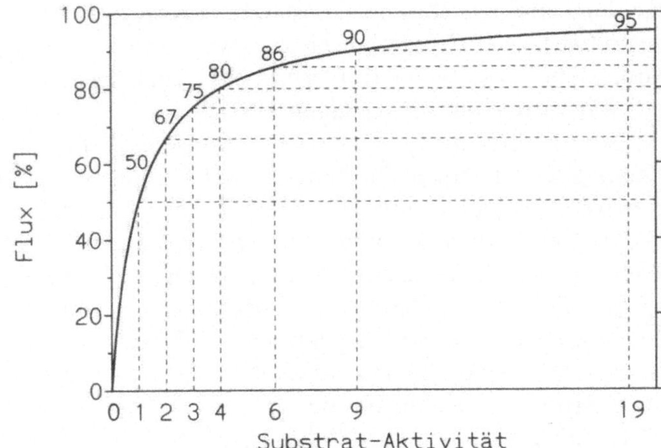

Abb. 1. Hyperbole Sättigungskurve und genereller Zusammenhang zwischen Flux (J, in % der maximalen Reaktionsgeschwindigkeit) und Substrataktivität (ausgedrückt als Vielfaches der den halbmaximalen Flux bestimmenden Aktivität; K_m oder p_{50}; s. Text)

angegeben werden, wobei beim 3fachen von p_{50} der Flux bereits um 25 % inhibiert ist, 90 % des maximalen Fluxes jedoch erst beim 9fachen p_{50} erreicht werden (Abb. 1).

Der allmählichen Absenkung des O_2-Verbrauchs unter progressiver Hypoxie stehen 2 divergente Regulationsmuster gegenüber, die einen Zusammenbruch des zellulären Energiestatus verhindern:

1) Anaerobe Kompensation der ATP-Bildung zur Aufrechterhaltung der ATP-Umsatzrate bei starker Steigerung des glykolytischen Fluxes (Pasteur-Effekt);
2) Reduktion des ATP-Verbrauchs zur Aufrechterhaltung der zellulären ATP-Konzentration.

Diese Regulationsmuster haben unterschiedliche adaptive Bedeutung und werden durch biochemische Mechanismen gesteuert, die nur im Gesamtzusammenhang zwischen zellulärer und organismischer Funktion und den Randbedingungen der jeweiligen Umwelt im Sinne adaptiver Optimierungsstrategien interpretiert werden können.

Direkte und indirekte Kalorimetrie: das kalorische Äquivalent des ATP-Umsatzes

Für den rein aeroben Stoffwechsel sind die direkte und indirekte Kalorimetrie äquivalente Methoden, um den dissipativen (ohne Arbeitsleistung verlaufenden) Energieumsatz eines biologischen Systems zu quantifizieren. Unter Hypoxie stellt sich jedoch die wesentliche Frage, inwiefern gleichzeitig mit dem aeroben Katabolismus bereits anaerobe Mechanismen des Energiestoffwechsels aktiviert werden, was durch eine über das kalorische Äquivalent des Sauerstoffverbrauchs hinausgehende Wärmeproduktion indiziert wird (Gnaiger u. Kemp 1990).

Bei Einschaltung anaerober Prozesse sind direkt-kalorimetrische Messungen von hoher Bedeutung und verlangen eine sorgfältige thermochemische Interpretation des metabolischen Wärmeflusses (Gnaiger 1983). Der O_2-Verbrauch ist unter diesen Umständen nicht mehr das gültige Maß für den Energiestoffwechsel. Doch auch die anaerobe Wärmedissipation (Wärmeabgabe an die Umgebung) hat eine andere bioenergetische Bedeutung, als sie der aeroben Wärmedissipation zukommt. Die thermodynamische Analyse des anaeroben Stoffwechsels führt notwendig zu einer kritischen Reflexion des Begriffs *Stoffwechselrate*[1] (Gnaiger 1983, 1991). Glykolytischer Flux (oder Katabolismus von Lipid und Protein) und Wärmeflux werden beim aerob-anaeroben Übergang entkoppelt. So ist das kalorische Äquivalent der Glykogenoxidation $-2868\,\text{kJ}\cdot\text{mol}^{-1}$ Glykosyleinheit, während nur 4 % der aeroben Wärmeentwicklung ($-126\,\text{kJ}\cdot\text{mol}^{-1}$) bei Laktatbildung oder 8 % ($-226\,\text{kJ}\cdot\text{mol}^{-1}$) bei Propionat-Acetat-Bildung berechnet werden. Analog stellt der verminderte ATP-Gewinn im anaeroben Katabolismus das grundsätzliche bioenergetische Problem der Hypoxie dar: Nur 3 mol ATP pro mol Glykosyleinheit werden bei anaeober Laktatbildung gewonnen, während der maximal 12fache ATP-Gewinn bei vollständig gekoppeltem oxidativem Katabolismus erzielt wird (Crow u. Kushmerick 1982).

Die Wärmedissipation ist aber auch nicht mit dem ATP-Umsatz äquivalent, denn pro Mol umgesetztem ATP (Zyklus von ADP-Phosphorylierung und ATP-Hydrolyse) beträgt das aerobe Äquivalent ca. $-80\,\text{kJ}\cdot\text{mol}^{-1}$ ATP, jedoch nur ca. -40 bis $-50\,\text{kJ}\cdot\text{mol}^{-1}$ ATP bei der anaeroben Bildung von Laktat aus Glykogen.[2]

Somit würde bei konstantem ATP-Umsatz im aerob-anaeroben Übergang der direkt kalorimetrisch gemessene Wärmeflux bis auf 50 % abfallen, wobei die bioenergetisch als ATP-Umsatz definierte "Stoffwechselrate" unverändert bliebe (Gnaiger 1983). Dieser Abfall der Wärmedissipation ist

[1] Dem Begriff *Flux* (O_2-Flux; Wärmeflux) wird aus der Perspektive der irreversiblen Thermodynamik (Gnaiger 1993c) zur Beschreibung des dynamischen Ablaufs metabolischer Prozesse der Vorzug gegenüber *Rate* gegeben. Flux, J, bezieht sich als spezifische Größe z. B. auf das Körpergewicht ($\mu\text{mol}\cdot\text{s}^{-1}\cdot\text{kg}^{-1}$ oder $\text{W}\cdot\text{kg}^{-1}$), den Proteingehalt oder die Oberfläche eines Systems, während sich der generalisierte *Fluß*, I, als extensive Größe auf ein gesamtes definiertes System bezieht ($\mu\text{mol}\cdot\text{s}^{-1}$ oder $\text{W} = \text{J}\cdot\text{s}^{-1}$). Demgegenüber wird unter *Rate*, r, oft eine relative Größe mit der Dimension % pro Zeit verstanden (z. B. Wachstumsrate).

[2] Berechnungsbeispiel für das Enthalpieäquivalent des dissipativen ATP-Umsatzes bei Laktatbildung: $-126\,\text{kJ}\cdot\text{mol}^{-1}$ Glykosyleinheit dividiert durch 3 mol ATP/mol Glykosyleinheit ergibt $-42\,\text{kJ}\cdot\text{mol}^{-1}$ ATP. Der genaue Wert hängt stark vom Protonenpuffer zur Neutralisierung der gebildeten Protonen ab (Gnaiger 1983).

für ektotherme Tiere bedeutungslos, doch führt bei endothermen Organismen in der Ruhe das erniedrigte kalorische Äquivalent des anaeroben ATP-Umsatzes zur Beeinträchtigung der thermischen Regulation, selbst wenn der ATP-Energiestatus aufrechterhalten bliebe. Umgekehrt stellt bei maximaler Aktivität das niedrige kalorische Äquivalent des anaeroben ATP-Umsatzes einen effektiven Schutz gegen Überwärmung dar.

Kalorespirometrie – simultane direkte und indirekte Kalorimetrie

Kalorimetrische und respirometrische Untersuchungen wurden an dem anoxietoleranten Evertebraten *Lumbriculus variegatus* durchgeführt, einem kleinen (10 mg Frischgewicht) im Sediment von seichten Gewässern lebenden Borstenwurm (Gnaiger 1980, 1991, 1993b). Das simultane Abfallen des O_2-Verbrauchs (indirekte Kalorimetrie) und der Wärmeproduktion (direkte Kalorimetrie) unter progressiver Hypoxie deutet auf eine Rückregulation des Gesamtstoffwechsels hin (Abb. 2). Unter aeroben Bedingungen (20 kPa entspricht 150 mm Hg) ist der direkt gemessene Wärmeflux J_Q, $-3{,}8\,mW \cdot g^{-1}$, während der gleichzeitig gemessene O_2-Flux J_{O_2} 8,3 nmol $O_2 \cdot s^{-1} \cdot g^{-1}$ beträgt. Der kalorimetrisch/respirometrische Quotient J_Q/J_{O_2} von -460 kJ $\cdot$ mol^{-1} O_2 liegt genau im Bereich des theoretischen oxykalorischen Äquivalents für die metabolische Oxidation von Kohlenhydraten, Lipiden oder Proteinen (-430 bis -480 kJ $\cdot$ mol^{-1} O_2; Gnaiger u. Kemp 1990). Diese Übereinstimmung zeigt einen vollständig aeroben

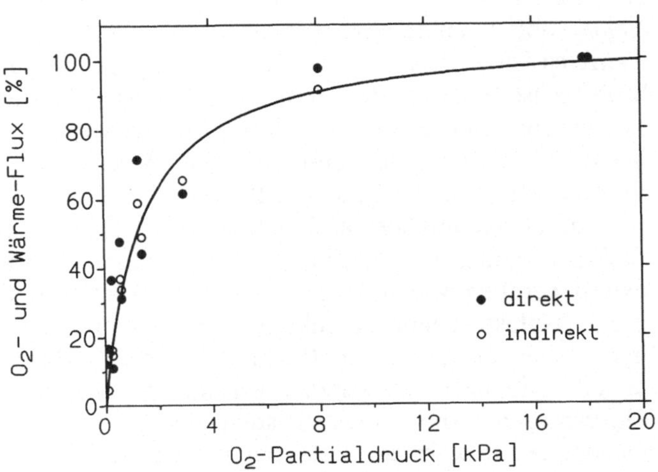

Abb. 2. Hyperbole Abhängigkeit der Atmung und Wärmeproduktion vom O_2-Partialdruck (O bis Luftsättigung) beim anoxietoleranten Evertebraten *Lumbriculus variegatus*. Der p_{50} für den O_2-Flux ist 1,4 kPa (0,19 mm Hg). Die *simultane* Reduktion von O_2-Flux (J_{O_2}, indirekte Kalorimetrie, *offene Symbole*) und Wärmeflux (J_Q, direkte Kalorimetrie, *gefüllte Symbole*) stellt eine Anpassung für Langzeittoleranz dar. (Mod. nach Gnaiger 1993b)

Stoffwechsel ohne Bildung anaerober Endprodukte an. Trotz sinkender Atmungsintensität bleibt der kalorimetrisch/respirometrische Quotient konstant auf dem aeroben Wert und steigt erst bei einem pO_2 unter ca. 0,5 kPa (0,07 mm Hg), wobei anaerobe Endprodukte akkumulieren. Unter vollständig anoxischen Bedingungen bleibt der Wärmeflux bei etwa 11 % des aeroben Niveaus für viele Stunden konstant (Abb. 2), bei fast völligem Ausbleiben eines Pasteur-Effektes.

Eine anaerobe Wärmeproduktion über dem thermochemisch berechneten Wert deutet auf biochemisch nicht erfaßte Quellen der Wärmeproduktion (Buck et al. 1993; Gnaiger 1980) oder indiziert die methodisch schwer nachweisbare Nutzung geringster Rest-O_2-Mengen (Gnaiger 1991). Höchst empfindliche Mikrokalorimeter (Thermal Activity Monitor, ThermoMetric AB; Suurkuusk u. Wadsö 1982) und hochauflösende Respirometer (Twin-Flow Respirometer; Gnaiger 1983; Oxygraph, Paar KG) bilden die Grundlage, die bei niedrigem pO_2 reduzierten Wärme- und O_2-Flüsse experimentell zu bestimmen – auch von Zellkulturen, um etliche konventionelle Tierversuche zu substituieren.

Anaerober Stoffwechsel bei Ruhe und Aktivität

Eine Reduktion des Energiestoffwechsels unter Hypoxie ist nur mit Einschränkung nichtvitaler biochemischer und physiologischer Funktionen möglich, was im Extremfall als Dormanz bis zu einem über Monate andauernden ametabolen Zustand ausgeprägt sein kann, der bei Reoxygenierung vollständig reversibel ist (Hand u. Gnaiger 1988; Hontoria et al. 1993). Somit unterstützt der anaerobe Stoffwechsel einerseits den im Tierreich niedrigsten ATP-Umsatz, andererseits basiert die maximale Stoffwechselleistung etwa im Sprint ebenfalls auf anaeroben Prozessen. Die rasche Mobilisierung der Phosphokreatinreserven und die hohe glykolytische Kapazität stellen die wesentlichsten Mechanismen dieser anaeroben Leistungsstrategie dar (Gnaiger 1993a).

Laktat akkumuliert nach kurzfristiger (2,5 min) maximaler lokomotorischer Leistung im Gewebe des Borstenwurms *L. variegatus* sowohl unter extern aeroben wie auch anoxischen Bedingungen (Abb. 3; aktiv). Nur durch weitestgehende Reduktion der lokomotorischen Aktivität wird die hypoxische und anoxische Rückregulation des Energieumsatzes (Abb. 2) erzielt. Die nach 2 h Anoxie vollständig erhaltene Stimulierbarkeit des Stoffwechsels (Abb. 3; rechts) stellt eine aktive suppressive Regulation im Gegensatz zur passiven "Betäubung" unter Beweis.

Für die folgende thermodynamische Analyse noch entscheidender ist das bei Ruhe und Aktivität vollständig veränderte Muster des anaeroben Metabolismus. Während Laktat nur bei Aktivierung einer hohen Leistung gebildet wird (Power-Strategie, Abb. 3), wird der glykolytische Flux bei Anoxie und Ruhe zur Bildung von Succinat umgeschaltet (Abb. 4).

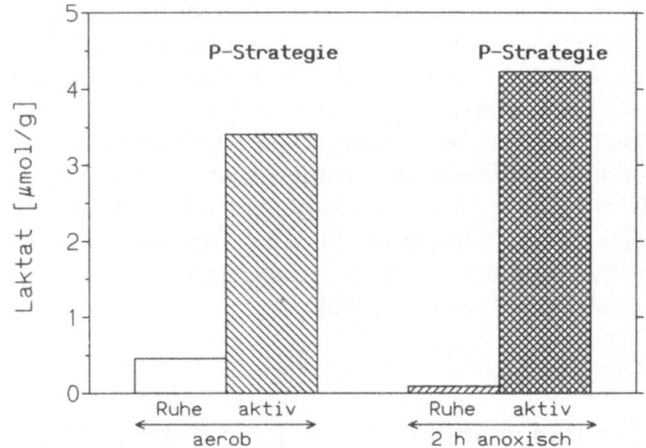

Abb. 3. Konzentration von Laktat [μmol/g Frischgewicht] im Borstenwurm *Lumbriculus variegatus*. Unter aeroben Bedingungen (*links*) wird ein hoher Laktatflux durch maximale lokomotorische Aktivität ausgelöst (aerob, 2,5 min aktiv). Laktat wird unter anoxischen Bedingungen in Ruhe nicht gebildet (2 h anoxisch, Ruhe), doch steigt durch 2,5 min lokomotorische Aktivität die Konzentration unter Anoxie ähnlich wie aerob an (2 h anoxisch, aktiv). Der durchschnittliche Laktatflux von 20–30 nmol $\cdot$ s^{-1} $\cdot$ g^{-1} entspricht einem ATP-Flux von 30–45 nmol ATP $\cdot$ s^{-1} $\cdot$ g^{-1}, wenn Glykogen das ausschließliche Substrat darstellt. Der Laktatstoffwechselweg entspricht bei niedriger Effizienz und hoher Leistung dem Typus der Leistungsstrategie (*P*, Power-Strategie). (Mod. nach Gnaiger 1993a)

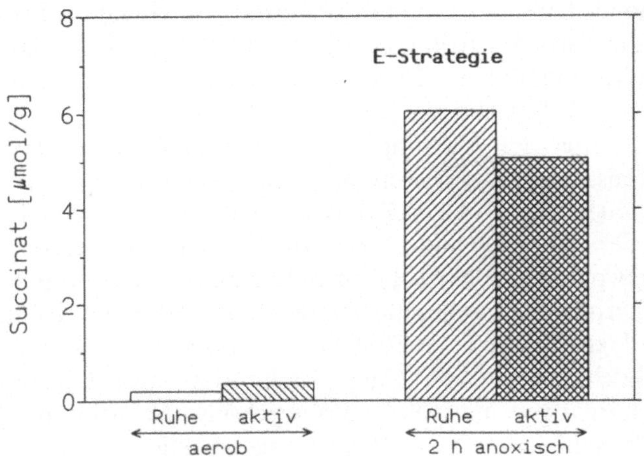

Abb. 4. Konzentration von Succinat [μmol/g Frischgewicht] im Borstenwurm *Lumbriculus variegatus* (vgl. Abb. 3). Die Konzentration von Succinat erhöht sich nach 2,5 min Aktivität weder unter aeroben noch anoxischen Bedingungen über den Ruhewert. Succinat akkumuliert jedoch nach 2 h passiver Anoxie (2 h anoxisch, Ruhe). Der durchschnittliche Succinatflux von 0,8 nmol $\cdot$ s^{-1} $\cdot$ g^{-1} enspricht einem ATP-Flux von 2,3 nmol ATP $\cdot$ s^{-1} $\cdot$ g^{-1}, wenn Glykogen das ausschließliche Substrat darstellt (vgl. 30–45 nmol ATP $\cdot$ s^{-1} $\cdot$ g^{-1} bei Aktivität; Abb. 3). Der Succinatstoffwechselweg entspricht bei hoher Effizienz und niedriger Leistung dem Typus der Ökonomiestrategie (*E*, Economy-Strategie). (Mod. nach Gnaiger 1993a)

Bei Ruhe akkumuliert jedoch eine ähnlich geringe Menge von Succinat innerhalb von 2 h, wie sie bei Aktivität für Laktat in 2,5 min erreicht wird, und der ATP-Flux ist um das 10- bis 20fache erniedrigt (vgl. Abb. 3 und 4).

Bei über mehrere Stunden und Tage anhaltender Anoxie werden Propionat und Acetat gebildet. Diese flüchtigen Fettsäuren diffundieren leicht durch Membranen und werden weiter ins wäßrige Milieu ausgeschieden (Hochachka u. Somero 1984). Der adaptive Vorteil der alternativen glykolytischen Endprodukte Succinat, Propionat und Acetat liegt besonders im bis über das Doppelte gesteigerten ATP-Gewinn, verglichen mit der klassischen Glykolyse zu Laktat.

Thermodynamik der ATP-Produktion: Effizienz oder Leistung

ATP-Gewinn der Glykolyse: Laktat und alternative Endprodukte

Alle Enzyme, die die Glykolyse zu den thermodynamisch effizienteren alternativen Stoffwechselwegen umschalten, sind auch an den klassischen Stoffwechselwegen beteiligt, teils jedoch in umgekehrter Richtung (Abb. 5). Die aus der Glukoneogenese bekannte Phosphoenolpyruvatdehydrogenase stellt einen Verzweigungspunkt dar, der anaerob statt zur Bildung von Pyruvat und Laktat zu Oxalacetat und Malat im Zytosol führt (Abb. 5). Die Redoxbilanz und der ATP-Gewinn bis zum Malat oder Laktat sind äquivalent. Die intramitochondriale Succinatdehydrogenase funktioniert als rückwärts geschaltetes Segment des Citratzyklus, das mit einem anaeroben mitochondrialen Elektronentransport eine zusätzliche ATP-Bildung ermöglicht (Abb. 5).

Aus der Messung der Endprodukte kann der entsprechende ATP-Umsatz errechnet werden (Abb. 3 und 4). Bei einer Koppelungsstöchiometrie von 3 ATP/Glykosyleinheit werden 1,5 mol ATP pro mol Laktat oder Malat gebildet. Bis zum Propionat werden 2 weitere mol ATP gewonnen (Abb. 5). Doch wäre eine Ausbeute von 4 ATP/Propionat weder thermodynamisch möglich, noch ist bei einer Bildung von 2 Propionat/Glykosyleinheit die Redoxbilanz ausgeglichen (Gnaiger 1977). Die simple Stöchiometrie von 2 mol Endprodukt pro Glykosyleinheit gilt für die alternativen anaeroben Stoffwechselwege nicht, da CO_2 einerseits in der Phosphoenolpyruvatdehydrogenasereaktion zum Oxalacetat fixiert wird, andererseits die Decarboxylierungsreaktionen im vorwärts gerichteten Teil des Citratzyklus zur CO_2-Freisetzung führen (Abb. 5).

Ausgehend von Glykogen oder Glukose sind für jedes vorwärts gerichtete Durchlaufen des Citratzyklus zum Succinat 5 rückwärts gerichtete Reaktionsschritte erforderlich, um eine ausgeglichene Redoxbilanz von Glukose oder Glykogen bis zum Succinat zu erhalten. Bei gleichzeitiger Nettoproduktion von CO_2 werden aus Glykogen 1,714 Succinat/

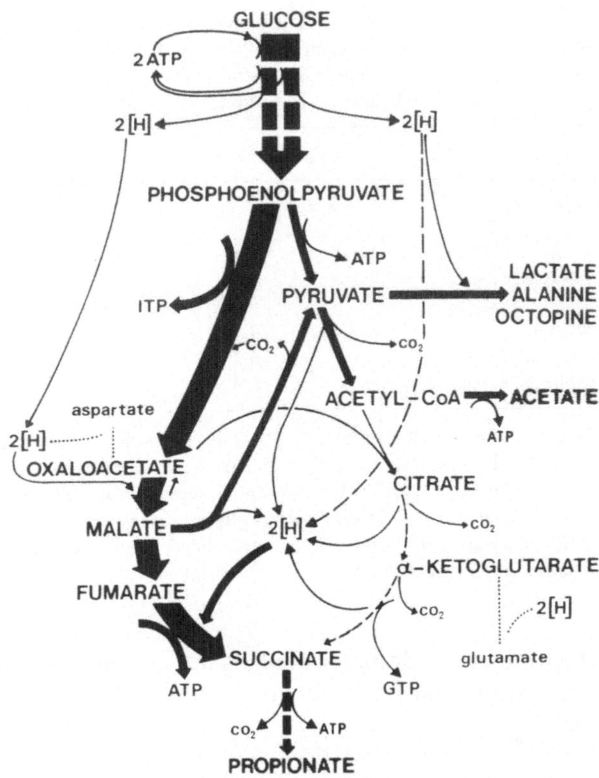

Abb. 5. Grundmuster des anaeroben Stoffwechsels mit Betonung der alternativen Stoffwechselwege zu Succinat, Propionat und Acetat und der ATP-Bildung (äquivalent GTP und ITP). Die Redoxbilanz ist durch Bildung und Verbrauch von NADH (2[H]) dargestellt. (Mod. nach Gnaiger 1977)

Glykosyleinheit gebildet. Es entstehen 2,75 ATP/Succinat und $1{,}7 \cdot 2{,}75 = 4{,}7$ ATP/Glykosyleinheit (Gnaiger 1977, 1993a). Die Koppelungsstöchiometrie für die ATP-Produktion pro Glykosyleinheit nimmt von 3 für Laktat zu 6,4 für Propionat zu (Tabelle 1). Bei der Einschaltung von Aminosäuren und Transaminierungsreaktionen (Wiesner et al. 1988) sind weitere Variationen in den stöchiometrischen Berechnungen zu beachten.

Wenn die mit der organischen Säureakkumulation verbundene Protonenbildung mit der oben errechneten ATP-Koppelungsstöchiometrie in Beziehung gesetzt wird, so ist ersichtlich, daß die alternativen Stoffwechselwege pro freigesetztem H^+ mit einem 2,5fachen ATP-Umsatz verbunden sind (Tabelle 1). Dies bedeutet eine erniedrigte Säurebelastung bei gleichem anaeroben ATP-Umsatz, was als weiteres adaptives Merkmal der Propionat-Acetat-Bildung zu werten ist. Unterschiedliche Angaben über ATP-Gewinn und auf den ATP-Umsatz normierte Säurebelastung

Tabelle 1. Koppelungsstöchiometrie (ATP/Glykosyleinheit), ATP-Umsatz pro Protonenbildung aus organischen Säuren (ATP/H^+) und ergodynamische Effizienz beim aeroben und anaeroben Katabolismus von Glykogen zu verschiedenen Endprodukten, entsprechend einer für Leistung, P, oder Effizienz, E, optimierten Strategie. (Nach Gnaiger 1993a)

Produkt	ATP/Glykosyleinheit	ATP/H^+	Effizienz	P/E
Aerob: CO_2	37		0,79	E[a]
			0,63	P[b]
Anaerob:				
Laktat	3	1,5	0,66	P[b]
Succinat	4,7	1,38	0,77	E[b]
Propionat	6,4	3,75	0,86	E[b]
Propionat + Acetat	6,3	3,17	0,83	E[b]

[a] E-Strategie in der Ruhephase, z. B. eines Muskels bei einem ATP/ADP-Verhältnis von 100 und einem Phosphorylierungspotential $\Delta_p G_{ATP}$ (Gibbs-Kraft der Phosphorylierung von ADP zu ATP) von $62\,kJ \cdot mol^{-1}$ ($1\,mmol \cdot dm^{-3}$ anorganisches Phosphat; pH 7).
[b] P- oder E-Strategie, bei einem Phosphorylierungspotential $\Delta_p G_{ATP}$ von $48\,kJ \cdot mol^{-1}$, wenn die Phosphatkonzentration auf $3\,mmol \cdot dm^{-3}$ gestiegen, das ATP/ADP-Verhältnis auf 1,5 gesunken und der pH-Wert auf 6,5 erniedrigt ist.

(Hochachka u. Somero 1984) sind auf mangelnde Berücksichtigung der Kohlenstoff- und Redoxbilanz zurückzuführen.

Ist der niedrige ATP-Gewinn bei Laktatbildung ein evolutionäres Paradox?

Die erhöhte Effizienz, die reduzierte Säurebelastung und die Transporteigenschaften der flüchtigen Fettsäuren sind eindeutig als adaptive Vorteile zu bewerten und erhöhen die Hypoxietoleranz. Der Vorteil einer hohen Effizienz muß im Vergleich jedoch auch als möglicher Nachteil niedriger Effizienz des Laktatstoffwechselwegs interpretiert werden. Daher stellt sich die Frage, weshalb zwar zahlreiche "primitive" Tiergruppen die adaptiven Vorteile hoher Effizienz erringen konnten, jedoch unter den höherentwikkelten Säugetieren bis zum Menschen der nachteilige Laktatstoffwechselweg phylogenetisch fixiert ist. Warum wird bei maximalem ATP-Bedarf im Muskel eines Sprinters Laktat mit nur 3 ATP/Glykosyleinheit gebildet, wenn bei Einschaltung des Succinat-Propionat-Acetat-Weges anaerob bis über 6 ATP/Glykosyleinheit gewonnen werden könnten? Würde der erhöhte ATP-Gewinn nicht notwendig auch eine höhere Muskelleistung bedeuten, also einen Selektionsvorteil in der Evolution der anaeroben Stoffwechselwege?

Die Lösung dieses augenscheinlichen evolutionären Paradoxons erfordert eine bioenergetische Analyse der anaeroben ATP-Bildung, die die physiologische Funktion nicht nur auf der Basis der ATP-Stöchiometrie bewertet, sondern auch die unterschiedliche Dynamik bei passiver und aktiver Hypoxie berücksichtigt. Dazu müssen einige Prinzipien der irreversiblen Thermodynamik (Ergodynamik) herangezogen werden (Gnaiger 1993a,c; Prigogine 1980).

Beitrag der irreversiblen Thermodynamik zum Verständnis der Adaptation

Unter Berücksichtigung der chemischen Potentiale der Metaboliten (z. B. Phosphorylierungspotential der ATP-Bildung) und der chemischen Flüsse können die ATP-Stöchiometrien in Effizienzen umgerechnet werden. Die ATP-Bildung wird dabei als interne chemische Arbeitsleistung bewertet. Es kann nicht mehr chemische Arbeit geleistet werden, als in den katabolen Prozeß investiert wird. Also ist die theoretisch maximale Effizienz 1 oder 100 %. Unter typischen zellulären Bedingungen ist die Effizienz im Laktatweg 0,66 (Gnaiger 1993a). Theoretisch könnte also durch Erhöhung der Effizienz mehr ATP gewonnen werden, ohne die Prinzipien der Thermodynamik zu verletzen.

Die maximale Arbeit, die geleistet werden kann, wird durch die Gibbs-Energie bestimmt. Die chemische Kraft, mit der ein Prozeß vorangetrieben wird, ist die molare Gibbs-Reaktionsenergie (Gibbs-Kraft; Gnaiger 1993c). Die spezifische Leistung $[W \cdot kg^{-1}]$ ist das Produkt aus Gibbs-Kraft und chemischem Flux. Wenn einer bestimmten katabolen Gibbs-Kraft die gleich hohe Gegenkraft zur ATP-Bildung in einem vollständig gekoppelten Prozeß gegenübersteht, so ist die Effizienz 1, und der Prozeß ist vollständig reversibel: Eine geringfügige Erhöhung der Gegenkraft treibt den Prozeß rückwärts. Dies bedeutet aber gleichzeitig, daß der reversible Prozeß bei 100 % Effizienz zum Stillstand kommt. Die gegenläufig gerichteten Kräfte heben sich auf.

Daraus läßt sich unschwer ein wichtiges Exklusionsprinzip der irreversiblen Thermodynamik oder Ergodynamik (erg = Arbeit) ableiten: Ein hoher Flux und auch eine hohe Leistung können nicht bei maximaler Effizienz erzielt werden.

In diesem ergodynamischen Exklusionsprinzip liegt die Erklärung der niedrigen Effizienz im Laktatstoffwechselweg. Statt Maximierung erkennen wir Optimierung der Effizienz als Voraussetzung für Leistungsstrategie (Power-Strategie; Abb. 3). Die weit höhere Effizienz des Succinat-Acetat-Propionat-Stoffwechsels (Tabelle 1) läßt eine maximale Leistung nicht zu, erfüllt aber in Ruhe zweierlei Optimierungsfunktionen: Bei hoher Effizienz ergibt sich

1) eine Rückregulation des Stoffwechsels durch ergodynamische Inhibierung und
2) eine ökonomische Ausnutzung der Energiereserven (Economy-Strategie; Abb. 4).

Das ergodynamische Exklusionsprinzip zwischen Leistung und Effizienz hat weit über den Bereich des intermediären Stoffwechsels hinaus Bedeutung.

Die Hochleistungsstrategie der anaeroben Laktatbildung erschöpft rasch die Energiereserven und führt zur baldigen Erschöpfung des Systems bis hin zu pathologischen Symptomen. (Ähnliche pathologische Symptome werden auf ökologischem Gebiet manifest, ausgelöst durch eine überhitzte Wachstums- und Leistungsstrategie unserer industriellen Gesellschaft, die unter Mißachtung der Potentiale erhöhter Effizienz und gedrosselten Wachstums die Umweltressourcen und Regenerationsmechanismen in globaler Dimension zu erschöpfen droht.) Ein Mißverhältnis zwischen verfügbaren Ressourcen, Regenerationskapazität und Leistungsstrategie ist generell als pathologisch diagnostizierbar.

Homöostatische und dynamische Regulation: Vielfalt der Adaptation an Hypoxie

Zusammenfassend lassen sich aus einer vergleichenden bioenergetischen Analyse der vielfältigen Mechanismen der Anpassung an Hypoxie und Anoxie divergierende Prinzipien der Adaptation ableiten (Tabelle 2):

1) Die homöostatische Regulation kann bei milder Hypoxie durch erhöhte O_2-Extraktion eine Einschaltung des anaeroben Stoffwechsels vermeiden (Cerretelli 1993). Dabei wird der kritische pO_2 nach unten verschoben und der Bereich der vom Sauerstoff unabhängigen Atmung erweitert (Abb. 2). Im Gegensatz dazu kann progressive oder selbstinduzierte Hypoxie schon zu einer aktiven Rückregulation des O_2-Verbrauchs führen, bevor eine echte O_2-Diffusionslimitierung eintritt (z. B. im Winterschlaf; Malan 1993). Die Inhibierung der anabolen Proteinsynthese (Hand 1993) sowie die Reduktion der ATP-verbrauchenden Proteolyse (Land u. Hochachka 1994) wurden als unter Anoxie wesentliche suppressive Mechanismen beschrieben.

Tabelle 2. Vielfalt der Anpassungen an Hypoxie und Anoxie. Die homöostatischen Mechanismen sind beschränkt auf milde Hypoxie oder kurzzeitigen O_2-Entzug, während die suppressiven Mechanismen zur Einschränkung der mechanischen und biochemischen Leistung führen (Muskelarbeit, Ionenpumpen, Proteinumsatz)

Evolutive, physiologische und metabolische Adaptationen	
Homöostatisch	Suppressiv
○ Erhöhte O_2-Extraktion	• Aktive metabolische Rückregulation
○ Erhöhte pH-Pufferkapazität	• Metabolische Azidose
○ Kompensation von Ionenflüssen durch aktive Pumpen unter ATP-Verbrauch	• Erhaltung der Ionengradienten durch niedrige Membranpermeabilität
○ Anoxische Kompensation durch hohe Leistung der ATP-Produktion bei der Laktatbildung	• Metabolische Repression, Inhibierung durch hohe Effizienz der Succinat-Propionat-Acetat-Bildung

2) Während eine erhöhte pH-Pufferkapazität als homöostatischer Mechanismus der Hypoxietoleranz wirkt (Tabelle 2), kann eine metabolische Azidose als wirksamer suppressiver Mechanismus eingesetzt werden (Driedzic u. Gesser 1994; Hand u. Gnaiger 1988; Malan 1993).
3) Bei hoher Permeablität der Zellmembranen ist eine Kompensation der passiven Ionenflüsse notwendig, um das thermodynamische Ungleichgewicht aufrecht zu erhalten. Ionenpumpen (besonders die Na^+-K^+-ATPase) stellen einen hohen Anteil am gesamten ATP-Bedarf dar. Dieser ATP-Bedarf muß als Grundlage einer suppressiven Strategie durch Senkung der Membranpermeabilität gedrosselt werden (Hochachka 1986). Alternativ kann die enge Koppelung zwischen metabolischer ATP-Produktion und Membranpumpenfunktion nur für den inaktiven Erhaltungsstoffwechsel gewahrt werden (Ferguson u. Boutilier 1989).
4) Ein dem aeroben Stoffwechselniveau entsprechender hoher ATP-Flux kann nur bei niedriger Effizienz der ATP-Bildung angetrieben werden. Die Glykolyse zum Laktat hat für die Leistungsstrategie eine optimal niedrige Effizienz, führt aber kurzfristig zur Erschöpfung der Energiereserven und der Kapazität für die Entsorgung der Endprodukte (Tabelle 1; Gnaiger 1993a). Die hohe Effizienz der ATP-Bildung im Succinat-Propionat-Acetat-Stoffwechselsweg führt zur ergodynamischen Inhibierung durch die Annäherung an einen Gleichgewichtszustand und spart gleichzeit Energiereserven ein.

Literatur

Buck LT, Hochachka PW, Schön A, Gnaiger E (1993) Microcalorimetric measurement of reversible metabolic suppression induced by anoxia in isolated hepatocytes. Am J Physiol 265: R1014–R1019

Cerretelli P (1993) Aerobic and anaerobic metabolism in hypoxia in vertebrates. Verh Dtsch Zool Ges 86: 177–202

Crow MT, Kushmerick MJ (1982) Chemical energetics of slow- and fast-twitch muscles of the mouse. J Gen Physiol 79: 147–166

Driedzic WR, Gesser H (1994) Energy metabolism and contractility in ectothermic vertebrate hearts: hypoxia, acidosis, and low temperature. Physiol Rev 74: 221–258

Ferguson RA, Boutilier RG (1989) Metabolic-membrane coupling in red blood cells of trout: the effects of anoxia and adrenergic stimulation. J Exp Biol 143: 149–164

Gnaiger E (1977) Thermodynamic considerations of invertebrate anoxibiosis. In: Lamprecht I, Schaarschmidt B (eds) Applications of calorimetry in life sciences. De Gruyter, Berlin, pp 281–303

Gnaiger E (1980) Energetics of invertebrate anoxibiosis: direct calorimetry in aquatic oligochaetes. FEBS Lett 112: 239–242

Gnaiger E (1983) Heat dissipation and energetic efficiency in animal anoxibiosis. Economy contra power. J Exp Zool 228: 471–490

Gnaiger E (1991) Animal energetics at very low oxygen: information from calorimetry and respirometry. In: Woakes R, Grieshaber M, Bridges CR (eds) Strategies for gas exchange and metabolism. Cambridge Univ Press, London (Soc Exp Biol Sem Ser 44: 149–171)

Gnaiger E (1993a) Efficiency and power strategies under hypoxia. Is low efficiency at high glycolytic ATP production a paradox? In: Hochachka PW, Lutz PL, Sick T, Rosenthal M, Van den Thillart G (eds) Surviving hypoxia: mechanisms of control and adaptation. CRC, Boca Raton Ann Arbor London Tokyo, pp 77–109

Gnaiger E (1993b) Homeostatic and microxic regulation of respiration in transitions to anaerobic metabolism. In: Bicudo JEPW (ed) The vertebrate gas transport cascade: adaptations to environment and mode of life. CRC, Boca Raton Ann Arbor London Tokyo, pp 358–370

Gnaiger E (1993c) Nonequilibrium thermodynamics of energy transformations. Pure Appl Chem 65: 1983–2002

Gnaiger E, Kemp RB (1990) Anaerobic metabolism in aerobic mammalian cells. Information from the ratio of calorimetric heat flux and respirometric oxygen flux. Biochim Biophys Acta 1016: 328–332

Hand SC (1993) pH_i and anabolic arrest during anoxia in *Artemia franciscana* embryos. In: Hochachka PW, Lutz PL, Sick T, Rosenthal M, Van den Thillart G (eds) Surviving hypoxia: mechanisms of control and adaptation. CRC, Boca Raton Ann Arbor London Tokyo, pp 171–185

Hand SC, Gnaiger E (1988) Anaerobic dormancy quantified in *Artemia* embryos: a calorimetric test of the control mechanism. Science 239: 1425–1427

Heldmaier G (1993) Seasonal acclimatization of small mammals. Verh Dtsch Zool Ges 86: 67–77

Hochachka PW (1986) Defense strategies against hypoxia and hypothermia. Science 231: 234–241

Hochachka PW, Somero GN (1984) Biochemical adaptation. Princeton University Press, Princeton NJ

Hontoria F, Crowe JH, Crowe LM, Amat F (1993) Metabolic heat production by *Artemia* embryos under anoxic conditions. J Exp Biol 178: 149–159

Land SC, Hochachka PW (1994) Protein turnover during metabolic arrest in turtle hepatocytes: role and energy dependence of proteilysis. Am J Physiol 266: C1028–C1036

Malan A (1993) pH and metabolic depression in mammalian hibernation. The example of brown adipose tissue. In: Hochachka PW, Lutz PL, Sick T, Rosenthal M, Van den Thillart G (eds) Surviving hypoxia: mechanisms of control and adaptation. CRC, Boca Raton Ann Arbor London Tokyo, pp 201–214

Prigogine I (1980) From being to becoming. Time and complexity in the physical sciences. Freeman, New York

Rosenthal M, Lamanna JC, Joebsis FF, Levasseur JE, Kontos HA, Patterson JL (1976) Effects of respiratory gases on cytochonrome a in intact cerebral cortex: Is there a critical p_{O_2}? Brain Res 108: 143–154

Suurkuusk J, Wadsö I (1982) A multiple channel modular microcalorimeter. Chim Scripta 20: 155–163

Wiesner RJ, Kreutzer U, Rösen P, Grieshaber MK (1988) Subcellular distribution of malate-aspartate cycle intermediates during normoxia and anoxia in the heart. Biochim Biophys Acta 936: 114–123

Atemtherapie

Surgery and Anesthesia as Causes of Postoperative Respiratory Failure

K. Rehder

Introduction

Lobar collapse of the lungs as a complication of abdominal surgery was described as early as 1910 [1]. Impaired pulmonary gas exchange occurring during general anesthesia was discovered much later, but its etiology has been investigated very extensively. Even today atelectases with arterial hypoxemia remain a major cause of postoperative morbidity.

Arterial hypoxemia can be the result of a hypoxic inspired gas mixture, alveolar hypoventilation from an obstructed airway, or pharmacologic or metabolic depression of the respiratory drive. Hypoxemia by these mechanisms can usually be prevented by appropriate precautions and is not discussed here further. Arterial oxygen tension may also be reduced by increased venous admixture. Venous admixture is the combined result of anatomic intrapulmonary right-to-left shunts, perfusion of poorly ventilated or nonventilated alveoli and perfusion of alveoli in which diffusion of gases across the alveolar-capillary membrane is impaired. The treatment for increased venous admixture is an increase in the inspired oxygen concentration, which has little beneficial effect if the underlying cause is increased right-to-left shunt.

Blood flow through anatomic shunts in the lungs is small in healthy individuals. At present it is not known whether the size of the anatomic shunt increases perioperatively. There is no evidence for an impaired diffusion of oxygen across the alveolar-capillary membrane during general anesthesia [2]. However, it is known that general anesthesia increases the perfusion of poorly ventilated or nonventilated alveoli, thus creating lung regions with abnormally low alveolar ventilation ($\dot{V}A$) to perfusion ($\dot{Q}$) or with $\dot{V}A/\dot{Q}$ ratios of zero (right-to-left pulmonary shunting). Using the multiple inert gas elimination technique, the relative contributions of lung regions with low $\dot{V}A/\dot{Q}$ ratios (increased mismatching of $\dot{V}A/\dot{Q}$) and of right-to-left pulmonary shunting have been identified [3–5]. In young healthy volunteers, increased mismatching of $\dot{V}A/\dot{Q}$ occurs consistently during general anesthesia, but only a small and inconsistent increase in the right-to-left shunting (Fig. 1, upper panels) has been observed [3]. This contrasts with a larger increase in shunting in elderly patients with normal lungs (Fig. 1, middle panels) who also experience more $\dot{V}A/\dot{Q}$ mismatch [4]. Both the

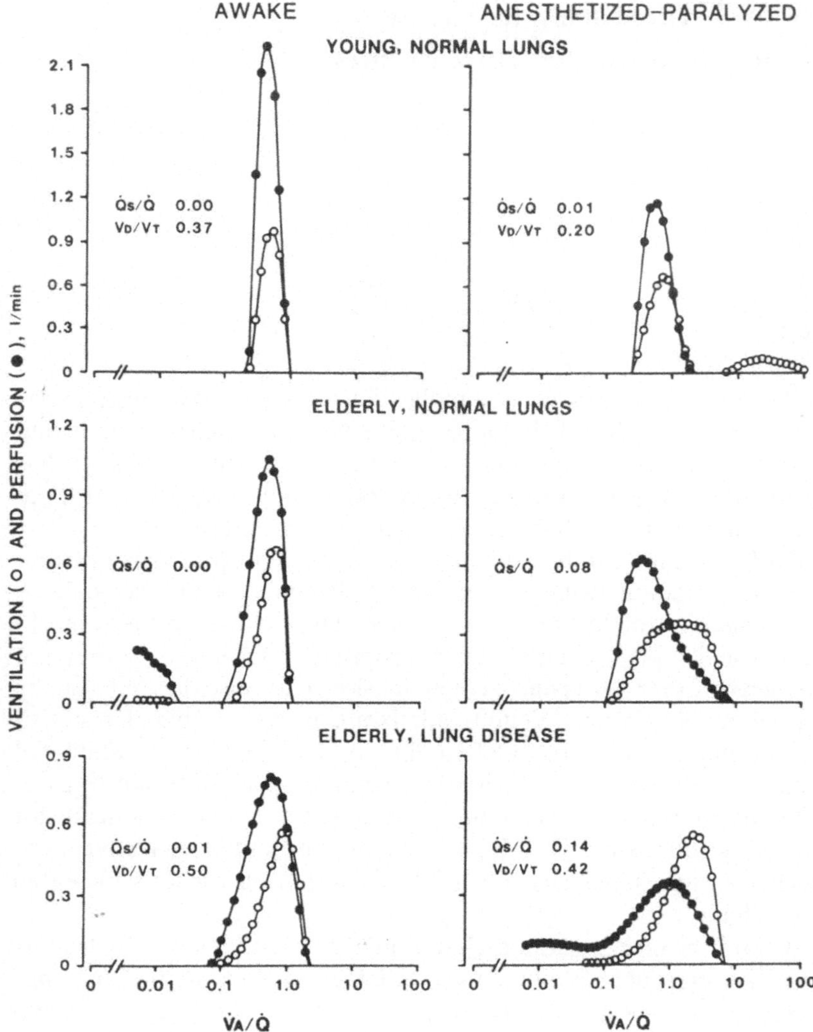

Fig. 1. Distribution of ventilation (○) and perfusion (●) as a function of the alveolar ventilation-perfusion ratio ($\dot{V}A/\dot{Q}$). Note that during anesthesia-paralysis both right-to-left intrapulmonary shunting (($\dot{Q}_s/\dot{Q}$ and ($\dot{V}A/\dot{Q}$ mismatching increase with age and with lung disease. (From [56])

right-to-left shunting and the $\dot{V}A/\dot{Q}$ mismatch are further increased in elderly patients with lung disease (Fig. 1, lower panels) [5].

Not only is the efficiency of the oxygenation reduced during general anesthesia but also the CO_2 elimination. General anesthesia increases the physiologic dead space [6]. An increase in physiologic dead space can result from either an increase in anatomic dead space, an increase in the ventilation of well ventilated (high $\dot{V}A/\dot{Q}$) or nonperfused alveoli ($\dot{V}A/\dot{Q}$ equal to infinity; alveolar dead space), or both. Although endotracheal intubation reduces the anatomic dead space, other mechanisms associated with general anesthesia may increase the anatomic dead space. Atropine [7] as well as extension and protrusion of the jaw [8], maneuvers frequently used during general anesthesia, both increase the anatomic dead space. More importantly, the alveolar dead space is also increased [9]. This increase in alveolar dead space may be related to an altered distribution of pulmonary blood flow as a result of moderate pulmonary hypotension [10].

What are the underlying mechanisms for the increased mismatch of the $\dot{V}A/\dot{Q}$? This review presents evidence that the initial effect of general anesthesia may be on the chest wall, i.e., those structures which move with ventilation (rib cage, diaphragm, and abdominal wall). It is shown that general anesthesia with or without muscle paralysis alters both the shape of the chest wall at end-expiration and the pattern of motion during respiration. The altered shape and motion of the chest wall induce a change in the intrapulmonary distribution of the inspired gas. The distribution of the pulmonary blood flow does not adjust to the altered gas distribution, so that an increased mismatch of ventilation to perfusion occurs. Regions which develop a very low $\dot{V}A/\dot{Q}$ may collapse, and if they continue to be perfused, a right-to-left shunt results.

While this hypothesis has solid experimental support, other mechanisms may also be important. Anesthesia may alter the response of the pulmonary vasculature to hypoxia [11] and also alter the response of the airways to nervous and humoral stimuli [12]. Finally, larger differences in ventilation and perfusion than had been expected may exist between adjacent small lung regions, suggesting very delicate intraparenchymal adjustments of ventilation and perfusion distribution. It will be interesting to learn whether anesthetics have an effect on these adjustments.

Reduction in Functional Residual Capacity

Induction of general anesthesia reduces the functional residual capacity (FRC) in the majority of recumbent humans [13] (Fig. 2). Several mechanisms may contribute to this reduction (Fig. 3), including increases in the central blood volume, increases in gas trapping and decreases in the outwardly directed elastic recoil of the chest wall or increases in lung recoil (Fig. 3).

Two studies have suggested [14, 15] that a net cephalad shift of the diaphragm at end-expiration occurs on induction of general anesthesia. The results of these studies have been questioned because the authors could not image the entire diaphragm, forcing them to infer its position either from the silhouette of the diaphragm [14] (Fig. 4) or from a single computed tomography slice [15]. More recent studies using sophisticated high-speed

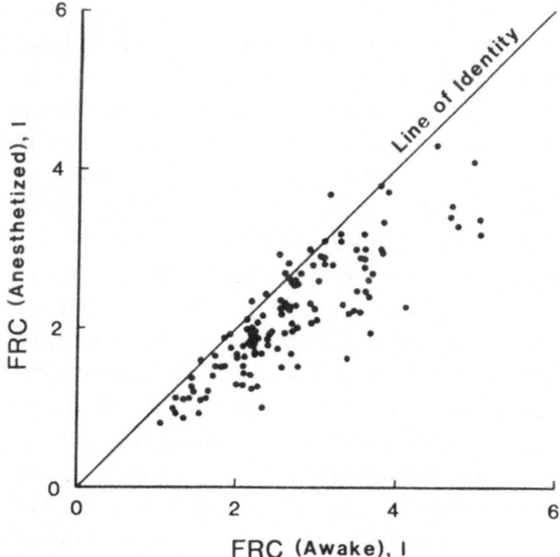

Fig. 2. Comparative measurements of FRC between awake and anesthetized states for recumbent subjects. Note the reduction in FRC with anesthesia. (From [13])

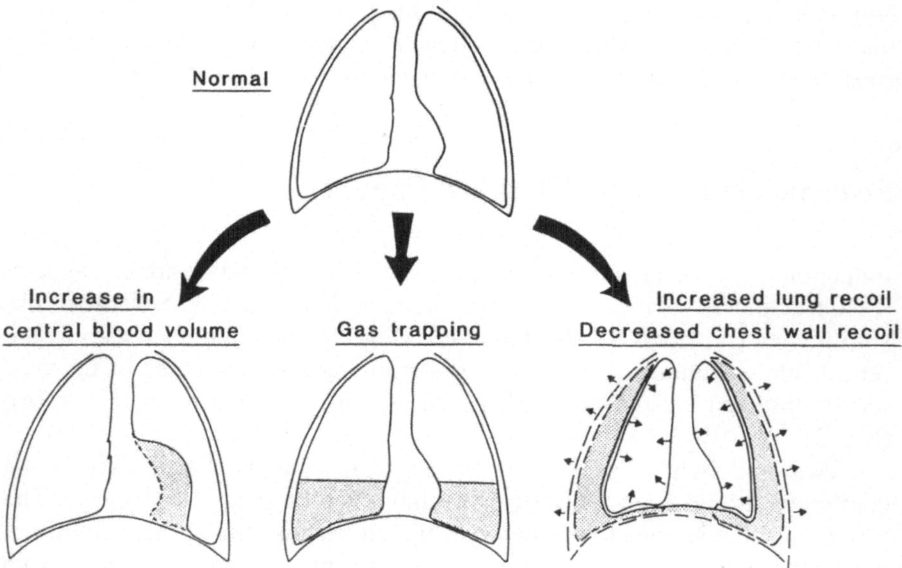

Fig. 3. Possible mechanisms contributing to the reduction of FRC occurring after induction of anesthesia. (From [32])

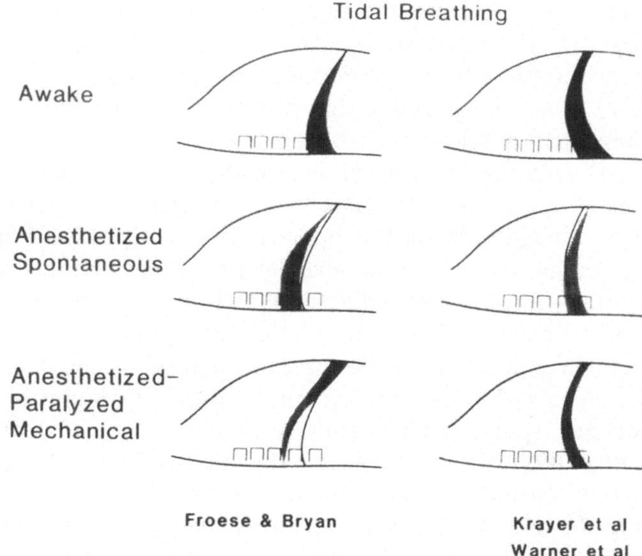

Fig. 4. Diagrammatic diaphragm position and displacement during tidal breathing for subjects lying supine in three states: awake, anesthetized with spontaneous breathing, and anesthetized-paralyzed. (From [31])

three-dimensional reconstruction, allowing the imaging of the entire diaphragm [16], show no consistent cephalad shift of the diaphragm at end-expiration (Fig. 4). Thus, the contribution of the diaphragm to the reduction in FRC may be smaller than originally thought.

Although earlier studies failed to demonstrate a contribution of the rib cage [17, 18], it is now apparent that the volume bounded by the rib cage above the diaphragm is reduced with induction of anesthesia by as much as 200 ml, contributing to the reduction in FRC [15, 19]. Increases in thoracic blood volume associated with induction of anesthesia may also contribute to the reduction in FRC, though conflicting results have been reported [15, 19]. This subject needs further definitive studies. Interestingly, all authors have observed a marked intersubject variability in the factors contributing to the reduction in FRC, suggesting that no single factor dominates in its contribution to the reduction.

Shape and Pattern of Motion of Chest Wall

Anesthesia has a significant effect on the pattern of motion of the rib cage, abdominal wall, and diaphragm. For instance, the relative contribution of the rib cage to the tidal volume is less in spontaneously breathing subjects lying supine and anesthetized with halothane than in the awake state [20] (Fig. 5). By contrast, methohexital [21] has no effect, while ketamine increases the rib cage contribution [22]. Since ketamine does not reduce FRC, one may speculate that it has little or no effect on the activity of the intercostal muscles.

During mechanical ventilation the pattern of motion of the three components of the chest wall is determined primarily by regional differences in the magnitude of the opposing forces (passive impedance), since the expanding force, i.e., the alveolar pressure, is relatively uniform. This is in contrast to spontaneous breathing, where the pattern of motion of the chest wall is determined both by regional differences in the opposing forces and regional differences in the forces generated by the respiratory muscles. It is therefore not surprising that the pattern of motion of the rib cage differs between spontaneous breathing and mechanical ventilation. The relative contribution of the rib cage to the tidal volume is larger during mechanical ventilation than during spontaneous breathing in subjects lying supine [23] (Fig. 5) and the anteroposterior diameters of both rib cage and abdomen increase while the lateral diameters decrease during inflation [24] (Fig. 6).

The pattern of motion of the diaphragm is little affected by general anesthesia in spontaneously breathing subjects. In adults the dependent regions of the diaphragm move more than the nondependent regions [14] (Fig. 4). By contrast, during mechanical ventilation of the lungs of anesthetized-paralyzed subjects the motion of the diaphragm is altered so that the dependent regions move less than during spontaneous breathing [14, 16] (Fig. 4).

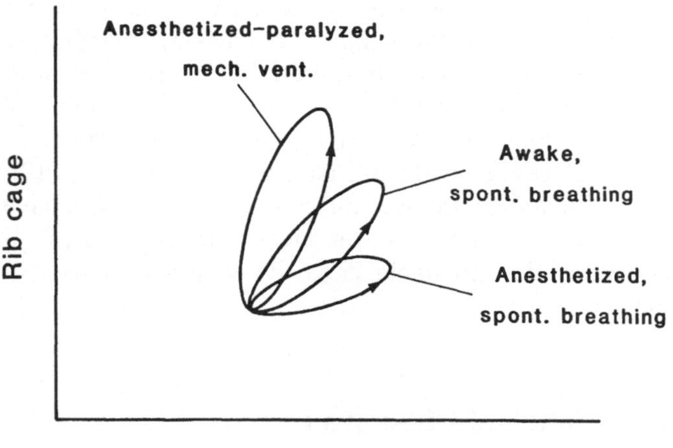

Fig. 5. Diagrammatic representation of rib cage and abdomen diaphragm contributions to tidal volume in three states: awake, anesthetized with spontaneous breathing, and anesthetized-paralyzed. (From [31])

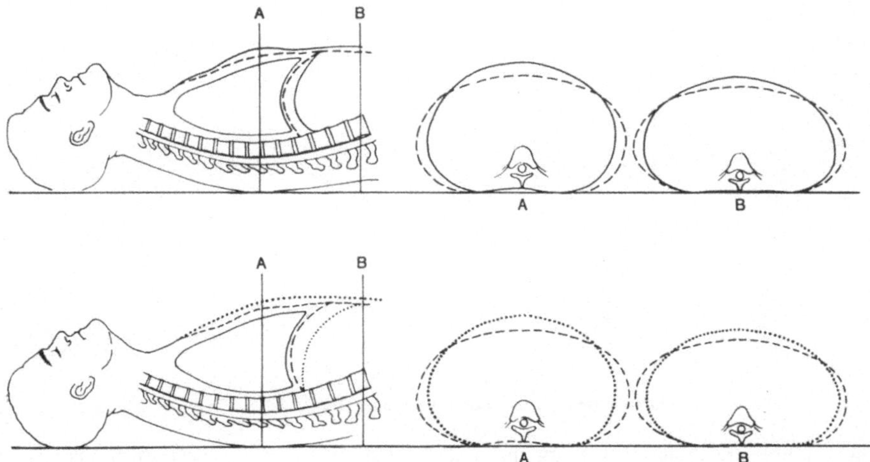

Fig. 6. *Above*, diagrammatic representation of chest wall shape during the awake (—) and anesthetized-paralyzed (---) states in a subject lying supine. Transverse sections of the thorax (*A*) and abdomen (*B*) are shown. Anesthesia-paralysis decreases the anteroposterior diameters and increases the lateral diameters at end-expiration. *Below*, with anesthesia-paralysis, mechanical inflation of the lung from FRC (----) to end-inspiration (.... increases anteroposterior diameters and decreases lateral diameters). (From [31])

Pressure-Volume Relationship

A greater inflation pressure than in the awake state is required in an anesthetized subject to keep the respiratory system inflated to a given volume [25] (Fig. 7). This is because the recoil pressure, i.e., the tendency to collapse, of the respiratory system has increased. In addition, the respiratory system becomes stiffer (reduced compliance) after induction of anesthesia. During anesthesia larger pressures are also required to inflate the lungs, and the lungs become stiffer. The underlying mechanisms for the reduced lung compliance are still unclear, but it could be caused by changes in the function of the chest wall, which include changes in its shape. However, a direct effect of anesthesia on the lung cannot be excluded.

Intrapulmonary Inspired Gas Distribution

In vivo the lungs must conform in their shape to that of the surrounding chest wall. Any nonuniform deformation of the chest wall, such as that caused by anesthesia, distorts the normal shape of the lungs. However, major perturbations in the shape of the lung are prevented by slippage of

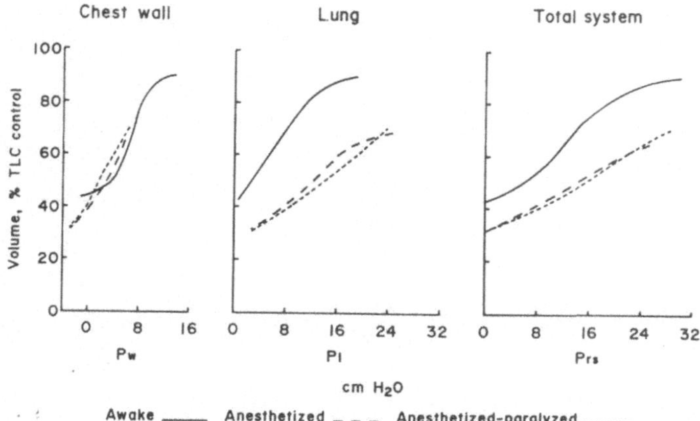

Fig. 7. Pressure-volume curves for the total respiratory system and its lung and chest wall components. (From [25])

lung lobes, mechanical interdependence of lung parenchyma, and collateral ventilation. Nevertheless, changes in shape and pattern of expansion of the lungs may contribute to an altered intrapulmonary inspired gas mixture.

Inspired intrapulmonary gas distribution is not uniform even in healthy awake subjects [26, 27] (Fig. 8). Dependent lung regions receive a larger share of the ventilation/unit lung (gas) volume than nondependent regions during spontaneous breathing [28, 29]. Mechanical ventilation in anesthetized-paralyzed subjects alters the inspired gas distribution [13, 30–35] (Fig. 8). Both in the supine and lateral decubitus position ventilation becomes more uniform [34, 35] (Fig. 8), in the prone position it remains unaltered [29] (Fig. 8), and it becomes less uniform in the sitting position (Fig. 8). The gas distribution can be made more normal by raising the end-expiratory pressure (Fig. 9) in subjects lying in the lateral decubitus position, i.e., the relative ventilation of the nondependent lung is progressively reduced towards its normal share as the end-expiratory pressure is raised [33] (Fig. 9). Unfortunately, no benefits in terms of gas exchange are realized because the high end-expiratory pressure interferes with the normal distribution of the pulmonary blood flow [33].

In the supine position, the altered gas distribution during mechanical ventilation corresponds to the altered motion of the diaphragm [13, 16]; there is less ventilation and less motion of the diaphragm in the dependent regions. However, in the prone position, relatively more ventilation occurs in the dependent regions (Fig. 8) where there is little motion of the diaphragm [13]. This shows that one cannot predict from an altered pattern of motion of the chest wall the effect on ventilation distribution. The distribution of ventilation is much more complex and is determined by an interaction of lung and chest wall, in a fashion which is not fully understood.

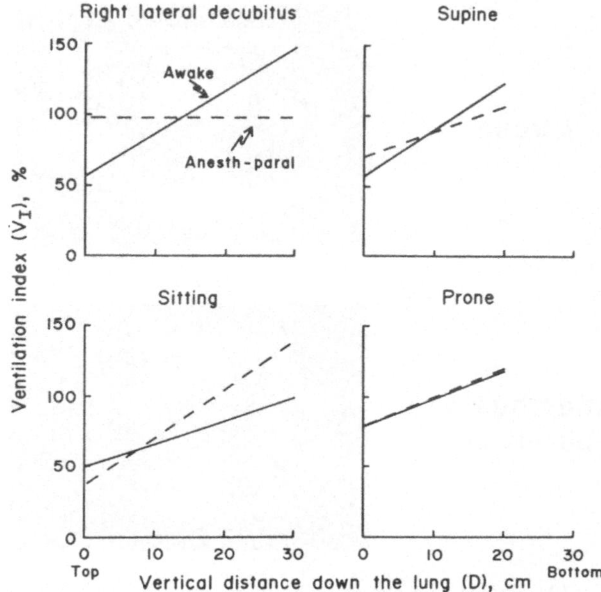

Fig. 8. Intrapulmonary inspired gas distribution in four different body positions. With anesthesia-paralysis and mechanical ventilation, ventilation/unit lung (gas) volume is more uniform in right lateral decubitus and supine positions and less uniform in the sitting position. In contrast, in the prone position, anesthesia-paralysis has no effect on ventilation/unit lung (gas) volume. (From [29])

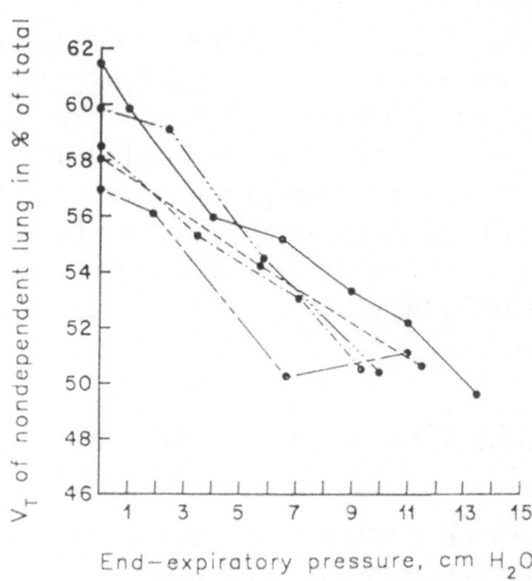

Fig. 9. Tidal volume (V_T) of nondependent lung as percentage of total for subjects in the lateral decubitus position, plotted as a function of end-expiratory pressure. The relative ventilation of the nondependent lung decreases with increasing end-expiratory pressure. (From [33])

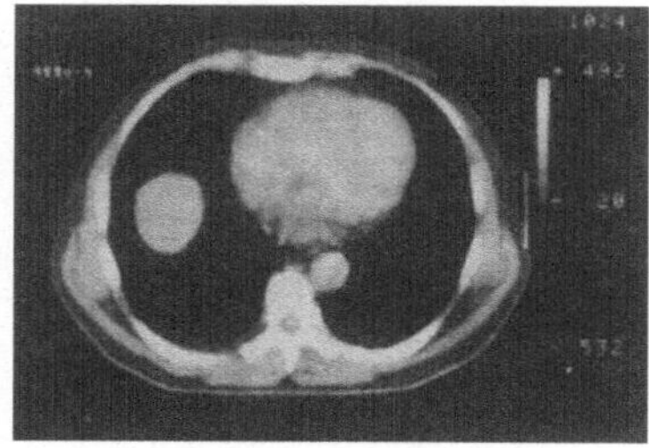

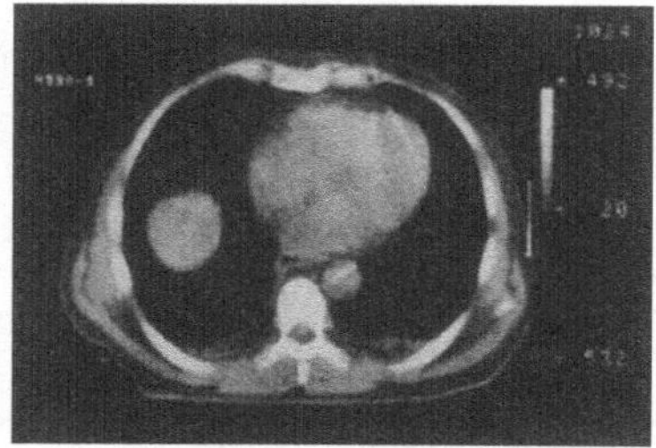

Fig. 10. Transverse sections of the thorax in a subject lying supine, awake and anesthetized-paralyzed. Note the development of radiodense areas in the dependent lung regions during anesthesia-paralysis). (From [36])

The altered motion of the diaphragm and the altered gas distribution may be related to the development of areas in the lung which have a high radiologic density and appear in dependent lung regions of anesthetized-paralyzed patients lying either supine or in a lateral decubitus position [36–39] (Fig. 10). It has been suggested that they are due to lung tissue compression [36]. The estimated lung volume comprising the high-density regions correlates with the amount of right-to-left intrapulmonary shunting [38], i.e., the larger the high-density area, the larger the shunt. It is of great interest that humans anesthetized with ketamine show no reduction in FRC [22] and rarely develop the highly radiodense regions [40]. These observations need to be confirmed because they may provide an important clue to the etiology of the respiratory dysfunction during general anesthesia.

The Airways and Anesthesia

Airway resistance is not easy to measure in intact subjects. One has therefore measured pulmonary resistance. Conclusions about the effect of anesthetics on airway diameters have been made from changes in pulmonary resistance observed after induction of anesthesia. It is now apparent that such conclusions may have overestimated the effects of the anesthetics on the airways.

The difference between pulmonary and airway resistance can be described by a simple mechanical model [41] (Fig. 11). Consider the lung to consist of an alveolar compartment connected to the atmosphere by an airway, which has a linear resistance to gas flow (R_{aw}). The volume of the alveolar compartment (V) is increased by the pressure inside (P_A). To measure R_{aw} a sinusoidal pressure (P) is applied to the airway opening, and the volume increase is measured. The relationship between P and V is plotted in Fig. 11 (upper left panel). The increase in P during inflation is used both to expand the lung and to overcome the resistance to gas flow in the airway. R_{aw} can be calculated by dividing $P - P_A$ by the gas flow ($\dot{V}$). P and $\dot{V}$ can easily be measured but P_A cannot. For simplicity, P_A has therefore been assumed to increase linearly with lung volume (Fig. 11, upper right panel, dashed line). The difference between P and the assumed P_A is shown as a dashed line in Fig. 11 (lower left panel); its slope defines the pulmonary resistance (Fig. 11, lower right panel, dashed line labeled R_L). In reality P_A is not a linear function of the lung volume. It is higher

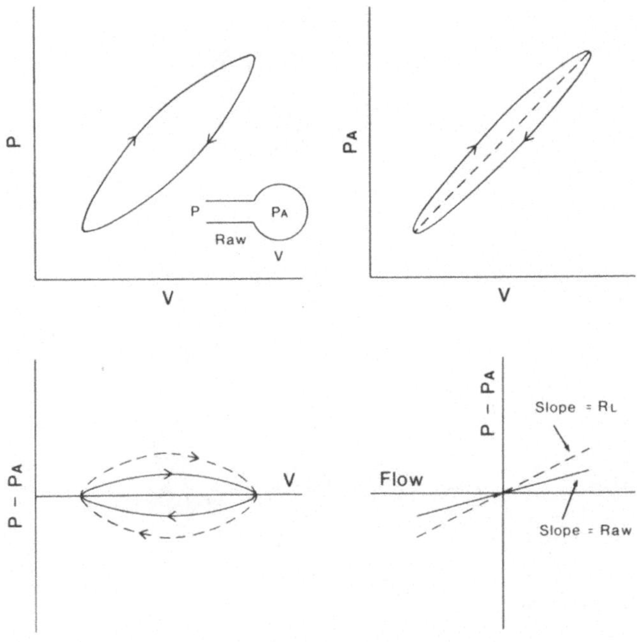

Fig. 11. Lung model and measurements used to calculate resistances. *Upper* left, simple model of lung mechanics (*inset*) and the relationship between applied pressure (*P*) and alveolar volume (*V*). R_{aw}, Airway resistance; P_A, alveolar pressure. *Upper* right, the assumed linear monotonic relationship between P_A and V (*dashed line*) and the actual relationship (*solid line*). *Lower left*, the assumed difference between P and P_A versus V (*dashed line*) and the actual relationship (*solid line*). *Lower right*, pulmonary resistance (R_L; *dashed line*), using the assumed difference between P and P_A, and R_{aw} (*solid line*), using the actual difference between P and P_A. (From [41])

during inspiration and lower during expiration (solid line in Fig. 11, upper right panel). This characteristic is known as pressure-volume hysteresis. If one takes the difference between P and the true nonlinear P_A, one obtains a smaller loop, which has a smaller slope (Fig. 11, lower right panel, solid line labeled R_{aw}). In other words, R_{aw} is smaller than R_L, because the latter includes the pressure-volume hysteresis, which is often referred to as tissue resistance (R_{ti}): $R_L = R_{aw} + R_{ti}$.

It has now become possible to measure both components of R_L directly. Such studies show that pulmonary resistance decreases with increasing gas flow [42] while airway resistance increases. Halothane decreases R_L by reducing both R_{aw} and R_i [43], i.e., changes in R_L overestimate the effects of halothane on the airway diameter.

Recent studies on isolated canine airways have identified the site of action of the volaile anesthetics on the peripheral vagal motor pathway of isolated canine airways [44, 45] (Fig. 12). From the central nervous system, preganglionic cholinergic fibers pass down the vagus nerves to parasympathetic ganglia located in the airway walls (Fig. 12), where they synapse with short postganglionic fibers that innervate the airway smooth muscle.

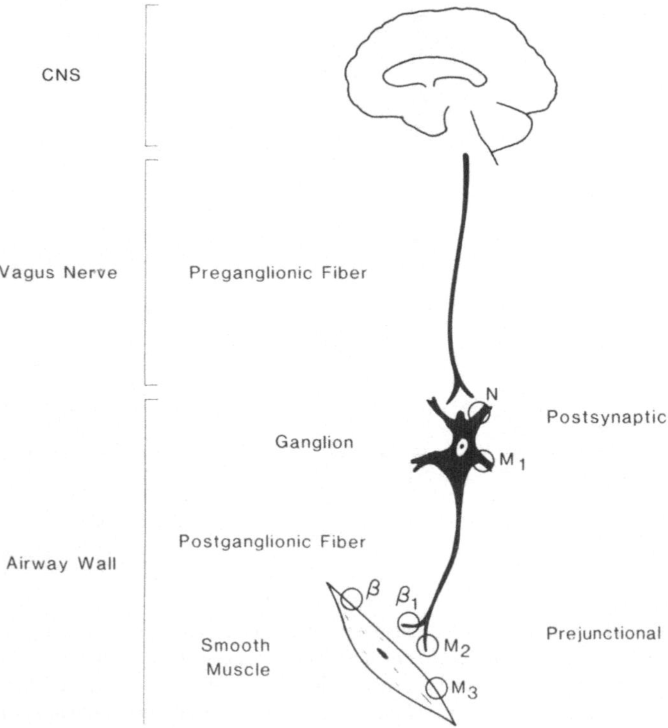

Fig. 12. Diagrammatic representation of vagal motor pathway. *N*, Postsynaptic nicotinic cholinergic receptor; M_1, M_2, M_3, subtypes of cholinergic muscarinic receptors; β_1, β-adrenergic receptors. (From [45])

Acetylcholine is released in the ganglia, where it activates cholinergic nicotinic receptors. Their activation can be modulated by muscarinic receptors (presumably M_1 subtype). Acetylcholine is also released at the nerve ending; this release may be attenuated by activation of prejunctional muscarinic receptors (M_2 subtype). The acetylcholine released into the cleft binds to postjunctional muscarinic receptors (M_3 subtype) and causes a contraction of the smooth muscle.

Volatile anesthetics attenuate the contractile response of the airway smooth muscle to various agonists by reducing the excitability of nicotinic receptors in the ganglia and by a direct effect on the smooth muscle [45]. The postganglionic fibers are affected only by higher concentrations [45]. An intact epithelium of the airways is not required for the attenuated contractile response [46].

Care must be taken in extrapolating results obtained on isolated canine airways to intact humans. Absence of afferent receptors and pathways in the central nervous system, of hormones and humoral substances, and of the noncholinergic nonadrenergic nerves in isolated canine airways may alter their response to anesthetics. Furthermore, species differences and different responses from differently sized airways emphasize the need for studies of anesthetics on isolated human airways and on the airways of intact humans.

In summary, after induction of general anesthesia the following sequence of events may occur. First, anesthesia alters the shape and pattern of motion of the chest wall. This leads to secondary changes in lung function, including changes in the FRC, inspired gas distribution, and the pressure-volume relationship. The impairment of pulmonary gas exchange is the result of these changes. A direct effect of the anesthetic on the airways and pulmonary blood vessels may contribute to the impaired pulmonary gas exchange during general anesthesia.

Postoperative Period

Two major mechanisms contribute to the impaired oxygenation in the postoperative period. One is the continuation of the derangements associated with the preceding anesthetic. It is of short duration. The other occurs later and is not related to the preceding anesthetic but rather to the site of operation. Following thoracic and upper abdominal operations patients are particularly prone to this development; patients who had superficial surgery or operations on the lower abdomen are less affected.

Early Postoperative Period

Postoperatively, arterial hypoxemia may result from inspiration of hypoxic gas mixtures by dilution of the alveolar oxygen with nitrous oxide, which is eliminated from the blood during emergence from anesthesia [47] (diffusion hypoxia) or as the consequence of hyperventilation for a prolonged time during the course of anesthesia. Alveolar hypoventilation, caused by an obstructed airway or depressed respiratory muscle function from incomplete recovery from muscle relaxants, may also contribute to the postoperative arterial hypoxemia. An increased oxygen consumption from postoperative shivering ("halothane shakes") and a low cardiac output may contribute to arterial hypoxemia. Finally, subanesthetic levels of volatile anesthetics may blunt the ventilatory response to hypoxemia, so that the normal increase in ventilation may not occur in the postoperative period [48]. In general, in the absence of abnormal pulmonary function gas exchange should return to normal within the first few hours after surgery [49].

Late Postoperative Period

The impaired gas exchange in the late postoperative period is not related to the preceding anesthesia [49, 50]. A restrictive pattern of pulmonary function develops after thoracic and upper abdominal surgery. Changes associated with lower abdominal or superficial surgery are considerably smaller and of little functional consequence [51]. The following remarks pertain only to changes occurring after upper abdominal surgery unless mentioned otherwise. Postoperatively, the tidal volume is reduced, which is compensated by an increase in respiratory frequency [49–51], resulting in normocapnia [47]. More importantly, the vital capacity is reduced. This happens as early as 4 h postoperatively and may last for more than 1 week [49] (Fig. 13). The reduction in vital capacity is accompanied by a significant and marked

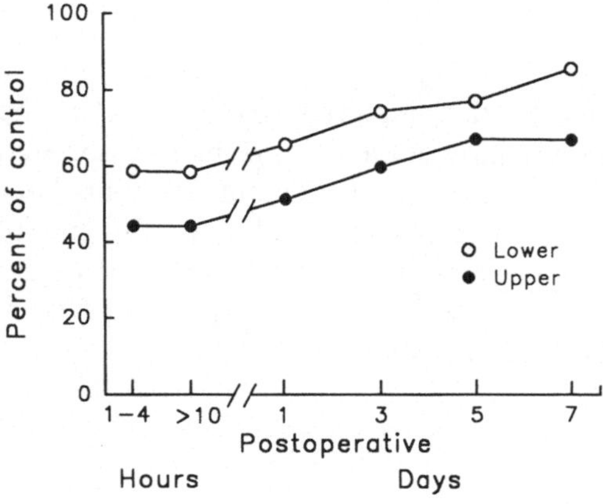

Fig. 13. Reduction in vital capacity (*VC*) after upper (•) and lower (○) abdominal surgery. (From [49])

reduction in the swings of abdominal pressure (ΔP_{ab}) with inspiration [14, 50] (Fig. 14). Normally, the abdominal pressure is increased during inspiration by the descending diaphragm. The abdominal pressure swing occasionally becomes negative early in the postoperative period suggesting a paradoxical cephalad inspiratory motion of the diaphragm which is associated with a clinically noticeable inward motion of the abdominal wall [50] (Fig. 15). This paradoxical motion of the diaphragm and abdominal wall is usually resolved within 2 days. The marked reduction in the diaphragmatic contribution to tidal volume (Fig. 15) and the reduction in transdiaphragmatic pressure swing during inspiration [50, 52] (Fig. 16) are consistent with the reduced abdominal pressure swing.

These changes are, however, only indirect indices of diaphragmatic function and do not prove its dysfunction. They could be caused by other mechanisms such as contraction of abdominal muscles and changes in the

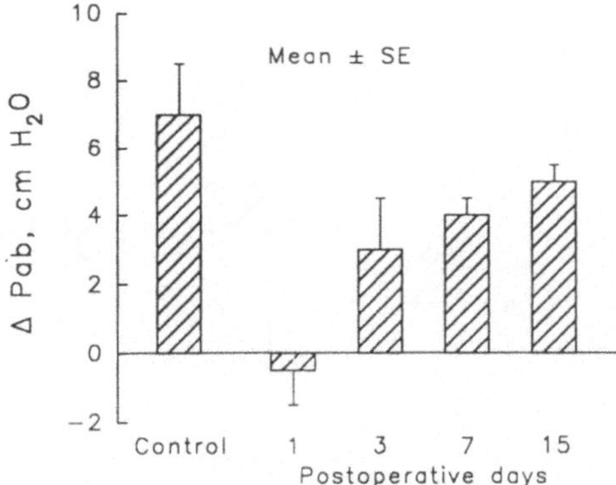

Fig. 14. Reduction in the respiratory swings of abdominal pressure (ΔP_{ab}) after upper abdominal surgery. Note that the respiratory swing in abdominal pressure is negative on the first postoperative day, suggesting a paradoxical cephalad inspiratory motion of the diaphragm. (From [50])

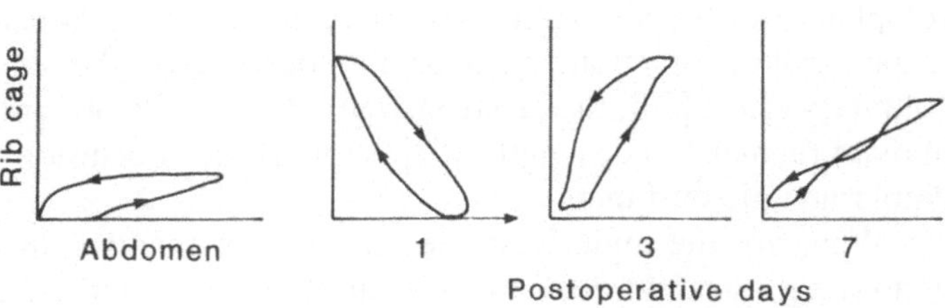

Fig. 15. Rib cage and abdomen-diaphragm contributions to tidal volume in the postoperative period after upper abdominal surgery. Note the inward inspiratory motion of the abdominal wall (negative slope of loop), suggesting a paradoxical motion of the diaphragm on the first postoperative day. (From [50])

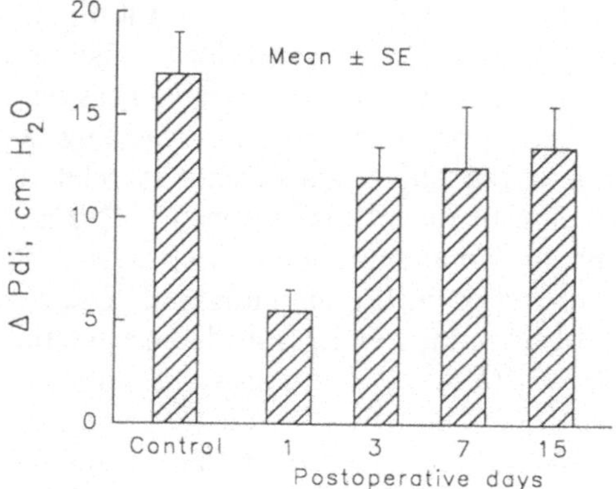

Fig. 16. Reduction in the respiratory transdiaphragmatic pressure swing (ΔP_{di}) in the postoperative period. (From [50])

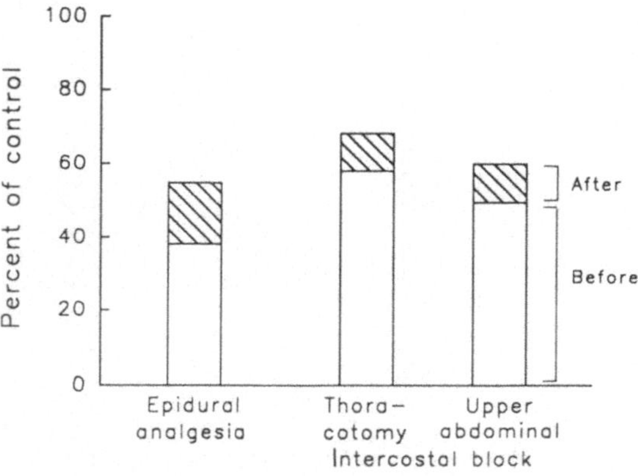

Fig. 17. The reduction in the vital capacity is only partially reversed after epidural analgesia and after intercostal nerve block, suggesting that pain is not the only etiologic factor for the diaphragmatic dysfunction. *Shaded areas*, increased vital capacity after treatment. (From [49])

compliance of the abdominal wall. Recent and more direct measurements of diaphragmatic function, such as the descent of the diaphragm during a voluntary effort [50], the electromyogram of the diaphragm [52], and changes in diaphragmatic fiber lengths [53], support the conclusion of a postoperative diaphragmatic dysfunction.

What are the underlying mechanisms for this dysfunction? Most of the abnormalities mentioned above cannot be corrected by pain control [50], suggesting that pain is not the only etiologic factor (Fig. 17). Partial reversal of the reduction in vital capacity (Fig. 17) and an increase in the relative contribution of the diaphragm to tidal volume (Fig. 18) following thoracic epidural nerve block [52] suggest a postoperative reflex inhibition of phrenic

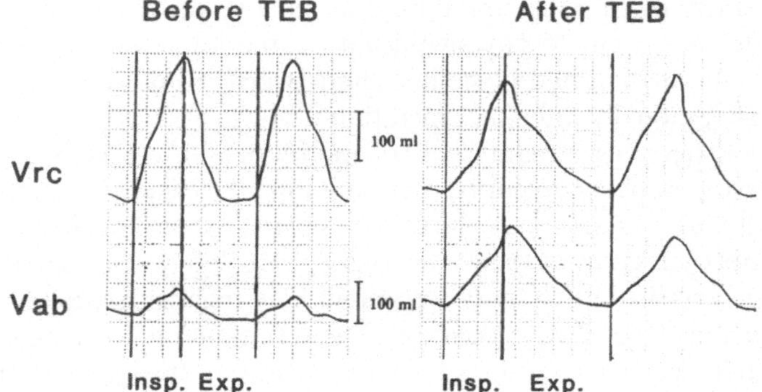

Fig. 18. Contribution of rib cage (V_{rc}) and abdomen-diaphragm (V_{ab}) to tidal volume before and after thoracic epidural nerve block (TEB). The increase in the abdomen-diaphragm contribution after thoracic epidural nerve block suggests a reflex inhibition of phrenic nerve output

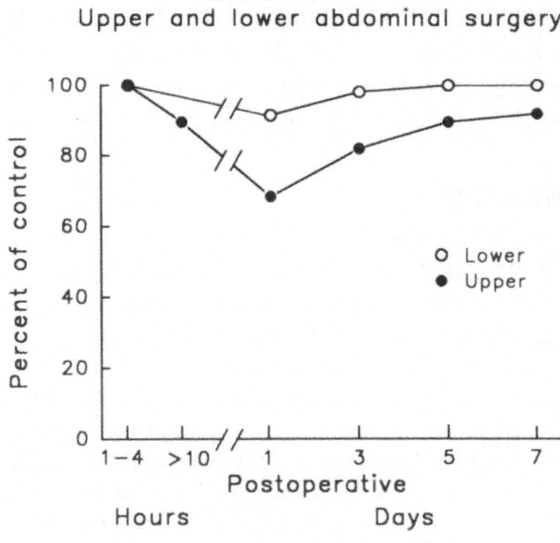

Fig. 19. Reduction in FRC after upper (●) and lower (○) abdominal surgery. (From [49])

nerve output [53]. This may be the result of an afferent input via abdominal splanchnics, which is only partially transmitted via the vagus nerve [54].

Another important change in the mechanics of the respiratory system occurring after upper abdominal surgery is a postoperative reduction in the FRC [49, 51] (Fig. 19). Again, changes after lower abdominal surgery are insignificant. The major reduction in FRC does not occur in the first 10 h, but 16 h postoperatively the FRC is reduced and may remain reduced as long as 7 days [51]. Two observations support the conclusion that the underlying mechanisms for the anesthesia-induced and surgery-induced reductions in FRC are different. Firstly, postoperative reduction in FRC does not occur to any significant degree after lower abdominal surgery, as would be expected if the anesthetic were responsible. Secondly, it develops only gradually after the operation [51].

The clinical significance of the reduction in FRC may be related to the postoperatively impaired oxygenation. Arterial hypoxemia both with and without radiologic evidence of atelectasis has been shown to "be most directly related to the reductions in FRC" [51]. This could be caused by the decreased ventilation of dependent lung regions associated with the low lung volume [26]. The reduction in the ventilation of dependent lung regions could also be the result of airway closure or dynamic compression of airways [55]. Dependent lung regions develop a low $\dot{V}_A/\dot{Q}$ or right-to-left shunting, unless the regional perfusion is reduced in proportion to the reduced ventilation. Age, preexisting pulmonary disease and obesity are other important factors contributing to postoperative hypoxemia.

In summary, two major mechanisms contribute to the impaired oxygenation occurring in the postoperative period. One is related to the preceding anesthetic and is short-lived. The other is related to the site of the operation and is associated with a restrictive pulmonary function pattern and a reduction in FRC. It appears that a reflex inhibition of the phrenic nerve output may be an important etiologic factor for this problem.

References

1. Pasteur W (1910) Active lobar collapse of the lung after abdominal operations: a contribution to the study of postoperative lung complications. Lancet II: 1080–1083
2. Bergman NA (1970) Pulmonary diffusing capacity and gas exchange during halothane anesthesia. Anesthesiology 32: 317–324
3. Rehder K, Knopp TJ, Sessler AD, Didier EP (1979) Ventilation-perfusion relationship in young healthy awake and anesthetized-paralyzed man. J Appl Physiol 47: 745–753
4. Bindslev L, Santesson J, Hedenstierna G (1981) Distribution of inspired gas to each lung in anesthetized human subjects. Acta Anaesth Scand 25: 297–302
5. Dueck R, Young I, Clausen J, Wagner PD (1980) Altered distribution of pulmonary ventilation and blood flow following induction of inhalational anesthesia. Anesthesiology 52: 113–125
6. Severinghaus JW, Stupfel MA, Bradley AF (1957) Alveolar dead space and arterial to end-tidal carbon dioxide differences during hypothermia in dog and man. J Appl Physiol 10: 349–355
7. Severinghaus JW, Stupfel M (1955) Respiratory dead space increase following atropine in man, and atropine, vagal or ganglionic blockade and hypothermia in dogs. J Appl Physiol 8: 81–87
8. Nunn JF, Campbell EJM, Peckett BW (1959) Anatomical subdivisions of the volume of respiratory dead space and effect of position of the jaw. J Appl Physiol 14: 174–176
9. Nunn JF, Hill DW (1960) Respiratory dead space and arterial to end-tidal CO_2 tension difference in anesthetized man. J Appl Physiol 15: 383–389
10. Askrog V (1966) Changes in (a-A)CO_2 difference and pulmonary artery pressure in anesthetized man. J Appl Physiol 21: 1299–1305

11. Marshall BE, Marshall C (1985) Anesthesia and pulmonary circulation. In: Covino BG, Fozzard HA, Rehder K, Strichartz G (ed) Effects of anesthesia. American Physiological Society, Bethesda, pp 121–136
12. Hirshman CA, Bergman NA (1990) Factors influencing intrapulmonary airway calibre during anaesthesia. Br J Anaesth 65: 30–42
13. Rehder K, Marsh HM (1986) Respiratory mechanics during anesthesia and mechanical ventilation. In: Macklem PT, Mead J (ed) Handbook of physiology, mechanics of breathing, vol III. American Physiological Society, Bethesda, pp 737–752
14. Froese AB, Bryan AC (1974) Effects of anesthesia and paralysis on diaphragmatic mechanics in man. Anesthesiology 41:242–55
15. Hedenstierna G, Strandberg Å, Brismar B, Lundquist H, Svensson L, Tokics L (1985) Functional residual capacity, thoracoabdominal dimensions, and central blood volume during general anesthesia with muscle paralysis and mechanical ventilation. Anesthesiology 62: 247–254
16. Krayer S, Rehder K, Vettermann J, Didier EP, Ritman EL (1989) Position and motion of the human diaphragm during anesthesia-paralysis. Anesthesiology 70: 891–898
17. Hedenstierna G, Löfström B, Lundh R (1981) Thoracic gas volume and chest-abdomen dimensions during anesthesia and muscle paralysis. Anesthesiology 55: 499–506
18. Jones JG, Faithfull D, Jordan C, Minty B (1979) Rib cage movement during halothane anaesthesia in man. Br J Anaesth 51: 399–407
19. Krayer S, Rehder K, Beck KC, Cameron PD, Didier EP, Hoffman EA (1987) Quantification of thoracic volumes by three-dimensional imaging. J Appl Physiol 62: 591–598
20. Tusiewicz K, Bryan AC, Froese AB (1977) Contributions of changing rib cage-diaphragm interactions to the ventilatory depression of halothane anesthesia. Anesthesiology 47: 327–337
21. Bickler PE, Dueck R, Prutow RJ (1987) Effects of barbiturate anesthesia on functional residual capacity and ribcage/diaphragm contributions to ventilation. Anesthesiology 66: 147–152
22. Mankikian B, Cantineau JP, Sartene R, Clergue F, Viars P (1986) Ventilatory pattern and chest wall mechanics during ketamine anesthesia in humans. Anesthesiology 65: 492–499
23. Grimby G, Hedenstierna G, Löfström B (1975) Chest wall mechanics during artificial ventilation. J Appl Physiol 38: 576–580
24. Vellody VP, Nassery M, Druz WS, Sharp JT (1978) Effects of body position change on thoracoabdominal motion. J Appl Physiol 45: 581–589
25. Westbrook PR, Stubbs SE, Sessler AD, Rehder K, Hyatt RE (1973) Effects of anesthesia and muscle paralysis on respiratory mechanics in normal man. J Appl Physiol 34: 81–86
26. Kaneko K, Milic-Emili J, Dolovich MB, Dawson A, Bates DV (1966) Regional distribution of ventilation and perfusion as a function of body position. J Appl Physiol 21: 767–777
27. Rehder K, Hatch DJ, Sessler AD, Marsh HM, Fowler WS (1971) Effects of general anesthesia, muscle paralysis, and mechanical ventilation on pulmonary nitrogen clearance. Anesthesiology 35: 591–601
28. Rehder K, Hatch DJ, Sessler AD, Fowler WS (1972) The function of each lung of anesthetized and paralyzed man during mechanical ventilation. Anesthesiology 37: 16–26
29. Rehder K, Knopp TJ, Sessler AD (1978) Regional intrapulmonary gas distribution in awake and anesthetized-paralyzed prone man. J Appl Physiol 45: 528–535
30. Rehder K, Sessler AD, Marsh HM (1975) General anesthesia and the lung. Am Rev Respir Dis 112: 541–563
31. Warner DO, Rehder K (1993) Influence of anesthesia on the thorax. In: Roussos C (ed) The thorax, 2nd edn. Dekker, New York
32. Rehder K (1979) Anaesthesia and the respiratory system. Can Anaesth Soc J 26: 451–462
33. Rehder K, Wenthe FM, Sessler AD (1973) Function of each lung during mechanical ventilation with ZEEP and with PEEP in man anesthetized with thiopental-meperidine. Anesthesiology 39: 597–606

34. Rehder K, Sessler AD (1973) Function of each lung in spontaneously breathing man anesthetized with thiopental-meperidine. Anesthesiology 38: 320–327
35. Rehder K, Sessler AD, Rodarte JR (1977) Regional intrapulmonary gas distribution in awake and anesthetized-paralyzed man. J Appl Physiol 42: 391–402
36. Brismar B, Hedenstierna G, Lundquist H, Strandberg Å, Svensson L, Tokics L (1985) Pulmonary densities during anesthesia with muscular relaxation – a proposal of atelectasis. Anesthesiology 62: 422–428
37. Damgaard-Pedersen K, Qvist T (1980) Pediatric pulmonary CT-scanning. Anaesthesia-induced changes. Pediatr Radiol 9: 145–148
38. Tokics L, Hedenstierna G, Strandberg Å, Brismar B, Lundquist H (1987) Lung collapse and gas exchange during general anesthesia: effects of spontaneous breathing, muscle paralysis, and positive end-expiratory pressure. Anesthesiology 66: 157–167
39. Strandberg Å, Tokics L, Brismar B, Lundquist H, Hedenstierna G (1986) Atelectasis during anaesthesia and in the postoperative period. Acta Anaesth Scand 30: 154–158
40. Tokics L, Strandberg Å, Brismar B, Lundquist H, Hedenstierna G (1987) Computerized tomography of the chest and gas exchange measurements during ketamine anaesthesia. Acta Anaesth Scand 31: 684–692
41. Warner DO, Vettermann J, Brusasco V, Rehder K (1989) Pulmonary resistance during halothane anesthesia is not determined only by airway caliber. Anesthesiology 70: 453–460
42. Brusasco V, Warner DO, Beck KC, Rodarte JR, Rehder K (1989) Partitioning of pulmonary resistance in dogs: effect of tidal volume and frequency. J Appl Physiol 66: 1190–1196
43. Vettermann J, Warner DO, Brichant J-F, Rehder K (1989) Halothane decreases both tissue and airway resistances in excised canine lungs. J Appl Physiol 66: 2698–2703
44. Korenaga S, Takeda K, Ito Y (1984) Differential effects of halothane on airway nerves and muscle. Anesthesiology 60: 309–318
45. Brichant J-F, Gunst SJ, Warner DO, Rehder K (1991) Halothane, enflurane, and isoflurane depress the peripheral vagal motor pathway in isolated canine tracheal smooth muscle. Anesthesiology 74: 325–332
46. Sayiner A, Lorenz RR, Warner DO, Rehder K (1991) Bronchodilation by halothane is not modulated by airway epithelium. Anesthesiology 75: 75–81
47. Marshall BE, Wyche MQ Jr (1972) Hypoxemia during and after anesthesia. Anesthesiology 37: 178–209
48. Knill RL, Gelb AW (1978) Ventilatory responses to hypoxia and hypercapnia during halothane sedation and anesthesia in man. Anesthesiology 49: 244–251
49. Craig DB (1981) Postoperative recovery of pulmonary function. Anesth Analg 60: 46–52
50. Simonneau G, Vivien A, Sartene R, Kunstlinger F, Samii K, Noviant Y, Duroux P (1983) Diaphragm dysfunction induced by upper abdominal surgery. Role of postoperative pain. Am Rev Respir Dis 128: 899–903
51. Ali J, Weisel RD, Layug AB, Kripke BJ, Hechtman HB (1974) Consequences of postoperative alterations in respiratory mechanics. Am J Surg 128: 376–382
52. Pansard J-L, Mankikian B, Bertrand M, Kieffer E, Clergue F, Viars P (1993) Effects of thoracic extradural block on diaphragmatic electrical activity and contractility after upper abdominal surgery. Anesthesiology 78: 63–71
53. Easton PA, Fitting J-W, Arnoux R, Guerraty A, Grassino AE (1989) Recovery of diaphragm function after laparotomy and chronic sonomicrometer implantation. J Appl Physiol 66: 613–621
54. Ford GT, Grant DA, Rideout KS, Davison JS, Whitelaw WA (1988) Inhibition of breathing associated with gallbladder stimulation in dogs. J Appl Physiol 65: 72–79
55. Rehder K, Marsh HM, Rodarte JR, Hyatt RE (1977) Airway closure. Anesthesiology 47: 40–52
56. Rehder K (1990) Mechanics of the lung and chest wall. Acta Anaesthesiol Scand 34: 32–36

Nutzen der perioperativen Atemtherapie

N. Lutter

Die postoperative Phase ist in Abhängigkeit vom chirurgischen Eingriff, von präexistenten Risiken und der angewandten Anästhesie durch Störungen der pulmonalen Physiologie von jeweils unterschiedlicher Dauer und Ausprägung gekennzeichnet. Bereits 1908 beobachtete Pasteur, daß insbesondere bettlägrige Patienten zur postoperativen Atelektasenbildung neigen [48]. Dies führte ihn mit der Frage nach der Ätiologie dieser potentiell lebensbedrohlichen pulmonalen Komplikation zu der spekulativen Hypothese "..., daß ein aktiver Kollaps aus Mangel an inspiratorischer Kraft eine wichtige Rolle unter den bestimmenden Ursachen einnehmen wird" [49]. Ein gutes Jahrzehnt später weist Haldane [27] der flachen, frequenten Atmung ohne interponierten Seufzer zur Reexpansion atelektatischer Alveolarbezirke kausale Bedeutung für die postoperative Hypoxämie zu. Die postoperativ eingeschränkte funktionelle Residualkapazität (FRC) – zunächst unter der Bezeichnung "subtidal volume" –, gilt jedoch seit der wegweisenden Untersuchung von Beecher aus dem Jahre 1932 [6, 7] als die entscheidende Störgröße für die postoperativ eingeschränkte Ventilation. Ein erstes Therapiekonzept zur Prävention postoperativer pulmonaler Komplikationen wurde 1941 von Dripps u. Waters [18] etabliert, deren Stir-up-Regime als regelmäßig anzuwendende Maßnahmen Drehen des Patienten, tiefes Einatmen und Abhusten umfaßte. In den vergangenen Jahrzehnten sind die physiotherapeutischen Anstrengungen um eine Reihe apparativer Atemhilfen ergänzt worden, darüberhinaus sind zunehmend inspiratorische Ventilationsgrößen in den Mittelpunkt atemtherapeutischer Bemühungen gerückt.

Pathophysiologie

Bereits die Entscheidung zur Allgemeinanästhesie impliziert zahlreiche funktionelle Einschränkungen: dazu zählen die fakultative Zunahme des Totraums aufgrund apparativer Erfordernisse mit progredienter Zunahme bei Applikation von Halothan und Lachgas [2]; die computertomographisch nachgewiesene Mikroatelektasenbildung bereits kurz nach Einleitung und Persistenz bis zu einer Stunde postoperativ [8, 73]; die Reduktion der funktionellen Residualkapazität (FRC) nach Relaxierung mit Abnahme der elastischen Retraktion der Thoraxwand und kranialer Dislokation des Diaphragmas und damit konsekutiver Einschränkung des intrathorakalen Gasvolumens [31]; die Beeinträchtigung des Ventilations-Perfusions-Quotienten (V/Q) mit Zunahme des intrapulmonalen Shunts [44], aggraviert durch die Inhibition der hypoxischen pulmonalen Vasokonstriktion (HPV) nach Gabe von Inhalationsanästhetika [20].

Während die anästhesiebedingte Einschränkung der respiratorischen Kompetenz mit der unmittelbar postoperativen Phase terminiert ist und damit ätiologisch differenzierbar bleibt, impliziert die Art des Eingriffs potentiell eine protrahierte Verschlechterung der postoperativen Ventilationsgrößen: ausgeprägt nach Oberbauch- und Thoraxeingriffen, geringer bei Unterbaucheingriffen, vernachlässigbar bei Extremitätenoperationen. Die Vitalkapazität (VC) ist nach großen thorakoabdominellen Operationen bereits unmittelbar postoperativ auf ca. 40 % ihres präoperativen Wertes vermindert und erreicht bei unkompliziertem postoperativem Verlauf nach 5–7 Tagen 70 % des Ausgangswertes und der vollständigen Restitution nach ungefähr 10–14 Tagen. Die FRC hingegen fällt erst nach 24 h auf 70 % des Kontrollwertes und normalisiert sich nach 7–10 Tagen [15].

Entscheidend für das Verständnis einer postoperativ eingeschränkten FRC ist das Phänomen des Verschlusses der kleinen Atemwege auf dem Niveau der Verschlußkapazität ("closing capacity", CC). Werden diese unter physiologischen Bedingungen und damit positivem transpulmonalem Druck offengehalten, so entsteht dann infolge reduzierter FRC ein negativer transpulmonaler Druck in den gravitationsabhängigen Partien mit atelektatischem Kollaps jenseits des Verschlusses, der zudem durch gut absorbierbare Gase wie Lachgas oder Sauerstoff noch verstärkt wird [55]. Als Nettoeffekt ergibt sich eine Hypoventilation der betroffenen Alveolarregionen mit gestörtem Gasaustausch, sowie ein erniedrigter V/Q-Quotient mit nachfolgender Hypoxämie. Ist der FRC/CC-Quotient bereits durch präexistente Risiken erniedrigt, wird die postoperative Verteilungsstörung verstärkt: Während die CC durch Rauchen [76], Alter und chronisch-obstruktive Atemwegserkrankungen erhöht ist, ist die FRC durch Adipositas vermindert.

Postoperative pulmonale Komplikation

Postoperative Funktionseinbußen des respiratorischen Systems betreffen die charakteristisch veränderte Atemmechanik mit typischer Modifikation von Atemmuster und Atemregulation, die Reduktion aller aktiven Lungenvolumina mit zunehmenden Verteilungsstörungen sowie eine gestörte mukoziliäre Clearance mit ineffektivem Husten, so daß den postoperativ höheren Anforderungen an das respiratorische System – insbesondere hinsichtlich der O_2-Aufnahme – deutlich eingeschränkte ventilatorische

Reserven gegenüberstehen. Entscheidend ist, daß die bereits unmittelbar postoperativ wirksamen Beeinträchtigungen in allen Komponenten des respiratorischen Systems zusammen mit anderen Risikofaktoren (Tabelle 1) die Entstehung postoperativer pulmonaler Komplikationen (PPK) konditionieren [22, 23, 28, 42].

Diese werden nach den Angaben von Stein [64] beim pulmonal vorgeschädigten Patienten 4mal häufiger beobachtet als beim Patienten mit präoperativ unauffälligen Ventilationsgrößen. Für Laparatomien wird von Celli [14] ein pulmonales Komplikationsrisiko von 25–80% ausgewiesen. Diese auffallend breite Streuung ist durch eine Reihe von Variablen bestimmt [63]: Den präoperativen Status, die chirurgische Prozedur, die operative Technik, die Vor- und Nachbehandlung im Rahmen der Operation, durch die Kriterien zur Diagnose einer PPK und schließlich durch das Studiendesign – pro- oder retrospektiv – selbst. Gerade das Defizit an klaren Definitionen hat Scuderi 1989 [60] veranlaßt, im Rahmen einer Übersichtsarbeit solche Kriterien anzugeben (Tabelle 2): Darin kommt Atelektasen, deren Ausdehnung sich auf subsegmentale Areale beschränkt [39], nachweislich keine klinische Bedeutung zu, hingegen sind größere Atelektasen, Pneumonie, Bronchospasmus oder gar eine akute respiratorische Insuffizienz als kritische Komplikationen aufzufassen. Neben einem

Tabelle 1. Risikofaktoren der postoperativen pulmonalen Komplikation (PPK). (Nach Hall et al. [28])

Risikofaktor	Inzidenz der PPK [%]
ASA-Klassifikation >2	43,7
Bakterielle Peritonitis	39,2
Gastroduodenal- und Kolonchirurgie	37,6
Chronische Bronchitis	36,8
Epigastrische Inzision	36,7
Alter >59 Jahre	36,3
Stationäre Aufnahme >4 Tage präoperativ	36,1
Operationszeit >100 min	35,9
Intraperitonealer Keimnachweis	34,8
Malignom	34,7
Adipositas	26,5
Geschlecht männlich	28,2
Rauchen	19,0

Sowohl in dargestellten univariaten wie auch in der multivariaten Analyse stellt eine ASA-Klassifikation >2 den wichtigsten Indikator für die Entwicklung einer postoperativen pulmonalen Komplikation nach Laparotomie dar. Andererseits können für sich schwache Prädikatoren wie Adipositas (BMI > 25) in Kombination mit anderen zu einem überadditiven Risiko beitragen (nach [28]).

Tabelle 2. Postoperative pulmonale Komplikation (PPK). (Mod. nach Scuderi [60])

Komplikation	Klinische Parameter[a]	Radiologische Parameter
Atelektase	Vermehrte Expektoration	Verschattung – Atelektase
Pneumonie	Frequente flache Atmung	– Infiltrat
Arterielle Hypoxämie	Temperatur >38.3 C	– Erguß
Hypoventilation	Gedämpfter Klopfschall	Aerobronchogramm
Bronchospasmus	Basale Rasselgeräusche	Mediastinalverlagerung
	Bronohiales Atemgeräusch	Zwerchfellhochstand

[a] Progredienz über 24 h praktisch beweisend für PPK.

pathologischen Auskultationsbefund sind klinische Zeichen wie vermehrter Auswurf, flache, frequente Atmung und ein Temperaturanstieg, maßgeblich, eine Progredienz der klinischen Befunde über 24 h ist praktisch Beweis für die PPK. Typische radiologische Befunde als späte Zeichen erleichtern oder bestätigen die Diagnose.

Im Hinblick auf die therapeutischen Konsequenzen ist die möglichst frühzeitige Diagnose einer drohenden pulmonalen Komplikation eminent: Bereits ein zu Operationsbeginn relativ zum Vergleichswert erniedrigter pO_2 ist der Beobachtung von Wetterslev [78] zufolge ein nahezu sicherer Indikator; als weitere sensible Prädikatoren gelten eine unmittelbar postoperativ stärker reduzierte FRC, die alveoloarterielle O_2-Partialdruckdifferenz [56] und eine pathologische Auskultation [29] noch vor der Manifestation radiologischer Befunde.

Präoperatives Screening

Während der Nutzen einer gezielten präoperativen Lungenfunktionsdiagnostik allgemein akzeptiert wird, ist ihre Wertigkeit als Screeningmethode umstritten: Sowohl dem "American College of Physicians" [82] als auch einer Entschließung der DGAI zufolge ist eine pulmonale Funktionsdiagnostik nur bei positiver Anamnese indiziert [30]. Weitergehend sind die Empfehlungen der "Deutschen Gesellschaft für Pneumonologie und Tuberkulose" [17]: Die Risikoabschätzung von extrathorakalen Eingriffen erfolgt anhand des Tiffeneau-Tests, also der FEV_1, und konsekutiver Klassifizierung in 3 Risikogruppen; für thoraxchirurgische Eingriffe werden zusätzliche Kriterien formuliert (Tabelle 3). Ausdrücklich weisen die Autoren jedoch darauf hin, daß eine absolute Kontraindikation aus pulmonalen Gründen heute so gut wie nicht mehr existent ist. Diese Delimitierung wird durch die retrospektive Untersuchung von Nunn et al. [45] an COPD-Patienten

Tabelle 3. FEV_1 und Operationsrisiko. (Nach DGPT [17])

$EFV_1 < 0{,}8\,l/s$	Hohes Narkose- und Operationsrisiko.
FEV_1 0,8–2,0 l/s	Erhöhtes Narkose- und Operationsrisiko. Zusätzliche Hyperkapnie ($pCO_2 > 50\,mmHg$) und/oder Hypoxämie ($pO_2 < 50\,mmHg$) führen zur Einteilung in die Gruppe mit hohem Risiko.
$FEV_1 > 2{,}0\,l/s$	Kein erhöhtes Operationsrisiko von seiten der Atmungsorgane.

bestätigt: Pathologische präoperative FEV_1-Werte waren als isolierter Risikoparameter ohne Einfluß auf die perioperative Morbidität. Daß andererseits die geforderte positive Anamnese als Selektivitätskriterium allerdings selbst problematisch ist, zeigen die Befunde, die an einem Kollektiv ophtalmologischer Patienten durch unser Institut erhoben wurden [37]: Obgleich nur an weniger als 10 % der Patienten eine positive Anamnese erhoben werden konnte, ergab die an allen Patienten durchgeführte Funktionsuntersuchung (Fluß-Volumen-Kurve, Resistance) in 26 % der Fälle relevante obstruktive Einschränkungen – d. h. ohne Screening wären zwei Drittel der präexistenten pulmonalen Störungen unentdeckt geblieben. Dies muß vor dem Hintergrund gesehen werden, daß die präoperative Atemtherapie die Häufigkeit von pulmonalen Komplikationen beträchtlich zu senken vermag.

Prä- und postoperative Atemtherapie

Die präoperative Vorbereitung von Patienten mit COPD umfaßt unterschiedliche Therapieansätze, bis Mitte der siebziger Jahre typischerweise unter Einbeziehung der Beatmungsinhalation, d. h. der Kombination von IPPB und Bronchospasmolytika. Schon 1953 können Palmer u. Sellick [47] nachweisen, daß die täglich 3malige prä- und postoperative Applikation einer Beatmungsinhalation in Kombination mit Lagerungsdrainage, Perkussion und Vibration die Häufigkeit der postoperativen Atelektasenbildung von 43 % auf 9 % senkt. Veith u. Rocco [80] beschrieben wenige Jahre später gar nur 1 % PPK in einem Patientenkollektiv von 250 Patienten mit obstruktiver pulmonaler Vorerkrankung nach intensiver pulmonaler Vorbereitung, bestehend aus IPPB-Inhalation mit Bronchospasmolytika, systemischer Bronchodilatation, antibiotischer Behandlung purulenter Expektorationen sowie Lagerungsdrainage und effektivem Husten. In Übereinstimmung damit befinden sich die 1970 publizierten Ergebnisse von Stein u. Cassara [64], welche der Differentialfrage nachgehen, ob eine zusätzliche präoperative Therapie gegenüber einer nur postoperativen Vorteile aufweist, wenn die präoperative pulmonale Funktionstestung pathologische Befunde erbringt: Einer Inzidenz von lediglich 22 % postoperativer pulmonaler Komplikationen im prä- und postoperativ behandelten Kollektiv stehen 60 % in der unbehandelten Kontrollgruppe gegenüber, darüber hinaus ist die postoperative Morbidität nach intensiver Atemtherapie um ca. 30 % gesenkt. Zu einem quantitativ ähnlichen Resultat kommen Castillo u. Haas [13] mit 60 % weniger Komplikationen in der Gruppe mit prä- und postoperativer Atemtherapie.

In einer retrospektiven Studie von Tarhan et al. [69] an COPD-Patienten verhielt sich die Frequenz pulmonaler Komplikationen von 43 % in der unbehandelten Gruppe zu 24 % bei den präoperativ Vorbehandelten. Gracey et al. [24] konnten dann in einer komplementär dazu konzipierten prospektiven Studie dieses Ergebnis bestätigen: Die postoperative pulmonale Komplikationsrate nach 2 Tagen intensiver atemtherapeutischer Vorbehandlung betrug vergleichbare 19 %.

Allerdings gibt auch diese ebenso wie die anderen zu diesem Themenbereich durchgeführten Studien keinen Aufschluß darüber, ob der nachweisliche Nutzen auf medikamentöser und apparativer Therapie unter Einbeziehung physiotherapeutischer Maßnahmen beruht oder eher durch das höhere Maß an therapeutischem Engagement und umfassender Supervision bestimmt ist. Obgleich nach der Therapie oft ein signifikanter quantitativer Unterschied in den statischen und dynamischen Lungenvolumina zwischen den Kollektiven ohne und mit Komplikationen nachweisbar war, machten die absoluten Unterschiede von zuweilen nur wenigen ml eine klinische Bedeutung eher unwahrscheinlich – zumal der funktionsdiagnostischen Norm eine beträchtliche Streubreite eignet und zudem mit einer Vielzahl weiterer Faktoren, wie dem Grad der Anstrengung, der Schwächung der Atemmuskulatur usw. interferiert. Jedoch erwies sich das Ausbleiben einer statistisch signifikanten Verbesserung nach Vorbehandlung bei Patienten mit höhergradiger Obstruktion als ein signifikanter Risikofaktor im Hinblick auf das Erfordernis der postoperativen Beatmung. Mithin konnte auch in dieser Untersuchung keiner der präoperativen Funktionsparameter die Wahrscheinlichkeit von PPK sicher vorhersagen, die ohne Nachbeatmung beherrschbar waren.

Die zahlreichen Untersuchungen zur präventiven Effektivität der Atemtherapie [13, 24, 47, 57, 64, 69, 72], die bei großer Variabilität physiotherapeutische und medikamentöse Maßnahmen kombinieren, zeigen in der Summe eine Reduktion der PPK-Rate auf etwa ein Drittel. Sie gehören daher an unserer Klinik zum Standard.

Hingegen ergibt sich aus den Übersichtsarbeiten zum Nutzen der postoperativen Atemtherapie [5, 66]: Zwar kann in etwa der Hälfte der klinischen Untersuchungen ein positiver Therapieeffekt nachgewiesen werden, jedoch ist in der anderen Hälfte entweder keine Differenz zwischen unterschiedlichen Atemtherapieverfahren oder – insbesondere bei Patientenkollektiven mit niedrigem Risiko [61] – kein Effekt nachweisbar. Dies unterstreicht nachdrücklich, daß jedwede Atemtherapie, die ihre

Ressourcen sinnvoll nutzen will, der zureichenden Indikationsstellung bedarf (Abb. 1).

Methoden der prä- und postoperativen Atemtherapie

Alle angewandten Methoden der prä- und postoperativen Atemtherapie bestehen zumeist aus einer Kombination von physikalischen, pharmakologischen und apparativen Maßnahmen:

- Physiotherapie: Die Physiotherapie umfaßt Atemübungen – Zwerchfellatmung, Thoraxdehnung und Lippenbremse –, Vibrations- und Perkussionsmassagen, Lagerungsdrainagen, Hustentechnik und Frühmobilisation.
- Apparative Verfahren: Neben der Physiotherapie werden im wesentlichen 3 apparative Verfahren zur Lungenexpansionstherapie eingesetzt:
- Die maximal willkürliche Inspiration ("sustained maximal inspiration", SMI) mit "incentive" Spirometern;
- die Beatmungsinhalation mit intermittierend positivem Druck (IPPB);
- die Spontanatmung bei positivem Atemwegsdruck (CPAP).

Indikationen und Grenzen der apparativen Verfahren sollen im folgenden skizziert werden (Tabelle 4).

SMI

Wichtigste Indikation für die Atemtherapie mit "sustained maximal inspiration" (SMI) ist die Prophylaxe von pulmonalen Komplikationen nach ausgedehnten Oberbauch-, Thorax- und thorakoabdominellen Eingriffen mit einer Reduktion der Inspirationskapazität auf die Hälfte des präoperativen Werts zur Limitierung des konsekutiv progredienten Alveolarkollaps bei ausbleibender Seufzeratmung [16, 35, 77]. Die aktive tiefe Einatmung soll der Entstehung atelektatischer Bezirke vorbeugen [21], zugleich wird durch die Steigerung der Inspirationskapazität die Surfactantsekretion [40] stimuliert und mit der Husteneffektivität [62] die tracheobronchiale Clearance verbessert.

Mit der Maßgabe, zur tiefen Inspiration anzuhalten bei zugleich gewährleisteter quantitativer Reproduzierbarkeit, konstruierte erstmals Bartlett [5] ein apparatives, optisch kontrolliertes Hilfsmittel, das Bartlett-Edwards Incentive Spirometer. Die von Bartlett et al. in diesem Zusammenhang untersuchten Atemmanöver – tiefe Einatmung, forcierte Exspiration mittels blow-bottle, CO_2-Rückatmung, IPPB und "incentive" Spirometrie – ergaben für die SMI die beste Relation von intrapleuralem Druck und intrathorakalen Gasvolumina, der arterielle pO_2 wurde aufrecht-

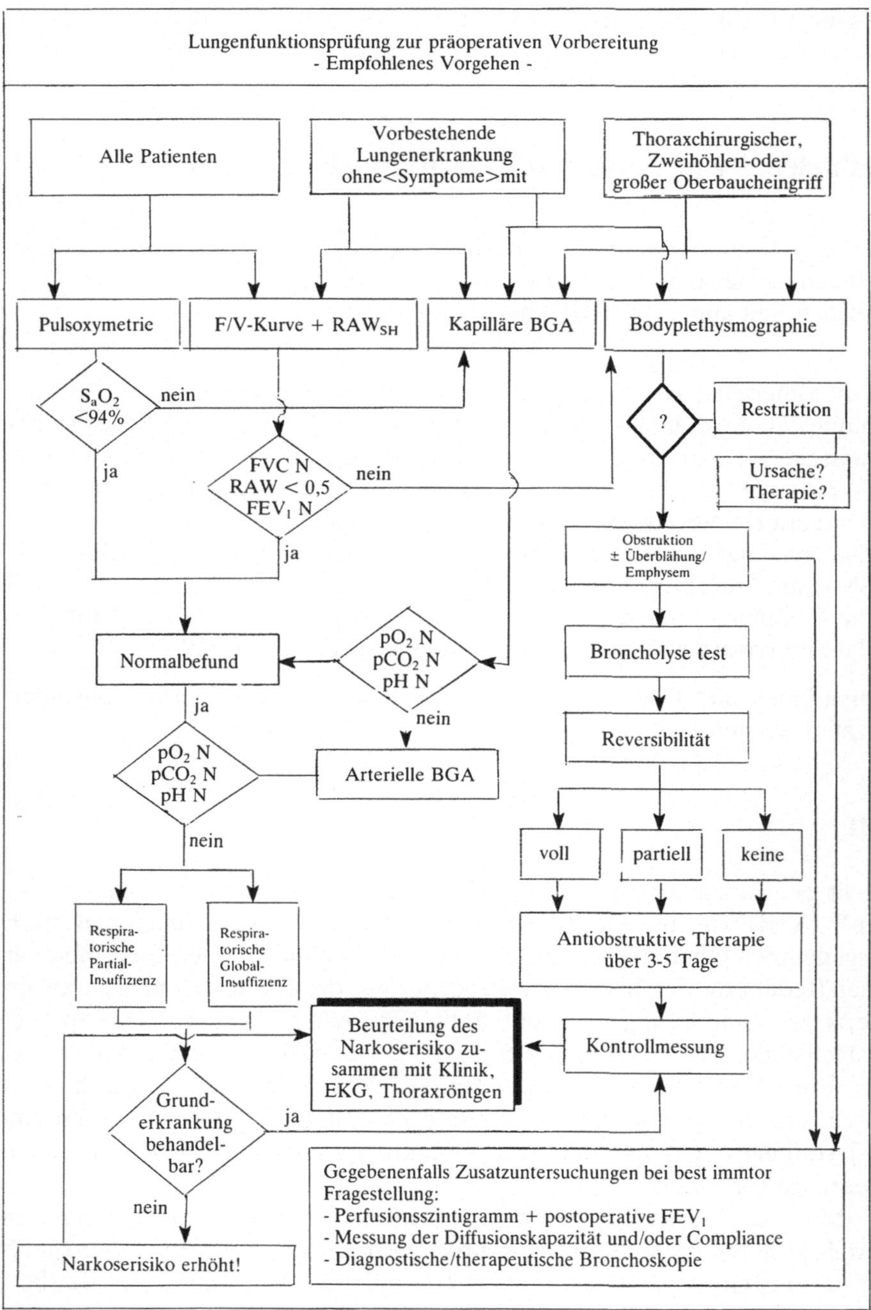

Abb. 1. Das Stufenkonzept des präoperativen pulmonalen Risikoscreenings und therapeutische Implikationen

Tabelle 4. Evaluation der apparativen Expansionstherapie

Maßnahme	Therapieziel	Kriterium	Effektivität
IS	Prävention der Atelektase	Wacher Patient, adäquate IC	Normalisierung der AF
IPPB	Korrektur der Atelektase, Reduktion der Atemarbeit	Reduzierte IC, Versagen einfacher Maßnahmen, Dyspone, reduzierte IC, kein Pneumothorax	Normalisierung der Atemgeräusche, radiologische Zeichen, verbesserte Dyspnoe, reduzierte Atemfrequenz, Besserung der Dyspnoe nach Behandlung
CPAP	Korrektur der Atelektase, der Hypoxämie	Versagen anderer apparativer Maßnahmen	Senkung der Atemarbeit, Verbesserung von Atemgeräuschen und radiologischem Befund

erhalten oder verbessert und die Frequenz pulmonaler Komplikationen vermindert.

Man unterteilt die gängigen "incentive" Spirometer heute hinsichtlich ihrer konstruktiven Eigenschaften in floworientierte und volumenorientierte, flowkontrollierte Geräte. Die Flow- und Volumenanzeige ist dabei essentiell für das positive Feedback des Patienten und die Kontrolle des Therapieziels. Notwendige Voraussetzung für die Therapie mit "incentive" Spirometern ist ein kooperativer und motivierter Patient mit zureichendem inspiratorischem Reservevolumen und ausreichender Kompetenz der Inspirationsmuskulatur. Spirometrische Anhaltswerte sind eine forcierte Vitalkapazität von 10–15 ml/kg KG, eine Inspirationskapazität (IC) von 12 ml/kg KG und einer Atemfrequenz < 25/min [25]. Da die mechanische Anzeige von Flow bzw. Volumen jedoch ihrerseits einen Teil der inspiratorischen Atemarbeit einfordert und damit fakultativ zu Volumenreduktionen führt, erscheint die Verwendung von Atemtrainern mit niedriger zusätzlicher Atemarbeit empfehlenswert [38]. Gerade unter der Bedingung unzureichender Inspiratonskraft hat Baker [3] als wirksame Ergänzung ein Rückschlagventil eingeführt, das der vorzeitigen Exspiration vorbeugt. Das Inspirationsvolumen wächst dann diskontinuierlich inkrementell. Um wiederholtes Abhusten zu ermöglichen, können – neuerdings kontrovers diskutiert [33] – medikamentöse Sekretolyse, intrapulmonale Jetperkussion und gegebenenfalls auch die fiberbronchoskopische Absaugung indiziert sein [36, 75]. Bei bereits eingetretenen Komplikationen wie Atelektasen oder Bronchopneumonien sind aggressivere Formen der Atemtherapie, wie IPPB oder CPAP, bis hin zur kontrollierten Beatmung indiziert.

Mögliche, seltene Komplikationen sind via Hyperventilation induzierte Synkopen, sehr selten das Barotrauma mit nachfolgendem Pneumothorax [79]; absolute Kontraindikationen bestehen nicht.

IBBP

Das Ziel der IPPB-Anwendung ist, nach einem von Shapiro [63] geprägten Terminus, die Therapie der akuten postoperativen Restriktion, d.h. die postoperative Reexpansion von Mikroatelektasen in den gravitationsabhängigen Lungenpartien bei eingeschränkter Inspiratonskapazität. Garant für die Durchführung einer effizienten IPPB-Therapie ist die Beachtung der richtigen Technik, um den Patienten nicht durch unnötige Atemarbeit frühzeitig zu erschöpfen: Die IBBP-Frequenz sollte wegen der Gefahr der Hyperventilation 4–8 Atemzüge/min nicht überschreiten, die Triggerschwelle bei etwa −1.5 mbar liegen, der Atemgasflow etwa bei 40–45 l/min [12]. Die "volumenorientierte" Wiedereröffnung von Atelektasen erfordert bei abnorm niedriger Compliance inspiratorische Drücke über 20 cm H_2O, die erreichte maximale inspiratorische Kapazität soll mindestens 20 % über dem Spontanatmungsniveau liegen. Unabdingbar ist allerdings die Information des Patienten über Zweck, Häufigkeit und Therapieziel der Maßnahmen – man bezeichnet dies zutreffend als "coached IPPB with ventilator adjustment" [11, 81] sowie die Evaluierung klinischer und spirometrischer Parameter vor und nach Behandlung.

Bereits eine einmalige IPPB-Applikation bei massiv hypoventilierter Lunge nach abdominothorakaler Ösophagusresektion erbringt einen deutlichen Zuwachs an belüfteten Arealen in der Ventilationsszintigraphie [58, 59]. In Konkordanz dazu steht der Nachweis einer signifikanten Erhöhung des mit der Ösophagusdruckmethode gemessenen transpulmonalen Drucks nach IPPB-Therapie – im Unterschied zu Spontanatmungsverfahren wie SMI oder Giebel-Rohr und bei guter Korrelation mit der postoperativ eingeschränkten Compliance nach Leberteilresektionen [26]. Die Untersuchung von Pfenninger u. Roth [52] bestätigt die Überlegenheit von IPPB über SMI insbesondere bei präoperativ kompromittierter Lungenfunktion. Die – trotz offensichtlicher Effektivität der IPPB-Therapie mit erhöhter FRC und FVC – bei alldem uneinheitliche Bewertung dieses Verfahrens [32] demonstrieren exemplarisch die Untersuchungsergebnisse von Celli [14]: Zwar ist die Inzidenz von PPK der atemtherapeutisch behandelten Gruppen mit 21 % bzw. 22 % gegenüber 48 % in der unbehandelten Kontrollgruppe deutlich geringer, jedoch erwiesen sich IPPB und "incentive" Spirometrie als gleichwertig.

Nach Einführung der Methode durch Motley et al. 1947 [43] mit raschem Zugewinn an Popularität und infolge der zum Teil unkritischen Anwendung von IPPB besonders in den USA während der 60er und 70er Jahre wurde zunnächst ihre defizitäre wissenschaftliche Legitimation moniert [4, 50, 51]. Zusätzlicher Akzeptanzverlust entstand durch den Nachweis, daß weder Lebenserwartung noch -qualität von COPD-Patienten durch IPPB-Langzeitbehandlung zunehmen [1, 70]. Dies hat in der Folgezeit bei nachweislicher Prävention von postoperativen pulmonalen Komplikationen insbesondere bei der Kombination von IPPB und Aerosoltherapie zur

Entwicklung spezifischer Indikationen geführt: Neben der eher volumenorientierten Therapie der Atelektase bei unzureichender Vitalkapazität zur Reexpansion der Lunge zählt dazu die Reduktion der postoperativen Atemarbeit bei Patienten mit chronisch-obstruktiven oder neuromuskulären Vorerkrankungen mit postoperativ zusätzlich eingeschränkter pulmonaler Reserve. Typische Komplikationen der Methode umfassen die kritische Senkung des Herzzeitvolumens, die alveoläre Hypoventilation, das Barotrauma insbesondere beim Emphysematiker und das Airtrapping bei obstruktiven Lungenerkrankungen. Als Kontraindikationen gelten ein vorbestehender Pneumothorax und die frühe postoperative Phase nach Lungeneingriffen.

CPAP

Steht trotz akzeptabler Ventilationsgrößen eine Hypoxämie im Vordergrund, so kann die Atemtherapie mit CPAP – erstmals im Continuous-flow-Modus von Poulton u. Oxen 1936 zur Therapie eines kardialen Lungenödems eingesetzt [54] – über einen erhöhten Atemwegsdruck die Zunahme der FRC induzieren und damit den zugrundeliegenden Alveolarkollaps revidieren. Diese Therapieform, deren physiologische Annahmen exakt jenen eines PEEP korrespondieren, ist beim Patienten mit künstlichen Atemwegen (Endotrachealtubus, Trachealkanüle) weniger problematisch und besonders hilfreich beim Weaning von hohen inspiratorischen O_2-Konzentrationen, hingegen sind Compliance und Akzeptanz des spontan atmenden Patienten oftmals gering: So war Suter [68] bei knapp 40 % des untersuchten Patientenkollektivs infolge des Anstiegs des pCO_2 bei gleichzeitigem Abfall des pO_2 zum Abbruch der CPAP-Therapie gezwungen, – insbesondere dann, wenn komplizierende Faktoren wie zähes Bronchialsekret, unkoordinierte Atemexkursionen und eingeschränkte Toleranz bei Atemnot hinzutraten. Induziert wird eine solche Verschlechterung des Gasaustauschs vor allem durch Alterationen der intrathorakalen Druckverhältnisse mit Reduktion des "cardiac output", Erhöhung der Totraumventilation, Zunahme des intrapulmonalen Shunts und den adversen Effekten von Lungendehnungsreflexen. Vice versa berichtet Duncan [19] von dem erfolgreichen Versuch der Wiederentfaltung atelektatischer Lungenbezirke, nachdem alle anderen Therapiestrategien versagt hatten. Einer Untersuchung von Meduri [41] zufolge darf eine initiale Besserung von arteriellem pO_2 und pCO_2 bereits nach 2stündiger Therapiedauer als prädiktives Erfolgskriterium gelten.

Mit der Kombination von intraoperativer PEEP-Beatmung und postoperativer CPAP-Therapie gelang es Lotz [34], die Inzidenz postoperativer pulmonaler Komplikationen nach Oberbaucheingriffen deutlich zu senken, wenngleich dieses Vorgehen das Risiko einer zusätzlichen Rechtsherzbelastung insbesondere bei COPD-Patienten involviert und eines engmaschigen Monotorings von Hämodynamik und Oxygenierung bedarf.

Neue Maskenformen und die nasale Applikation von CPAP mit zugleich deutlich geringerem Geräuschpegel (40 dB) – ursprünglich zur Therapie der Schlafapnoe eingesetzt – erscheinen geeignet, Akzeptanz und Effektivität dieses Verfahrens weiter zu erhöhen. So gelingt es Pinilla [53], die Verbesserung der arteriellen O_2-Sättigigung durch die postoperative Anwendung von nasalem CPAP an kardiochirurgischen Patienten nachzuweisen, wenngleich die Häufigkeit postoperativer Atelektasen im Kontrol- und Therapiekollektiv jeweils gleich groß war. Ebenso scheinen nach einer ersten Bewertung durch Strumpf [67] neuere, elektronisch gesteuerte Ventilatoren mit atemsynchronem Wechsel der inspiratorischen und exspiratorischen Druckniveaus – im Unterschied zum namensgleichen Benzerschen BiPAP mit einem Wechsel des PEEP-Niveaus nach mehren Atemzyklen – und einer Reduktion der Atemarbeit infolge optimaler Titration von IPAP und EPAP geeignet, den Anwendungsbereich von CPAP zu erweitern.

Obgleich die möglichen Komplikationen der Atemtherapie mit CPAP denjenigen einer IPPB-Applikation prinzipiell vergleichbar sind – lediglich modifiziert durch den während des gesamten Atemzyklus gegebenen höheren intrathorakalen Druck bei typischerweise niedrigerem Peak –, implizieren neuere Techniken überdies eine Relativierung der Kontraindikationen. Die Gefahr der Perfusionsminderung in der Anastomosenregion sowie das Aspirationsrisiko nach Ösophagusresektionen erscheinen nach der Untersuchung von Bläss et al. [9] über die CPAP-Anwendung an postoperativ wachen und kooperativen Patienten mit intakten Schutzreflexen und nasogastraler Sonde nahezu vernachlässigbar.

Schlußbemerkungen

Es gibt eindeutige Belege zu Wirksamkeit und Nutzen einer perioperativen respiratorischen Therapie. Im Hinblick auf Prävention und Behandlung der postoperativen Ateminsuffizienz werden atemtherapeutische Maßnahmen trotzdem kontrovers diskutiert. Die widersprüchlichen, zuweilen gar verwirrenden Resultate der wissenschaftlichen Studien reflektieren v. a. unterschiedliche klinische Situationen und heterogene Untersuchungsbedingungen. Es gilt zudem die Erkenntnis, daß keine singuläre Methode stets und an allen Patienten die postoperative pulmonale Komplikation verhindert [65]. Jedoch muß der pulmonale Risikopatient präoperativ identifiziert werden [71] und perioperativ mit Hilfe eines an seine individuelle Situation angepaßten Therapieplans geführt werden [74]. Entscheidend für den Erfolg jedweder atemtherapeutischer Bemühungen ist die indikationsgerechte Kombination von physikalishen Maßnahmen, medikamentöser Behandlung, apparativer Atemtherapie und adäquater Schmerztherapie. Unverzichtbar ist, neben der Instruktion und Motivation des Patienten bereits vor der Operation, die persönliche Betreuung des Patienten und therapeutisches

Engagement – um mit Boysen zu sprechen: "Careful review of the study protocols suggests that any given device ist not as important as personal attention and encouragement" [10].

Literatur

1. American Association for Rspiratory Care (1986) The pros and cons of IBBP: AARC provides an assessment of its effectiveness. AARC Times 10: 48–50
2. Askrog VF, Pender JW, Smith TC et al. (1964) Changes in repiratory dead space during halothane, cyclopropane and nitrous oxide anaesthesia. Anesthesiology 25: 342–352
3. Baker WL, Lamb VJ, Marini JJ (1990) Breath-stacking increases the depth and duration of chest expansion by incentive Spirometry. Am Rev Respir Dis 141: 343–346
4. Barach AL, Segal MS (1975) The indiscriminate use of IPPB. Am Med Assoc 231: 1141
5. Bartlett RH, Brennan MD, Gazzaniga AB et al. (1973) Studies on the pathogenesis and prevention of postoperative pulmonary complications. Surg Gynecol Obstet 137: 926–933
6. Beecher HK (1932) Effect of laparatomy on lung volume: demonstration of a new type of pulmonary collapse. J Clin Invest 12: 651–658
7. Beecher HK (1933) The measured effect of laparotomy on the respiration. J Clin Invest 12: 639–651
8. Brismar B, Hedenstierna G, Lundquist H et al. (1985) Pulmonary densities during anaesthesia with muscular relaxation – a proposal of atelectasis. Anesthesiology 62: 422–428
9. Bläss J (1991) Komplikationslose Frühextubation nach abdomino-thorakaler Ösophagusresektion. Anästhesist 40: 315–323
10. Boysen PG (1988) Pulmonary disease and perioperative risk. In: Brown DL (ed) Risk and Outcome in Anesthesia. Lippincott, Philadelphia, pp 50–73
11. Brandl M (1983) Perioperative Inhalationstherapie. In: Rügheimer E (Hrsg) Intubation, Tracheotomie und bronchpulmonale Infektion. Springer, Heidelberg, S252–262
12. Brandl M (1883) Präoperative Atemtherapie. Anästh Intensivmed 24: 206–213
13. Castillo R, Haas A (1985) Chest physical therapy: Comparative efficacy of preoperative and postoperative in the elderly. Arch Phys Med Rehal 66: 376–379
14. Celli BR, Rodriguez KS, Snider GL (1984) A controlled trial of intermittent positive pressure breathing, incentive spirometry, and deep breathing exercises in preventing pulmonary complications after abdominal surgery. Am Rev Respir Dis 130: 12–15
15. Craig DB (1991) Postoperative recovery of pulmonary function. Anesth Analg 60: 46–52
16. Craven JL, Evans GA, Davenport PJ et al. (1974) The evaluation of the incentive spirometer in the management of postoperative pulmonary complications. Br J Surg 61: 793–797
17. Deutsche Gesellschaft für Pneumologie und Tuberkulose (1983) Empfehlungen zur präoperativen Lungenfunktionsdiagnostik. Prax Klin Pneumol 37: 1199–1201
18. Dripps RD, Waters RM (1946) Nursing care of surgical patients. I. The "stir-up". Am J Nursing 41: 530–534
19. Duncan SR, Negrin RS, Mihm FG et al. (1987) Nasal continuous positive airway pressure in atelectasis. Chest 92: 621–624
20. Eisenkraft JB (1987) Hypoxic pulmonary vasoconstriction and anesthetic drugs. Mt Saini J Med 54: 290–296
21. Ford GT, Guenter CA (1984) Toward prevention of postoperative pulmonary complications. Am Rev Respir Dis 130: 4–5
22. Fowkes FGR, Lunn JN, Farrow SC et al. (1982) Epidemiology in anaesthesia III: Mortality risk in patients with coexisting physical disease. Br J Anaesth 54: 819–825
23. Garibaldi RA, Britt MR, Coleman ML (1981) Risk factors for postoperative pneumonia. Am J Med 70: 677–680

24. Gracey DR, Divertie MB, Didier EP (1979) Preoperative pulmonary preparation of patient with chronic obstructive pulmonary disease. Chest 76: 123–129
25. Ingram RH (1981) Mechanical aids to lung expansion. Am Rev Respir Dis 122: 23–24
26. Jaegers AA, Mang H, Kirmse M (1991) Alveolar distending pressures and lung volumes with four different deep-breathing exercices. Resp Care 36: 1257
27. Haldane JS, Meakins JL, Priestley JG (1919) The effect of shallow breathing. J Physiol 52: 433–453
28. Hall JC, Tarala RA, Hall JL, Mander J (1991) A multivariate analysis of the risk of pulmonary complications after laparatomy. Chest 99: 923–927
29. Hansen G, Drablos PA, Steinert R (1970) Pulmonary complications, ventilation and blood gases after upper abdominal surgery. Acta Anaesthesiol Scand 21: 211–215
30. Hartung HJ (1990) Präoperative Röntgendiagnostik und Lungenfunktion. Anaseth Intensivmed 4: 105–107
31. Hedenstierna G, Tokics L, Strandberg AA et al. (1986) Correlation of gas impairment to development of atelectasis during anesthesia and muscle paralysis. Acta Anaestesiol Scand 30: 183–191
32. Jung R, Wight J, Nusser R et al. (1980) Comparison of three methods of respiratory care following upper abdominal surgery. Chest 78: 31–35
33. Konrad F, Wiedmann H, Schönberg N et al. (1993) Ist die routinemäßige Applikation von N-Acetylcystein als "Radikalenfänger" bei langzeitbeatmeten Intensivpatienten sinnvoll? Anaesthesist 42[Suppl 1]: 205
34. Lotz P, Heise U, Schäffer J et al. (1984) Die Wirkung einer intraoperativen PEEP-Beatmung und einer postoperativen CPAP-Atmung auf die postoperative Lungenfunktion nach Oberbaucheingriffen. Anaesthaesist 33: 177–188
35. Lyager S, Nielsen L, Nielsen HC et al. (1979) Can postoperative pulmonary complications be improved by treatment with the Bartlett-Edwards incentive spirometer after abdominal surgery? Acta Anaesthesiol Scand 23: 312–319
36. Mahajan VK (1978) The value of fiberoptic bronchoscopy in the management of pulmonary collapse. Chest 73: 817–820
37. Mang H, Brandl M (1989) Präoperative Risikoerfassung und perioperative Morbität bei der Anästhesie in der Augenheilkunde. In: Piepenbrock S (Hrsg) Anästhesie und augenheilkunde. Thieme, Stuttgart, S 114–115
38. Mang H, Obermayer A (1989) Imposed work of breathing during sustained maximal inspiration: Comparison of six incentive spirometers. Resp Care 34: 1122–1128
39. Marini JJ (1984) Postoperative atelectasis: pathophysiology, clinical importance, and principles of management. Resp Care 29: 516–522
40. Martin RJ, Rogers RM, Gray BA (1980) The physioplogic basis for the use of mechanical aids to ling expansion. Am Rev Respir Dis 122: 105–107 [Suppl]
41. Meduri GU, Abu-Shala N, Fox RC et al. (1991) Noninvasive face amsk mechanical ventilation in patients with acute hypercapnic respiratory failure. Chest 100: 445–454
42. Mitchell Ch, Garrahy P, Peake P (1982) Postperative respiratory morbidity: identification and risk factors. Aust N Z J Surg 52: 203–209
43. Motley HL, Cournand A, Werko L et al. (1948) Intermittent postitive pressure breathing: A means of administering artificial respiration in man. JAMA 137: 370–383
44. Nunn JF (1964) Factors influencing the arterial oxygen tension during halothane anesthesia with spontaneous respiration. Br J Anaesth 36: 326–341
45. Nunn JF (1988) Respiratory criteria of fitness for surgery and anaesthesia. Anaesthesia 43: 543–551
46. O'Donohue WJ (1981) Measurement for lung expansion in postoperative patients. Resp Care 26: 987–989
47. Palmer KNV, Sellick BA (1953) The prevention of post-operative pulmonary atelectasis. Lancet 1: 164–168
48. Pasteur W (1908) Massive collapse of the lung. Lancet II: 1351–1355

49. Pasteur W (1910) Active lobar collapse of the lung after abdominal operations: a contribution to the study of postoperative lung complications. Lancet II: 1080–1083
50. Pierce AK, Saltzman HA (1974) Conference on the scientific basis for respiratory therapy. Am Rev Resp Dis 110: 1–5
51. Petty TL (1974) A critical look at IPPB. Chest 66: 1–4
52. Pfenninger J, Roth F (1977) Intermittent positive pressure breathing (IPPB) us incenzive spirometer (IS) therapy in the postoperative period. Intensive Care Med 3: 279–281
53. Pinilla JC (1990) Use of a nasal continous positive airway pressure mask in the treatment of postoperative atelectasis in aortocoronary bypass surgery. Crit Care Med 18: 836–840
54. Poulten EP, Oxen DM (1936) Left-sided heart failure with pulmonary edema. Lancet 2: 981–983
55. Rehder K, Marsh HM, Rodarte JR et al. (1977) Airway closure. Anesthesiology 47: 40–52
56. Rickstein S, Bengtsson A, Sodomerberg C et al. (1986) Effects of periodic airway pressure by mask on postoperative pulmonary function. Chest 89: 774–781
57. Roukema JA, Carol EJ, Prins JG (1988) The prevention of pulmonary complications after abdominal surgery in patients with noncompromised pulmonary status. Arch Surg 123: 30–34
58. Rügheimer E (1987) Postoperative Atemtherapie. In: Lawin P (Hrsg) Aktuelle Aspekte und Trends der respiratorischen Therapie. Springer, Heidelberg, S 124–135
59. Rügheimer E, Jaegers A (1992) Respiratorische Therapie zur Prophylaxe der postoperativen Ateminsuffizienz. Anästhesiol Intensivmed Notfallmed Schmerzther 27: 300–304
60. Scuderi J (1989) Respiratory therapy in the management of postoperative complications. Resp Care 116: 281–291
61. Schwieger I, Gamulin Z, Forster A et al. (1986) Absence of benefit of incentive spirometry in low-risk patients undergoing elective choledcystectomy. Chest 89: 652–656
62. Seibt J, Tiefel H, Kamp HD (1986) Hustenfähigkeit nach großen Oberbauch- und thorakoabdominalen Eingriffen. Anästh Intensivther Notfallmed 21: 27–30
63. Shapiro BA, Harrison RA, Kacmarek RD, Cane RD (1991) Clinical application of respiratory care. Year Book Medical Publishers, Chicago
64. Stein M, Cassara EL (1970) Preoperative pulmonary evaluation and therapy for surgery patients. JAMA 211: 787–790
65. Stock MC, Downs JB, Cooper RB et al. (1984) Comparison of cintinous positive airway pressure, incentive spirometry, and conservative therapy after cardiac operations. Crit Care Med 12: 969–972
66. Stoller JK (1989) Pulmonary function testing as a screening technique. Resp Care 34: 611–625
67. Strumpf DA, Carlisle CC, Millman RP et al. (1990) Respironics BiPAP Bi-Level CPAP device for delivery of assisted ventilation. Resp Care 35: 415–422
68. Suter PM (1981) Treatment of acute pulmonary failure by CPAP via face mask: when can intubation be avoided? Klin Wochenschr 59: 613–616
69. Tarhan S, Moffit EA, Sessler AD et al. (1973) Risk of anesthesia and surgery in patients with chronic bronchitis and chronic obstructive pulmonary disease. Surgery 74: 720–726
70. The Intermittent Positive Pressure Breathing Trial Group (1983) Intermittent positive pressure breathing therapy of chronic obstructive pulmonary diease: a chlinical trial. Ann Intern Med 99: 612–620
71. Tisi GM (1987) Preoperative identification and evaluation of the ptient with lung disease. Med Clin North Am 71: 399–412
72. Thoren L (1954) Postoperative pulmonary complications: Observations on their prevention by means of physiotherapy. Acta Chir Scand 107: 193–204
73. Tokics L, Hedenstierna G, Brismar B et al. (1988) Thoracoabdominal restriction in supine men: CT and lung function measurements. J Appl Physiol 64: 599–604
74. Torrington KG, Henderson CJ (1988) Perioperative respiratory therapy (PORT): Pogram of perioperative risk assessment and individualized postoperative care. Chest 93: 946–951

75. Tsao TC, Tsai YH, Lan RS et al. (1990) Treatment for collapsed lung in critically ill patients: selective intrabronchial air insufflation using the fiberoptic bronchoscope. Chest 97: 435–438
76. Warner MA, Divertie MB, Tinker JH (1985) Preoperative cessation of somking and pulmonary complications in coronary artery surgery. Anesthesiology 62: 242–246
77. Weindler J, Zapf ChL (1989) Grundlagen der Atemtherapie mit Incentive Spirometern. Perimed, Erlangen
78. Wetterslev J (1990) PaO2 during anaesthesia: predictor of postoperative complications. Acta Anaesthesiol Scand 34: 187
79. Wilkins RL (1992) Lung expansion therapy. In: Pierson DJ, Kacmarek RM (eds) Foundations of respiratory care. Churchill Livingstone, New York, pp 843–849
80. Van de Water JM, Watring WG, Linton LA et al. (1972) Prevention of postoperaive pulmonary complications. Surg Gynecol Obstet 135: 229–233
81. Veith FJ, Rocco AG (1959) Evaluation of respiratory function in surgical patients: Importance in preoperative preparation and the prediction of pulmonary complications. Surgery 45: 905–911
82. Zapf ChL, Mildner L (1987) Beatmungsinhalation in der perioperativen Phase. Intensivmed 28: 81–89
83. Zibrak JD (1990) Indications of pulmonary function testing. Ann Inter Med 112: 763–771

Behandlung der Hypoxämie in der Aufwachphase

K.H. Lindner

Ohne Zweifel ist die arterielle Hypoxämie eine der häufigsten und gefährlichsten postoperativen Komplikationen. Störungen des postoperativen Gasaustauschs können in 2 Kategorien eingeteilt werden (Lotz et al. 1984; Schwieger et al. 1989):

1. Die passagere arterielle Hypoxämie in der unmittelbaren postoperativen Phase nach Anästhesieende.
2. Persistierende Veränderungen im Gasaustausch, die durch eine arterielle Hypoxämie ohne Hyperkapnie charakterisiert sind. Diese bestehen über mehrere Tage und werden wesentlich von der Art des operativen Eingriffs beeinflußt. Zwerchfellhochstand und postoperative Immobilisation führen zu charakteristischen Veränderungen der Lungenfunktion, die zur Atelektasenbildung und zu Infektionen prädisponieren (Ford et al. 1983).

Ursachen der postoperativen Hypoxämie

Eine unmittelbar postoperativ auftretende Hypoxämie kann durch die nachfolgenden Faktoren bedingt sein (Parfrey et al.; Nunn u. Payne 1962; Marshall u. Wyche 1972).

Posthyperventilations- und Diffusionshypoxie

Da die Hyperventilation als Anästhesietechnik vor allem wegen einer Abnahme des zerebralen und myokardialen Blutflusses nicht mehr eingesetzt wird, und da die Diffusionshypoxie durch eine kurzzeitige O_2-Zufuhr leicht korrigiert werden kann, spielen diese Ursachen für die postoperative Hypoxämie in der Praxis nur eine untergeordnete Rolle.

Atemwegsverlegung

Die Verlegung der oberen Luftwege durch eine laryngeale Obstruktion (Laryngospasmus, Verletzungen, Schleimverlegung) und v.a. die pharyngeale Obstruktion durch die zurückfallende Zunge des nicht ausreichend wachen Patienten sind die häufigsten Ursachen der postoperativen Atemwegsverlegung.

Alveoläre Hypoventilation

Die alveoläre Hypoventilation in der unmittelbaren postoperativen Phase, die mit einer Hypoxämie einhergehen kann, entsteht durch eine durch Anästhetika bedingte zentrale Atemdepression und durch eine Beeinträchtigung der Atemmuskulatur entweder durch Relaxanzüberhang und/oder als Folge des chirurgischen Eingriffs. Zentrale Atemstimulanzien wie Amiphenazol (Daptazile) und Doxapram sind in ihrer Wirkung unzuverlässig und mit schweren Nebenwirkungen behaftet (Hollway u. Stanford 1982). Adipositas, Magenüberblähung und auch eine hohe CO_2-Produktion mit hohem O_2-Verbrauch durch Shivering oder Sepsis können zu einer Hyperkapnie und Hypoxämie führen.

Lungenödem

Bei Patienten mit kardiovaskulären Erkrankungen kann gerade in den ersten 30 min nach Operationsende ein Lungenödem auftreten. Häufig spielen hier ein erhöhter Blutdruck und Pulmonalkapillardruck sowie eine gesteigerte Kapillarpermeabilität, z. B. durch intraoperativ freigesetzte Metaboliten des Arachidonsäuremetabolismus, eine entscheidende Rolle.

Ventilations-Perfusions-Störungen

Die häufigste Ursache der postoperativen Hypoxämie ist eine Ventilations-Perfusions-Störung, die mit einer Abnahme der Lungenvolumina einhergeht (Craig 1981). Zur Korrektur dieser Störung und damit zur Verbesserung der arteriellen Oxygenierung und zur Wiederherstellung der Lungenvolumina stehen uns die nachfolgenden Maßnahmen zur Verfügung (Schild 1988; Benzer et al. 1978).

Behandlung der postoperativen Hypoxämie

Physiotherapie

Unter den physiotherapeutischen Maßnahmen ist v.a. die Oberkörperhochlagerung zu erwähnen, die über eine Minderung des Drucks der Abdominalorgane auf das Zwerchfell die funktionelle Residualkapazität erhöht.

Abhusten, Vibrationen und frühzeitige Mobilisierung erleichtern die Entfernung des Sekrets und beugen der Schleimverlegung vor (Ehrenberg 1983; Brandl 1985; Benzer et al. 1983).

Sauerstofftherapie

Die klinische Diagnose der Hypoxämie in der Aufwachphase kann wegen der fehlenden peripheren Zyanose bei niedriger Hämoglobinkonzentration, aber auch wegen kältebedingter peripherer Vasokonstriktion unmöglich sein. Mit Hilfe der Pulsoxymetrie wurde die Inzidenz, der Schweregrad und die Dauer einer Hypoxämie sowie der Einfluß der supplementierenden Sauerstoffgabe in der unmittelbaren postoperativen Phase untersucht.

Canet et al. untersuchten bei 209 Patienten der ASA-Klassifizierung I–III nach zentralen und peripheren Eingriffen das Auftreten einer Hypoxämie ($S_aO_2 < 90\,\%$) im Aufwachraum und deren Beeinflussung durch eine O_2-Insufflation (Canet et al. 1989). Unmittelbar nach Ankunft im Aufwachraum wurden die Patienten 2 Gruppen zugeteilt, die zuerst entweder für 10 min Raumluft oder aber über eine Venturimaske für 10 min 35 % Sauerstoff atmeten. In beiden Gruppen wurde mit Raumluft in 32 % bzw. 23 % eine leichte Hypoxämie ($S_aO_2 < 90\,\%$) und in 11 % bzw. 4 % eine schwere Hypoxämie ($S_aO_2 < 85\,\%$) nachgewiesen (Tabelle 1). Die Erhöhung der inspiratorischen O_2-Konzentration auf 35 % führte dazu, daß eine leichte Hypoxämie nur noch bei 2 % bzw. 1 % der Patienten auftrat; ein Abfall der Sättigung unter 85 % wurde nicht beobachtet. Ein prinzipiell ähnliches Ergebnis fanden die Untersucher 1 h nach Aufnahme in den Aufwachraum. Ergebnis dieser Untersuchung ist, daß in den ersten 30 min nach Anästhesieende eine hohe Hypoxieinzidenz besteht, daß die Zufuhr von 35 % Sauerstoff einen Abfall der Sättigung unter 90 % weitgehend verhindert und daß ferner die Art der Anästhesie (Menge Fentanyl) und das Alter Haupteinflußfaktoren auf die Häufigkeit und den Schweregrad der Hypoxämie sind. Die Autoren postulieren, daß eine postoperativ auftretende

Tabelle 1. Oxygen saturation in the recovery room. (From Canet et al. 1989)

	S_aO_2 [%]	Room air	35% O_2
Air first (n = 105)	>91	56%	98%
	90–86	32%	2%
	<85	11%	0%
35% O_2 first (n = 104)	>91	73%	99%
	90–86	23%	1%
	<85	4%	0%

Hypoxämie in der Regel durch eine O_2-Insufflation weitgehend vermieden werden kann.

Diese Hypothese wurde durch eine 1990 publizierte Studie widerlegt, in der 200 lungengesunde Patienten mit elektiven Eingriffen über eine mittlere Zeit von 130 min im Aufwachraum kontinuierlich mit einem Pulsoxymeter überwacht wurden (Moller et al. 1992). Bei 55 % der Patienten traten im Mittel 4,4 Episoden pro Patient mit einer leichten Hypoxämie und bei 13 % der Patienten im Mittel 1,2 Episoden pro Patient mit einer schweren Hypoxämie auf (Tabelle 2); 55 % aller Hypoxämiephasen ereigneten sich trotz Applikation von mindestens 3 l O_2/min über eine Nasensonde. Die übrigen Episoden traten nur dann auf, wenn der Sauerstoff nicht insuffliert wurde, und zwar bei 15 % der Patienten unmittelbar nach Ankunft im Aufwachraum, bei 8 %, wenn die O_2-Sonde versehentlich entfernt wurde, und bei 22 % direkt vor Verlassen des Aufwachraums. Bei 80 % der aufgetretenen Hypoxämien erfolgte keine Intervention, bei den übrigen 20 % wurden die in Tabelle 3 dargestellten Maßnahmen durchgeführt. In ca. 80 % der Fälle wurde keine Ursache gefunden, in den übrigen 20 % war eine Atemwegsverlegung, eine Flachlagerung bei Adipositas und in 1 % eine hämodynamische Instabilität die Ursache. Eine Regressionsanalyse ergab in guter Übereinstimmung mit der übrigen Literatur, daß die Dauer der Anästhesie, das Alter, die Anästhesietechnik und das Rauchen Risikofaktoren sind, die mit einer signifikant häufigeren Hypoxämieinzidenz einhergehen. Ergebnis dieser Studie ist, daß die supplementierende O_2-Gabe die Entstehung einer Hypoxämie nicht ausschließt. Da eine Hypoxämie weder mit dem klinischen Blick noch mit einer Beurteilung der kognitiven

Tabelle 2. Number and duration of hypoxic episodes. (From Moller et al. 1990)

S_aO_2 [%]	Patients [%] (n = 200)	Hypoxic episodes per patient	Duration of hypoxic episodes
<90	55	4,4	231
<85	28	1,6	166
<80	13	1,2	126

Tabelle 3. Intervention by the PACU staff (*PACU* Postanesthesia care unit). (From Moller et al. 1990)

Increased O_2 flow	44%
Airway adjustment	9%
Change from nasal cannula to face mask	10%
Readministration of O_2 in the PACU	8%
Supplemental O_2 on the ward	23%
Injection of doxapram, naloxone or flumazenil	6%

Funktion diagnostiziert werden kann, ist die kontinuierliche Überwachung mit der Pulsoxymetrie für jeden Patienten im Aufwachraum zu fordern. Bemerkenswert ist, daß selbst ambulant operierte Patienten ohne Risikofaktoren in 7% der Fälle im Aufwachraum eine Hypoxämie entwickeln. Gerade Kinder mit Infektionen der oberen Luftwege und einer Hyperplasie der Gaumen- und Rachenmandel sind besonders gefährdet.

Es ist seit langem bekannt, daß der Transport vom Operations- in den Aufwachraum zwar eine kurze, aber trotzdem sehr kritische Phase darstellt, dessen Risiken in der Praxis häufig vernachlässigt werden (Blair 1987; Riley et al. 1988). So berichtete Tyler in dieser Phase bei ASA-I- und ASA-II-Patienten in 35% der Fälle über eine leichte ($S_aO_2 < 90\%$) und in 12% über eine schwere Hypoxämie ($S_aO_2 < 85\%$) (Tyler et al. 1985).

Supplementierende O_2-Gabe

Die O_2-Zufuhr erfolgt häufig über eine Nasensonde oder über einen Nasenkatheter. Die inspiratorische O_2-Konzentration wird von der O_2-Zufuhr sowie dem Atemgasflow, der Atemfrequenz und dem Nasopharyngealvolumen des Patienten bestimmt (Smith 1988). Für diese Applikationsart gilt die Faustregel, daß pro Liter zugeführten Sauerstoff eine Erhöhung der inspiratorischen Konzentration um ca. 0,04 erfolgt, d.h. 4 l O_2/min steigern die inspiratorische O_2-Konzentration auf ca. 35%. Die maximal erreichbare O_2-Konzentration liegt auch bei einer Zufuhr von mehr als 6 bis 8 l/min – die vom Patienten als unangenehm empfunden wird – nicht über 45%. Einfache O_2-Masken ohne Ventil und Reservoir haben gegenüber einer Sonde keine Vorteile.

Häufig eingesetzt werden sogenannte Venturi-Masken, mit denen eine Konzentration bis 50% eingestellt werden kann (Smith 1988). Bei diesem System wird reiner Sauerstoff mit hohem Druck in eine Jetdüse geleitet und durch die Zumischung von Luft kann eine bestimmte Konzentration erreicht werden. Durch den hohen Gasflow, der weit über dem Minutenvolumen des Patienten liegt, wird auch ohne Ventil eine Rückatmung sicher verhindert. Die O_2-Konzentration kann kontinuierlich über eine Regulierung der Luftzufuhr oder festeingestellt durch eine meist farbkodierte Jetdüse festgelegt werden.

Falls die Hypoxämie durch einen erhöhten intrapulmonalen Rechts-links-Shunt bedingt ist, kann die O_2-Zufuhr nur zu einem minimalen Anstieg des arteriellen O_2-Partialdrucks führen, da das geshuntete Blut nicht mit der erhöhten alveolären O_2-Konzentration in Kontakt kommt, und da das Blut, das ventilierte Alveolen passiert, bereits voll mit Sauerstoff gesättigt ist. Es sollte jedoch immer beachtet werden, daß unabhängig von der Art der O_2-Zufuhr nur eine symptomatische Therapie durchgeführt wird. Basierend auf neueren Untersuchungen ist die Gefahr der Hypoventilation während der

O_2-Therapie auch bei Patienten mit einer obstruktiven Lungenerkrankung gering.

Adäquate Analgesie

Ein wichtiger Bestandteil der Prophylaxe postoperativer pulmonaler Komplikationen ist ein adäquates Analgesieverfahren (Schild 1988; Kamp 1983; Kamp u. Müller 1983). Eine nicht ausreichende Schmerztherapie fördert die hochfrequente, flache Atmung mit zwar ausreichender alveolärer Ventilation, aber progressiver Abnahme der funktionellen Residualkapazität.

Apparative Atemtherapie

Die aktive Atemtherapie kann mit 3 verschiedenen Verfahren durchgeführt werden (Schild 1988):

- intermittierende positive Druckatmung (IPPB-Therapie),
- maximale willkürliche Inspiration ("incentive spirometry"),
- Spontanatmung mit kontinuierlichem positivem Atemwegsdruck (CPAP) über Mundstück oder (Nasen-)Maske.

Die Vor- und Nachteile dieser Therapiearten sind in der Literatur ausführlich dargestellt (Schild 1988; Brandl 1983; Brandl 1985). Erwähnt werden soll nur, daß der Einsatz von CPAP nur dann sinnvoll ist, wenn die Hypoxämie durch eine Abnahme der funktionellen Residualkapazität bedingt ist, und wenn eine adäquate CO_2-Elimination vorliegt (Lindner et al. 1987). In diesen Fällen ist CPAP der "incentive spirometry", der intermittierenden Überdruckatmung und der Unterbrechung von Reflexbahnen durch eine Periduralanästhesie überlegen. Nach Oberbaucheingriffen konnten wir nachweisen, daß die konsequente CPAP-Anwendung über mindestens 3 h/Tag nicht nur zu einer signifikant höheren funktionellen Residualkapazität, sondern auch zu einer Reduktion von Komplikationen im Vergleich zur Standardtherapie führte (Lindner et al. 1987). Die Einstellung eines optimalen CPAP-Drucks sollte sich nicht nur am arteriellen O_2-Partialdruck, sondern auch an der Abnahme der Atemfrequenz sowie der Zunahme des Atemzugvolumens orientieren.

Eine Alternative zur CPAP-Applikation über Mundstück oder Maske ist die nasale CPAP-Anwendung, die sich in der Langzeitbehandlung der obstruktiven Schlafapnoe durch eine pneumatische Schienung des Nasen-Rachen-Raums bewährt hat (Hoffstein et al. 1992; Sforza u. Krieger 1992). Nasaler CPAP ist gemessen am Anstieg der funktionellen Residualkapazität und des P_aO_2 gleich wirksam wie die Applikation über Mundstück oder Maske (Putensen et al. 1993). Der entscheidende Vorteil ist, daß nasaler CPAP in der Langzeitanwendung vom Patienten besser toleriert wird.

Die klinische Bedeutung von episodisch auftretenden Sättigungsabfällen vom 3. bis zum 6. postoperativen Tag, die einer obstruktiven Schlafapnoe ähneln, ist weitgehend unbekannt (Reeder et al. 1991; Reeder et al. 1992). Nach großen abdominellen Eingriffen wurde in diesem Zeitraum während des Nachtschlafs häufig ein typisch sägezahnartiges Sättigungsmuster mit für ca. 10 bis 20 s nachweisbaren Sättigungsabfällen bei gleichzeitig ansteigender Herzfrequenz nachgewiesen (Reeder et al. 1992). Dieses Muster wurde über eine Zeitspanne von ca. 30 min mehrmals pro Nacht beobachtet. Es wird vermutet, daß in dieser Phase die unmittelbar postoperativ gestörten REM-Schlafperioden stark zunehmen (Entwistle et al. 1991). REM-Schlaf ist selbst unter Normalbedingungen mit einer muskulären Hypotonie und Veränderungen im Ventilations-Perfusions-Verhältnis verbunden. Es gibt bis heute keinen Beweis, daß diese Ischämiephasen eine ursächliche Bedeutung für myokardiale und zerebrale Funktionseinschränkungen nach einem operativen Eingriff haben. Da sie allerdings ohne Zweifel die Gesamtischämiebelastung im Rahmen einer Operation erhöhen, sollten weitere Untersuchungen bei Risikopatienten klären, ob eine O_2-Therapie und evtl. eine nächtliche nasale CPAP-Anwendung die beobachteten Sättigungsabfälle verhindern können, und ob die postoperative Morbidität und Mortalität gesenkt werden können. Nur dieses Vorgehen ermöglicht einen Kosten-Nutzen-günstigen Einsatz von Sauerstoff und von Atemhilfeverfahren auch in der späten postoperativen Phase.

Literatur

Benzer H, Baum M, Duma S, Geyer A, Koller W, Mutz N, Pauser G, Wagner J (1983) Physikalische Atemtherapie – eine Schwachstelle in unserem Behandlungskonzept. In: Rügheimer E (Hrsg) Intubation, Tracheotomie und bronchopulmonale Infektion. Springer, Berlin Heidelberg New York, S 281–289

Benzer H, Fitzal S, Geyer A, Jenkner F, Pauser G (1978) Behandlungsprinzipien der Atemtherapie. In: Lawin P, Morr-Strathmann U (Hrsg) Intensivmedizin, Notfallmedizin, Anästhesiologie. Thieme, Stuttgart (Aktuelle Probleme der Intensivbehandlung I, Bd 12, S 76–87)

Blair I, Holland R, Lau kW, McCarthy N, Chiah TS, Ledwidge D (1987) Oxygen saturation during transfer from operating room to recovery after anaesthesia. Anaesth Intensive Care 15: 147–150

Brandl M (1983) Präoperative Atemtherapie. Anästh Intensivmed 24: 206–213

Brandl M, Ammermann Ch, Müller G, Seibt J (1985) Einfluß der präoperativen Atemtherapie auf pulmonale Komplikationen. In: Just H, Wiedemann K (Hrsg) Die anästhesiologische Poliklinik, 4. Internationales Heidelberger Anästhesie-Symposium. Thieme, Stuttgart, S 25–35

Brown LT, Purcell GJ, Traugott FM (1990) Hypoxaemia during postoperative recovery using continuous pulse oximetry. Anaesth Intensive Care 18: 509–516

Canet J, Ricos M, Vidal F (1989) Early postoperative arterial oxygen desaturation determining factors and response to oxygen therapy. Anesth Analg 69: 207–212

Craig DB (1981) Postoperative recovery of pulmonary function. Anesth Analg 60: 46–52

Ehrenberg H (1983) Aufgaben und pathophysiologische Grundlagen der krankengymnastischen Atemtherapie. Krankengymnastik 35: 382–389

Entwistle MD, Roe PG, Sapsford DJ, Berrisford RG, Jones JG (1991) Patterns of oxygenation after thoracotomy. Br J Anaesth 67: 704–711

Ford GT, Whitelaw WA, Rosenal TW, Cruse PJ, Guenter CA (1983) Diaphragm function after upper abdominal surgery in humans. Am Rev Respir Dis 127: 431–436

Frater RAS, Moores MA, Parry P, Hanning CD (1989) Analgesia-induced respiratory depression: comparison of meptazinol and morphine in the postoperative period. Br J Anaesth 63: 260–265

Hoffstein V, Viner S, Mateika S, Conway J (1992) Treatment of obstructive sleep apnea with nasal continuous positive airway pressure. Am Rev Respir Dis 145: 841–845

Hollway TE, Stanford BJ (1982) Effect of doxapram on postoperative oxygenation in obese patients. Anaesthesia 37: 718–721

Hudes ET, Marans HJ, Hirano GM, Scott AC, Ho K (1989) Recovery room oxygenation: a comparison of nasal catheters and 40 per cent oxygen masks. Can J Anaesth 36: 20–24

Kamp HD (1983) Der Stellenwert der postoperativen Schmerztherapie im Rahmen der Prophylaxe bronchopulmonaler Komplikationen. In: Rügheimer E (Hrsg) Intubation, Tracheotomie und bronchopulmonale Infektion. Springer, Berlin Heidelberg New York Tokyo, S 263–273

Kamp HD, Müller U (1983) Auswirkungen von Operation und verschiedenen Analgesieverfahren auf die Lungenvolumina bei großen Oberbaucheingriffen (Whipple'sche Operation) Internationales Sertürner Symposion, 15–18 Juni, Göttingen

Lindner KH, Lotz P, Ahnefeld FW (1987) Continuous positive airway pressure effect on functional residual capacity, vital capacity and its subdivisions. Chest 92: 66–70

Lotz P, Heise U, Schäffer J, Wollinsky KH (1984) Die Wirkung einer intraoperativen PEEP-Beatmung und einer postoperativen CPAP-Atmung auf die postoperative Lungenfunktion nach Oberbaucheingriffen. Anaesthesist 33: 177–188

Marshall BE, Wyche MQ (1972) Hypoxemia during and after anesthesia. Anesthesiology 37: 178–184

Moller JT, Jensen PF, Johannessen NW, Espersen K (1992) Hypoxaemia is reduced by pulse oximetry monitoring in the operating theatre and in the recovery room. Br J Anaesth 68: 146–150

Moller JT, Wittrup M, Johansen SH (1990) Hypoxemia in the postanesthesia care unit: an observer study. Anesthesiology 73: 890–895

Motoyama EK, Glazener CH (1986) Hypoxemia after general anesthesia in children. Anesth Analg 65: 267–272

Nocturnal oxygen therapy trial group (1980) Continuous or nocturnal oxygen therapy in hypoxemic chronic obstructive lung disease. Ann Intern Med 93: 391–398

Nunn JF, Payne JP (1962) Hypoxia after general anesthesia. Lancet 2: 631–635

Parfrey PS, Harte PJ, Quinlan JP (1977) Pulmonary function in the early postoperative period. Br J Surg 64: 384–389

Putensen C, Hörmann C, Baum M, Lingnau W (1993) Comparison of mask and nasal continuous positive airway pressure after extubation and mechanical ventilation. Crit Care Med 21: 357–362

Reeder MK, Goldman MD, Loh L, Muir AD, Foex P, Casey KR, McKenzie PJ (1992) Postoperative hypoxaemia after major abdominal vascular surgery. Br J Anaesth 68: 23–26

Reeder MK, Muir AD, Foex P, Goldmann MD, Loh L, Smart D (1991) Postoperative myocardial ischaemia: temporal association with nocturnal hypoxaemia. Br J Anaesth 67: 626–631

Report of the medical research council working party (1981) Long-term domiciliary oxygen therapy in chronic cor pulmonale complicating chronic bronchitis and emphysema. Lancet 1: 681–686

Riley RH, Davis NJ, Finucane KE, Christmas P (1988) Arterial oxygen saturation in anaesthetised patients during transfer from inducation room to operating room. Anaesth Intensive Care 16: 182–186

Ronald AL, Ramayya GP, Chambers WA (1992) Continuous collection of pulse oximetry data: a new, inexpensive, portable computerized method. Br J Anaesth 69: 105–107

Rosenberg J, Rasmussen V, Von Jessen F, Ullstad T, Kehlet H (1990) Late postopertative episodic and constant hypoxaemia and associated ECG abnormalities. Br J Anaesth 65: 684–691

Rosenberg J, Pedersen MH, Gebuhr P, Kehlet H (1992) Effect of oxygen therapy on late postoperative episodic and constant hypoxaemia. Br J Anaesth 68: 18–22

Schwieger I, Gamulin Z, Suter PM (1989) Lung function during anesthesia and respiratory insufficiency in the postoperative period: physiological and clinical implications. Acta Anaesthesiol Scand 33: 527–534

Severinghaus JW, Kelleher JF (1992) Recent developments in pulse oximetry. Anesthesiology 76: 1018–1038

Sforza E, Krieger J (1992) Daytime sleepiness after long-term continuous positive airway pressure (CPAP) treatment in obstructive sleep apnea syndrome. J Neurol Sci 110: 21–26

Smith RA (1988) Oxygen therapy. In: Civetta JM, Taylor RW, Kirby RR (eds) Critical Care. Lippincott, London New York, S 1143–1149

Tait AR, Kyff JV, Crider B, Santibhavank V, Learned D, Finch JS (1990) Changes in arterial oxygen saturation in cigarette smokers following general Anaesthesia. Can J Anaesth 37/4: 423–428

Tomkins DP, Gaukroger PB, Bentley MW (1988) Hypoxia in children following general anaesthesia. Anaesth Intensive Care 16: 177–181

Tyler IL, Tantisira B, Winter PM, Motoyama EK (1985) Continuous monitoring of arterial oxygen saturation with pulse oximetry during transfer to the recovery room. Anesth Analg 64: 1108–1112

Wheatley RG, Somerville ID, Sapsford DJ, Jones JG (1990) Postoperative hypoxaemia: comparison of extradural, I.M. and patient-controlled opioid analgesia. Br J Anaesth 64: 267–275

Der Stellenwert physikalischer Maßnahmen im perioperativen Behandlungsplan

A. Zollinger, M. Heinzelmann und *J. Heinzelmann*

Die postoperative Morbidität and Mortalität werden wesentlich durch pulmonale Komplikationen beeinflußt, vor allem nach Oberbauch- und Thoraxeingriffen. Je nach Studie, abhängig von der Definition einer "pulmonalen Komplikation" und abhängig vom untersuchten Patientengut, werden Komplikationsraten zwischen 6 und > 75% genannt [8, 9]. Die Bildung von Atelektasen, vor allem in den untenliegenden Lungenabschnitten, führt zur Abnahme von Vitalkapazität und funktioneller Residualkapazität sowie zur Verschlechterung der Compliance. Ventilations-Perfusions-Mismatching und intrapulmonaler Rechts-links-Shunt sind die Ursachen einer erhöhten alveolararteriellen pO_2-Differenz. Eine gestörte mukoziliare Clearance kann zu Sekretstau und weiteren Belüftungsstörungen führen. Bleiben kollabierte Lungenanteile länger verschlossen, besteht sekundär die Gefahr einer Infektion [2].

Diese Veränderungen können den gesamten Spitalaufenthalt verlängern, die Betreuung auf einer Intensivstation notwending machen, zur verlängerten Intubation und Beatmung zwingen und weitere, schwere Komplikationen nach sich ziehen. Auf jeden Fall verursachen sie zusätzliche Kosten.

Eine Quantifizierung des *individuellen* Risikos für die Entstehung respiratorischer Komplikationen ist bisher nicht möglich. Einzelne wichtige Risikofaktoren sind aber bekannt [1, 3]:

- Art und Lokalisation der Operation,
- höheres Alter des Patienten,
- Adipositas,
- positive Raucheranamnese,
- vorbestehende Lungenerkrankungen.

Thoraxeingriffe, z. B. die Koronarchirurgie, können auch ohne vorbestehende Lungenerkrankung zu schwerer respiratorischer Insuffizienz mit relevanter Hypoxämie über mehrere Tage führen. In einer Studie von Singh et al. [12] war der arterielle pO_2 am 2. postoperativen Tag nach aortokoronarem Bypass gegenüber dem präoperativen pO_2 im Durchschnitt um 25% reduziert, und die alveloararterielle pO_2-Differenz hatte um 100% zugenommen. Acht Tage postoperativ waren diese Unterschiede noch immer signifikant.

Physikalische Maßnahmen

Physikalisch-therapeutische Maßnahmen *im weiteren Sinne* werden deshalb häufig eingesetzt mit dem Ziel, pulmonale Komplikationen zu verhindern oder bereits eingetretene Veränderungen positiv zu beeinflussen. Eine Einteilung dieser Maßnahmen in 4 Gruppen hat sich bewährt, wobei in der Praxis die einzelnen Verfahren gern kombiniert eingesetzt werden [10]:

Physikalisch-therapeutische Maßnahmen *im weiteren Sinne*:
- physikalische Atemtherapie,
- Inhalationstherapie,
- Therapie der sekretorischen Obstruktion,
- adaptierte Beatmungstherapie.

Eine dominierende Rolle spielt dabei die physikalische Atemtherapie *im engeren Sinne*, die Physiotherapie:

Physikalisch-therapeutische Maßnahmen *im engeren Sinne* (*Physiotherapie*):
- Lagerungsdrainage
- Klopfen, Vibrieren
- Husten
- Atemgymnastik inkl. forcierte Exspiration,
- Maximale Inspiration: "incentive spirometry".

Die in der Regel eingesetzten Techniken – *Lagerungsdrainage, Klopfen, Vibrieren, Husten, Atemgymnastik, forcierte Exspiration* – werden häufig ergänzt durch maximale Inspirationsmanöver mit Hilfe kleiner Spirometer, die sog. "incentive spirometry".

Es erscheint intuitiv einleuchtend, daß diese Maßnahmen die Atelektasenbildung positiv beeinflussen sollten. Sie werden entsprechend breit zur *Prophylaxe und Therapie* von postoperativen respiratorischen Komplikationen eingesetzt. Es gibt allerdings kaum objektive Daten, welche die tatsächliche Wirksamkeit der Physiotherapie bei dieser Indikation beweisen. Leider sind die Arbeiten dazu so unterschiedlich angelegt, daß sich die Resultate kaum vergleichen lassen. Immerhin finden sich einige positive Berichte über die Prophylaxe und Behandlung von Atelektasen, Infiltraten und Pneumonien bei spontan atmenden und beatmeten Patienten [4, 7, 13]. Neuere Arbeiten sind eher kritisch und können keinen Nutzen dieser Behandlung nachweisen [1, 5] oder beschreiben gar negative Auswirkungen der Physiotherapie, insbesondere Bronchokonstriktion und Hypoxämie [11].

Untersuchung zum Effekt der Physiotherapie nach Koronarchirurgie

Eine eigene Studie an koronarchirurgischen Patienten untersucht den Effekt eines Standardphysiotherapieprotokolls auf die Lungenfunktion extubierter, spontan atmender Patienten am 1. postoperativen Tag nach elektiver aorto-koronarer Bypassoperation.

Patienten und Methode

Es wurden 14 Patienten mit einem durchschnittlichen Alter von 53 Jahren in die Studie aufgenommen. Alle Patienten waren in den NHYA-Klassen I–III. Sie erhielten im Durchschnitt einen 3fachen aorto-koronaren Bypass angelegt, wobei jeweils eine A. mammaria interna und eine V. saphena magna benützt wurden. In 4 Fällen wurde die A. mammaria beidseits verwendet; 3 Patienten hatten eine positive Lungenanamnese (1 Patient mit chronischem Asthma, in 1 Fall Zustand nach Pleuritis und 1 Patient litt unter mehrfachen Pneumonien); 10 Patienten waren Raucher oder Exraucher.

Alle Patienten gaben ihre Zustimmung zur Teilnahme an der Untersuchung. Präoperativ wurden die Patienten durch den Physiotherapeuten gesehen, wobei nach einer ausführlichen Erläuterung des Untersuchungsgangs die *forcierte Vitalkapazität* (FVC) und das *forcierte exspiratorische Volumen in 1 s* (FEV_1) gemessen wurden.

Am 1. postoperativen Tag kam folgendes Standardphysiotherapieprotokoll zur Anwendung: *Lagerungsdrainage mit Klopfen und Vibrieren in verschiedenen Positionen, Husten, Atemgymnastik mit forcierter Exspiration, "incentive spirometry."* Alle Patienten waren gut analgesiert vor Beginn der Behandlung. Die individuelle O_2-Zufuhr wurde nicht verändert für den ganzen Verlauf der Untersuchung. Unmittelbar vor und nach der Physiotherapie wurden wiederum die Lungenvolumina bestimmt und die arteriellen Blutgase gemessen; 1 h später wurden die Blutgase erneut gemessen. Zusätzlich wurden die Angaben des Patienten über Schmerzen während der Therapie in einem Score erfaßt (keine Schmerzen/wenig Schmerzen/mäßige Schmerzen/sehr starke Schmerzen). Der Physiotherapeut selbst beurteilte die Kooperation des Patienten während des ganzen Procedere anhand des folgenden Scores: sehr gut/gut/müde/sehr schläfrig/Patient eingeschlafen.

Die Daten werden als Mittelwerte ± Standardabweichung präsentiert. Zur statistischen Auswertung wurden die Einwegvarianzanalyse, der Wilcoxon- und der paired Student-t-Test eingesetzt. Das Signifikanzniveau wurde bei $p < 0,05$ festgelegt.

Resultate

Die präoperativ gemessenen Werte der FVC waren im Normbereich (Tabelle 1). Postoperativ fand sich eine Reduktion auf 50 % des Ausgangswerts. Einzelne sehr niedrige Werte – das Minimum betrug 0,71 – wurden

Tabelle 1. Spirometrie: Absolutwerte und Angaben in % des Sollwerts (% Soll) der forcierten Vitalkapazität (*FVC*) und des forcierten Einsekundenvolumens (FEV_1) jeweils präoperativ, vor und 1 h nach Physiotherapie (*PT*)

	Präoperativ	Vor PT	1 h nach PT
FVC [l]	3,96 ± 0,63	1,95 ± 0.8*	2,07 ± 0,9**
FVC [% Soll]	106,5 ± 12,3	52,1 ± 18.4*	55,1 ± 20,9**
FEV_1 [l]	3,3 ± 5,6	1,67 ± 0.7*	1,76 ± 0,75**
FEV_1 [% Soll]	109,3 ± 14,2	54,4 ± 20,9*	57,4 ± 22,5*

*/** $p < 0,05$

Tabelle 2. Arterielle Blutgase: Werte vor, unmittelbar nach und 1 h nach Physiotherapie (*PT*)

	Vor PT	Nach PT	1 h nach PT
p_aO_2 [kPa]	12,6 ± 2,4	11,1 ± 1,9*	11,7 ± 2,1
S_aO_2 [%]	97 ± 2	95 ± 2*	96 ± 2
p_aCO_2 [kPa]	5,8 ± 0,7	5,6 ± 0,6	5,8 ± 0,7
pH	7,40 ± 0,03	7,41 ± 0,04	7,41 ± 0,03

* $p < 0,05$

gemessen. Nach der Physiotherapie konnte eine leichte, aber signifikante Verbesserung festgestellt werden.

Das FEV_1 äuderte sich in ähnlicher Weise, wobei wiederum eine signifikante Verbesserung nach der Physiotherapie beobachtet wurde.

Im Vergleich zu den Werten vor der Physiotherapie waren die arteriellen Werte der O_2-Sättigung und des O_2-Partialdrucks nach der Behandlung signifikant erniedrigt (Tabelle 2). Die tiefste gemessene Sättigung war 91 % und der tiefste Partialdruck 8,4 kPa; 1 h später waren die Werte vor Behandlungsbeginn noch nicht erreicht, der Unterschied war aber nicht mehr signifikant. p_aCO_2 und pH-Wert änderten sich nicht signifikant während der Untersuchung.

Zwölf Patienten verspürten keine oder geringe Schmerzen während der physiotherapeutischen Behandlung. Die verbleibenden 2 Patienten zeigten beide höhere arterielle pCO_2-Werte unmittelbar nach der Therapie im Vergleich zu den schmerzfreien Patienten. Nur 6 Patienten kooperierten gut, und 3 Patienten sind sogar während der Behandlung eingeschlafen (Abb. 1). Die Kooperation des Patienten korrelierte gut mit dem spirometrisch ermittelten Wert für die Vitalkapazität (Abb. 2). Dies ist statistisch signifikant für die beiden Gruppen mit der schlechtesten Kooperation im Vergleich mit den anderen für beide Meßzeitpunkte. Die Kooperation des

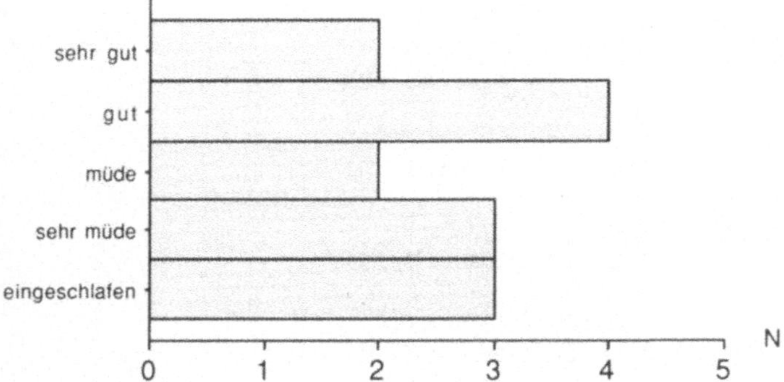

Abb. 1. Kooperation der Patienten während der Physiotherapie: Beurteilung durch den Physiotherapeuten

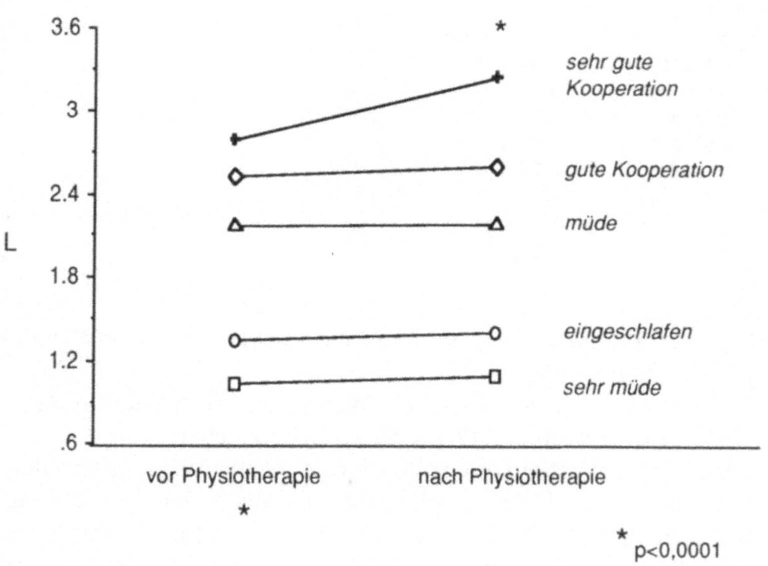

Abb. 2. Kooperation während der Physiotherapie und gemessene Vitalkapazität vor und nach der Behandlung

Patienten dürfte auch wichtig sein im Hinblick auf einen positiven Effekt der Physiotherapie auf die Lungenvolumina. Nur die am besten kooperierende Gruppe scheint nämlich davon zu profitieren.

Diskussion

Zusammenfassend sahen wir in Übereinstimmung mit anderen Untersuchungen eine schwere, kombiniert restriktiv-obstruktive Lungenfunktionsstörung nach koronarer *Bypasschirurgie*. Die Physiotherapie führte zu einer signifikanten Verbesserung der gemessenen beeinträchtigten Lungenvolumina. Andererseits wurde – wie schon von anderen Autoren berichtet – die Oxygenierung durch die Physiotherapie signifikant verschlechtert (gefährlich tiefe pO_2-Werte wurden allerdings nicht beobachtet). Dieser scheinbare Widerspruch mag dadurch erklärt werden, daß die Physiotherapie Sekret, welches größere Luftwege obstruiert, zu mobilisieren vermag. Dies führt zu einer meßbaren Verbesserung der Vitalkapazität. Andererseits können die physiotherapeutischen Maßnahmen, v.a. das Husten, die Bildung von Atelektasen im Alveolarbereich sogar induzieren und damit den intrapulmonalen Shunt vergrößern. Dies kann durch die Messung der Vitalkapazität kaum erfaßt werden. Zusätzlich können Schmerzen und speziell die Kooperation des Patienten sowohl mit der Physiotherapie und ihren Auswirkungen wie mit der Spirometrie zur Messung der Lungenvolumina interferieren. Die kleinen Patientenzahlen in dieser Untersuchung lassen allerdings diesbezüglich keine endgültigen Schlüsse zu. Immerhin ist allgemein bekannt und unumstritten, daß die Spirometrie nur bei absolut kooperativen Patienten funktioniert. Ein möglicher Lerneffekt bei repetitiv durchgeführten Messungen kann ebenfalls eine Rolle spielen.

Schlußfolgerungen

Die Resultate unserer Untersuchung legen den Schluß nahe, daß auch für die Physiotherapie – wie für jedes andere Behandlungskonzept – Indikationen und Kontraindikationen festzulegen sind. Ihre positiven Auswirkungen bei einer breiten, nicht genauer indizierten Anwendung an Patienten nach Koronarchirurgie sind gering. Müde, schläfrige Patienten sollten nicht behandelt werden. Angesichts des Risikos einer Hypoxämie, in Verbindung mit einem während der Behandlung möglicherweise gesteigerten O_2-Bedarf, muß in jedem Fall für eine genügende Zufuhr von Sauerstoff via Nasensonde oder Gesichtsmaske gesorgt werden. Eine Überwachung mittels Pulsoxymetrie ist obligat.

Es gibt mehrere Versuche in der Literatur, nicht nur Indikationen für die Anwendung der Physiotherapie als Ganzes, sondern differenzierter, für die Anwendung der einzelnen eingesetzten Techniken zu definieren. Dies erscheint unbedingt notwendig, weil ihre Auswirkungen je nach zugrundeliegender Pathophysiologie der Lungenfunktionsstörung sehr unterschiedlich sein können [6]. Vieles bleibt aber kontrovers oder läßt sich bisher nicht beweisen. Als allgemein anerkannt kann gelten [6], daß

- die Physiotherapie bei *akuter Ateminsuffizienz mit großem Sekretvolumen* einen deutlichen Nutzen zeigt und deshalb indiziert ist;
- die Physiotherapie bei *lobären Atelektasen* nützlich ist;

- Patienten mit schwerem Asthma nicht physiotherapiert werden sollten;
- die Lagerungsdrainage eine sehr wirkungsvolle Maßnahme zur Sekretmobilisierung ist.

Die Klärung vieler noch offener Fragen ist die Voraussetzung dafür, daß der potentiell sehr effizienten, im klinischen Alltag so breit und mit erheblichem Aufwand eingesetzten Physiotherapie der richtige Stellenwert in der perioperativen Behandlung einzelner Patientengruppen oder besser noch, des individuellen Patienten, zugewiesen werden kann.

Literatur

1. Christensen EF, Schultz P, Jensen OV, Egebo K, Engberg M, Gron I, Juhl B (1991) Postoperative pulmonary complications and lung function in high-risk patients: a comparison of three physiotherapy regimens after upper abdominal surgery in general anesthesia. Acta Anesthesiol Scand 35: 97–104
2. Demers RR, Saklad M (1976) The aetiology, pathophysiology, and treatment of atelectasis. Respir Care 21: 234–239
3. Hall JC, Tarala R, Harris J, Tapper J, Christiansen K (1991) Incentive spirometry versus routine chest physiotherapy for prevention of pulmonary complications after abdominal surgery. Lancet 337: 953–956
4. Holody B, Goldberg HS (1981) The effect of mechanical vibration physiotherapy on arterial oxygenation in acutely ill patients with atelectasis or pneumonia. Am Rev Respir Dis 124: 372–375
5. Jenkins SC, Soutar SA, Loukota JM, Johnson LC, Moxham J (1989) Physiotherapy after coronary artery surgery: are breathing exercises necessary? Thorax 44: 634–639
6. Kirilloff LH, Owens GR, Rogers RM, Mazzocco MC (1985) Does chest physical therapy work? Chest 88: 436–444
7. Mackenzie CF, Shin B, McAslan TC (1978) Chest physiotherapy: the effect on arterial oxygenation. Anesth Analg 57: 28–30
8. Morran CG, Finlay IG, Mathieson M, McKay AJ, Wilson N, McArdle CS (1983) Randomized controlled trial of physiotherapy for postoperative pulmonary complications. Br J Anaesth 55: 1113–1116
9. Roukema JA, Carol EJ, Prins JG (1988) The prevention of pulmonary complications after upper abdominal surgery in patients with noncompromised pulmonary status. Arch Surg 123: 30–34
10. Rügheimer E, Jaegers A (1992) Respiratorische Therapie zur Prophylaxe der postoperativen Ateminsuffizienz. Anästhesiol Intensivmed Notfallmed Schmerzther 27: 300–304
11. Selsby D, Jones JG (1990) Some physiological and clinical aspects of chest physiotherapy. Br J Anaesth 64: 621–631
12. Singh NP, Vargas FS, Cukier A, Terra-Filho M, Teixeira LR, Light RW (1992) Arterial blood gases after coronary artery bypass surgery. Chest 102: 1137–1341
13. Thoren L (1954) Post-operative pulmonary complications. Observations on their prevention by means of physiotherapy. Acta Chir Scand 107: 193–205

Respiratortherapie bei chronisch ateminsuffizienten Patienten

B. Schönhofer

Die intakte Lunge besteht aus 2 Systemen: Dem Gasaustausch und der Atempumpe; letztere besteht vorwiegend aus dem Zwerchfell sowie der Interkostal- und Atemhilfsmuskulatur. In beiden Systemen können pathologische Veränderungen zur chronischen Ateminsuffizienz mit nachfolgender Respiratortherapie führen. In dieser Arbeit soll ausschließlich auf die Respiratortherapie infolge einer chronisch erschöpften Atempumpe eingegangen werden.

Störungen des Gasaustauschs wie z. B. beim "adult respiratory distress syndrome" (ARDS) werden hier nicht berücksichtigt.

Intermittierende Selbstbeatmung (ISB) bei chronisch erschöpfter Atempumpe

Verschiedene Grunderkrankungen führen zur Erschöpfung der Atempumpe. Zwei grundsätzlich verschiedene Ursachen müssen hierbei unterschieden werden:

1. Es kann nach einer chronischen Überbeanspruchung der an sich gesunden Inspirationsmuskulatur schließlich zu deren Erschöpfung kommen (z. B. bei chronisch-obstruktiver Lungenerkrankung, Torsionsskoliose, posttuberkulösem Syndrom).
2. Erkrankungen aus dem neuromuskulären Formenkreis (z. B. Postpoliosyndrom, amyotrophe Lateralsklerose, Duchenne-Form der Muskeldystrophie) führen bereits primär zur deutlichen Reduktion der inspiratorischen Muskelkraft.

Adaptationsmechanismen der überlasteten Atempumpe

Überschreitet das Verhältnis von Ruhelast zur maximalen Kapazität der Atemmuskulatur einen Wert von ca. 30 %, kommt es zur Erschöpfung der Atempumpe mit konsekutivem *hyperkapnischen respiratorischen Versagen* [4, 5]. Um die mittlere Dauerarbeit der Atempumpe unter den

Ermüdungspunkt zu senken, führt eine *aktive Verstellung des zentralen Atemreglers* zu einer Hypoventilation mit "permissiver Hyperkapnie". Infolge der hiermit verbundenen Änderung der pCO_2 – Empfindlichkeit ist die beim Gesunden nachweisbare – durch Hyperkapnie induzierte – Hyperventilation deutlich reduziert bis aufgehoben. Dieser Kompensationsmechanismus bewirkt eine Entlastung der chronisch überlasteten Atemmuskulatur und verhindert die sonst drohende völlige Erschöpfung der Atempumpe. Weitere Adaptationsmechanismen bei chronisch ventilatorischer Insuffizienz sind die sekundäre Polyglobulie, die Linksverschiebung der O_2-Sättigungskurve und die Rechtsherzhypertrophie (sog. Cor pulmonale).

Diagnostik zur Quantifizierung des Erschöpfungsgrads in verschiedenen Stadien

Die nächtliche Pulsoxymetrie und die transkutane pCO_2-Messung in Kombination mit der arteriellen Blutgasanalyse beschreiben bereits im Frühstadium das Ausmaß der ventilatorischen Insuffizienz. Die zu vermutende Ventilationsstörung wird mittels Spirometrie oder – falls möglich – Ganzkörperplethysmographie weiter charakterisiert. Anhand eines mobilen Pneumotachygraphen werden über längere Zeiträume atemmechanische Werte wie z. B. Atemfrequenz und Atemzugvolumen objektiviert. Der vorliegende Atemantrieb ($P_{0,1}$) sowie die maximal mögliche Inspirationskraft ($P_{i\,max}$) werden durch Mundverschlußdruckkurven bestimmt. Diese Daten erlauben eine nähere Quantifizierung des Belastungsgrads der Atempumpe. Bei Verdacht auf das zusätzliche Vorliegen einer schlafbezogenen Atmungsstörung gibt die Polysomnographie hilfreiche Zusatzinformation. Das Blutbild und die Echokardiographie beschreiben das Ausmaß der Polyglobulie und des Cor pulmonale. Entsprechend des Ausprägungsgrads der Veränderungen (insbesondere pCO_2) unterscheiden wir die *partielle* von der *manifesten Erschöpfung der Atempumpe.*

Beatmungsformen

Die verschiedenen Verfahren der ISB haben ein gemeinsames Ziel: Die komplette Entlastung der erschöpften Atemmuskulature während der nächtlichen Beatmung bewirkt die Regeneration und Erholung der inspiratorischen Atemmuskulatur [8, 24]. Generell stehen *Positiv- sowie Negativdruckverfahren* zur Verfügung.

Negativdruckverfahren ("negative pressure ventilation")

Die Negativdruckverfahren sind seit den Poliomyelitisepidemien der 50er Jahre etabliert [1, 8, 22]. Die Applikation von Negativdruck an Thorax und

Abdomen bewirkt während der Inspiration eine Luftbewegung nach intrapulmonal. Bei fehlendem Negativdruck gewährleistet die Eigenelastizität der Lunge die nachfolgende Exspiration. Neben der "eisernen Lunge" werden mit dem Cuirass, dem Chest-chelt und dem Ponchoventilator verschiedene Applikationsformen der Negativdruckbeatmung bei unterschiedlichen Grunderkrankungen angewandt [1, 18]. Die Negativdruckverfahren konnten sich jedoch zahlenmäßig nicht durchsetzen. Nachteile sind neben erschwerter Handhabung die Tatsache, daß sich während des Schlafs – bedingt durch die fehlende zentrale Koordination von Inspiration und Öffnung der oberen Atemwege – obstruktive Apnoephasen nachweisen lassen [1, 17, 18].

Positivdruckverfahren

Die nichtinvasive intermittierende Positivdruckbeatmung hat in den letzten Jahren eine zunehmende Verbreitung gefunden [14].

Beatmungszugang. Wir verwenden vorwiegend *individuell angefertigte Masken*. Neben der *Nasenmaske* werden bei hohen Beatmungsdrücken oder durch Leckage bedingter Unterbeatmung nach individuellen Abdrücken von Gesicht, Gebiß, Unter- und Oberkiefer – in Anlehnung an die "Münchener Maske" – modifizierte *Nasen- und Mundmasken* hergestellt (Abb. 1). Bei Ineffektivität der genannten Maskentypen sollte die Beatmung über ein isoliertes Mundstück versucht werden [2].

Als Ultima ratio bzw. bei Miterkrankung der Pharynxkoordination schließlich kommt die *invasive Selbstbeatmung über ein Tracheostoma* zur Anwendung [12, 16].

Therapeutischer Stufenplan und eigene Ergebnisse (Beobachtungszeitraum: Mai 1991–April 1993). Die Beatmungsform der Wahl richtete sich nach dem Erschöpfungsgrad der Atempumpe und der Grunderkrankung [19, 23]. Es standen die "intermittent positive pressure ventilation" (IPPV, EV 800, Fa. Dräger; PLV 100, Fa, Lifecare) [6, 7] und das "Bilevel-positive–airway-pressure-Beatmungsverfahren" (BiPAP im spontanen S- und kontrollierten T-Modus, Fa. Respironics) [13, 23, 25] zur Verfügung. Der Entlastungsgrad ist bei der volumenkontrollierten IPPV größer als bei der druckunterstützten BiPAP-Beatmung.

Es wurde das Beatmungsverfahren definitiv verordnet, das entsprechend der oben beschriebenen Meßparameter sowie der subjektiven Einschätzung der Patienten zur stabilen Erholung der Atempumpe führte (Tabelle 1).

Patienten mit *manifest erschöpfter Atemmuskulatur* wurden in der Initialphase ausschließlich volumenkontrolliert (IPPV) beatmet (n = 27). Nach zuvor stattgehabter Erholung der Atempumpe unter IPPV mißlangen aufgrund erneut auftretender Ermüdungszeichen – bis auf 2 von 10 Patienten dieses Kollektivs – die Umstellungsversuche auf BiPAP.

a

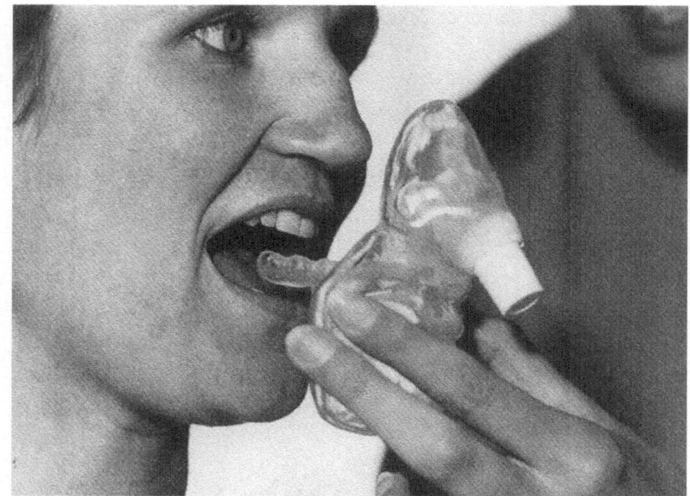

b

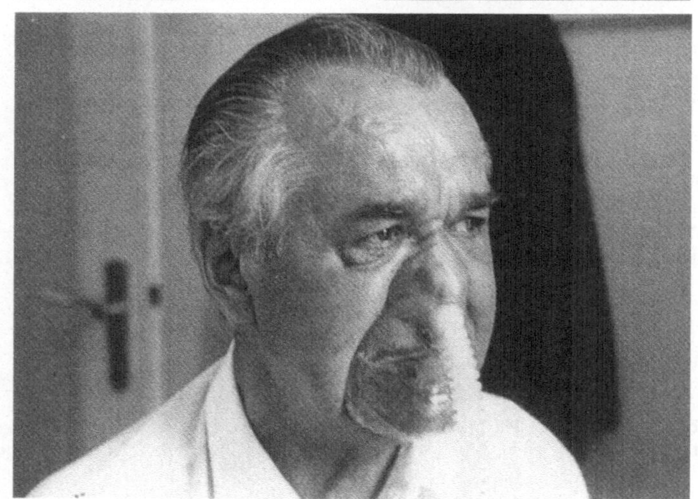

Abb. 1a,b. Individuelle Nasen- und Mundmaske; anstelle sonst üblicher Kopfhaltebänder wird diese Atemmaske über Halteelemente – ähnlich einer Zahnspange – an den Zähnen des Oberkiefers fixiert

Tabelle 1. ISB mit IPPV- und BiPAP-Beatmung bei 49 Patienten (Beobachtungszeitraum: Mai 1991–April 1993; *COLD* chronisch-obstruktive Lungenerkrankung, *OHS* Obesitas-hypoventilationssyndrom, *Kyph* Kyphoskoliose, *NM* neuromuskuläre Erkrankungen, *Post-TBC* posttuberkulöses Syndrom)

	COLD	OHS	Kyph.	NM	Post-TBC	Sonstige
n = 49	16	10	6	11	4	2
IPPV n = 27	7	2	5	10	2	1
BIPAP n = 22	9	8	1	1	2	1

Bei 20 Patienten mit *teilermüdeter Atempumpe* war BiPAP (S-Modus: n = 16, T-Modus: n = 4) erfolgreich. In 2 weiteren Fällen konnte nach erfolgter Erholung der Atemmuskulatur unter IPPV auf BiPAP S umgestellt werden. Vorteile der BiPAP-Geräte: Sie sind kostengünstiger, leichter und kleiner als IPPV-Geräte.

Einen positiven Vorhersagewert bezüglich der zu erwartenden Erfolgsrate der IPPV- oder BiPAP-Beatmung haben eigenen Untersuchungen zufolge [19] lediglich die vor Beatmungsbeginn gemessenen Blutgase – nicht aber die Inspirationsdrucke $P_{0.1}$ und $P_{i\,max}$ (Abb. 2). Bei initial schwergradiger Hyperkapnie und Hypoxämie wird voraussichtlich nur IPPV zur stabilen Erholung der Atempumpe führen.

Schlußfolgerungen

Bei *schwergradig erschöpfter Atemmuskulatur* ist die IPPV die Therapie der Wahl, weil dieser Beatmungsmodus die anfallende Atemarbeit im Beatmungsintervall übernimmt und sich die Inspirationsmuskulatur erholen kann. Ob BiPAP im kontrollierten BiPAP-T – Modus bei komplett erschöpfter Atempumpe eine vergleichbare Effektivität aufweist, erscheint fraglich und wird in zukünftigen Studien zu klären sein.

Bei *teilerschöpfter Atemmuskulatur* läßt sich eine Erholung häufig durch die assistiert druckunterstützte BiPAP-S – Ventilation erzielen.

Es ist anzustreben, gefährdete Patienten bereits frühzeitig der Diagnostik zuzuführen. Die bittere Erfahrung, daß vielen Patienten dieses Kollektivs in der Spätphase ihrer Erkrankung die Notfallintubation und die nachfolgende maschinelle Langzeitbeatmung auf einer Intensivstation drohen, verdeutlicht noch einmal besonders den Sinn einer *frühzeitigen Einleitung der nichtinvasiven intermittierenden Selbstbeatmung*.

Die akute Indikation zur Respiratortherapie infolge respiratorischen Versagens impliziert nicht zwingend eine endotracheale Intubation; ein Beatmungsversuch mittels Atemmaske ist gerechtfertigt [3, 11, 27].

Entwöhnung nach Langzeitbeatmung infolge erschöpfter Atemmuskulatur

In der Entwöhnungstherapie kommt den assistierten Beatmungsformen eine zentrale Bedeutung zu [15]. Unter dem Stichwort der "augmentierten Beatmung" subsummieren sich Beatmungsverfahren (z. B. IMV, SIMV, BIPAP, PSV, CPAP), die den Patienten krankheitsadaptiert einen möglichst großen Eigenanteil an der Beatmung zugestehen (Abb. 3a). Bei unbeeinträchtigter Atemmuskulatur sind diese Beatmungsformen auch bei längerdauernder Beatmung effektiv.

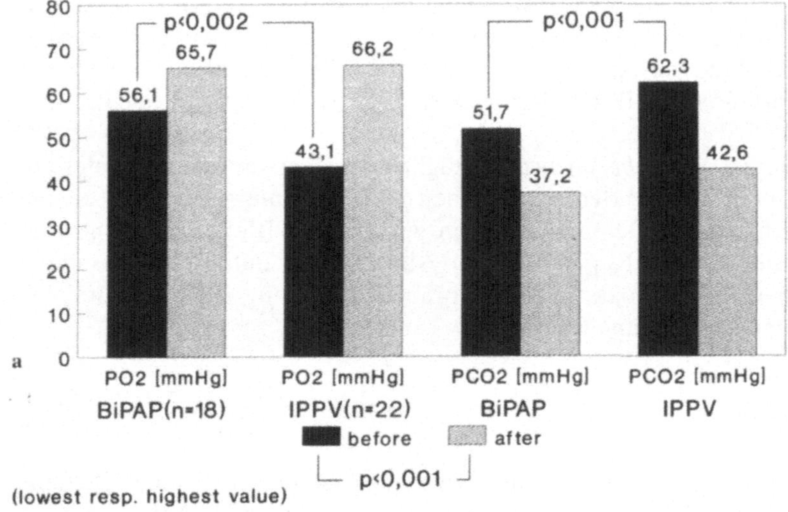

a

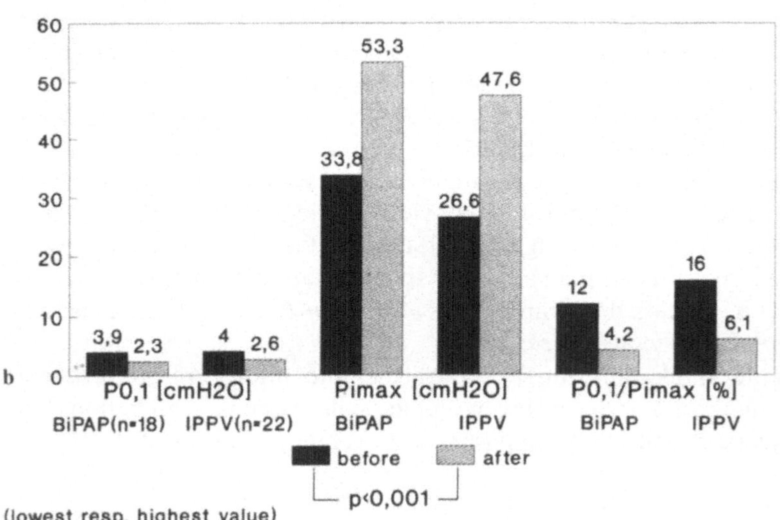

b

Abb. 2. a Arterielle Blutgase vor und 6 Monate nach Beginn der ISB (Probenentnahme nach einem mindestens 6 h dauernden beatmungsfreien Intervall). **b** $P_{0,1}$ und $P_{i\,max}$ vor und 6 Monate nach Beginn der ISB (Untersuchungszeitpunkt nach einem mindestens 6 h dauernden beatmungsfreien Intervall)

In unserer Arbeitsgruppe betreuen wir langzeitbeatmete Patienten mit zugrundeliegender Erschöpfung der Atemmuskulatur, bei denen die Entwöhnungsversuche in auswärtigen Intensivstationen über einen längeren Zeitraum frustran verliefen. In das hier vorgestellte Entwöhnungsregime ging unsere langjährige Erfahrung mit der intermittierenden Selbstbeatmung ein.

Charakterisierung des Patientenguts

Das analysierte Krankengut (n = 25) wurde uns von Januar 1992–März 1993 zugewiesen. Die auswärtige Beatmungsdauer betrug im Mittel 42,5 Tage (Spanne: 7–155 Tage). Zum Zeitpunkt der Aufnahme bei uns wiesen alle Patienten anhand der oben beschriebenen Parameter eine manifest erschöpfte Atempumpe auf. Es ließen sich 2 Patientengruppen unterscheiden (Diagnosen s. Tabelle 2):

1. Die Erschöpfung der Atempumpe verursachte primär das respiratorische Versagen mit nachfolgender maschineller Beatmung.
2. Beatmungspatienten mit primär unbeinträchtigter Atemmuskulatur erlitten Komplikationen (Lungenembolie, Linksherzversagen oder "critical care neuropathy"), die zu einer prolongierten Beatmung mit sekundärer Erschöpfung der Atemmuskulatur führten.

Beatmungspatienten mit "adult respiratory distress syndrome" (ARDS) und nach Polytrauma wurden in diesem Kollektiv nicht berücksichtigt.

Beatmungsanamnese

Die Analyse der Beatmungsprotokolle ergab, daß – bis auf eine anfänglich kontrollierte Beatmungsphase – neben den Spontanatmungsphasen vorwiegend assistierte Beatmungsformen (IMV, SIMV, PSV) und CPAP favorisiert wurden.

Modifiziertes Entwöhnungsschema bei chronisch belasteter Atempumpe [20] (Abb. 3b)

Abhängig von der Verfassung des Patienten wird während der ersten 24–72 h die IPPV ununterbrochen durchgeführt. Um die resistive Atemarbeit

Tabelle 2. Diagnosen der Patienten mit erschöpfter Atempumpe zum Zeitpunkt der Aufnahme auf unsere Intensivstation

	n
Chronisch-obstruktive Lungenerkrankung	9
Neuromuskuläre Grunderkrankungen	8
Posttuberkulöses Syndrom	1
Obesitas-Hypoventilationssyndrom	1
Koronare Herzerkrankung	2
Postoperative Komplikationen	4

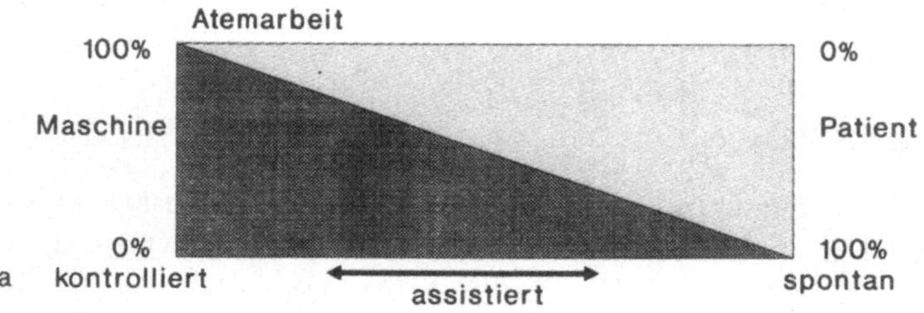

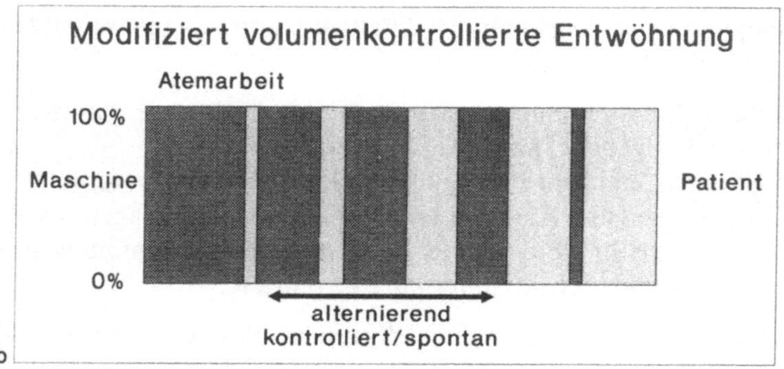

Abb. 3. **a** Assistierte Beatmungsformen in der Entwöhnungsphase (Nach [15]). **b** Modifiziertes Entwöhnungsregime bei einer chronischen Überlastung der Atempumpe

möglichst gering zu halten [21], wird – falls nicht schon geschehen – in dieser Phase ein dicklumiger oraler Trachealtubus plaziert. Während zunächst nur kurzer Spontanatmungsphasen werden bei den allenfalls geringgradig sedierten Patienten anschließend wiederholt die Atemfrequenz, das Atemzugvolumen sowie das Verhältnis von Inspiration zu Exspiration bestimmt. Um die mit dem Triggermechanismus verbundene patientenseitige Atemarbeit zu verhindern, übersteigt die IPPV-Atemfrequenz die aktuelle Spontanatemfrequenz geringgradig. Mit zunehmender Erholung der Atempumpe werden die beatmungsfreien Intervalle in den folgenden Tagen konsequent verlängert.

Die definitive Entwöhnbarkeit machen wir nicht an einzelnen Weaningparametern fest. Die Zusammenschau der oben genannten Verlaufsparameter [28] sowie der Grad der Dyspnoe stellen eine Entscheidungshilfe in der Entwöhnungsphase dar.

Ergebnisse

Im Vergleich zur vorhergehenden Beatmungszeit wurden 19 Patienten in einem signifikant kürzeren Zeitraum (im Mittel 8,2 Tage, Spanne: 2–21 Tage) mit Hilfe des modifizierten kontrollierten Beatmungsschemas entwöhnt (Abb. 4). Gleichzeitig besserten sich die Funktionswerte der Atempumpe signifikant. Zwölf Patienten dieses Kollektivs konnten ohne weitere maschinelle Unterstützung entlassen werden. Eine Patientin verstarb nach erfolgreicher Entwöhnung am kardialen Versagen. Sieben Patienten wiesen jedoch weiterhin Zeichen der teilerschöpften Atempumpe auf. Die nachfolgende intermittierende nächtliche Selbstbeatmung führte bei allen Patienten zur stabilen Erholung der Atemmuskulatur. Bei 3 Patienten erfolgte die Beatmung via Tracheostoma; bei 4 Patienten gelang die Beatmung über eine individuell angepaßte Nasenmaske bzw. Nasen-Mund-Maske, so daß das Tracheostoma verschlossen werden konnte.

In 6 Fällen blieben die Entwöhnungsversuche erfolglos. In 4 Fällen lag eine irreversible Funktionsuntüchtigkeit der Atemmuskulatur vor. Ein Patient wies infolge einer Chondromalazie eine nicht korrigierbare tracheale Instabilität im proximalen Abschnitt auf. Ein Patient verstarb wenige Tage nach der stationären Aufnahme an einer fulminanten Lungenembolie.

Schlußfolgerungen

Als unverzichtbare Voraussetzung für eine erfolgreiche Entwöhnung nach Langzeitbeatmung gelten allgemein: 1) Der verhältnismäßig gute körperliche

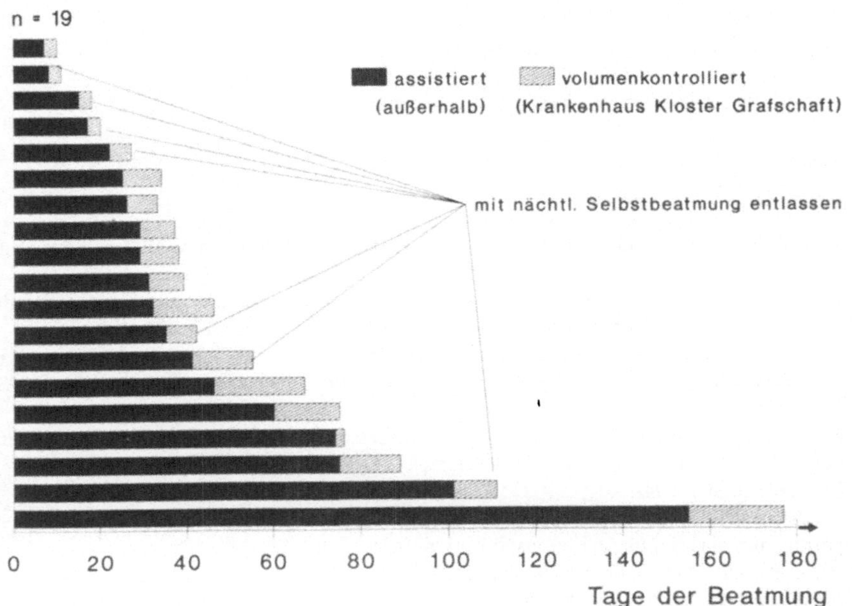

Abb. 4. Vergleich der Entwöhnungsschemata nach Langzeitbeatmung infolge der erschöpften Atempumpe (Beobachtungszeitraum: Januar 1992–März 1993). Zunächst frustrane Entwöhnungsversuche unter assistierten Beatmungsformen. Erfolgreiche Entwöhnung nach dem modifiziert volumenkontrollierten Entwöhnungsschema

Zustand des Patienten, 2) die intensive Kooperation zwischen dem Pflegepersonal und den betreuenden Ärzten, 3) die personale Zuwendung des Entwöhnungsteams zum Beatmungspatienten.

Die zentrale Ursache für die frustranen Entwöhnungsversuche mit konsekutiver Langzeitbeatmung bei Patienten mit erschöpfter Atempumpe liegt in dem nicht zu unterschätzenden patientenseitigen Anteil an der Gesamtatemarbeit während der assistierten Beatmung [9, 10]. Infolge unzureichender Erholung sollte bei diesen Patienten auf die Anwendung assistierter Beatmungsformen verzichtet werden.

Langzeitbeatmete Patienten mit Erschöfung der Atempumpe lassen sich durch das modifizierte volumenkontrollierte Beatmungsregime in signifikant kürzerer Zeit entwöhnen, da unter individuell angepaßter IPPV die patientenseitige Atemarbeit eliminiert und der Erholungsgrad optimiert wird.

Bei bleibender Teilermüdung der Atempumpe ist eine stabile Erholung nur mit Hilfe der ISB erreichbar [26].

Patienten mit irreversibler Erschöpfung der Atempumpe (z.B. bei fortgeschrittenen neuromuskulären Erkrankungen) sind nicht entwöhnbar; hier ist eine kontinuierliche Beatmung – meist via Tracheostoma – erforderlich [16].

Für das spezielle Krankengut der langzeitbeatmeten Patienten mit erschöpfter Atempumpe benötigen wir zukünftig Beatmungsverfahren, mit denen unter Verzicht auf assistierte Modi in intelligenter Weise eine an den jeweiligen Erholungsgrad des Patienten adaptierte und weniger personalintensive kontrollierte Beatmungsform möglich ist.

Literatur

1. Ambrosino N, Rampulla C (1992) Negative pressure ventilation in COPD patients. Eur Respir Rev 2/10: 353–356
2. Bach JR, Alba A, Saporito LR (1993) Intermittent positive pressure ventilation via mouth as an alternative to tracheostomy for 257 ventilation users. Chest 103: 174–182
3. Brochard L, Isabey D, Piquet J et al. (1990) Reversal of acute exacerbation of chronic obstructive lung disease by inspiratory assistance with a face mask. N Engl J Med 323: 1523–1530
4. Criée CP (1988) Analysis of inspiratory mouth pressures. Prax Klin Pneumol 42: 820–826
5. Criée CP, Laier-Groeneveld G, Hüttemann U (1991) Die Atempumpe. Atemweg Lungenkrankh 17: 94–101
6. Goldstein RS, De Rosie JA, Avendano MA, Dolmage TE (1991) Influence of noninvasive positive pressure ventilation on inspiratory muscles. Chest 99: 408–415
7. Leger P, Jennequin J, Gerard M, Rober D (1989) Home positive pressure ventilation via nasal mask for patients with neuromuscular weakness or restrictive lung or chest wall disease. Respir Care 34: 73–79
8. Levin S, Henson D, Levy S (1988) Respiratory muscle rest therapy. Clin Chest Med 9: 297–309
9. Marini JJ, Capps JS, Culver BH (1985) The inspiratory work of breathing during assissted mechanical ventiltion. Chest 87: 612–618

10. Marini JJ, Smith TC, Lamb VJ (1988) External work output and force generating during SIMV. Am Rev Respir Dis 138: 1169–1179
11. Marino W (1991) Intermittent volume cycled mechanical ventilation via nasal mask in patients with respiratory failure due to COPD. Chest 99: 681–684
12. Marsh HM, Gillespie DJ, Baumgartner AE (1989) Timing of trachestomy in the critically ill patient. Chest 96/1: 190–193
13. Pennock BE, Kaplan PD, Carlin BW et al. (1991) Pressure support ventilation with a simplified ventilatory support system administered with a nasal mask in patients with respiratory failure. Chest 100: 1371–1376
14. Plummer AL, O'Donohue WJ, Petty TL (1989) Consensus conference on problems in home mechanical ventilation. Am Rev Respir Dis 140: 555–560
15. Rathgeber J (1990) Grundlagen der maschinellen Beatmung. In: Züchner K (Hrsg) Praxis der maschinellen Beatmung. MCN-Verlag, Nürnberg, S 30
16. Robert D, Leger P, Gaussorgues MG (1987) La ventilation mecanique a domicile par tracheotomie des insuffisants respiratoires chroniques. Rev Part 37: 1007–1014
17. Scharf, SM, Feldman NT, Golman MD (1978) Vocal cord closure: a cause of upper airway obstruction during controlled ventilation. Am Rev Respir Dis 117: 391–397
18. Schiavina M, Fabiani A (1993) Intermittent negative pressure ventilation in neuromuscular diseases. Eur Respir Rev 3/12: 292–299
19. Schönhofer B, Kemper P, Voshaar T, Köhler D (1993) Arterial blood gases before non invasive nocturnal ventilation in chronic respiratory pump fatigue predict ventilation mode: IPPV or BiPAP? Am Rev Respir Dis 147/4: A 884
20. Schönhofer B, Kemper P, Voshaar T, Köhler D (FCCP) (1993) Successful weaning after long-term invasive ventilation – a new approach. Chest 103: S271
21. Shapiro M, Wilson RK, Casar G, Bloom K, Teague RB (1986) Work of breathing through different sized endotracheal tubes. Crit Care Med 14/12: 1028–1031
22. Shneerson JM (1991) Non-invasive and domiciliary ventilation: negative pressure techniques. Thorax 46: 131–135
23. Simonds AK, Elliott MW (1991) Use of the BiPAP ventilator for noninvasive ventilation: advantages and disadvantages. Am Rev Respir Dis 143: A 585
24. Stoller JK (1991) Physiologic rationale for resting the ventilatory muscles. Resp Care 36: 290–296
25. Strumpf DA, Carlise CC, Millman RP et al. (1990) An evaluation of the Respironics BiPAP (bilevel) CPAP device for delivery of assisted ventilation. Respir Care 35: 415–422
26. Udwadia ZF, Santis GK, Steven MH, Simonds AK (1992) Nasal ventialtion to faciliate weaning in patiens with chronic respiratory insufficiency. Thorax 47: 715–718
27. Wysocki M, Tric L, Wolff MA et al. (1993) Noninvasive pressure support ventilation in patients with acute respiratory failure. Chest 103: 907–913
28. Yang KL, Tobin A (1991) A prospective study of indexes predicting the outcome of trials of weaning from mechanical ventilation. New Engl J Med 324: 1445–1450

Die postoperative Bedeutung des Schlafapnoesyndroms

G. Habich

Bereits bei Gesunden findet sich im Schlaf für Atmung und Kreislauf gegenüber dem Wachzustand eine deutlich instabile Situation, die bei Vorliegen bestimmter, z. T. bekannter und unbekannter noch zu erforschender, prädisponierender Faktoren, pathologische Bedeutung erlangen kann.

In den letzten 10 Jahren fanden schlafbezogene Störungen der Atmung zunehmend Beachtung [2]. Man versteht under dem Begriff "schlafbezogene Störung der Atmung" eine Verschlechterung der drei, die Atmung bestimmenden Komponenten: Ventilation Diffusion und Perfusion, die durch physiologische Regelmechanismen nicht oder nur noch unvollständig kompensiert werden und somit pathophysiologische Bedeutung erlangen können [14, 15].

Patienten mit chronischen Lungen- und Herzerkrankungen sowie Skelett- und Muskelerkrankungen sind besonders gefährdet, nächtliche Atemregulations-störungen zu entwickeln. Auf der anderen Seite gibt es aber Patienten, bei denen primär ohne wesentliche vorbestehende Grunderkrankungen während des Schlafs häufig Apnoen vorkommen und dadurch erst andere Erkrankungen, insbesondere kardiovaskuläre Folgeerkrankungen, entstehen. Die wichtigsten Symptome eines sich entwickelnden Schlafapnoesyndroms können sein [6, 8, 21]:

- lautes Schnarchen,
- unruhiger Schlaf,
- ausgeprägte Tagesmüdigkeit [16, 22],
- morgendliche Kopfschmerzen,
- intellektueller Abbau,
- Libidoverlust,
- psychische Störungen.

Weitere klinische Befunde wie Herzrhythmusstörungen, arterielle Hypertonie, pulmonale Hypertonie, Cor pulmonale sowie Polyglobulie sind häufig schon Ausdruck eines bestehenden obstruktiven oder zentralen Schlafapnoesyndroms.

Inwieweit jetzt diese Symptome in einem ursächlichen Zusammenhang mit dem Schlafapnoesyndrom selbst stehen, läßt sich erst dann erklären, wenn unter entsprechender Therapie eine Rückbildung oder eindeutige

Besserung durch rechtzeitig eingeleitete Schlafapnoetherapie auftritt [23, 24].

Man spricht von einer Schlafapnoe, wenn im Schlaf ein Atemstillstand mit einer Mindestdauer von 10 s auftritt und mit dem Abfall der O_2-Sättigung des arteriellen Blutes um mindestens 4 % gegenüber dem Ausgangswert assoziiert ist [1, 21]. Um den Schweregrad einer Schlafapnoe festzulegen, wird ein Apnoeindex definiert, der die Zahl der Apnoen pro Stunde Schlafzeit angibt. Bei einem Apnoeindex > 10 muß von einer klinisch relevanten Schlafapnoe ausgegangen werden. Beim Gesunden werden Apnoephasen in der Einschlafphase und im REM-Schlaf beobachtet. Die Häufigkeit der Apnoephasen kennzeichnen den Schlafapnoepatienten und nicht die einzelne Schlafapnoe (s. Übersicht).

In diesem Zusammenhang müssen auch die verschiedenen Formen der Apnoe berücksichtigt werden, da sie jetzt im internistisch-pneumologischen Patientengut auch besondere Therapieformen nach sich ziehen. Man unterscheidet hier die zentrale, die obstruktive und die gemischtförmige Apnoe [21]. Bei der zentralen Apnoe kommt es zum Sistieren der Innervation aller an der Atmung beteiligten Muskeln, wobei sowohl der Atemstrom an Mund und Nase als auch die Atemexkursion von Thorax und Abdomen ausfallen (sekundäre und primäre Störungen bis hin zur primären zentralen Atemdysregulation vom Typ des Undine-Fluch-Syndroms). Bei der obstruktiven Schlafapnoe sistiert, trotz erhaltener Bewegung der Atemmuskulatur, der Atemstrom an Mund und Nase. Ursächlich liegt hier eine selektive Innervationsstörung der oropharyngealen Muskulatur zugrunde, die einen Kollaps des Oropharynx und damit einen Verschluß der oberen Atemwege verursacht [2] (Abb. 1–3).

Kriterien zur Ermittlung des Gefährdungsgrads

- Anamnese, vermehrte Einschlafneigung am Tage, evtl. erhöhte Anfallshäufigkeit,
- Nachweis von überwiegend nächtlichen mit Apnoe assoziierten und behandlungsbedürftigen Herzrhythmusstörungen,
- pulmonale, kardiale und neurologische Erkrankungen mit permanenter oder phasenweiser respiratorischer Insuffizienz
  →Verstärkung schlafapnoebedingter Hypoxämien.
  Apnoeindex: zwischen 10 und 20 allgemeine Maßnahmen,
  ≥20 Risikopatient,
  ≥30 schweres SAS (sofort behandlungsbedürftig!).

In einer Zahl der Fälle liegt eine gemischtförmige Schlafapnoe vor. Sie beginnt mit einem kurzen zentralen Anteil, dem eine längere, in diesem Fall der wesentliche Anteil, obstruktive Komponente folgt. Es kommt durch

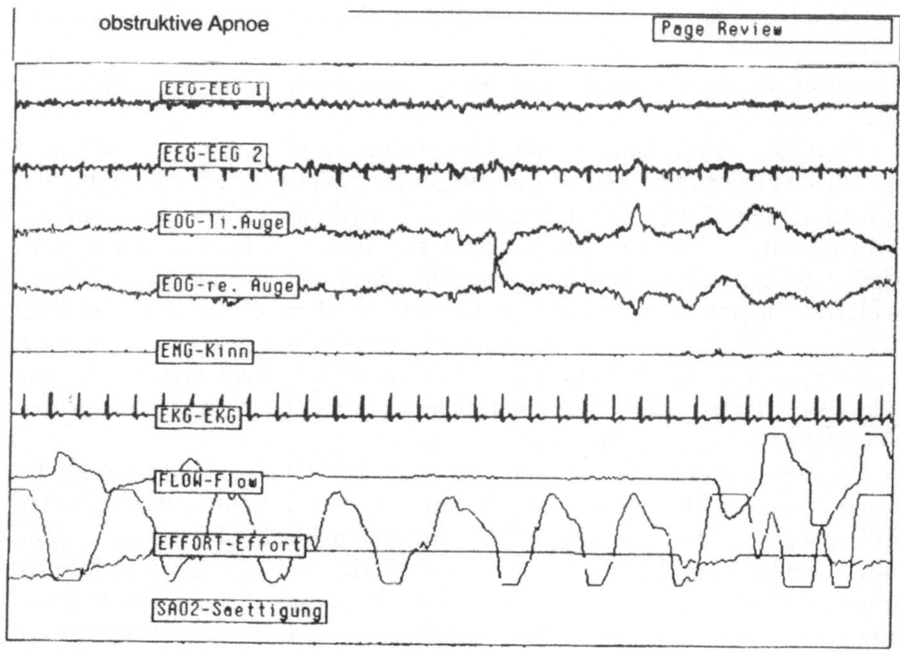

Abb. 1. Registrierung einer obstruktiven Apnoe im Schlaflabor

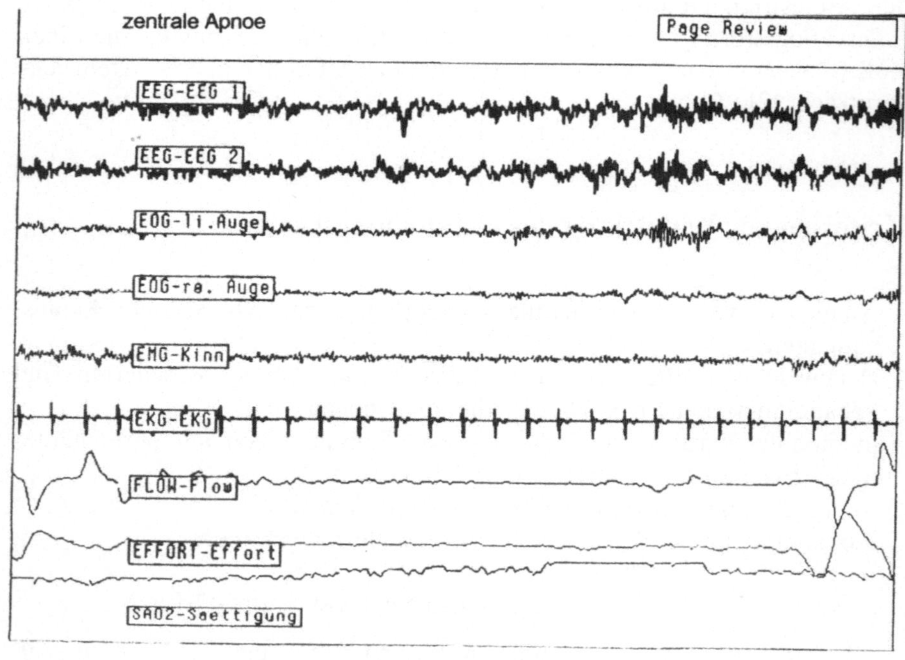

Abb. 2. Registrierung einer zentralen Apnoe im Schlaflabor

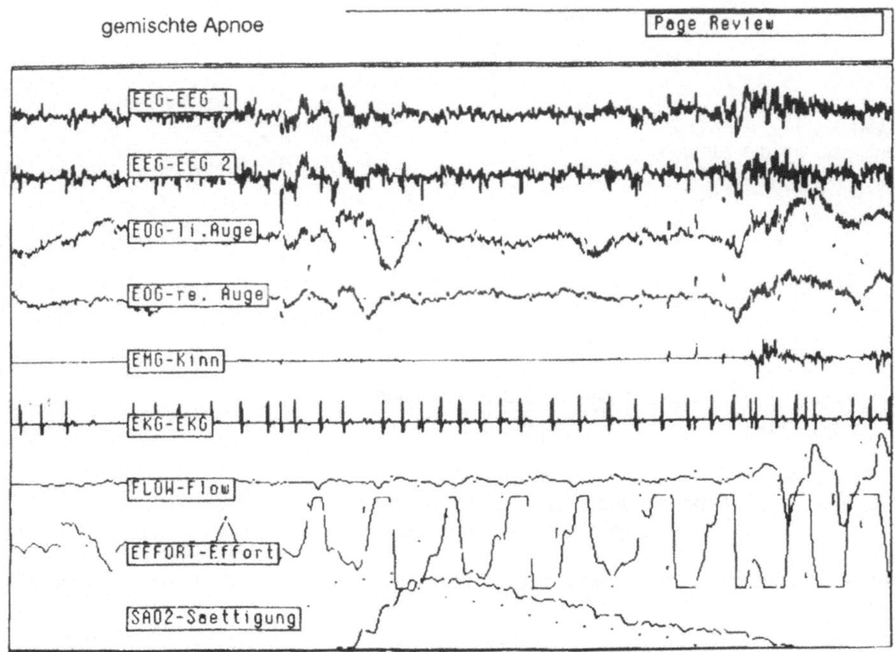

Abb. 3. Registrierung einer gemischten Apnoe im Schlaflabor (Beginn mit zentraler Apnoe, dann Übergang in obstruktive Apnoe)

die oropharyngeale Obstruktion zur alveolaren Hypoventilation und zur Schlaffragmentierung. Durch den kompletten oder inkompletten Verschluß des Oropharynx bei fortgesetzter Tätigkeit der Atemmuskulatur kommt es zur alveolaren Hypoventilation mit einer erheblichen intrathorakalen Druckschwankung. Diese wirken sich wiederum auf den Rückstrom des venösen Blutes aus und verursachen eine wechselnde Füllung des Herzens und damit unterschiedliche Schlagvolumina [18].

In Verbindung mit der hypoventilationsbedingten Hypoxämie kann dies zu Herzrhyhmusstörungen, Hypertonie im großen oder kleinen Kreislauf oder Herzinsuffizienz führen.

Die alveolare Hypoventilation entsteht durch Apnoe und Hypopnoe. Die Dauer und Zahl der Hypo-/Apnoen bestimmen das Ausmaß und den Schweregrad der alveolaren Hypoventilation. Dies führt dann zur präkapillaren pulmonalen Hypertonie infolge Vasokonstriktion, wobei die alveolare Hypoxie dies auslöst. Verstärkt wird dies durch eine metabolische Azidose (Abb. 4).

Es ist in diesem Zusammenhang an den Euler-Liljestrand-Mechanismus und zum anderen an eine Hypoxämie und Hyperkapnie im arteriellen Blutdruckschenkel zu denken, mit konsekutiver arterieller Hypertonie [20].

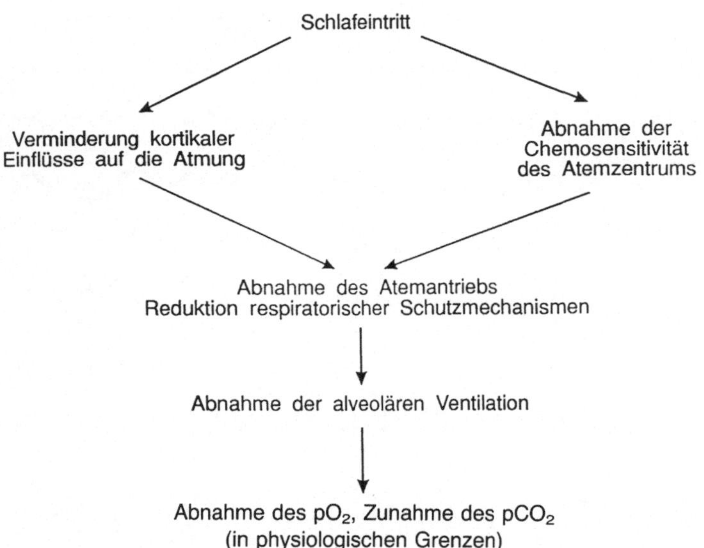

Abb. 4. Physiologische Veränderungen der Atmung während des Schlafs. (Nach Rasche et al. 1991)

Die Apnoen enden nicht spontan, sondern werden vom zentralen Nervensystem durch einen reflektorisch ablaufenden Mechanismus festgelegt. Hypoxie und Hyperkapnie werden so ausgeprägt, daß sie während der Apnoephasen einen Weckreiz auslösen, der als Arousal bezeichnet wird und im EEG an der Verschiebung in ein flacheres Schlafstadium erkennbar ist [21].

Als Folge der Hypoxämien kommt es ständig zu Weckreaktionen, die zu einer erheblichen Schlaffragmentierung führen, aus der dann die schwere Störung der physiologischen Schlafstruktur resultiert. Durch die erhebliche Störung der Schlafarchitektur (Tief- und REM-Schlafdeprivation) resultieren Unausgeschlafenheit, Einschlafneigung am Tage, Reizbarkeit, morgendliche Kopfschmerzen, Leistungsknick, Konzentrationsminderung, Libidoverlust und Impotenz.

Man geht heute davon aus, daß 20–50 % aller erwachsenen Männer schnarchen, ebenso postklimakterische Frauen. 1–5 % der erwachsenen Männer leiden an einem Schlafapnoesyndrom, davon sind 400 000 bereits erkrankt, 200 000 sind vital gefährdet [9].

Männer erkranken 7- bis 20mal so oft wie Frauen; 60 % der Patienten mit obstruktiver Schlafapnoe sind adipös, während 18–40 % der Schlafapnoiker normalgewichtig sind [24].

Aufgrund dieser hohen Prävalenz müßte das Schlafapnoesyndrom im Rahmen der operativen Medizin, insbesondere nach Narkosen, zahlenmäßig in der Aufwachphase bedeutsam sein. Diesbezüglich gibt es noch keine exakten Zahlenangaben. In der neueren Literatur werden hauptsächlich

Kasuistiken vorgestellt. Möglicherweise geht es bei einem intensiven postoperativen Monitoring als allgemeine respiratorische Störung in der Aufwachphase unter oder wird als solches nicht auf ein bestehendes Schlafapnoesyndrom bezogen. Dies sind Fragen, die in der weiteren anästhesiologischen Risikoforschung gewiß einen Platz finden werden.

Wie bekannt, können Neuroleptika, Antidepressiva und Muskelrelaxanzien nicht nur Ursache einer verstärkten Schläfrigkeit sein, sondern auch zur Manifestation oder Verstärkung von Apnoen bzw. Hypopnoen im Schlaf beitragen [12].

Benzodiazepine beeinflussen bei Gesunden die Atmung kaum, bei Patienten mit chronisch-obstruktiven Lungenerkrankungen kommt es zu einer Verminderung des Atemminutenvolumens und Verschlechterung der Blutgase [12].

In einer Studie von Block fand sich nach Gabe von 30 mg Flurazepam eine Verdoppelung des Apnoeindex von 5 auf 10. Weiterhin kam es zum Auftreten von erstmaligen Apnoen von 9 auf 16 und zu einer signifikanten Zunahme der apnoebedingten O_2-Entsättigung. Bei der Prämedikation von Schlafapnoepatienten mit Bezodiazepinen ist extreme Vorsicht geboten, da lebensbedrohliche Apnoen auftreten können. Allein aufgrund dieser Tatsachen sollte in der postoperativen Phase ein besonderes Augenmerk auf diese Risikopatienten mit einem obstruktiven Schlafapnoesyndrom gerichtet werden. Auffällig ist, daß sich der Begriff des Schlafapnoesyndroms in den Fragebögen zur Prämedikation der Anästhesisten nur spärlich findet. Eine ähnliche Situation findet man in der Aufwachphase nach Narkose, in der ein Überhang von Muskelrelaxantien und Sedativa noch vorhanden sein kann.

Auf der anderen Seite ist aus den genannten pathophysiologischen Zusammenhängen doch eine wesentliche Beeinflussung der respiratorischen Situation nach Extubation durch ein Schlafapnoesyndrom gegeben. Je nach Größe, Schwere und Lokalisation des operativen Eingriffs ergeben sich verschiedene Auswirkungen auf die postoperative respiratorische Situation. Auf diese vorgegebene respiratorische Funktionsbeeinträchtigung superpositioniert sich nun die selbständige pathophysiologische Störung des obstruktiven Schlafapnoesyndroms. Diese wurde an den pathophysiologischen Auswirkungen bezüglich der hämodynamischen Veränderungen auf den großen und kleinen Kreislauf dargestellt [13]. Seitens der Respiration sind für die hämodynamischen Veränderungen hauptsächlich die Veränderungen des Lungenvolumens sowie des intrathorakalen Drucks verantwortlich. Während des Schnarchens bzw. der obstruktiven Schlafapnoe kommt es zu einem Anstieg des venösen Rückstroms zum Herzen und damit zu einer Steigerung der Vorlast [13, 18].

Über den Frank-Starling-Mechanismus kommt es zu einem Anstieg des Schlagvolumens und zu einem erhöhten Blutvolumen in der pulmonalen Zirkulation, was sich als Anstieg des pulmonalarteriellen Blutdrucks ausdrückt. Veränderungen des pulmonalvaskulären Widerstands, die einerseits mechanisch, andererseits durch Veränderungen des Blutvolumens in den Lungen sowie auf dem Boden einer hypoxischen Vasokonstriktion wirksam werden können, scheinen hier von besonderer Bedeutung zu sein und müssen weiter untersucht werden [2].

Seitens des linken Herzens sind die auffälligsten hämodynamischen Veränderungen der Anstieg des linksventrikulären enddiastolischen Drucks und damit der Vorlast; weiterhin kommt es zu einem Anstieg der transmuralen, arteriellen Blutdrücke und damit der Nachlast, wobei das Schlagvolumen des linken Ventrikels gleichzeitig abfällt [4, 5, 7, 11]. Dies führt zu einer eingeschränkten linksventrikulären Leistungsfähigkeit, die möglicherweise die Entstehung einer akuten Linksherzinsuffizienz bis zu einem manifesten Lungenödem während der obstruktiven Schlafapnoe begünstigen kann. Auch zu arteriellen Blutdruckabfällen kann es im Verlauf der obstruktiven Apnoe kommen, bis hin zu einer Minderperfusion des Organismus.

Viele Details in der pathophysiologischen Analyse dieser hämodynamischen Veränderungen sind noch nicht geklärt; allerdings scheinen doch wesentliche Einflüsse von den mechanischen Veränderungen auszugehen, die im Verlauf der Atemwegsobstruktion bzw. -okklusion wirksam werden. Als erschwerender Faktor zu dieser pathologisch beeinträchtigten Hämodynamik kommt die Hypoxie, die Hyperkapnie und die Azidose, die den pathophysiologischen Circulus vitiosus weiterhin unterstützt [3]. Auch in diesem Zusammenhang sollte man den Problemen der gestörten Atemmechanik und den Auswirkungen auf Hämodynamik von Herz und Kreislauf stärkeres Interesse zuwenden (Abb. 5).

Endgültige Empfehlungen zur perioperativen und intensivmedizinischen Betreuung bei obstruktivem Schlafapnoesyndrom können zum jetzigen Zeitpunkt bei noch fehlenden umfangreichen postoperativen Studien bei solchen Patienten noch nicht ausgesprochen werden. Es sollte aber bereits präoperativ im Rahmen der Prämedikation auf eine gezielte Anamneseerhebung Wert gelegt werden, welche die spezifischen Symptome und Befunde bei obstruktivem Schlafapnoesyndrom berücksichtigt [17].

In diesem Zusammenhang wird nochmals auf die Bedeutung eines Screeningfragebogens zur Diagnostik des Schlafapnoesyndroms hingewiesen, wie er z. B. von der Arbeitsgruppe von Peter in Marburg oder von der Arbeitsgruppe von Konietzko in Essen entwickelt wurde. Dabei wird mittels einer ermittelten Punktsumme auf die entsprechende Wahrscheinlichkeit des Vorliegens oder Nichtvorliegens eines Schlafapnoesyndroms geschlossen. Diese Kenntnis bzw. der entsprechende Verdacht hinsichtlich des Vorliegens eines obstruktiven Schlafapnoesyndroms ist für die operative Phase sehr wichtig, besonders hinsichtlich gezielter Überwachungsmaßnahmen. Es sind bei der Extubation höhere Wachheitsgrade anzustreben und nach Entfernung des Tubus wäre in der Aufwachphase idealerweise eine Kontrolle der Atemfunktion, der O_2-Sättigung und des Elektrokardiogramms zu empfehlen. Die nasale CPAP-Beatmung, die in der internistisch-pneumologischen

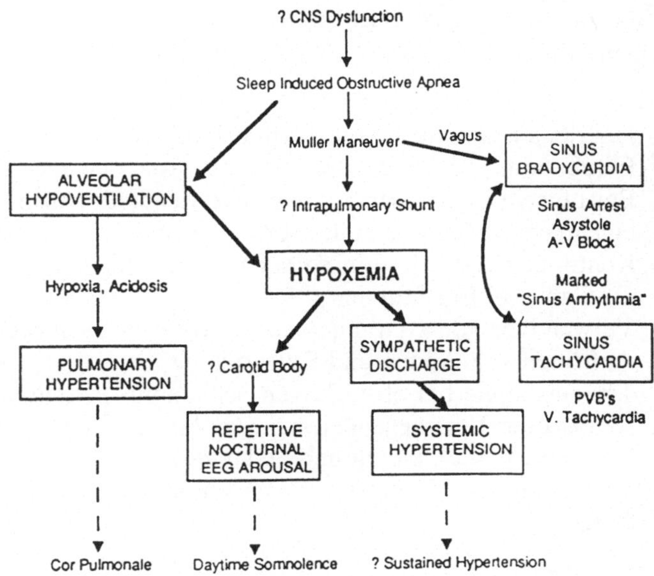

Abb. 5. Anomalitäten im Mechanismus der obstruktiven Schlafapnoe. (Aus: Ann Intern Med 1976; 85: 714–719)

Therapie des Schlafapnoesyndroms etabliert ist, ist auch hier vom pathophysiologischen Ansatz her sehr sinnvoll (s. Übersicht).

Bereits bei der Planung des Narkoseverfahrens sollte der Lokal- oder Leitungsanästhesie der Vorzug gegeben werden, und es sollten bei diesen Patienten Narkosemittel mit rascher Elimination verwendet werden [10]. In diesem Zusammenhang wird auf den Bericht der Arbeitsgruppe von La Marge aus Quebec hingewiesen, der eine Gefährdung von postoperativer, epiduraler Morphingabe bei Patienten mit Schlafapnoesyndrom beobachtet hat.

Bei größeren chirurgischen Eingriffen, die die respiratorische Situation stark beeinträchtigen, könnte deshalb bei entsprechend positiver Anamnese im Rahmen eines Fragebogens zur Diagnostik des Schlafapnoesyndroms zunächst ein ambulantes Screening erfolgen. Bei Bestätigung nächtlicher Apnoephasen mit korrelierendem Abfall der O_2-Sättigung wäre als nächster Schritt, noch präoperativ, eine stationäre Polysomnographie anzustreben, um das genaue Ausmaß des vorliegenden Schlafapnoesyndroms zu erfassen [19] (s. Übersicht).

Wünschenswert wäre daher bereits präoperativ die Erfassung der Risikopatienten, bei welchen ein entsprechendes obstruktives Schlafapnoesyndrom vorliegt, welches in der postoperativen Phase als entsprechender Komplikationsfaktor zu betrachten ist.

Postoperative Überlegungen

[nach Conolly LA (1991) J Clin Anesth, vol 3]

- Überlegter Gebrauch von Kortikosteroiden.
- Extubation nur dann, wenn sicher ist, daß der Patient bei vollem Bewußtsein ist und seine Atemwege frei sind; chirurgisches Personal und entsprechendes Gerät sollte verfügbar sein.
- Kontinuierliches Monitoring der O_2-Sättigung (SpO_2).
- O_2-Gabe bei Entsättigung.
- Verwendung von kontinuierlichem positivem Atemwegsdruck (CPAP) bei Auftreten von Apnoe und Entsättigung.
- Tracheostomie bei obstruktiven Schlafapnoepatienten, die keine Verbesserung oder Verträglichkeit bei der Verwendung von CPAP zeigen.
- Vermeiden von Opiaten und Sedativa.
- Postoperatives Monitoring von Apnoe und Dysrhythmien in Intensivpflege.

Möglicher Anamnesebogen

1. Werden Personen in benachbarten Räumen durch Ihr Schnarchen gestört?
2. Schnarchen Sie jede Nacht?
3. In welchen Körperpositionen hat man Ihr Schnarchen beobachtet?
4. Überfällt Sie regelmäßig die Müdigkeit am Tage?
5. Fallen Sie in den Schlaf, wenn Sie nichts tun oder entspannt sind?
6. Schlafen Sie schnell ein oder liegen Sie noch lange wach?
7. Wurden Sie durch Müdigkeit schon einmal fast in einen Autounfall verwickelt?
8. Fühlen Sie sich beim Erwachen frisch und ausgeruht?
9. Wie leicht fällt Ihnen das Aufstehen nach dem Schlaf?
10. Ist Ihre Nasenatmung behindert?

Literatur

1. Peter J, Faust M (1990) Therapie der Schlafapnoe. Atemweg Lungenkrankh 16/6: 251–256
2. Kummer F, Pohl W (1987) Diagnose und Therapie der Schlafapnoe. Atemweg Lungenkrankh 13/10: 480–484
3. Roth T et al. (1990) Mortality in obstructive sleep apnea. In: Sleep and respiration. Wiley/Liss, Chichester, pp 347–352
4. Shepard JW (1990) Cardiopulmonary consequences of obstructive sleep apnea. Symposium on sleep disorders, Part IV. Mayo Clinic Proc 65: 1250–1259

5. Köhler U et al. (1991) Nocturnal myocardial ischaemia and cardiac arrhythmia in patients with sleep apnea. Klin Wochenschr 69: 474–482
6. Fischer J (1991) Nächtliche Atmungs- und Kreislaufregulationsstörungen (Arbeitsgruppe der Deutschen Gesellschaft für Pneumologie). Pneumologie 45: 45–48
7. Hoffstein V (1990) Snoring and hypertension. In: Sleep and respiration. Wiley/Liss, Chichester, pp 371–376
8. Aldrich M (1990) Are morning headaches part of obstructive sleep apnea syndrome? Arch Intern Med 150
9. Peter J (1991) Empfehlungen zur Diagnostik, Therapie und Langzeitbetreuung von Patienten mit Schlafapnoe. Med Klinik (Sonderdruck): 46–50
10. Lamarche Y et al. (1986) The sleep apnea syndrome and epidurale morphine. Can Anaesth Soc 33: 231–233
11. Hetzel M et al. (1993) Belastungshämodynamik und kardiopulmonale Leistungsfähigkeit bei obstruktivem Schlafapnoe-Syndrom. (Symposium: Der therapeutische Fortschritt in der Schlafmedizin). Deutsche Gesellschaft für Schlafforschung und Schlafmedizin: 81
12. Rüther E et al. (1992) Epidemiologie, Pathophysiologie, Diagnostik und Therapie von Schlafstörungen. Ergebnis einer Konsensus-Konferenz. MMW: 460–466
13. Fletcher EC (1990) Chronic lunge disease in the sleep apnea syndrome. Lung [Suppl]: 751–761
14. Peter J (1980) Schnarchen und Schlafapnoe-Syndrom. MMW 11: 264–272
15. Peter J (1987) Diagnostisches Vorgehen bei Schlafapnoe. Prax Klin Pneumol 41: 353–356
16. Bolitschek J (1990) Schlafapnoe und Arbeitsplatz. Pneumologic 44: 892–894
17. Ploch T (1993) Bedeutung eines Screening-Fragebogens für Diagnostik von Schlafapnoe. Pneumologie 47 (Sonderheft 1): 108–111
18. Langanke P (1993) Der Einfluß der obstruktiven Schlafapnoe auf die Vorlast des rechten Herzens. Pneumologie 47: 143–146
19. Rauscher H (1993) Ambulante Überwachung der Schlafapnoe. In: Konietzko N, Teschler H, Freitag L (Hrsg) Schlafapnoe. Springer, Berlin Heidelberg New York Tokyo, S 43–47
20. Podszus T, Peter J (1993) Das cardiovasculäre Risiko bei schlafbezogenen Atemstörungen. In: Konietzko N, Teschler H, Freitag L (Hrsg) Schlafapnoe. Springer, Berlin Heidelberg New York Tokyo, S 61–69
21. Konietzko N (1993) Schlafapnoe: Synopsis und Differentialdiagnose. In: Konietzko N, Teschler H, Freitag L (Hrsg) Schlafapnoe. Springer, Berlin Heidelberg New York Tokyo, S 6–21
22. Findley L et al. (1990) Automobile driving in sleep apnea. In: Sleep and respiration, Wiley/Liss, Chichester, pp 337–345
23. Peter J (1987) Therapie der Schlafapnoe mit abendlich eingenommenem retardiertem Theophyllin. Prax Klin Pneumol 41: 351–460
24. Flenley DC (1989) Chronic obstructive pulmonary disease. In: Kryger MH, Roth T, Dement WC (eds) Principles and practice of sleep medicine. Saunders, Philadelphia London, pp 601–610

Kontrollierte maschinelle Beatmung

Die Indikation zur Beatmung: Welche Parameter sind zwingend?

T. Pasch und *R. Rohling*

Eine Insuffizienz der Spontanatmung, die den Einsatz externer Atemhilfen erfordert, kann pulmonale oder extrapulmonale Ursachen haben. Zu letzteren zählen u. a. ein akutes kardiales Versagen, Bewußtlosigkeit oder die Behandlung eines erhöhten intrakraniellen Drucks. Pulmonale Störungen lassen sich pathophysiologisch in das Pumpversagen und das Parenchymversagen der Lunge klassifizieren. Beide Formen unterscheiden sich bezüglich ihrer Symptomatik, ihres klinischen Bilds und ihrer ventilatorischen Therapie, haben aber auch gemeinsame Charakteristika. Ein ausgeprägtes Pumpversagen muß mit mechanischer Beatmung behandelt werden. Diese dient auch zur Behandlung der funktionellen Folge des Parenchymversagens, der Gasaustauschstörung, ist bei dieser Indikation aber nur ein möglicher Bestandteil eines Kontinuums von Atemhilfen. Dieses reicht von der Anwendung erhöhter Atemwegsdrücke (CPAP) bei erhaltener Spontanatmung und ohne obligatorische Intubation über verschiedene Formen unterstützender Beatmungsverfahren (Atemhilfen) und die kontrollierte mechanische Beatmung bis zum extrakorporalen Gasaustausch. Welche Parameter für die Entscheidungsfindung benötigt werden, wird im folgenden dargelegt. Weil sie sich überlappen, werden die Indikationen zur kontrollierten Beatmung und zu anderen Formen von mechanischen Atemhilfen ("mechanical ventilatory support") nicht durchgehend streng getrennt.

Obwohl der Intensivmediziner häufig entscheiden muß, ob ein Patient wegen einer akuten respiratorischen Insuffizienz zu beatmen ist, sind wissenschaftliche Untersuchungen zu dieser Frage selten. Eine Literaturrecherche (Medline) des Zeitraums 1988 bis März 1993 hat für die Kombination der Suchbegriffe "artificial respiration" und "indication" 29 Stellen, für "ventilatory support" und "indication" 5 Stellen ergeben. Demgegenüber wurden für das Stichwort "ventilator weaning" 287 Stellen gefunden. Zwischen dem Beginn, der Initiierung, einer Beatmung und dem Weaning bestehen Gemeinsamkeiten, aber beide Situationen sind keineswegs identisch. Aus der klinischen Erfahrung geht hervor, daß es Konstellationen gibt, in denen der intubierte bzw. beatmete Patient noch nicht extubiert werden darf, der spontan atmende aber noch nicht zu intubieren und beatmen ist [17]. Da der vom Ventilator zu entwöhnende Patient noch intubiert und mit der Atemhilfe verbunden ist, kann eine größere Zahl von genaueren und komplexeren Meßverfahren eingesetzt werden als unmittelbar vor Beginn einer Beatmung. Hier sind die diagnostischen Möglichkeiten eingeschränkt. So kann die inspiratorische O_2-Konzentration (F_IO_2) nur in begrenztem Umfang variiert und nicht beliebig genau gemessen werden, viele atemmechanische Parameter wie die Compliance sind überhaupt nicht bestimmbar, und sogar scheinbar einfache Größen wie die Atemvolumina konnten bisher nicht fortlaufend registriert werden. Deshalb ist es in gewissem Umfang unumgänglich, aus Daten zum Weaning Rückschlüsse auf Indikationen zur Beatmung zu ziehen. Als vergleichbare Situationen sind nicht erfolgreich verlaufene Weaningversuche anzusehen [5, 8, 15]. Die von Milic-Emili 1986 in einem Editorial [6] zur Frage "Is weaning an art or a science?" getroffene Feststellung gilt auch heute noch: "The pathophysiology of weaning is a complex affair. . . . At present, weaning is still an art." Das trifft in mindestens gleichem Umfang für alle Bemühungen zu, die Indikation zur Beatmung mit objektiven Parametern zu untermauern.

Die Entscheidung zur mechanischen Unterstützung der Atmung basiert auf klinischen, radiologischen und Laborparametern. Flache und frequente Atmung, das Gefühl der Luftnot und Erschöpfung, panlobäre Infiltrate in einer oder beiden Lungen und eine schwere Hypoxämie mit Werten des arteriellen O_2-Partialdrucks (p_aO_2) von weniger als 50–55 mm Hg gelten beim ARDS als die klassischen Indikatoren der Beatmungspflichtigkeit. Der die Schwere eines ARDS beschreibende lung injury score stützt sich auf radiologische (Ausdehnung der alveolären Konsolidierung) und Oxygenierungsparameter (p_aO_2/F_IO_2). Wenn der Patient beatmet ist, werden zusätzlich der PEEP-Level und die Compliance herangezogen [7]. Sie können bettseitig zwar einfach, aber nicht kontinuierlich gemessen werden, haben eine geringe Sensitivität und Spezifität und beschreiben das pulmonale Pumpversagen unzureichend. Die Dynamik des pathologischen Prozesses, die für die Entscheidung zur Beatmung ausschlaggebend ist, ist nur mit einer engmaschigen und wiederholten Überwachung erfaßbar. Insgesamt ist es unbefriedigend, wenn sich die Indikation zur Beatmung auf so wenige Parameter stützen soll. Im folgenden wird deshalb schwerpunktmäßig darauf eingegangen, ob überhaupt weitere verfügbar sind. Radiologische Kriterien werden nicht behandelt, da sie nur im Kontext des klinischen Bilds zur Entscheidungsfindung beitragen. Auch extrapulmonale Störungen, die eine Indikation zur Beatmung darstellen, werden nur am Rande in die Überlegungen einbezogen. Demgegenüber sollen bei den pulmonalen Ursachen einer Beatmungspflichtigkeit nicht nur das ARDS, der Prototyp des Parenchymversagens, sondern auch das Pumpversagen sowie Mischformen berücksichtigt werden.

Pulmonales Pumpversagen

Beim Pumpversagen der Lunge genügt das Atemminutenvolumen (im allgemeinen exspiratorisch gemessen) nicht den metabolischen Anforderungen, und es kommt zur CO_2-Retention, kenntlich am Anstieg des arteriellen CO_2-Partialdrucks (p_aCO_2). Atemminuten- und Atemzugvolumen können bettseitig mit einem Mundstück und Spirometer gemessen werden, sind für sich allein aber wenig aussagekräftig. Ersteres variiert stark und steigt beim Parenchymversagen sogar an. Die blutgasanalytische Bestimmung des p_aCO_2 ist in der Routine nur intermittierend möglich, kann also Spontanfluktuationen nicht erfassen. Als Grenzwert der Beatmungspflichtigkeit werden 55 mm Hg, aber auch höhere Werte angegeben. Heute werden eher hohe Werte im Sinne einer "permissive hypercapnia" toleriert. Das gilt sowohl bei akuten Exazerbationen einer chronischen respiratorischen Insuffizienz (z. B. Status asthmaticus), die möglichst lange konservativ behandelt werden sollen, als auch während einer Beatmung, wenn exzessiv hohe Atemwegsdrücke vermieden werden müssen. Wichtig ist der zeitliche Verlauf der Verschlechterung: p_aCO_2-Anstiege über 10 mm Hg/h gelten als Beatmungsindikation. Die Kapnometrie hat als Entscheidungshilfe wenig Bedeutung, weil sie beim Nichtintubierten zwar anwendbar ist, aber außer der Atemfrequenz keine quantitative Information liefert. Die transkutane pCO_2-Registrierung ist kein Routineverfahren.

Wichtige klinische Parameter sind die Atemfrequenz (f) und das Atemmuster. Tachypnoe und Dyspnoe, also eine flache und frequente Atmung ($f > 35$/min) und Zeichen der subjektiven Anstrengung und Erschöpfung mit Betätigung der Atemhilfsmuskulatur, sind wichtige klinische Kriterien für eine Beatmung, ebenso Zeichen einer progredienten Atemmuskelermüdung und eine Verschlechterung des Bewußtseinszustands. Bei schweren, anhaltenden Erschöpfungszuständen der Atemmuskulatur und bei starker pharmakologischer Dämpfung des Atemzentrums durch Opiate ist die Atemfrequenz jedoch vermindert. Auch eine schwere hämodynamische Beeinträchtigung, z. B. ein schwerer Schockzustand, kann eine Indikation zur Beatmung sein.

Apparative Messung von Atemfrequenz und Atemmuster

Die Atemfrequenz ist im Prinzip ohne Hilfsmittel bettseitig auszuzählen, wird aber oft ungenau gemessen. Die Atemzüge müssen über mindestens 60 s gezählt werden. Die in der nachfolgenden Übersicht aufgeführten apparativen Verfahren sind nicht alle gleich gut geeignet. Die Messung der Thoraximpedanz über EKG-Elektroden ist in der Intensivmedizin am weitesten verbreitet. Die Kapnographie wurde bereits erwähnt.

Wünschenswert sind jedoch Methoden, die die quantifizierbare, nichtinvasive Aufzeichnung der Bewegungen von Brust- und Bauchwand und damit der Änderungen von Lungenvolumina ermöglichen. Am besten bewährt haben sich Magnetometrie und Induktionsplethysmographie, letztere zunehmend auch als klinisch routinemäßig einsetzbares Verfahren [4, 10, 12].

Überwachung von Atemfrequenz und -muster

- Inspektion von Atemfrequenz und -muster;
- volumetrische Messung (Spirometer, Pneumotachograph);
- Sensoren im Gasstrom:
  - Thermistor,
  - Kapnometer;
- Sensoren an der Körperoberfläche:
  - Impedanzplethysmograph,
  - Dehnungsmeßstreifen,
  - Balgenpneumograph,
  - Magnetometer,
  - Induktionsplethysmograph.

Das Prinzip der respiratorischen Induktionsplethysmographie besteht darin, daß je ein elastisches Band von 10 cm Breite um Thorax und Abdomen gelegt wird. Es enthält Drahtschleifen, die als elektrischer Schwingkreis zur Oszillation gebracht werden. Bei Volumenänderungen von Thorax oder Abdomen ändert sich die Induktivität und somit die Oszillationsfrequenz. Die Frequenzänderung wird in ein Gleichstromsignal umgewandelt. Die Eichung, für die eine Spirometrie verwendet werden muß, ist durch Computerisierung inzwischen wesentlich vereinfacht worden. Ein für den Einsatz auf Intensivstationen geeignetes, allerdings teures Gerät ist der Respigraph (Non Invasive Monitoring Systems, Miami/FL, USA). Damit können nach Kalibration Änderungen von f, des Atemzugvolumens (V_T), des endexspiratorischen Lungenvolumens und der relative Beitrag von Thorax- und Bauchbewegungen zu V_T kontinuierlich und nichtinvasiv aufgezeichnet werden. Weiter erfaßbare Grössen sind In- und Exspirationszeit und die thorakoabdominale Synchronisierung bzw. Koordination (Abb. 1).

Alle diese Größen sind bei einer respiratorischen Insuffizienz in typischer Weise verändert, wie aus Weaningstudien hervorgeht [4, 5, 8, 14, 15] (s. nachfolgende Übersicht). Als recht trennscharfes Kriterium, das dem klinischen Bild der flachen und frequenten Atmung entspricht, hat sich das Verhältnis f/V_T erwiesen. War dieser Quotient größer als 100 Atemzüge/min/l, konnten 95 % der Patienten nicht entwöhnt werden, lag er darunter, war dies in 80 % möglich [19]. Ob er ebenso nützlich für die Entscheidung

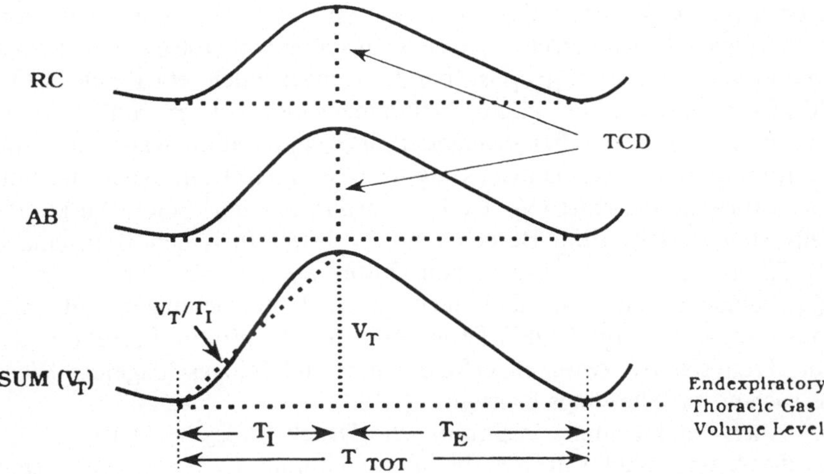

Abb. 1. Registrierung der Atmung mittels Induktionsplethysmographie. V_T Tidalvolumen, durch Eichung erhalten. T_I Inspirationszeit. T_E Exspirationszeit. T_{TOT} Atemzugdauer. V_T/T_I mittlere inspiratorische Flowrate. *RC* Thoraxwandbewegung. *AB* Bauchwandbewegung. *SUM* *(V_T)* Summenkurve von RC und AB. *TCD* "total compartmental displacement" = Summe der Amplituden von RC und AB ohne Berücksichtigung der Phasenbeziehung. (Aus Ochiai et al. 1993)

zur Beatmung ist, muß noch untersucht werden. Es könnte zukünftig durchaus sinnvoll sein, durch den Einsatz der Induktionsplethysmographie die Indikationsstellung für die Beatmung in ausgewählten Fällen auf eine sicherere und objektivere Basis als bisher zu stellen.

Mit Induktionsplethysmographie kontinuierlich erfaßbare, für eine respiratorische Insuffizienz typische Atemmuster
(nach [5, 12, 13])

- Anstieg der Atemfrequenz (f > 29/min),
- Anstieg von f/V_T (auf > 100 Atemzüge/min/l),
- thorakoabdominale Asynchronie (TCD/V_T-Anstieg auf > 1,22),
- wechselnder Anteil der Thoraxexkursionen an V_T (%RC/V_T-Variabilität).

Atemantrieb und Atemmuskelfunktion

Zur Messung des zentralen Atemantriebs und der Atemmuskelfunktion und zur Differenzierung ihrer Störungen können verschiedene Druck-, Flow- und Zeitparameter verwendet werden. Der Atemantrieb kann durch die Messung des sog. Mundokklusionsdrucks ($p_{0,1}$) bestimmt werden. Dazu werden die Atemwege (die Mundöffnung) mit Beginn der Inspiration für mindestens 120 ms verschlossen und nach genau 100 ms der (negative) Munddruck gemessen. $p_{0,1}$ ist bei Lungengesunden etwa 1 cm H_2O. Bei COPD-Patienten ohne akute Dekompensation ist er auf 3–4 cm H_2O erhöht, und er steigt bei drohender Dekompensation wegen des starken neuromuskulären Atemantriebs auf ≥ 6–8 cm H_2O an. Auch die mittlere inspiratorische Flowrate (V_T/T_I, T_I = Inspirationszeit) liefert Auskunft über den Atemantrieb. Eine Berechnung der inspiratorischen Impedanz ($p_{0,1}/V_T/T_I$) bringt keine zusätzlichen Informationen. Erhöhte Werte von $p_{0,1}$ haben in einigen, aber nicht allen Untersuchungen gut mit der Entwöhnbarkeit von COPD-Patienten vom Respirator korreliert [2, 11]. Die Trennschärfe zwischen erfolgreichen und fehlgeschlagenen Weaningversuchen war allerdings nicht groß [12].

Auch der maximale inspiratorische Druck ($p_{I\,max}$ = MIP) ist ein Maß für die Atemmuskelkraft bzw. die Spontanatmungsreserven. Die Normwerte für Männer betragen etwa Frauen etwa 70 cm H_2O und nehmen mit dem Alter ab. Der mit einer suffizienten Eigenatmung noch zu vereinbarende Mindestwert beträgt 20–30 cm H_2O. $p_{I\,max}$ wird häufig als Parameter für die Beurteilung der Beatmungspflichtigkeit oder der Entwöhnungsfähigkeit vom Respirator angeführt, hat sich aber hierfür als unsichere Größe erwiesen [11]. Einen höheren Vorhersagewert für das Weaning hat der Quotient $p_I/p_{I\,max}$, der ≤ 0,3 sein sollte [18]. Nachteilig bei Patienten mit schwerer Dyspnoe ist, daß für Druckmessungen ein Mundstück und ein passendes Nichtrückatemventil verwendet werden müssen, so daß $p_{0,1}$, p_I und $p_{I\,max}$ wegen fehlender Kooperation oft nicht bestimmbar sind. Auch die bettseitig bestimmte Vitalkapazität (VC) gilt als Maß der Atemreserven. Werte unter 10 ml/kg weisen auf eine Beatmungspflichtigkeit hin. Die Interpretation dieser Größe ist allerdings bei vorbestehenden restriktiven Lungenerkrankungen erschwert, und auch hier muß der Patient hinreichend kooperativ sein [16].

Parameter zur Beurteilung der Atemmuskelermüdung sind die fraktionelle Inspirationszeit (T_I/T_{TOT}, T_{TOT} = Atemzugdauer), der Quotient aus mittlerem transdiaphragmatischem Druck (p_{di}) pro Atemzug und maximalem statischen transdiaphragmalem Druck ($p_{di\,max}$) und der sog. "tension time index" des Zwerchfells ($TT_{di} = p_{di}/p_{di\,max} \cdot T_I/T_{TOT}$). Zur Messung von p_{di} müssen Druckmeßballons in den Magen und den Ösophagus eingeführt werden, was für die klinische Diagnostik zu invasiv und aufwendig ist. T_I/T_{TOT} zeigt eine starke Überschneidung von normalem und pathologischem Bereich [10, 19].

Die Messung des anteilig für die Atmung aufzuwendenen Energieumsatzes ist nicht sinnvoll. Zur Berechnung der mechanischen Atemarbeit werden Druck-Volumen-Diagramme benötigt, für die bei Spontanatmung der Ösophagusdruck gemessen werden müßte. Indirekte Methoden wie die Bestimmung des atemabhängigen O_2-Verbrauchs entfallen aus methodischen Gründen ebenfalls für die hier behandelte Fragestellung [1].

Zusammenfassend ist festzuhalten, daß die meisten Prädiktoren für ein pulmonales Pumpversagen ungenau sind. Kontrollierte Studien gibt es praktisch nur für die Weaningsituation. Bei COPD-Patienten hat sich $p_{0,1}$ bewährt. Die mit dem nichtinvasiven Verfahren der Induktionsplethysmographie erfaßbaren Parameter f/V_T, TCD/V_T und $\%RC/V_T$ erscheinen momentan am vielversprechendsten, sind aber noch keineswegs Bestandteil der Routine (s. vorige Übersicht).

Pulmonales Parenchymversagen und Gasaustausch

Die Gasaustauschfunktion der Lunge ist bei vielen Formen der akuten respiratorischen Insuffizienz bevorzugt betroffen. Sie manifestiert sich als Störung der pulmonalen O_2-Aufnahme, was am Abfall des p_aO_2 ablesbar ist. Der p_aCO_2 ist weniger betroffen, weil die CO_2-Bindungskurve des Bluts fast linear verläuft und deshalb durch eine Ventilationssteigerung außer bei schwerstem Parenchymversagen eine vermehrte CO_2-Abgabe möglich ist. Der p_aO_2 ist aus zwei Gründen eine der wichtigsten Meßgrößen für die Feststellung iner Gasaustausch störung.

1. Er zeigt das durch eine Gasaustauschstörung der Lunge verursachte Defizit der arteriellen Oxygenierung direkt an.
2. Wichtigste Aufgabe von Atmung und Kreislauf ist es, dem Organismus eine ausreichende O_2-Transportkapazität (DO_2) zur Verfügung zu stellen. Unter den die DO_2 bestimmenden Größen (HZV, Hb, p_aO_2) ist der p_aO_2 diejenige, welche durch eine Beatmung, wenn auch nur symptomatisch, beeinflußbar ist.

Als Grenzwert für die Indikation zu einer mechanischen Hilfe gilt p_aO_2 = 50–55 mm Hg. Wenn die Entwicklung einer arteriellen Hypoxämie nicht mit hoher Wahrscheinlichkeit ausgeschlossen ist, ist die arterielle O_2-Sättigung mittels Pulsoxymetrie zu überwachen. Der nächste Schritt der respiratorischen Therapie der arteriellen Hypoxämie besteht im Prinzip in der Erhöhung der funktionellen Residualkapazität durch Erhöhung des Atemwegsdrucks. Genügt ein CPAP nicht, muß zusätzlich eine mechanische Atemhilfe angewendet werden. Primäres Ziel dieses Vorgehens ist ein ausreichend hoher p_aO_2, ohne daß die anderen Determinanten von DO_2 negativ beeinflusst werden.

Für die Indikation zur Beatmung ist es nicht notwendig und häufig aus methodischen und zeitlichen Gründen gar nicht möglich, zu differenzieren, ob der p_aO_2-Abfall durch einen echten Rechts-links-Shunt durch shuntähnliche Effekte infolge einer Ventilations-Perfusions-Verteilungsstörung entstanden ist. Minimales Erfordernis hierfür wäre die Messung der F_IO_2, was beim nicht intubierten Patienten außer bei Luftatmung problematisch ist. Erst dann können der alveoläre pO_2 (p_AO_2)

und abgeleitete Größen wie p_aO_2/F_IO_2, $p_{(A\text{-}a)}O_2$, p_aO_2/p_AO_2 u. ä. bestimmt werden. Für die Shuntbestimmung muß ein Pulmonalarterienkatheter vorhanden sein, um den gemischt-venösen O_2-Gehalt bestimmen zu können. Ist der Patient erst einmal intubiert und die Atemhilfe etabliert, kann eine weitergehende Analyse der arteriellen Oxygenierungsstörung für die Differentialindikation der Atemhilfe und für die Überwachung des Therapieerfolgs sinnvoll sein [3, 9, 12, 17].

Schlußfolgerungen

Für die Indikation zur Beatmung sind nur wenige Parameter unverzichtbar, diese müssen aber möglichst engmaschig erfaßt werden. Nach wie vor ist die Klinik ausschlaggebend. Beim Atem- und Kreislaufstillstand ist das offensichtlich, es gilt aber auch für alle anderen pathologischen Zustände, die zur Insuffizienz der Eigenatmung des Patienten führen. Als Parameter zur Beurteilung der pulmonalen Reserven müssen Atemfrequenz und Atemmuster regelmäßig kontrolliert und dokumentiert werden:

Indikation zur Beatmung

1. *Zwingend: klinische Parameter*
   - Respiration
     - Tachypnoe (evtl. Bradypnoe)
     - Dyspnoe (subjektiver Lufthunger)
     - Einsatz der Atemhilfsmuskulatur
     - thorako-abdominale Asynchronie
   - Bewußtsein
     - Verschlechterung
   - Hämodynamik
     - schwere, therapierefraktäre Störung
2. *Zwingend: arterielle Blutgasanalyse*
   - p_aO_2, p_aCO_2, pHa (?)
3. *Nicht zwingend, aber hilfreich:*
   - VC $<$ 10 ml/kg (besonders bei neuromuskulärer Erkrankung)
   - $p_{I\,max} < 20\text{–}30\,cm\,H_2O$
   - $p_{0,1} > 6\text{–}8\,cm\,H_2O$ (besonders bei COPD)
   - Kontinuierliches, quantitatives Monitoring von Atemfrequenz und -muster mit Induktionsplethysmographie

Als extrapulmonale Faktoren sind die Bewußtseinslage und die Hämodynamik von Bedeutung. Häufige arterielle Blutgasanalysen sind zur Beurteilung des Gasaustauschs obligatorisch. Die Pulsoxymetrie dient als kontinuierliches und nichtinvasives Warnsystem.

Über dieses unverzichtbare Minimum hinaus ist die Beurteilung der Atemreserven mit einfachen Methoden wie Bestimmung von VC, $p_{I\,max}$ oder $p_{0,1}$ wertvoll, wenn auch in der Regel nicht zwingend oder immer möglich. Zukünftig könnte auch die Registrierung und Analyse der Atemtätigkeit mit der Induktionsplethysmographie wertvolle Entscheidungshilfen bieten. Dieses Verfahren ist kontinuierlich und nichtinvasiv, jedoch teuer. Komplexere Parameter zur Beurteilung von Ventilation, Gasaustausch und Atemmechanik wie insbesondere Totraumquotient, Shunt, Compliance, Resistance oder Atemarbeit können bei nicht intubierten Patienten nicht routinemäßig bestimmt werden und spielen deshalb für die Indikationsstellung zur Beatmung keine Rolle.

Literatur

1. Annat G, Viale JP, Parlow J (1993) The oxygen cost of breathing during weaning from mechanical ventilation. In: Vincent JL (ed) Yearbook of intensive care and emergency medicine 1993. Springer, Berlin Heidelberg New York, pp 508–513
2. Criée CP, Laier-Groeneveld G, Hüttemann U (1992) Assessment of dyspnea and respiratory muscle function. In: Rügheimer E (ed) New aspects on respiratory failure. Springer, Berlin Heidelberg New York, pp 211–220
3. Hess D, Maxwell C (1985) Which is the best index of oxygenation – $P(A\text{-}a)O_2$, P_aO_2/PAO_2, or P_aO_2/FIO_2? Resp Care 30: 961–962
4. Krieger BP (1990) Ventilatory pattern monitoring: instrumentation and applications. Resp Care 35: 697–708
5. Krieger BP, Ershowsky P (1988) Noninvasive detection of respiratory failure in the intensive care unit. Chest 94: 254–261
6. Milic-Emili J (1986) Is weaning an art or a science? Am Rev Resp Dis 134: 1107–1108
7. Murray JF, Matthay MA, Luce JM, Flick MR (1988) An expanded definition of the adult respiratory distress syndrome. Am Rev Resp Dis 138: 720–723
8. Ochiai R, Shimada M, Takeda J et al. (1993) Contribution of rib cage and abdominal movement to ventilation for successful weaning from mechanical ventilation. Acta Anaesthesiol Scand 37: 131–136
9. Radermacher P, Cinotti L, Falke KJ (1988) Grundlagen der methodischen Erfassung von Ventilations-Perfusions-Verteilungsstörungen. Anaesthesist 37: 36–42
10. Sackner MA, Krieger BP (1989) Noninvasive respiratory monitoring. In: Scharf SM, Cassidy SS (eds) Heart-lung interactions in health and disease. Dekker, New York Basel (Lung Biology in Health and Disease, vol 43, pp 663–805)
11. Sassoon CSH, Te TT, Mahutte CK, Light RW (1987) Airway occlusion pressure. An important indicator for successful weaning in patients with chronic obstructive pulmonary disease. Am Rev Resp Dis 135: 107–113
12. Tobin MJ (1988) Respiratory monitoring in the intensive care unit. Am Rev Resp Dis 138: 1625–1642
13. Tobin MJ (1992) Breathing pattern analysis. Intensive Care Med 18: 193–201
14. Tobin MJ, Guenther SM, Perez W et al. (1987) Konno-Mead analysis of rib cage-abdominal motion during successful and unsuccessful trials of weaning from mechanical ventilation. Am Rev Resp Dis 135: 1320–1328
15. Tobin MJ, Perez W, Guenther SM et al. (1986) The pattern of breathing during successful and unsuccessful trials of weaning from mechanical ventilation. Am Rev Resp Dis 134: 1111–1118
16. Vaz Fragoso CA (1993) Monitoring in adult critical care. In: Kacmarek RM, Hess D, Stoller JK (eds) Monitoring in respiratory care. Mosby, St. Louis Baltimore Boston, pp 649–688

17. Wolff G (1983) Die künstliche Beatmung auf Intensivstationen, 3. Aufl. Springer, Berlin Heidelberg New York Tokyo
18. Yang KL (1993) Inspiratory pressure/maximal inspiratory pressure ratio: a predictive index of weaning outcome. Intensive Care Med 19: 204–208
19. Yang K, Tobin MJ (1991) A prospective study of predicting outcome of trials of weaning from mechanical ventilation. New Engl J Med 324: 1445–1450

Nachbeatmung oder frühzeitige Extubation?

M. Brandl

Operativer Eingriff und Anästhesie, einschließlich Lagerung und maschineller Beatmung, verändern Atemmechanik und Gasaustausch anhaltend bis in die postoperative Phase hinein und können den Weg für Komplikationen mit Krankheitswert bereiten. Besonders gefährdet sind Risikopatienten, nach einem Thorax-, Oberbauch- bzw. Zweihöhleneingriff [41]. Durch moderne postoperative Beatmungstechniken ist es zwar gelungen, pulmonale Komplikationen im Anschluß an eine Operation zurückzudrängen, dennoch betrachten wir heute den positiven Einfluß einer Nachbeatmung auf die Gesamttherapie operierter Patienten zurückhaltender, als dies noch vor einem Jahrzehnt der Fall gewesen sein mag. Warum?

Zum einen mußten wir zur Kenntnis nehmen, daß das Medikament "Beatmung" mit zahlreichen Nebenwirkungen verbunden ist, zum anderen halten wir eine Beatmungstherapie im Anschluß an eine Operation nurmehr bedingt für eine kausale Therapieform [10]. Vor diesem Hintergrund soll nun das Thema: "Nachbeatmung oder frühzeitige Extubation" diskutiert werden.

Postoperative Nachbeatmung

PNb: Definitionen

Postoperative Nachbeatmung (PNb) ist ein beschreibender Begriff. Er bezeichnet ganz allgemein die Nachbeatmung nach einer Operation. Aussagen über den Grund der Nachbeatmung, deren Ziel oder die Art und Weise, wie nachbeatmet wird, sind damit noch nicht getroffen. In der Literatur wird der Begriff "postoperative Nachbeatmung" unterschiedlich gebraucht. Die folgenden Begriffsdefinitionen sollen dem besseren Verständnis dienen.

Verzögerte Extubation

Von verzögerter Extubation bzw. prolongierter Narkoseausleitung spricht man, wenn (zumeist anästhesiebedingt) am Operationsende eine Extubation noch nicht möglich ist. Das Ziel ist es, eine stabile postoperative Phase für den Patienten zu schaffen, weil mit einer Extubation unmittelbar im Operationssaal eine instabile Situation bzw. eine nicht voraussagbare Reaktion des Patienten hervorgerufen würde. Die postoperative Phase schließt also hier nicht mit der Extubation, sondern mit der Weiterführung der Beatmung, um einen eventuellen Überhang von Muskelrelaxanzien, Benzodiazepinen oder Opioiden sowie eine erniedrigte Körpertemperatur auszugleichen. Die Reaktion des Patienten auf den Extubationsstreß wird berechenbarer. Zeit wird als therapeutisches Mittel eingesetzt, um eine stabile postoperative Phase zu erreichen nach dem Prinzip "time is non toxic".

Therapeutische Nachbeatmung

Unter therapeutischer Nachbeatmung verstehen wir eine Nachbeatmung von Patienten, die ohne Beatmung vital gefährdet wären. Eine Nachbeatmung ist generell unverzichtbar für alle Patienten, die aufgrund kardiovaskulärer, pulmonaler oder anderer Ursachen nicht in der Lage sind, bei Spontanatmung eine normale Sauerstofftransportkapazität aufrechtzuerhalten. Die Indikationsstellung für eine therapeutische Beatmung wird in der vorhergehenden Arbeit von Pasch einschlägig behandelt.

Prophylaktische Beatmung

Von der therapeutischen Nachbeatmung, die ja unverzichtbar ist, ist die sog. "prophylaktische Beatmung" abzugrenzen. Hierunter verstehen wir die geplante Nachbeatmung nach großen viszeralchirurgischen oder kardiovaskulären Eingriffen zur Prophylaxe pulmonaler Komplikationen bis hin zur Entstehung eines ARDS. Die prophylaktische Nachbeatmung ist in der Regel aufgrund der Art der Operation bzw. des Operationsverfahrens (großer Oberbaucheingriff, Zweihöhleneingriff) vorhersehbar.

Ziel der vorliegenden Arbeit soll sein, die Problematik der differenzierten Indikationsstellung zur Nachbeatmung in ihrem Zusammenspiel aus physiologischen und pharmakologischen Zusammenhängen mit organisatorischen Problemen, ärztlicher Tätigkeit und Effektivität des Beatmungsverfahrens darzustellen.

PNb: Differenzierte Indikationsstellung

Die Ursachen für eine postoperative Nachbeatmung können patienten-, operations- und narkosebedingt sein, wobei die Gründe für die Indikationsstellung fließend ineinander übergehen können.

Patientenbedingte Ursachen

Alter

Hohes Alter des Patienten ist mit einer Reihe charakteristischer Veränderungen in der Biochemie und Physiologie des Menschen verbunden. Solche Veränderungen wirken sich durchaus auf den postoperativen Verlauf aus. Leistungsreserven nehmen ab, die Anpassung an Belastungssituationen erfolgt im Alter träger. Auch die Häufigkeit mehrerer gleichzeitig vorliegender Erkrankungen bzw. Funktionseinschränkungen nimmt im Alter zu.

Im höheren Lebensalter liegt das Risiko eines Herzstillstands während der Anästhesie und den ersten 24 postoperativen h bei 6,4 %. Das häufigste Vorkommen eines anästhesiebedingten Herzstillstands ist in der unmittelbaren Aufwachphase, d. h. in den ersten 24 h nach Extubation am größten [35, 47]. Aus der Tatsache, daß sich schwere kardiale Komplikationen zumeist in der unmittelbaren postoperativen Phase ereignen, kann geschlossen werden, daß hier durch eine Nachbeatmung ein wichtiger Ansatzpunkt für eventuelle Therapiemöglichkeiten besteht.

Pulmonale Vorerkrankungen sind bei jüngeren wie bei älteren Patienten Risikofaktoren für pulmonale Komplikationen. Bei älteren Patientengruppen ist jedoch der Einfluß der pulmonalen Komplikationen auf die Morbidität am größten. In einer Studie von Osswald lagen die Todesfälle für pulmonale Komplikationen in der postoperativen Phase bei 21 %, dagegen starben nur 9 % der Patienten an Komplikationen des Herz-Kreislauf-Systems. Die Häufigkeit pulmonaler Komplikationen hängt in erster Linie von den Operationsbedingungen ab: So steigt die pulmonale Komplikationsrate bei älteren Patienten, die sich einem geplanten, nicht dringlichen Eingriff unterziehen müssen, von 20 % bei dringlichen Soforteingriffen auf über 54 % an [34].

In einer Studie von Moller [32] konnte eine signifikante Häufung von hypoxischen Phasen in Abhängigkeit vom Alter des Patienten dargestellt werden. Diese treten im hohen Alter besonders häufig auf und betreffen meist nur die unmittelbare Phase nach der Extubation, also den Transport des Patienten zum Aufwachraum und die Aufwachphase selbst.

Nicht nur physiologische Prozesse verändern sich mit zunehmendem Alter, sondern auch die Pharmakokinetik und Pharmakodynamik von Narkotika und Muskelrelaxanzien. Pharmakologische Verteilungsstörungen ergeben sich aufgrund des verminderten Körperwassers im Alter, des Herzauswurfvolumens und der Proteinbindung. Die Ausscheidungsrate verlängert sich durch das verminderte HZV, die verminderte renale Durchblutung und die glomeruläre Filtrationsrate. Insbesondere die vermehrte Wirkung von Muskelrelaxanzien kann eine Nachbeatmung erforderlich machen. Zum Beispiel kann sich die Erholungszeit bei Pancuronium beim älteren Menschen um 50 % verlängern. Die Eliminationshalbwertszeit liegt bei 201 min, verglichen mit 107 min bei jüngeren

Menschen [33]. Vecuronium, welches zum größten Teil über die Leber abgebaut wird, zeigt ebenfalls eine Wirkungsverlängerung [27]. Auch bei Doxacurium kann eine leichte Wirkungsverlängerung beim älteren Patienten erwartet werden [25]. Durch die meist im Einzelfall nicht klar abschätzbare Wirkungsverlängerung beim alten Menschen erreicht man durch eine Nachbeatmung einen gewissen Sicherheitsraum. Soll eine verlängerte Wirkung von Muskelrelaxanzien antagonisiert werden, so ist im Alter mit einer veränderten Potenz des Antagonisten zu rechnen. So benötigen ältere Menschen zur Antagonisation wesentlich höhere Dosen von Neostigmin bzw. Prostigmin [11].

Faktoren, die das An- und Abfluten von volatilen Anästhetika bestimmen, sind die alveoläre Ventilation, die Lungenfunktion, das Herzminutenvolumen, das Verhältnis von Körpermasse zu Gefäßreichtum, Muskel- und Fettgewebe, sowie der Blut-Gas- und der Gewebe-Blut-Koeffizient der Substanzen.

Im Alter steigt der Gewebe-Blut-Koeffizient an, der Fettanteil am Gesamtkörpergewicht nimmt zu. Diese Veränderungen senken zusammen mit Störungen des Ventilations-Perfusions-Verhältnisses der Lunge sowie einer reduzierten pulmonalen Diffusionskapazität die Auswaschrate von volatilen Anästhetika. Kardiovaskuläre Nebenwirkungen treten so beim alten Menschen eher zu Tage. Halothan wäscht sich beim älteren Menschen langsamer ein und aus als beim jüngeren Patienten [13]. Bezüglich Isofluran ergeben sich jedoch kaum Unterschiede in der Geschwindigkeit des An- und Abflutens bei jungen und alten Patienten.

Adipositas

Adipositas ist mit einer Anzahl von pathophysiologischen Veränderungen verbunden, welche das ganze Körpersystem und damit auch das anästhesiologische Management beeinflussen können [8]. Bei der Adipositas, die sich auf den Körperstamm konzentriert, ist das Auftreten von Diabetes mellitus, kardiovaskulären Krankheiten und ein hoher O_2-Verbrauch höher als bei der Adipositas, die sich auf die Extremitäten konzentriert. Bei Adipositas ist ganz allgemein die Metabolisierungsrate, der O_2-Verbrauch und die CO_2-Produktion erhöht. Die Fettansammlungen reduzieren die Compliance und die statischen Lungenfunktionen, so auch die funktionelle Residualkapazität und das exspiratorische Reservevolumen. In liegender Position sinkt die funktionelle Residualkapazität, es kommt zu einem Mißverhältnis von Ventilation und Perfusion. Bei jüngeren Patienten ist die Problematik allerdings nicht so ausgeprägt wie bei älteren adipösen Patienten [16, 29]. Blutvolumen, Plasmavolumen und Herzauswurfvolumen steigen mit zunehmendem Körpergewicht an. Adipöse neigen zu einer linksventrikulären Hypertrophie und einer linksventrikulären Wandverdickung mit Hypertension. Sehr adipöse Patienten (mehr als 170 % über dem Idealgewicht) zeigen eine starke Verdickung der linksventrikulären Wandstärke, so daß Belastung zu Insuffizienz führen kann [1, 39]. Adipöse Patienten sind somit postoperativ stark gefährdet. Eine adäquate Therapie eventuell in Form einer prolongierten Extubation ist im Sinne des Patienten.

Die obstruktive Schlafapnoe (z. B. das Pickwick-Syndrom) ist bei der Adipositas häufiger anzutreffen [50]. Im Zusammenhang mit einer Depression des respiratorischen Systems durch Narkotika sollte eine Extubation erst dann erfolgen, wenn Sicherheit über den vollständigen Abbau dieser Narkotika besteht.

Chronisch obstruktive Lungenerkrankungen

Präoperativ existente Lungenerkrankungen (COLD) prädestinieren zu postoperativen Komplikationen [41]. Diese Komplikationen ergeben sich aus charakteristischen pathophysiologischen Zusammenhängen: Bei der Umstellung von mechanischer Beatmung zu Spontanatmung am Ende der Operation ändert sich die Verteilung von Ventilation und Perfusion. Am gravierendsten sind hierbei nicht die Veränderungen der Ventilation, sondern die Veränderungen bei der Perfusion [4]. Normalerweise korreliert die kraniokaudale Differenz des Ventilations-Perfusions-Quotienten mit der Verteilung der Perfusion bei Spontanatmung. Im postoperativen Verlauf kommt es jedoch zu starken Inhomogenitäten im Ventilations-Perfusions-Quotienten und somit zu einer Zunahme des venösen Shunts, der bei pulmonal vorgeschädigten Patienten bedeutend größer ist als bei pulmonal unbelasteten Patienten [7].

Bei Patienten mit Asthma oder COLD ändert sich außerdem intraoperativ der Atemwegswiderstand unter dem Einfluß der Inhalationsanästhetika. Halothan oder Enfluran sollen einen geringeren Einfluß ausüben als Isofluran [36].

Operationsbedingte Ursachen

Allgemein kann gesagt werden, daß die Entscheidung zur Nachbeatmung zum einen von den äußeren Umständen einer Operation, zum anderen von der Art des durchgeführten chirurgischen Eingriffs abhängig gemacht werden kann. Zu den äußeren Umständen gehören zum Beispiel Notfall- oder geplante Operationen, die Operationsdauer und die Höhe des dabei auftretenden Blutverlusts. Die Art des chirurgischen Eingriffs, die eine Nachbeatmung nach sich ziehen kann, ist bei großen Oberbaucheingriffen oder Zweihöhleneingriffen (z. B. Ösophagusresektion) offensichtlich. Es gilt das Postulat: Je enger die anatomische Beziehung zwischen Operationsgebiet und Atemsystem, desto größer die pulmonale Gefährdung [41].

Postoperative Lungenfunktion

Unmittelbar im Anschluß an Thorakotomien bzw. Oberbauchlaparotomien kommt es zu einer erheblichen Ventilationseinschränkung, die sich am besten als akute Restriktion aller Lungenvolumina bzw. Lungenkapazitäten charakterisieren läßt. Das Ausmaß dieser pulmonalen Funktionseinbuße ist in erster Linie geprägt durch eine Abnahme der Vitalkapazität, die nach eigenen Untersuchungen gegenüber dem präoperativen Ausgangswert um 62% vermindert wird [6]. Von anderen Autoren werden für die postoperative Reduktion der Vitalkapazität noch höhere Werte (bis zu 75% des Ausgangswerts) angegeben [23].

Diese akute Restriktion der Vitalkapazität ist bedingt durch eine Einschränkung des inspiratorischen Reservevolumens herab bis zu 20% des Ausgangswerts sowie durch eine erhebliche Reduktion der funktionellen Residualkapazität in einer Größenordnung von ca. 35% des Ausgangswerts [6]. Die Verringerung der funktionellen Residualkapazität führt zu einer Verschiebung der Atemmittellage nach unten, so daß bei den betroffenen Patienten ein großer Anteil ihrer Ruheatmung im Bereich des sog. "closing volume" abläuft. Durch Inhomogenitäten von Ventilation und Perfusion in den abhängigen Lungenbezirken zugunsten einer relativen Perfusionszunahme kommt es bevorzugt dort zu einer vermehrten Bildung von Mikroatelektasen. Neben den geschilderten restriktiven Veränderungen tragen zusätzlich obstruktive Vorgänge zu einer weiteren Verschlechterung der pulmonalen Situation bei [6]. Die Restriktion der Lungenvolumina ist somit gekoppelt an eine Minderung der Bronchialweite, der in der postoperativen Phase infolge der daraus resultierenden konsekutiven Verschlechterung der Husteneffektivität große Bedeutung zukommt.

Durch die Veränderungen der Atemmechanik und der Gasaustauschbedingungen in der postoperativen Phase kommt es zu einer Dominanz bronchopulmonaler Komplikationen. Die Ursachen für diese Lungenfunktionsstörungen sind vor allem in einer Beeinträchtigung der Zwerchfellatmung (Höhertreten des Diaphragmas) und in einer Umstellung des Atempatterns (Schonatmung, bedingt durch Wundschmerz, peritoneale Reizung, Verletzung bzw. Irritation des autonomen Nervengeflechts) zu sehen. Durch eine postoperative Nachbeatmung können diese Störungen der Lungenfunktion zum Teil kompensiert werden.

Kardiovaskuläre Probleme

Große abdominalchirurgische Eingriffe führen jedoch nicht nur zu pulmonalen Komplikationen, sie sind auch ein Risikofaktor für schwere kardiovaskuläre Probleme, schwere Tachykardien und schwere ventrikuläre Arrhythmien. Ursache hierfür sind hypoxische Vorgänge in der unmittelbaren postoperativen Phase [47, 48]. Durch eine Nachbeatmung in den ersten

Stunden nach der Operation wird die hypoxische Phase reduziert bzw. überbrückt. Kardiovaskuläre Probleme sind damit eingedämmt.

Anästhesiebedingte Ursachen

Zu den anästhesiebedingten Ursachen für eine postoperative Nachbeatmung zählt der Überhang von Narkotika oder Muskelrelaxanzien, der am Ende einer Operation eine Extubation nicht zuläßt. Ebenso gehört hierzu eine hypotherme Ausgangslage des Patienten am Operationsende sowie eine instabile Kreislaufsituation. Die Art des Anästhesieverfahrens, ob Epiduralanästhesie oder Allgemeinanästhesie oder eine Kombination aus beiden Anästhesieverfahren, spielt natürlich ebenfalls eine wichtige Rolle [21].

Muskelrelaxanzien

Eine protrahierte Wirkung von Muskelrelaxanzien über das Operationsende hinaus hat ihre Ursache meistens in einer Überdosierung. Wird die Wirkungsverlängerung als solche erkannt, ist der Grad der verbliebenen Relaxation mit Hilfe relaxometrischer Verfahren oder aufgrund von klinischen Beurteilungskriterien abzuschätzen. Wirkungsverlängerung von Muskelrelaxanzien kann jedoch auch bei normaler Dosierung durch Hypothermie, Elektrolytstörungen, respiratorische Azidose, metabolische Alkalose sowie durch synergistische Wirkungen mit Inhalationsanästhetika (insbesondere Enflurane) und Antibiotika bedingt sein [37]. Neben einer Antagonisierung des verlängerten motorischen Blocks mit Neostigmin bzw. Pyridostigmin, bei denen spezifische Nebenwirkungen oder spezifische Probleme zu beachten sind, ist die Nachbeatmung der Patienten bis zur Beendigung der neuromuskulären Blockade das Mittel der Wahl [37].

Opioide

Eine zentrale Atemdepression durch Opioidüberdosierungen während der Narkose bzw. durch Reboundphänomene am Ende der Narkose ist sicherlich die häufigste Ursache für eine postoperative Nachbeatmung. Die Rate potentieller Nachbeatmungen wurde auch durch den Ersatz des bei der klassischen Neuroleptanalgesie verwendeten Butyrophenons DHBP durch moderne Benzodiazepine nicht vermindert. Eindeutige Aussagen über Dosierungen verschiedener Opioide und Anästhesieverfahren und der daraus resultierenden Möglichkeit der Atemdepression finden sich in der internationalen Literatur nicht. Wichtig ist jedoch zu berücksichtigen, daß die Wirkungen der Opioide in der postoperativen Phase direkt abhängig vom Alter sind. So fanden Hertzka et al., daß Kinder, die älter als 3 Monate sind, nicht so empfindlich auf die fentanylinduzierte Atemdepression reagieren wie Erwachsene [19]. Auch sinkt die Plasmakonzentration schneller als bei den Erwachsenen. Interessant ist in diesem Zusammenhang das Ergebnis, daß Sufentanyl beim älteren Menschen eine längere Wirkdauer als Fentanyl besitzt. Bei einer Entscheidung zur postoperativen Nachbeatmung sollten diese Untersuchungsergebnisse mitberücksichtigt werden.

Durch die Indikationsstellung zu einer großzügigen postoperativen Nachbeatmung kann allen Problemen, die mit der Antagonisierung von Opioiden im Zusammenhang stehen, aus dem Weg gegangen werden.

ZAS (zentralanticholinerges Syndrom)

Eine persistierende Bewußtlosigkeit aufgrund eines zentralanticholinergen Syndroms, insbesondere bei älteren Menschen, kann ebenfalls Ursache für eine postoperative Nachbeatmung sein. Das Auftreten des ZAS nach Narkosen soll nach Halothannarkosen häufiger als nach Enfluran- oder Isoflurannarkosen sein. Möglicherweise erhöht die Kombination volatiler Anästhetika mit Fentanyl die Häufigkeit eines ZAS. Eine reine Neuroleptanalgesie scheint das Syndrom häufiger auszulösen als Inhalationsnarkosen [26].

Hypothermie

Das Auftreten einer Hypothermie bei langwierigen Operationen mit großen Wundflächen und Volumenverlusten läßt sich trotz vielfältiger Gegenmaßnahmen nicht vermeiden. Der Wärmeverlust erfolgt physikalisch gesehen auf verschiedene Weise: Durch konvektive Vorgänge, durch Wärmestrahlung und durch Wärmeleitung.

Verschiedene Einflüsse von außen wirken auf den Patienten und unterhalten diese Vorgänge: Größe der Operationswunde, Operationsdauer, Größe der freiliegenden Hautflächen des Patienten, Umgebungstemperatur und Luftströmung des Operationssaals usw. (Abb. 1). Mangelnde eigene Wärmeproduktion, verschobene Temperaturgrenzen des Patienten und damit fehlende Gegenregulationsmechanismen – wie Vasokonstriktion und Shivering – tun ihr übriges. Der Temperaturverlauf während einer Narkose weist drei charakteristische Phasen auf (Abb. 2). Der initiale Temperaturabfall zu Beginn der Narkose ist in erster Linie durch Konvektion bedingt dadurch, daß sich das kalte Blut der Körperschale infolge der peripheren Vasodilatation durch Narkotika mit dem warmen Blut des Körperkerns vermischt. Dieser Temperaturabfall ließe sich nur verhindern, wenn der Patient bereits *vor* Narkoseeinleitung peripher stark erwärmt werden würde [43].

Der lineare Temperaturabfall und die Plateauphase danach sind durch Wärmeleitung und Wärmeabstrahlung bedingt und lassen sich mit den

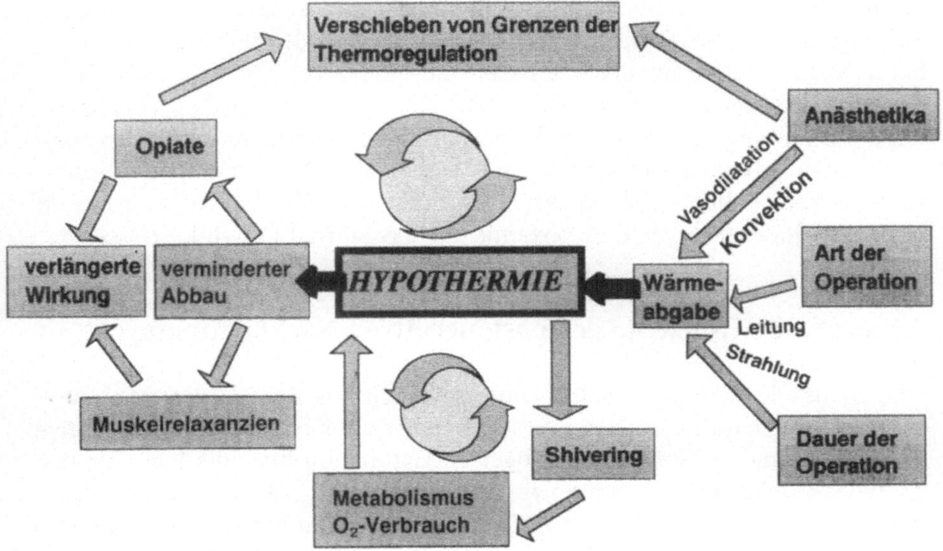

Abb. 1. Pathogenese der Hypothermie nach Operationen in Allgemeinanästhesie

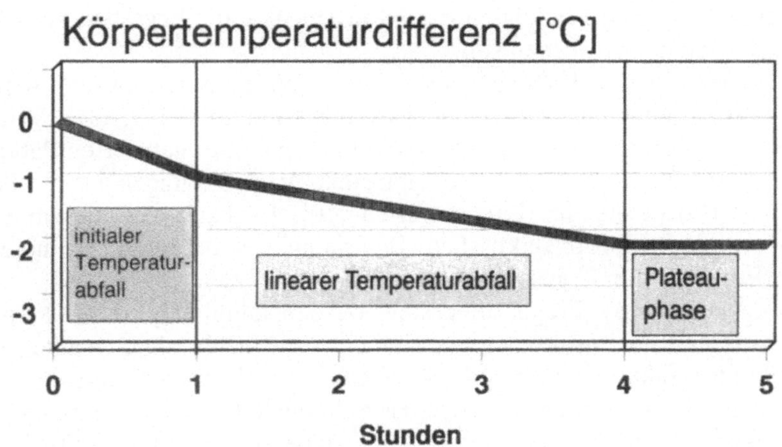

Abb. 2. Verlauf des Temperaturabfalls in Narkose. (Nach [43])

entsprechenden Maßnahmen (Heizstrahler, Folien, Wasserwärmedecken, luftdurchströmte Wärmedecken) nur bedingt kompensieren. Nach großen Operationen fällt jedoch die Körpertemperatur nahezu immer unterhalb 35–34 °C.

Die körpereigenen Gegenregulationsmechanismen, bestehend aus peripherer Vasokonstriktion, gesteigertem Metabolismus und Shivering, die normalerweise bereits knapp unterhalb von 37 °C einsetzen, sind in Narkose aufgehoben, da die Regelgrenze durch die verwendeten Narkotika (z. B. bei 1 Vol.-% Isofluran um 3 °C) nach unten verschoben wird [43]. Nach Narkosebeendigung und Heraufsetzen der Regelgrenze durch den Wegfall von Narkotika kommt es bei vielen Patienten aus diesem Grund zu Muskelzittern. Der O_2-Bedarf kann in dieser Phase bis zu 600 % gesteigert werden. Insbesondere Patienten mit pulmonalen oder kardialen Risikofaktoren sind in dieser Phase durch eine Hypoxämie stark gefährdet [47, 49].

Theoretische Konzepte der postoperativen Nachbeatmung

Wie in der Einleitung erwähnt, unterscheiden wir neben einer therapeutischen Nachbeatmung aus vitaler Indikation eine kurzfristige postoperative Nachbeatmung im Sinne der verzögerten Extubation bzw. die längerfristige prophylaktische Nachbeatmung in der Regel (über 24–48 h) als geplante Nachbeatmung zur Prophylaxe pulmonaler Komplikationen. Die Frage, die allerdings gestellt werden sollte, ist die, ob es eine prophylaktische Beatmung in diesem Sinne überhaupt geben kann.

Das Wort Prophylaxe kommt aus dem Griechischen (prophylatto heißt: ich wache vorher). Prophylaxe bedeutet Vorbeugung, d. h., bereits die Entstehung eine Schädigung soll verhindert werden, d. h. also nicht, daß eine eventuelle Schädigung nur in ihrem Ausmaß begrenzt, zurückgedrängt oder eliminiert werden soll.

Eine prophylaktische Beatmung kann es unter diesem Aspekt nicht geben, denn eine Beatmung wird nicht nur in der großen Viszeral- und Kardiochirurgie, sondern erst recht beim polytraumatisierten Patienten oder bei der Sepsis auf bereits eingetretene Veränderungen in der Physiologie und Biochemie der Lunge treffen [10]. Es kann aus diesem Grund nie von einer "prophylaktischen Beatmung", sondern stets nur von einer "Frühbeatmung" gesprochen werden.

Die nächste Frage, die gestellt werden sollte, ist jene, ob wenigstens die so definierte "Frühbeatmung" einen Sinn macht. Der Grundgedanke für deren Indikationsstellung kann ja nur sein: "Je früher, desto besser, und je später, desto weniger läßt sich das pulmonale Geschehen aufhalten". Hierzu müßte allerdings einer derartigen Frühbeatmung ein kausaltherapeutischer Wert zukommen. Der kausaltherapeutische Charakter auch einer Frühbeatmung ist jedoch im allgemeinen zu verneinen. Der interessanteste Aspekt zur Frühbeatmung ist vielleicht in der großzügigen Indikationsstellung bei drohender Erschöpfung der Atemmuskulatur zu sehen ("muscle fatigue" = Atemmuskelermüdung).

Atemmuskelermüdung

Unter Atemmuskelermüdung verstehen wir das Unvermögen eines Muskels, ein bestimmtes Ausmaß an Kontraktionskraft zu entwickeln und dieses

Ausmaß über einen bestimmten Zeitraum aufrechtzuerhalten. Hauptgrund für Ermüdungserscheinungen sind in einem Mißverhältnis zwischen energetischem Bedarf der Muskulatur und ihrer energetischen Versorgung zu sehen. Der energetische Bedarf der Atemmuskulatur hängt im wesentlichen von folgenden Determinanten ab:

- Von der Atemarbeit, die geleistet werden muß
- von der dazu erforderlichen Kraft und Ausdauer der Muskulatur und
- von der Effizienz des gesamten Atemapparats.

Die physikalisch zu leistende Atemarbeit ergibt sich aus der Druckdifferenz, die nötig ist, um ein definiertes Atemvolumen zwischen Mund und Alveolarebene zu verschieben, wenn man Trägheitsmomente zur Beschleunigung der Gasmenge sowie Reibungswiderstände der Atemmuskulatur vernachlässigt. Die Atemarbeit steigt mit verminderter Lungencompliance und erhöhter Atemwegsresistance an. Die wichtigsten Determinanten für die Kraftentwicklung der Atemmuskulatur selbst sind die Länge ihrer Muskelfasern, die Geschwindigkeit der Kontraktion, die abhängig ist von der Frequenz der neuronalen Stimulation und die Integrität der strukturellen Elemente der Muskulatur selbst. Bei einer optimalen Länge der Muskelfasern kann ein Maximum an Kraft entwickelt werden, da Aktin- und Myosinfilamente sich in idealer Weise gegenüberliegen. Kommt es zu einer Verkürzung bzw. einer Verlängerung dieser optimalen Faserlänge, ist die Kraft, die produziert werden kann, viel geringer. Wie erwähnt, ist die Kraft, die von den Muskelfasern entwickelt werden kann, außerdem eine direkte Funktion ihrer neuronalen Stimulation. Stimulationsfrequenzen von 80 bis 100 Hz sind optimal. Atemmuskelermüdung tritt umso eher auf, je mehr diese Stimulationsrate überschritten wird. Ein starkes Anwachsen des "respiratory drive", wie er beim Patienten in der postoperativen Phase vorhanden ist, kann eine Ventilationssteigerung nur für einen kurzen Zeitraum aufrechterhalten und führt bald zur Ermüdung [12, 30].

Die strukturelle Integrität der Atemmuskulatur ist zudem bei alten Patienten sowie bei Intensivpatienten abhängig vom Ernährungszustand und vom Ausmaß einer gewissen Muskelatrophie, bedingt durch Alter oder resultierend aus der längeren Anwendung von Muskelrelaxanzien. Ein äußerst wichtiger Vorgang für den Energiebedarf der Atemmuskulatur ist in der Tatsache zu sehen, daß manche Muskelgruppen beim Patienten im postoperativen Verlauf in Abweichung von den normalen physiologischen Verhältnissen antagonistisch arbeiten können, so daß es sogar zu einer ausgeprägten Diskoordination der gesamten Atemmuskulatur kommt. Hierdurch wird nur Energie konsumiert, ohne daß dadurch effiziente Respirationsbewegungen produziert werden. Kontinuierliche isometrische Kontraktionen von Atemmuskeln und Atemmuskeldiskoordination sind die Hauptursachen für die Entstehung von "muscle fatigue" [30]. Darunter leidet die Effizienz des respiratorischen Systems sehr, da der Energiebedarf, der nötig ist, um eine bestimmte Arbeit zu performieren, drastisch ansteigt.

Die energetische Versorgung der Atemmuskulatur ist jedoch limitiert. Da der zur Ruheatmung benötigte O_2-Bedarf nur ca. 2 % des gesamten O_2-Bedarfs beträgt, ist die Durchblutung der Atemmuskulatur relativ gering. Bei starker Erhöhung der Atemarbeit kann sie zwar auf 12 % des "cardiac output" anwachsen, der O_2-Bedarf der Atemmuskulatur selbst beträgt jedoch bei Patienten nach großen Eingriffen bis zu 30 % des gesamten O_2-Verbrauchs. Insbesondere das Diaphragma kann seinen vermehrten O_2-Bedarf nur bedingt durch eine Erhöhung der O_2-Extraktion decken, bevor es flowabhängig wird. Hier bestehen deutliche Parallelen zum Koronarkreislauf. Zudem gehen die Energievorräte des Zwerchfells bald zur Neige. Der Glykogenvorrat reicht z. B. bei exzessiver Atemanstrengung nur für 1 h, bei den energiereichen Phosphaten sehen die Verhältnisse ähnlich aus [12, 30]. Eine Ruhigstellung der Atemmuskulatur durch eine postoperative Nachbeatmung mit modernen Beatmungs- bzw. Spontanatmungsverfahren ist die einzige und beste kausale Therapie, die Atemmuskulatur vor Übermüdung zu schützen. Hier besitzt die Beatmung tatsächlich einen kausaltherapeutischen Wert. Eine solche "erholende" Beatmung wurde von Benzer in einem anderen Zusammenhang mit dem tautologischen Begriff "respiratorische" Beatmung belegt [3].

Weitere kausaltherapeutische Aspekte

Bereits viel umstrittener ist jedoch der Wert einer Frühbeatmung hinsichtlich Surfactant-protektion bzw. -produktion zu sehen sowie hinsichtlich der Entwicklung eines interstitiellen bzw. interalveolären Ödems, da seit längerem bekannt ist, daß die Lymphdrainage der Lunge durch jede Form der Beatmung infolge der Erhöhung des intrathorakalen Drucks negativ beeinflußt wird [51]. Die offensichtlich positive Wirkung der Beatmung beruht lediglich auf einer Verbesserung der pulmonalen Gasaustauschbedingungen. Sie ist also eine rein symptomatische Therapie [10].

Eine günstige Beeinflussung von Sympathikusaktivität oder klassischer Mediatorabläufe als weitere kausaltherapeutische Einsatzmöglichkeit für eine Frühbeatmung ist ebenfalls abzulehnen.

Unabhängig von der Definition "prophylaktische Beatmung" oder "Frühbeatmung" ist die Frage nach dem kausaltherapeutischen Wert einer derartigen Beatmung – ganz egal wie man sie nun nennen mag – von entscheidender Bedeutung. Wenn man nämlich den kausaltherapeutischen Wert im allgemeinen verneinen muß, dann darf die Indikation zur sog. "prophylaktischen Beatmung" z. B. nach großen Oberbaucheingriffen oder großen kardiovaskulären Eingriffen nicht so großzügig gestellt werden wie bisher. Die mit der Beatmung verbundenen Nebenwirkungen und Risiken zwingen auf jeden Fall zu einem äußerst kritischen differenzierten Einsatz. Quantifizierende Studien an homogenen Patientenkollektiven sind notwendig, um die Wertigkeit einer prophylaktischen Nachbeatmung weiter abzugrenzen.

Quantifizierende Studien zur postoperativen Nachbeatmung

Die Durchführung quantifizierender Studien hinsichtlich der Effektivität einer postoperativen Nachbeatmung ist an große Schwierigkeiten gekoppelt. Zum einen muß das Studiendesign folgende Voraussetzungen berücksichtigen: Es muß sich um möglichst homogene Patientenkollektive, eventuell mit einem großen Anteil geriatrischer Patienten handeln, gleichzeitig sollte die Operation hinsichtlich der Entwicklung pulmonaler Komplikationen relativ risikoträchtig sein. Zum anderen muß das Operationsverfahren jedoch gut standardisiert und möglichst auch nur von einigen wenigen Operateuren durchgeführt werden, da sonst rein operationsbedingte Komplikationen eine statistische Auswertung hinsichtlich pulmonaler Komplikationen nahezu unmöglich machen.

Eigene Untersuchungen

Im Rahmen mehrerer Dissertationen an der Universität Erlangen/Nürnberg [14, 15, 17, 24, 38, 40] wurde in eigenen Untersuchungen die pulmonale Komplikationsrate bei zwei großen homogenen Patientenkollektiven untersucht, nämlich nach abdominellen und transthorakalen Gastrektomien der Jahrgänge 1980 bis 1987. Insgesamt wurden die Ergebnisse von 487 Patienten teils retrospektiv, teils prospektiv ausgewertet. Als pulmonale Komplikation wurde definiert: Eine verstärkte Sekretretention, die zu frequenten Absaugmanövern bzw. einer bronchoskopischen Absaugung zwang, die Entstehung von Makroatelektasen (von Plattenatelektasen über Segmentatelektasen bis hin zur Totalatelektase einer Lunge), Blutgaswerte, die auf eine Hypoxämie hinwiesen, sowie vor allen Dingen die Tatsache, ob im postoperativen Verlauf eine sekundäre Intubation erforderlich wurde. Die Ergebnisse lassen sich in zwei Sätzen zusammenfassen: Analog zu vielen Untersuchungen in der Literatur konnte zwar eine gute Korrelation zwischen präoperativer Lungenfunktion und postoperativer pulmonaler Komplikationsdichte hergestellt werden. Es konnte jedoch keine Korrelation zwischen frühzeitiger Extubation einerseits bzw. primärer postoperativer Nachbeatmung von Patienten andererseits und pulmonaler Komplikationsdichte im postoperativen Verlauf festgestellt werden. Auf einen Nenner gebracht heißt dies, daß Patienten, die frühzeitig im Operationssaal extubiert wurden, nicht häufiger aufgrund von pulmonalen Komplikationen sekundär beatmet werden mußten wie die Patienten, die bereits primär einer postoperativen prophylaktischen Nachbeatmung zugeführt wurden.

Anderweitige Untersuchungen

In der internationalen Literatur sind wegen der oben angeführten Schwierigkeiten kaum Arbeiten vorhanden. Zudem sind nur wenige dieser

Arbeiten als quantifizierende Studien anzusprechen. Blass et al. aus dem Kantonspital Basel veröffentlichten 1991 eine Arbeit [5], in der sie die frühzeitige Extubation von Patienten in der Ösophaguschirurgie propagierten, da dieses Vorgehen in Kombination mit einer thorakalen Periduralanästhesie sowie einer konsequenten Atemtherapie den postoperativen Outcome gegenüber einer prophylaktischen Langzeitbeatmung nicht negativ beeinflussen würde.

Dieser Aussage steht die Ansicht von Bartels und Siewert entgegen, die die Meinung vertreten, daß Patienten im Rahmen der Ösophaguschirurgie mindestens über 48 h prophylaktisch nachbeatmet werden sollten [2]. Patienten mit Ösophagusresektion bilden das Patientenkollektiv, welches aufgrund pulmonaler Komplikationen im postoperativen Verlauf am stärksten gefährdet wird. Bei der transthorakalen Ösophagektomie führt eine konventionelle Beatmung während der Narkose zur Traumatisierung der aus dem Operationsfeld abgedrängten beatmeten rechten Lunge. Dabei kommt es zwangsläufig zu Kontusionen, Einblutungen und Kompressionsatelektasen. Werden die Patienten jedoch intraoperativ mittels Einlungenbeatmung beatmet, ist eine adäquate Bronchialtoilette der abhängigen linken Seite erschwert. Bei der transmediastinalen Ösophagektomie führt die blinde Dissektion ebenfalls zur Ausbildung funktionell wirksamer Mikroatelektasen [2]. Darüber hinaus beeinträchtigt das mediastinal verlagerte Interpositionsorgan postoperativ die pulmonale Funktion durch Kompression benachbarter Lungenareale. Durch die Vagotomie bei der oberen Dissektion wird bei beiden Verfahren zusätzlich die Gefahr eines sympathikoadrenergen Lungenversagens provoziert [18].

Nach Ansicht der Autoren ist die pulmonale postoperative Funktionseinbuße durch die genannten Veränderungen so groß, daß die Indikation zur prophylaktischen Nachbeatmung zumindest über 48 h gegeben ist.

Als Kritik an der Arbeit von Bartels und Siewert ist anzuführen, daß im wesentlichen nur empirisch die Beatmungsverfahren bzw. die atemtherapeutischen Verfahren einschließlich Bronchialtoilette mittels Bronchoskopie in der eigenen Klinik dargestellt werden. Quantifizierende Untersuchungen hinsichtlich einer frühzeitigen Extubation bzw. einer prophylaktischen Nachbeatmung wurden nur hinsichtlich des Verlaufs des intrapulmonalen Rechts-links-Shunts an 40 Patienten durchgeführt, bei denen gezeigt werden konnte, daß eine 48stündige Nachbeatmung im Gegensatz zur postoperativen Spontanatmung den Anstieg des intrapulmonalen Rechts-links-Shunts verhindern kann. Wie die Autoren selbst feststellen, waren hinsichtlich der prophylaktisch beatmeteten Gruppe sowie der nichtbeatmeten Kontrollgruppe keine Unterschiede bezüglich klinischer Daten wie pulmonale Komplikationsrate, Behandlungsdauer und Klinikaufenthalt zu verzeichnen. Zu ähnlichen Ergebnissen kommen andere Untersucher. Somit liegen kontrollierte Studien, die die klinische Wirksamkeit einer prophylaktischen Nachbeatmung in der Viszeralchirurgie belegen, bis heute nicht vor.

Auch in der Kardiochirurgie, in der dank des standardisierten Operationsverfahrens bei Patienten mit aortokoronaren Bypassoperationen am leichtesten Studien durchführbar wären, existieren zwar Studien hinsichtlich der postoperativen Infarktrate in Abhängigkeit von der Nachbeatmung. Es sind jedoch keine quantifizierenden prospektiven Studien hinsichtlich pulmonaler Komplikationen in Abhängigkeit von frühzeitiger Extubation bzw. Langzeitbeatmung durchgeführt worden [44]. Die generelle Problematik beleuchten 2 Artikel aus dem *Journal of Cardiothoracic and Vascular Anaesthesia* 1992, in denen von einem Autor der frühzeitigen Extubation das Wort geredet wird, während der andere Autor eine prophylaktische Langzeitbeatmung über zumindest 24 h propagiert [20, 45]. Anzumerken ist in diesem Zusammenhang, daß im angloamerikanischen Schrifttum unter dem Begriff "early extubation" nicht die frühzeitige Extubation im Operationssaal verstanden wird, sondern eine verzögerte Extubation im Sinne einer prolongierten Narkoseausleitung über einen Zeitraum von 6–8 h.

Postoperative Nachbeatmung versus frühzeitige Extubation?

Trendmäßig fällt in der Literatur in den letzten Jahren ein Abrücken von einer relativ starr durchgeführten prophylaktischen Langzeitbeatmung über einen längeren Zeitraum (24–48 h) hin auf und eine Hinwendung zu einer kurzfristigen postoperativen Nachbeatmung im Sinne einer verzögerten Extubation oder prolongierten Narkoseausleitung mit einer Dauer von ca. 4–8 h.

Die Indikation auch für eine derartige kurzfristige postoperative Nachbeatmung kann selbstverständlich im Routinebetrieb nur in Ausnahmefällen gestellt werden. Das Spektrum der Indikation umfaßt Patienten mit normalem Operationsrisiko, bei denen es intraoperativ zu Komplikationen gekommen ist, die sich zumeist großen Oberbaucheingriffen oder kardiovaskulären Eingriffen mit einer Dauer von über 4 h unterziehen mußten und die in der Regel am Operationsende stark hypotherm sind.

Je höher das Operationsrisiko des Patienten aufgrund seines hohen Alters oder aufgrund von präexistenten Erkrankungen ist, desto großzügiger wird man selbstverständlich die Indikation stellen.

Daneben gibt es auch Patienten mit speziellen Eingriffen, vor allen Dingen in der HNO- und in der Kieferchirurgie, die nach großen Eingriffen über einige Stunden aus rein mechanischen Gründen nachbeatmet werden müssen. Hier dient die Nachbeatmung lediglich dem Offenhalten der großen Atemwege.

PNb: Potentielle Vorteile

Potentiell sind von einer postoperativen Nachbeatmung folgende Vorteile zu erwarten:

- Im organisatorischen Ablauf einer Klinik können zwischen 2 großen Eingriffen schnellere Wechsel ermöglicht werden, wenn für einen Operationssaal nicht zwei Anästhesisten zur Verfügung stehen. Es soll in diesem Zusammenhang nochmals darauf hingewiesen werden, daß nicht der Anästhesist der beste Anästhesist sein kann, der dem Operateur einen möglichst schnellen Wechsel ermöglicht, sondern der, der versucht, im Einzelfall den Patienten postoperativ vor einer Hypoxämie zu schützen.
- Mit diesem Punkt eng verknüpft ist ein weiterer Grund für die potentielle Nachbeatmung eines Patienten, nämlich die Sicherung der Transportphase vom Operationssaal in den Aufwachraum.

Mertzlufft et al. veröffentlichten 1989 eine Arbeit, in der sie an 50 Patienten im postoperativen Verlauf nach einer Hemilaminektomie in 36% der Fälle in der unmittelbaren postoperativen Phase kritische pulsoxymetrische Sättigungswerte von unter 90% feststellen konnten [31]. Diese Ergebnisse wurden 1992 im deutschsprachigen Raum von zwei weiteren Autorengruppen bestätigt [9, 28]. Bruns et al. fordern aus diesem Grund, daß bei allen Patienten auf dem Weg vom Operationssaal in den Aufwachraum obligat eine O_2-Applikation zu erfolgen hat [9], denn bis heute ist noch völlig unbekannt, welchen Stellenwert das Auftreten episodischer Hypoxämien in der Aufwachphase z. B. für die Entstehung von postoperativen Myokardinfarkten hat, deren Häufigkeit am 1 und 2 postoperativen Tag am größten ist.

- Wie unter Abschn. "Anästhesiebedingte Ursachen" ausgeführt wurde, spricht für die großzügige Indikationsstellung der postoperativen Nachbeatmung auch die Tatsache, daß ein evtl. vorhandener Opioid-, Benzodiazepin- oder Muskelrelaxansüberhang, insbesondere bei Risikopatienten mit einer Hypothermie, ohne die Gabe von Antagonisten eliminiert werden kann.
- Patienten mit einer Hypothermie profitieren jedoch noch zusätzlich von einer postoperativen Nachbeatmung:

Wie bereits erwähnt, kann der O_2-Bedarf in der unmittelbaren postoperativen Phase, bedingt durch Muskelzittern, bis zu 600% gesteigert werden. Das Shivering läßt sich allerdings mit Sicherheit unterbinden, wenn die Patienten unter einer großzügigen Analgosedierung oder besser noch unter Fortsetzung der Narkosebeatmung mit Lachgas/O_2 im Verhältnis 1:1 im Aufwachraum postoperativ weiterbeatmet werden. In diesem Fall bleibt die Regelgrenze für thermoregulatorische Kompensationsmechanismen nach unten verschoben. Turner hat nachgewiesen, daß unter diesem Regime die Patienten ohne Erhöhung des O_2-Bedarfs wieder erwärmt werden können [49].

PNb: Fortführung der Narkosebeatmung – eigene Untersuchungen

In Untersuchungen am Krankengut der eigenen Klinik, in der Patienten mit einer Körperkerntemperatur unter 35 °C nach großen viszeralchirurgischen oder gefäßchirurgischen Eingriffen routinemäßig mit einem N_2O-O_2/ Gemisch im Verhältnis 1:1 nachbeatmet werden, wurde versucht, dieses Vorgehen im Vergleich zur Möglichkeit einer frühzeitigen Extubation im Operationssaal zu evaluieren:

In einer retrospektiven Studie wurden 9852 Patienten nachuntersucht, die im Zeitraum von 1991 bis 1992 im Aufwachraum behandelt wurden. Insgesamt wurden 322 Patienten in diesem Zeitraum nachbeatmet entsprechend ca. 3 % aller Patienten. Der Altersdurchschnitt der Patienten lag mit 68,2 Jahren sehr hoch, 66 % der Patienten waren 60 Jahre und älter, 42 % der Patienen sogar über 70 Jahre alt (Abb. 3). Die Beatmungsdauer schwankte zwischen 1 und 4,5 h, im Mittel betrug sie 1,5 h (Abb. 4). Zu den Ergebnissen ist zu sagen, daß bei keinem der nachuntersuchten Patienten während der Aufwachphase Shivering auftrat. Bemerkenswert ist auch die Reduktion hypertensiver Kreislaufsituationen, wenn die Patienten erst im Aufwachraum nach Wiedererwärmung extubiert werden (Abb. 5). Bei Narkosebeendigung unmittelbar im Operationssaal sind sonst bei N_2O-Entzug regelmäßig akute Blutdruckanstiege zu beobachten, die u. U. zu einer Myokardischämie führen können [22]. Bei keinem der Patienten wurde eine Reintubation im Aufwachraum fällig. Da retrospektive Untersuchungen selbstverständlich immer nur bedingt Aussagen über ein zu prüfendes Therapieregime zulassen, wird z. Z. versucht, mit einer prospektiven Studie alle nachbeatmeten Patienten des Jahres 1993 zu erfassen, um

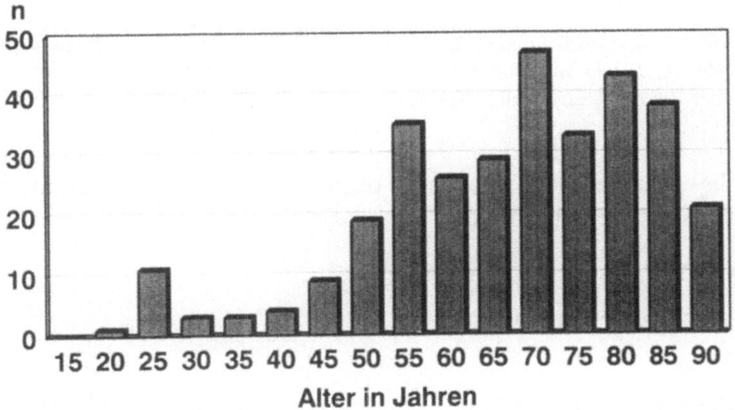

Abb. 3. Altersverteilung nachbeatmeter Patienten (n = 322) im Aufwachraum (Jahrgang 1991/92)

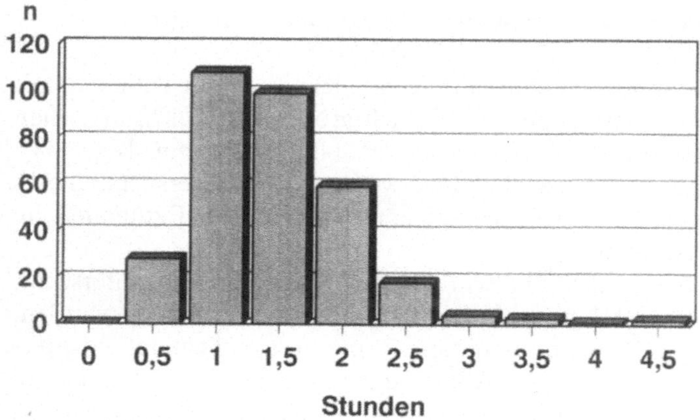

Abb. 4. Durchschnittliche Nachbeatmungsdauer (n = 322) im Aufwachraum (Jahrgang 1991/92)

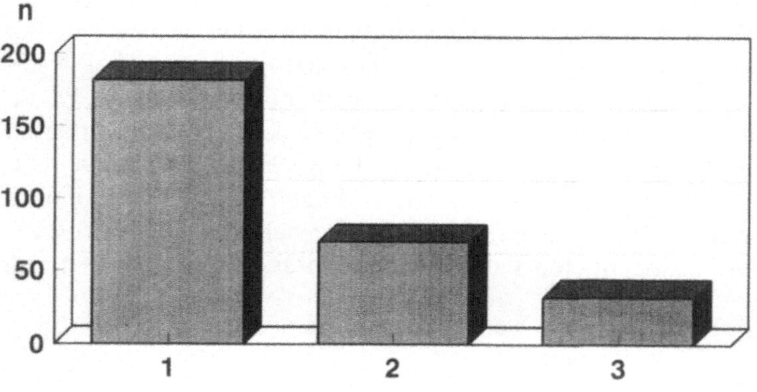

Abb. 5. Blutdruckverhalten nachbeatmeter Patienten (n = 284) im Aufwachraum (Jahrgang 1991/92; *1* kein Blutdruckanstieg oder Blutdruck kleiner als 160 mmHg; *2* Blutdruckanstieg oder Blutdruck größer als 160 mmHg; *3* nicht beurteilbare Fälle)

die positiven Aspekte einer postoperativen Nachbeatmung mit N_2O-O_2 herausstellen zu können.

Zusammenfassung

Aufgrund umfangreichen Literaturstudiums, eigener klinischer Erfahrungen und eigener klinischer Studien wird von uns die Meinung vertreten, daß viele Argumente für eine kurzfristige postoperative Nachbeatmung von Risikopatienten sprechen, insbesondere in der großen Viszeralchirurgie.

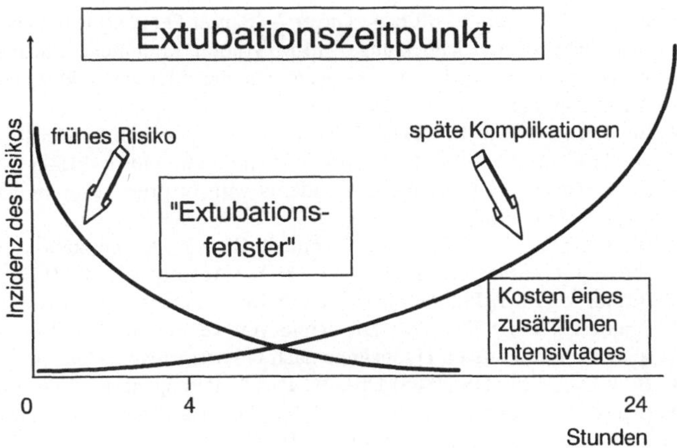

Abb. 6. Hypothetische optimale Extubationszeit für Risikopatienten nach großen viszeralchirurgischen oder kardiovaskulären Eingriffen. (Nach [20])

Potentielle Vorteile sind neben der Elimination hypoxämischer Phasen nach der Operation, während des Transports und der Aufwachphase in einem möglichen Schutz vor einer Atemmuskelermüdung bei Intensivstationspatienten bzw. geriatrischen Risikopatienten zu sehen. Potentielle Nachteile ergeben sich selbstverständlich neben dem finanziellen und personellen Aufwand aus den Nebenwirkungen und Risiken, die jede Beatmung mit sich bringt.

Eine geplante Nachbeatmung im Sinne einer sog. prophylaktischen Beatmung über einen längeren Zeitraum, wie er für die große Oberbauchchirurgie bisher propagiert wurde, muß als umstritten angesehen werden. In diesem Zusammenhang soll eine Aussage von Suter angeführt werden, in der er feststellt, daß bis zum heutigen Tag nicht gezeigt werden konnte, daß irgendeine medikamentöse Therapie oder eine prophylaktische Beatmung die Entwicklung eines ARDS bei Risikopatienten verhindern kann [46].

Wohl aber mag eine optimale Extubationszeit – auch für den Risikopatienten – nach großen Operationen in einem zeitlichen Rahmen von ca. 4–8 h nach der Operation existieren, in dem die frühen Risiken, eingebracht durch die Anästhesie und das operative Vorgehen selbst, weitgehend eliminiert sind, die Risiken einer Langzeitbeatmung jedoch noch nicht zum Tragen kommen (Abb. 6).

Literatur

1. Alexander JK (1985) The cardiomyopathy of obesity. Prog Cardiovas Dis 28: 325–346
2. Bartels H, Siewert JR (1992) Prophylaktische Nachbeatmung und Bronchoskopie. Chirurg 63: 1003–1009

3. Benzer H, Coraim F, Mutz N, Geyer A, Pauser G (1979) Probleme der "Respiratorischen" Beatmung bei der Schocklunge. In: Mayrhofer-Krammel O, Schlag G, Stoeckel H (Hrsg) Akutes progressives Lungenversagen. Thieme, Stuttgart (Intensivmedizin, Notfallmedizin, Anästhesiologie, Bd 16, S 263–270)
4. Beydon L, Cinotti L, Rekik N, Radermacher P, Adnot S, Meignan M, Harf A, Lemaire F (1991) Changes in the distribution of ventilation and perfusion associated with separation from mechanical ventilation in patients with obstructive pulmonary disease. Anesthesiology 75: 730–738
5. Bläss J, Staender S, Moerlen J, Tondelli P (1991) Komplikationslose Frühextubation nach abdomino-thorakaler Ösophagusresektion. Anaesthesist 40: 315–323
6. Brandl M (1983) Präoperative Atemtherapie. Anaesth Intensivmed 24: 206–213
7. Braun U, Voigt E (1978) Die Rolle von ventilatorischen Verteilungsstörungen bei der späten postoperativen Hypoxämie nach Oberbauchlaparatomien. Anaesthesist 27: 163–171
8. Bray GA, Gray DS (1988) Obesity. Part 1. Pathogenesis. West J Med 149: 429–441
9. Bruns J, Turner E, Kettler D (1992) Die Häufigkeit von Hypoxie in der unmittelbar postoperativen Phase. Anaesthesist 41: 313–315
10. Burchardi H (1987) Indikation zur Beatmung. In: Lawin P (Hrsg) Aktuelle Aspekte und Trends der respiratorischen Therapie. Springer, Berlin Heidelberg New York Tokyo, S 23–45
11. Mc Carthy GJ, Cooper R, Stanley JC, Mirakhur RK (1992) Dose-response relationships for neostigmine antagonism of vecuronium-induced neuromuscular block in adults an the elderly. Brit J Anesth 69: 281–283
12. Decramer M (1987) How does the vital pump work. Bull Eur Physiopath Respir 23: 199–212
13. Dwyer RC, Fee JPH, Howard PJ, Clarke RSJ (1991) Arterial washin of halothane and isoflurane in young and elderly adult patients. British J Anaesth 66: 572–579
14. Esswein C (1985) Morbidität und Letalität bei abdomineller bzw. transthorakaler Gastrektomie unter besonderer Berücksichtigung pulmonaler Komplikationen. Inaugural-Dissertation, Friedrich-Alexander-Universität Erlangen-Nürnberg
15. Fahrnbauer R (1985) Auswirkungen der perioperativen Atemtherapie auf Morbidität und Mortalität nach großen Oberbauch- bzw. Thorax-Eingriffen. Inaugural-Dissertation, Friedrich-Alexander-Universität Erlangen-Nürnberg
16. Farebrother MJB (1979) Respiratory function and cardiorespiratory response to exercise in obesity. Brit J Dis Chest 73: 211–239
17. Feistel G (1983) Morbidität und Letalität bei abdomineller bzw. transthorakaler Gastrektomie unter besonderer Berücksichtigung pulmonaler Komplikationen. Inaugural-Dissertation, Friedrich-Alexander-Universität Erlangen-Nürnberg
18. Heinrichs W, Duda D, Rothmund M, Halmagyi M (1988) Veränderungen der pulmonalen Hämodynamik, des Gasaustauches und des extravaskulären Lungenwassers während Ösophagusresektion. Anaesthesist 37: 97–104
19. Hertzka RE, Gauntlett IS, Fisher DM, Spellman MJ (1989) Fentanyl-induced ventilatory depression: Effects of age. Anesthesiology 70: 213–218
20. Higgins TL (1992) Pro: Early Endotracheal Extubation is Preferable to Late Extubation in Patients Following Coronary Artery Surgery. J Cardiothor Vasc Anesth 6: 488–493
21. Jayr C, Thomas H, Rey A, Farhat F, Lasser P, Bourgain JL (1993) Postoperative pulmonary complications. Anesthesiology 78: 666–676
22. Karliczek G, Birks RJS, Brenken U, Agnew M (1980) Termination of anaesthesia – do we pay enough attention to its consequences? Anaesthesist 29: 370–375
23. Klose R, Osswald P, Lutz H (1977) Präoperative spirometrische Beurteilung der Lungenfunktion und postoperativer Verlauf. Prakt Anaesth 12: 297–307
24. Koopmann I (1989) Morbidität und Letalität bei abdomineller und transthorakaler Gastrektomie unter besonderer Berücksichtigung pulmonaler Komplikationen. Inaugural-Dissertation, Friedrich-Alexander-Universität Erlangen-Nürnberg

25. Koscielnia-Nielsen ZJ, Law-Min JC, Donati F, Bevan DR, Clement P, Wise R (1992) Dose-response relations of doxacurium and its reversal with neostigmine in young adults and healthy elderly patients. Anesth Analg 74: 845–850
26. Lauven PM (1985) Bericht über das 2. Symposium "Das zentrale anticholinergische Syndrom: Physostigmin in der Intersivmedizin – Anästhesiologie – Psychiatrie" in Bonn. Anaesth Intensivther Notfallmed 20: 291–293
27. Lien CA, Matteo RR, Ornsteine E, Schwartz AE, Diaz J (1991) Distribution, elimination, and action of vecuronium in the elderly. Anesth Analg 73: 39–42
28. Loick HM, Goenner-Radig C, Prien T (1991) Pulsoximetrische Überwachung des postnarkotischen Transportes in der Ophthalmochirurgie: Hypoxämiegefährdung trotz Präoxygenierung. Anästhesiol Intensivmed Notfallmed Schmerzther 26: 48–50
29. Luce JM (1980) Respiratory complications of obesity. Chest 78: 626–631
30. Macklem PT (1980) Respiratory muscles: The vital pump. Chest 78: 753–758
31. Mertzlufft FO, Brandt L, Nick D (1989) Der Einsatz der Pulsoxymetrie zur Erkennung von Störungen des arteriellen Sauerstoff-Status in der unmittelbar postoperativen Phase am Beispiel von Kombinationsnarkosen mit Isofluran. Anästh Intensivther Notfallmed 24: 27–36
32. Moller JT, Johannessen NW, Berg K, Espersen K, Larsen LE (1991) Hypoxaemia during anaesthesia – an observer study. Br J Anaesth 66: 437–444
33. Ornsteine E, Matteo RS, Schwartz AE, Jamdar SC, Diaz J (1992) Pharmacokinetics and pharmacodynamics of pipecuronium bromide (arduan) in elderly surgical patients. Anesth Analg 74: 841–845
34. Osswald PM, Meier C, Schmegg B, Hartung HJ (1987) Komplikationen der Anaesthesie bei Patienten im höheren Lebensalter. Anaesthesist 36: 292–300
35. Otteni JC, Calon B, Pottecher T, Galani M, Tiret L (1985) Komplikationen der Anästhesie im höheren Lebensalter. Anästh Intensivmed 26: 297–301
36. Pasch T, Kamp HD, Petermann H (1991) Die Wirkung von Halothan, Enfluran und Isofluran auf Resistance und Compliance bei Patienten mit Asthma oder chronisch-obstruktiven Lungenerkrankungen. Anaesthesist 40: 65–71
37. Pavlin GE (1992) When and how should muscle relaxants be reversed? ASA Annual Refresher Course Lectures, October 17–21, New Orleans
38. Pickelmann U (1988) Morbidität und Mortalität bei Gastrektomiepatienten unter spezieller Berücksichtigung der präoperativen Lungenfunktionswerte und der perioperativen Atemtherapie. Inaugural-Dissertation, Friedrich-Alexander-Universität Erlanger-Nürnberg
39. Reisin E, Frolich ED (1981) Obesity. Cardiovascular and respiratory pathophysiological alterations. Arch Int Med 141: 431–434
40. Ritter H (1990) Auswirkungen der präoperativen Lungenfunktion auf postoperative Morbidität und Letalität bei abdominellen bzw. transthorakalen Gastrektomien. Inaugural-Dissertation, Friedrich-Alexander-Universität Erlangen-Nürnberg
41. Rügheimer E, Jaegers A (1992) Respiratorische Therapie zur Prophylaxe der postoperativen Ateminsuffizienz. Anästhesiol Intensivmed Notfallmed Schmerzther 27: 300–304
42. Rügheimer E (1987) Postoperative Atemtherapie. In: Lawin P (Hrsg) Aktuelle Aspekte und Trends der respiratorischen Therapie. Springer, Berlin Heidelberg New York Tokyo, S 23–45
43. Sessler DJ (1992) Temperature regulation and anesthesia. ASA Annual Refresher Course Lectures, October 17–21, New Orleans
44. Shackford SR, Virgilio RW, Peters RM (1981) Early extubation versus prohylactic ventilation in the high risk patient: A comparison of postoperative Management in the Prevention of Respiratory Complications. Anesth Analg 60: 76–80
45. Siliciano D (1992) Con: Early extubation is not preferable to late extubation in patients undergoing coronary artery surgery. J Cardiothor Vasc Anesth 6: 494–498
46. Suter PM (1987) Prevention of ARDS: Is it possible? In: Lawin P (Hrsg) Thieme, Stuttgart (INA, Bd 62)

47. Schütz I, Dick W (1987) Postoperative Störungen der Herz-Kreislauf-Funktion. Anaesthesist 36: 102–110
48. Tiret L, Desmonts JM, Hatton F, Vourch G (1986) Complications associated with anaesthesia – a prospective survey in France. Can Anesth Soc 33: 336–344
49. Turner E (1986) Pathophysiologie der Aufwachphase. Springer, Berlin Heidelberg New York Tokyo (Anaesthesiologie und Intensivmedizin, Bd 179)
50. Wittels EM, Thompson S (1990) Obstruction sleep apnea and obesity. Otolaryg Clin N Amer 23: 751–761
51. Woolverton WC, Brigham KL, Staub NC (1978) Effect of positive pressure breathing on lung lymph flow and water content in sheep. Circ Res 42: 550–552

PEEP – ein therapeutisches Prinzip im Wandel?

G. Lazarus

Seit der Erstbeschreibung der PEEP-Beatmung bei akuter respiratorischer Insuffizienz [3, 30], hat sich die Beatmungspraxis in vielfacher Weise differenziert. Insbesondere sind es 3 Trends, die sich durchgesetzt haben bzw. in den letzten Jahren durchsetzen:

1. Eine quantitativ abnehmende Bedeutung der kontrollierten Beatmung zugunsten zahlreicher augmentierender Beatmungs- bzw. augmentierter Atemmuster.
2. Eine kompartimentäre, regionalisierte Betrachtungsweise der akuten respiratorischen Insuffizienz und der daraus folgenden Rekrutierungsaufgabe unter PEEP.
3. Die zunehmende Akzeptanz einer oberen Volumen- und Druckbegrenzung aus Gründen des Gasaustauschs, der Hämodynamik und der mittelfristigen Alveolarprotektion.

Ad 1:

Unter der Fülle von sog. "Weaningverfahren", die die Kluft zwischen kontrollierter Beatmung und Spontanatmung nahtlos überbrücken, werden die Indikationen zur kontrollierten Beatmung immer seltener. Mit BIPAP [5], einer zeitgesteuerten, druckdefinierten Beatmung bei uneingeschränkter Möglichkeit zur Spontanatmung, ist auch nomenklatorisch die klassische Grenze zwischen kontrollierter und augmentierender Beatmung unscharf geworden. Zum Thema "Weaning" sei aber auf andere Beiträge dieses Buchs verwiesen.

Ad 2:

Spätestens seit der Aufdeckung einer obligaten ventro-dorsalen Diskriminierung der Lunge im ARDS mittels CT [29, 41] und der quantitativen Auswertung dieses Phänomens durch Gattinoni et al. 1988 [14] ist bekannt, daß wir es beim ARDS nicht mit einer Gesamtpopulation vermindert dehnbarer und minderbelüfteter Alveolen zu tun haben, sondern mit einem kompletten atemmechanischen Ausfall von Lungenanteilen – abhängig, basal oder direkt geschädigt – einerseits und einer verminderten Population durchaus normal dehnbarer und belüfteter Alveolen andererseits. Es genügt daher nicht, mittels PEEP die FRC global zu erhöhen, was bekanntlich immer gelingt. Vielmehr muß ein anhaltender Rekrutierungserfolg in den abhängigen und – damit meist identisch – atemmechanisch benachteiligten Regionen erzielt werden. Die Forderung nach einer "PEEP-Beatmung ohne Lungenüberblähung" [26] ist daher nicht global, sondern kompartimentär zu verstehen als "Rekrutierung hier, ohne Überblähung dort".

Zwischen abhängigen und nichtabhängigen Lungenpartien besteht eine gravitationsabhängige Differenz des Pleuradrucks und damit – umgekehrt gerichtet – des transpulmonalen Drucks (p_{tp}) und der Lungenentfaltung (Übersicht bei [1]). Diese p_{tp} und Entfaltungsdifferenz verstreicht mit der spontanen Inspiration. Bei gleichmäßiger Anhebung des p_{tp} unter Beatmung bleibt sie aber erhalten (Übersicht bei [31]). Der notwendige Entfaltungsdruck für abhängige ödematöse und atelektatische Bezirke erfordert zwangsläufig eine transpulmonale Druck- und Volumenüberlastung ("Überdehnung") der höhergelegenen und gut dehnbaren Areale. Im Extremfalll droht ein "adverser" PEEP-Effekt [19, 21, 38], d. h. eine Umverteilung der Perfusion ohne Neurekrutierung. Positiv ausgedrückt, werden unter kontrollierter Beatmung die höhergelegenen Partien besser ventiliert [13, 39, 40]. Wenn es daher gelingt, die atemmechanisch benachteiligten Regionen durch gezielte Lagerungsmanöver gravimetrisch zu exponieren, wird aus der unphysiologischen Ventilationsverteilung der kontrollierten Beatmung ein therapeutisches Prinzip: Die p_{tp}-Erhöhung, d. h. auch die Rekrutierung, wird dorthin gelenkt, wo sie nötig ist und dort ferngehalten, wo sie unnötig und schädlich ist. Das gilt für einseitige restriktive Lungenveränderungen [20, 37] ebenso wie für dorsale. Die Vorteile von Lagerungsänderungen [35], insbesondere der Bauchlage [11], bei akuter respiratorischer Insuffizienz waren übrigens schon lange beschrieben, ehe sie sich unter dem Eindruck der CT-Diagnostik [18, 41] allgemein durchsetzen konnten [24, 42].

Ad 3:

Der dritte erkennbare Trend ist die zunehmende Akzeptanz eines Beatmungkonzepts, das in seine Entscheidungen nicht nur den endexspiratorischen Druck einbezieht, sondern auch die endinspiratorische Druck- und Volumenbelastung der Lunge, und somit das dazwischenliegende Hubvolumen. Das hat – obwohl auch volumenkonstant realisierbar [26] – in den letzten Jahren innerhalb der kontrollierten zu einer Rückbesinnung auf die druckdefinierten Beatmungsmuster geführt [8, 16, 44].

Im eigenen Würzburger Arbeitsbereich wurde dies – teils rational begründet, teils intuitiv – seit 1979 praktiziert, genau die Zeit, in der sich dort die Beatmungsergebnisse dramatisch besserten. Wir haben dies retrospektiv aufgearbeitet anhand eines Patientenguts, das sich üblicherweise nicht zum Nachweis von Erfolgen eignet, nämlich an den verstorbenen langzeitbeatmeten Patienten einer vorwiegend operativen Intensivstation (Abb. 1). Die Gesamtmortalität dieser Patienten ging am Institut für Anaesthesiologie der Universität Würzburg zwischen 1977 und 1982 um die Hälfte auf 25 % zurück, am deutlichsten in den Jahren 1979 und 1980. Gleichzeitig änderte sich die Relation der beiden führenden unmittelbaren Todesursachen – progrediente Hypoxie und Multiorganversagen. Der Anteil der Hypoxie als Todesursache verringerte sich von 37 % der Todesfälle 1977 auf einen einzigen Fall 1982. Diese Ergebnisse waren damals nur kongreßweise publizierbar [28], weil über die Ursache dieses Wandels nur spekuliert werden konnte. "Schulmäßig" mit $PEEP_{5-10}$ beatmet hatten wir selbstverständlich schon seit den frühen 70er Jahren. Dennoch muß ein Zusammenhang mit dem Beatmungsregime bestanden haben, denn in den Jahren vor und nach 1979 unterschied sich die Entwicklung des Gasaustauschs schon vom Aufnahmetag an bei vergleichbaren Ausgangswerten (Abb. 2): Während 1977/78 der alveoläre Quotitent [7] trotz PEEP-Beatmung kontinuierlich zunahm, fiel er in den späteren Jahren 1980–1985 kontinuierlich ab bis weit unter die heute gebräuchliche Definitionsgrenze des ARDS [2]. Das damals erarbeitete und seit 1979 übliche Beatmungskonzept scheint in wesentlichen Punkten noch heute oder heute wieder Bestand zu haben.

Die Diskussion und Wirkung und Nebenwirkung der PEEP-Beatmung [17, 22, 36] fand ihren Höhepunkt und vorläufigen Abschluß in der meistzitierten Arbeit dieses Themenkreises, der Definition eines sog. "Optimum-PEEP" durch Suter et al. 1975 [43]. Fast alle PEEP-Arbeiten dieser Jahre hatten 2 Gemeinsamkeiten:

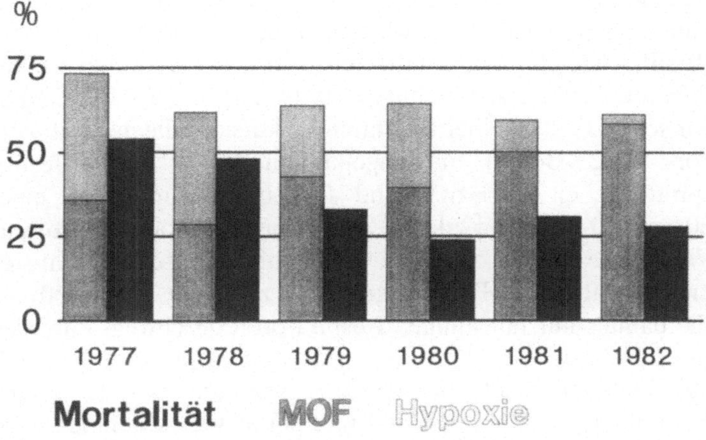

Abb. 1. Mortalität langzeitbeatmeter (>48 h) Patienten 1977–1982 (*schwarze Säulen rechts*) und prozentualer Anteil der beiden wichtigsten unmittelbaren Todesursachen (Hypoxie und MOF) an diesen Todesfällen (*grau getönte Säulen links*). (Institut für Anaesthesiologie der Universität Würzburg)

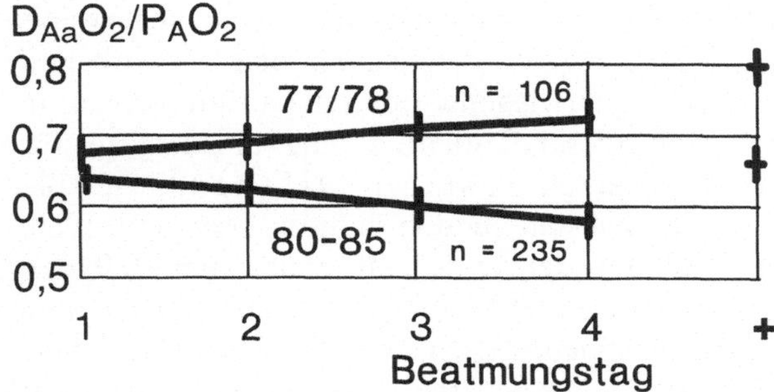

Abb. 2. Verlauf des alveolären Quotienten ($D_{Aa}O_2/p_AO_2$) der ersten Behandlungstage bei verstorbenen langzeitbeatmeter (>48 Std.) Patienten in den Jahren vor und nach 1979. *Kreuze rechts* Werte am Todestag, z. T. unter reduziertem Engagement. Zum Vergleich: Bei einer Zielgröße von p_aO_2 = 75 mmHg entspricht ein Quotient von 0,67 einer F_IO_2 von 0,38; ein Quotient von 0,8 einer F_IO_2 von 0,6. (Institut für Anaesthesiologie der Universität Würzburg)

- Das V_T wurde, sofern in der Methodik überhaupt genannt, nach dem Körpergewicht bemessen, unabhängig von der aktuellen Atemmechanik und vom daraus resultierenden Beatmungsdruck, der allenfalls als Charakteristikum einer schlechten Atemmechanik beklagt wurde.
- Vergleichsgröße der untersuchten Veränderungen war immer der Fußpunkt der Beatmungsexkursion – PEEP und erhöhte FRC –, niemals aber ihr oberer Endpunkt (endinspiratorischer Druck und Volumen).

In eigenen hämodynamisch-atemmechanischen Untersuchungen unter steigendem PEEP, angelehnt an diejenigen Suters, schenkten wir diesem endinspiratorischen Punkt auf der Druck-Volumen-Beziehung besondere Beachtung und fanden, daß die schwerwiegenden überblähungsbedingten hämodynamischen Nebenwirkungen der PEEP-Beatmung erst oberhalb von $PEEP_{10}$ und nur dann auftraten, wenn die Beatmungsexkursion über den linearen Teil der Kurve hinausführte [25]. Über diese Ergebnisse gelangten wir schon 1979 zu einer Beatmungsexkursion, die inspiratorisch – unabhängig vom PEEP-Bedarf mit angepaßtem VT – bei spätestens 2/3 der inspiratorischen Kapazität und fast immer unterhalb eines Drucks von 30 cm H_2O endete [26]. Es war dann nur noch ein formaler Schritt, die Wechselbeziehung zwischen PEEP und V_T zu automatisieren durch eine endinspiratorische Druckbegrenzung zwischen 25 und 30 cm H_2O (Abb. 3), die damals nur mit einigen Respiratoren durchwegs europäischer Fabrikate möglich war. Die Wahrung einer endinspiratorischen Obergrenze war, aus heutiger Sicht, das einzige, was uns um 1980 von der üblichen Beatmungspraxis unterschied und somit wahrscheinlich – wenngleich nicht beweisbar – der Grund für die damals sehr unzeitgemäßen Ergebnisse.

Mit der Vorabfestlegung auf einen konstanten endinspiratorischen Druck lösen sich nicht wenige Probleme der Beatmung mit PEEP wie von selbst. Das V_T reduziert sich bei jeder notwendigen PEEP-Steigerung um

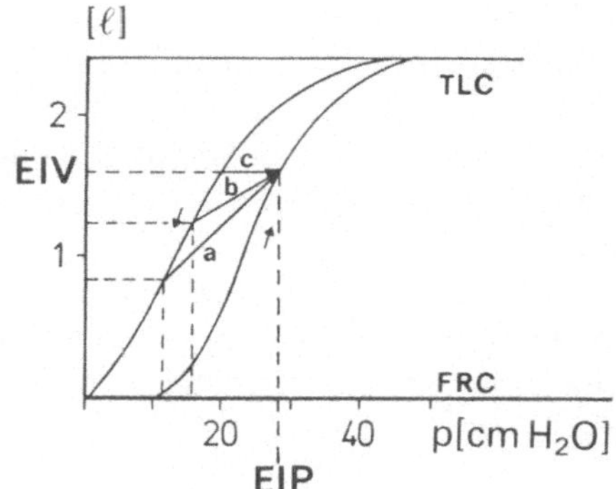

Abb. 3. PEEP-Steigerung bei konstantem endinspiratorischen Druck (*EIP*) und Lungenvolumen (*EIV*). *Vektor a*: Beatmung im mittleren Drittel der inspiratorischen Kapazität (*IC*) mit PEEP ca. 10–12 cm H_2O. *Vektor b*: Steigerung von PEEP und FRC unter reduziertem VT. *Vektor c*: Beatmung "ohne" VT bei hohem Lungenvolumen, z. B. HFJV

den gleichen Betrag, um den die FRC zunimmt. "Rekrutierung hier, ohne Überblähung dort" ist jetzt auf Kosten des V_T vereinbar. Das gilt auch im Fall eines "Intrinsic-PEEP" bei verkürzter Exspirationsduer, sei er beabsichtigt oder nicht. Der Alveolardruck kann auch unter ungünstigsten atemmechanischen Bedingungen (hohe Zeitkonstante) nicht über die eingestellte Druckbegrenzung hinaus steigen. Vorbehalte gegen einen unkontrollierten "Intrinsic PEEP" werden damit weitgehend entschärft: Er schlägt im Mitteldrunk nur noch teilweise zu Buche und ist zudem am reduzierten V_T leicht zu erkennen. Daher ist auch die Beatmung mit umgekehrtem Atemzeitverhältnis (IRV) in ihrer druckbegrenzten Variante [23] sicherer als in der volumenkonstanten [4].

Mit einem solchen energischen PEEP bei behutsamem endinspiratorischen Druck (Abb. 3) läßt sich die therapeutische Breite der PEEP–Beatmung bis nahe 20 cm H_2O steigern unter Reduzierung des V_T bis in moderat hyperkapnische Bereiche. "Permissive Hyperkapnie" [16] bedeutet nichts anderes, als daß das Anliegen der Normokapnie hinter Rekrutierung und Oxygenierung zurücktreten darf. Wenn diese Taktik – Verringerung des V_T mit steigendem PEEP – auch grundsätzlich mit volumenkonstanter Einstellung des Respirators realisierbar ist, vereinfacht sie sich in der Praxis doch erheblich unter Druckbegrenzung.

Formaler Endpunkt dieser Überlegung (Vektor c in Abb. 3) ist eine Beatmung fast ohne V_T auf hohem Volumenniveau. Diesem Anspruch genügen u. a. hochfrequente Ventilationsformen, z. B. HFJV, die in diesem Kontext als aggressivster Grenzfall der PEEP-Beatmung eingesetzt werden können [27].

Zwischen 1983 und 1991 haben wir so 15 Patienten unter HFJV (mittlerer Atemwegsdruck 20–25 cm H_2O) rasch aus der hypoxischen

Gefahrenzone herausgebracht, der sie sich zuvor unter CPPV mit durchschnittlichem $PEEP_{15}$ unaufhaltsam genähert hatten (Abb. 4).

Unverkennbar verlieren aber die hochfrequenten Beatmungsformen derzeit an klinischer Bedeutung, vielleicht auch deshalb, weil sie bei konsequenter Nutzung der "konventionellen" Möglichkeiten immer seltener gefragt sind.

Eine überhöhte Druck- und Volumenbelastung der Lunge hat aber nicht nur unmittelbare hämodynamische und barotraumatische Folgen, sondern schadet ihr auch mittelfristig. Hinweise darauf lagen 1980 längst vor [45, 47].

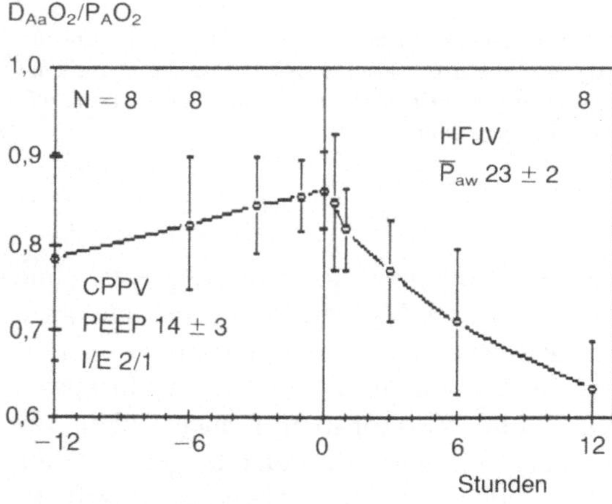

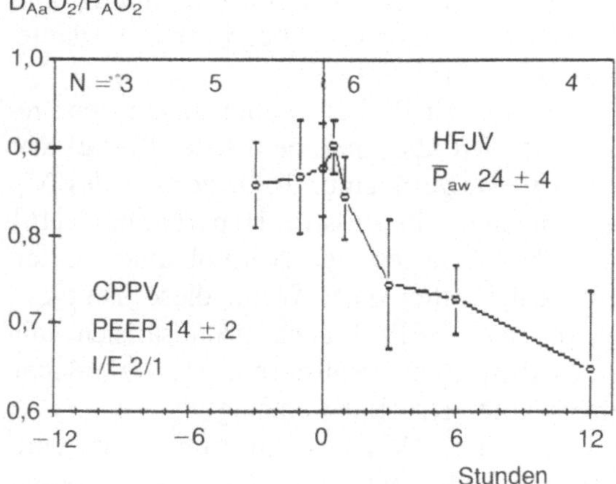

Abb. 4. Reaktion des Gasaustauschs ($D_{Aa}O_2/p_AO_2$) nach Umstellung der Beatmung auf HFJV mit einem Atemwegsdruck von üder 20 cm H_2O. Die 9 Patienten der Gruppe A (*oben*) waren >6 h, die 6 der Gruppe B (*unten*) <6 h mit einem durchschnittlichen PEEP von 14 cm H_2O druckbegrenzt (d. h. mit vermindertem V_T) beatmet worden, ohne daß eine kontinuierliche Verschlechterung verhindert werden konnte

Inzwischen hat sich dieser Verdacht erhärtet [12, 15]. Der Begriff des "Barotraumas" geht weit über vordergründige Luftaustritte, wie Pneumothorax, Pneumomediastinum oder interstitielles Emphysem [46] hinaus, und die einst strikte Ablehnung des Begriffs "Beatmungslunge" [32] hat einer zunehmenden Nachdenklichkeit Platz gemacht [15, 34].

"Least PEEP"

Der Begriff des "best PEEP" im Sinne Suters [43] ist an eine volumenkonstante Beatmung gebunden. Unter druckdefinierter Beatmung mit verringertem V_T bleiben die eindrucksvollsten hämodynamischen Nebenwirkungen aus, aud die effektive Compliance ist bei variablem V_T nicht mehr vergleichbar. Sinnvoll erscheint daher die Titration eines minimalen, aber erfolgreichen PEEP [10, 33] – "least PEEP", der im labilen Gleichgewicht zwischen Verlust und Rückgewinnung gasaustauschender Oberfläche zum Erfolg führt. Benzer [6] hat schon 1969 die Legitimation der PEEP-Beatmung von diesem mittelfristigen Aspekt der Alveolarprotektion abgeleitet. Wenn Rekrutierung und Alveolarprotektion in allen Regionen der Lunge gewährleistet sein soll, so läßt sich leicht voraussagen, daß bei akuter respiratorischer Insuffizienz der "least PEEP" nicht niedriger als 10 cm H_2O sein kann. Zwischen apikalen und basalen Lungenabschitten beträgt die transpulmonale Druckdifferenz im Sitzen ca. 7 cm H_2O [31]. Für die Rückenlage gibt es keine verläßlichen Zahlen, doch dürfte bei Adipositas und abdomineller Raumforderung diese Differenz noch höher liegen. Zwischen ventraler und dorsaler Pleura beträgt die Ptp-Differenz 4 cm H_{2O} [1], bei höherem spezifischen Gewicht (Ödem) der Lunge auch mehr. Um also diese abhängigen Partien im gleichen Entfaltungszustand zu halten, in dem sich die nichtabhängigen schon bei Atmosphärendruck (EEP_0) befinden, ist schon beim Gesunden eine globale Steigerung des Ptp um mindestens 5 cm H_2O erforderlich, was bei normaler thorako-abdomineller Dehnbarkeit einem Atemwegs-PEEP nur wenig unter 10 cm H_2O entspricht. Dieses PEEP-Niveau wird schon benötigt, um beim gesunden relaxierten Patienten die im CT erkennbaren basalen Minderbelüftungen aufzulösen [9]. Bei $PEEP_{10}$ kann also die rekrutierende Therapie erst beginnen. Gleichzeitig liegt aber unter volumenkonstanter Beatmung bei $PEEP_{10}$ auch schon die hämodynamische Toleranzgrenze (s. oben). Daraus folgt, daß bei schwerer akuter respiratorischer Insuffizinenz das V_T zur Disposition gestellt werden muß bzw. die Volumenkonstanz verlassen werden sollte zugunsten einer "Druckbegrenzung", die in Wirklichkeit die therapeutische Breite der PEEP-Beatmung erweitert.

Für die kontrollierte Beatmung lassen sich somit 3 Forderungen aufstellen, deren 1. und 2. durch die 3. erleichtert werden:

1. Energische Rekrutierung (PEEP > 10 cm H_2O)
2. Vermeiden von Überblähung (EIP < 25–30 cm H_2O)
3. Nutzung der Schwerkraft (gezielte Lagerung).

Kontrollierte klinische Vergleichsstudien zwischen verschiedenen Beatmungsmustern sind in den letzten Jahren aus gutem Grund – abgesehen von widersprüchlichen Vergleichen zwischen HFJV und CPPV – nicht mehr vorgelegt worken. Der Erfolgszwang in jedem Einzelfall macht auch ihre ethische Vertretbarkeit fragwürdig. Die Beatmungstherapie verlangt noch heute in jedem schweren Einzelfall ein Vorgehen nach "trial and error" mit pathophysiologischer Kenntnis, Erfahrung und Intuition. Allenfalls das Repertoire dieser "Kunst" ist den Lehrbüchern zu entnehmen. Vielleicht liegt gerade in dieser Erkenntnis der "Wandel des therapeutischen Prinzips PEEP".

Literatur

1. Agostini E (1977) Transpulmonary pressure. In: West JB (ed) Regional differences in the lung. Academic Press, New York, pp 245–280
2. Artigas A (1988) Adult respiratory distress syndrome: Changing concepts of clinical evolution and recovery. In: Vincent JL (ed) Update in intensive care and emergency medicine, vol 5. Springer, Berlin Heidelberg New York, pp 97–114
3. Ashbaugh DG, Petty TL, Bigelow DB, Harris TM (1969) Continuous positive-pressure breathing (CPPB) in adult respiratory distress syndrome. J Thorac Cardiovasc Surg 57: 31–41
4. Baum M, Benzer H, Mutz N, Pauser G, Tonczar L (1980) Inversed ratio ventilation (IRV). Anaesthesist 29: 592–596
5. Baum M, Benzer H, Putensen Ch, Koller W, Putz G (1989) Biphasic Positive Airway Pressure (BIPAP), eine neue Form der augmentierenden Beatmung. Anaesthesist 38: 452–458
6. Benzer H (1969) Respiratorbeatmung und Oberflächenspannung der Lunge. Springer, Berlin Heidelberg New York Tokyo (Anaesthesiologie und Wiederbelebung, Bd 38)
7. Benzer H, Haider W, Mutz N, Geyer A, Goldschmied W, Pauser G, Baum M (1979) Der alveolo-arterielle Sauerstoffquotient: Normwerte, Klinik. Anaesthesist 28: 533–539
8. Boysen PG, McGough E (1988) Pressure-control and pressure-support ventilation: Flow patterns, inspiratory time, and gas distribution. Respir Care 33: 126–134
9. Brismar B, Hedenstierna G, Lundquist H, Strandberg A, Svensson L, Tokics L (1985) Pulmonary densities during anesthesia with muscular relaxation – A proposal of atelectasis. Anesthesiology 62: 422–428
10. Carroll GC, Tuman KJ, Braverman B (1988) Minimal positive endexpiratory pressure (PEEP) may be "best-PEEP". Chest 93: 1020–1025
11. Douglas WW, Rehder K, Froukje MB, Sessler AD, Marsh HM (1974) Improved oxygenation in patients with acute respiratory failure: the prone position. Am Rev Respir Dis 115: 559–566
12. Dreyfuss D, Soler P, Basset G, Saumon G (1988) High inflation pressure pulmonary edema. Respective effects of high airway pressure, high tidal volume and positive end-expiratory pressure. Am Rev Respir Dis 137: 1159–1164
13. Froese AB, Bryan AC (1974) Effects of anesthesia and paralysis on diaphragmatic mechanics in man. Anesthesiology 41: 242–255

14. Gattinoni L, Pesenti A, Bombino M, Baglioni S, Rivolta M, Rossi F, Rossi G, Fumagalli R, Marcolin R, Mascheroni D, Torresin A (1988) Relationships between lung computed tomographic density, gas exchange, and PEEP in acute respiratory failure. Anesthesiology 6: 824–832
15. Hickling KG (1990) Ventilatory management of ARDS: Can it affect the outcome? Intensive Care Med 16: 219–226
16. Hickling KG, Henderson SJ, Jackson R (1990) Low mortality associated with low volume pressure limited ventilation with permissive hypercapnia in severe adult respiratory distress syndrome. Intensive Care Med 16: 372–377
17. Hobelmann CF Jr, Smith DE, Virgilio RW, Shapiro AR, Peters RM (1975) Hemodynamic alterations with positive endexpiratory pressure: the contribution of the pulmonary vasculature. J Trauma 15: 951–958
18. Hoffman EA (1984) Effect of body orientation on regional lung expansion: a computed tomographic approach. J Appl Physiol 59: 468–480
19. Horton WG, Cheney FW (1975) Variability of effect of positive end-expiratory pressure. Arch Surg 110: 395–398
20. Ibanez J, Baurich JM, Claramonte R, Ibanez P, Bergada J (1981) The effect of lateral position on gas exchange in patients with unilateral lung disease during mechanical ventilation. Intensive Care Med 7231–234
21. Kanarek DJ, Shannon DC (1975) Adverse effect of PEEP on pulmonary perfusion and arterial oxygenation. Am Rev Resp Dis 112: 457–459
22. Kumar A, Falke KJ, Geffin B, Aldredge CF, Laver MB, Lowenstein E, Pontoppidan H (1970) Continuous positive-pressure ventilation in acute respiratory failure. Effects on hemodynamics and lung function. New Engl J Med 283: 1430–1436
23. Lachmann B, Haendly B, Schulz H, Jonson B (1980) Improved arterial oxygenation, CO2 elimination, compliance and decreased barotrauma following changes of volume-generated PEEP ventilation with inspiratory/expiratory I/E-ratio of 1:2 to pressure-generated ventilation with I/E-ratio of 4:1 in patients with severe respiratory distress syndrome (ARDS). Intensive Care Med 6: 64
24. Langer M, Mascheroni D, Marcolin R, Gattinoni L (1988) The prone position in ARDS patients. A clinical study. Chest 94: 103–107
25. Lazarus G (1983) Das endinspiratorische Lungenvolumen als limitierender Faktor der PEEP-Beatmung. Anaesthesist 32: 582–590
26. Lazarus G (1985) PEEP-Beatmung ohne Lungenüberblähung. Anaesthesist 34: 59–64
27. Lazarus G, Weis KH, Amschler A (1983) Pulmonale Gasaustauschstörung als Todesursache bei langzeitbeatmeten Patienten? Retrospektive Analyse präfinaler Gasaustausch- und Kreislaufwerte 1977–1982. Anaesthesist 32 [suppl]: 175–176
28. Lazarus G, Rothhammer A, Lazarus W, Weis KH (1986) Hämodynamische Nebenwirkung der High-Frequency Jet Ventilation (HFJV) als Funktion des Lungenvolumens. Anaesthesist 35: 24–29
29. Maunder RJ, Shuman WP, McHugh JW, Marglin SJ, Butler J (1986) Preservation of normal lung region in the adult respiratory distress syndrome: analysis by computed tomography. JAMA 255: 2463–2466
30. McIntyre RW, Laws AK, Ramachandran PR (1969) Positive expiratory pressure plateau: Improved gas exchange during mechanical ventilation. Canad Anaesth Soc J 16: 477–486
31. Milic-Emili J (1977) Ventilation. In: West JB (ed) Regional differences in the lung. Academic Press New York, pp 167–199
32. Nash G, Bowen SA, Langlinais PC (1971) "Respirator lung" a misnomer. Arch Pathol 21: 234
33. Nelson LD, Civetta J, Hudson-Civetta J (1987) Titrating positive end-expiratory pressure therapy in patients with early, moderate arterial hypoxemia. Crit Care Med 15: 14–19
34. Parker JC, Hernandez LA, Peevy KJ (1993) Mechanisms of ventilator-induced lung injury. Crit Care Med 21: 131–143

35. Phiel MA, Brown RS (1976) Use of extreme position changes in acute respiratory failure. Crit Care Med 4: 13–14
36. Powers Sr Jr, Mannal R, Neclerio M, English M, Marr C, Leather R, Ueda H, Williams G, Custead W, Dutton R (1973) Physiologic consequences of positive end-expiratory pressure (PEEP) ventilation. Ann Surg 178: 265–272
37. Prokocimer P, Garbino J, Wolff M, Regnier B (1983) Influence of posture on gas exchange in artificially ventilated patients with local lung disease. Intensive Care Med 9: 69–72
38. Raimondi GA, Raimondi AC, Marchissio ML (1976) Unusual response to continuous positive pressure ventilation. Europ J Intens Care Med 2: 75–76
39. Rehder K, Hatch DJ, Sessler AD, Fowler WS (1972) The function of each lung of anesthetized and paralyzed man during mechanical ventilation. Anesthesiology 37: 16–26
40. Rehder K, Wenthe FM, Sessler AD (1973) Function of each lung during mechanical ventilation with ZEEP and with PEEP in man anesthetized with thiopental-meperidine. Anesthesiology 39: 597–606
41. Rommelsheim K, Lackner K, Westhofen P, Distelmaier W, Hirt S (1983) Das respiratorische Distress-Syndrom des Erwachsenen (ARDS) im Computertomogramm. Anästh Intensivther Notfallmed 18: 59–64
42. Salem MR, Dalal FY, Zygmunt MP, Mathrubhutham M, Jacobs HK Sanderson M, Kirk W, Pitts C, Leasa D, Albert RK (1987) Prone positioning improves oxygenation in oleic acid-induced acute lung injury. Am Rev Respir Dis 135: 628–633
43. Suter PM, Fairley HB, Isenberg MD (1975) Optimum end-expiratory airway pressure in patients with acute pulmonary failure. New Engl J Med 288: 284–289
44. Tharratt RS, Allen RP, Albertson TE (1988) Pressure controlled inverse ratio ventilation in severe adult respiratory failure. Chest 94: 755–762
45. Webb HH, Tierney DE (1974) Experimental pulmonary edema due to intermittent positive pressure ventilation with high inflation pressure. Am J Respir Dis 110: 556–665
46. Woodring JH (1985) Pulmonary interstitial emphysema in the adult respiratory distress syndrome. Crit Care Med 13: 786–791
47. Wyszogrodsky I, Kyei-Aboagye K, Taeusch HW, Avery ME (1975) Surfactant inactivation by hyperventilation: Conservation by end-expiratory pressure. J Appl Physiol 38: 461–466

Volume- Versus Pressure-Controlled Mechanical Ventilation in Acute Respiratory Failure

R.M. Kacmarek

Introduction

The methodology available for applying mechanical ventilation in acute respiratory failure has expanded greatly over the past decade. Numerous new models of mechanical ventilators, all of which are microprocessor controlled, are currently available. With the development of these new ventilators comes increased versatility of modes, enhanced monitoring and alarm capability, and highly variable gas delivery algorithms. Today, the approach used for mechanical ventilation during acute respiratory failure can be based either on a volume-targeted or a pressure-targeted format, with either control, assist/control, assist, or synchronized intermittent mandatory ventilation provided during each targeted strategy.

Technical Comparison

From a gas delivery perspective, volume-targeted and pressure-targeted ventilation differ considerably [1] (Table 1). With volume targeting, a specific tidal volume is set, as well as specific detail regarding inspiratory pattern; that is, flow waveform (square, sine, decelerating or accelerating), peak inspiratory flow and inspiratory time (Fig. 1) are set. Thus, from a technical gas delivery perspective, the inspiratory phase of the ventilator is the same every breath. The only factor varying is peak inspiratory pressure, which may change considerably on a breath-to-breath basis if the patient is not passive or has variable impedance to gas movement (secretion accumulation, bronchospasm, atelectasis).

Pressure-targeted approaches to ventilation are far less defined; these require only that the clinician set a pressure limit and an inspiratory time. The actual gas delivery pattern is dependent upon the total patient/ventilator system impedance and the actual ventilator gas delivery algorithms. The gas flow pattern is normally characterized by a high initial flow, ensuring rapid attainment of the pressure limit than an exponential deceleration in flow, as inspiratory time continues (Fig. 2). Depending upon the characteristics of the system, the pressure limit, and inspiratory time, an end-inspiratory

Table 1. Volume-targeted vs. pressure-targeted ventilation

	Volume targeted	Pressure-targeted
Tidal volume	Set	Variable
Peak pressure	Variable	Set
Peak flow	Set	Variable
Flow pattern	Set	Defined, but variable
Inspiratory time	Set or variable	Set or variable
I:E ratio	Set or variable	Set or variable
Rate	Set or variable	Set or variable

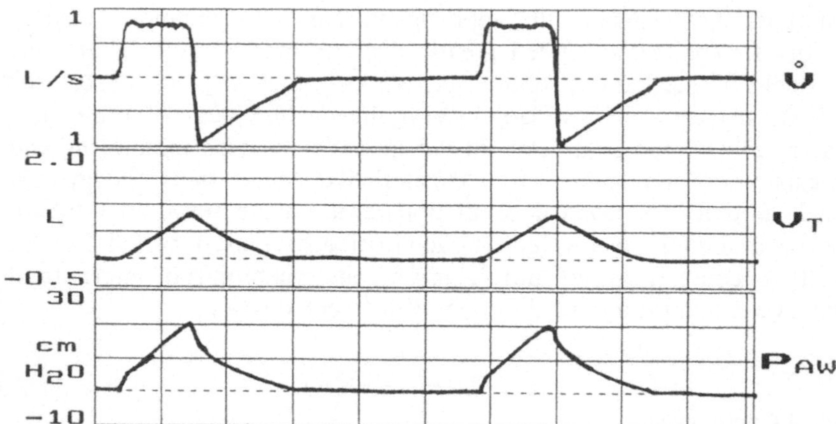

Fig. 1. Flow ($\dot{V}$), volume (V_T), and airway pressure (P_{aw}) waveforms during volume control, positive pressure ventilation. In this example, the flow waveform is square, resulting in a linearly accelerating pressure waveform. (Waveforms recorded with a Bicore CP-100 monitor)

plateau may be established. However, with pressure-targeted approaches tidal volume may be highly variable on a breath-to-breath basis if impedance changes, or if the patient does not passively accept ventilation.

Clinical Comparisons

Many have considered pressure-targeted ventilation (PCV) superior to volume-targeted ventilation (VCV) in the management of acute respiratory failure because of (a) tight control over the peak inspiratory pressure, (b) application of prolonged inspiratory time, (c) presumed improved gas exchange, and (d) presumed ability to recruit collapsed lung units [2–7]. Most of the early interest in PCV focused on its application via the Servo 900C ventilator, with an inversed I:E ratio to 4:1 [2–6]. Pressure-controlled

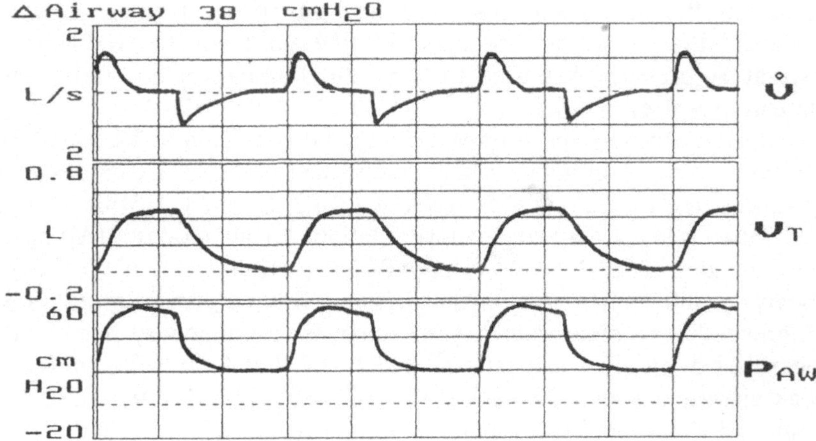

Fig. 2. Flow ($\dot{V}$), volume (V_T), and airway pressure (P_{aw}) waveforms during pressure control, positive pressure ventilation. Peak flow is established easily during inspiration, driving system pressure to the target level, then exponentially decelerating to zero before the end of the inspiratory phase. A short end-inspiratory hold is established. Volume is delivered before the inspiratory phase is half over. (Waveforms recorded with a Bicore CP-100 monitor)

inversed ratio ventilation (PC-IRV) maintains low peak inspiratory pressure, high mean airway pressure, low applied positive end-expiratory pressure (PEEP) levels and in non-randomized, uncontrolled applications [3–6], improves oxygenation and ventilation and is credited with reducing the incidence of barotrauma [3, 5].

The first controlled trial of PC-IRV was performed by Cole et al. [8] on a series of patients with adult respiratory distress syndrome (ARDS) of various causes or severe pneumonia. These patients were maintained on VCV I:E ratio 1:2 with a Servo 900C ventilator. All were changed to PCV at an I:E ratio of 4:1. Hemodynamics, gas exchange, compliance, and external end-expiratory thoracic/abdominal volume (EEEV) was measured, using a respitrace device. With the switch to PCV, EEEV increased an average of 1200 ml. These patients were then switched back to VCV, and PEEP was applied to establish the same EEEV as with PCV. An average of 12.8 cmH_2O PEEP was needed to reestablish the EEEV. When PCV and VCV were compared at the same EEEV, no differences in gas exchange, compliance, or hemodynamics were measured.

PCV was compared to VCV at normal (1:2) I:E ratios by Abramson et al. [7] in a series of 12 ICU patients being ventilated with a Servo 900C ventilator. All aspects of gas delivery were kept constant in this comparison, except mode. PCV level was adjusted to ensure that V_T between PCV and VCV was constant, as was rate, inspiratory time, mean airway pressure (MAP), PEEP, and F_IO_2. The only difference between the two approaches, other than peak inspiratory pressure (PIP), was PO_2 (80 mmHg VCV,

92 mmHg PCV). Differences were also noted in dynamic compliance; however, these can be explained by measurement methodology. Peak inspiratory pressure was used to compute compliance, not end-inspiratory plateau pressure.

More recently we performed a detailed comparison of VCV and PCV at various I:E ratios in a sheep lung lavage acute lung injury model [9]. PCV was compared to VCV at I:E ratios of 1:2, 2:1, and 4:1, with VCV at 1:1 I:E ratio used as control level ventilation. In all modes MAP was kept constant at 25.2 ± 2.2 cmH_2O and PEEP (≥12 cmH_2O) maintained at or above the inflection point on the pressure volume curve during VCV. No differences were measured in gas exchange or pulmonary hemodynamics, regardless of mode or I:E ratio (Table 2). PCV at 4:1 resulted in the lowest peak airway pressure (33 cmH_2O vs. VCV PIP 42 cmH_2O), and the lowest total PEEP (16 cmH_2O, applied plus auto-PEEP). With all inverse ratio settings (both VCV and PCV) auto-PEEP at various levels was established. Respiratory rate was kept constant at 20/min, as was tidal volume at 10 ml/kg.

Similar data have been reported by Mercat et al. [10] and Lessard et al. [11]. Both groups studied the effects of PCV and VCV at various I:E ratios in patients with ARDS. In each study total PEEP was kept constant as mode and ratios were changed. Mercat et al. found no differences in PIP, MAP, cardiac index, PaO_2, or DO_2 during either PCV or VCV at any I:E ratio. Lessard et al. observed no difference in PaO_2 or mean arterial pressure during VCV and PCV with 1:2 I:E ratios but measured significant decreases in PaO_2 and mean arterial pressure with PC-IRV (2:1). In addition, lung compliance was constant during all three modes; however, PC-IRV demonstrated the lowest PIP and highest MAP.

Based on these preliminary data, under controlled and randomized conditions it would appear there are no advantages in relation to gas

Table 2. Comparison of gas exchange and hemodynamics in a sheep ARDS model with PCV and VCV (modified from [9])

	p_aO_2	% Shunt	PCO_2	MAP	CO
Preinjury	230 ± 50	12 ± 7	36 ± 3	70 ± 14*	5.1 ± 1.6*
Injury	72 ± 22*	26 ± 10*	38 ± 2	84 ± 16	3.8 ± 1.0
Control	193 ± 57	15 ± 10	37 ± 3	94 ± 15	3.5 ± 1.0
VCV 1:2	200 ± 53	13 ± 9	37 ± 3	98 ± 15	3.4 ± 0.9
VCV 2:1	211 ± 62	14 ± 15	38 ± 6	95 ± 15	3.6 ± 1.0
VCV 4:1	192 ± 66	16 ± 15	38 ± 5	95 ± 15	3.5 ± 0.9
PCV 1:2	201 ± 78	16 ± 15	37 ± 7	95 ± 16	3.8 ± 1.3
PCV 2:1	183 ± 72	16 ± 13	36 ± 5	95 ± 14	4.1 ± 1.8
PCV 4:1	172 ± 69	17 ± 14	35 ± 3	94 ± 14	4.2 ± 2.0

Under all conditions F_IO_2 at 0.50, V_T at 300 ml, total PEEP 16–20 cmH_2O, rate 20/min.
*$p < 0.05$ vs. control (analysis of variance).

exchange, lung mechanics, or hemodynamics between VCV and PCV, regardless of I:E ratio when MAP or total PEEP is kept constant. In fact, it can be argued that if large increases in MAP occur when PC-IRV is applied, hemodynamic compromise may result.

Advantages of PCV

From the above discussion, it would appear there are no clinical benefits from extending inspiratory time and defining MAP level. Although it is true that under situations of equal MAP or total PEEP there are no differences between modes or I:E ratios, as far as gas exchange, hemodynamics, or compliance are concerned, targeting a maximum peak alveolar pressure to minimize lung injury and increasing inspiratory time to elevate MAP are beneficial objectives of this technique.

Airway Pressure Control

Recently attention in the mechanical ventilation literature has focused on ventilator-induced lung injury. Animal studies have demonstrated that mechanical ventilation at high transpulmonary pressure gradients results in decreased compliance [12], interstitial edema [13], severe hypoxemia [14], hyaline membrane formation [15], atelectasis [16], denudement of basement membranes [17], and intracapillary bleb formation [18]. From these data, the following become obvious: (a) at least in animal studies mechanical ventilation in and of itself induces an acute lung injury similar to ARDS when overdistention develops; (b) a minimum level of PEEP is necessary to raise lung volume above the inflection point on the P-V curve; and (c) attention during mechanical ventilation should focus on reducing peak alveolar pressure (end-inspiratory plateau) and minimizing local overdistention (reduced tidal volume). These data, coupled with clinical experience in humans, have led the American College of Chest Physicians in a recent consensus statement to recommend maintaining peak alveolar pressure at or below 35 cmH_2O [19]. A reasonable estimate of global peak alveolar pressure can be made by measuring the end-inspiratory plateau pressure. Although this may underestimate peak alveolar pressure in some lung units, it is the most reasonable method of estimating global peak alveolar pressure at the bedside of all patients.

Pressure control ventilation makes it easier to conform to maximum alveolar pressure guidelines than volume control ventilation. During PCV, if an end-inspiratory hold is observed, the pressure control level is equal to peak alveolar pressure. Changes in system impedance, regardless of the source, do not result in alterations in PIP, or peak alveolar pressure with pressure control ventilation. Although the same can be accomplished with VCV (see below), maximum pressure limiting is best accomplished with pressure-targeted modes.

It should be pointed out that the Siemens Servo 300 ventilator combines some of the features of both pressure and volume targeting in a single breath. These modes, which they refer to as volume support and pressure-regulated volume control, target both volume and pressure during a single breath within levels defined by the practitioner. Each readjusts the pressure target within a defined limit to maintain consistent volume delivery. It can be anticipated that other companies will produce similar modes.

Extending Inspiratory Time

The fact that the above discussion regarding gas exchange, hemodynamics, and compliance indicates that no benefit is gained by choosing either VCV or PCV or by extending inspiratory time, does not mean that extended inspiratory times are not useful. As has been previously demonstrated by Benito and Lemaire [20] and Pesenti et al. [21], oxygenation is directly related to MAP, provided PEEP is set above the inflection point on the pressure-volume curve.

Mean airway pressure is affected by a number of variables, including PEEP, peak inspiratory pressure, rate, tidal volume, and inspiratory time. Of these variables, rate and inspiratory time are the only two that do not increase PIP as MAP is elevated, while extending inspiratory time does not affect level of ventilation, as does rate. Inspiratory time adjustment is an extremely useful technique for the modulation of MAP [22] in the critically ill patient. However, most patients do not tolerate lengthy inspiratory times unless they are sedated. The primary factor limiting the extension of inspiratory time is the development of auto-PEEP.

Auto-PEEP Versus Applied PEEP

PEEP is applied to elevate the baseline pressure in the lung at end-expiration. This elevation is intended to recruit collapsed lung units and elevate the pressure in recruited lung units. When PEEP is applied by a source external to the patient, equal levels of PEEP are distributed uniformly throughout the total lung. The same cannot be said about auto-PEEP, especially during ARDS.

As previously described by Mauder et al. [23] and Gattinoni et al. [24], the lung in ARDS is highly heterogeneous. There are areas of nonrecruitable lung, recruitable tissue, normal lung, and emphasematous changes and possibly cyst formation. As a result, there is marked variation in local time constants. Since auto-PEEP level is dependent upon dynamic flow limitation, minute volume, and expiratory time, the establishment of auto-PEEP by extending inspiratory time in ARDS may result in regional differences in both end-expiratory pressure and the distribution of functional residual capacity (FRC) increase compared to applied PEEP.

We recently demonstrated the varying effect on local pressure and volume between applied PEEP and auto-PEEP in a four-chamber lung model composed of two Michigan Instruments training test lungs connected in parallel [25]. Different time constants were established in the two lung units by varying unit compliance and the resistance of the tubing leading to the unit. At the opening of each lung unit, pneumotachographs and pressure transducers were placed to measure the end-expiratory pressure and volume change (FRC) of each unit; in addition, measurements were made at the stimulated trachea of the system, where a pneumotachograp and pressure transducer were also placed.

The lung model was ventilated with PCV at both 3:1 and 1:3 I:E ratios, while keeping V_T, rate and total PEEP constant. With 3:1 ratio ventilation PEEP was established solely by auto-PEEP, and with 1:3 I:E ratio ventilation PEEP was established solely by applied PEEP from the ventilator. With 1:3 I:E ratio ventilation end-expiratory pressure in all lung units equaled applied PEEP; however, differences in lung unit end-expiratory pressure occurred with 3:1 I:E ratio ventilation as a result of auto-PEEP (Table 3). In the long time constant unit (slow unit) end-expiratory pressure was higher than auto-PEEP measured at the trachea, while in the short time constant unit (fast unit) end-expiratory pressure was lower than auto-PEEP. End-expiratory pressure in the normal time constant units also differed, although minimally from the auto-PEEP level. FRC increases with auto-PEEP also differed from those with applied PEEP. FRC change was greater in the long time constant unit with auto-PEEP than with applied PEEP, and lower in the short time unit with auto-PEEP than with applied PEEP.

Table 3. Comparison of local lung unit end-expiratory pressure (EEP) and FRC increase with equal level of applied and auto-PEEP in a four-chamber lung model

	Trachea	Slow unit	Fast unit	Normal 1 unit	Normal 2 unit
Time constant (s)	1.37	5.12	0.06	0.63	0.48
EEP 1:3	8.8 ± 0.01	8.9 ± 0.02	8.3 ± 0.03	8.5 ± 0.02	8.4 ± 0.02
EEP 3:1	8.6 ± 0.00	9.9 ± 0.01*,**	6.1 ± 0.03*,**	7.2 ± 0.01*,**	6.3 ± 0.02*,**
FRC 1:3	2163 ± 18.9	1320 ± 16.5	91 ± 1.1	368 ± 0.8	331 ± 0.8
FRC 3:1	2082 ± 13.3	1444 ± 4.9**	64 ± 0.8**	302 ± 2.4**	220 ± 0.40**

* $p < 0.01$ and 10% difference EEP trachea vs. lung unit (analysis of variance).
** $p < 0.01$ and 10% difference 1:3 vs. 3:1 (t test).

Increases in FRC in the normal time constant units also differed between auto and applied PEEP.

These differences in the distribution of end-expiratory pressure and FRC increase between auto-PEEP and applied PEEP in this lung model reflects potential difference during clinical application of PEEP. Although it is impossible to measure these local differences in pressure and volume in intact patients, Brandolese et al. [26] credits the differences which they measured in PaO_2 between applied PEEP and auto-PEEP in patients with acute respiratory failure to the inhomogeneous distribution of auto-PEEP because of varying local time constants.

Based on the above, I always limit extension of inspiratory time by the development of auto-PEEP. In some patients a 1:1 I:E ratio results in the maximum extension of inspiratory time, while in others the inspiratory time may be extended to produce an I:E ratio of 1.5:1 without the development of auto-PEEP, depending upon the rate and actual inhomogeneity of the lung injury.

Volume Control – Extended Inspiratory Time

Customarily, VCV has been applied with a square or sine wave flow pattern, but the advent of the newest generation of mechanical ventilators has allowed VCV to be delivered with a decelerating flow wave pattern and the addition of an end-inspiratory hold [27]. As noted in Fig. 3, this results in a pressure, volume, and flow wave pattern virtually indistinguishable from that with PCV. The primary differences are the peak inspiratory flow and the exact configuration of the decelerating pattern. Both are fixed with VCV, peak flow is set by the clinician, while the actual decelerating pattern is set by the manufacturer; both are highly variable with PCV. In addition, the extent of the end-inspiratory hold is programmed with VCV, while with PCV the end-inspiratory hold time depends upon the dynamics of the patient-ventilator system; that is, the length of the end inspiratory hold varies, based on the inspiratory time and pressure settings, as well as the impedance of the patient.

Summary

Little difference can thus be demonstrated between PCV and VCV. There is no demonstratable advantage of one over the other with respect to gas exchange, hemodynamics, or pulmonary compliance. However, PCV affords precise control over peak alveolar pressure, which may be highly variable with VCV. On the other hand, VCV provides precise control over tidal volume, which may be highly variable with PCV. I would encourage

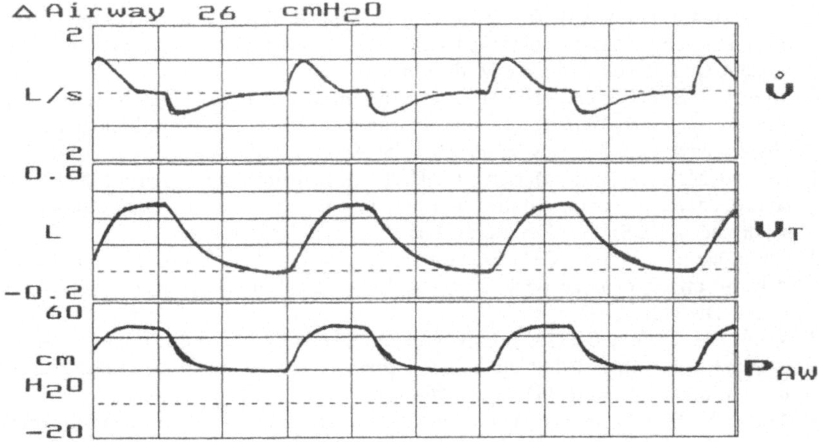

Fig. 3. Flow ($\dot{V}$), volume (V_T), and airway pressure (P_{aw}) waveforms during volume control, decelerating flow waveform ventilation with an inflation hold. Comparing this figure to Fig. 2 illustrates striking similarities to pressure control ventilation. Only minor differences exist, the most striking being the decelerating flow profile. With pressure control, the profile changes exponentially, while with volume control, it is linearly decelerating. (Waveforms recorded with a Bicore CP-100 monitor)

extending inspiratory time as a mechanism of elevating MAP. In actual practice, once PEEP is set at 12–15 cmH_2O, I rely on inspiratory time as the primary method of increasing MAP, provided no auto-PEEP develops.

References

1. Kacmarek RM (1992) Methods of providing ventilatory support. In: Pierson D, Kacmarek RM (eds) Foundations in respiratory care. Churchill Livingstone, New York, pp 953–972
2. Lachman B, Danzmann E, Haendly B, Jonson B (1982) Ventilator settings and gas exchange in respiratory distress syndrome. In: Prakash O (ed) Applied physiology in clinical respiratory care. Martinus Nijhoff, The Hague, pp 141–176
3. Gurevitch M, VanDyke J, Young E, Jackson K (1986) Improved oxygenation and lower peak airway pressure in severe adult respiratory distress syndrome: treatment with inverse ratio ventilation. Chest 89: 211–213
4. Tharratt R, Allen R, Albertson T (1988) Pressure controlled inverse ratio ventilation in severe adult respiratory failure. Chest 94: 755–762
5. Lain D, DiBenedetto R, Morris S, Van Nguyen A, Saulters R, Causey D (1989) Pressure control inverse ratio ventilation as a method to reduce peak inspiratory pressure and provide adequate ventilation and oxygenation. Chest 95: 1081–1088
6. Abraham E, Yoshihara G (1989) Cardiorespiratory effects of pressure-controlled inverse ratio ventilation in severe respiratory failure. Chest 96: 1356–1359
7. Abraham E, Yoshihara G (1990) Cardiorespiratory effects of pressure controlled ventilation in severe respiratory failure. Chest 98: 1445–1449
8. Cole A, Weller S, Sykes M (1984) Inverse ratio ventilation compared with PEEP in adult respiratory failure. Intensive Care Med 10: 227–232

9. Mang H, Kacmarek RM, Ritz R, Wilson R, Kimball WR (1995) Cardiopulmonary effects of volume and pressure controlled CPPV at various I:E ratios in an acute lung injury model. Am J Respir Crit Care Med (in press)
10. Mercat A, Graini L, Lenique F, Depret J, Tehoul JC, Richard CH (1992) Cardiorespiratory effects of pressure controlled ventilation with and without inverse ratio in adult respiratory distress syndrome. Am Rev Respir Dis 145: A 523 (abstr)
11. Lessard M, Guerot E, Mariette C, Hart A, Lemaire F, Brochard L (1992) Pressure controlled versus volume-controlled ventilation in patients with adult respiratory distress syndrome (ARDS). Am Rev Respir Dis 145: A 454 (abstr)
12. Corbridge TC, Wood LDH, Crawford GP, Chudoba MJ, Yanos T, Sznajder JI (1990) Adverse effects of large tidal volume and low PEEP in canine acid aspiration. Am Rev Respir Dis 142: 311–315
13. Webb HH, Tierney DF (1974) Experimental pulmonary edema due to intermittent positive pressure ventilation with high inflation pressure: protection by positive end-expiratory pressure. Am Rev Respir Dis 110: 556–565
14. Tsumo K, Prato P, Kolobow T (1990) Acute lung injury from mechanical ventilation at moderately high airway pressures. J Appl Physiol 69: 956–961
15. Tsuno K, Miura K, Takeya M, Kolobow T, Morioka T (1991) Histopathologic pulmonary changes from mechanical ventilation at high peak airway pressures. Am Rev Respir Dis 143: 1115–1120
16. Kolobow T, Moretti MP, Fumagalli R, Mascheroni D, Prato P, Chen V, et al. (1987) Severe impairment in lung function induced by high peak airway pressure during mechanical ventilation: an experimental study. Am Rev Respir Dis 135: 312–315
17. Dreyfuss D, Basset G, Soler P, Saumon G (1985) Intermittent positive-pressure hyperventilation with high inflation pressure produces pulmonary microvascular injury in rats. Am Rev Respir Dis 132: 880–884
18. Dreyfuss D, Soler P, Basset G, Saumon G (1988) High inflation pressure pulmonary edema: respective effects of high airway pressure, high tidal volume and positive end-expiratory pressure. Am Rev Respir Dis 137: 1159–1164
19. American College of Chest Physicians, Subcommittee on Mechanical Ventilation (1993) Consensus statement. Chest 104: 1489–1525
20. Benito S, Lemaire F (1990) Pulmonary pressure-volume relationships in acute respiratory distress syndrome in adults: role of positive end-expiratory pressure. J Crit Care 5: 27–34
21. Pesenti A, Marcolin R, Prato P, Borelli M, Riboni A, Gattinoni L (1985) Mean airway pressure vs. positive end-expiratory pressure during mechanical ventilation. Crit Care Med 13: 34–37
22. Marini JJ, Ravenscroft SA (1992) Mean airway pressure: physiologic determinants and clinical importance. II. Clinical implications. Crit Care Med 20: 1604–1616
23. Maunder RJ, Shuman WP, McHugh JW, Marglin SI, Butler J (1986) Preservation of normal lung regions in the adult respiratory distress syndrome: analysis by computed tomography. JAMA 255:2463–2465
24. Gattinoni L, Pesenti A, Avalli L, Rossi F, Bombino M (1988) Pressure-volume curve of total respiratory system in acute respiratory failure: computed tomographic scan study. Anesthesiology 69: 824–832
25. Kacmarek RM, Kirmse M, Nishimura M, Mang H, Kimball W (1995) The effect of applied vs. auto-PEEP on local distribution of volume and pressure in a four-chamber lung model. Chest (in press)
26. Brandolese R, Broseghini C, Polese G, Bernasconi M, Brandi G, Milic-Emili J, Rossi A (1993) Effects of intrinsic PEEP on pulmonary gas exchange in mechanically-ventilated patients. Eur Respir J 6: 358–363
27. Ravenscraft SA, Burke WC, Marini JJ (1992) Volume-cycled decelerating flow: an alternative form of mechanical ventilation. Chest 101: 1342–1351

Inverse Ratio Ventilation (IRV): auch nur eine Art von PEEP?

M. Baum, C. Hörmann und *C. Putensen*

Die Einführung der "inverse ratio ventilation" (IRV) in die Erwachsenenbeatmung um 1980 [1, 2] erfolgte aufgrund klinischer und experimenteller Berichte über dramatische Verbesserungen der Oxygenation bei Lungenzuständen mit schwerem Parenchymschaden. Obwohl schon damals die Beeinflussung des endexspiratorischen Drucks durch eine Verkürzung der Exspirationszeit ("individual PEEP" [1]) als Mechanismus der IRV beschrieben wurde, blieb es der heutigen Zeit vorbehalten, den Vorteil des mittlerweile zum Gefahrenmoment stilisierten "intrinsic PEEP" gegenüber einem extern eingestellten PEEP in Frage zu stellen.

Vergleichende Untersuchungen zwischen den Auswirkungen eines intrinsischen bzw. extrinsischen PEEP beschäftigen sich überwiegend mit der Beobachtung, daß ein externer PEEP in Höhe des gemessenen "intrinsic PEEP" keinen FRC-Zuwachs bewirkt, aber zu einer rascheren Ausatmung beizutragen vermag [3]. Dieses v. a. beim obstruktiven Patienten beschriebene Verhalten läßt jedoch keine Rückschlüsse auf den therapeutischen Einsatz eines "intrinsic PEEP" durch eine Verkürzung der Ausatemzeit beim ARDS zu. Tatsächlich gibt es bis heute keine kontrollierte Untersuchung, die einen Vergleich eines therapeutisch angewandten, durch eine Verkürzung der Exspirationszeit bewußt herbeigeführten "intrinsic PEEP" mit einem gleich hohen "extrinsic PEEP" erlaubt. Das Fehlen einer solchen Untersuchung ist nicht zuletzt auf die Unvereinbarkeit vergleichbarer Beatmungsbedingungen in einer "normal ratio ventilation" (NRV) und einer "inverse ratio ventilation" (IRV) zurückzuführen (Abb. 1).

Es ist eben unmöglich, sowohl den endexspiratorischen als auch den Mitteldruck konstant zu halten und das I/E-Verhältnis variieren zu wollen, wenn dabei gleichzeitig das Tidalvolumen unverändert bleiben soll. Zumindest eine der Randbedingungen muß bei der Verstellung des I/E-Verhältnisses verletzt werden, so daß die beobachteten Veränderungen nicht mehr eindeutig zuordenbar sind.

Auf der anderen Seite ist unser Verständnis entscheidender pathophysiologischer Mechanismen zu lückenhaft, um ein allgemein anerkanntes Rationale über das optimale Beatmungsmuster erstellen zu können. Zwar findet die Regel, den endexspiratorischen Druck (p_{ee}) über den unteren Knickpunkt der Druck-Volumen-Kurve der Lunge ("inflection pressure") einzustellen, weitere Verbreitung [4] (Abb. 2, links); die Verwendung des

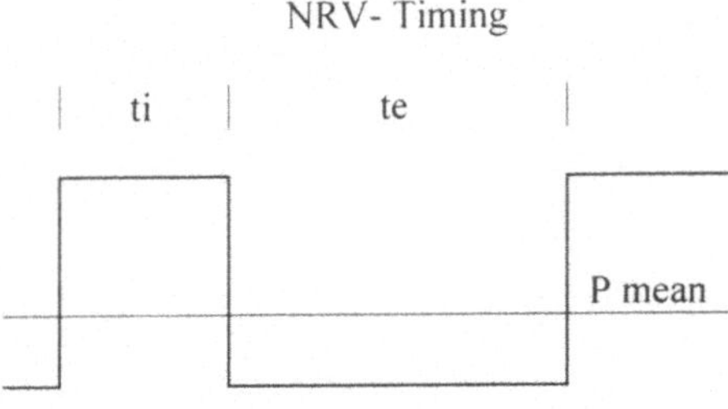

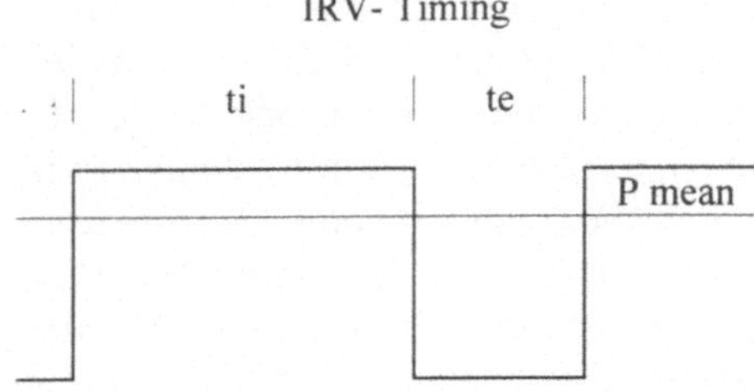

1) längere Inspirationsphase

2) kürzere Exspirationsphase

3) höherer Mitteldruck bei gleichem Spitzendruck

Abb. 1. Unterschiede im Beatmungsmuster zwischen einer "normal ratio ventilation" (NRV) und einer "inverse ratio ventilation" (IRV)

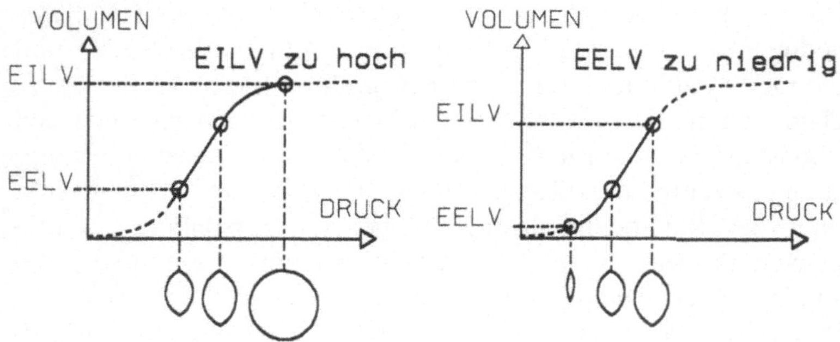

Abb. 2. Schematische Darstellung der Druck-Volumen-Beziehung der Lunge und schlecht gewählter Arbeitsbereiche der tidalen Volumenverschiebung; *links*: endinspiratorisches Lungenvolumen (EILV) überschreitet den oberen "inflection pressure" – Überdehnung von Lungearealen; *rechts*: endexspiratorisches Lungenvolumen (EELV) unterschreitet den unteren "inflection pressure" – Verlust an Gasaustauschoberfläche

oberen Knickpunktes als Indikator für das Einsetzten der Überdehnung und damit für den maximal erlaubten endinspiratorischer Druck (p_{ei}) ist trotz eindeutiger Untersuchungsbefunde [5, 6] wenig verbreitet (Abb. 2, rechts). Es ist heute allerdings nicht klar, ob Rekrutierung und Überdehnung nicht zusätzlich durch die Höhe des resultierenden Atemwegsmitteldrucks ($p_{AW\ mean}$) beeinflußt werden.

Eine IRV-Einstellung bedingt eine im Vergleich zu einer NRV verlängerte Inspiration und eine entsprechend verkürzte Exspiration. Im folgenden soll versucht werden, mögliche Mechanismen der beiden Maßnahmen getrennt zu diskutieren.

Verlängerung der Inspirationsdauer

Mechanismen der IRV

1) *Lungenmechanik*: Verbesserung der quasistatischen Compliance durch
   - endinspiratorischen Druckausgleich in unterschiedlich schnellen Kompartimente,
   - Rekrutierung von Lungenoberfläche durch "sustained inflations",
   - Streßrelaxation (Viskoelastizität);
2) *Gasaustausch*:
   - Erhöhung der inspiratorischen (funktionellen?) Gasaustauschoberfläche über längere Zeitdauer,
   - Verbesserung von V/Q.

Die Verteilung des Inspirationsvolumens in der Lunge ist ein zeitkonstantenabhängiger Prozeß. Eine Verlängerung der Inspiration erhöht die Wahrscheinlichkeit, Lungenabschnitte mit längerer Zeitkonstante an der Ventilation teilnehmen zu lassen. Dadurch kann ein endinspiratorischer Druckausgleich unterschiedlich schneller Kompartimente erreicht werden.

Die Volumenverteilung ist unter diesen Bedingungen durch die lokale Compliance bestimmt. Ein länger anstehender Inspirationsdruck ("sustained inflation") kann darüber hinaus verschlossene Lungenareale rekrutieren und für den Gasaustausch zugänglich machen [7, 8]. Da der Vorgang des Rekrutierens Zeit benötigt, kann eine Entfaltung nur über viele Atemhübe verteilt erreicht werden.

Beide Mechanismen bewirken eine Verbesserung der quasi-statischen Compliance und entlasten die verbliebenen "gesunden" Lungenabschnitte von einer Überdehnung, da Teile des Atemzugvolumens in langsame bzw. neu eröffnete Kompartments verschoben werden. Ebenfalls die Compliance verbessernd wirkt sich das unter dem Begriff "stress relaxation" zusammengefaßte viskoelastische Verhalten des Lungenparenchyms aus. In der Regel werden für diese Anpassungsvorgänge, die sich in einem langsamen Absinken des Atemwegsdrucks während des inspiratorischen Plateaus bemerkbar machen, Zeiten über 4–6 s benötigt, die selbst bei einer extremen IRV nur mit sehr langsamen Frequenzen erreicht werden.

Für den Gasaustausch bietet eine längere Inspiration die Verlängerung jener Periode, in der die Gasaustauschoberfläche am größten ist. Um diesen Zuwachs auch funktionell wirksam werden zu lassen, muß dies ohne Beeinträchtigung der Perfusion erfolgen. Eine große Bedeutung kommt dabei dem gewählten Niveau des endinspiratorischen Drucks zu, der (wie in Abb. 2 rechts dargestellt) im steilsten und linearen Teil der V/P-Kurve liegen muß. Eine solche Strategie kann eine Verschiebung der Perfusion während einer verlängerten Inspiration verhindern und das V/Q-Verhältnis verbessern [5]. Allerdings bedingt die Anwendung dieses Konzepts bei schweren Parenchymschäden eine Reduktion der eingestellten Tidalvolumina auf 5–6 ml/kg bei einer gleichzeitigen Erhöhung der Frequenz auf 20–30 /min. Bei einer derartigen IRV-Einstellung stellt die Inspiration den eigentlichen Gleichgewichtszustand der Lunge dar, die kurze Exspiration bewirkt eine regional unterschiedlich starke Druckentlastung entsprechend ihrer lokalen Zeitkonstanten.

Verkürzung der Exspirationssdauer

Mechanismen der IRV

1) *Lungenmechanik*
   Beeinflussung von Höhe und Verteilung des endexspiratorischen Lungenvolumens durch
   - inkomplette exspiratorische Entleerung (Restflow, "intrinsic PEEP"),
   - Vermeidung der Unterschreitung des regionalen "closing volumes",
   - regional unterschiedliche Verteilung des endexspiratorischen Lungendrucks;
2) *Gasaustausch*
   Verbesserte O_2-Transferbedingungen durch
   - Verkürzung der Dauer einer zu geringen exspiratorischen Gasaustauschoberfläche (verminderter "shunt in time").

Die Verkürzung der Exspiration bewirkt eine inkomplette Entleerung langsamer Lungenabschnitte (Abb. 3). Sicheres Indiz dafür ist ein nicht auf Null zurückgehender endexspiratorischer Restflow. Damit verbunden sinkt der Druck nicht in allen Arealen der Lunge bis zu dem am Respirator eingestellten ("extrinsic") PEEP ab, der in der Lunge herrschende "intrinsic PEEP" ist, abhängig von dem sich einstellenden Restflow, etwas höher. Da die Zeitkonstanten in einzelnen Lungenabschnitten erkrankungsbedingt unterschiedlich sind, wird es im Gegensatz zu einem "extrinsic PEEP", der ein für die gesamte Lunge einheitliches Niveau bietet, zu einer regional

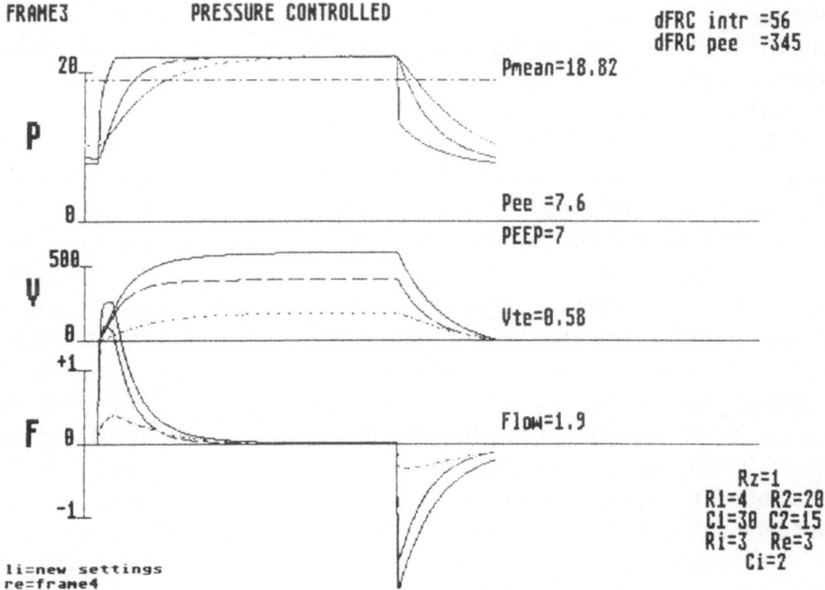

Abb. 3. Computersimulation der Druck- (*oben*), Strömungs- (unten) und Volumenverhältnisse (*Mitte*) einer verteilungsgestörten Lunge unter IRV. Am Ende der Exspiration herrscht in beiden Kompartments ein unterschiedlicher Alveolardruck ("individual PEEP"). Ein sich einstellender exspiratorischer Restflow ist ein sicheres Indiz für das Erreichen dieses Zustands

unterschiedlichen Verteilung von Intrinsic-PEEP-Werten kommen ("individual PEEP").

Die vorteilhafte Verteilung eines "individual PEEP" ist allerdings nur dann gegeben, wenn tatsächlich die erkrankten Abschnitte den höchsten, die verbliebenen lungengesunden Areale den niedrigsten PEEP-Wert erhalten. Dies wäre dann gegeben, wenn die "schlechten" Lungenkompartimente jene mit der langsamsten Zeitkonstanten darstellen würden. Beim ARDS steht die Verschlechterung der Compliance im Vordergrund, die Erhöhung der Atemwegswiderstände ist weniger ausgeprägt.

Die Zeitkonstante der gesamten Lunge als Produkt aus R·C ist im ARDS kürzer als jene der gesunden Lunge; man spricht deshalb auch von der "schnellen" ARDS-Lunge. Wenn also die typischen Veränderungen im ARDS eine Verkürzung der Zeitkonstanten in erkrankten Lungenabschnitten bewirken, würde die Verteilung des endexspiratorischen Drucks unter einer IRV wesentlich ungünstiger sein als bei der Anwendung eines extrinsischen PEEP.

Seit Einführung des Konzeptes der "babylung" durch Gattinoni et al. [9] hat sich unser Bild über die Morphologie der ARDS-Lunge entscheidend gewandelt. Einem geringen Prozentsatz funktionell erhaltener Gasaustauschoberfläche mit weitgehend normaler Lungenmechanik steht ein überwiegender Anteil an schlecht oder gar nicht belüftbaren Lungenparenchym gegenüber.

Dieses Konzept wird durch CT-Befunde untermauert, in denen ausgeprägte dorsale Verdichtungen zu beobachten sind. In diesen Zonen, die durch den auf ihnen lastenden hydrostatischen Druck der ventralen Lungengeschosse komprimiert werden, sind natürlich auch die konduktiven Atemwege teilweise bis zu ihrem totalen Verschluß komprimiert, so daß ein beachtlicher Zuwachs des regionalen Atemwegswiderstandes angenommen werden muß. Inwieweit die dahinter liegenden Gasaustauschzonen tatsächlich eine schlechtere Compliance aufweisen oder im Sinne eines "closing volume" nur einen höheren Eröffnungsdruck für ihre Ankopplung an die zentralen Atemwege benötigen, ist nicht klar. Aus CT-Befunden unter Bedingungen einer Bauchlagerung kennt man die rasche Auflösung bestehender dorsaler Verdichtungen, wenn sie lagerungsbedingt von dem auf ihnen lastenden hydrostatischen Druck entlastet werden [10].

Die verbliebene funktionell erhaltene Restlunge ist mit den auf sie wirkenden – für das Offenhalten der dystelektatischen Lunge benötigten – Drücken überdehnt. Wiederum trifft dieser Zustand nicht nur auf den Alveolarraum, sondern auch auf die diese Abschnitte versorgenden konduktiven Atemwege zu. Die Resistance der Restlunge ist aus diesem Grund abnorm niedrig. Sie bildet in Verbindung mit der Compliance der Restlunge, die wegen des geringen Anteils an funktionell erhaltenem Lungenparenchym, das z. T. bereits seine Dehngrenze erreicht hat, niedrig sein wird, das eigentliche "schnelle" Kompartment im ARDS. Als "langsam" erscheinen in einem solchen Modell die nahe ihres Eröffnungsdrucks beatmeten abhängigen Lungenabschnitte.

Die Auswirkungen einer NRV bzw. einer IRV bei Vorliegen einer derartigen Inhomogenität auf die Beatmunsverhältnisse in verschiedenen Abschnitten der Lunge sind in Abb. 4 dargestellt.

Jedem Abschnitt ist ein unterschiedliches Druck-Volumen-Verhalten zugeordnet. Der Großteil des Tidalvolumens wird in die schnelle Restlunge verteilt (1*Tau); rekrutierbare abhängige Abschnitte werden je nach Schweregrad der Schädigung (2*Tau, 3*Tau) erst bei höheren Atemwegsdrücken erfaßt und nehmen selbst dann nur ein deutlich niedrigeres Volumen auf.

Für die NRV (Abb. 4, links) stellt das Endexspirium die Atemruhelage (einheitlicher p_{ee} in allen Abschnitten) dar. Damit kann entweder kein endexspiratorisches Lungenvolumen in den Kompartments 2*Tau und 3*Tau gehalten werden, oder der extrinsische PEEP muß so hoch eingestellt werden, daß es zu einer starken Überdehnung der Restlunge kommt.

Die Isopleten im NRV-Schaubild veranschaulichen die endinspiratorische Druck- und Volumenverteilung in den einzelnen Abschnitten bei unterschiedlich langen Inspirationszeiten. Bei kurzer Inspirationsdauer

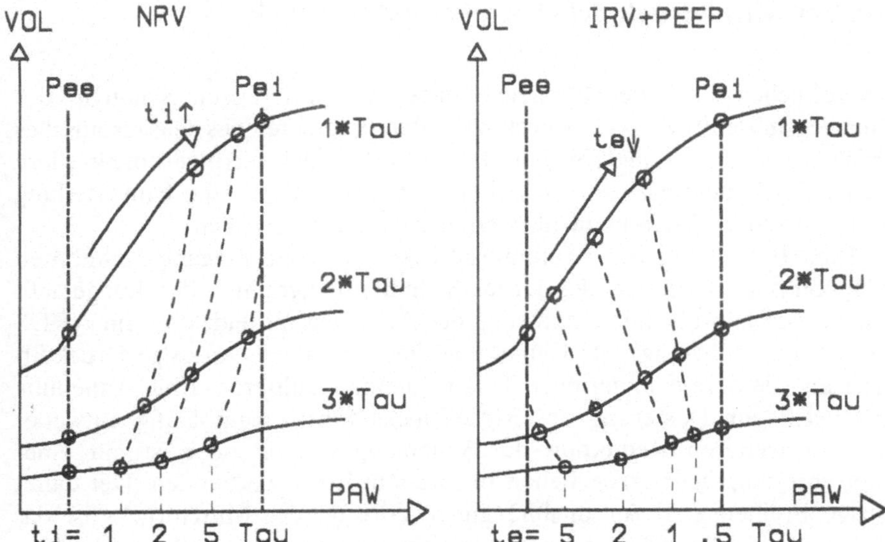

Abb. 4. Optimierung des Arbeitsbereichs der tidalen Volumenverschiebung bei regional unterschiedlicher Druck-Volumen-Beziehung der Lunge. Auswirkungen der Inspirationsdauer t_i (normiert auf die Lungenzeitkonstante Tau) bei der NRV (*links*) und der Exspirationsdauer t_e (normiert auf die Lungenzeitkonstante Tau) bei der IRV (*rechts*) in den unterschiedlichen Lungenarealen

(Isoplete t_i = 1*Tau) wird selbst am Ende der Inspiration der lokale Druck den Eröffnungsdruck in den abhängigen Zonen noch nicht überschritten haben. Erst eine Verlängerung von t_i auf 5*Tau erzielt zumindest im mittleren Kompartment einen inspiratorischen Druckausgleich.

Eine IRV-Einstellung (Abb. 4, rechts) ermöglicht einen endinspiratorischen Druckausgleich. Auch im langsamsten Kompartiment (3*Tau) wird eine entsprechende Volumenfüllung erreicht.

In diesem Teil der Abbildung sind die Isopleten für die endexspiratorischen Druck-Volumen-Verhältnisse für unterschiedlich kurze Exspirationszeiten (t_e) eingezeichnet. Die Exspirationsdauer bestimmt nun den endexspiratorischen Füllungszustand in den einzelnen Abschnitten und kann so gewählt werden, daß die Restlunge einen deutlich geringeren "individual PEEP" erhält als die langsameren Kompartimente (z. B. Isoplete t_e = 2*Tau). Der extrinsische PEEP wird in diesem Modell benötigt, um die Restlunge zu stabilisieren; mit der Dauer der Exspiration muß versucht werden, einen so hohen "intrinsic PEEP" in den langsamen Abschnitten zu erzielen, daß sie oberhalb ihrer Eröffnungsdrücke gehalten werden können.

Für den Gasaustausch bedeutet die Aufrechterhaltung einer Gasfüllung in Teilen der abhängigen Lunge einen Zuwachs an Gasaustauschoberfläche auch während der Exspiration. Dadurch wird die in dieser Phase stattfindende als "shunt in time" bekannte venöse Beimischung verringert.

Höherer Mitteldruck bei gleichem Spitzendruck

Das zeitliche Mittel des Lungenvolumens und als dessen Synonym der Atemwegsmitteldruck ist ein bestimmender Parameter des Gasaustausches für Sauerstoff. Ein zu niedrig eingestellter Mitteldruck verringert die mittlere Gasaustauschoberfläche, ein zu hoher Mitteldruck kann eine Umverteilung der Perfusion in Richtung nicht ventilierter Areale bewirken.

Eine Einstellung der Beatmungsdrücke nach den eingangs erwähnten Inflection-point-Kriterien des Druck-Volumen-Diagramms der Lunge läßt wenig Spielraum für eine Anpassung des Atemwegsmitteldrucks. Im ARDS bedingt die "babylung" bei Einhaltung dieser Strategie zulässige Druckdifferenzen, die bereits in geringen Tidalvolumina resultieren. Eine Anhebung des PEEP zur Dosierung des Mitteldrucks führt zwangsläufig entweder zu einer weiteren Reduktion der Volumenportionen oder ist mit einer Überschreitung des vorgegebenen Inspirationsdrucks verbunden. Der damit einzige Freiheitsgrad zur unabhängigen Vorwahl des Mitteldrucks ist das I/E-Verhältnis. Die IRV und im besonderen ihre druckkontrollierte Variante (PC-IRV) erlaubt eine Annäherung des Mitteldrucks an den inspiratorischen Spitzendruck [11]. Da die Invasivität der Beatmung häufig dem auftretenden maximalen Inspirationsdruck zugeordnet wird, kann über eine Variation des I/E-Verhältnisses der gleiche mittlere Füllungszustand mit einem niedrigeren Dehnungsmaximum erzielt werden.

Literatur

1. Baum M, Benzer H, Mutz N et al. (1980) Inversed Ratio Ventilation (IRV) Die Rolle des Atemzeitverhältnisses in der Beatmung beim ARDS. Anaesthesist 38: 452
2. Lachmann B (1980) Improved arterial exygenation, CO_2 elimination, compliance and decreased barotrauma following changes of volume-generated PEEP ventilation with inspiratory/expiratory I/E ratio of 4:1 in patients with severe ARDS. Intensive Care Med 10: 121
3. Munoz J, Guerrere E, de la Calle B, Escalante L (1993) Interaction between intrinsic positive end-expiratory pressure and extrernally applied positive end-expiratory pressure during controlled mechanical ventilation. Crit Care Med 21/3: 348
4. Gattinoni L, Pesenti A, Avalli L et al. (1987) Pressure-volume curve of total respiratory system in acute respiratory failure. Am Rev Respir Dis 136: 730–6
5. Putensen C, Baum M, Hörmann C (1993) Selecting ventilator settings according to variables derived from quasi-static pressure/volume relationships in patients with acute lung injury. Anesth Analg 77: 436
6. Lemaire F, Benito S, Mancebo J (1992) The lung pressure–volume relationsship during mechanical ventilation. In: Artigas A, Lemaire F, Suter PM, Zapol WM (eds) Adult respiratory distress syndrome. Churchill Livingstone, Edinburgh, p 385
7. McCulloch PR, Forkert PG, Froese AB (1988) Lung volume maintenance prevents lung injury during high frequency oscillatory ventilation in surfactant-deficient rabbits. Am Rev Respir Dis 137: 1185

8. Lachmann B (1992) Open the lung and keep the lung open. Intensive Care Med 18: 319–321
9. Gattinoni L, Pesenti A, Bombino M et al. (1988) Relationship between lung computed tomographic densitiy, gas exchange and PEEP in acute respiratory failure. Anesthesiology 69: 824–832
10. Gattinoni L, Pelosi P, Vitale G, Pesenti A, D'Andrea L, Mascheroni D (1991) Body positive changes redistribute lung computed-tomographie density in patients with acute respiratory failure. Anesthesiology 74: 15
11. Räsänen J, Cane RD, Downs JB, Hurst JM (1991) Airway pressure release ventilation during acute lung injury. A prospective multicenter trial. Crit Care Med 19/10: 1234

Seitengetrennte Beatmung: Indikation, Modifikation und Folgen

T. Hachenberg

Einleitung

Die seitengetrennte Beatmung oder "independent lung ventilation" (ILV) stellt eine spezielle Form der respiratorischen Therapie dar. Sie wird in erster Linie bei einseitigen Störungen der Lungenfunktion eingesetzt, wenn mit konventionellen Methoden kein adäquater Gasaustausch erzielt werden kann [5, 6]. Im Prinzip handelt es sich bei ILV um eine Modifikation der Ein-Lungebeatmung, welche im Rahmen von Thorax- oder Oesophaguseingriffen in der klinischen Routine etabliert ist. Während bei letzterem Verfahren nach einer kurzfristigen Phase der seitengetrennten Beatmung oder Ein-Lungebeatmung wieder auf eine konventionelle respiratorische Therapie übergegangen wird, kommt ILV im Rahmen einer intensivmedizinischen Behandlung längerfristig zum Einsatz oder wird mit anderen Maßnahmen kombiniert. Es gibt verschiedene ILV-Konzepte, welche sich an der zugrundeliegenden Lungenschädigung orientieren [5, 6, 8, 10, 13, 23, 33]. In neuerer Zeit wurde die Bedeutung von beatmungsinduzierten Schäden bei normalem Lungenparenchym nachgewiesen [20, 25], so daß auch unter ILV möglicherweise Konsequenzen für die nichterkrankte Lunge gezogen werden müssen.

Indikation zur ILV

Trotz zahlreicher Fallberichte zur erfolgreichen Anwendung von ILV lassen sich nur mit Einschränkungen Aussagen zu Effektivität, Nebenwirkungen und Folgen machen (Abb. 1). Prospektive, vergleichende Untersuchungen zur konventionellen Beatmung in Verbindung mit Lagerungsmaßnahmen oder pharmakologischen Interventionen zur Verbesserung der Ventilations-Perfusions($\dot{V}_A/\dot{Q}$)-Verhältnisse fehlen. Wesentliche Einsatzmöglichkeiten für die ILV sind:

- Thoraxtrauma [6, 18]
- Aspiration [6, 13]
- Therapierefraktäre Atelektase [13, 31]

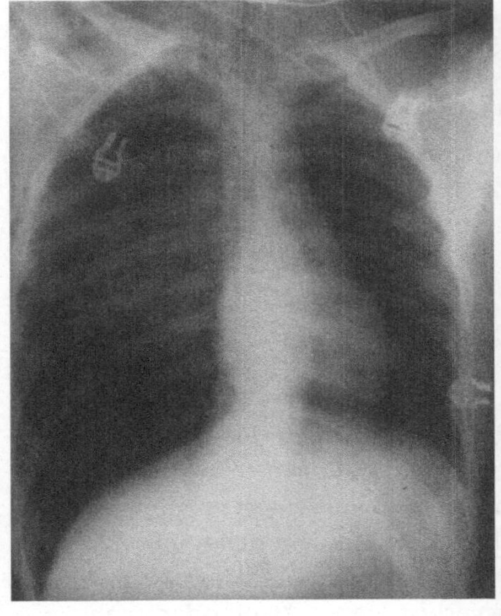

a

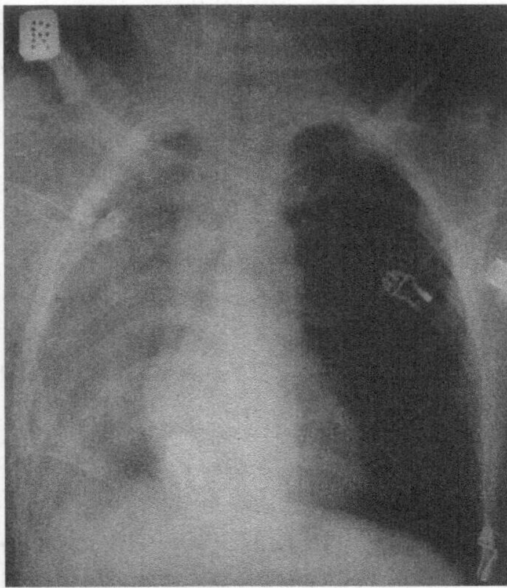

b

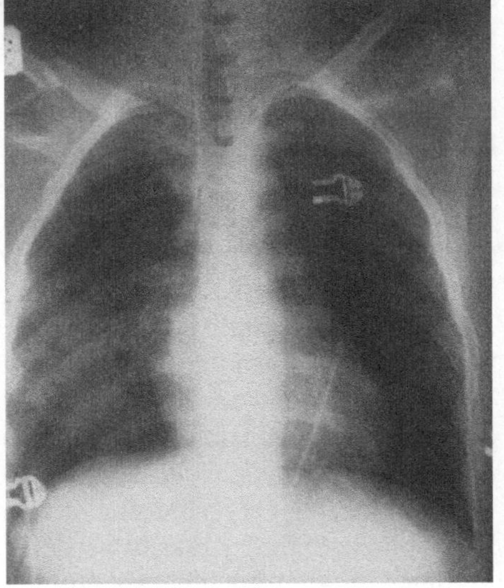

c

Abb. 1a–c. Radiologische Thoraxuntersuchung eines Patienten mit schwerer einseitiger Lungenschädigung. Der Patient hatte sich im Rahmen eines Verkehrsunfalls eine Verletzung des rechten Thorax mit Hämatopneumothorax, multiplen Rippenfrakturen und Lungenkontusion zugezogen (**a**). Die Indikation zur ILV wurde wegen einer massiven bronchopleuralen Fistel gestellt, welche über 36 h die Ruhigstellung der traumatisierten Lunge mit "Low-flow-CPAP" erforderlich machte (**b**). Im Anschluß an die seitengetrennte respiratorische Therapie konnte der Patient konventionell weiterbeatmet und nach 6 Tagen extubiert werden. Das Röntgenbild des Thorax weist noch Kontusionsherde der rechten Lunge auf (**c**). (Aus [34])

- Pneumonie [27]
- Einseitiges Lungenödem [30]
- Bronchopleurale Fistel [23, 26, 34]
- Ventilations-Perfusions-Inhomogenitäten mit vital bedrohlicher Hypoxie [5]
- Einseitiges ARDS [30]
- Bilaterales ARDS (in Verbindung mit Lagerungsmaßnahmen) [1, 10]

Führende Indikation zur ILV ist die einseitige Lungenschädigung nach Trauma, Aspiration oder im Rahmen einer Pneumonie. Gelegentlich tritt ein Reexpansionsödem auf nach Rekrutierung von kollabiertem

Lungenparenchym oder Entlastung eines Pneumothorax, welches vorteilhaft mit ILV behandelt werden kann [24, 30]. Das einseitige ARDS stellt eine sehr seltene Verlaufsform des schweren Lungenversagens dar. Darüber hinaus kann eine intraoperativ durchgeführte seitengetrennte Beatmung oder Ein-Lunge-Beatmung postoperativ als ILV weitergeführt werden, wenn sich infolge von Lagerung sowie Resektion oder Manipulation des Lungenparenchyms eine verschlechterte Lungenfunktion eingestellt hat.

Weitere Kriterien zur Durchführung von ILV

Insbesondere beim Auftreten einer bronchopleuralen Fistel im Rahmen eines Thoraxtraumas oder als Folge einer Beatmung bei ARDS kann die Ventilation der geschädigten Lunge massiv beeinträchtigt werden, so daß eine ILV notwendig wird [23, 26, 34]. Durch eine bronchopleurale Fistel wird die Prognose der respiratorischen Insuffizienz deutlich verschlechtert. Pierson et al. fanden bei einem Gasverlust von 500 ml oder mehr pro Hubvolumen eine Mortalität von 100 % der Patienten mit ARDS [26]. Ob durch den frühzeitigen Einsatz von ILV die Prognose gebessert werden kann, ist allerdings unklar. Als weiteres Kriterium für die Durchführung von ILV gilt die schwere Oxygenierungsstörung, welche nicht mit konventioneller Beatmung und Lagerungsmaßnahmen behandelt werden kann [5, 12, 28] (Abb. 2). Die Beatmung mit positiv endexspiratorischem Druck (PEEP) kann bei asymmetrischer Verteilung von statischer Compliance (C_{stat}) und Atemwegswiderstand (R_{AW}) zu einer Überblähung von Lungenbezirken mit längerer Zeitkonstante führen. Durch die Erhöhung des intraalveolären Drucks und damit des kapillären Gefäßwiderstands in diesen Arealen wird die Perfusion zugunsten der schlechter belüfteten erkrankten Lungenbezirke umgeleitet. Daraus resultierten regional niedrige $\dot{V}_A/\dot{Q}$-Verhältnisse mit verschlechterter Oxygenierung, welche funktionell wie ein intrapulmonaler Rechts-links-Shunt wirksam werden [19]. Gelegentlich führen diese $\dot{V}_A/\dot{Q}$-Inhomogenitäten zu lebensbedrohlicher Hypoxie, welche eine ILV erforderlich machen [5]. Beim paradoxen PEEP-Effect tritt mit Erhöhung des intrathorakalen Mitteldrucks eine Abnahme des arteriellen p_{O_2} auf [6]. Da PEEP über eine Beeinträchtigung der Hämodynamik auch den gemischtvenösen p_{O_2} beeinflußt und damit indirekt die pulmonale Oxygenierung, sollten diese Parameter zur Differentialdiagnostik des paradoxen PEEP-Effekts berücksichtigt werden. Demgegenüber ist die CO_2-Elimination kein verläßliches Kriterium für die Indikation zur ILV, es sei denn die alveoläre Ventilation wird durch bronchopleurale Fisteln erheblich eingeschränkt. Carlon et al. beschrieben lungenmechanische Kriterien zur Durchführung einer ILV. Wenn die Druck-Volumen-Beziehung der erkrankten und der kontralateralen Lunge deutliche Unterschiede aufweist, kann eine seitengetrennte Anwendung von PEEP den

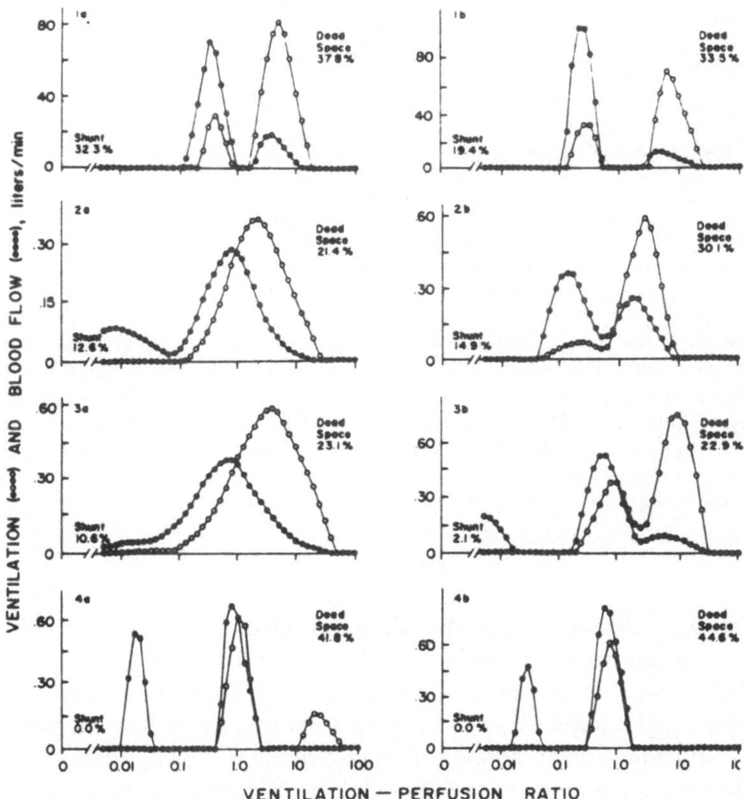

Abb. 2. Ventilations-Perfusions-($\dot{V}_A/\dot{Q}$)-Verhältnisse bei 4 Patienten mit einseitiger Lungenschädigung und konventioneller Beatmung in Seitenlage. Auf dem *linken Teil* der Abbildung befindet sich die erkrankte Lunge in abhängiger Position, auf dem *rechten Teil* wurde die erkrankte Lunge in nichtabhängige Position verbracht. Die $\dot{V}_A/\dot{Q}$-Verhältnisse, bestimmt anhand der Inertgaseliminationstechnik, zeigen entweder einen hohen intrapulmonalen Rechts-links-Shunt ($\dot{Q}_S/\dot{Q}_T$, Patient 1), Perfusion von Arealen mit niedrigen $\dot{V}_A/\dot{Q}$-Verhältnissen (Patient 4) oder eine Kombination aus beiden pathophysiologischen Mechanismen (Patient 2 und 3). Aus Umlagerung der erkrankten Lunge in eine nichabhängige Position resultiert teilweise eine deutliche Verminderung von $\dot{Q}_S/\dot{Q}_T$ oder eine Abnahme der Perfusion von Arealen mit niedrigem $\dot{V}_A/\dot{Q}$. Die Untersuchung verdeutlicht die Effektivität von Lagerungsmaßnahmen bei unilateralem Lungenschaden, auch wenn der Oxygenierungsstörung unterschiedliche Mechanismen zugrundeliegen. (Aus [12])

Gasaustausch verbessern [6] (Abb. 3). Die Erfassung der Relaxationskurve der rechten und linken Lunge setzt die Abwesenheit eines bronchopleuralen Gasverlusts voraus. Diese Bedingung ist jedoch nur bei einem Teil der Patienten mit einseitiger Lungenschädigung gegeben.

Der exspiratorische p_{CO_2} (p_{ECO_2}) kann qualitativ als Parameter für die Verteilung der rechts- und linksseitigen Lungenperfusion eingesetzt werden. Tierexperimentell fanden Carlsson et al. bei unilateraler Hypoxie, daß zwischen der elektromagnetischen Bestimmung der Lungenperfusion über

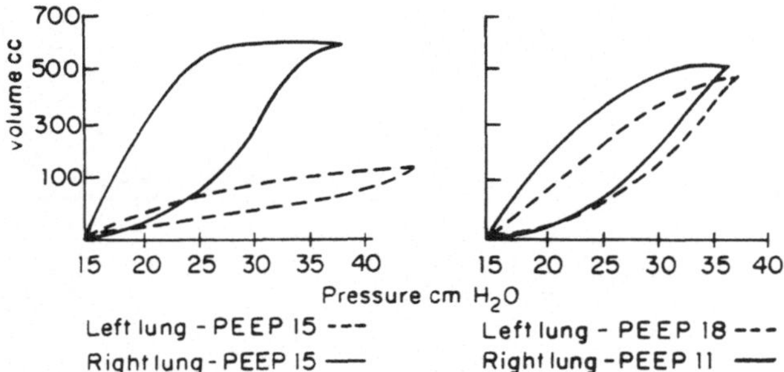

Abb. 3. Druck-Volumen-Beziehung der rechten und linken Lunge bei vorwiegend linksseitigem Lungenschaden und synchronisierter, seitengetrennter Beatmung mit PEEP (15 cm H_2O) in Rückenlage. Die linke Lunge weist eine deutlich niedrigere statische Compliance (C_{stat}) als die rechte Lunge auf. Durch Verminderung des PEEP auf 11 cm H_2O rechts und Erhöhung des PEEP auf 18 cm H_2O links entstand eine Verbesserung der mechanischen Eigenschaften des respiratorischen Systems. Wenn kein bronchopleuraler Gasverlust vorliegt, kann die Bestimmung der Druck-Volumen-Beziehung als Kriterium für ILV hinzugezogen werden. (Aus [5])

der A. pulmonalis und der Elimination eines Inertgases (SF_6) eine gute Korrelation bestand. Diese Beziehung war hinsichtlich der CO_2-Elimination ($\dot{V}_{CO_2}$) weniger deutlich ausgeprägt [7]. Als Grund sind zum einen die Abhängigkeit von $\dot{V}_{CO_2}$ von der alveolären Ventilation sowie der endogenen CO_2-Produktion zu nennen. Ferner beeinflußt der p_{O_2} den Verlauf der CO_2-Dissoziationskurve des Hämoglobins (Haldane-Effekt) und damit die pulmonale Elimination des CO_2, was besonders in Lungenarealen mit Hypoventilation und niedrigem alveolärem p_{O_2} zum Tragen kommt. Infolge einer regionalen Hypoventilation nimmt andererseits der p_{CO_2}-Gradient zwischen Lungenkapillare und Alveole zu, was die Diffusion von CO_2 verbessert und dem Haldane-Effekt entgegen wirkt. In erkrankten Lungen mit ölsäureinduziertem Kapillarschaden ließ sich tierexperimentell bei geschädigten Lungen keine Beziehung zwischen dem p_{ECO_2} und der Lungenperfusion nachweisen (Carlsson, persönliche Mitteilung). Demgegenüber veröffentlichten Zandstra et al. klinische Ergebnisse von thoraxverletzten Patienten unter ILV, wo Veränderungen des p_{ECO_2} ($\dot{V}_{CO_2}$) mit der Perfusion der verletzten und kontralateralen Lunge in Verbindung gebracht wurdent [35, 36].

Beim Gasverlust über eine bronchopleurale Fistel tritt eine zusätzliche CO_2-Elimination auf, welche direkt mit dem Anteil des Fistelvolumens am Atemminutenvolumen korreliert. Der Anteil des Gasverlusts über die bronchopleurale Fistel kann bis zu 80 % der Gesamtventilation betragen, wobei gleichzeitig der Anteil der CO_2-Ausscheidung über die Leckage ansteigt [26]. Analog zu den eingeschränkten Möglichkeiten zur Erfassung der mechanischen Eigenschaften der erkrankten Lunge bei bronchopleuraler Fistel besteht dann keine Beziehung mehr zwischen $\dot{V}_{CO_2}$ und der

Lungenperfusion. Dennoch kann das Kapnogramm unter ILV nützliche Informationen bieten über das Auftreten einer akuten Dislokation des Doppellumentubus und Änderungen der alveolären Ventilation.

Technische Aspekte der ILV

Die seitengetrennte Beatmung erfordert die Intubation der Trachea und des linken oder rechten Hauptbronchus mit einem geeigneten Tubus. Am häufigsten wird ein linksläufiger Doppellumentubus verwendet [2]. Er kann auch bei distalen Läsionen der linksseitigen konduktiven Atemwege oder bei Verziehungen des linken Hauptbronchus mit erheblichen Veränderungen des tracheobronchialen Winkels über oder unter 90° (z. B. durch Atelektasen des linken Lungenunterlappens oder basalem linksseitigem Pneumothorax) eingesetzt werden. Proximale Verletzungen des linken Hauptbronchus stellen hingegen die Hauptindikation für einen rechtsläufigen Doppellumentubus dar. Beim erwachsenen Patienten beträgt die Länge des linken Hauptbronchus etwa 19 ± 8 mm und des rechten Hauptbronchus etwa 50 ± 8 mm, die Distanz zwischen den beiden Lumina bei modernen Tuben jedoch 70–74 mm. Daher besteht lediglich eine geringe Sicherheitsdistanz (15–20 mm), bevor bei zu tiefer Intubation das tracheale Lumen ebenfalls im linken Hauptbronchus liegt [2]. Da der rechte Lungenmittel- und unterlappen 30–35 % der gesamten Lungenfläche betragen, resultiert bei einer Fehlposition ein erheblicher intrapulmonaler Rechts-links-Shunt. Smith et al. beschrieben eine Malposition in bis zu 48 % der Patienten [32]. Nach der Positionierung des Doppellumentubus ist daher eine fiberoptische Bronchoskopie zur Kontrolle notwendig, da insbesondere bei einseitigen Lungenschädigungen die Auskultation keine zuverlässigen Hinweise über die korrekte Lage des Tubus bietet [3, 4, 14]. Wenn zusätzlich zur seitengetrennten Beatmung eine Veränderung der Lagerung des Patienten vorgenommen wird, muß nachher eine erneute Kontrolle der Tubuslage erfolgen. Gelegentlich treten bei der Abdichtung des trachealen oder bronchialen Cuffs sehr hohe Drücke auf (>120 mmHg [6]), insbesondere bei niedriger Compliance der geschädigten Lunge. Dementsprechend hoch ist das Risiko einer Drucknekrose oder Perforation der konduktiven Atemwege. Die Bronchialtoilette ist unter ILV deutlich eingeschränkt, wodurch sekundäre pulmonale Komplikationen vermehrt auftreten können. Mittlerweile sind auch Doppellumentuben verfügbar, die über ein Tracheostoma plaziert werden können, darüber hinaus wurde das Design der bronchialen Tubusspitze sowie des bronchialen Cuffs verbessert.

Klinische Anwendung von ILV

Bei einseitiger Lungenschädigung kann die Ventilation der nicht traumatisierten Lunge mit einer volumenkontrollierten, druckbegrenzten Beatmung erfolgen [34] (Abb. 4). Druckkontrollierte Verfahren wurden ebenfalls erfolgreich eingesetzt, die Vor- und Nachteile der jeweiligen Beatmungsformen sind bislang unter ILV nicht ausreichend dokumentiert. Demgegenüber zeigen klinische und experimentelle Untersuchungen, daß auf eine Synchronisation der Beatmungsgeräte verzichtet werden kann [17]. Hohe inspiratorische Atemwegsdrücke ($p_{AW} > 30\,cm\,H_2O$) müssen vermieden werden, einmal, um nicht das Lungengewebe zu schädigen [20, 25], und zum zweiten, um eine möglichst geringe Umverteilung der Lungenperfusion in nichtventilierte Areale zu erreichen [19, 21]. Der Anteil der traumatisierten Lunge am Gesamtgasaustausch ist nicht im einzelnen bekannt, da genaue Untersuchungen über die regionalen $\dot{V}_A/\dot{Q}$-Verhältnisse

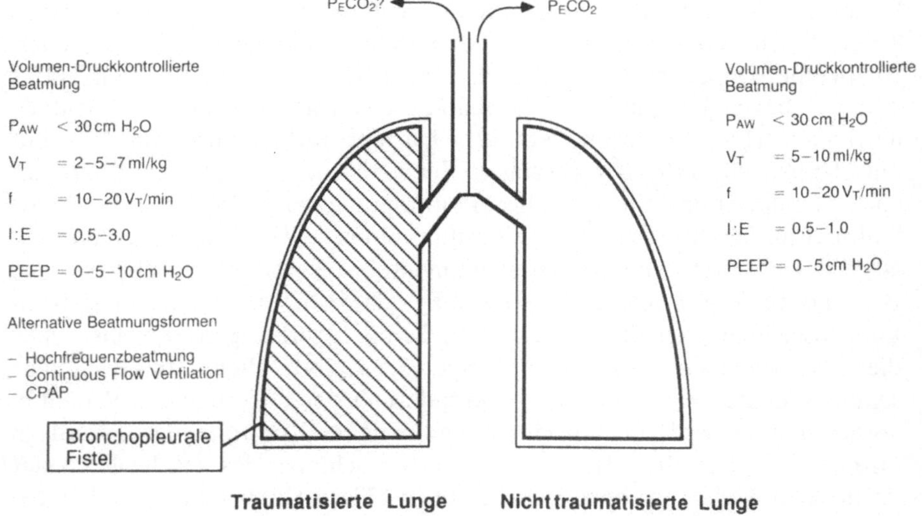

Abb. 4. Schematische Darstellung der seitengetrennten Beatmung bei unilateralem Lungenschaden. Die Beatmung der nichttraumatisierten Lunge wird so eingestellt, daß Atemwegsspitzendrücke unter $30\,cm\,H_2O$ resultieren. Das exspiratorische p_{CO_2} (P_{ECO_2}) kann zur Überwachung der alveolären Ventilation und qualitativ zur Erfassung der pulmonalen Perfusion hinzugezogen werden. Die traumatisierte Lunge kann analog zur nichtgeschädigten Lunge druck-oder volumenkontrolliert beatmet werden. Die Beatmungsparameter Hubvolumen (V_T), Frequenz (f), $I:E$ Verhältnis und PEEP richten sich nach Art und Umfang der Schädigung. Die seitengetrennte Erfassung der Druck-Volumen-Beziehung kann zur Optimierung der ILV hinzugezogen werden (nicht dargestellt). Bei der geschädigten Lunge besteht eine schlechte Korrelation zwischen P_{ECO_2} und Lungenperfusion. Alternative Beatmungsverfahren wie Hochfrequenzbeatmung oder CPAP kommen bei einem deutlichen Gasverlust über eine bronchopleurale Fistel in Frage

fehlen. Die klinischen Erfahrungen der Ein-Lunge-Beatmung bei thoraxchirurgischen Eingriffen zeigen jedoch, daß sich bei komplettem Ausfall einer Lunge ein adäquater Gasaustausch erzielen läßt, wenn eine überproportionale Perfusion der nichventilierten Lunge vermieden wird [7].

Die Beatmung der traumatisierten Lunge richtet sich nach der zugrundeliegenden Schädigung. Wenn eine therapierefraktäre Atelektase oder eine einseitige Pneumonie die Indikation zur ILV darstellen, können selektiv höhere PEEP-Niveaus auf der erkrankten Seite nützlich sein [13, 27, 33] (Abb. 3). Die Effektivität von ILV läßt sich gegebenenfalls noch durch Lagerungsmaßnahmen steigern. Primär wird ebenfalls volumen-oder druckkontrolliert beatmet, selbst wenn eine bronchopleurale Fistel vorliegt [31, 34] (Abb. 4). Bei mäßiggradigem Fistelvolumen über die Thoraxdrainage läßt sich nicht nur eine Stabilisierung der geschädigten Lungen erreichen, sondern auch eine Verbesserung des Gasaustauschs. Demgegenüber wird bei massiver bronchopleuraler Fistel der Atemwegsdruck so weit wie möglich reduziert. Als alternative Verfahren kommen dann auch die Hochfrequenzbeatmung (HFV) [8, 23, 31] oder einfaches CPAP [33, 34] in Frage (Abb. 1). Dabei sollte sich die Höhe des durch CPAP oder HFV in der Lunge aufgebauten positiven Drucks nach dem kritischen Öffnungsdruck und der Größe der Fistel richten. Der erfolgreichen Anwendung von HFV bei massivem bronchopleuralem Gasverlust stehen Berichte gegenüber, welche hierunter ein höheres Leckagevolumen beschrieben [29].

Anwendung von ILV und Lagerungsmaßnahmen bei ARDS

Beim akuten Lungenversagen des Erwachsenen (ARDS) stellen sich die Lungenparenchymveränderungen im Computertomogramm vorwiegend als Verdichtungen basaler Abschnitte beider Lungen dar. Das Ausmaß der intrapulmonalen venösen Beimischung korreliert dabei mit der Größe der kollabierten oder ödematösen Areale. Die konventionelle Beatmung mit PEEP kann analog zu den pathophysiologischen Verhältnissen bei unilateralter Lungenschädigung in gewissem Umfang nichtventilierte (basale) Alveolen rekrutieren, gleichzeitig aber relativ wenig geschädigte (apikale) Abschnitte überblähen [11]. Baehrendtz et al. [1] und Frostell [10] konnten zeigen, daß sich auch bei ARDS durch seitengetrennte Beatmung kombiniert mit Seitenlagerung der p_{aO_2} ohne nachteilige Auswirkungen auf die Hämodynamik steigern ließ. Es resultierte eine Verminderung des intrapulmonalen Rechts-links-Shunts sowie der alveoloarteriellen p_{O_2}-Differenz. Infolge des höheren p_{aO_2} bei unverändertem Herz-Minuten-Volumen stieg auch der O_2-Transport signifikant an. C_{stat} nahm in der abhängigen Lunge in Relation zum selektiven PEEP-Niveau (4–12 cm H_2O) zu. Der zugrunde liegende Mechanismus lag in einer selektiven Ventilation der abhängigen Lunge mit Rekrutierung von kollabierten Alveolarbereichen ohne Umverteilung der Perfusion. Allerdings traten bei 2 Patienten in der abhängigen Lunge deutlich erhöhte Atemwegsspitzendrücke auf, so daß die Beatmung mit selektivem PEEP beendet werden mußte [10].

Die seitengetrennte Beatmung ist eine geeignete Methode, um in bestimmten Fällen Ventilation und Perfusion besser aufeinander abzustimmen und so die Oxygenation des Patienten zu verbessern; bisher fehlen jedoch Beweise, daß diese Beatmungsform die Prognose der Patienten mit schwerem ARDS verbessert [16, 22]. Da gegenwärtig andere Verfahren zur Verbesserung der $\dot{V}_A/\dot{Q}$-Verhältnisse zur Verfügung stehen (z. B. Beatmung in Bauchlage oder die Inhalation von Stickstoffmonoxid) und die seitengetrennte Beatmung mit einem erheblichen logistischen Aufwand verbunden ist, sollte die Indikation zur ILV mit selektivem PEEP in Seitenlage beim ARDS zurückhaltend gestellt werden.

Schlußfolgerungen

Die seitengetrennte Beatmung der Lungen sollte dann in Erwägung gezogen werden, wenn bei einseitiger Lungenschädigung zwischen rechter und linker Lunge erhebliche Unterschiede von C_{stat}, R_{AW} und der Druck-Volumen-Beziehung bestehen und eine Oxygenierungsstörung nicht adäquat mit konventioneller Beatmung und Lagerungsmaßnahmen behandelt werden kann. Die Intubation erfolgt primär mit einem linksgeführten Doppellumentubus entweder transpharyngeal oder über ein Tracheostoma. Die nichttraumatisierte Lunge wird so beatmet, daß keine sekundäre Parenchymschädigung durch erhöhte Atemwegsdrücke auftritt. Eine Umverteilung der regionalen Perfusion in erkrankte Lungenareale infolge eines erhöhten Alveolardrucks muß vermieden werden, das exspiratorische p_{CO_2} kann qualitative Hinweise auf die Lungenperfusion geben. Die erkrankte Lunge wird entsprechend der zugrundeliegenden Schädigung beatmet, beim Vorliegen einer bronchopleuralen Fistel können alternative Verfahren wie Hochfrequenzbeatmung oder CPAP nützlich sein. Lagerungsmaßnahmen unterstützen die Effektivität von seitengetrennter Beatmung, was u. U. auch beim ARDS genutzt werden kann.

Literatur

1. Baehrendtz S, Santesson J, Bindslev L, Hedenstierna G, Matell G (1983) Differential ventilation in acute bilateral lung disease. Acta Anaesthesiol Scand 27: 270–277
2. Benumof JL, Partridge BL, Salvatierra C, Keating J (1987) Margin of safety in positioning modern double-lumen endotracheal tubes. Anesthesiology 67: 729–738
3. Benumof JL, Partridge BL (1988) Letter to the editor. Anesthesiology 68: 827–828

4. Burk WJ (1988) Should a fiberoptic bronchoscope be routinely used to position a double-lumen tube? Anesthesiology 68: 826
5. Carlon GC, Kahn T, Howland WS, Baron R, Ramaker J (1978) Acute life-threatening ventilation-perfusion inequality: an indication for independent lung ventilation. Crit Care Med 6: 380–383
6. Carlon GC, Klein R, Goldiner PL, Midownik S (1978) Criteria for selective positive end-expiratory pressure and independent synchronized ventilation of each lung. Chest 74: 501–507
7. Carlsson ÅJ (1986) Hypoxic pulmonary vasoconstriction in the human lung. Thesis. Kongl Carolinska Medico Chirurgiska Institutet Stockholm, pp 16–18
8. Crimi G, Candiani A, Conti G, Mattia C, Gasparetto A (1986) Clinical applications of independent lung ventilation with unilateral high-frequency jet ventilation. Intensive Care Med 12: 90–94
9. Desiderio DP, Meister M, Bedford RF (1987) Intraoperative re-expansion pulmonary edema. Anesthesiology 67: 821–823
10. Frostell C (1991) Differential ventilation. Acta Anaesthesiol Scand 35: Supplementum 95: 119–124
11. Gattinoni L, Pesenti A, Bombino M, Baglioni S, Rivolta M, Rossi F, Rossi G, Fumagalli R, Marcolin R, Mascheroni D, Torresin A (1988) Relationships between lung computed tomography density, gas exchange, and PEEP in acute respiratory failure. Anesthesiology 69: 824–832
12. Gillespie DJ, Rehder K (1987) Body position and ventilation-perfusion relationships in unilateral pulmonary disease. Chest 91: 75–79
13. Glass DD, Tonnesen AS, Gabel JC, Arens JF (1976) Therapy of unilateral pulmonary insufficiency with a double lumen endotracheal tube. Crit Care Med 4: 323–326
14. Grum DF, Porembka D (1988) Misconceptions regarding double-lumen tubes and bronchoscopy. Anesthesiology 68: 826–827
15. Hedenstierna G, Baehrendtz S, Klingstedt C, Santesson J, Söderborg B, Dahlborn M, Bindslev L (1984) Ventilation and perfusion of each lung during differential ventilation with selective PEEP. Anesthesiology 61: 369–376
16. Hicking KG (1990) Ventilatory management of ARDS: Can it affect the outcome? Intensive Care Med 16: 219–226
17. Hillman KM, Barber JD (1980) Asynchronous independent lung ventilation (AILV). Crit Care Med 8: 390–395
18. Ihmdahl H (1983) Das stumpfe Thoraxtrauma. Lang Arch Chir 361: 79–118
19. Kanarek DJ, Shannon DC (1975) Adverse effect of positive end-expiratory pressure on pulmonary perfusion and arterial oxygenation. Am Rev Respir Dis 112: 457–459
20. Kolobow T, Moretti MP, Fumagali R, Mascheroni D, Prato P, Chen V, Joris M (1987) Severe impairment in lung function induced by high peak airway pressure during mechanical ventilation. Am Rev Respir Dis 135: 312–315
21. Landmark SJ, Knopp TJ, Rehder K, Sessler AD (1977) Regional pulmonary perfusion and V/Q in awake and anesthetized-paralyzed man. J Appl Physiol 43: 993–1000
22. Montgomery AD, Stager MA, Caricco CJ, Hudson LD (1985) Causes of mortality in patients with the adult respiratory distress syndrome. Am Rev Respir Dis 132: 485–489
23. Mortimer AJ, Laurie PS, Garrett H, Kerr JH (1984) Unilateral high-frequency jet ventilation. Reduction of leak in bronchopleural fistula. Intensive Care Med 10: 39–41
24. Neto PPR, Fernandez A, Filomeno LTB (1990) Asynchroneous independent lung ventilation and re-expansion pulmonary edema. J Cardiothorac Anesth 4: 232–235
25. Parker JC, Townsley MJ, Rippe B, Taylor AE, Thigpen J (1984) Increased microvascular permeability in dog lungs due to high peak airway pressure. J Appl Physiol 56: 1809–1816
26. Pierson DJ (1986) Persistent bronchopleural air leak during mechanical ventilation. A review of 39 cases. Chest 90: 321–323
27. Powner DJ, Eross B, Grenvik Å (1977) Differential lung ventilation with PEEP in the treatment of unilateral pneumonia. Crit Care Med 9: 170–172

28. Remolina C, Khan AU, Santiago TV, Edelman NH (1981) Positional hypoxemia in unilateral lung disease. N Engl J Med 304: 523–525
29. Roth MD, Wright JW, Bellamy PE (1988) Gas flow through a brocnhopleural fistula. Measuring the effect of high-frequency jet ventilation and chest-tube suction. Chest 93: 210–213
30. Scherer R, Reinhold P, Buchholz B (1983) Einseitiges Lungenödem nach Thoraxtrauma. Eine Indikation zur seitendifferenten Beatmung. Anästh Intensivther Notfallmed 18: 65–69
31. Scherer R, Hartenauer U (1988) Independent lung ventilation. In: Vincent JL (ed) Update in intensive care and emergency medicine. Springer, Berlin Heidelberg New York Tokyo, pp 776–782
32. Smith G, Hirsch N, Ehrenwerth J (1986) Placement of double-lumen endotracheal tubes. Br J Anaesth 58: 1317–1320
33. Venus B, Pratap KS, Op Tholt T (1980) Treatment of unilateral pulmonary insufficiency by selective administration of continuous positive airway pressure through a double-lumen tube. Anesthesiology 53: 74–77
34. Wendt M, Hachenberg T, Winde G, Lawin P (1989) Differential ventilation with low-flow CPAP and CPPV in the treatment of unilateral chest trauma. Intensive Care Med 15: 209–211
35. Zandstra DF, Stoutenbeek CP (1988) Monitoring differential CO_2 excretion during differential lung ventilation in asymmetric pulmonary contusion. Clinical implications. Intensive Care Med 14: 106–109
36. Zandstra DF, Stoutenbeek CP (1989) Reflection of differential pulmonary perfusion in polytrauma patients on differential lung ventilation (DLV). Intensive Care Med 15: 151–154

Bieten Tankrespiratoren Vorteile gegenüber der IPPV?

I. Pichlmayr

Der Jahrhunderttraum der Medizin, ausgefallene Organfunktionen passager oder langfristig zu ersetzen, wurde in unserer Zeit weitgehend verwirklicht.

Unter den Organausfällen wurden die Störungen der Atmung von jeher von Patient und Umfeld als besonders dramatisch erlebt; sie standen deshalb im Mittelpunkt allgemeinen Interesses. Bereits im Mittelalter wurde das Nicht-in-Gang-Kommen der Atmung beim Neugeborenen durch Atemspende behandelt, Versuche einer mechanischen Atemunterstützung bei chronischen Störungen begannen im ersten Drittel des 19. Jahrhunderts mit der Entwicklung von Tankrespiratoren. Sie fanden 1950 – nach hohem Bedarfsanfall solcher Atemhilfen durch die Polioepidemien 1946/47 – in der serienmäßig gefertigten Drägerlunge ihren Abschluß (Abb. 1).

"Eiserne Lungen" von Dräger waren bis ca. 1968 speziell auf den medizinischen Abteilungen der Universitätskliniken bei Überlebenden schwerer Poliomyelitiserkrankungen noch im täglichen Gebrauch. Manche Patienten wurden so über Jahre dauerbeatmet. Auch heute noch findet man Tankrespiratoren – speziell zur passageren Atemunterstützung von Patienten mit hoher Querschnittslähmung – vereinzelt im Einsatz.

In den 60er Jahren wurde die Thoraxsogbeatmung in der Eisernen Lunge durch intermittierende Überdruckbeatmung beim intubierten Patienten abgelöst. Heute – 30 Jahre später – stellt sich die als akademisch zu betrachtende Frage, ob Beatmungsgeräte nach dem Prinzip der Tankrespiratoren die intermittierende positive Druckbeatmung (IPPV) ergänzen können oder ihr gegenüber Vorteile bieten.

Die Beatmung nach dem Prinzip der "Eisernen Lunge" vermeidet beim ateminsuffizienten bewußtseinsklaren Patienten die Intubation. Damit sinkt die Infektionsgefahr für die Lunge; sowohl das Flimmerepithel der Luftwege wie der Surfactantbelag der Alveolen bleiben unbeeinflußt. Beatmungen sind ohne weitere Vorbereitungen und ohne zusätzliche Medikamentgaben möglich. Die Einsparung sedierender und relaxierender Pharmaka bedingen eine geringere Belastung aller Organsysteme mit günstigen Effekten auf den Krankheitsverlauf der behandelten Patienten.

Die Tankrespiratorbeatmung durch intermittierende Unterdruckerzeugung in der Kammer imitiert die natürliche Atmung und stellt damit grundsätzlich eine wünschenswerte Alternativbehandlung zur intermittierenden Überdruckbeatmung dar. Andererseits ergeben sich hieraus auch

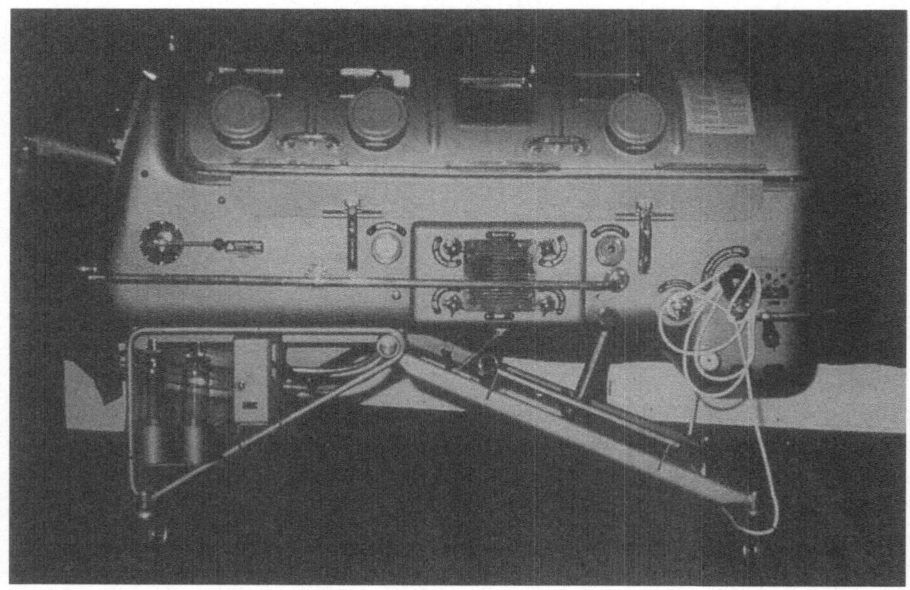

Abb. 1. Eiserne Lunge der Firma Dräger (Modell Dräger E 52)

die Grenzen einer Tankrespiratorbehandlung: Während eine gesunde bzw. leicht geschädigte Lunge hierdurch gut ventiliert wird, bieten moderne Beatmungsmethoden durch ihre technische Hochentwicklung bei schweren morphologischen Lungenschäden für Volumenzufuhr und Gasaustausch weit bessere therapeutische Möglichkeiten. Für die Herz-Kreislauf-Situation ist die Tankrespiratorbehandlung insofern günstig, als die physiologischen Druckverhältnisse im Thorax in ihrem Zusammenspiel mit dem Herz-Kreislauf-System kaum verändert werden. Im Gegensatz hierzu führen die pulmonalen Überdruckphasen unter IPPV zur Einschränkung der Herzleistung und zu ausgeprägten Veränderungen der Fließverhältnisse im Gefäßsystem, mit venösem Rückstau sowie Durchblutungs- und Funktionsabfall der Stoffwechselorgane Leber und Niere.

Um generelle Anwendungsmöglichkeiten einer Tankrespiratorbeatmung aus heutiger Sicht neu zu überdenken, wurde in meiner Abteilung ein entsprechendes Programm konzipiert und durchgeführt (s. Literatur): Zunächst wurde eine vorhandene Drägerlunge (Modell Dräger E 52) für den klinischen Gebrauch neu aufgerüstet und in ihrer Funktion mit der intermittierenden Überdruckbeatmung verglichen. In einer ersten Studie wurden nach Lebertransplantation oder vergleichbaren abdominellen Eingriffen 10 Nachbeatmungen von 5–6 Stunden durchgeführt. Die Patienten waren lungengesund. Sie blieben postoperativ intubiert. Bei gleicher Atemfrequenz wurden intermittierende Überdruckbeatmung und Beatmung mit der Eisernen Lunge in stündlichem Wechsel eingesetzt. Blutgasanalysen in halbstündigen Abständen ergaben, daß mit der Drägerlunge E 52 beim lungengesunden Patienten eine adäquate Beatmung erreicht wird und daß im Vergleich zur IPPV keine statistisch signifkanten Unterschiede in den Blutgasparametern auftreten. Vergleichbar waren auch die Werte für Blutdruck und Puls.

Die Ergebnisse dieser Grundstudie berechtigten zur weiteren Bearbeitung des Themas. In der Folgezeit wurde in 3 Entwicklungsschritten eine nach dem Prinzip der Eisernen Lunge arbeitende, für die praktische Anwendung aber geeignetere Beatmungseinheit konstruiert (Abb. 2). Das Endmodell MHH 3 besteht aus einer tragbaren Liegeplatte, die in jedes Klinikbett paßt und in die Ein- und Auslaßmöglichkeiten für Infusionen und Meßableitungen eingearbeitet sind. Nach Lagerung des Patienten auf die Platte wird eine am Hals abdichtende Plastikhaube über den Körper gesetzt und über leicht bedienbare Fenstergriffe fest mit der Liegeplatte verbunden. In der Kammer können durch einen getrennten Antriebs- und Steuerungsteil Atemfrequenz und Unterdruck reguliert werden. Mit dieser Beatmungseinheit wurden im klinischen Betrieb 80 Beatmungsperioden zwischen 3 und 5 h registriert und ausgewertet. Dabei wurden in Einzelserien intrathorakale Druckparameter, hämodynamische Größen und Funktionsparameter abdomineller Organe am Beispiel der Niere getestet. Die Ergebnisse erlauben folgende Aussagen:

Die Beatmungslunge Modell MHH 3 ist ein funktionsfähiges, leicht bedienbares Gerät, das sich für mehrstündige Beatmungsphasen eignet. Sie stellt im Vergleich zur IPPV keine zusätzliche Gefährdung für den Patienten dar. Die Nachteile der erschwerten Patientenpflege sowie die Lärm- und Wärmeentwicklung durch den Antriebsteil verbieten ihren Einsatz über lange Zeiträume. Die Beatmung mit der Plastiklunge imitiert die

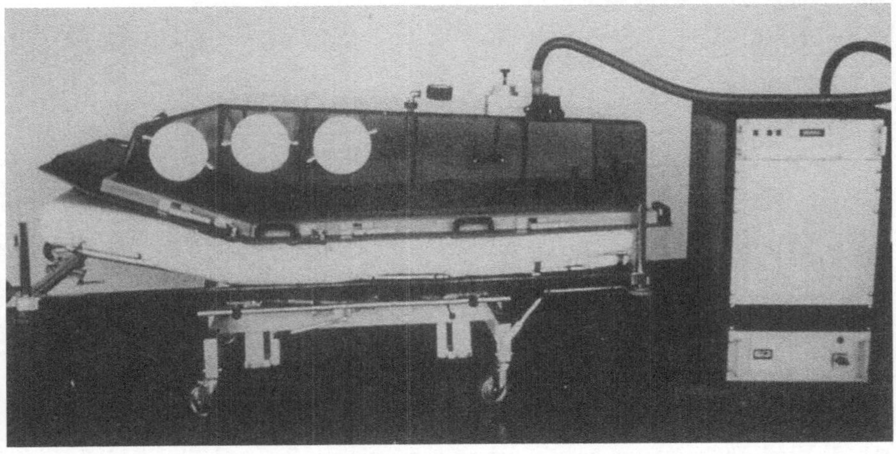

Abb. 2. Beatmungslunge (Modell MHH 3)

Spontanatmung auf leicht erhöhtem Niveau (Abb. 3), im Vergleich zur IPPV liegen die intrathorakalen Drucke während der Inspiration signifikant niedriger. Während der Exspiration ergaben sich keine signifikanten Unterschiede. Gleiches gilt für den pulmonal-arteriellen und den rechtsatrialen Druck. Die Herzarbeit nahm unter Thoraxsogbeatmung tendentiell insgesamt für den linken Ventrikel signifikant ab. Die Funktionsleistung der Nieren war gegenüber der IPPV deutlich verbessert. Die mehrstündige Ventilation pulmonaler Risikopatienten war ohne Nachteile möglich. Dabei war der schleimlösende Effekt erstaunlich hoch.

Aus den Untersuchungen geht hervor, daß die Beatmung im Sinne früherer Tankrespiratoren als sinnvolle Ergänzung zur intermittierenden Überdruckbeatmung betrachtet werden kann. Die klinische Nutzung ist vor allem bei folgenden Gegebenheiten angezeigt:

- Bei der postoperativen Nachbeatmung geriatrischer Patienten, bei denen der Verzicht auf postoperative Sedierung und die Erleichterung der Herzarbeit für die Erholungsfähigkeit besonders wichtig sind.
- Bei der Nachbeatmung transplantierter Patienten durch günstige Effekte auf die intraabdominelle Organdurchblutung.
- Als Intervallbehandlung bei Schwerstkranken mit Ventilationsstörungen zur Ökonomisierung der Atmung und Vermeidung einer Intubation.
- Zur intermittierenden Behandlung chronisch lungenkranker Patienten mit rezidivierenden Pneumonien und Schleimverhalt zur Öffnung atelekta-

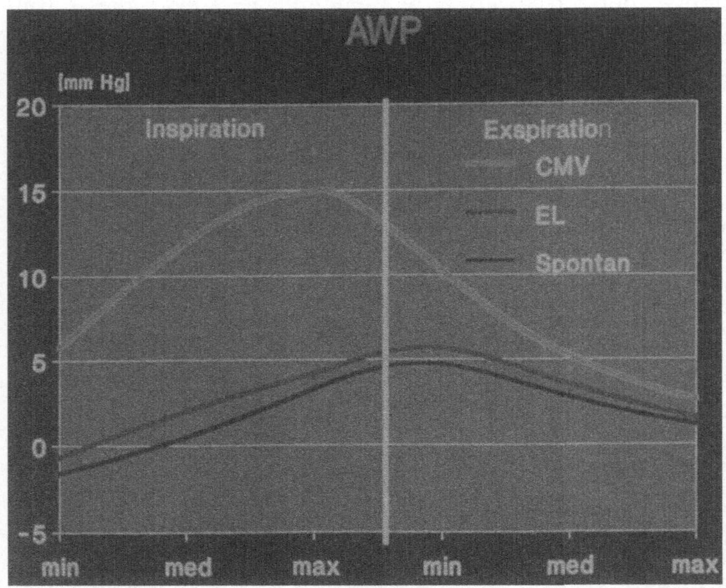

Abb. 3. Vergleich der Atemwegdrucke unter Spontanatmung, Beatmung über die Beatmungslunge und kontrollierter mechanischer Beatmung

tischer Lungenbezirke, Schleimlösung und Förderung der Expektoration (Abb. 4).

Grenzen der klinischen Anwendung der Thoraxsogbeatmung ergaben sich für folgende Gegebenheiten:

- Für Patienten mit "steifer Lunge" und solchen mit starken Gasaustauschstörungen.
- Es mangelte unter der Tankrespiratorbeatmung an feineren Regulationsmöglichkeiten von Ein-Ausatemverhältnis, Einatemplateau und PEEP.

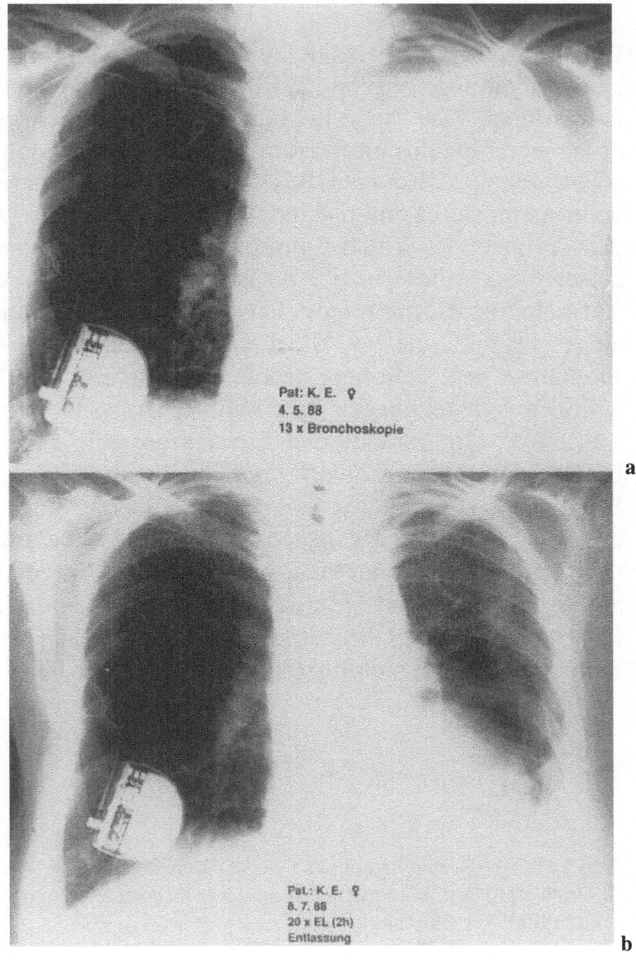

Abb. 4a,b. Röntgenaufnahmen der Lunge bei einer Patientin mit Atelektasebildung und Umschwielung der linken Lunge. **a** Zustand nach 13 therapeutischen Bronchoskopien. **b** Zustand nach 20 2stündigen Behandlungen in der Beatmungslunge

- Für Beatmungszeiten über 24 h.
- Eingeschränkte Lagerungs- und Pflegemöglichkeiten für den Patienten sowie technische Unzulänglichkeiten der selbstgebauten Lunge wirkten zeitbegrenzend.

Die klinische Praxis bietet somit eine Reihe von Indikationen, bei denen die Anwendung einer Beatmungseinheit im Sinne früherer Tankrespiratoren Vorteile gegenüber heute geübten Beatmungsmethoden hat. Voraussetzung wäre deren professionelle Fertigung.

Zusammenfassung

Die routinemäßige klinische Anwendung von Tankrespiratoren zur Dauerbeatmung begann 1950 mit der serienmäßigen Herstellung der Drägerlunge. Sie wich in den 60er Jahren der intermittierenden Überdruckbeatmung des intubiertenPatienten. Heute stellt sich die Frage, ob die vorhandenen vielseitigen Beatmungsmöglichkeiten die Indikationsbereiche beim ateminsuffizienten Patienten abdecken oder ob eine Beatmung nach dem Prinzip der Tankrespiratoren ergänzende Vorteile bieten kann. Zu dieser Frage wurde in der Anästhesieabteilung IV der MHH in mehreren Entwicklungsschritten eine Plastiklunge gebaut, im klinischen Gebrauch eingesetzt und getestet. Die Beatmung mit der Plastiklunge ließ sich ohne Intubation und Sedierung problemlos durchführen. Ihre Qualität entsprach heutigen Vorstellungen, ihre Imitation physiologischer Atemzyklen bietet speziell in Grenzsituationen kreislaufphysiologische Vorteile. Langfristige Beatmungen waren durch den erhöhten Pflegeaufwand und technische Unzulänglichkeiten nicht angebracht. Klinische Vorteile gegenüber der IPPV ergaben sich bei der postoperativen Nachbeatmung geriatrischer und transplantierter Patienten und bei der Intervallbeatmungsbehandlung Schwerstkranker mit Ventilationsproblemen und chronisch lungenkranker Patienten. Speziell für diese Indikationsbereiche wird die Beatmung im Sinne eines Tankrespirators als Ergänzung zur IPPV gesehen.

Literatur

Pohl S (1989) "Beatmung mit der Eisernen Lunge." Technik – Indikation – Hämodynamisches Profil. Habilitationsschrift, Medizinische Hochschule Hannover (enthält eine repräsentative Literaturübersicht zum Thema)

Gebt der Hochfrequenzbeatmung in der Klinik eine neue Chance!*

K. Redmann, P.P. Lunkenheimer, S. Krebs, C. Gleich, H.H. Scheld, K.H. Dietl, J.L. Theissen, C. Fischer, C. Schmidt, M. Loick und *K. Anlage*

Sprachregelung oder unwiderlegbares Wissen? Hochfrequenzbeatmung soll kein Gewinn für intensivmedizinisch betreute erwachsene Patienten sein [9, 23]. Es war unsere Aufgabe der letzten 5 Jahre, dieses Urteil der Kliniker zu überprüfen. Dazu mußten methodische Unzulänglichkeiten aufgeklärt und konzeptionelle Defizite aufzufüllen versucht werder. Insbesondere mußte ausgeschlossen werden, daß es geometrisch-anatomische Grenzen für die Anwendung der Hochfrequenzoszillation gibt [18, 20]. Ein sicherer Anwendungsmodus mußte erarbeitet werden. Schließlich mußten Vorstellungen zur Konfiguration eines zu entwickelnden Erwachsenenoszillators ausgearbeitet werden. Für den Kliniker rangieren an erster Stelle Aussagen zur zukünftigen Verwendung der verschiedenen Methoden der Hochfrequenzbeatmung.

Was von unserem Labor in Zusammenarbeit mit einigen europäischen Zentren im Rahmen der Concerted Action: FROG, ein von der Europäischen Gemeinschaft unterstütztes Forschungsprojekt aufgeklärt werden konnte, soll hier vorgestellt werden. Zunächst aber sollen einige Methodenzuweisungen getroffen werden:

Jetventilation verstehen wir heute als eine Variante der konventionellen Beatmung. Zur Zeit sucht die Methode ihre Anwendung in der Hals-Nasen-Ohren-Klinik, wo sie über noch sehr enge Tuben anwendbar ist und so dem Operateur Platz zum Arbeiten am Kehlkopf freigibt. In der Lungen- und Bronchuschirurgie erlaubt sie unter Beatmung der Lungenperipherie eine Anastomose ohne Tubusüberbrückung. In der Intensivmedizin ließen sich dagegen keine überzeugenden Vorteile ausmachen [9]. Ihr Nachteil liegt in der Beschränkung auf tiefe Frequenzen. Da sie keine aktive Absaugphase nutzt, hängt die Ausatmung des insufflierten Gasbolus allein von den Rückstellkräften der Lunge und der Thorax- und Bauchwand ab. Deren Rückstellgeschwindigkeit erreicht bei 7 Hz ihre obere Grenze. Überschreitet man diese Anregungsfrequenz, kommt es mit jedem Hub zum Anwachsen des Lungenvolumens, es sei denn man reduziert das Hubvolumen bis unterhalb jeder ventilatorischen Wirksamkeit.

---

* Mit Unterstützung durch die Deutsche Forschungsgemeinschaft und das Ministerium für Wissenschaft und Forschung NRW und die Europäische Gemeinschaft (COMAC, BME).

Jetventilation nützt den eigentlichen Frequenzeffekt der Hochfrequenzbeatmung nicht. Er besteht in einer *steuerbaren Inhomogenisierung* der Atmung und erlaubt z. B. die selektive Anblasung umschriebener Lungenzonen und so deren Mobilisation oder die Aussparung anderer Lungenareale, die zur Heilung ruhiggestellt werden sollen. Diese Eigenart der Hochfrequenzbeatmung tritt bei Frequenzen jenseits 10 Hz deutlich hervor. Bei diesen Frequenzen kann die Lunge nur noch mit der biphasisch wirksamen Hochfrequenzoszillation angeregt werden.

Ein wenig bearbeitetes Feld ist die mögliche Anwendung der Jetventilation in der Heimbeatmung. Ihr Vorteil läge im "Richtstrahlverhalten" des hochbeschleunigten Bolus, der die Verwendung eines blockierbaren Tubus nicht mehr voraussetzt. Wie Klain [15] gezeigt hat, genügt eine transkutan in die Trachea eingeführte Punktionsnadel, um den Gasbolus einzublasen. Maskenbeatmung mit einem Jet wurde von Brochard et al. an chronisch respiratorisch insuffizienten Patienten erfolgreich angewandt [6]. Die so einzubringende inspiratorische Atemhilfe bringt Patienten mit muskulärer oder struktureller Atempumpinsuffizienz in ihrer Tag und Nacht anhaltenden Atemnot Erleichterung. Die Ausatmung geschieht auf natürlichem Wege, getrieben von den Rückstellkräften des Atemapparats ohne Behinderung der Sprache.

"Ultra-high-frequency-Ventilation" ist eine begriffliche Mißweisung. Nicht die Frequenz ist hoch, – sie arbeitet mit 3–5 (maximal mit 7) Hz – sondern wie bei der "Perkussionsmethode" nach Bird ist das Hubvolumen gegenüber der klassischen Jetventilation gesteigert. Ihre Beschreiber Gluck [14] und Keogh [14] in London bemühen sich zur Zeit darum, in der Intensivmedizin den Nachweis der Vorzüge der Methode gegenüber konventioneller Beatmung zu führen.

Die jüngste Literatur zur Hochfrequenzoszillation ist geprägt von rasch wachsender Erfahrung in der Neonatologie [2, 4, 10, 11]. Sie kann auf beachtliche Erfolge zurückschauen und weitet soeben ihr Indikationsgebiet aus. Die klinische Forschung auf diesem Gebiet gilt als etabliert. Es ist damit zu rechnen, daß sich die Hochfrequenzoszillation in der Neonatologie und wahrscheinlich ganz allgemein in der pädiatrischen Intensivmedizin eine bleibende Stellung erarbeiten wird.

In der Intensivmedizin erwachsener Patienten hat die Hochfrequenzoszillation zu keinem Zeitpunkt eine Rolle gespielt. Einige Anwendungen an lungengesunden erwachsenen Patienten in der Mayo-Klinik haben zu der Beurteilung geführt, daß die Hochfrequenzoszillation im Vergleich zur konventionellen Beatmung zumindest keine Vorteile biete [23]. Tatsächlich erwies sich die Anwendung als technisch schwierig und in der Hand des Unerfahrenen als komplikationsträchtig. Dagegen stehen nur wenige anekdotische Fallbeschreibungen aus der kanadischen Arbeitsgruppe um Bryan, der in Selbstanwendung und bei Anwendung an einigen freiwilligen erwachsenen Probanden die Hochfrequenzoszillation als vorteilhaft beschrieb [8].

In unseren früheren tierexperimentellen Studien ergab sich der Eindruck, daß mit wachsendem Körpergewicht die Schwierigkeiten der Methode zunehmen [18–20]. An bis zu 80 kg schweren, lungengesunden Hunden gelang zuweilen eine ausreichende alveoläre Ventilation. In anderen Versuchen wiederum mißlang die ausreichende CO_2-Elimination oder aber die arterielle Oxygenierung war selbst bei hohem O_2-Angebot ($F_IO_2 = 1$) unzureichend.

Die systematische Erforschung der Anwendbarkeit der Hochfrequenzoszillation am erwachsenen Patienten oder zunächst an geeigneten Modelltieren setzt eigentlich jetzt erst ein. Die Systematik bezieht sich auf die Erforschung der Einflüsse der drei Variablen: Frequenz, Hubvolumen und Minutenfluß des Querflusses (Bias Flow). Es gilt schon als gesichert, daß eine vierte Variable, der intrapulmonale Mitteldruck, als Determinante der mittleren Alveolarweite zumindest beim Neugeborenen eine Bestimmende der maximal erreichbaren Oxygenierung ist [5, 17, 22].

Ziel unserer Untersuchungen war die Schaffung eines Tiermodells, an dem die Voraussetzungen für die klinische Anwendung am erwachsenen Patienten erarbeitet werden können. Das Tiermodell sollte zumindest die Lungengröße eines erwachsenen Menschen haben, eine vergleichbare, wenn nicht größere Kreislauflabilität zeigen, ähnliche pulmonale Erkrankungen durchlaufen können, eine Zerreißbarkeit des Lungengewebes zeigen, die vergleichbar der des menschlichen Lungengewebes ist und eine Geometrie des Bronchialbaums und der gesamten Lunge aufweisen, die nur im günstigsten Falle der des Menschen entsprach [19, 20].

Das Tiermodell sollte also menschliche Gegebenheiten in ungünstigster Konstellation simulieren. In diesem Sinne war das Labortier der Wahl das hochgezüchtete Hausschwein, das eine ungünstige Anatomie (enge Bronchien von ausgeprägt variabler Länge und zerreißbares Lungengewebe), eine ausgeprägte Kreislauflabilität [27] und eine Neigung zu entzündlichen pulmonalen Erkrankungen (Pneumonie, Bronchitis) bietet. Das Schwein gilt als nicht oszillierbar, da eine kollaterale Ventilation nur gering ausgebildet sei [21]. Mit dieser Deutung wird vorausgesetzt, daß die kollaterale Ventilation ein wesentlicher Bestandteil des Grundmechanismus der Hochfrequenzbeatmung sei [28, 29].

Methodik

12 Hausschweine beiderlei Geschlechts (90–140 kg, im Mittel 118 kg) erhielten 1500 mg Ketamin i.m. Nach Schlafeintritt wurde eine Ohrvene punktiert. Hierüber wurden Trapanal und Fentanyl nach Bedarf in wiederholten Einzeldosen injiziert. In Rückenlage wurden die Tiere tracheotomiert. Ein metallener Tubus von 31 cm Länge und 16 mm lichter Weite wurde in die Trachea eingeführt. Seine Spitze lag etwa 15 cm oberhalb der

Carina. Durch diesen Tubus wurde ein 3 mm weiter Schlauch zur Messung des Mitteldrucks bis zur Carina eingeführt. An der distalen Tubusspitze wurde ein kleines Gasvolumen zur kontinuierlichen Messung der CO_2-Konzentration (Nellcor: Typ N 1000)abgesaugt. Ein Katheterspitzenmanometer wurde in die Trachea eingeführt und bis in Höhe der Carina vorgeschoben (Abb. 1). So wurde der Mitteldruck über die Gasleine extern und die Druckwechselamplitude am Ort direkt gemessen. Die Frischluftin-

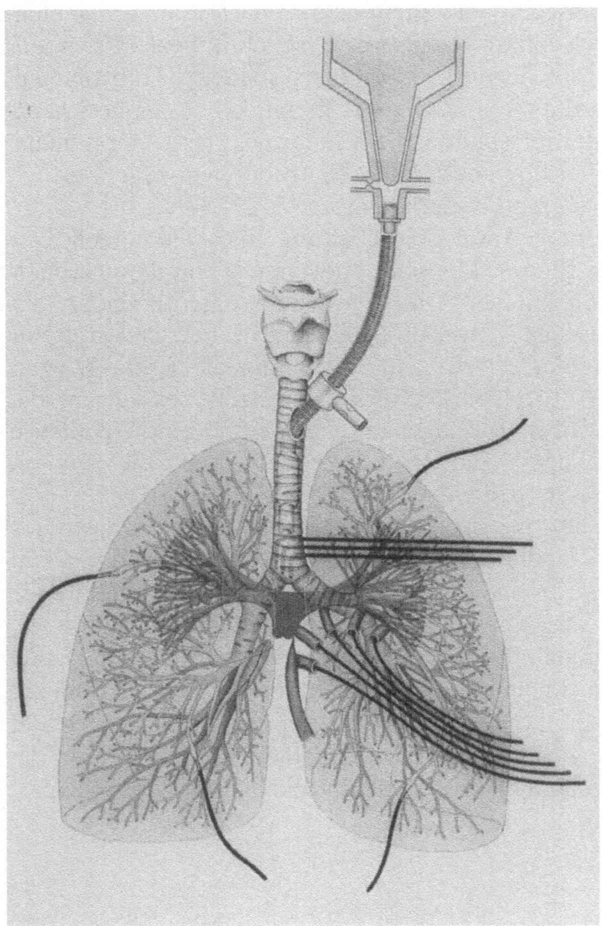

Abb. 1. Versuchsanordnung zur Hochfrequenzoszillationsbeatmung großer Probanden: Am Übergang vom Oszillator auf den Tubus wird der Querfluß eingeleitet. Gegenüber wird angefeuchtete Luft angeboten. Kurz vor Eintritt des Tubus in ein Tracheostoma wird der Querfluß über eine Drossel abgesaugt. Bifurkationsnahe wird der Atemwegsmitteldruck über eine Gasleine (Mitteldruck) und über ein Katheterspitzenmanometer gemessen. Außerdem wird Gas zur CO_2-Analyse abgesaugt. In einigen peripheren Bronchien und in einigen Lungenvenen liegen Katheter zur Gas- bzw. Blutgasanalyse

sufflation (Querstrom) wurde in den Oszillatordom eingeleitet. Unmittelbar vor Eintritt des Tubus in die Trachea waren zwei 5 mm weite Öffnungen angeordnet, über die der Querstrom (Bias Flow) abgesaugt wurde.

Das proximale Ende des Tubus wurde an eine Oszillatorpumpe angeschlossen. Diese wurde von einem hydraulischen System (MTS Berlin, Hydraulic Actuator Series 208) angetrieben, das bei Frequenzen bis 80 Hz einen maximalen Weg von 5 cm zurücklegte. Die Oszillatorpumpe war kalibriert, so daß in jeder Einstellung das Atemhubvolumen bekannt war. Es konnte kontinuierlich variiert werden zwischen 35 und 210 ml. In keinem Fall wurden Hubvolumina über 180 ml verwandt.

Während der gesamten Dauer der Hochfrequenzoszillation wurden die Tiere durch Immersion in einem temperierten Bad in tiefer Narkose und Relaxation bei einer Körpertemperatur von 38 °C gehalten. Herzfrequenz, EKG, arterieller und zentralvenöser Druck wurden kontinuierlich überwacht. Vor Beginn der Hochfrequenzoszillation wurden 1500 ml Plasmaexpander (HAES-steril 6 %: Fa. Fresenius) infundiert. Die Relaxation wurde eingeleitet durch intravenöse Gabe von 20 mg Pancuronium. Gleichzeitig wurden 3 mg Atropin als Bolus i.v. gegeben. Unmittelbar vor Einsetzen der Hochfrequenzbeatmung wurden Narkose und Analgesie noch einmal durch eine zusätzliche Gabe von Fentanyl und Trapanal vertieft.

Bei allen Tieren galt als initiale Einstellung: Anregungsfrequenz 25 Hz, Hubvolumen 78 ml, Querfluß 50 l/min, initialer Atemwegsmitteldruck 18 ± 2 cm H_2O (über 60–90 s. abhängig vom arteriellen Mitteldruck); dann Senkung des Atemwegmitteldrucks auf 11 ± 1 cm H_2O).

Unter kontinuierlicher Überwachung der CO_2-Konzentration an der distalen Tubusspitze wurde 15 min bis zur ersten Blutgasanalyse abgewartet. Wich diese erste Analyse nicht bedrohlich von der Normoventilation ab, wurden weitere 15 min gewartet bis zur zweiten Blutgasanalyse. Nach Abschluß dieser Messung wurde am arterieller pCO_2 entschieden, ob das Hubvolumen bei Fortsetzung der Anregungsfrequenz von 25 Hz erhöht werden mußte. War die arterielle Oxygenierung nicht ausreichend, so wurde erneut der Atemwegmitteldruck erhöht auf 16–18 cm H_2O, über zwei bis drei Minuten belassen und dann wieder abgesenkt auf 13 ± 1 cm H_2O oder bei Bedarf auf einem höheren Niveau belassen. 10–15 min später wurde dann erneut eine Blutgasanalyse durchgeführt. Danach wurde die Anregungsfrequenz in großen Schritten variiert, etwa wie folgt: 35, 10, 45, 7, 15 und wieder 25 Hz.

In einer zweiten Meßreihe wurde bei gleichen Frequenzen das Hubvolumen von 70 auf 100 bzw. 130 ml gesteigert. In einer dritten Meßreihe wurde der Querfluß bei gleichem Frequenzgang in Schritten gesenkt. Jede Neueinstellung von Variablen wurde mit einer kurzzeitigen Atemwegmitteldrucksteigerung ("alveolar recruitment strategy") [5, 17, 22] eingeleitet.

Alle Versuche wurden bei $F_IO_2 = 0{,}35$ durchgeführt.

Vier Tiere wurden vor Beginn der Hochfrequenzoszillation thorakotomiert. Es wurden über eine linkslaterale Thorakotomie bis zu 5

Katheter über den linken Vorhof in verschiedene Lungenvenen implantiert. Über diese wurde intermittierend Blut zur segmentalen Blutgasanalyse entnommen. Außerdem wurden in die Bronchusperipherie Katheter implantiert. Über diese Katheter wurden die peripher-bronchialen CO_2-Konzentrationen gemessen. Alle Katheter wurden durch die Thoraxwand herausgeleitet. Der Thorax wurde nach Legen eines Drain dicht verschlossen. Erst danach wurde die Hochfrequenzbeatmung eingeleitet.

Alle Versuche wurden als Terminalversuche geführt, d. h., die Tiere blieben bis zuletzt in tiefer Narkose, Analgesie und Relaxation. Die Versuche wurden durch eine intravenöse Injektion hochprozentiger Kaliumsalzlösung beendet.

Das Versuchsprotokoll war der Kommission zum Schutz von Versuchstieren vorgelegt und von dieser genehmigt worden.

Ergebnisse

Anregungsfrequenz und Gaswechsel

CO_2-Elimination und O_2-Aufnahme, gemessen an den arteriellen CO_2- und O_2-Partialdrucken, erweisen sich als frequenzabhängig (Abb. 2–5). Sowohl in jedem Einzelversuch als auch im statistischen Mittel ließ sich ein Frequenzbereich ermitteln, in dem der Gaswechsel für beide Gase besonders wirksam stattfand. Ober- und unterhalb dieses Frequenzbereichs verlief der Gaswechsel erschwert. Diese Frequenzabhängigkeit war für die CO_2-Elimination deutlich ausgeprägt, galt für den arteriellen pO_2 aber nur bei

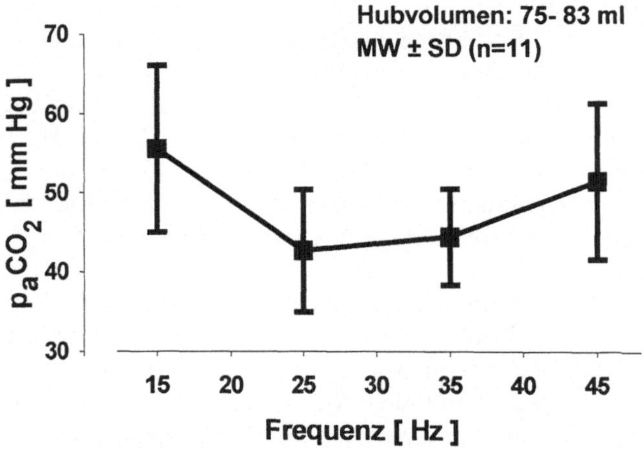

Abb. 2. Der mittlere arterielle CO_2-Partialdruck von 11 Schweinen unter Hochfrequenzoszillationsbeatmung mit einem frequenzabhängig zwischen 75 und 83 ml variierenden Hubvolumen und bei steigender Anregungsfrequenz zwischen 15 und 45 Hz

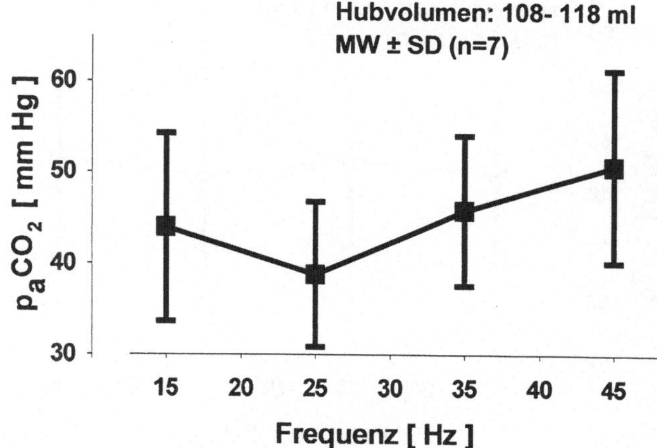

Abb. 3. Mittlerer arterieller CO_2-Partialdruck bei 7 Schweinen unter Hochfrequenzoszillation mit einem Hubvolumen zwischen 108 und 118 ml und steigender Frequenz (15–45 Hz)

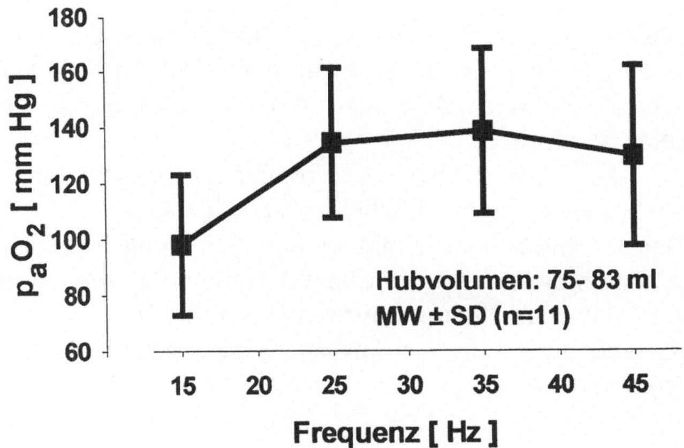

Abb. 4. Mittlerer arterieller O_2-Partialdruck von 11 Schweinen unter Hochfrequenzoszillation bei einem Hubvolumen zwischen 75 und 83 ml und Anregungsfrequenzen zwischen 15 und 45 Hz

kleinen Hubvolumina. Wurde das Hubvolumen gesteigert, war für den pO_2 im statistischen Mittel keine Frequenzabhängigkeit mehr nachweisbar, für den pCO_2 aber eine uneingeschränkt deutliche. In 6 von 12 Versuchen war die wirksamste Frequenz für die CO_2-Elimination verschieden von der, bei der sich die maximalen arteriellen O_2-partialdrucke einstellten.

In unserem Tierkollektiv lag die meist wirksame Frequenz um 25 Hz, so daß wir grundsätzlich diese zur Ersteinstellung der Anregungsvariablen wählten. Bei großen Gewichtsunterschieden der Tiere fanden wir eine

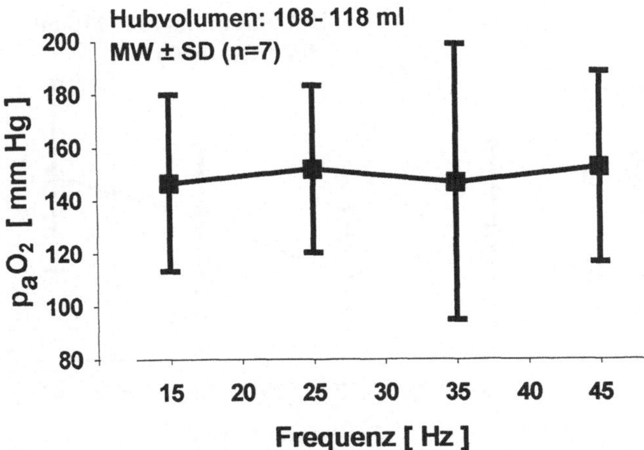

Abb. 5. Mittlerer arterieller O_2-Partialdruck von 7 Schweinen hochfrequenzoszilliert mit einem Hubvolumen von 108–118 ml und Frequenzen zwischen 15 und 45 Hz

positive Korrelation zwischen Köpergewicht der Tiere und Anregungsfrequenz. Steigerung des Hubvolumens von 75 (81,5) auf 110 (106–116,4) und 140 (139–143,2) ml steigerten erwartungsgemäß die CO_2-Elimination in allen Versuchen.

Die Anwendung von Frequenzen jenseits 35 Hz (bis 45 Hz) führte mehrfach zu einer plötzlichen Verschlechterung des Gaswechsels, die auch bei anschließender Senkung der Anregungsfrequenz auf 25 Hz und nach Umstellung auf konventionelle Beatmung fortbestand. In 4 Fällen hatte sich dann ein Pneumothorax eingestellt. In 2 weiteren Fällen ließ sich die Ursache des eingeschränkten Gasaustauschs auch in der Sektion nicht klären.

Querfluß (Bias flow) und Gasaustausch

Ein steigender Minutenspülfluß des Tubus vom Oszillatordom zur Tubusspitze hin steigert zwischen 20 und 80 l/min die CO_2-Elimination in mehr oder minder linearer Weise (Abb. 6). Unterhalb eines Minimalflusses (<15–20 l) verschlechtert sich die CO_2-Elimination drastisch. Die arterielle Oxygenierung wird vom Querfluß kaum beeinflußt, solange ein Minimalfluß nicht unterschritten wird (Abb. 7). Bei 2 von 3 Tieren sahen wir eine kritische Querflußströmung bei 20 bzw. 30 l/min erreicht. Bei einigen Tieren reichten 15 l/min noch aus. Alle Tiere lagen im Körpergewicht >90 kg, in der Körpertemperatur ⩾38 °C.

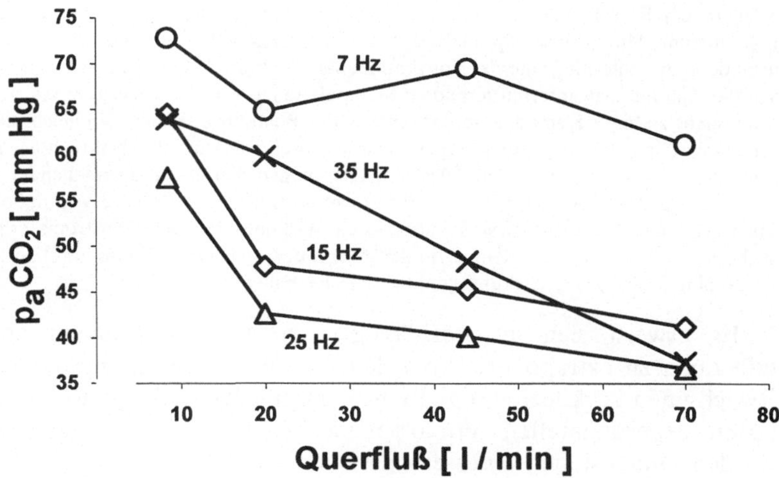

Abb. 6. Abhängigkeit des arteriellen CO_2-Partialdrucks von der Anregungsfrequenz (7, 15, 25 und 35 Hz) und vom Querfluß (Bias flow) zwischen 10 und 70 l/min

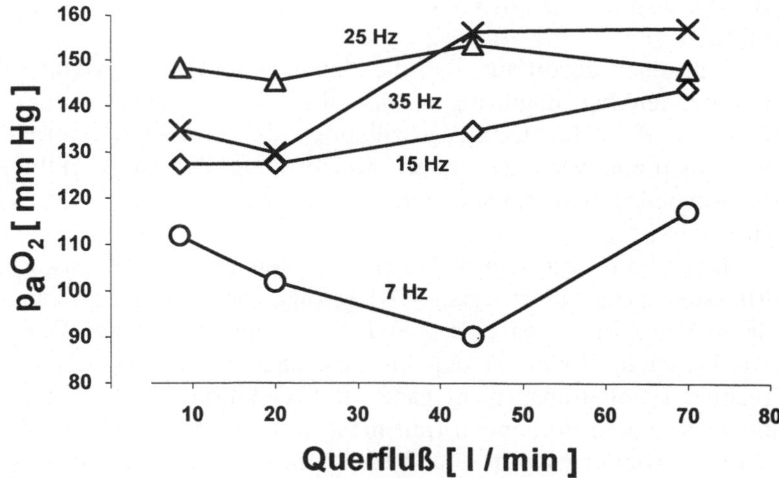

Abb. 7. Abhängigkeit des arteriellen O_2-Partialdrucks von der Anregungsfrequenz (7, 15, 25 und 35 Hz) und vom Querfluß (Bias flow) zwischen 10 und 70 l/min

Diskussion

Die Caprice der Hochfrequenzoszillation scheint gebannt. In der Geschichte der Hochfrequenzoszillation war sie bei nicht angemessener Wahl der Variablen nicht allein unsere Erfahrung [8, 18–20, 23].

Es bleibt ein Rätsel, warum trotz nicht angemessener Auslegung der Variablen: Frequenz, Hubvolumen, Mitteldruck, Spülfluß dennoch in einigen Fällen eine wirksame Beatmung zustande kam – allerdings nie der konventionellen Beatmung überlegen –. Möglicherweise hat sich die Summe der intermittierenden Manipulationen (Mitteldruckänderungen, Frequenzvariationen) zu einer Komponente konventioneller Beatmung ergänzt. Vielleicht liegt hier das Geheimnis der guten Ergebnisse japanischer Autoren, die sich durch ihre hohe Präsenz am Krankenbett auszeichnen sollen. Andererseits mögen bei nicht ausreichender Relaxation unbemerkt spontane Atemzüge eine vorher nicht ausreichende alveoläre Ventilation korrigiert haben. Undichtigkeiten im System mögen den Wirkungsgrad des Spülstroms erhöht haben. Auch eine zufällig günstige Geometrie der Atemwege oder eine zufällig günstige Intubationstopographie können den Wirkungsgrad der HFO erhöhen.

Es erweist sich als unzulässig, von den Erfahrungen an kleinen Individuen zu extrapolieren und danach einen Anwendungsmodus für den Erwachsenen zu konzipieren. Es war unser Ziel, von voraussagbar schwierigsten experimentellen Voraussetzungen auszugehen. Das Versuchstier von den Dimensionen eines erwachsenen Patienten sollte enge Atemwege, eine Kombination sehr langer und sehr kurzer Atemwege in *einem* Bronchialbaum, ein zerreißbares Lungengewebe, ein labiles Kreislaufsystem und einen hohen Stoffwechsel mit hoher CO_2-Produktion bieten. Dies gilt für das ausgewachsene Hausschwein, das grundsätzlich als nicht oszillierbar gilt [28, 29], weil es eine nur schwach ausgeprägte kollaterale Ventilation haben soll [21].

Wir gehen davon aus, daß die Versuche an einem im Sinne der Fragestellung denkbar ungünstigen Modelltier durchgeführt wurden. Daß sie trotzdem die Hochfrequenzoszillation als wirksame alternative Beatmungsmethode bestätigen, nährt die Hoffnung, daß das Verfahren auch am intensivmedizinisch behandelten erwachsenen Patienten von Nutzen sein wird.

Das "initial recruitment" der Alveolen durch eine passagere Mitteldrucksteigerung ($18 \pm 2\,cm\,H_2O$), gefolgt von einer Drucksenkung hin zu einem Mitteldruck von $11 \pm 1\,cm\,H_2O$, ist auch bei großen Probanden eine entscheidende Voraussetzung für eine angemessene Oxygenierung. Diese Technik ist allerdings nicht ganz ohne Gefahren: 1) Bei kreislauflabilen, lungengesunden Probanden (mit nicht ausreichender Füllung des Kreislaufsystems) kommt es zum Blutdruckabfall. Der ausgeprägte Vagotonus des Schweins kann zur Bradykardie bis hin zur Asystolie führen. 2) Die Blähung der Lunge muß wirksam sein, d. h., sie muß zur Eröffnung möglichst aller Lungenareale führen. Eine vorgeschädigte Lunge läßt aber nicht erkennen, bei welchem Mitteldruck "air leakages" entstehen.

Froese hat in einer soeben erschienen Publikation [5] die Unerläßlichkeit der initialen Lungenblähung gegen das Argument der Gefahren des "Manoeuvre" überzeugend verteidigt.

Der Spülfluß in der Dimension von 0,2–0,4 ml/kg · min ist in der von uns gewählten aboralen Spülanordnung eine nicht weiter einzuschränkende Größe. Hier greift die Kritik einiger amerikanischer Autoren an, weil sie die Gefahren der Abkühlung der Patienten, der Austrocknung der Atemwege und einer erschwerten Steuerung des Mitteldrucks voraussehen.

Die aborale Strömungsrichtung in axialer Richtung vom Oszillator zur Tubusspitze, nicht aber in die Trachea hinein, ist das Ergebnis einer eigenen Versuchsreihe. Es wurden verglichen: 1) die großvolumige Insufflation in die Trachea mit Absaugung am Kopplungsstück zwischen Tubus und Oszillator, 2) die Insufflation in die Tubusspitze (also tracheanahe) mit Absaugung wiederum zwischen Tubus und Oszillator und 3) die nun verwandte Insufflation in den Oszillator mit Absaugung an der Tubusspitze. Letztere Variante senkt den pCO_2 am Atemwegseingang auf ein Minimum, schließt also die Gefahr der Reinsufflation ausgeatmeter Kohlensäure in die Atemwege am wirksamsten aus.

Beim "Eintropfen" von Kochsalzlösung in die oberen Atemwege kam es häufig zum Einstrom von Flüssigkeit in die Querflußabsaugung. Deren Eintrittsporus ist eng, und die eintretende Flüssigkeit steigert den Gasstromwiderstand so empfindlich, daß der Atemwegmitteldruck ansteigt. Noch dramatischer steigt der Mitteldruck, wenn Mukus in den Absaugporus des Querflusses gelangt. Hier liegt die Schwäche des "hochimpedanten Querflußsystems" [26], wenn die Absaugung (über eine enge Drossel) patientennah betrieben wird.

Innerhalb des breiten Frequenzbands zwischen 10 und 40 Hz und grenzwertig kleinen Hubvolumina bewirken (bei konstanter F_IO_2 = 0,35) Frequenzänderungen an gesunden Lungen maximale arterielle pO_2-Änderungen von 100 mm Hg. Erreicht das Hubvolumen die Dimension des Totraumvolumens, ist eine Frequenzabhängigkeit der Oxygenierung des arteriellen Bluts im statistischen Mittel nicht mehr nachweisbar. Dagegen stellen sich bei allen untersuchten Hubvolumina frequenzabhängige maximale pCO_2-Änderungen von 60 mm Hg ein. Erwachsene gesunde (Schweine)Lungen benötigen offensichtlich eine höhere Anregungsfrequenz als die Lunge eines neugeborenen Menschen. Zunächst dient die Einstellung auf 25 Hz als gute Grundeinstellung. Sie kann nachträglich durch Variation zwischen 15 und 35 Hz an die individuellen Bedürfnisse angepaßt werden. Es scheint zu gelten, daß mit steigendem Körpergewicht die für die CO_2-Elimination wirksamste Frequenz auch steigt.

Nach inhomogener Schädigung der Lunge durch viele Stunden Versuch in tiefer Narkose und in Rückenlage der Tiere unter Relaxation nach systematischer Variation des Beatmungsmusters fanden wir die wirksamste Anregungsfrequenz bei 10–15 Hz, d.h. also tiefer als an der gesunden Lunge. Dies mag die Massezunahme atelektatischer Lungenareale widerspiegeln. Außerdem wird dann die Kombination einer niederen (2–7 Hz) mit einer höheren (15–25 Hz) Frequenz besonders wirksam.

Eine frequenzabhängige Entwicklung des arteriellen pO_2 und des pCO_2 war ein überraschendes Ergebnis. Bryan berichtet, daß seine Festlegung auf die Frequenz von 15 Hz einem Zufall entsprungen sei und daß er nie die Frage eines Frequenzganges der alveolären Ventilation untersucht habe.

Slutsky [26] will gezeigt haben, daß eine Frequenzsteigerung jenseits 20 Hz keine Verbesserung der alveolären Ventilation bringe.

Es sei auf die Besonderheiten unserer Versuchsanordnung hingewiesen, die einen fairen Vergleich mit vorangehenden Untersuchungen kaum zuläßt: Das antreibende System, die Hydropulsanlage, lieferte bei jeder gewählten Frequenz weitgehend das jeweils eingestellte Volumen. Der Tubus hatte mit 16 mm Durchmesser die doppelte lichte Weite üblicherweise benutzter Tuben. Seine metallstarre Wand ließ keine Durchmesserschwankungen und keine Widerstandsänderung über den Druckwechselzyklus entstehen. Die Tracheotomie brachte den oszillierenden Kolben in nur 50 cm Abstand von der Bifurkation. Die Absaugung des Querflusses lag in unmittelbarer Nähe der Tubusspitze (des Tracheostomas) und somit am Atemwegseingang.

Wir schreiben die wirksame alveoläre Ventilation im Vergleich zu vorangehenden Versuchen an Schweinen der Dimensionierung und energetischen Auslegung der verwandten Oszillatoreinheit, der Auslegung des gegen CO_2-Rückatmung gesicherten Spülflusses und der kollapsgesicherten Ankopplung des Oszillators an die engen Atemwege des Schweins über einen starren Tubus zu. Außerdem wurde die unbedingt notwendige "alveolar recruitment strategy" d. h., die initiale Lungenblähung zur Alveolarentfaltung, sorgfältig befolgt.

Ein Argument gegen die Anwendung höherer Frequenzen ist die Befürchtung, daß hohe Frequenzen wegen ihres hohen Energiegehalts ein größeres Risiko für die Entstehung von Lungen-, und Bronchialschädigungen berge. Tatsächlich haben auch wir bei Anwendung von Frequenzen jenseits 35 Hz in einigen Fällen eine dramatische Verschlechterung der Lungenfunktion beobachtet. In 4 Fällen entstand ein Pneumothorax; in 2 Fällen ergab die Sektion keinen makroskopisch erkennbaren pathologischen Befund. Bei einem weiteren Tier verbesserte sich die Lungenfunktion unter Nachbeatmung bei 15 Hz im Lauf von 2 h.

Die segmentale alveoläre Ventilation, gemessen an den Blutgasen in verschiedenen Lungenvenen, hat eine deutliche Frequenzabhängigkeit gezeigt. Dennoch hat neben einer ausgeprägt inhomogenen alveolären Ventilation [1, 12, 19] das Angebot eines bandförmigen Frequenzgemischs keine Verbesserung gegenüber der monofrequenten Anregung erbracht. Die globalen Blutgase ebenso wie die O_2- und CO_2-Partialdrucke in einzelnen Lungenvenen ließen sich durch das Frequenzgemisch nicht verbessern. Dagegen scheint besonders an inhomogen geschädigten Lungen das Gemisch einer niederen (<2–7 Hz) mit einer hohen (>20 Hz) Frequenz die alveoläre Ventilation zu verbessern.

Wahrscheinlich erklärt sich die Unwirksamkeit der gemischtfrequenten Anregung so, daß im Frequenzgemisch der Energiegehalt in jeder Frequenz zu gering ist, um eine ausreichende lokale alveoläre Ventilation zu erreichen. So vermag die Anregung mit einer mittleren Frequenz (zwischen allen lokal maximal wirksamen) mit vollem Energiegehalt die wirksamste globale Anregung der Lunge zu erzielen.

Die dagegen gesteigerte Wirkung einer gleichzeitigen Anwendung einer hohen (20–30 Hz) und einer niederen Frequenz (2–7 Hz) entspricht den positiven Erfahrungen mit der "combined ventilation" [3]. Als Komponente konventioneller Beatmung sollte die niedere Frequenz in Kooperation mit dem Spülfluß (Biasflow) der CO_2-Auswaschung und Frischluftzufuhr dienen. Die überlagerte hohe Frequenz soll die besonderen, im Detail wenig aufgeklärten Effekte der Hochfrequenzbeatmung betreiben. Beide Effekte addierten sich zu einer alveolären Ventilation, die der bei konventioneller Beatmung überlegen sei.

Die meist vertretene Hypothese zum Grundmechanismus der Hochfrequenzoszillation [1, 7, 12, 16, 25, 26] geht von einem 2-Compartment-System aus: Das zentrale Kompartment (alle größeren Bronchien bis zu 2 mm Durchmesser) soll durch den starken Spüleffekt des pro min oszillierten Volumens unter Mitwirkung des Querflusses CO_2-frei gespült werden und mit Frischluft und Sauerstoff angereichert werden. Das 2. periphere Kompartment, bestehend aus kleinen Gasleitern und Alveolen, soll (allein) durch Diffusion CO_2 eliminieren und O_2 aufnehmen [25, 26]. Die Alveolen werden unter Hochfrequenzoszillation als still stehend betrachtet [25]. Dies reduziere den Umsatz an Surfactant und beschleunige den Heilungsprozeß des Parenchyms. Ein auch konvektiver Gastransport innerhalb des Lungenparenchyms wurde unter HFO zunächst ausgeschlossen.

Dann aber wurde der Mechanismus des Gasaustauschs in der Vogellunge ("dynamic valving") [24] ins Spiel gebracht. Kollaterale Ventilation wurde bemüht, eine besondere Form intersegmentalen Gasaustauschs unter teilweiser Umgehung der bronchialen Gasleiter. Man sah hierfür eine Bestätigung, als man die Schweinelunge als "nicht oszillierbar" entdeckte [28, 29], und dazu gezeigt wurde, daß die Alveole der Schweinelunge arm an Verbindungen für eine intersegmentale Gaspassage sei [21]. Die hier vorgelegten Befunde stellen diese weitreichenden Hypothesen in Frage.

In Hochgeschwindigkeits-Röntgen-Filmen haben wir den kontrastierten Bronchialbaum und das kontrastierte Lungenparenchym unter HFO tanzen sehen [19, 20]. Die Bewegungen sind lokalspezifisch und frequenz- und amplitudenabhängig.

Wir vermuten, daß das fingerförmige Hinein- und Zurückschwingen der Bronchien in das Alveolarcompartment nicht ohne Wirkung auf einen Durchmischungsvorgang in den Alveolen bleibt. Der Gastransport von den Alveolen in die Bronchien mag weiterhin durch das periodische Hineinstoßen der Bronchien zwischen die Alveolen begünstigt werden. Im Röntgenbild macht der Bronchialbaum neben der Längsbewegung auch eine sehr ungeordnet wirkende Translationsbewegung. Damit wird ein "Rühreffekt" der Bronchien auf das Alveolarcompartment leicht vorstellbar. Die damit einhergehende Desynchronisierung der Bewegung benachbarter Alveolarsegmente steigert den Durchmischungseffekt an der intraalveolären Gasphase.

Wir gehen also wenigstens von 3 Kompartments aus: Ein zentrales, besonders ausgiebig gespültes Kompartment (Flush) ist strukturell einem *Rührkompartment* (Stirring) gleichzusetzen, das aus der Struktur und dem Hohlraum der Bronchien besteht. Daran hängt das funktionell 3. Kompartment der Alveolen, die periodisch von vielen Seiten und nach vielen Richtungen verformt werden (Perkussion). Funktionell besteht keine scharfe Grenze zwischen dem 1. und 2. Kompartment, noch zwischen dem 2. und 3. Kompartment.

Aus diesem Verständnis vom Wirkungsmechanismus der Hochfrequenzoszillation leiten wir folgende Empfehlungen für eine bevorstehende klinische Anwendung ab: Ein klinisch am Erwachsenen anwendbarer Oszillator muß im Frequenzbereich zwischen 2 und 35 Hz ein sicher einstellbares Hubvolumen gegen einen Atemwegmitteldruck bis 40 cm H_2O fördern. Die Druckwechselamplitude vor dem Tubuseingang kann bis zu 1 Atmosphäre ansteigen. Dagegen muß der Oszillator Hubvolumina zwischen 50 und 200 ml fördern. Die Kopplung zwischen Oszillator und Trachea muß gegen Kollaps gesichert sein. Dies ist bei starren Metallkanülen und bei Metallspiralarmierten Tuben gesichert. Die Tuben müssen erheblich weitlumiger als die konventionell benutzten sein. Sie sollten bis unmittelbar vor Eintritt durch die Stimmritze eine lichte Weite >12 mm haben. Der Biasflow sollte patientennah abgesaugt werden. Möglicherweise wird hierzu eine neue Tubus-entwicklung notwendig sein, die den Querfluß tief im Rachen abzusaugen gestattet.

Es sei darauf hingewiesen, daß eine geringere lichte Weite des Tubus den Gaswechselstrom in einer Weise behindert, daß selbst starke treibende Systeme (Hydropulsanlage) nicht in der Lage sind, ein ausreichendes Hubvolumen zu fördern. Wir gehen davon aus, daß mit 10 mm Durchmesser die Grenze erreicht ist, unterhalb derer Erwachsene nicht mehr beatmet werden können. Nach unseren Messungen genügt dieser Tubus-durchmesser aber nur für Frequenzen bis 20 Hz.

Der Nachweis der Möglichkeit einer *selektiven Segmentbeatmung* durch Wahl des richtigen Anregungsmusters gibt der Beatmungstherapie eine neue Dimension. Dazu muß sich der Kliniker der Mühe unterziehen, diesen Vorteil der Methode mit dem methodenspezifischen Mehraufwand an Know-how, Hardware und Zeitaufwand in der Anwendung der Methode zu erkaufen.

Zu empfehlen wäre, die Methode früh genug, nicht also erst als Rescue-Methode, zu verwenden, da sie als besonders gewebs- und surfactantschonend zu verstehen ist. Ob dagegen das Verfahren wirklich in der Lage ist, eine einmal schwer geschädigte Lunge in ihrem Heilungsprozeß zu fördern, wie es von ECMO erwartet wird, muß erst in weiteren vorklinischen Studien geprüft werden.

Zusammenfassung

Entgegen andersartigen Aussagen in der Literatur ist Hochfrequenzoszillation auch an ausgewachsenen Hausschweinen erfolgreich anwendbar. Große Tiere brauchen eine höhere Anregungsfrequenz als kleine Probanden. In die meist wirksame Frequenz geht außerdem der Funktionszustand der Lunge ein. In unserem Kollektiv (90–140 kg Körpergewicht) lag die meist wirksame Frequenz um 25 Hz. Gegen Ende der Versuche war sie zu niederen Frequenzen hin verschoben. Selektive Messungen der Blutgase in einzelnen Lungenvenen haben – neben einer ausgeprägt inhomogenen alveolären Ventilation – gezeigt, daß sich durch Änderung der Anregungsfrequenz das segmentale Beatmungsmuster modifizieren läßt. Vorher schlecht beatmete Areale können bei Wahl der "richtigen Frequenz" in Zonen verbesserten Gaswechsels überführt werden. Jedoch gelingt eine Homogenisierung der Anregung aller Lungensegmente durch das Angebot eines Frequenzgemischs nicht. Offensichtlich ist der Energiegehalt in den einzelnen in dem Gemisch enthaltenen Frequenzen nicht groß genug.

Das hochimpedante Querflußsystem (Biasflow) erweist sich als empfindlich gegenüber Änderungen des Anfeuchtungsgrads des Spülflusses. Der Abstromwiderstand steigt dramatisch, wenn Mukus expektoriert wird. Es kann zu einem plötzlichen, schwer kontrollierbaren Mitteldruckanstieg in den Atemwegen kommen. Im Langzeitversuch neigt die Absaugseite zur zunehmenden Verlegung durch angetrockneten Schleim. – Die meist wirksame Konfiguration der Spülflußanlage fanden wir bei aboraler Stromrichtung vom Oszillator zur Tubusspitze hin.

Ein Oszillationsvolumen von nur 110 ml erhitzt bei einer Anregungsfrequenz von 20 Hz einen üblicherweise verwandten 8er Silastiktubus innerhalb weniger Minuten auf 60 °C. Die Tubuswand wird weich; er kollabiert oder knickt ab. Daher müssen zur Oszillationsbeatmung Erwachsener spiralverstärkte Tuben benutzt werden. Eine tubusspitzennahe Absaugung sollte in dieses Modell integriert werden.

Eine wesentlich verbesserte O_2-Aufnahme bringt die Alveolar-Rekrutierungsstrategie. Sie ist allerdings nicht ungefährlich, da sie besonders an der vorgeschädigten Lunge zur Ausbildung bronchopleuraler Fisteln führen kann.

Literatur

1. Allen JL, Frantz ID, Fredberg JJ (1987) Heterogeneity of mean alveolar pressure during high-frequency oscillations. J Appl Physiol: 223–228
2. Arnold N, Truog RD, Thompson JE, Fackler JC (1993) High-frequency oscillatory ventilation in pediatric respiratory failure. Crit Care Med 21: 272–278

3. Blanco CE, Maertzdorf JWJ, Walther FJ (1987) Use of combined high frequency oscillations and intermittent mandatory ventilation in rabbits with saline-lavaged lungs. J Intensive Care Med 2: 214–217
4. Bohn DJ, Miyasaka K, Marchak BE, Thompson WK, Froese AB, Bryan AC (1980) Ventilation by high-frequency oscillation. J Appl Physiol 38: 710–716
5. Bond DM, Froese AB (1993) Volume recruitment maneuvers are less deleterious than persistent low lung volumes in the atelectasis-prone rabbit lung during high-frequency oscillation. Crit Care Med 21: 402–412
6. Brochard L, Isabey D, Proquet J, Amaro P, Mancebo J, Messadi A-A, Brun-Buisson C, Rauss A, Lemaire R (1990) Reversal of acute exacerbations of chronic obstructive lung disease by inspiratory assistance with a face mask. N Engl J Med 323: 1523–1530
7. Brusasco V, Knopp TJ, Rehder K (1983) Gas transport during high-frequency ventilation. J Appl Physiol 55: 472–478
8. Butler WJ, Bohn DJ, Bryan AC, Froese AB (1980) Ventilation by high-frequency oscillation in humans. Anesth Analg 59: 577–584
9. Carlon GC, Ray C, Pierri MK, Groegler J, Howland WS (1982) High-frequency jet ventilation. Chest 81: 350–354
10. Clark R, Gerstmann DR, Null DM, deLemos RA (1992) Prospective randomized comparison of high-frequency oscillatory and conventional ventilation in respiratory distress syndrome. Pediatrics 99: 5–12
11. Cortambert F, Salle BL, Putet G, Dieber M, Claris O (1989) High frequency ventilation (oscillation) in a neonatal unit. Acta Anesthesiol Scand 33 [Suppl] 90: 131–133
12. Fredberg JJ (1980) Augmented diffusion in the airways can support pulmonary gas exchange. J Appl Physiol: 232–238
13. Gluck EH, Frey TM (1987) Airway pressure measurements in the living pig undergoing ultra high frequency jet ventilation using a retrograde catheter technique. Chest 92 [Suppl]: 109 (abstr)
14. Keogh BF, Heard S, Calkins J et al. (1991) Ultra high frequency ventilation in severe ARDS: preliminary results from multi-centre study. Eur Resp J 4 [Suppl 14]: 176 (abstr)
15. Klain M, Smith RB (1977) High frequency percutaneous transtracheal jet ventilation. Crit Care Med 5/6: 280–287
16. Knopp T, Kaethner T, Meyer M, Rehder K, Scheid P (1983) Gas mixing in the airways of dog lungs during high-frequency ventilation. J Appl Physiol 4: 1141–1146
17. Kolton M, Cattran CB, Kent G (1982) Oxygenation during high-frequency ventilation compared with conventional mechanical ventilation in two models of lung injury. Anesth Analg 61: 323–332
18. Lunkenheimer PP, Rafflenbeul W, Keller H, Frank I, Dickuth HH, Fuhrmann C (1972) Application of transtracheal pressure-oscillations as a modification of "diffusion respiration". Br J Anaesth 33: 627
19. Lunkenheimer PP, Mersch F-J, Frieling G, Redmann K, Theissen J (1989) High Frequency Oscillation: paradigm of inhomogeneous alveolar ventilation. Acta Anaesthesiol Scand 33 [Suppl 9]: 13–21
20. Lunkenheimer PP, Großkopff G, Redmann K, Theissen J, Lunkenheimer A, Jacob G, Whimster WF (1989) High frequency ventilation and regional compliance. Br J Anaesth 63: 3S–10S
21. Mackenzie CF, Skin B, Takeda J, Moormann R, Harris M (1985) Species difference in gas exchange during endobronchial insufflation. Am Rev Respir Dis 131: 2A, 315
22. McCulloc PR, Forkert PG, Froese AB (1988) Lung volume maintenance prevents lung injury during high frequency oscillatory ventilation in surfactant-deficient rabbits. Am Rev Resp Dis 137: 1185–1192
23. Rehder K, Didier P (1984) Gas transport and pulmonary perfusion during high-frequency ventilation in humans. J Appl Physiol 54: 1231–1237
24. Scheid P, Piiper J (1989) Aerodynamic valving in the avian lung. Acta Anaesthesiol Scand 33 [Suppl 90]: 28–31

25. Schmid ER, Knopp TJ, Rehder K (1981) Intrapulmonary gas transport and perfusion during high-frequency oscillation. J Appl Physiol 51: 1507–1514
26. Slutsky AS, Drazen JM, Kamm RD, Sharpiro AH, Fredberg JJ, Loring SH, Lehr J (1980) Effective Pulmonary Ventilation with Small-Volume Oscillations at High Frequency. Science 209: 609–611
27. Traverse JH, Kovenranta H, Adams EM (1988) Impairment of hemodynamics with increasing mean airway pressure during high frequency oscillatory ventilation. Pediatr Res 23: 628–661
28. Watson JN, Burwen DR, Kamm RD, Brown R, Slutsky AS (1986) Effect of flow rate on blood gases during constant flow ventilation in dogs. Am Rev Respir Dis 133: 626–629
29. Webster P, Menon AS, Slutsky AS (1986) Constant-flow ventilation in pigs. J Appl Physiol: 2238–2242

External High-Frequency Oscillation

Z. Hayek

Introduction

The first method of artificial respiration was negative pressure ventilation. Its inspiratory phase is active, but the expiratory phase relies on passive recoil of the thorax, limiting frequency to below 30 cycles/min, which is too low to adequately ventilate sick lungs [1].

In the 1950s positive pressure ventilation (PPV) was introduced in an effort to achieve effective ventilation in sick lungs. It is now used in virtually all conditions in which ventilation is indicated. Complications are due mainly to two factors: (a) intubation, which has a high incidence of complications even in the hands of skilled personnel, and (b) the mode of respiration, which is contrary to normal physiological respiration and causes problems such as barotrauma, infections and inadequate removal of secretions [2].

In the 1970s internal high-frequency ventilation (IHFV) was introduced in an effort to avoid or reduce the complications of PPV. High-frequency ventilation differs from conventional PPV by having higher frequencies, lower peak pressures and lower tidal volumes, although it still requires intubation and a mean airway pressure similar to that required in PPV. Contrary to expectation, however, IHFV produced new complications without significantly reducing those associated with PPV [2].

External High-Frequency Oscillation

To obviate the drawbacks of PPV, and following extensive animal experiments by Hayek et al. [3–5], a light-weight flexible chest enclosure for human use was developed and connected to a high-frequency oscillator which oscillates the chest around variable sub-atmospheric pressure. *Both the inspiratory and the expiratory phases are active*. Therefore the rate is not limited as in negative pressure ventilation, which relies on passive recoil of the chest.

With external high-frequency oscillation (EHFO) both the peak inspiratory chamber pressure and the end-expiratory chamber pressure

(EECP) are controllable. While inspiratory pressures are always negative, EECP can be set at positive, zero or negative. This allows control over end-expiratory lung volume. Thus ventilation can proceed below, at or above functional residual capacity (FRC) – in conditions of hyperinflation, normal or reduced lung volumes, respectively. The airway pressure fluctuates equally around 0 as long as the I/E ratio is 1/1.

The Hayek Oscillator (HO; Flexco Medical Instruments, Zurich, Switzerland) consists of a chest enclosure (cuirass), a power unit and a control unit. The cuirass is made of clear, flexible, light-weight hollow plastic and is bordered by soft foam rubber. There are ten cuirass sizes to suit all body sizes from premature neonates to large adults. The cuirass is designed to fit snugly over the chest and upper abdomen. It is connected to the power unit with wide bore tubing. Within the power unit is a diaphragmatic pump with a maximum stroke of 4 l, which can operate over a wide range of frequencies to generate an oscillating pressure. The frequency (8–999 cycles/min), inspiratory pressure (up to $-70\,cmH_2O$), expiratory pressure (up to $+70\,cmH_2O$) and I:E ratio (1:6–6:1) can be set on the automatic control unit. The airway is open to atmospheric pressure.

Clinical Applications

The HO model for humans came out only a relatively short time ago. While many studies are now in progress, only a few, mainly short-term ones, have so far been completed. These are reported below, emphasising the impact on post-surgical ventilation.

Al-Saady et al. [6, 7] conducted trials on 22 subjects with normal lungs. With pressures of expiratory +5 to $+10\,cmH_2O$ and inspiratory of −15 to $-26\,cmH_2O$ they achieved apnea in all, with CO_2 levels of 20 to 30 mm Hg. The higher pressures were used in larger and heavier subjects. While maintaining constant pressure, the best frequency was found to be 60–90 cycles/min. It has also been shown that HO ventilation does not compromise cardiac output. Dolmage et al. [8] concluded that EHFO can provide effective ventilation in healthy adults in the presence or absence of spontaneous breathing.

Adult and paediatric patients with neuromuscular disease have been successfully ventilated with the HO, some of them for more than 3 years. Adults and children with chronic obstructive pulmonary disease (COPD) in acute respiratory failure have been successfully ventilated. Spitzer and Fink [9] studied ten COPD patients; CO_2 decreased and oxygen saturation increased in all. They concluded that the HO can be used effectively in severe COPD and respiratory failure for the elimination of CO_2 retention, giving assisted ventilation and providing relief to fatigued muscles.

Patients with acute respiratory failure, including adult respiratory distress syndrome (ARDS), adults and children, were successfully ventilated in an intensive care unit. Comparing EHFO to PPV, Al-Saady et al. found improvement in gas exchange and in haemodynamic parameters [6, 10].

One of the problems of conventional mechanical ventilation is weaning. Often extubation is deferred when there is a possibility that reintubation will be required. External ventilation does not require intubation; therefore the decision to stop ventilation is easily arrived at, because ventilation can be initiated as often as necessary at short notice and without hazard to the patient. Gaitini et al. [11] found that a further advantage is spontaneous mucus expulsion each time the HO is applied. External ventilation allowed easy and early weaning. Hazards of reintubation were eliminated, and the length of ventilation and hospitalisation was reduced. The technique is non-invasive, well tolerated, costs less and is virtually free of complications. These findings have been confirmed by Campbell and Nevin [12].

Dilkes et al. [14, 15] used the HO in laryngeal microsurgery including laser surgery on 50 patients, without recourse to endotracheal intubation of any sort. The pressures and frequencies of the HO were adjusted until vocal cord movement was minimal. The field of operation was unobstructed. They concluded that the HO is an invaluable aid to anaesthesia in endolaryngeal surgery.

The haemodynamic effects of HO ventilation in spontaneously breathing children following the Fontan operation were studied by Penny et al. [16, 17]. Compared to PPV it was found that EHFO increased pulmonary blood flow by 116% ± 61.5% ($p = 0.013$). These results show that EHFO, in contrast to PPV, does not compromise pulmonary blood flow but actually increases it. This finding indicates the great potential of the HO for ventilating patients following chest and heart surgery.

Zobel et al. [18] showed in an animal study that EHFO is haemodynamically superior to PPV, jet ventilation and positive pressure HFO, in cardiac and respiratory failure.

Campbell and Nevin [12] reported on three previously healthy men in whom acute deceleration injury induced ARDS. All posttrauma had reached the criteria for extracorporeal membrane oxygenation. They were commenced on the HO, in addition to positive pressure ventilation, with a resultant rapid improvement in blood gases. This was followed by continuing improvement allowing reduction in inspired oxygen and airway pressure. In all three cases this resulted in a significant reduction in ICU time compared to controls.

Bristow [19] studied 12 ASA 1 patients undergoing elective craniotomy. Immediately after the end of the operation the HO was attached to the patient for periods of 30 min, interspersed with 30-min periods of spontaneous respiration. During periods of oscillation there was a significant rise in PaO_2 in all patients, and in eight patients also a significant reduction in $PaCO_2$. All patients found the Oscillator comfortable. The ability to reduce

CO_2 without intubation and sedation may reduce, in Bristow's view, the incidence of pulmonary infections, laryngeal damage and barotrauma. It permits ventilation of these patients on a normal ward, producing significant logistical and cost benefits.

In all relevant studies the authors have observed copious spontaneous expulsion of secretion throughout ventilation with the HO and thereafter. This was to be expected because rapid oscillation of the chest wall has been found to improve secretion elimination by more than 300% [20]. This finding indicates that the long-range effect of ventilation with the HO on diseases such as bronchiectasis, cystic fibrosis and COPD can be expected to be beneficial.

Conclusion

All clinical studies reported so far, on healthy and sick lungs, indicate clearly that the HO can replace PPV, and stress its advantages – including no need for intubation, easy and rapid application, no reduction in cardiac output, easy weaning, copious spontaneous expulsion of secretion and laryngeal surgery with an unobstructed surgical field.

References

1. Morch ET (1984) History of mechanical ventilation. In Kirby RR, Smith RA, Desautels (eds) Mechanical ventilation. Churchill Livingstone, New York, pp 1–58
2. Fulkerson WJ, MacIntyre NR (1991) Complications of mechanical ventilation, problems in respiratory care. 4: 1–136
3. Hayek Z, Peliowsky C, Ryan C, Jones R, Finer N (1986) External high frequency oscillation in cats. Experience in the normal lung and after saline lavage. Am Rev Respir Dis 133: 630–634
4. Barrington K, Ryan C, Peliowsky A, Nosko M, Finer N (1987) The effects of negative pressure external high frequency oscillation on cerebral blood flow and cardiac output of the monkey. Pediatr Res 21: 166–169
5. Ryan C, Peliowsky A, Perry A, Finer N (1986) External high frequency oscillation (EHFO): histological and biochemical effects. Pediatr Res 23: 439 A
6. Al-Saady NM, Fernando SS, Petros AJC, Cummin ARC, Sidhu VS (in press) External high frequency oscillation in normal subjects and in patients with acute respiratory failure. Clin Intensive Care
7. Al-Saady NM, Fernando SSD, Sidhu VS, Cummin ARC, Hayek Z, Bennet ED (1991) High frequency chest wall oscillation in normal subjects and in mechanically ventilated patients. 11th International Symposium on Intensive Care and Emergency Medicine, Brussels, p 65
8. Dolmage TE, Hayek Z, De Rosie A, Goldstein RS (1992) Effects of external high frequency chest wall oscillation at 1.5 Hz on gas exchange in normal lungs. Am Rev Respir Dis 145: A 528

9. Spitzer S, Fink G (1992) External high frequency oscillation in patients with chronic obstructive pulmonary disease. Intensive Care Med 18: 125
10. Al-Saady NM, Fernando SSD, Singer M, Bennett ED (1992) External high frequency oscillation can replace intermittent pressure ventilation in patients with acute respiratory failure. Intensive Care Med 18: 54
11. Gaitini L, Krimerman S, Smorgik Y, Gruber A, Werzberger A (1991) External high frequency ventilation for weaning from mechanical ventilation. APICE Congress, Trieste
12. Campbell JM, Nevin M (1993) Hayek Oscillator: experience in intensive care. Clin Intensive Care 4: 92
13. Schonfeld T, Hayek Z, Sohar E (in press) External high frequency oscillatory ventilation in the treatment of organophosphate intoxication in cats. Military Medicine
14. Dilkes MG, Hayek Z (1992) The Hayek oscillator – an invaluable aid to anaesthesia in endolaryngeal surgery. 5th Annual Trauma Anaesthesia and Critical Care Symposium, Amsterdam
15. Dilkes MG, McNeill JM, Hill AC, Monks PS, McKelvie P, Hollamby RG (in press) The Hayek oscillator: an invaluable aid to microlaryngeal surgery. Annals of Otol Rhinol Laryngol
16. Penny DJ, Hayek Z, Redington AN (1991) The effects of positive and negative extrathoracic pressure ventilation on pulmonary blood flow after total cavopulmonary shunt procedure. Int J Card 30: 128–130
17. Penny DJ, Hayek Z, Rawle P, Rigby ML, Redington AN (1992) Ventilation with external high frequency oscillation around negative baseline increases pulmonary blood flow after the fontan operation. Cardiol Young 2: 277–280
18. Zobel G, Dacar D, Ridl S (1993) Hemodynamic effects of different modes of mechanical ventilation in cardiac and respiratory failure. Clin Intensive Care 4: 82
19. Bristow A (1993) The use of the Hayek oscillator to produce postoperative hyperventilation in the neurosurgical patient. Neuroanaesthetists Travelling Club of Great Britain and Ireland
20. King M, Phillips DM, Gross D et al. (1983) Enhanced trachea mucus clearance with high frequency chest wall compression. Am Rev Respir Dis 128: 511

Apnoische Ventilation: Möglichkeiten und Grenzen

J. Meyer

Unter Spontanatmung und unter konventioneller mechanischer Ventilation wird der Totraum in Inspiration und Exspiration durch periodischen konvektiven Gastransport überwunden. Erst in den terminalen Atemwegen ist dann die Diffusion der hauptsächliche Mechanismus des Gaswechsels. Apnoische Ventilationsverfahren sind dadurch charakterisiert, daß Inspiration und Exspiration nicht mehr differenzierbar sind. Zum gleichen Zeitpunkt strömt CO_2-freies Atemgas in die Lunge, während CO_2-reiches Gas die Lunge verläßt. Antagonistische Thoraxbewegungen, die unter konventionellen Bedingungen den Gaswechsel ermöglichen, sind bei der apnoischen Ventilation nicht vorhanden.

Es lassen sich prinzipiell drei Verfahren der apnoischen Ventilation unterscheiden: die apnoische Oxygenierung (AO), die tracheale Insufflation von Sauerstoff über einen einzelnen Katheter (TRIO) sowie die endobronchiale Insufflation über 2 Katheter ("constant flow ventilation", CFV).

Apnoische Oxygenierung

Die grundlegenden Mechanismen der apnoischen Oxygenierung (AO) sind bereits 1908 anhand tierexperimenteller Untersuchungen von Volhard beschrieben worden (Volhard 1908). Wird nach einer Beatmung mit 100% O_2 der Atemweg an ein O_2-Reservoir angeschlossen, so wird Sauerstoff durch einen Massentransport in die Alveolen befördert, um dort den Sauerstoff zu ersetzen, der die alveolo-kapilläre Membran passiert hat. Dabei kommt es regelhaft zur CO_2-Retention mit respiratorischer Azidose, die im Tierversuch nach ca. 90–120 min zum Tod führte (Volhard 1908). Bei klinischen Untersuchungen wurde ein Anstieg des p_aCO_2 von 3–6 mmHg/min beobachtet (Frumin 1959), so daß eine gefahrlose Anwendung beim Menschen nur für eine Dauer etwa 10–15 min möglich erscheint. Unter apnoischer Oxygenierung findet praktisch keine CO_2-Elimination statt. Der Anstieg des p_aCO_2 ist wiederum so gering, daß nur ein kleiner Teil des produzierten CO_2 in die Alveolen gelangt sein kann. Tatsächlich werden nur etwa 10% des produzierten CO_2 in die Alveolen abgegeben, während der weitaus größte Teil von Körpergeweben aufgenommen wird (Holmdahl

1956). Die apnoische Oxygenierung wird auch als "diffusion oxygenation" oder "diffusion respiration" (Smith 1987) bezeichnet. Diese Terminologie ist jedoch irreführend, da der Transport von Sauerstoff auf einem Massentransport beruht, der seinerseits auf die O_2-Aufnahme in den Alveolen zurückzuführen ist (Nunn 1987).

Tracheale Insufflation von Sauerstoff

Der erfolgreiche Einsatz der intratrachealem Insufflation von Luft in zahlreichen Tierexperimenten wurde von Meltzer schon Anfang dieses Jahrhunderts geschildert (Meltzer 1911). In neueren Untersuchungen wurde jedoch auch bei der intratrachealen Insufflation eine CO_2-Retention nachgewiesen (Slutsky 1985; Vettermann 1988). Der Anstieg des p_aCO_2 war jedoch erheblich kleiner als bei apnoischer Oxygenierung. Insofern kann die tracheale Insufflation von Sauerstoff (TRIO) über mehrere Stunden angewendet werden, ohne daß es zu lebensbedrohlichen Störungen der Homöostase kommt. Möglicherweise beendete Meltzer in seinen Experimenten die intratracheale Insufflation, bevor kritische Anstiege des $paCO_2$ erreicht worden waren. Eine andere Erklärung besteht darin, daß die lose Spitze des Trachealkatheters in ein stabiles Flattern geraten ist und somit die Lungen alternierend hochfrequent ventiliert wurden (Theissen 1988). Im Gegensatz zur apnoischen Oxygenierung erfordert die tracheale Insufflation von Sauerstoff nicht die vorherige Auswaschung des in der Lunge befindlichen Stickstoffs.

"Constant-flow-Ventilation"

Lehnert et al. gelang 1982 mittels der kontinuierlichen Gabe von Luft über zwei dünne endobronchiale Katheter eine adäquate CO_2-Elimination bei Hunden (Lehnert 1982). Bei Erhöhung des Gasflusses stieg der p_aO_2, während der p_aCO_2 sank. Der Gasaustausch verschlechterte sich deutlich, wenn die Katheterspitzen in die Trachea zurückgezogen wurden, also nicht mehr endobronchial lagen.

Bei Hunden wurde die constant flow ventilation (CFV) in mehreren Studien erfolgreich eingesetzt. Nicht nur bei gesunden Tieren, sondern auch während Thorakotomie (Babinski 1986; Sznajder 1989b), im Papaininduzierten Lungenemphysem (Hachenberg 1989) sowie bei Myokardischämie mit konsekutivem Lungenödem (Hachenberg 1991) sicherte die CFV einen zufriedenstellenden Gasaustausch. Während die CFV beim Hund auch unter pathologischen Veränderungen problemlos anzuwenden war, verliefen Versuche bei anderen Spezies weniger erfolgreich. Bei Katzen war nur in fünf von sieben untersuchten Tieren eine ausreichende CO_2-Elimination zu erzielen (Perl 1986). Bei Schweinen unterschied sich der Gasaustausch unter CFV kaum von dem unter apnoischer Oxygenierung (Webster 1986). In 3 klinischen Studien konnten wegen CO_2-Retention bislang keine zufriedenstellenden Resultate erzielt werden (Perl 1986; Babinski 1985; Breen 1986). Die speziesabhängigen Ergebnisse deuten darauf hin, daß die kollaterale Ventilation unter CFV eine wichtige Rolle spielt: Hunde besitzen ein erheblich höheres Maß kollateraler Atemwege als Katzen oder Menschen, während bei Schweinen kollaterale Atemwege so gut wie gar nicht vorhanden sind.

Aufgrund der limitierten Anwendungsdauer bei anderen Spezies sind detailliertere Untersuchungen über Mechanismen und Effekte der CFV bislang fast ausschließlich an Hunden vorgenommen worden. Der Gaswechsel unter CFV wird beeinflußt sowohl durch die physikalischen Eigenschaften des verwandten Atemgases als auch durch die Geometrie und Position der endobronchialen Katheter. Liegen die Katheterspitzen nicht weit genug endobronchial, kommt es zu einer deutlichen Verschlechterung des Gasaustauschs (Lehnert 1982; Smith 1984; Vettermann 1988; Slutsky 1987). Die Ursache ist in einem rapiden Abfall der alveolären Ventilation zu sehen. Untersuchungen mit radioaktiven Gasen haben ergeben, daß sich bei intratrachealer Lage der Katheterspitze das Frischgas hauptsächlich in den großen Atemwegen verteilt (Smith 1984; Vettermann 1988). Die Verwendung von Endobronchialkathetern mit kleinerem Innendurchmesser (<2 mm) soll die CO_2-Elimination verbessern (Bunegin 1988). Viele Untersuchungen bestätigten, daß mit wachsendem Gasfluß die Oxygenierung verbessert und die CO_2-Elimination gesteigert wird (Lehnert 1982; Hachenberg 1989; Smith 1984; Schumacker 1987; Schumacker 1988; Watson 1986). Insbesondere bei niedrigen Gasflüssen vergrößert sich der intrapulmonale Shunt und beeinträchtigt so die Oxygenierung (Schumacker 1987). Unter CFV kommt es zu starken Inhomogenitäten des Ventilations-Perfusions-Verhältnisses ($\dot{V}/\dot{Q}$) (Schumacker 1987), die sich sowohl zwischen Lungenlappen als auch innerhalb eines Lungenlappens nachweisen lassen (Schumacker 1988). Die $\dot{V}/\dot{Q}$-Inhomogentitäten beruhen vermutlich hauptsächlich auf Verteilungsstörungen der intrapulmonalen Ventilation (Vettermann 1988; Venegas 1991), die ihrerseits mit Inhomogenitäten von alveolärem Druck und Volumen korrelieren (Sznajder 1989b). Sznajder et al. vermuten, daß diese Verteilungsstörungen durch kollaterale Ventilation minimiert werden (Sznajder 1989b). Bei Spezies mit hoher kollateraler Resistance (z. B. Mensch, insbesondere aber Schwein) können regionale Unterschiede der Ventilation nicht gemindert werden, so daß ein schlechter Gasaustausch entsteht. Der in den zentralen Atemwegen gemessene Druck entspricht nicht zwangsläufig dem Alveolardruck. Durch Monitoring des Trachealdrucks wird der Alveolardruck und somit die Gefahr des Barotraumas eher unterschätzt (Breen 1986). In Ergänzung zu den oben genannten Resultaten fanden Vettermann und Mitarbeiter, daß die intrapulmonale Verteilung von $\dot{V}/\dot{Q}$ auch durch die Position des Versuchstiers beeinflußt wird (Vettermann 1988). In Bauchlage waren der Gasaustausch besser und die $\dot{V}/\dot{Q}$-Verteilung homogener als in Rückenlage. Diese Ergebnisse waren jedoch nicht regelhaft reproduzierbar (Venegas 1991). Neben der kollateralen Ventilation scheinen kardiogene Oszillationen eine wichtige Rolle unter CFV zu besitzen (Cybulsky 1987; Venegas 1991). Nach einer Untersuchung von Cybulsky et al. beruhen etwa 40 % der alveolären Ventilation auf kardiogenen Oszillationen – entweder durch mechanische Interaktion von Herz und Lunge und/oder durch den rhythmischen pulmonalen Blutfluß (Cybulsky 1987).

Der genaue Mechanismus des Gasaustauschs und CFV sind noch nicht hinreichend bekannt. Der über den Endobronchialkatheter verabreichte Gasstrahl geht vermutlich nach wenigen Zentimetern in Turbulenzen auf (Nahum 1988), die in den mittleren Atemwegen möglicherweise zu einer erleichterten Diffusion führen. In den kleinen und kleinsten Atemwegen beruht der Gastransport möglicherweise sowohl auf forcierter Diffusion als auch auf konvektivem Transport durch kardiogene Oszillationen und Strömungen über kollaterale Atemwege (Venegas 1991).

Bislang wurden 3 klinische Studien über die CFV publiziert (Babinski 1985; Perl 1986; Breen 1986). Babinski et al. ermittelten den Gasaustausch in fünf anästhesierten, relaxierten Frauen über 30 min (Babinski 1985). Der Gasfluß betrug 0,5–0,7 l/kg/min. Bei zufriedenstellender Oxygenierung stieg der P_aCO_2 im Mittel um 0,6 mm Hg/min an. Perl et al. verglichen apnoische Oxygenierung und CFV für eine Dauer von 8 min (Perl 1986). Bei einem Fluß von 0,5 l/kg/min kam es unter CFV zu einem Anstieg des P_aCO_2, der jedoch deutlich geringer war als unter apnoischer Oxygenierung. Darüber hinaus trat unter apnoischer Oxygenierung eine sympathikotone Kreislauflage auf, während es unter CFV zu keiner Veränderung im kardiovaskulären System kam. Die Untersuchung von Breen et al. ist unter dem zusätzlichen Gesichtspunkt der Patientensicherheit vorgenommen worden (Breen 1986). Die endobronchialen Katheter waren an einen Endotrachealtubus fixiert, um Vibrationen der Katheterspitzen und konsekutives Trauma der Hauptbronchien zu minimieren. Dabei ist bewußt eine Verlagerung der Katheterspitzen nach proximal und somit eine mögliche Verschlechterung des Gasaustauschs in Kauf genommen worden. Im Gegensatz zu den anderen klinischen Studien wurde der Trachealdruck ständig gemessen. Bei Überschreiten eines bestimmten Drucklimits wurde zur Vermeidung eines Barotraumas die Gaszufuhr automatisch unterbrochen. Der maximale Fluß betrug 0,9–1,6 l/kg/min. Entscheidend für die Begrenzung des Gasflusses beim individuellen Patienten waren subjektive Beurteilung der thorakalen Volumenzunahme, Anstieg des Trachealdrucks, Erreichen eines bestimmten Arbeitsdrucks oder Erreichen des maximalen Rotameterflusses (120 l/min). Bei allen fünf untersuchten Patienten kam es bei einer maximalen Beobachtungszeit von 30 min zu einem deutlichen Anstieg des P_aCO_2, wobei sich bei 2 Patienten ein Plateau einstellte. Bei einem Patienten kam es bei Beginn der CFV zu einer starken Volumenzunahme des Thorax sowie zur Hypotension, so daß die Endobronchialkatheter zu einer mehr proximalen Position zurückgezogen werden mußten.

Beim Menschen konnte bislang in keinem Fall mit der CFV ein ausreichender Gasaustausch gewährleistet werden. Wegen der beobachteten alveolären Druckunterschiede sowie wegen des Umstands, daß durch Messung des Trachealdrucks der Alveolardruck möglicherweise unterschätzt wird, muß das Barotrauma als eine der Hauptkomplikationen der CFV angesehen werden. Durch eine Kombination von CFV mit konventionellen Beatmungsverfahren scheinen sich Atemhubvolumen und Atemwegsspitzendrücke senken zu lassen (Sznajder 1989a), was möglicherweise das Risiko eines Barotraumas reduzieren kann. Die Indikation zur apnoischen Ventilation findet sich in der Thoraxchirurgie, wenn es gilt, kurzfristig einen absolut ruhigen Operationssitus zu garantieren. Die apnoische Oxygenierung findet ihre Anwendung während der Diagnostik des dissoziierten Hirntods, um beim Nachweis der fehlenden Spontanatmung eine Hypoxämie zu verhindern. Bei der Eine-Lunge-Ventilation ist die apnoische Ventilation der nicht-abhängigen Seite hilfreich, wenn die konventionelle Überdruckbeatmung der abhängigen Lunge mit PEEP keine suffiziente Oxygenierung erreichen läßt. Die experimentelle Anwendung von CFV kann auch bei pathologischen Lungenveränderungen einen ausreichenden Gasaustausch über lange Zeiträume ohne rhythmische respirationsbedingte Effekte auf das kardiovaskuläre System sichern.

Literatur

Babinski MF, Sierra OG, Smith RB, Leano E, Chavez A, Castellanos A (1985) Clinical application of continuous flow apneic ventilation. Acta Anaesthesiol Scand 29: 750–752

Babinski MF, Smith RB, Bunegin L (1986) Continuous-flow apneic ventilation during thoracotomy. Anesthesiology 65: 399–404

Breen PH, Sznajder JI, Morrison P, Hatch D, Wood LD, Craig DB (1986) Constant flow ventilation in anesthetized patients: efficacy and safety. Anesth Analg 65: 1161–1169

Bunegin L, Bell GC, Gelineau J, Smith RB (1988) Continuous-flow apneic ventilation with small endobronchial catheters. Acta Anaesthesiol Scand 32: 603–606

Cybulsky IJ, Abel JG, Menon AS, Salerno TA, Lichtenstein SV, Slutsky AS (1987) Contribution of cardiogenic oscillations to gas exchange in constant-flow ventilation. J Appl Physiol 63: 564–570

Frumin MJ, Epstein RM, Cohen G (1959) Apneic oxygenation in man. Anesthesiology 20: 789–798

Hachenberg T, Wendt M, Meyer J, Struckmeier O, Lawin P (1989) Constant-flow ventilation in canine experimental pulmonary emphysema. Acta Anaesthesiol Scand 33: 416–421

Hachenberg T, Meyer J, Sielenkämper A, Knichwitz G, Haverkamp W, Hindricks G, Wendt M (1991) Cardiopulmonary effects of constant-flow ventilation in experimental myocardial ischaemia. Eur Heart J 12: 1163–1169

Holmdahl MH (1956) Pulmonary uptake of oxygen, acid-base metabolism, and circulation during prolonged apnea. Acta Chir Scand Suppl 212: 33–39

Lehnert BE, Oberdörster G, Slutsky AS (1982) Constant-flow ventilation of apneic dogs. J Appl Physiol 53: 483–489

Meltzer SJ (1911) Intratracheal insufflation. JAMA 57: 521–525

Nahum A, Sznajder JI, Solway J, Wood LD, Schumacker PT (1988) Pressure, flow, and density relationships in airway models during constant-flow ventilation. J Appl Physiol 64: 2066–2073

Nunn JF (1987) Applied Respiratory Physiology, 3rd edn. Butterworth, London

Perl A, Whitwam JG, Chakrabarti MK, Taylor VM (1986) Continuous flow ventilation without respiratory movement in cat, dog and human. Br J Anaesth 58: 544–550

Schumacker PT, Sznajder JI, Nahum A, Wood LD (1987) Ventilation-perfusion inequality during constant-flow ventilation. J Appl Physiol 62: 1255–1263

Schumacker PT, Solway J, Wood LD, Sznajder JI (1988) Lobar contribution to $\dot{V}_A/\dot{Q}$ inequality during constant-flow ventilation. J Appl Physiol 65: 2132–2137

Slutsky AS, Watson J, Leith DE, Brown R (1985) Tracheal insufflation of O_2 (TRIO) at low flow rates sustains life for several hours. Anesthesiology 63: 278–286

Slutsky AS, Menon AS (1987) Catheter position and blood gases during constant-flow ventilation. J Appl Physiol 62: 513–519

Smith RB, Babinski MF, Bunegin L, Gilbert J, Swartzman S, Dirting J (1984) Continuous flow apneic ventilation. Acta Anaesthesiol Scand 28: 631–639

Smith RB (1987) Continuous-flow apneic ventilation. Respir Care 32: 458–465

Sznajder JI, Becker CJ, Crawford GP, Wood LD (1989a) Combination of constant-flow and continuous positive-pressure ventilation in canine pulmonary edema. J Appl Physiol 67: 817–823

Sznajder JI, Nahum A, Crawford G, Pollak ER, Schumacker PT, Wood LD (1989b) Alveolar pressure inhomogeneity and gas exchange during constant-flow ventilation in dogs. J Appl Physiol 67: 1489–1494

Theissen J, Lunkenheimer PP, Frieling G, Niederer P, Stroh N, Bossler R, Mersch J, Redmann K (1988) Hochfrequenzbeatmung. II. Intratracheale hochfrequente Wechseldruckanregung mit einem Rotationsventilkatheter. Anaesthesist 37: 182–186

Venegas JG, Yamada Y, Hales CA (1991) Contributions of diffusion jet flow and cardiac activity to regional ventilation in CFV. J Appl Physiol 71: 1540–1553

Vettermann J, Brusasco V, Rehder K (1988) Gas exchange and intrapulmonary distribution of ventilation during continuous-flow ventilation. J Appl Physiol 64: 1864–1869

Volhard F (1908) Über künstliche Atmung durch Ventilation der Trachea und eine einfache Vorrichtung zur rhythmischen künstlichen Atmung. Münch Med Wochenschr 55: 1–3

Watson JW, Burwen DR, Kamm RD, Brown R, Slutsky AS (1986) Effect of flow rate on blood gases during constant flow ventilation in dogs. Am Rev Respir Dis 133: 626–629

Webster P, Menon AS, Slutsky AS (1986) Constant-flow ventilation in pigs. J Appl Physiol 61: 2238–2242

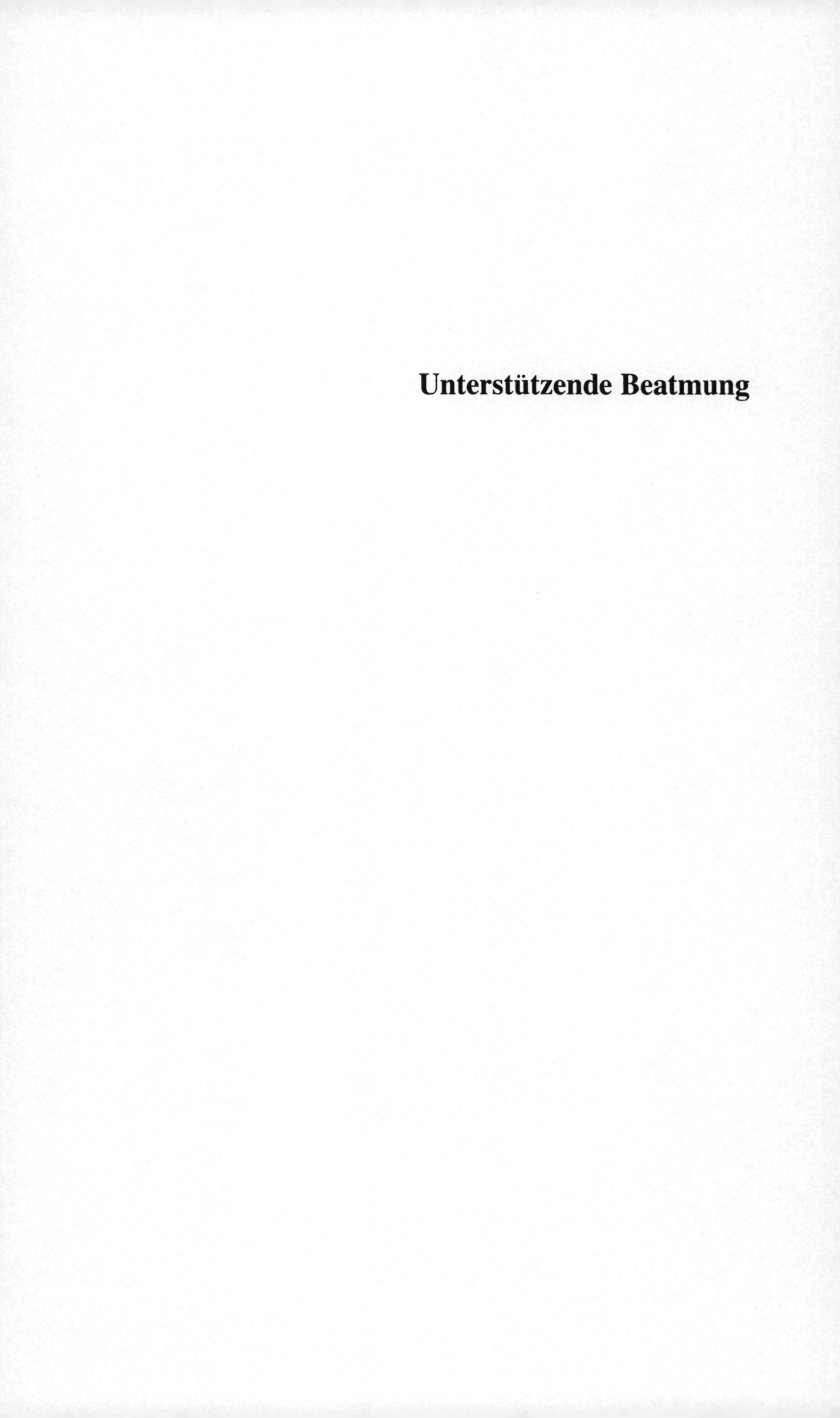

Unterstützende Beatmung

Wie wirken CPAP, SIMV und Druckunterstützung auf Atemmechanik und Gasaustausch?

H. Mang

CPAP, SIMV und Druckunterstützung werden unter dem Begriff "Spontanatmungsverfahren" subsumiert. Diese Spontanatmungsverfahren werden eingesetzt, wenn eine kontrollierte Beatmung nicht notwendig, eine ausreichende (Spontan-)Atmung aber nicht möglich ist. Die Hauptziele der Beatmung, Ventilation und Oxygenierung, lassen sich bei wachen oder gar kooperativen Patienten auch erreichen, wenn man ihnen die Kontrolle über den Beginn und eventuell auch das Ende der Inspiration überläßt. Atemzugvolumen und Atemfrequenz des Patienten sind durch eine geeignete Geräteeinstellung noch manipulierbar, wenn auch nicht so willkürlich wie unter kontrollierter Beatmung. Man unterscheidet Spontanatmungsverfahren zur gezielten Verbesserung der Oxygenierung (CPAP, "continuous positive airway pressure"), der Ventilation (DU, Druckunterstützung) und eine Mischform aus Atmung und Beatmung (SIMV, "synchronized intermittent mandatory ventilation"). Da SIMV und DU insbesondere die Ventilation, d. h. die Tätigkeit der Inspirationsmuskulatur unterstützen, werden sie auch als augmentierende Beatmungsverfahren bezeichnet.

Continuous Positive Airway Pressure

CPAP ist die Anwendung von positivem Atemwegsdruck während des gesamten Atemzyklus bei Spontanatmung. Der klinische Zweck entspricht exakt dem von PEEP: CPAP wird angewandt, um eine Hypoxämie zu behandeln, wenn man eine Beatmung glaubt vermeiden zu können. Prinzipiell ist dies über ein Mundstück, eine Gesichts- oder Nasenmaske, einen Endotrachealtubus oder eine Trachealkanüle möglich. Beim Weaning spielt CPAP vor allem dann eine Rolle, wenn der Patient von einer hohen Sauerstoffkonzentration entwöhnt werden muß. Die technische Realisierung von CPAP unterscheidet sich jedoch von der des positiven endexspiratorischen Drucks: Bei CPAP muß auch während der Einatmung, die normalerweise mit einem subatmosphärischen Druck einhergeht, der vorgegebene positive Atemwegsdruck aufrechterhalten werden. Dies wird bei einfachen mechanischen Continuous-flow-CPAP-Geräten bewerkstelligt durch Einfügen eines elastischen Atemgasreservoirs, das aufgrund seiner Elastizität den

Druck im Inspirationsschenkel während der Einatmung konstant positiv hält. Elektronische CPAP-Geräte, wie sie zur Behandlung der Schlafapnoe verwendet werden, verfügen zu diesem Zweck über mikroprozessorgesteuerte Flowgeneratoren mit hoher Leistung (bis 180 l/min). Konventionelle Beatmungsgeräte liefern einen ventilgesteuerten CPAP, den der Patient antriggern muß, den sogenannten Demand-valve-CPAP. Im Exspirationsschenkel befindet sich das gleiche PEEP-Ventil wie bei der Beatmung mit kontinuierlich positivem Druck (CPPV). Die Ausatmung gegen den Widerstand des PEEP-Ventils bereitet zusätzliche Schwierigkeiten, so daß die Patienten paradoxerweise in Atemnot geraten können [12].

Die Effekte von CPAP auf die Atemmuskelfunktion und das subjektive Empfinden sind komplex. Aus diesem Grund ist es einfacher, die beiden Komponenten von CPAP, positiven exspiratorischen Druck (PEP) und positiven inspiratorischen Druck (PIP), zunächst getrennt zu betrachten. Beim Fehlen einer exspiratorischen Flowlimitation (keine dynamische Kompression) sollte ein positiver exspiratorischer Druck nur die Entleerung der Lunge verlangsamen. Das Individuum hat dann die Möglichkeit, durch das Rekrutieren der Exspirationsmuskulatur gegen den PEP anzukämpfen und damit den Exspirationsflow und das endexspiratorische Volumen wiederherzustellen ("operational length restoration") oder dies nicht zu tun, was zur Folge hat, daß das endexspiratorische Volumen ansteigt ("operational length compensation") [1]. Da der Druck (PEP) mit Inspirationsbeginn wegfällt, erhöht sich bei "operational length compensation" die Last der Inspirationsmuskulatur, weil sie die Lunge auf ein höheres endinspiratorisches Volumen bringen muß, um das Tidalvolumen aufrechtzuerhalten. Daraus folgt, daß, bei Fehlen einer exspiratorischen Flowlimitation, ein positiver exspiratorischer Druck, in Abhängigkeit von der angewandten Kompensationsstrategie, entweder für die Exspirations- oder die Inspirationsmuskulatur eine zusätzliche Last bedeutet, ohne daß dies einer der beiden nutzen würde. Wenn der Pleuradruck während der Ausatmung deutlich über dem Wert liegt, der notwendig ist, um einen maximalen Flow zu erzeugen, dann sollte die Anwendung eines positiven exspiratorischen Drucks keine relevante Auswirkung auf den Exspirationsflow oder das endexspiratorische Volumen haben. In dieser Situation bestünde kein Grund, die Exspirationsmuskultur zu rekrutieren, und folglich sollten sich deshalb auch keine Nachteile für die Inspirationsmuskulatur ergeben. Im Gegenteil, PEP sollte durch die Verminderung des transmuralen Druckes, der auf die Atemwege wirkt, die Tendenz zur dynamischen Kompression vermindern und sich so positiv auf das subjektive Empfinden auswirken.

Die zu erwartenden Auswirkungen eines nur während der Einatmung angewandten positiven Drucks (PIP) sind weniger komplex: Die Inspirationsmuskulatur muß für die gleiche Ventilation weniger Arbeit leisten, und es sollten sich keine nachteiligen Auswirkungen auf die Exspirationsmuskulatur ergeben. Daraus folgt, daß der Nettoeffekt von CPAP, also der

Summe aus PIP und PEP, weitgehend von Ausmaß und Richtung seines Einflusses auf die Ausatmung abhängt. Dann kommt es wiederum darauf an, ob eine exspiratorische Flußlimitierung besteht (immer negativ bei Fehlen einer Flowlimitation), und wenn sie besteht, auf die Höhe des angewandten CPAP im Verhältnis zum transmuralen Atemwegsdruck. Da, wo die exspiratorischen Effekte Null oder günstig sind, ist der Nettoeffekt klar positiv. Wo sie es nicht sind, läßt sich der Nettoeffekt nicht vorhersagen. Bei normalen Individuen ist der Nettoeffekt von CPAP unabhängig von seiner Höhe negativ [14]. Bei Patienten mit schwerer Atemwegsobstruktion hat ein CPAP von 500 Pa ausnahmslos einen günstigen Effekt auf das subjektive Empfinden und die körperliche Belastbarkeit [15]. Bei diesen Patienten vermindert CPAP sowohl die Atemnot als auch die inspiratorische Atemarbeit während der Entwöhnunng von der Beatmung, ohne die Ventilation zu verschlechtern [16].

Das Schöne an CPAP ist, daß er sich mit leicht verfügbarer und preiswerter Ausstattung jederzeit einfach und nichtinvasiv anwenden läßt. Die nächsten Schritte in der Optimierung der CPAP-Therapie werden die Einführung einfacher und preiswerter Nasenmasken sein sowie die Kombination der Sauerstofftherapie mit elektronisch gesteuerten Continuous-flow-CPAP- bzw. BiPAP-Geräten.

Druckunterstüzung

Leider existieren für Druckunterstützung verschiedene Bezeichnungen, aus denen nicht hervorgeht, daß sie dieselbe Bedeutung haben: "assisted spontaneous breathing" (ASB, Dräger), "inspiratory assist" (IA, Engström) und "pressure support ventilation" (PSV, Siemens). Jede Einatmung des Patienten löst einen Gasstrom aus, der rasch zum Erreichen des vorgewählten inspiratorischen Druckniveaus führt. Die Umschaltung auf Ausatmung erfolgt im Beatmungsgerät erst dann, wenn der inspiratorische Flow 25 % seines Spitzenwertes unterschreitet. Die Ausatmung läßt sich mit positiv endexspiratorischem Druck (PEEP) kombinieren. Die Druckunterstützung führt bei vielen Patienten zu größeren Atemzugvolumina – weshalb sie gerne zur Verbesserung der Ventilation eingesetzt wird – und kompensiert die Atemarbeit, die durch Tubus, Beatmungsschläuche, Befeuchterkaskade und Inspirationsventil verursacht wird –, weshalb sie immer häufiger bei der Entwöhnung von der kontrollierten Beatmung verwendet und mit SIMV kombiniert wird. Neuerdings wurde erkannt, daß die Druckunterstützung auch die inspiratorische Zwerchfellfunktion während CPAP-Atmung verbessert [23]. Dies bestätigt die klinische Beobachtung, daß CPAP in Kombination mit einer Atemunterstützung (CPAP + DU oder BiPAP) von den meisten Patienten deutlich besser toleriert wird als CPAP allein.

Synchronized Intermittent Mandatory Ventilation

Bei diesem Verfahren kann der Patient spontan über das Beatmungsgerät atmen. Zusätzlich gibt es ihm in jeder Minute eine festgelegte Anzahl kontrollierter Atemhübe. Diese zwangsläufigen ("mandatory") Atemzüge werden gleichmäßig über die Zeit verteilt ("intermittent") und auf eine spontane Inspiration des Patienten abgestimmt ("synchronized"). Zur Verbesserung der Oxygenierung kann man SIMV mit PEEP bzw. mit CPAP kombinieren. Die Atmung des Patienten läßt sich durch das Zuschalten einer Druckunterstützung fördern und entlasten. SIMV wird am häufigsten für die Entwöhnung von der Beatmung eingesetzt, erfreut sich aber für alle Beatmungsfälle großer Beliebtheit. Außerdem bleibt der Atemantrieb des Patienten weitgehend erhalten, so daß eine Gewöhnung an das Gerät weniger wahrscheinlich ist als bei kontrollierter Beatmung. Hinter SIMV steht der Gedanke, daß der Patient spontan atmet und das Beatmungsgerät mit einer möglichst niedrigen Sicherheitsfrequenz kontrollierte Atemhübe abgibt, damit eine Mindestventilation gewährleistet ist.

Vergleich von SIMV und Druckunterstützung in der postoperativen Phase

In einer eigenen Untersuchung ging es um den Vergleich der beiden augmentierenden Beatmungsverfahren SIMV und Druckunterstützung im Hinblick auf Atemmechanik und Zwerchfellfunktion. Ausgangspunkt war die Überlegung, daß die überwiegende Zahl der bisherigen Untersuchungen von augmentierenden Beatmungsverfahren entweder an internistischen Patienten mit chronischen Atemwegserkrankungen [2–4] oder an primär lungengesunden herzchirurgischen Patienten in der Aufwachphase durchgeführt wurden [17–19, 24]. Nur in wenigen Studien wurden sekundär ateminsuffiziente Patienten nach großen Oberbauch- oder Thoraxeingriffen untersucht [8, 11, 21]. Diese Untersuchungen etablierten die Hypothese, daß es nach zwerchfellnahen Eingriffen aufgrund einer Reizung sensorischer Afferenzen im N. phrenicus zu einer reflektorischen motorischen Hemmung des Zwerchfells kommt [6, 7]. Da die reflektorische motorische Zwerchfellhemmung zumindest teilweise supraspinal vermittelt wird, läßt sich durch eine Epiduralanästhesie nur die schmerzbedingte Komponente der eingeschränkten Zwerchfellbeweglichkeit positiv beeinflussen [5, 9, 10, 13, 20, 21]. Alle bisherigen Untersuchungen haben lediglich das Auftreten der postoperativen Zwerchfellinhibition und die nur teilweise Beeinflußbarkeit durch adäquate Analgesie beschrieben. Unbeachtet blieb bisher, daß zur Therapie der postoperativen Ateminsuffizienz aufgrund einer gestörten Atemmechanik unterschiedliche augmentierende Beatmungsverfahren eingesetzt werden. An einem eigens entwickelten Tiermodell der reflektorischen Zwerchfellhemmung nach Thorakotomie und Sonomikrometerimplantation [22] wurde untersucht, welche Auswirkungen SIMV und Druckunterstützung beim Übergang von vollständiger Atemunterstützung auf Spontanatmung bezüglich Atemmechanik, Zwerchfellfunktion und Atemarbeit haben. Zusätzlich ging es um die Frage, welchen Einfluß ein gesteigerter Atemantrieb auf die Atemmechanik während augmentierender Beatmung ausübt.

Methodik

Die Untersuchungen wurden an wachen Schafen durchgeführt, denen Sonomikrometriekristalle und Elektromyographieelektroden in die kostalen und kruralen Segmente des rechten Zwerchfells eingepflanzt worden waren. Die Tiere standen, waren nicht sediert und atmeten über einen geblockten Tracheotomietubus. Direkt an die Trachealkanüle wurden ein Pneumotachograph zur Messung der in- und exspiratorischen Flows sowie zwei Adapter für die Messung des Atemwegsdrucks und für die Gasentnahme zur Kapnometrie angeschlossen. Die Drücke im Magen und im Ösophagus wurden mit transnasal gelegten Ballonkathetern bestimmt. Alle Meßsignale wurden aufgezeichntet und gleichzeitig digitalisiert sowie für die spätere Analyse gespeichert. 10 Schafe mit funktionsfähigen Sonomikrometern und EMG-Elektroden wurden 48 und 72 h nach der chirurgischen Präparation untersucht. Zuerst atmeten die Schafe ohne Atemunterstützung über den CPAP-Modus des Beatmungsgerätes (0 %). Dann erhielten alle Tiere eine vollständige Atemunterstützung mit einem Tidalvolumen von 12 ml/kg KG entweder im Assist-Modus (AMV = 100 % SIMV) oder mit Druckunterstützung (100 % DU). Anschließend wurden alle Tiere in randomisierter Reihenfolge bei 75 %, 50 % und 25 % der vollständigen Atemunterstützung sowohl mit SIMV (Reduktion der SIMV-Frequenz) als auch mit DU (Reduktion des Druckunterstützungsniveaus) beatmet. Während die Tiere am ersten Versuchstag Raumluft atmeten, wurde die gesamte Versuchsserie am 2. Versuchstag bei den gleichen Tieren wiederholt, wobei die Tiere jedoch im 2. Durchgang ein Gasgemisch aus 3,5 % Kohlendioxid und Sauerstoff atmeten, um ihren Atemantrieb zu steigern.

Die Sonomikrometrie lieferte die Ruhelänge des kostalen und kruralen Zwerchfellmuskels am Ende jeder Exspiration. Die regionale Zwerchfellverkürzung während Inspiration wurde angegeben als prozentuale Veränderung der Ruhelänge (Verkürzungsfraktion). Das gemittelte EMG-Signal des kostalen bzw. des kruralen Zwerchfells wurde quantifiziert als Differenz zwischen dem endexspiratorischen Ausgangswert und dem Spitzenwert während der Einatmung. Die Angabe erfolgt in Prozent des Wertes bei Ruheatmung mit Luft. Aus dem in- und exspiratorischen

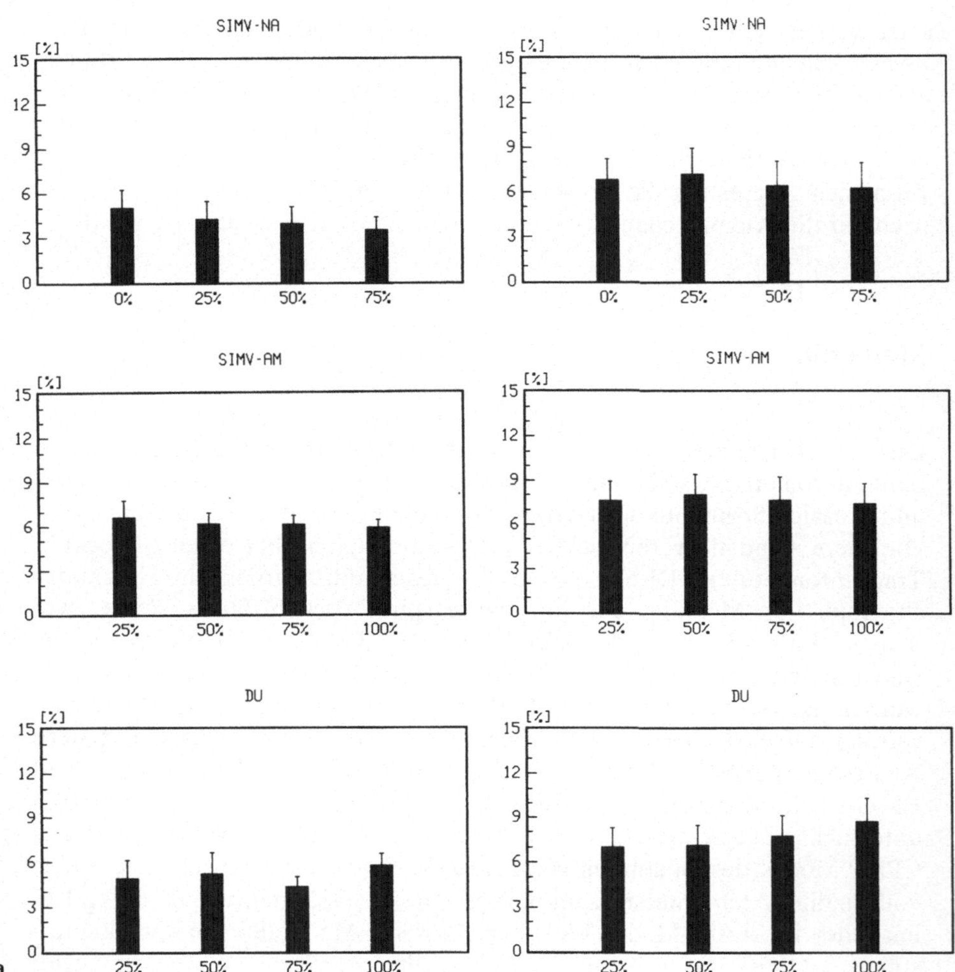

Abb. 1. a Verkürzungsfraktion (% L_{FRC}) des kostalen Zwerchfells. **b** Verkürzungsfraktion (% L_{FRC}) des kostalen Zwerchfells während CO_2-Stimulation

Atemgasfluß wurden das Tidalvolumen, die Atemfrequenz, das Atemminutenvolumen, der mittlere inspiratorische Flow sowie das Verhältnis zwischen Inspirationszeit und gesamter Dauer eines Atemzyklus ("duty cycle") berechnet. Ferner wurden der transdiaphragmale Druck und die totale inspiratorische Atemarbeit der Tiere bestimmt. Jeder Einzelwert jeder Variablen ist ein Mittelwert aus 5 aufeinanderfolgenden Atemzügen. Für alle Parameter der 10 zur Auswertung gekommenen Tiere erfolgt die Angabe als Median ± Standardfehler. Die multiplen Vergleiche

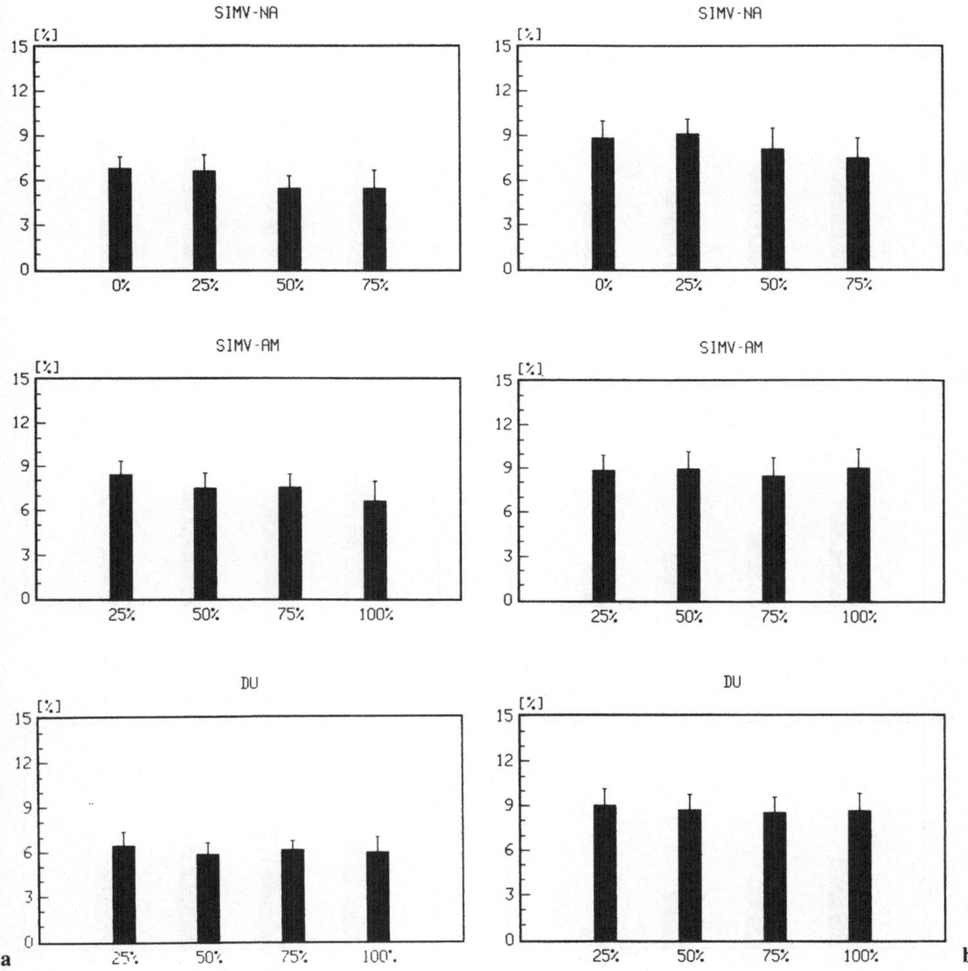

Abb. 2. a Verkürzungsfraktion (% L_{FRC}) des kruralen Zwerchfells. **b** Verkürzungsfraktion (% L_{FRC}) des kruralen Zwerchfells während CO_2-Stimulation

zwischen nichtassistierten Atemzügen während SIMV (SIMV-NA) und assistierten maschinellen Atemhüben während SIMV (SIMV-AM) bzw. Druckunterstützung (DU) bei jeweils verschiedenen Unterstützungsniveaus erfolgten mittels Friedmann-Test für mehrere verbundene Stichproben. Nullhypothesen wurden bei einem α-Fehler von unter 5 % abgelehnt; es wurde eine Bonferroni-Korrektur durchgeführt. Bei einem signifikanten Ergebnis schloß sich als Post-hoc-Test der Wilcoxon-Paardifferenzentest an.

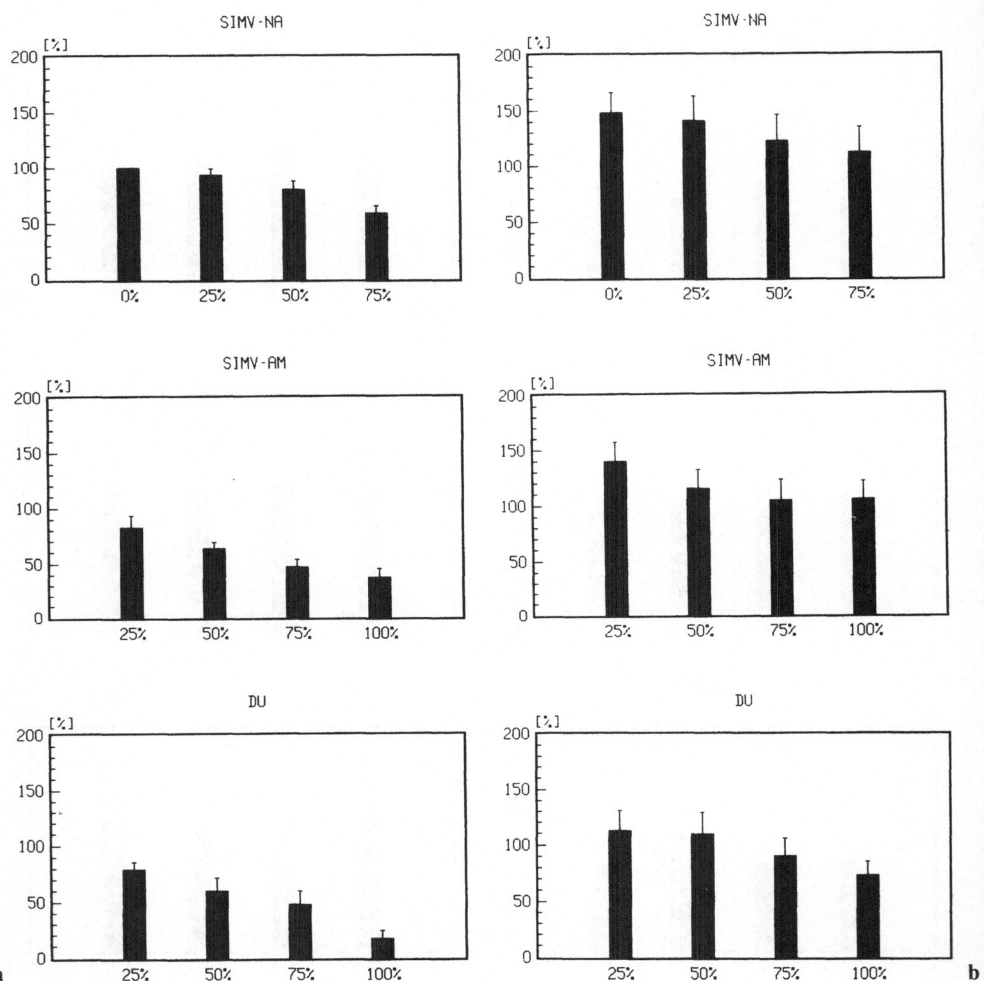

Abb. 3. a Kostale EMG-Aktivität im Vergleich zur EMG-Aktivität bei Ruheatmung (= 100 %). **b** Kostale EMG-Aktivität im Vergleich zur EMG-Aktivität bei Ruheatmung (= 100 %) während CO_2-Stimulation

Ergebnisse

Die wichtigsten Ergebnisse

- Die Tiere zeigten eine erhebliche postoperative Einschränkung der Zwerchfellbeweglichkeit auf weniger als die Hälfte des Normalwertes.
- Die regionale Zwerchfellverkürzung war weitgehend unabhängig von der Art (SIMV oder DU) und dem Niveau (0--100 %) der Atemunterstützung (Abb. 1 und 2).

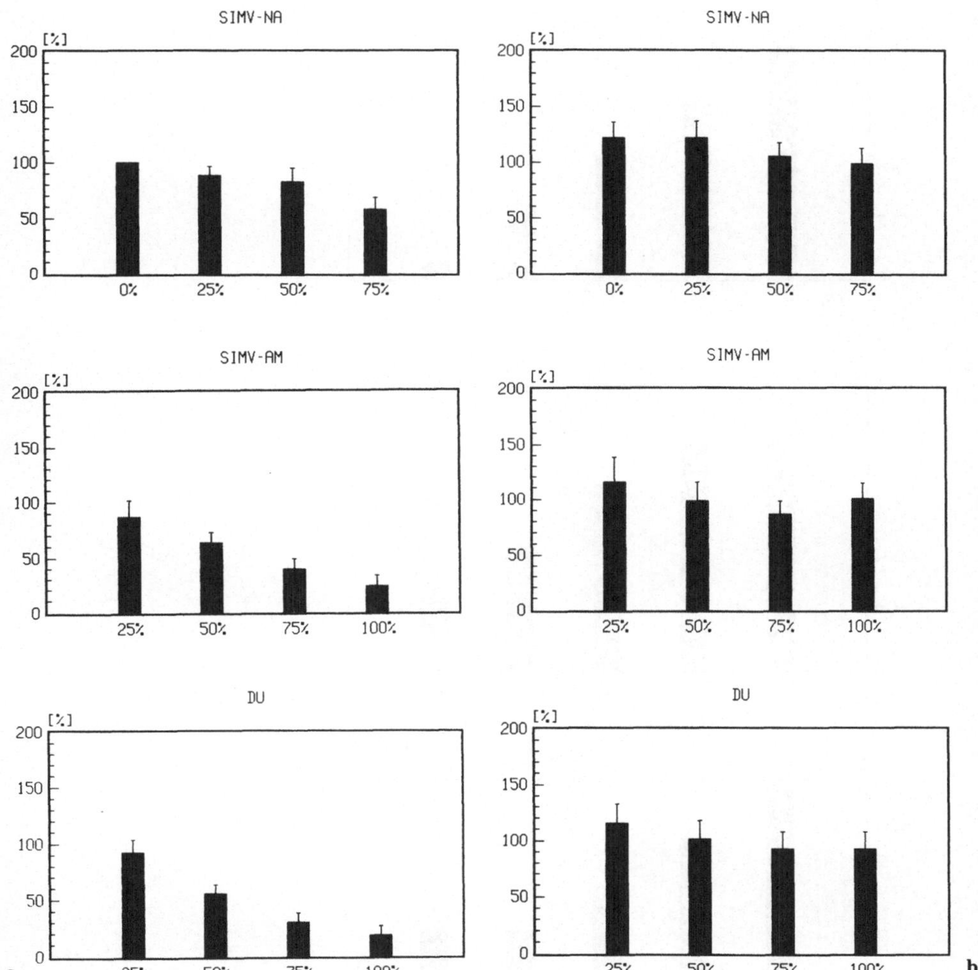

Abb. 4. a Krurale EMG-Aktivität im Vergleich zur EMG-Aktivität bei Ruheatmung (= 100 %). **b** Krurale EMG-Aktivität im Vergleich zur EMG-Aktivität bei Ruheatmung (= 100 %) während CO_2-Stimulation

- Die elektrische Aktivität des Zwerchfells nahm nicht in dem Maße ab, in dem die Atemunterstützung zunahm, d. h. auch bei vollständiger Atmungsunterstützung war eine relevante EMG-Aktivität vorhanden (Abb. 3 und 4).
- Ferner wurde keine signifikante Adaptation der EMG-Aktivität an nichtassistierte Atemzüge und assistierte maschinelle Atemhübe während SIMV beobachtet.
- Die Atemarbeit und die Atemleistung verhielten sich ähnlich wie die EMG-Aktivitäten des Zwerchfells: Mit zunehmender Atemunterstützung

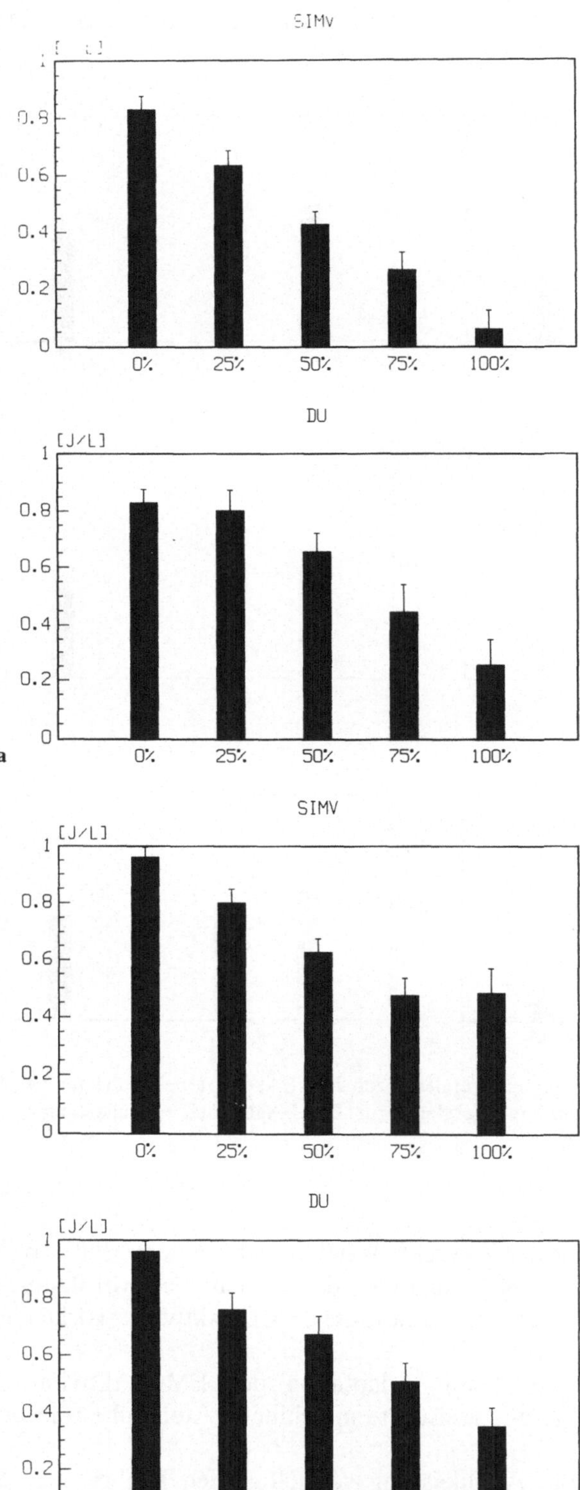

Abb. 5. a Gesamte inspiratorische Atemarbeit/l Ventilation. **b** Gesamte inspiratorische Atemarbeit/l Ventilation während CO_2-Stimulation

nahmen beide ab, allerdings nicht bis auf Null bei 100% Atemunterstützung. Bei gesteigertem Atemantrieb während CO_2-Stimulation mußten die Tiere auch für assistierte maschinelle Atemhübe eine signifikante Atemarbeit leisten (Abb. 5).

- Hinsichtlich der Ventilation, d.h. der CO_2-Elimination ergaben sich ebenfalls keine Unterschiede zwischen SIMV und DU (Abb. 6).
- Während vollständiger Atemunterstützung oder vergleichbaren Niveaus teilweiser Atemunterstützung bestanden zwischen SIMV und DU hinsichtlich Zwerchfellfunktion und Atemarbeit keine klinisch relevanten Unterschiede. Eine Steigerung des Atemantriebs führte zu einer noch größeren Übereinstimmung der untersuchten Parameter zwischen SIMV und Druckunterstützung.

Klinische Implikationen

- In Anbetracht der erhaltenen EMG-Aktivität und inspiratorischen Atemarbeit ist die assistierte Beatmung nicht für die Behandlung von Patienten mit manifester Atemmuskelermüdung geeignet. Diese müssen kontrolliert beatmet werden. Aus denselben Gründen sollte die assistierte Beatmung bei drohender Atemmuskelermüdung, z.B. bei Schock, Sepsis und akuter Überblähung in der Akutphase gar nicht, danach nur kurzzeitig oder intermittierend angewandt werden. Führt die kontrollierte Beatmung bei gegebener Indikation nicht zur absoluten Ruhigstellung der Inspirationsmuskulatur, soll sie, zumindest für wenige Tage, mit Muskelrelaxantien erzwungen werden.
- Hinsichtlich Atemmechanik und Gasaustausch existieren keine zwingenden Gründe, in der Entwöhnungsphase postoperativ ateminsuffizienter Patienten einen bestimmten Beatmungsmodus zu bevorzugen. Bezüglich des subjektiven Empfindens der Beatmung ist die inspiratorische Druckunterstützung überlegen, weil der Patient dabei die Kontrolle über Inspirationszeit, Inspirationsflow und Tidalvolumen besitzt. Dieser Komfort wird mit der Gefahr erkauft, daß der Patient bei instabilem Atemantrieb ein zu geringes Atemminutenvolumen erhält. Aus diesen Gründen werden für die klinische Praxis 2 Entwöhnungsstrategien vorgeschlagen, die beide einen Kompromiß aus SIMV und Druckunterstützung darstellen:

   1. Entwöhnungsbeginn mit assistierter maschineller Beatmung und anschließender Reduktion der SIMV-Frequenz bis auf 2/min sowie Unterstützung der Spontanatmung durch Kompensation der externen Atemwiderstände mit einem niedrigen Druckunterstützungsniveau (300–700 Pa).
   2. Entwöhnungsbeginn mit einem Druckunterstützungsniveau, das in einem Tidalvolumen von etwa 10 ml/kg KG resultiert und anschlie-

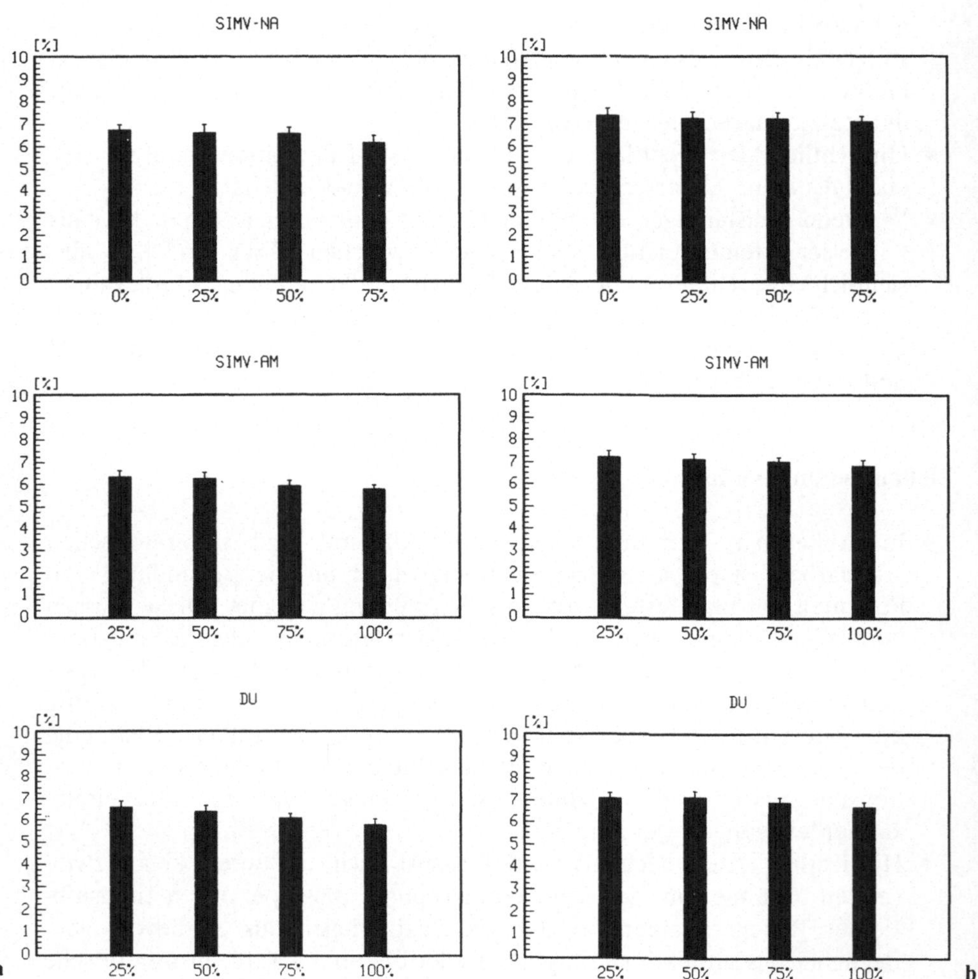

Abb. 6. a Endexspiratorische CO_2-Konzentration ($F_{et}CO_2$). **b** Endexspiratorische CO_2-Konzentration ($F_{et}CO_2$) während CO_2-Stimulation

ßend Reduktion des Druckunterstützungsniveaus bis auf 500 Pa sowie SIMV-Beatmung mit einer Sicherheitsfrequenz von 0,5–2/min.

Das Prinzip, die inspiratorische Atemarbeit mittels Druckunterstützung zu minimieren und gleichzeitig ein Mindestatemvolumen zu garantieren, wurde mit Hilfe der Mikroprozessortechnik auch in den Spontanatmungsverfahren "minimum mandatory ventilation" und volumenunterstützte Beatmung in der neuesten Respiratorgeneration verwirklicht.

Literatur

1. Banzett RB, Mead J (1985) Reflex compensation for changes in operational length of inspiratory muscles. In: Roussos C, Macklem PT (eds) The thorax. Decker, New York, pp 595–604
2. Brochard L, Harf A, Lorino H, Lemaire F (1989) Inspiratory pressure support prevents diaphragmatic fatigue during weaning from mechanical ventilation. Am Rev Respir Dis 139: 513–521
3. Brochard L, Pluskwa F, Lemaire F (1987) Improved efficacy of spontaneous breathing with inspiratory pressure support. Am Rev Respir Dis 136: 411–415
4. Brochard L, Rua F, Lorino H (1991) Inspiratory pressure support compensates for the additional work of breathing caused by the endotracheal tube. Anesthesiology 75: 739–745
5. Bromage PR, Comporesi E, Chestnut D (1980) Epidural narcotics for postoperative analgesia. Anesth Analg 59: 473–480
6. Clergue F, Pansard JL (1990) Respiratory changes induced by upper abdominal and cardiac surgery. In: Vincent JL (ed) Update in intensive care and emergency medicine, 10. Update 1990, Springer, Berlin Heidelberg, pp 166–173
7. Ford GT, Grant DA, Rideout KS (1988) Inhibition of breathing associated with gallbladder stimulation in dogs. J Appl Physiol 65: 72–79
8. Ford GT, Whitelaw WA, Rosenal TW (1983) Diaphragm function after upper abdominal surgery in humans. Am Rev Respir Dis 127: 431–436
9. Jayr C, Mollié A, Bourgain JL (1988) Postoperative pulmonary complications: General anesthesia with postoperative parenteral morphine compared with epidural analgesia. Surgery 104: 57–63
10. Jayr C, Thomas H, Rey A (1993) Postoperative pulmonary complications: Epidural analgesia using bupivacaine and opioids versus parenteral opioids. Anesthesiology 78: 666–676
11. Maeda H, Nakahara K, Ohno K (1988) Diaphragm function after pulmonary resection. Am Rev Respir Dis 137: 678–681
12. Mang H, Barker S, Cycyk-Chapman MC, Kacmarek RM (1991) Flow-resistive characteristics of threshold resistor expiratory positive pressure (EPP) valves. Respir Care 36: 1296
13. Mankikian B, Cantineau JP, Bertrand M (1988) Improvement of diaphragmatic function by a thoracic extradural block after upper abdominal surgery. Anesthesiology 68: 379–386
14. O'Donnell DE, Sanii R, Giesbrecht G, Younes M (1988) Effect of continuous positive airway pressure on respiratory sensation in patients with chronic obstructive pulmonary disease during submaximal exercise. Am Rev Respir Dis 138: 1185–1191
15. O'Donnell DE, Sanii R, Younes M (1988) Improvement in exercise endurance in patients with chronic airflow limitation using continuous positive airway pressure. Am Rev Respir Dis 138: 1510–1514
16. Petrof BJ, Legaré M, Goldberg P, Milic-Emili J, Gottfried SB (1990) Continuous positive airway pressure reduces work of breathing and dyspnea during weaning from mechanical ventilation in severe chronic obstructive pulmonary disease. Am Rev Respir Dis 141: 281–289
17. Prakash O, Meij SH (1985) Oxygen consumption and blood gas exchange during controlled and intermittent mandatory ventilation after cardiac surgery. Crit Care Med 12: 556–559
18. Prakash O, Meij S (1985) Cardiopulmonary response to inspiratory pressure support during spontaneous ventilation vs conventional ventilation. Chest 88: 403–408
19. Prakash O, Meij S, Van der Borden B (1982) Spontaneous ventilation test vs intermittent mandatory ventilation. Chest 81: 403–406
20. Shulman M, Sandler AN, Bradley JW (1984) Postthoracotomy pain and pulmonary function following epidural and systemic morphine. Anesthesiology 61: 569–575

21. Simonneau G, Vivien A, Sartene R (1983) Diaphragm dysfunction induced by upper abdominal surgery. Am Rev Respir Dis 128: 899–903
22. Torres A, Kimball WR, Qvist J (1989) Sonomicrometric regional diaphragmatic shortening in awake sheep after thoracic surgery. J Appl Physiol 67: 2357–2368
23. Torres A, Kacmarek RM, Kimball WR (1993) Regional diaphragmatic length and EMG activity during inspiratory pressure support and CPAP in awake sheep. J Appl Physiol 74: 695–703
24. Wolff G, Brunner JX, Grädel E (1986) Gas exchange during mechanical ventilation and spontaneous breathing. Chest 90: 11–17

Biphasic Positive Airway Pressure (BIPAP) – a New Mode of Assisted Spontaneous Breathing

C. Putensen, F.A. Lopez and *C. Hörmann*

Concept of Biphasic Positive Airway Pressure

Biphasic positive airway pressure (BIPAP) is a new ventilatory support technique based on time-cycled switching between two levels of continuous positive airway pressure (CPAP) [1]. Therefore, BIPAP allows unrestricted spontaneous breathing throught pressure controlled time-cycled mechanical ventilation (Fig. 1).

The degree of spontaneous breathing determines the ventilatory pattern during BIPAP (Fig. 2). Apnea during BIPAP results in conventional pressure-controlled mechanical ventilation. Spontaneous breathing only on the low CPAP level accounts for a ventilatory pattern similar to intermittent mandatory ventilation, whereas breathing on both CPAP levels is typical for BIPAP. The degree of mechanical ventilatory support during BIPAP is determined by the difference between the two CPAP levels and the frequency of the pressure changes. Thus, BIPAP provides ventilatory support from 0% to 100%.

Interfacing of Spontaneous Breaths and Mechanical Cycles

Conventional ventilatory support modalities provide either ventilatory assistance to every inspiratory effort and modulate the tidal volume of the patient (e.g., pressure support ventilation) or modulate minute ventilation by periodically adding mechanical insufflations to unsupported spontaneous breathing (e.g., intermittent mandatory ventilation). Interfacing of spontaneous breaths and mechanical cycles during BIPAP is entirely different from these conventional ventilatory support modalities. Spontaneous breathing during BIPAP is superimposed on mechanical ventilation.

BIPAP Equipment

To allow spontaneous breaths at any phase of the ventilatory cycle a BIPAP ventilator circuit must instantaneously deliver the required gas flow or allow unimpeded exhalation without adding additional external load whenever a

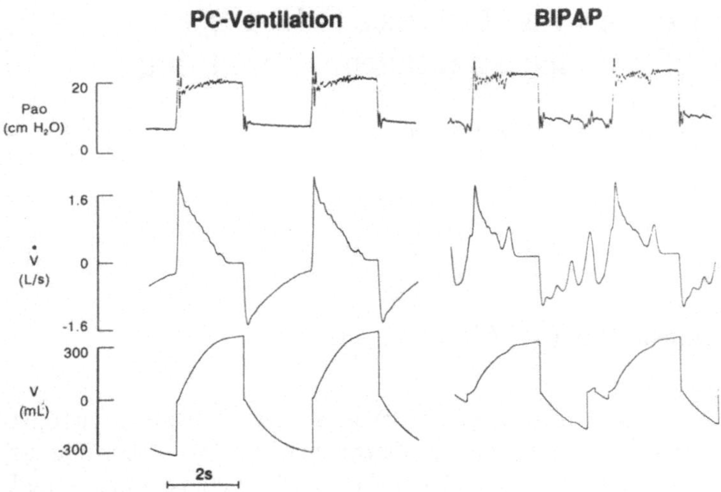

Fig. 1. *Left*, conventional pressure-controlled time-cycled mechanical ventilation; *right*, BIPAP with spontaneous breathing on both CPAP levels. $\dot{V}$, Gas flow measured by pneumotachography between the Y-piece of the BIPAP circuit and the proximal end of the tracheal tube; *V*, volume derived by integration of gas flow

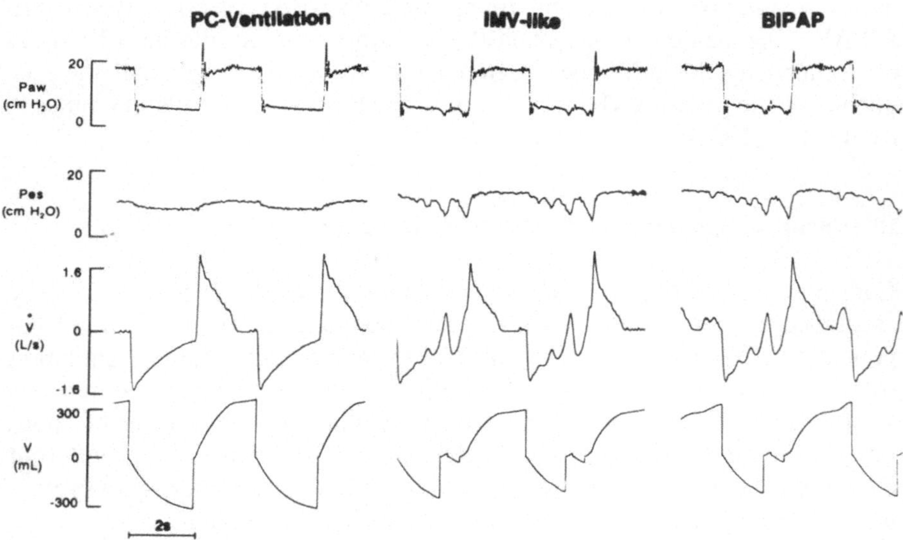

Fig. 2. *Left*, BIPAP in absence of spontaneous breathing is identical to a conventional pressure-controlled time-cycled mechanical ventilation; *center*, BIPAP with spontaneous breathing on the low CPAP level results in an intermittent mandatory ventilationlike ventilatory pattern; *right*, BIPAP with spontaneous breathing on both CPAP levels. *Paw*, Airway pressure measured at the proximal end of the tracheal tube; *Pes*, esophageal pressure; $\dot{V}$, gas flow measured by pneumotachography between the Y-piece of the BIPAP circuit and the proximal end of the tracheal tube; *V*, volume derived by integration of gas flow

patient wants to breathe. High-flow CPAP circuits or demand flow systems can be used to apply BIPAP [1]. Poorly designed BIPAP circuits which add compliant components in the inspiratory limb, delay gas flow delivery, or create expiratory resistance are unlikely to allow rapid and accurate shifts to the high pressure level and vice versa.

To avoid spontaneous and ventilator efforts opposing each other the shift between the pressure levels is synchronized with spontaneous breathing in some BIPAP demand flow systems. Synchronization of pressure increase with spontaneous inspiration and pressure release with spontaneous expiration does not allow to maintain CPAP duration constant during BIPAP. Specific analgorythms are required to avoid change in mean airway pressure over time. Simulated spontaneous breathing in a lung analog has demonstrated that only synchronized pressure increases reduce power of spontaneous breathing [2]. However, clinical applications indicate that BIPAP and similar modalities of ventilatory support seem not to be vulnerable to patient-ventilator asynchrony [3–7]. This observation is in accordance with previous results demonstrating no advantage of a synchronized over a non-synchronized intermittent mandatory ventilation [8].

BIPAP-APRV

The BIPAP ventilator circuit can also be used to deliver airway pressure release ventilation (APRV) [9, 10]. Although both BIPAP and APRV allow unimpeded breathing throughout the ventilator cycle, they are conceptually different. APRV was designed as an adjunct to CPAP therapy. It augments alveolar ventilation by a short, passive, lung deflation to near ambient pressure from a baseline lung volume established with CPAP [10, 11]. Work of breathing is reduced by inflating the lungs when restoring CPAP during APRV [2]. In contrast, BIPAP provides ventilatory support by modulating lung volume while switching between two present pressure levels of adjustable duration [1, 12].

Adjustment of BIPAP

Adequate adjustment of the two pressure levels is essential to optimize ventilatory support and to reduce work of spontaneous breathing during BIPAP. The goal is to maximize the changes in lung volume with a minimal pressure swing (Fig. 3). Lung volumes established by CPAP in the steep portion of the pressure volume relationship allow tidal breathing with a small change in transpulmonary pressure. As a result, elastic work of breathing, which is represented by the area under the curve, decreases. If this occurs, the patient is very likely to optimize tidal volume and decrease respiratory rate.

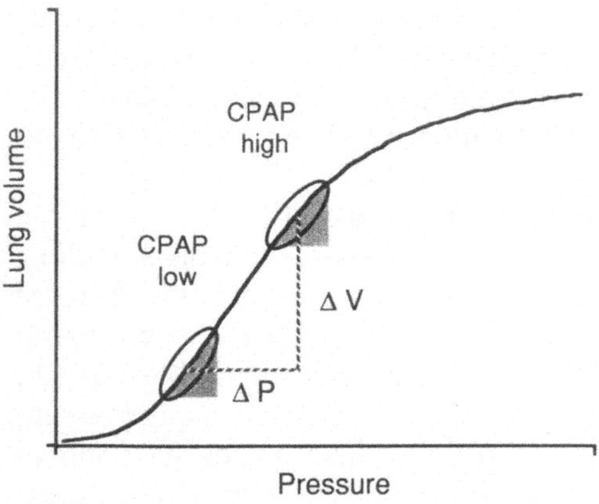

Fig. 3. Adjustment of the pressure (CPAP) levels during BIPAP

Inappropriate settings of the CPAP levels, corresponding to lung volumes below the inflection point or in the flat part of the pressure/volume relationship, increase compliance and subsequently load of breathing. Clinical observations such as increases in respiratory rate and changes in the spontaneous breathing pattern are appropriate indicators of increased work of breathing. Furthermore, high CPAP causing considerable overdistension of lung units is likely to be actively resisted by increased expiratory breathing activity, as was demonstrated in healthy volunteers and patients [13].

Adjustment of the CPAP durations determines the cycle rate and thereby the degree of mechanical ventilatory support during BIPAP.

The ratio of the high to low CPAP duration must be set according to pulmonary mechanics to provide optimal gas exchange. Long, high-pressure level may promote an increase in lung volume for a preset pressure difference. Maintaining the high-pressure level for a long duration may be associated with reopening phenomena, as shown in Fig. 4. After a period of nonconvective gas flow, an inspiratory flow indicates additional gain in lung volume caused by recruitment of lung units in absence of spontaneous inspiration demonstrated by the esophageal pressure tracing (Fig. 4). Additionally, improved gas distribution and stress relaxation of the lung can explain the large volume shifts observed during prolonged, high-pressure levels for a set pressure difference during BIPAP [14]. Short, low-pressure durations may not allow emptying of the lung to the adjusted pressure level. If the time of the low-pressure level is set short enough to prevent collapse of lung units, better matching of ventilation and perfusion should improve gas exchange. However, inadequately short low-pressure level durations may decrease the effective pressure difference and mechanical ventilatory support during BIPAP [15, 16].

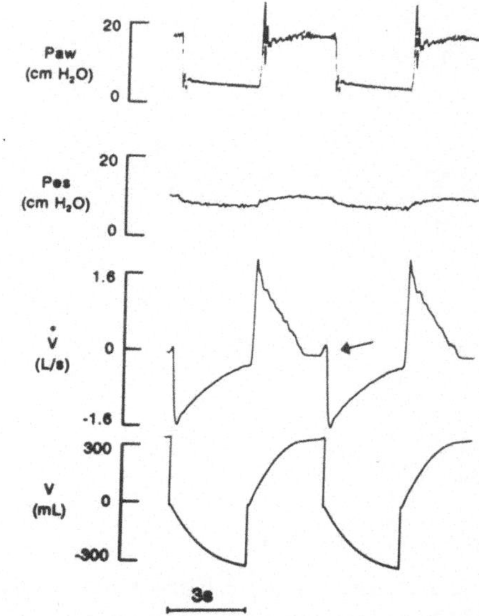

Fig. 4. BIPAP in absence of spontaneous breathing. After maintaining the high pressure level for about 3 s static (no convective gas flow), an additional increase in volume indicates a reopening phenomenon because spontaneous inspiration is not observed in the Pes tracing. *Paw*, Airway pressure measured at the proximal end of the tracheal tube; *Pes*, esophageal pressure; $\dot{V}$ gas flow measured by pneumotachography between the Y-piece of the BIPAP circuit and the proximal end of the tracheal tube; *V*, volume derived by integration of gas flow

Special Breathing Patterns During BIPAP

During BIPAP mechanical insufflation is frequently followed by a spontaneous inspiration (Fig. 5). This specific breathing pattern contributes to a further increase in lung volume for a preset pressure difference.

Clinical Experience with BIPAP

Our clinical experience is based on the clinical application of BIPAP since 1989 in patients requiring ventilatory support at the Clinic of Anaesthesia and Intensive Care Medicine of the University of Innsbruck [1, 3, 12, 14]. A retrospective evaluation over a 24-month period involving 1923 patients demonstrated that BIPAP was used as a stand-alone ventilatory support modality in 835 (43%) of the patients. Depending on the required degree of mechanical ventilatory support, spontaneous breathing during BIPAP may become minimal.

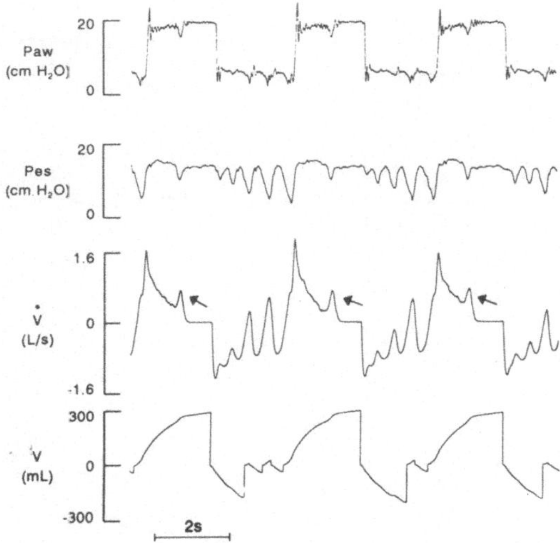

Fig. 5. A mechanical insuflation is followed by a spontaneous inspiration during BIPAP. *Paw*, Airway pressure measured at the proximal end of the tracheal tube; *Pes*, esophageal pressure; $\dot{V}$, gas flow measured by pneumotachography between the Y-piece of the BIPAP circuit and the proximal end of the tracheal tube; *V*, volume derived by integration of gas flow

Effect of Spontaneous Breathing with BIPAP on the Ventilation-Perfusion Distribution

Radiographic studies have shown a significant difference in the distribution of the inspiratory gas flow between controlled mechanical ventilation and spontaneous breathing [17]. In supine, spontaneously breathing patients, the posterior (dependent) part of the diaphragm generates greater movement than the anterior (nondependent) part of the diaphragm. Thus, spontaneous ventilation is preferably directed to well-perfused dependent lung regions [17]. When the diaphragm is paralyzed, the mechanically delivered tidal volume isdirected primarily to the anterior (nondependent) lung areas, away from lung regions with maximal blood flow [17]. The ventilation-perfusion ($\dot{V}_A/\dot{Q}$) mismatch associated with controlled mechanical ventilation has been demonstrated in healthy volunteers [18] and in patients with lung disease [19] using the multiple inert gas elimination technique. Spontaneous breathing superimposed on mechanical ventilation may improve $\dot{V}_A/\dot{Q}$ mismatch. To test this hypothesis we examined the distribution of ventilation and perfusion using the multiple inert gas elimination technique during BIPAP, with and without spontaneous breathing, in a canine oleic acid lung injury.

Materials and Methods

Experiments were performed in 12 anesthetized dogs, intubated with a tracheal tube and instrumented with intravascular catheters placed in the femoral artery, the femoral vein, and the pulmonary artery thermodilution catheter.

The $\dot{V}_A/\dot{Q}$ distribution was estimated by the multiple inert gas elimination technique described in detail by Wagner and coworkers [20, 21]. Measured concentrations of the inert gases were used to calculate retention and excretion. Retention-solubility and excretion-solubility relationships were constructed and transformed into a 50-compartment plot of blood flow and ventilation against $\dot{V}_A/\dot{Q}$ ratio as described previously [20, 22]. Acute lung injury was induced by repeated injection of oleic acid into the right atrial line until arterial oxygen tension (p_aO_2) was less than 50 mmHg while breathing room air.

Ventilatory support was then provided with BIPAP administered with a demand valve system of a standard microprocessor-controlled ventilator (Evita, Dräger, Chantilly, VA). The low pressure level (P_{LO}) was set at 5 cm H_2O and the high pressure level (P_{HI}) was adjusted correspondingly to a tidal volume of 10 ml/kg. Inspiratory to expiratory ratio was set at 1:1, and the ventilator rate was adjusted to maintain arterial carbondioxid tension (p_aCO_2) between 40 and 50 mmHg. BIPAP was applied in random order with and without neuromuscular blockade (Fig. 1).

Results

Spontaneous breathing during BIPAP increased cardiac output ($p < 0.05$; Fig. 6). Heart rate and mean arterial and pulmonary arterial pressure remained unchanged.

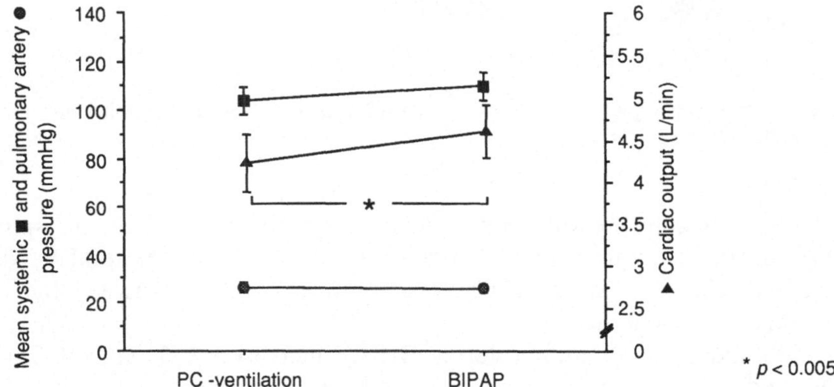

Fig. 6. Cardiocirculatory function during BIPAP with spontaneous breathing and pressure-controlled (*PC*) ventilation

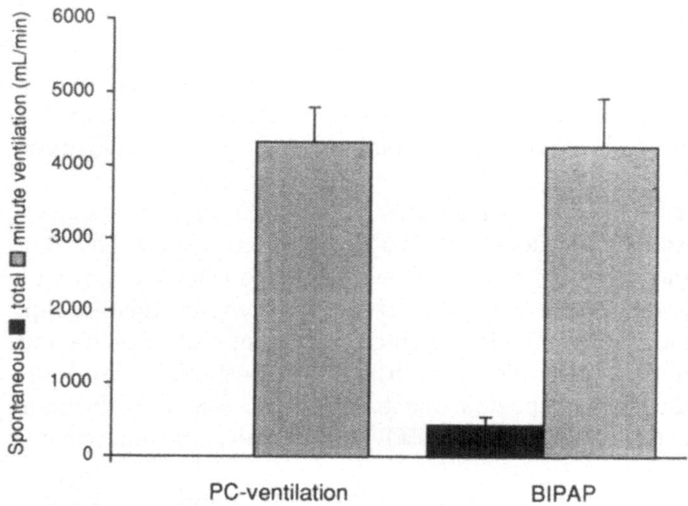

Fig. 7. Spontaneous and total minute ventilation during BIPAP with spontaneous breathing and pressure-controlled (*PC*) ventilation

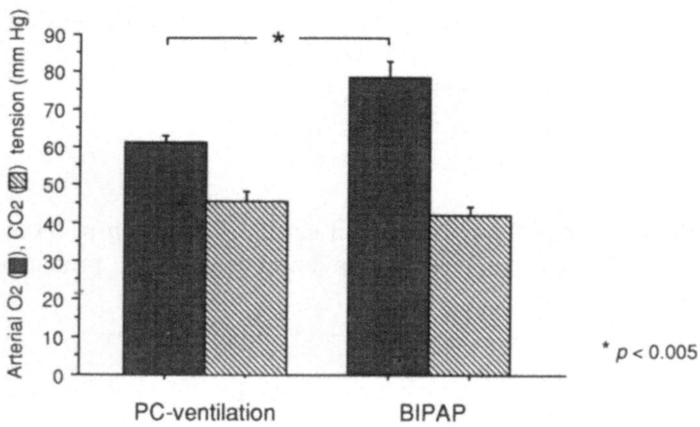

Fig. 8. Physiologic gas exchange during BIPAP with spontaneous breathing and pressure-controlled (*PC*) ventilation

Spontaneous breathing with a tidal volume of 54 ± 9 ml and a respiratory rate of 9 ± 1 breaths/min accounted for 10% ± 2% of the total $\dot{V}_E$ during BIPAP (Fig. 7). Total $\dot{V}_E$ was essentially unchanged between the tested ventilatory modalities.

Spontaneous breathing during BIPAP increased p_aO_2 ($p < 0.05$) (Fig. 8), and in the presence of an increased cardiac output resulted in a higher oxygen delivery ($p < 0.05$). Oxygen consumption remained essentially unchanged in the presence of spontaneous breathing during BIPAP (Fig. 9).

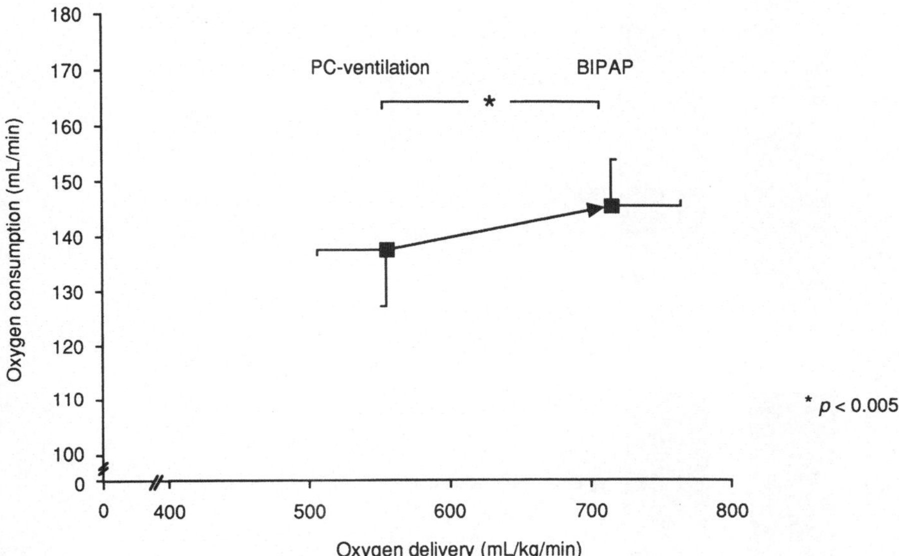

Fig. 9. Oxygen consumption and oxygen delivery during BIPAP with spontaneous breathing and pressure controlled (*PC*) ventilation

The effect of unrestricted spontaneous breathing during mechanical ventilation on gas exchange assessed with the multiple inert gas elimination technique is summarized in Fig. 10. Spontaneous breathing during BIPAP accounted for a 17% ± 3% decrease ($p < 0.05$) in the blood flow to shunt units ($\dot{V}_A/\dot{Q} < 0.005$) and a 15% ± 3% increase ($p < 0.05$) in the fraction of the cardiac output to units with an ideal $\dot{V}_A/\dot{Q}$ ratio ($0.1 < \dot{V}_A/\dot{Q} < 10$). Dead space ($\dot{V}_A/\dot{Q} > 100$) decreased during spontaneous breathing with BIPAP ($p < 0.05$).

Discussion

This study was designed to evaluate the effect of unrestricted spontaneous breathing, superimposed on mechanical ventilation, on pulmonary gas exchange in subjects with acute lung injury. The results show that even minimal spontaneous breathing during BIPAP improves overall matching of ventilation and perfusion, accompanied by a marked decrease in intrapulmonary shunt and a reduction in dead space.

Previous studies investigated the effect of breath-to-breath ventilatory support on the $\dot{V}_A/\dot{Q}$ relationship. Beydon et al. [23] using pressure support

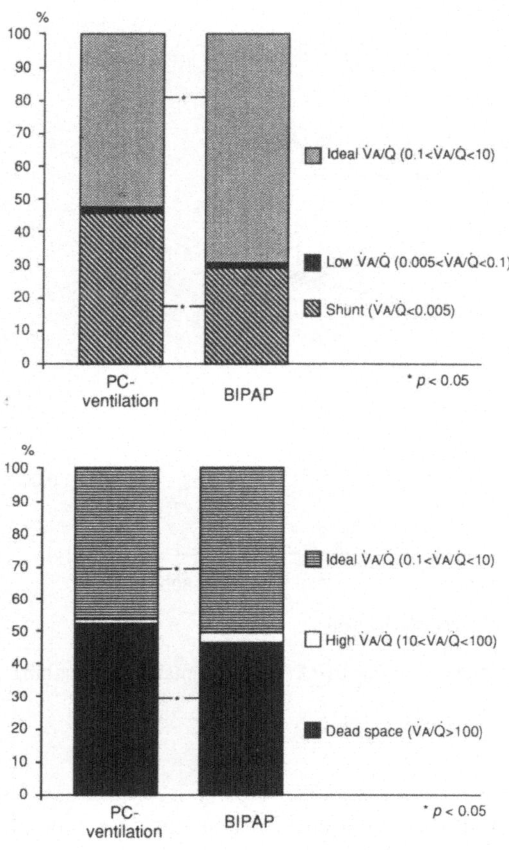

Fig. 10. Distribution of pulmonary blood flow and ventilation during BIPAP with spontaneous breathing and pressure-controlled (*PC*) ventilation. Inert gas data derived by multiple inert gas elimination technique

ventilation to wean patients with chronic obstructive lung disease from the ventilator observed an overally better $\dot{V}_A/\dot{Q}$ matching although intrapulmonary shunt remained unchanged and dead space increased compared to controlled mechanical ventilation. Similar changes in the $\dot{V}_A/\dot{Q}$ distribution were found in patients undergoing weaning from postoperative mechanical ventilation [24].

Spontaneous breathing during BIPAP resulted in a marked decrease of perfusion from essentially nonventilated lung units and increased the fractional blood flow to ideal $\dot{V}_A/\dot{Q}$ regions. The recruitment of shunt units during minimal spontaneous breathing superimposed on mechanical ventilation supports previous observations that spontaneous movements of the diaphragm improve the distribution of the ventilation to well-perfused lung units [17]. Additionally, unrestricted interfacing between spontaneous breaths and mechanical cycles seem of importance because breath-to-breath ventilatory support has been observed not to change the pulmonary blood flow distribution [23, 24].

Although during BIPAP, spontaneous tidal volumes of 54 ± 9 ml were almost equal or even lower than the apparatus and anatomic dead space while total $\dot{V}_E$ remained essentially unchanged; inert gas dead space decreased. This observation, again, suggests that even small spontaneous diaphragmatic movements improve distribution of ventilation when spontaneous breaths are superimposed on mechanical ventilation. Spontaneous breathing directed ventilation to essentially normal $\dot{V}_A/\dot{Q}$ units because the increase in high $\dot{V}_A/\dot{Q}$ units was small. valentine et al. [5] observed similar changes of the ventilation distribution during APRV in patients with mild postoperative pulmonary insufficiency. However, our observations differ from those of previous studies reporting increased dead space during pressure support ventilation compared to controlled mechanical ventilation [23]. This increase in dead space is very likely caused by the mechanical support of each inspiratory effort. During BIPAP mechanical insufflation is frequently followed by a spontaneous inspiration (Fig. 3). This specific breathing pattern may decrease in dead space during BIPAP because the mechanical cycle fills the serial dead space with inspiratory gas, and a spontaneous inspiration immediately following may contribute to improved dilution of the alveolar gas.

The improvement in overall $\dot{V}_A/\dot{Q}$ distribution was accompanied by an increased oxygen gas exchange during spontaneous breathing with BIPAP.

It is generally accepted that cardiac output increases during partial ventilatory support because spontaneous breaths cause periodic decreases in intrathoracic pressure and improve venous return. Similar improvements in the cardiocirculatory function were observed for other ventilatory support modalities [25, 26]. Changes in cardiac output have been shown to correlate with the intrapulmonary shunt fraction [27]. However, increase in pulmonary blood flow was preferentially distributed to normal $\dot{V}_A/\dot{Q}$ units during spontaneous breathing with BIPAP. Consequently, increased cardiac output and oxygenation resulted in a considerably higher oxygen delivery during spontaneous breathing with BIPAP.

The work of spontaneous breathing during BIPAP did not affect oxygen consumption. Previous experimental and clinical findings confirm the observation that total oxygen consumption is not measurably altered during spontaneous breathing [28, 29].

Conclusion

BIPAP allows unrestricted breathing throughout the adjusted ventilator cycle. Our data suggest that even minimal spontaneous breathing superimposed on the mechanical ventilatory support contributes to an optimal matching of ventilation and perfusion and improves oxygen supply to tissues.

Acknowledgements. C.P. was supported by an Erwin Schroedinger grant (no. J0637-MED) of the Austrian FWF. C.H. contributed the patient data.

References

1. Baum M, Benzer H, Putensen C, Koller W, Putz G (1989) Biphasic positive airway pressure (BIPAP) – eine neue Form der augmentierenden Beatmung. Anaesthesist 38: 452–458
2. Putensen C, Putensen-Himmer G, León M (1992) Synchronization of the release during airway pressure release ventilation. Anesthesiology 77: A 1207
3. Luger TJ, Putensen C, Baum M, Schreithofer D, Morawetz R, Schlager A (1990) Entwöhnung eines Asthmatikers mit Biphasic positive airway pressure (BIPAP) unter kontinuierlicher Fentanylgabe. Anaesthesist 39: 557–560
4. Garner W, Downs JB, Stock MC (1988) Airway pressure release ventilation (APRV): a human trial. Chest 94: 779–781
5. Valentine DD, Hammond MD, Downs JB, Sears N, Sims W (1991) Distribution of ventilation and perfusion with different modes of mechanical ventilation. Am Rev Respir Dis 143: 1262–1266
6. Cane RD, Peruzzi WT, Shapiro BA (1991) Airway pressure release ventilation in severe acute respiratory failure. Chest 100: 460–463
7. Räsänen J, Cane RD, Downs JB et al. (1991) Airway pressure release ventilation during acute lung injury: a prospective multicenter trial. Crit Care Med 19: 1234–1241
8. Heenan TJ, Downs JB, Douglas ME, Ruiz BC, Jumper L (1980) Intermittent mandatory ventilation. Is synchronization important. Chest 77: 598–602
9. Downs JB, Stock MC (1987) Airway pressure release ventilation: a new concept of ventilatory support. Crit Care Med 15: 459–461
10. Stock MC, Downs JB, Frohlicher DA (1987) Airway pressure release ventilation. Crit Care Med 15: 462–466
11. Räsänen J, Downs JB (1988) Airway pressure release ventilation. In: Vincent JL (ed) Update in intensive care and emergency medicine 5. Springer, Berlin Heidelberg New York, pp 772–775
12. Benzer H, Baum M, Hörmann C et al (1991) Biphasic positive airway pressure (BIPAP). In: Rügheimer (ed) New aspects on respiratory failure. Springer, Berlin Heidelberg New York, pp 265–271
13. Bishop B, Hirsch J, Thursby M (1979) Volume, flow, and timing of each breath during positive-pressure breathing in man. J Appl Physiol 45: 495–501
14. Baum M, Mutz N, Hörmann C (1993) Airway pressure release ventilation. In: Vincent JL (ed) Yearbook of intensive care and emergency medicine 1993. Springer, Berlin Heidelberg New York, pp 514–526
15. Putensen C, Putensen-Himmer G, León M (1993) Effect of the release time on gas exchange and hemodynamics during airway pressure release ventilation. Crit Care Med 21: S140
16. Marini JJ, Crooke PS, Truwit JD (1989) Determinants and limits of pressure-preset ventilation: a mathematical model of pressure control. J Appl Physiol 67: 1081–1092
17. Froese AB, Bryan AC (1974) Effects of anesthesia and paralysis on diaphragmatic mechanics in man. Anesthesiology 41: 242–255

18. Rehder K, Knopp TJ, Sessler AD, Didier EP (1979) Ventilation-perfusion relationship in young healthy awake and anesthetized man. J Appl Physiol 47: 745–753
19. Gea J, Roca J, Torres A, Agusti AGN, Wagner PD, Rodriguez-Roisin R (1991) Mechanism of abnormal gas exchange in patients with pneumonia. Anesthesiology 75: 782–789
20. Wagner PD, Saltzman HA, West JB (1974) Measurement of continuous distribution of ventilation-perfusion ratios: theory. J Appl Physiol 36: 588–599
21. Wagner PD, Lavaruso RB, Uhl RR, West JB (1974) Continuous distribution of ventilation-perfusion ratios in normal subjects breathing air and 100% O_2. J Clin Invest 54: 54–68
22. Wagner PD, Naumann PF, Lavaruso RB (1974) Simultaneous measurement of eight foreign gases in blood by gas chromatography. J Appl Physiol 36: 600–605
23. Beydon L, Cinotti L, Rekik N, et al. (1991) Changes in distribution of ventilation and perfusion associated with separation from mechanical ventilation in patients with obstructive pulmonary disease. Anesthesiology 75: 730–738
24. Santak B, Radermacher P, Sandmann W, Falke KJ (1991) Influence of SIMV plus inspiratory pressure support an V_A/Q distributions during postoperative weaning. Intensive Care Med 75: 730–738
25. Nikki P, Räsänen J, Tahvanainen J, Mäkeläinen A (1982) Ventilatory pattern in respiratory failure arising from acute myocardial infarction. Respiratory and hemodynamic effects of IMV vs IPPV and $PEEP_0$ vs $PEEP_{10}$. Crit Care Med 10: 75–78
26. Räsänen J, Downs JB, Stock MC (1988) Cardiovascular effects of conventional positive pressure ventilation and airway pressure release ventilation. Chest 93: 911–915
27. Lynch JP, Mhyre JG, Dantzker DR (1979) Influence of cardiac output on intrapulmonary shunt. J Appl Physiol 46: 315–321
28. Stock MC, Downs JB, Betts RK et al. (1988) Oxygen consumption during spontaneous breathing with acute lung injury in anesthetized pigs. Am Rev Respir Dis 46: 315–321
29. Räsänen J, Puhakka K, Leijala M (1992) Spontaneous breathing and total body oxygen consumption in children recovering from open heart surgery. Chest 101: 662–667

Airway Pressure Release Ventilation

J. Räsänen

Introduction

During traditional positive pressure mechanical ventilatory support the lungs are inflated by increasing airway pressure above the ambient. Consequently the physiologic variations in airway and intrathoracic pressure of a normal spontaneous respiratory cycle are reversed. Such alteration in cardiopulmonary mechanics frequently causes both pulmonary and circulatory side effects and may restrict the use of other therapeutic measures such as continuous positive airway pressure (CPAP) [1–3]. The inability optimally to correct the mechanics of spontaneous breathing and pulmonary gas exchange diminishes the efficiency of ventilation and oxygenation and leads to a requirement for more mechanical ventilatory support and supplemental oxygen [4, 5]. Positive pressure ventilation elevates mean intrathoracic pressure and results in impaired cardiovascular performance in patients with normal or low intravascular volume. Alveolar overinflation may cause barotrauma in compliant lung units and may impair healing of the injured lung.

Airway pressure release ventilation (APRV) was developed to provide ventilatory support while minimizing airway pressure and overdistention of the lungs. APRV is based on the intermittent decrease rather than increase in airway pressure and lung volume. The effects of APRV on cardiopulmonary mechanics differ markedly from those of previously used techniques.

The Technique of APRV

The use of APRV augments alveolar ventilation as an adjunct to spontaneous breathing with CPAP [6]. It is assumed the patients receiving APRV have parenchymal lung injury and require CPAP therapy, and that this therapy has been optimized with regard to lung mechanics and gas exchange. Therefore it is essential that the breathing circuit used for APRV can deliver stable CPAP with minimal work of breathing [7, 8]. Such a circuit is modified to deliver APRV by incorporating a pressure release valve that allows rapid transient release of circuit pressure from the selected CPAP level to ambient pressure or to a lower positive airway pressure.

An APRV ventilator consists of a high-flow CPAP circuit with a release valve which directs expiratory flow alternately through two CPAP valves that have different opening pressures (Figs. 1, 2). The release valve opens gas flow to the CPAP valve with lower pressure threshold, allowing the circuit pressure to fall abruptly. The transient fall in airway pressure decreases lung volume below the initial level by an amount dictated by the pressure differential. When CPAP is reestablished, the lungs reinflate to the previous volume. The CPAP valves must be capable of maintaining opening pressure unchanged despite alterations in flow [8]. In addition, the pressure release valve must have minimal resistance to gas flow to effect an instantaneous drop in airway pressure. The flow resistance of the release pathway is also critical to the functioning of the circuit. The APRV circuits

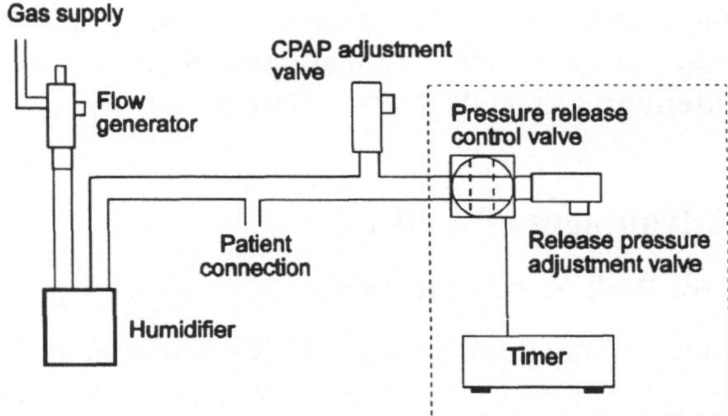

Fig. 1. A high-flow CPAP-system (*dotted box*) modified to provide APRV by adding a timer-controlled airway pressure release valve and a second threshold resistor valve to the circuit

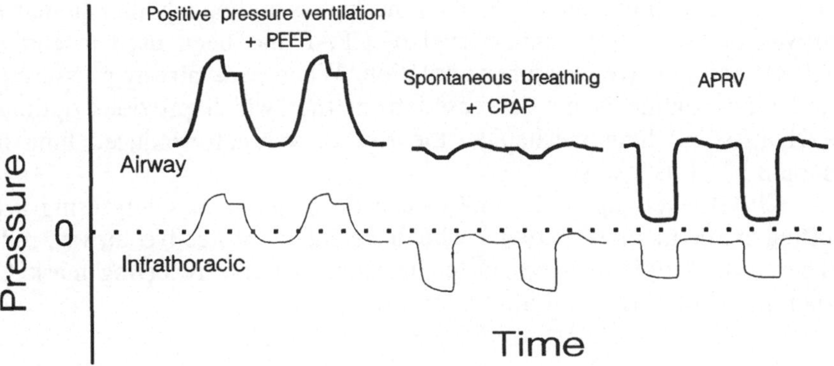

Fig. 2. Schematic tracings of airway and intrathoracic pressure during conventional positive pressure ventilation, spontaneous breathing with CPAP and during APRV

used in most experimental and human studies have been constructed from a high-flow CPAP system by adding a heated humidifier, airway pressure release valve, and a threshold resistor valve that regulates the release pressure. Tidal volume of the APRV breath depends on lung compliance, airway resistance, and the magnitude and duration of pressure release. The contribution of the APRV breaths to total minute ventilation depends further on the frequency of the APRV breaths.

APRV differs conceptually from all other ventilatory modalities because it augments ventilation by decreasing airway pressure below that which has been established to produce optimum resting lung volume in a given patient. If alveolar ventilation is increased to abolish the patient's spontaneous breathing, the airway and intrathoracic pressure patterns become indistinguishable from pressure-controlled inverse ratio ventilation. However, inverse ratio ventilation was designed to deliver controlled ventilation to patients who have been rendered apneic, and weaning from inverse ratio ventilation requires another mode of mechanical ventilation. Therefore, the relationship between inverse ratio ventilation and APRV is similar to that between conventional controlled positive pressure ventilation and intermittent mandatory ventilation.

Advantages of APRV

Low Peak Airway Pressure

Since ventilation during APRV is accomplished by decreasing airway pressure from CPAP, peak airway pressure equals the CPAP level (Fig. 2). Augmentation of alveolar ventilation with low peak airway pressure and without overdistention of the lungs appears to be a consistent advantage of APRV. A 30%–75% reduction in peak airway pressure has been documented both in experimental and clinical studies upon change-over from conventional ventilation to APRV [9–12]. The extent of peak airway pressure reduction depends on lung mechanics and on whether similar mean airway pressure or a similar level of CPAP has been used in comparing APRV and positive pressure ventilation. When peak airway pressure is low and lung volume is not increased from that which provides optimal gas exchange and lung mechanics, the risk of ventilator-induced lung injury should be at its lowest.

CPAP levels up to 15 cmH_2O can be maintained safely using a tight-fitting mask in most patients who have intact protective airway reflexes. Therefore APRV may be started in some patients receiving mask CPAP therapy without tracheal intubation [9].

Low Intrathoracic Pressure

From the standpoint of intrathoracic pressure, APRV is similar to a spontaneous breath with CPAP (Fig. 2). When APRV is administered to a subject breathing spontaneously with CPAP, mean airway pressure decreases while peak airway pressure and mean intrathoracic pressure remain largely unchanged. An increase in APRV rate in an apneic subject decreases mean airway and intrathoracic pressure, unlike conventional positive pressure ventilation which increases them. Since intrathoracic pressure is not appreciably elevated by APRV, mechanical ventilation with APRV should not impair systemic blood flow in a patient with normal myocardial function.

Hemodynamic differences between APRV and positive pressure ventilation depend on the design of the study. Most comparisons between these two modalities have been made with equivalent mean airway pressure [10, 11]. Given similar spontaneous minute ventilation, intrathoracic pressure does not change from one modality to another, and consequently circulatory function would be expected to remain unchanged. Two experimental studies compared the cardiovascular effects of spontaneous breathing, positive pressure ventilation, and APRV using equivalent CPAP levels. The results indicated that stroke volume, cardiac output, and oxygen delivery are similar during spontaneous breathing and APRV but significantly depressed during positive pressure ventilation [12, 13].

Reduced Dead Space Ventilation

Stock et al. found no significant differences in oxygenation or ventilation between APRV and conventional positive pressure ventilation in animals with normal lung function when comparable mean airway pressures, tidal volumes, and ventilator rates were selected [10]. However, during experimental lung injury, arterial blood carbon dioxide tension was lower and arterial blood oxygen tension higher during APRV. These results suggest more uniform distribution of inspired gas with less dead space ventilation in injured lungs during APRV. Valentine et al. confirmed this finding using the multiple inert gas elimination technique in nine patients recovering from open-heart operations [14]. The reduction in dead space is believed to result from low peak airway pressure which minimizes West zone I conditions in the lungs.

Disadvantages of APRV

Pressure Control of Ventilation

Ventilation during APRV is accomplished with a primary alteration of airway pressure. Assuming adequate inspiratory and expiratory times, the magnitude of tidal volume depends on the pressure-volume characteristics of the lungs. Therefore tidal volume changes if lung compliance increases or decreases unless the ventilator settings are adjusted accordingly. This limitation applies to all pressure-controlled and pressure-limited ventilation and is not specific to APRV. Spontaneous breathing, which usually exists during ventilation with APRV, at least temporarily compensates alterations in mechanical ventilation secondary to changes in lung mechanics. Cane et al. attributed the development of lobar atelectasis during ventilation with APRV in 2 of 16 patients with severe acute lung injury to the volume-variable nature of APRV [15].

Effect of Airway and Circuit Resistance on Ventilation

Apart from the mechanical characteristics of the lungs, tidal volume during an APRV breath also depends on adequate duration of airway pressure release, to allow sufficient volume to exit the lungs. The traditional airway pressure release time of 1.5 s allows complete cessation of expiratory flow in normal adult subjects. However, in patients with pulmonary disease a release time of 1.5 s may not be ideal. The rate of volume change in the lungs depends on the time constant (τ), a product of compliance (C) and resistance (R): $\tau = C \cdot R$. Reduction in lung compliance would allow the use of a shorter pressure release time while an increase in airway resistance could impair lung deflation and reduce tidal volume at the routinely used pressure release time [16]. The 1.5-s release time has been used successfully in all published human studies comprised of patients with acute lung injury. However, in patients with significant airway obstruction a longer release time may be required. A longer release time decreases the maximum frequency of airway pressure release and consequently the mechanical minute ventilation that can be achieved with APRV. The shortest release time that allows near-complete tidal volume for a given pressure change should be used to maximize tidal volume and minimize time at low airway and transpulmonary pressure. The variability of "ideal" release time among patients with acute lung injury has not been defined.

Decrease in Transpulmonary Pressure

Ventilation during APRV is effected by decreasing transpulmonary pressure and lung volume. Since average lung volume is a major determinant of ventilation/perfusion relationships, and ideal lung volume is at CPAP, institution of APRV could theoretically impair oxygenation. In an experimental lung injury model we found that the use of APRV resulted in significantly lower arterial blood oxygen tension and higher venous admixture than positive pressure ventilation [12]. These differences may have reflected the lower mean transpulmonary pressure during APRV or reduction and redistribution of pulmonary blood flow during positive pressure ventilation. However, systemic oxygen delivery was superior during APRV and comparable to values measured during spontaneous breathing. Smith et al. reported a 5 mmHg average fall in PaO_2 but no statistically significant change in venous admixture during change-over from positive pressure ventilation to APRV [17]. Both of these studies compared the two ventilatory modalities with similar levels of CPAP, a design which always results in lower average transpulmonary pressure during APRV.

Clinical studies of APRV have compared APRV and conventional positive pressure ventilation with similar mean airway pressure, and they have not shown a detrimental effect of APRV on oxygenation of arterial blood [11, 14]. Valentine et al. reported a slight increase in intrapulmonary shunt during APRV compared with synchronized intermittent mandatory ventilation [14]. The authors attributed this finding to microatelectasis in the absence of periodic hyperinflation of the lungs. The increase in shunt was not reflected in a significant change in arterial blood oxygenation.

Clinical Experience with APRV

Four published clinical studies have evaluated the use of APRV in patients requiring mechanical ventilatory support. Garner et al. compared APRV and positive pressure ventilation with similar mean airway pressures in patients recovering from open-heart operations [11]. APRV and positive pressure ventilation provided equally effective ventilation and oxygenation for all patients, but peak airway pressure was significantly reduced during APRV. Circulatory function was comparable during the two ventilatory modalities. The patients were weaned successfully from ventilatory support using APRV.

A prospective multi-institutional investigation reported experience with APRV as a primary ventilatory support modality in adults with moderate to severe acute lung injury [18]. Respiratory acidemia upon reduction in mechanical ventilatory support was demonstrated in 13 of the 50 patients. Adequate alveolar ventilation was maintained with APRV in 47 of the 50 patients, including 11 of the 13 with respiratory acidemia. Peak airway pressure upon initiating APRV was 55% ± 17% lower during APRV. The use of APRV had no significant effect on oxygenation of arterial blood or on circulatory function, and no complications related to the use of APRV were reported in patients who were successfully ventilated. Inadequate ventilation in three patients likely resulted from inappropriate adjustment of airway pressures and release rate. Long-term results after the initial cardiopulmonary measurements were not reported.

Cane et al. studied 18 adults with severe acute respiratory failure who were sequentially ventilated with continuous positive pressure ventilation and APRV [15]. Initially APRV provided effective ventilatory support to 17 of the 18, with a significantly lower average peak airway pressure (39 ±

10 cmH_2O) than during positive pressure ventilation (64 ± 15 cmH_2O). One patient developed unexplained cardiopulmonary decompensation after initiation of APRV despite being adequately ventilated with positive pressure ventilation. Of the 17 patients who initially responded to APRV 6 were later returned to positive pressure ventilation because of lobar atelectasis (2 patients), hypoxemia (2), and alveolar hypoventilation (2). The deterioration was successfully reversed in 5 after reinstitution of positive pressure ventilation. The development of atelectasis was attributed to the volume-variable nature of APRV.

Valentine et al. published a short-term comparison of APRV, synchronized intermittent mandatory ventilation, and pressure support ventilation in eight patients who were recovering from open-heart operations [14]. APRV provided comparable alveolar ventilation with significantly lower peak airway pressure and lower dead space ventilation than the other modalities. A slight increase in intrapulmonary shunt was observed during APRV, but it did not affect oxygenation of arterial blood. Hemodynamic, respiratory, or technical complications were not seen during short-term application of APRV.

Experimental and clinical data indicate that a marked lowering of peak airway pressure is a major advantage of APRV; depending on the method of application, mean airway and intrathoracic pressures also may be reduced. Consequently, APRV may help lower the incidence of pulmonary barotrauma and the severity of circulatory impairment associated with mechanical ventilation. Furthermore, APRV may allow delivery of effective ventilatory support to some patients without tracheal intubation. Insufficient data are available to evaluate the effect of APRV on cardiopulmonary function over several days of ventilatory support and to more clearly define the optimum procedure in adjusting the pressure levels and the duration of pressure release. However, potential clinically important advantages are offered by APRV and warrant development and study of this technique.

References

1. Montgomery AB, Stager MA, Carrico CJ, Hudson LD (1985) Causes of mortality in patient with the adult respiratory distress syndrome. Am Rev Respir Dis 132: 485–489
2. Katz JA, Marks JD (1985) Inspiratory work with and without continuous positive airway pressure in patients with acute respiratory failure. Anesthesiology 63: 598–607
3. Kirby RR, Downs JB, Civetta JM, Modell JH, Dannemiller FJ, Klein EF, Hodges M (1975) High level positive end-expiratory pressure (PEEP) in acute respiratory insufficiency. Chest 67: 156–163
4. Froese AB, Bryan AC (1974) Effects of anesthesia and paralysis on diaphragmatic mechanics in man. Anesthesiology 41: 242–255
5. Wolff G, Brunner JX, Grädel E (1986) Gas exchange during mechanical ventilation and spontaneous breathing. Chest 89: 11–17

6. Downs JB, Stock MC (1987) Airway pressure release ventilation: a new concept in ventilatory support. Crit Care Med 15: 459–461
7. Pinsky MR, Hrehocik D, Culpepper JA, Snyder JV (1988) Flow resistance of expiratory positive pressure systems. Chest 94: 788–791
8. Banner MJ, Downs JB, Kirby RR, Smith RA, Boysen PG, Lampotang S (1988) Effects of expiratory flow resistance on inspiratory work of breathing. Chest 93: 795–799
9. Jousela IT, Nikki P, Tahvanainen J (1988) Airway pressure release ventilation by mask. Crit Care Med 16: 1250–1251
10. Stock MC, Downs JB, Frolicher DA (1987) Airway pressure release ventilation. Crit Care Medicine 15: 462–466
11. Garner W, Downs JB, Stock MC, Räsänen J (1988) Airway pressure release ventilation (APRV): a human trial. Chest 94: 779–781
12. Räsänen J, Downs JB, Stock MC (1988) Cardiovascular effects of conventional positive pressure ventilation and airway pressure release ventilation. Chest 93: 911–915
13. Martin L, Wetzel RV, Bilenki AL (1991) Airway pressure release ventilation in a neonatal lamb model of acute lung injury. Crit Care Med 19: 373–378
14. Valentine DD, Hammond MD, Downs JB, Sears NJ, Sims WR (1991) Distribution of ventilation and perfusion with different modes of mechanical ventilation. Am Rev Respir Dis 143: 1262–1266
15. Cane RD, Peruzzi WT, Shapiro BA (1991) Airway pressure release ventilation in severe acute respiratory failure. Chest 100: 460–463
16. Smith D, Leon M, Diaz T, Rachman N (1990) Airway pressure release ventilation: importance of expiratory (release) time. Anesthesiology 73: A 1233
17. Smith D, Leon M, Mann M, Rubin M (1991) Does airway pressure release ventilation alter lung function during acute lung injury? Crit Care Med 19: S51
18. Räsänen J, Cane RD, Downs JB, Hurst JM, Jousela IT, Kirby RR, Rogove HJ, Stock MC (1991) Airway pressure release ventilation during acute lung injury: a prospective multicenter trial. Crit Care Med 19: 1234–1241

Proportional Assist Ventilation

R.B. Light, W. Patrick and *M. Younes*

Introduction

Proportional assist ventilation (PAV) is a new mode of synchronized partial ventilatory support in which, on a moment-by-moment basis, the ventilator delivers airway pressure in proportion to patient effort; the more the patient pulls, the more pressure the machine generates. The ventilator simply amplifies patient effort and provides a pressure assist to allow the patient to reach self-selected tidal volume and inspiratory flow targets, without any externally determined volume or pressure targets being set by the physician or respiratory therapist. It is in this respect in particular that PAV is unlike other available ventilator modes. We describe here the design and application of the PAV delivery system that we have developed, discuss our initial clinical experience with PAV in ventilator-dependent critically ill patients, and examine some of what we believe to be the potential advantages and limitations of this new mode of ventilatory support. A more detailed discussion of the theoretical basis of PAV and its initial application can be found in two previous publications [5, 6], and a more detailed description of the practical application of PAV is also in press [7].

Delivery of Proportional Assist Ventilation

The goal of proportional assist ventilation is to provide positive airway pressure which at every instant in the respiratory cycle is proportional to the inspiratory effort being generated by the patient, so that while the patient is relieved of the excess work of breathing leading to respiratory failure he yet remains in full control of all aspects of his breathing pattern (frequency, tidal volume, flow rate, etc.). This sort of continuously variable servomechanism assist has been aptly compared to power steering in automobiles. A system to deliver PAV has a few basic requirements: patient effort must be detected and measured sensitively, accurately and continuously; effort must be translated proportionally into airway pressure, with a proportionality between effort and pressure assist which is appropriate to the patient's lung mechanical properties; and the response time between patient effort and delivery of the pressure assist must be fast enough that the delay is imperceptible to the patient.

Figure 1 shows the main features of our PAV delivery system. In Fig. 1 the inspiratory transpulmonary pressure generated by the patient's effort is denoted as P_{mus}. This results in some initial inspiratory gas flow at the airway opening. A pneumotachograph at the airway opening measures inspiratory flow continuously, and this signal is also continuously integrated to yield instantaneous inspired volume. The flow and volume signals are amplified and used to drive an electric motor attached to a freely moveable piston which generates positive airway pressure. Gain controls on the amplifiers permit the operator to set the relationship between the flow and volume signals and the resultant airway pressure output. Thus the operator sets a pressure output proportional to instantaneously determined inspiratory flow in units of cmH_2O per liter per second (termed "resistive assist") and a pressure output proportional to instantaneously determined inspired volume in units of cmH_2O per liter (termed "elastic assist"), and the sum of the two determines the pressure delivered at each instant throughout the breath.

In our initial experience with the use of PAV the procedure used in applying it to patients was usually as follows. First, patients already ventilated using another mode were placed on volume-controlled ventilation with a square wave flow pattern and an initial estimate of airway resistance (total resistance minus endotracheal tube resistance) and total respiratory elastance made using the usual bedside method of applying a brief end-inspiratory pause. Thus total resistance is given by [(peak pressure − plateau pressure)/ flow rate] and elastance by [(plateau pressure − end expiratory pressure)/ tidal volume]. The elastic assist and resistive assist controls on the PAV machine are then set to about 80% of the measured values; on our currently

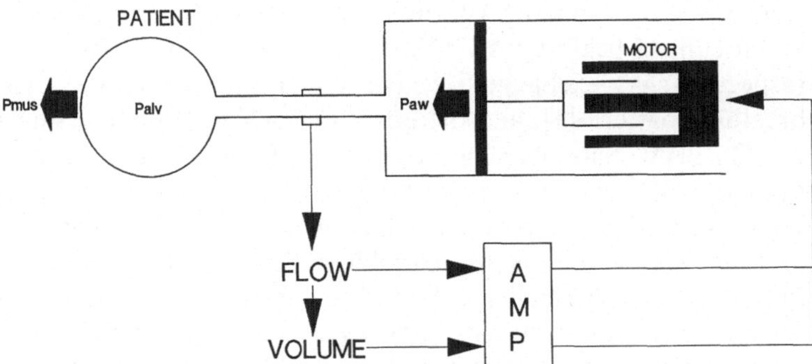

Fig. 1. Schematic diagram of a PAV delivery system. *Pmus*, Patient inspiratory effort; *Palv*, alveolar pressure. As Pmus increases, Palv falls, resulting in inspiratory flow, measured at the airway opening by a pneumotachograph. The flow and volume signals generated are amplified (*AMP*) and used to control an electric motor attached to a piston which generates pressure at the airway opening (*Paw*) proportional to the flow and volume signals

used machines there is also a separate endotracheal tube compensation control which is set at the appropriate tube size and provides the appropriate nonlinear resistive pressure assist. At least initially, any positive end-expiratory pressure (PEEP) previously required to support gas exchange is also set on the PAV device using a control available for this purpose. Peak pressure and volume limits are then selected and set as appropriate, and the patient is switched to PAV. Once on PAV, the patient is then observed to detect under- or overassist. Underassist (respiratory distress with inadequate inspired volume) is less usual but is dealt with by increasing the gain of the assist controls until the patient is comfortable. Excessive elastic assist can occur when actual respiratory system elastance on PAV is less than previously measured during controlled ventilation (sometimes related to lower tidal volume on PAV, reduced auto-PEEP, or reduced activation of expiratory muscles during inspiration when on PAV). When the set elastic assist exceeds respiratory system elastance, any initial inspiratory flow puts the ventilator in a positive feedback cycle of steadily increasing pressure and inspired volume, which either reaches the preset pressure or volume limits or requires the patient to activate expiratory muscles to terminate inspiration. When either of these is observed, or if the patient indicates that the ventilator is delivering too much pressure for his comfort, the elastic assist is reduced, and the elastance measurement is repeated on PAV.

Initial Clinical Trials of PAV

Use of PAV in Intubated Ventilator-Dependent Patients

We have now had experience with PAV in well over 100 intubated ventilator-dependent patients. Most of these patients were volunteers participating in clinical trials examining various aspects of PAV ventilation, including our initial clinical trial of PAV [6], comparison of PAV with other modes with respect to gas exchange [2], the effect of varying the elastic assist on breathing pattern [1], and the effect of PAV in patients with sepsis [3].

On PAV, patients generally adopt a breathing pattern which resembles normal tidal breathing. The respiratory rate varies widely over time, depending on immediate respiratory demands imposed by activity or other factors, and the tidal volume is also variable with intermittent large-volume "sighs" interspersed with smaller volume breaths. In most cases, the selected tidal volume is less than the 10–12 ml/kg usually selected for controlled (CMV) or intermittent mandatory ventilation (IMV) modes by physicians (Fig. 2), and breathing frequency is somewhat higher. The most impressive difference between PAV and volume-cycled ventilation is the marked fall in peak airway pressure (Fig. 2), usually to less than half of what was required on CMV. Although this is partly due to the lower tidal volume selected by the

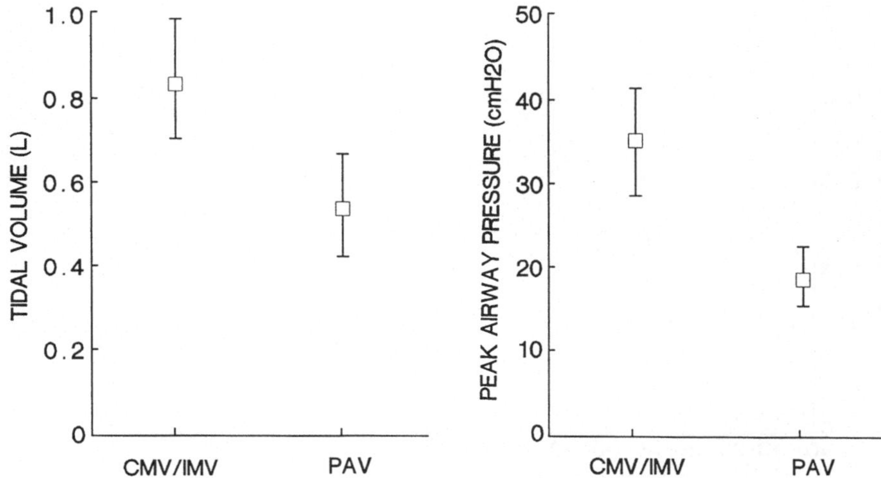

Fig. 2. Mean values (±SEM) for tidal volume and peak airway pressure during ventilation with volume-controlled ventilation (*CMV/IMV*) and proportional assist ventilation (*PAV*). Data shown are mean values from 29 patients enrolled in three different study protocols. (From [2, 3, 6])

patient, most of the difference is attributable to the fact that on PAV peak airway pressure generated by the ventilator corresponds to peak inspiratory effort by the patient. Most patients could be adequately ventilated with peak airway pressures in the range of 10–15 cmH_2O, only a few requiring more than 20 cmH_2O. Nearly all patients report a greater degree of comfort on PAV than on CMV or IMV, and patients rarely require sedation for the purpose of improving their tolerance of the ventilator.

In a recent study we examined the effect of varying the degree of elastic assist on breathing pattern [1]. After patients were stabilized on PAV the elastic assist gain control was altered several times to determine tidal volume and breathing frequency at different assist levels. The range of assist varied from the lowest proportional assist compatible with patient comfort (usually about 40% of lung elastance) to about 90% of lung elastance. A 100% elastic assist corresponds to an elastic assist (cmH_2O/l) equal to the elastance of the respiratory system; thus a greater assist than this cannot be given without initiating a positive feedback loop as described above (a situation we term ventilator "runaway"). As seen in Fig. 3, varying the assist over this wide range had only a minimal effect on tidal volume or, indeed, on all other aspects of the breathing pattern. As the pressure assist delivered by the machine was increased or decreased, the patients merely increased or decreased their own contribution to the total respiratory effort, targeting the tidal volume selected by themselves. This illustrates that on PAV the patient truly does control the breathing pattern, and the operator cannot target a

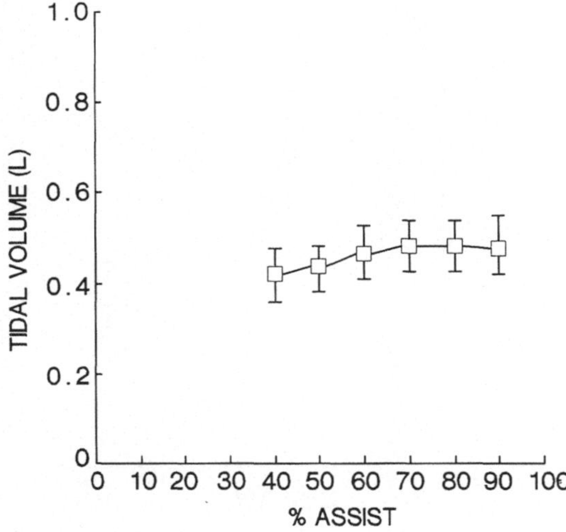

Fig. 3. Effect of varying the proportionality of the elastic assist on patient tidal volume. Note that varying the proportionality of the assist has minimal effect on tidal volume. (From [1])

particular tidal volume and vary the assist to achieve it. It also illustrates that on PAV adequate and comfortable ventilation can be achieved over a rather wide range of proportional assist, and the precise assist is not critical as long as it is high enough to achieve comfort and low enough to avoid ventilatory "runaway."

Because one of the main apparent features of PAV is effective and comfortable ventilation at greatly reduced peak airway pressures, we have recently been involved in studies of patient groups in which this might be exploited to advantage. Two of these are summarized below.

PAV in Ventilator-Dependent Patients with Septic Shock

In a series of ventilator-dependent patients with septic shock requiring vasopressor adrenergic agents for the support of the blood pressure we compared respiratory and central hemodynamic measurements obtained during ventilation with conventional assist-control ventilation to those obtained during PAV [3]. Figure 4 presents some selected mean hemodynamic results from these patients. Note that shifting from assist/control to PAV resulted in a substantial increase in cardiac output and an increase in mean arterial pressure. When PAV was continued in some of these patients, their requirement for vasopressor drugs to maintain blood pressure was reduced. These hemodynamic changes were reproducible over time (Fig. 4). Although the physiologic mechanism for these changes are being studied further, we feel the likely explanation is that lower airway pressure

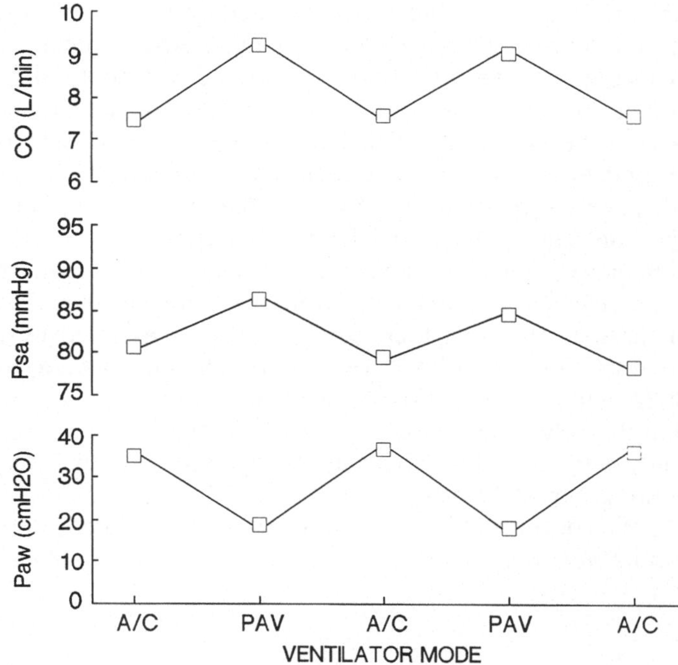

Fig. 4. Effect of ventilator mode on peak airway pressure (*Paw*), mean blood pressure (*Psa*) and cardiac output (*CO*) in 14 ventilator dependent patients with septic shock. Patients were studied while on assist/control mode (*A/C*) and during proportional assist ventialtion (*PAV*). (From [3])

and correspondingly lower mean intrathoracic pressure improves venous return and increases cardiac preload, thereby increasing cardiac output.

Although this result suggests the possibility of some advantage to PAV in this group of patients, it also raises the possibility that in some patient groups an increase in venous return caused by lower mean intrathoracic pressure on PAV might be detrimental, such as those with cardiogenic shock. The possibility of this effect requires further study.

PAV in Nonintubated Patients with Acute Respiratory Failure

We have also recently completed an initial clinical trial of PAV support administered by mask to patients with acute respiratory failure [4]. In this study a trial of PAV ventilatory support was attempted in 14 patients who were in acute respiratory distress and were deemed by their physician to require ventilatory support urgently (although not requiring immediate intubation), and in whom the cause of respiratory failure was felt to be quickly reversible. Of the 14 patients, 5 had pulmonary edema, 2 pneumonia,

5 obstructive airway disease complicated by acute bronchospasm or infection or both (chronic obstructive pulmonary disease, asthma, cystic fibrosis), and two were in respiratory distress associated with septic shock. PAV failed to provide adequate support in one patient who had to be intubated after progressive deterioration in her respiratory status, and one other patient refused to accept the mask required to provide PAV. The other 12 were adequately supported by PAV until the disease causing respiratory distress was controlled; this varied from a few hours in some patients with acute pulmonary edema to as long as 5 days in one patient with status asthmaticus. Some selected data abstracted from this study are shown in Fig. 5. Note that in these 12 patients, their comfort level as assessed by a Borg scale was greatly improved on PAV, respiratory rate fell from a mean to 35 to a mean of 22, and on a scale used to assess use of the accessory muscles of respiration the values fell markedly. Several patients had a respiratory acidosis at study entry, and this was promptly reversed in all by PAV, mean pH of the entire group of 12 rising from 7.29 to 7.34.

We conclude that PAV can be used successfully to provide noninvasive respiratory support in acute respiratory failure in patients who lack other

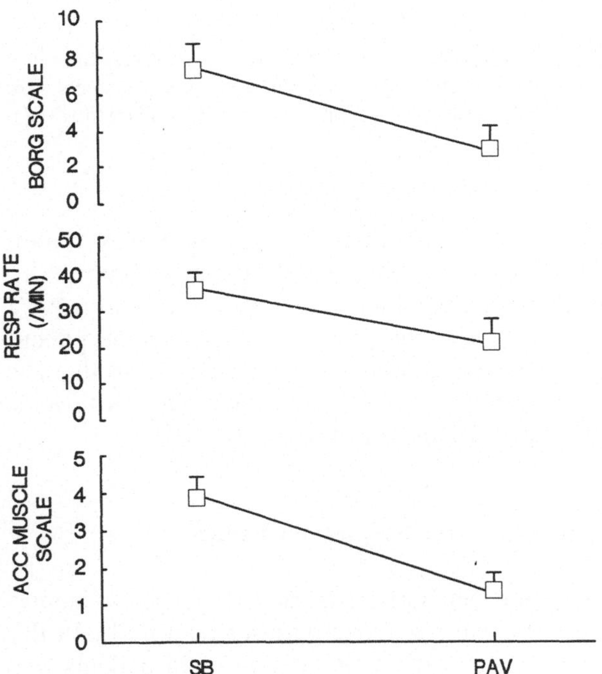

Fig. 5. Effect of PAV on patient comfort (Borg scale 0–10, on which 10 is maximal discomfort), respiratory rate, and accessory muscle use (assessed using an observational scale 0–5, on which 5 is maximal use) compared to spontaneous breathing (*SB*) in 14 non-intubated patients with acute respiratory failure. (From [4])

independent indications for intubation. This was achieved, as in intubated patients, with much lower peak airway pressures than usually required for other modes of ventilatory support, and we suspect that for this reason PAV may prove to be particularly successful in providing noninvasive respiratory support compared to other modes used for this purpose. Comparative clinical trials to test this possibility are planned and will soon be underway.

Potential Advantages and Disadvantages of PAV

Probably chief among the advantages of PAV for most patients is the comfort associated with complete harmony between the efforts made by the patient and the support provided by the ventilator. Properly set up, the machine always follows patient effort smoothly and exactly, and there is no "bucking," with the machine pushing air into a resisting patient, no inadverdent overventilation, and no feeling on the part of the patient that his demands are not being met. This generally results in less need for sedation, better patient cooperation and comfort, and much lower peak airway pressure. Other potential advantages include the fact that the patient can easily increase and decrease ventilation as ventilatory requirements change, and the patient's own intrinsic defenses against lung overinflation are unperturbed, which may reduce the potential for barotrauma. An additional advantage may prove to be ease of application, since the operator must set only the proportionality of the assist (resistive and elastic), leaving the patient in control of many of the parameters normally controlled on other modes (tidal volume, rate, flow rate and wave form, etc.). As illustrated above, it is also likely that the ability to ventilate effectively at low mean and peak airway and intrathoracic pressures will provide significant advantages in some patient groups.

The principal limitation of PAV is that there is no guaranteed minimum ventilation. Thus PAV is contraindicated in patients with markedly depressed respiratory drive or near-complete muscle paralysis, and in other patients PAV requires low ventilation detection systems with appropriate back-up ventilation. Another potential limitation, which requires further evaluation, is the very fact that the patient determines his own breathing pattern. It is conceivable that some patients will adopt breathing patterns detrimental to the course of their lung disease; rapid, shallow breathing, for example, leading to progressive atelectasis. If such patient groups are identified, other modes which provide a guaranteed minimal tidal volume might be preferred.

We have also identified some technical problems which limit the applicability of PAV in some patients. System gas leaks during inspiration are detected by the ventilator flow meter and assisted, which can lead to inadverdent overassist. In the case of small leaks, this can usually be dealt with by reducing the volume assist proportionality, and systems which estimate and compensate for leaks may become available in future. Excessive pressure or volume delivery can also occur when the level of the pressure assist provided by the ventilator is greater than the opposing elastic and resistive pressures of of the respiratory system, leading to ventilatory "runaway." This can occur when the initial estimate of the respiratory system elastance or resistance is erroneous, with leaks or with errors in setting the proportionality controls. While these can be corrected by adjusting the assist levels downwards, there are some patients in whom the adjustment is difficult because of gross nonlinearity of the respiratory system mechanics. For example, in an obese subject breathing near residual volume, an elastic assist which is appropriate for the low compliance which obtains at low lung volume may be too high for the higher compliance which is reached as the lung inflates, leading to overassist. Another ventilatory mode may be more appropriate when this occurs and cannot be compensated for by adjusting the assist levels.

Underassist can also occur when there is an abrupt deterioration in lung mechanics, although it is true that this limiation also applies to most other ventilator modes. With PAV, the presence of dynamic hyperinflation, or auto-PEEP, can also contribute to underassist. This is because a significant amount of the initial patient effort is used in lowering alveolar pressure before any detectable gas flow occurs at the airway opening. Thus this initial patient effort is not associated with a proportional pressure assist and may be detected by the patient as inadequate support, even though the assist levels are set at near-maximal values. As in other modes, this can be compensated for by the addition of external PEEP to match the auto-PEEP.

As our experience with this new mode increases, it is likely that the advantages and disadvantages of proportional assist ventilatory support in various patient groups will become clearer and its precise role in the management of acute respiratory failure more fully defined.

References

1. Marantz S, Webster K, Patrick W, Roberts D, Oppenheimer L, Younes M (1992) Respiratory responses to different levels of proportional assist (PAV) in ventilator dependent patients. Am Rev Respir Dis 145: A 525 (abstr)
2. Mettias M, Mendoza M, Wiebe P, Younes M, Light B (1993) Effect of proportional assist ventilation (PAV) vs controlled mandatory ventilation and pressure support ventilation (CMV, PSV) on gas exchange in patients with hypoxemic respiratory failure. Clin Invest Med 16: B 23 (abstr)
3. Patrick W, Webster K, Wiebe P, Roberts D, Light B, Oppenheimer L, Kassum D, Younes M (1993) Effect of proportional assist ventilation on the hemodynamics of patients in septic shock. Am Rev Resp Dis 147: A 611 (abstr)
4. Patrick W, Webster K, Wiebe P, Roberts D, Light RB, Ludwig L, Oppenheimer L, Younes M (1993) The use of non-invasive proportional assist ventilation to avoid intubation in patients with acute respiratory failure. Am Rev Respir Dis 147: A 984 (abstr)

5. Younes M (1992) Proportional assist ventilation, a new approach to ventilator support. Theory. Am Rev Respir Dis 145: 114–120
6. Younes M, Puddy A, Roberts D, Light RB, Quesada A, Taylor K, Oppenheimer L, Cramp H (1992) Proportional assist ventilation. Results of an initial clinical trial. Am Rev Respir Dis 145: 121–129
7. Younes M (1994) Proportional assist Ventilation. In: Tobin M (ed) Principles and practice of mechanical ventilation. McGraw-Hill, New York

Hybridmaßnahmen

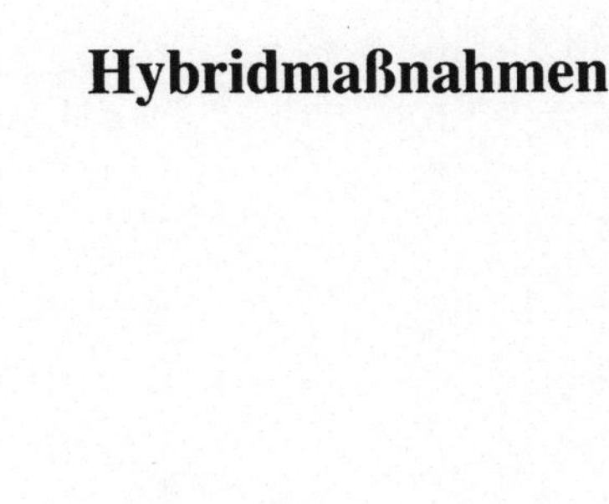

Permissive Hyperkapnie und extrakorporaler Gasaustausch

R. Rossaint, R. Kuhlen, K. Lewandowski und *K.J. Falke*

Das schwere akute Lungenversagen des Erwachsenen, in der englischsprachigen Erstbeschreibung als "adult respiratory distress syndrome" (ARDS) bezeichnet, ist durch eine anhaltende, ausgeprägte Störung des pulmonalen Gasaustausches, einen extremen Abfall der Lungencompliance und ein radiologisch erfaßbares interstitielles und/oder alveoläres, nicht kardial ausgelöstes Lungenödem charakterisiert [3]. Oftmals sind sehr junge Patienten ohne wesentliche Vorerkrankungen nach z. B. schwerem Trauma, hämorrhagischem Schock, Aspiration von Mageninhalt, Pneumonie oder "Beinaheertrinken" betroffen [6, 37, 47]. Obwohl die Ätiologie dieser Erkrankung sehr unterschiedlich sein kann, finden sich bei Fortschreiten der Krankheit schwerste entzündliche Veränderungen der gesamten Lunge. Die Letalität dieser Erkrankung wird bis heute noch mit über 50 %, zum Teil bis 90 %, angegeben [11, 49, 51, 55]. Einer der Gründe für die hohe Letalität liegt, abgesehen von dem deletären Verlauf weniger spezieller Formen des ARDS, auch in der therapiebedingten zusätzlichen Schädigung der Lunge. Die zur Aufrechterhaltung annähernd normaler Blutgase notwendige aggressive Beatmungstherapie trägt selbst zur weiteren Verschlechterung des vorbestehenden Lungenschadens bei. Aufgrund der erforderlichen hohen Beatmungsdrücke und -volumina und einem inhomogenen Schädigungsmuster kommt es in noch gesunden Lungenarealen zu einer regionalen alveolären Überblähung, d. h. es tritt eine sowohl druck- als auch volumenbedingte mechanische Schädigung bisher funktionstüchtiger Alveolen ein. Ein zusätzlicher toxischer Effekt auf das Lungengewebe resultiert aus den zur Aufrechterhaltung annähernd normaler arterieller O_2-Partialdrücke (p_aO_2) notwendigen hohen inspiratorischen O_2-Konzentrationen [4, 17, 39, 40]. Diese Faktoren können zu einem verhängnisvollen "circulus vitiosus" führen, bei dem die zum Teil iatrogen bedingte Zunahme der Lungenschädigung immer höhere, inspiratorische O_2-Konzentrationen und Beatmungsdrucke erfordert, demzufolge der Patient schließlich an einem irreversiblen Lungenversagen verstirbt. Dieser "circulus vitiosus" kann nur durch therapeutische Strategien durchbrochen werden, die die iatrogenen Schädigungsmechanismen deutlich reduzieren oder völlig ausschalten. Darauf abzielend wird neben Bauchlagerung, Dehydratation und seitendifferenter Beatmung seit kurzem das Konzept der druckbegrenzten Beatmung mit "permissiver Hyperkapnie" angewandt.

Drucklimitierte Beatmung mit permissiver Hyperkapnie

Bis vor wenigen Jahren war die volumenkontrollierte maschinelle Beatmung mit positiv end-exspiratorischem Atemwegsdruck (PEEP) und großen, konstanten Atemzugvolumina (V_T) ein Eckpfeiler der Therapie des ARDS [9, 23, 35]. Bei Patienten mit niedriger Lungencompliance führt diese Form der Beatmung jedoch zu sehr hohen Atemwegsdrücken mit dem Risiko der Überdehnung und mechanischen Schädigung noch intakter Lungenareale [10, 27, 32, 33, 53]. Die schädigenden Auswirkungen hoher Beatmungsdrucke und -volumina wurden eindrucksvoll im Tierexperiment gezeigt. So konnten zum Beispiel Kolobow et al. [27] feststellen, daß gesunde anästhesierte Schafe, wenn sie mit einem Spitzendruck von 50 cm H_2O bzw. einem V_T von 50–70 ml/kg beatmet wurden, innerhalb von 48 h eine Hypoxämie, Lungenverdichtungen und eine abfallende Lungencompliance entwickelten, in deren Folge einige Tiere verstarben. Die Kontrolltieren, bei denen die Spitzendrucke auf 15–20 cm H_2O bzw. das V_T auf 10 ml/kg begrenzt wurden, blieben alle am Leben, und es konnten diese Veränderungen nicht beobachtet werden.

Daher finden heute in der Beatmungstherapie von Patienten mit ARDS anstelle einer volumenkontrollierten maschinellen Beatmung mit großem V_T und hohen Atemwegsspitzendrucken zunehmend Beatmungformen Verwendung, die mit einer Reduktion der inspiratorischen Spitzendrücke, einer Anhebung der Atemwegsmitteldrucke und kleineren V_T verbunden sind. Dadurch kann möglicherweise die extreme Überdehnung normaler pulmonaler Gasräume vermieden werden. Die praktische Umsetzung der druckbegrenzten Beatmung erfolgt bei volumenkonstant arbeitenden Beatmungsgeräten durch drucklimitierende Beatmung mit Hilfe kleiner V_T (5–6 ml/kg) [34] oder technisch besser mittels druckkontrollierter Beatmung [1, 2, 19, 21, 51]. Da eine direkte Abhängigkeit von Lungencompliance und der zur Erreichung des maximalen inspiratorische Druckniveaus erforderlichen V_T besteht, d. h. eine niedrige Compliance eine Reduktion von V_T bedingt, variiert V_T bei konstant eingestelltem Druckniveau in Abhängigkeit von der Compliance. Die druckkontrollierte Beatmung ermöglicht nicht nur eine Begrenzung der Atemwegsspitzendrücke, sondern führt in Verbindung mit einem umgekehrten Inspirations-/Exspirationszeitverhältnis auch oftmals zu einer besseren Oxygenierung als volumenkontrollierte Beatmung mit PEEP [51]. Dies läßt sich möglicherweise durch den bei drucklimitierter Beatmung mitumgekehrtem Inspirations-/Exspirationszeitverhältnis auftretenden relativ hohen Mitteldruck und den dezelerierenden inspiratorischen Flow bei einem konstanten inspiratorischen Druckniveau erklären, Faktoren, die eine effiziente Expansion pulmonaler Gasräume fördern [36]. Allerdings kann die Beatmung mit einem inversen Inspirations-/Exspirationszeitverhältnis auch zu einer unvollständigen Ausatmung des Inspirationsvolumens führen, es ensteht ein "air-trapping" mit ausgeprägtem "intrinsic" PEEP, mit dem erhöhten Risiko eines

Pneumothorax und mit einer Verstärkung der möglichen negativen hämodynamische Nebenwirkungen der Beatmung.

Eine neue Form der zeitgesteuerten drucklimitierten Beatmung wurde 1989 von Baum et al. [5] vorgestellt. Dieses als BIPAP ("bi-phasic airway pressure") bezeichnete Verfahren erlaubt Spontanatmung auf 2 unterschiedlich hohen, alternierenden CPAP-Niveaus. Die Periodendauer und das Druckniveau beider Phasen ist variabel. Die Amplitude des Wechsels der Atemwegsdrücke gewährleistet über eine Änderung der funktionellen Residualkapazität zusätzliche, von der Spontanatmung unabhängige in- und exspiratorische Atemzugvolumina. Die Höhe der eingestellten Druckdifferenz und die Frequenz des Wechsels zwischen den beiden Atemwegsdrücken bestimmen den maschinellen Anteil der Ventilation. Positive, bisher nicht publizierte Erfahrungen mit dieser neue Beatmungstechnik sprechen dafür, daß BIPAP in Zukunft vermehrt sowohl zur Beatmung im akuten Stadium des ARDS sowie zur Entwöhnung von der Beatmung nach durchgemachtem ARDS eingesetzt werden kann.

Drucklimitierte Beatmung sollte in jedem Fall mit PEEP kombiniert werden. Über eine Erhöhung der funktionellen Residualkapazität aufgrund einer Reexpansion kollabierter Alveolen bessert PEEP den pulmonalen Gasaustausch sowie die Lungenmechanik [3, 13, 31]. Da ein hohes PEEP-Niveau jedoch, vor allem in Kombination mit einem inversen Inspirations-/Exspirationszeitverhältnis, sowohl zu einer alveolären Überdehnung und damit zu einer Minderdurchblutung noch gesunder Lungenareale als auch zu einer Beeinträchtigung der Perfusion anderer Organsysteme wie Herz, Leber und Niere führen kann, muß die Höhe des PEEP unter Berücksichtigung der individuellen Druck-Volumen-Bedingungen einer Lunge festgelegt werden [50]. Das Erstellen einer statischen Druck-Volumen-Kurve ermöglicht das Titrieren von V_T und PEEP unter Berücksichtigung der Tatsache, daß die Lungencompliance sowohl bei fehlendem oder niedrigem wie aber auch bei sehr hohem PEEP erniedrigt sein kann. Die klinische Erfahrung zeigt, daß unter Anwendung eines Inspirations-/Exspirationszeitverhältnis von 1:1 selbst bei schwerem ARDS nur in Ausnahmefällen PEEP-Werte über 12–15 cm H_2O im Hinblick auf die Oxygenation effektiv sind.

Bei schweren Verlaufsformen des ARDS mit einer stark erniedrigten Lungencompliance, wird die Begrenzung des Atemwegspitzendruckes auf Werte zwischen 30 und 35 cm H_2O und gleichzeitiger Anwendung von PEEP in einem relativ niedrigen V_T resultieren und somit u. U. zu einer Hyperkapnie führen. Das Akzeptieren erhöhter arterieller CO_2-Partialdrücke (p_aCO_2) wird als "permissive" oder "kontrollierte Hyperkapnie" bezeichnet [21, 41]. Erfahrungen bei Patienten mit einer chronisch-obstruktiven Lungenerkrankung zeigen, daß die aufgrund von chronischer alveolärer Hypoventilation entstehende dauerhafte Hyperkapnie zu einer metabolischen Kompensation der respiratorischen Azidose führt, eine Blutgaskonstellation, die gut toleriert wird. Beim ARDS wird der Anstieg des p_aCO_2 von 40 auf

80 mm Hg etwa eine 50 %ige Reduktion des Atemminutenvolumens erlauben [41]. Gleichzeitig wird aber auch – bei konstanter inspiratorischer O_2-Konzentration – der alveoläre PO_2 mit steigendem alveolären pCO_2 abfallen. Hierdurch wird einerseits möglicherweise die O_2-Toxizität reduziert, andererseits kann aber auch der p_aO_2 abfallen. Der mit dem Anstieg des p_aCO_2 verbundene pH-Abfall wird bei normaler Nierenfunktion meist innerhalb mehrerer Stunden bis Tage metabolisch kompensiert. Ist eine metabolische Kompensation aufgrund eines Nierenversagens unmöglich, sollte der p_aCO_2 zur Vermeidung einer ausgeprägten Azidose nicht zu sehr ansteigen. In diesem Fall sollte eine vorsichtige Korrektur des niedrigen pH-Wertes mit Natriumbikarbonat, besser mit einer äquimolaren Lösung von Natriumkarbonat (Na_2CO_3) und Natriumbikarbonat ($NaHCO_3$) [20], erwogen werden. Bei 50 ARDS-Patienten, die mit einem PIP < 40 cm H_2O beatmet wurden, resultierte diese Beatmungsstrategie retrospektiv in einem mittleren p_aCO_2-Wert von 62 mm Hg – der höchste Einzelwert lag bei 129 mm Hg; die Letalität betrug nur 16 % [21]. Bisher stehen allerdings kontrollierte Studien aus, die eine Verbesserung der Überlebensrate unter Anwendung der drucklimitierten Beatmung mit permissiver Hyperkapnie im Vergleich zur volumenkontrollierten Beatmung mit Normokapnie beweisen.

Extrakorporaler Gasaustausch

Wenn die drucklimitierte Beatmung mit permissiver Hyperkapnie sowie Dehydration, Bauchlage und ggf. seitendifferenter Beatmung bei der Behandlung eines Patienten mit schwerem ARDS nicht zu der gewünschten Besserung des Gasaustausches führen, sondern zur Aufrechterhaltung arterieller Sättigungswerte um 90 % immer höhere Beatmungsdrucke und inspiratorische O_2-Konzentrationen erforderlich sind, sollte eine Unterstützung der Lungenfunktion mit extrakorporalem Gasaustausch erwogen werden.

Ende der 60er Jahre führte Kolobow erste erfolgreiche Untersuchungen zur Langzeitunterstützung der Lunge mit Membranoxygenatoren durch. Er hoffte, mittels extrakorporalem Gasaustausch eine zeitlich begrenzte Gasaustauschstörung beim schweren akuten Lungenversagen überbrücken zu können [29, 30]. Unter Verwendung einer veno-venösen extrakorporalen Blutzirkulation war es möglich, einen partiellen extrakorporalen Gasaustausch an wachen, gesunden Schafen über einen Zeitraum von bis zu 16 Tagen aufrechtzuerhalten [28].

Die erste erfolgreiche klinische Anwendung des extrakorporalen Gasaustausches geland Hill 1971 [22]. Bei einem 24jährigen polytraumatisierten Patienten mit einem schweren akuten Lungenversagen wurde unter Benutzung eines Bramson-Membranoxygenators bis zur Besserung der

Lungenfunktion für 75 h eine partielle, venoarterielle Membranoxygenation durchgeführt. Über weitere Erfolge konnten bald auch andere Arbeitsgruppen berichtet, so z. B. Schulte et al. vom Universitätsklinikum Düsseldorf, denen die Behandlung eines 10jährigen Mädchens mit schwerem Lungenödem nach kardiochirurgischem Eingriff gelang [46]. Während dieser Phase erhielt das neue Behandlungsverfahren die Bezeichnung "extrakorporale Membranoxygenation" ("extracorporeal membrane oxygenation", ECMO), unter der Vorstellung, daß durch einen möglichst hohen extrakorporalen O_2-Transfer vor allem der Oxygenationsdefekt der Lunge kompensiert werden müsse.

In der Hoffnung, mit Hilfe dieser Technik die hohe Letalität des ARDS senken zu können, wurde die extrakorporale Membranoxygenation bis 1974 weltweit bei über 150 Patienten eingesetzt [18]. Trotz zunehmender Fortschritte und Erfahrungen mit dem extrakorporalen Gasaustausch zwangen jedoch Blutungs-, Gerinnungs- und Infektionsprobleme oftmals zum Behandlungabbruch. Die Letalität des schweren ARDS lag unverändert bei 85–90 % [18].

Während dieser Zeit wurde fast ausschließlich eine veno-arterielle Bypasstechnik verwendet. Das venöse Blut wurde zumeist über eine in die V. femoralis eingeführte Kanüle aus der V. cava inferior drainiert, extrakorporal oxygeniert und über einen Katheter, der möglichst herznah plaziert war, in die Aorta zurückgepumpt [22, 55, 56]. Die venoarterielle Bypasstechnik sollte die Blutströmung durch die geschädigten Lungengefäße drosseln, zu niedrigeren pulmonalarteriellen Drücken führen und damit die interstitielle Ödemneigung vermindern. Ein erheblicher Nachteil dieser Technik bestand allerdings in der Schwierigkeit, das extrakorporal oxygenierte Blut so zurückzuführen, daß es gleichmäßig im Systemkreislauf verteilt wurde [12]. Die Verteilung des oxygenierten Blutes in der Aorta variierte in Abhängigkeit von der Lage der Rückflußkanüle und dem Mischungsverhalten des Restblutstromes der Lunge und des extrakorporalen Blutstromes. Unter diesen Bedingungen waren sehr hohe extrakorporale Blutflußraten erforderlich, da nur auf diese Weise der gemischt-venöse O_2-Gehalt so angehoben werden konnte, daß eine arterielle Hypoxie auch in den Körperregionen vermieden wurde, die weiterhin ausschließlich Blut aus dem linken Ventrikel und nicht aus der Membranlunge erhielten. Durch Kanülierung der rechten A. axillaris oder durch Verwendung einer speziell für diesen Zweck entwickelten "Aortenwurzelkanüle", die via A. femoralis eingeführt wurde, versuchte man, eine möglichst gleichmäßige Verteilung des extrakorporal oxygenierten Blutes im Körper zu erreichen [12, 48].

Von einer in den Jahren 1974–1976 durchgeführten, prospektiv randomisierten Multi-Center-Studie (US-ECMO Study) versprach man sich Aufschlüsse darüber, ob die hohe Letalität der ARDS-Patienten mit Hilfe der ECMO gesenkt werden könnte [55]. In diese Studie wurden 90 Patienten entsprechend den Kriterien der untenstehenden Aufstellung eingeschlossen, von denen 42 mit ECMO behandelt wurden. Wiederum kam eine venoarterielle Bypasstechnik unter Benutzung 4 verschiedener Oxygenatoren (Kolobow, Bramson, Lande-Edwards und General-Electric-Pierce) zur Anwendung. Die Auswertung dieser Untersuchung zeigte jedoch, daß ECMO die in der Kontrollgruppe aufgetretene 90 %ige Letalität nicht vermindern konnte.

Einschlußkriterien der US-ECMO Study

Kriterium für schnellen Anschluß an ECMO:
$p_aO_2 < 50$ mm Hg länger als 2 h bei $F_IO_2 = 1$ und PEEP > 5 cm H_2O,

Kriterien für langsamen Anschluß nach 48 h maximaler Therapie:
$p_aO_2 < 50$ mm Hg länger als 12 h bei $F_IO_2 = 0{,}6$ und PEEP > 5 cm H_2O.
$Q_S/Q_T > 30$ %, gemessen bei $F_IO_2 = 1$ und PEEP > 5 cm H_2O.

Trotz dieser Mißerfolge wurde der Gedanke, die gestörte Lungenfunktion durch extrakorporalen Gasaustausch zu unterstützen, von Kolobow weiterverfolgt. Er entwickelte 1977 eine Perfusionstechnik, die mit einem niedrigen extrakorporalen Blutfluß (0,5–2 l/min) vor allem der extrakorporalen CO_2-Elimination dient [26]. Dieses Konzept erfordert allerdings die Aufrechterhaltung der O_2-Aufnahme über die natürliche Lunge im Sinne einer überwiegenden apnoeischen Oxygenation. Gattinoni [14], ein Schüler Kolobows, setzte dieses Verfahren mittels eines venovenösen extrakorporalen Kreislaufes 1979 in Mailand erstmals klinisch erfolgreich ein. Ein wesentlicher Fortschritt gegenüber den ersten Jahren der Anwendung von ECMO war darin zu sehen, daß von Gattinoni et al. die gesamte Behandlungsstrategie, insbesondere die der Lunge, während und nach extrakorporalem Gasaustausch weiterentwickelt und standardisiert wurde. Unter der Vorstellung, einerseits durch möglichst geringe mechanische Belastung günstige Voraussetzungen für die Heilung der Lunge zu schaffen und andererseits durch PEEP in Verbindung mit kleinen V_T die funktionelle Residualkapazität erhalten zu können, kombinierte Gattinoni die extrakorporale CO_2-Elimination mit niedrigfrequenter Beatmung ("extracorporeal CO_2 removal in combination with low frequency positive pressure ventilation," $ECCO_2$-R-LFPPV). So erfolgte eine Dissoziation des Gasaustausches: Extrakorporal fand die CO_2-Elimination statt, während der O_2-Transfer via naturalis mittels apnoescher Oxygenation gewährleistet wurde. In Deutschland setzten Falke et al. [52] in Düsseldorf dieses Verfahren 1982 erstmals mit Erfolg in der Behandlung des akuten Lungenversagens beim Erwachsenen ein. Von der Arbeitsgruppe um Lennartz [25] wurde es 1984 an der Universität Marburg aufgegriffen und dort bis heute mit den weltweit höchsten Fallzahlen fortgeführt.

Dieses Verfahren des präpulmonalen Gasaustausches unter Verwendung einer venovenösen Bypasstechnik und gleichzeitiger Reduktion der hohen Beatmungsdrucke und der toxischen, hohen inspiratorischen O_2-Konzentration (F_IO_2) senkte die Letalität des schweren ARDS auf etwa 50 % [16, 24, 25, 44, 45].

Diese Phase der klinischen Anwendung des extrakorporalen Gasaustausches war durch eine notwendige, nahezu vollständige systemische Antikoagulation mit hohen Heparindosen und den in Folge auftretenden schweren Blutungskomplikationen gekennzeichnet [54]. Chirurgische Interventionen, wie z. B. das Einlegen von Thoraxdrainagen, waren oftmals von lebensbedrohlichen Blutungen begleitet [54]. Uziel et al. [54] zeigten, daß mehr als 70 % der Patienten verstarben, wenn während der extrakoporalen Perfusion eine Operation notwendig wurde.

Erst die von Bindslev et al. [7] 1987 klinisch mit Erfolg eingesetzten, heparinbeschichteten extrakorporalen Systeme erlaubten die extrakorporale Unterstützung des Gasaustauschs ohne oder mit nur geringer systemischer Antikoagulation. So konnten selbst während der Perfusion ausgedehnte thoraxchirurgische Eingriffe ohne größere Blutungen durchgeführt werden und die Indikation zur extrakorporalen Unterstützung des Gasaustausches auf Patienten mit erhöhtem Blutungsrisiko und gleichzeitigem ARDS ausgedehnt werden [42–44]. Somit trägt der Einsatz von heparinbeschichteten Systemen möglicherweise zu einer weiteren Verbesserung der Überlebensraten bei Behandlung mit extrakorporalem Gasaustausch bei. Aus diesen Gründen sollte heute der extrakorporale Gasaustausch mittels einer venovenösen extrakorporalen Perfusiontechnik unter Verwendung heparinbeschichteter Membranlungen und Schlauchsysteme durchgeführt werden.

Mit der Realisierung des Konzeptes der "permissiven Hyperkapnie", wodurch schon ohne extrakorporale Technik Beatmungsfrequenz, Atemwegsdrucke und V_T erheblich gesenkt werden können, verschiebt sich erneut die Zielsetzung des extrakorporalen Gasaustausches: Während nach Kolobows und Gattinonis Technik die Oxygenation hauptsächlich mittels apnoescher Oxygenation über die Lunge des Patienten und die CO_2-Elimination extrakorporal erfolgte, werden die Patienten heute häufig erst in einem späteren Stadium des ARDS mit extrakorporalem Gasaustausch behandelt, in dem dann der O_2-Transfer die entscheidende Aufgabe dieses Verfahrens darstellt und die CO_2-Elimination eher eine untergeordnete Rolle spielt.

Bis Ende 1992 wurden in 5 europäischen Zentren etwa 300 Patienten mit extrakorporalem Gasaustausch behandelt mit einer Überlebensrate von etwa 50 % (Tabelle 1). Eine in Salt Lake City unter der Leitung von A.H. Morris [8] durchgeführte kontrollierte prospektive Studie untersuchte anhand eines computerisierten Behandlungsprotokolls bei 40 Patienten mit schwerem ARDS die Letalität bei konventioneller Beatmungstherapie und bei $ECCO_2$-R-LFPPV unter Verwendung von nichtheparinisierte Silikonmembranen. Die Studie zeigte, daß beide Therapieverfahren mit gleichen Letalitätsraten (62 % konventionell vs. 58 % $ECCO_2$-R-LFPPV) belastet sind. Bei der Bewertung dieser Ergebnisse muß jedoch berücksichtigt werden, daß keine heparinbeschichteten Membranlungen verwendet wurden und demzufolge das Risiko schwerwiegender hämorrhagischer Komplika-

Tabelle 1. Extrakorporaler Gasaustausch zur Behandlung des schweren ARDS in Europa: Arbeitsgruppe, Anzahl der Patienten (n) und Überlebends (s) (1980–Januar 1992)

Arbeitsgruppe	n	s
L. Bindslev/Stockholm	26	9
F. Brunet/Paris	48	19
K. Falke/Berlin	28	17
L. Gattinoni/Monza	87	40
K. Geiger, Freiburg	11	5
H. Lennartz/Marburg	130	63
Gesamt	330	153

tionen erhöht war. Auch konnten zumeist weder die Beatmungsdrucke noch die FIO_2 auf ein für die Lunge ungefährliches Niveau gesenkt werden. Heparinbeschichtete Membranlungen und hohe extrakorporale Blutflußraten sind als wesentliche Voraussetzungen zur Vermeidung von Blutungskomplikationen sowie zur effizienten Reduktion von Beatmungsdrucken und F_IO_2 zu betrachten. Daher sollte in einer neuen, prospektiv kontrollierten Multi-Center-Studie geklärt werden, ob bei Versagen der konventionellen Behandlungstherapie extrakorporaler Gasaustausch mit heparinbeschichteten Membranlungen und hohen extrakorporalen Blutflußraten von Vorteil ist.

Technik des extrakorporalen Gasaustausches

Beim klassischen femorojugularen Bypass gelangt das Blut aus einer in die V. femoralis eingeführten und bis unterhalb des Zwerchfelles vorgeschobenen Kanüle durch Schwerkraftdrainage in ein kleines Reservoir und wird von dort mittels einer Rollerpumpe nach Passage der Membranlunge über eine von der V. jugularis interna in die V. cava superior plazierte Kanüle zurückgepumpt. Da die heparinisierten Membranlungen oftmals nach 4–10 Tagen ausgewechselt werden müssen, hat sich insbesondere bei Patienten, für die eine unterbrechungsfreie Perfusion lebensnotwendig ist, die Benutzung zweier parallel angeordneter Rollerpumpen und Membranlungen bewährt (Abb. 1). Werden eine großlumige bzw. 2 kleinere Drainagekanülen (24–28 G bzw. 21 G) verwendet, können extrakorporal bis zu 4 l Blut/min arterialisiert werden. Das Einlegen der Kanülen kann sowohl durch chirurgische Freilegung der Gefäße als auch einfacher durch die von Pesenti [15] und Gattinoni [5] für diesen Zweck entwickelte perkutane Technik erfolgen. Im Gegensatz zur Verwendung nicht mit Heparin beschichteter extrakorporaler Systeme, die eine systemische Antikoagulation mit hohen Heparindosen notwendig machen (angestrebte partielle Thrombinzeit (PTT): 60–80 s; angestrebte "activated clotting time"

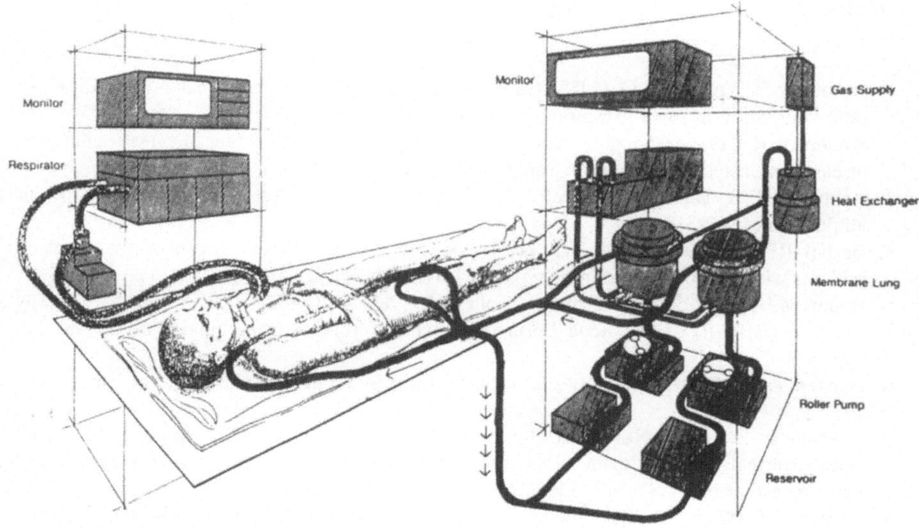

Abb. 1. Schematische Darstellung des extrakorporalen Kreislaufes über einen femorojugularen Bypass

(ACT): 160–190 s), erfordern die kovalent mit Heparin beschichteten Kanülen, Schlauchsysteme und Membranoxygenatoren eine nur minimale Antikoagulation (erwünschte PTT: 40–50 s; angestrebte ACT 120–150 s) [44]. Während des extrakorporalen Gasaustausches wird eine niedrig- bis normofrequente Beatmung mit Spitzendrucken zwischen 25–30 cm H_2O, PEEP-Werten zwischen 8–15 cm H_2O und einer $F_IO_2 < 0{,}6$ angestrebt.

Zusammenfassung

Sowohl das Konzept der "permissiven Hyperkapnie" als auch die extrakorporale Unterstützung der Lungenfunktion erlauben eine Reduktion der vorher meist sehr hohen Beatmungsdrucke und Atemminutenvolumina. Darüber hinaus kann durch extrakorporalen Gasaustausch in der Regel die inspiratorische Sauerstoffkonzentration auf ein vermutlich nichttoxisches Niveau gesenkt werden. Bei Patienten mit extrem hohen intrapulmonalen Rechts-Links-Shunt setzt dies jedoch voraus, daß extrakorporal genügend O_2 aufgenommen wird. Somit können permissive Hyperkapnie und extrakorporaler Gasaustausch zu einer weitgehenden Ausschaltung iatrogener Einflüsse auf die mögliche Progredienz des ARDS beitragen. Es wird der zu Anfang beschriebene verhängnisvolle "circulus vitiosus" durchbrochen und Zeit für die Behandlung der Grunderkrankung oder für das Einsetzen des Selbstheilungsprozeßes der Lunge gewonnen.

Literatur

1. Abraham E, Yoshihara G (1989) Cardiorespiratory effects of pressure controlled inverse ratio ventilation in severe respiratory failure. Chest 96: 1356–1359
2. Andersen JB (1986) Changing ventilatory strategy may alter outcome in catastrophic lung disease. Intensive Care Med 12: Suppl A 200
3. Ashbaugh DG, Bigelow DB, Petty TL, Levine BE (1967) Acute respiratory distress in adults. Lancet II: 319–323
4. Barber RE, Lee J, Hamilton WK (1970) Oxygen toxicity in man. A prospective study in patients with irreversible brain damage. N Engl J Med 283: 1478–1484
5. Baum M, Benzer H, Putensen C, Koller W, Putz G (1989) Biphasic positive airway pressure (BIPAP) – eine neue Form der augmentierenden Beatmung. Anaesthesist 38: 452–458
6. Bersten A, Sibbald WJ (1989) Acute lung injury in septic shock. Crit Care Clin 5: 49–79
7. Bindslev L, Eklund J, Norlander O et al. (1987) Treatment of acute respiratory failure by extracorporeal carbon dioxide elimination performed with a surface heparinized artificial lung. Anesthesiology 67: 117–120
8. Clemmer T, Morris A, Suchyta M, Wallace CJ, Orme J, Menlove R, Weaver L (1992) Extracorporeal support does not improve ARDS-survival. Crit Care Med 20: 61 (abstr)
9. Connors AFJ, McCaffree DR, Rogers RM (1981) The adult respiratory distress syndrome. Dis Mon 27: 1–75
10. Dreyfuss D, Basset G, Soler P, Saumon G (1985) Intermittent positive-pressure hyperventilation with high inflation pressures produces pulmonary microvascular injury in rats. Am Rev Respir Dis 132: 880–884
11. European ARDS Collaborative Working Group (1988) Adult respiratory distress syndrome (ARDS): Clinical predictors, prognostic factors and outcome. Intensive Care Med 14[Suppl 1]: A 300
12. Falke KJ, Herzer A, Krian A, Pohl JV, Schulte HD (1976) Extracorporeal membrane oxygenation in experimental pulmonary insufficiency. Effect of perfusion route on regional blood gas tensions and oxygen delivery. In: Zapol WM, Qvist J (eds) Artificial lungs for acute respiratory failure. Hemisphere Publishing Corporation, Washington, pp 283–296
13. Falke KJ, Pontoppidan H, Kumar A, Leith DE, Geffin B, Laver MB (1972) Ventilation with end-expiratory pressure in acute lung disease. J Clin Invest 51: 2315–2323
14. Gattinoni L, Agostoni A, Pesenti A et al. (1980) Treatment of acute respiratory failure with low-frequency positive-pressure ventilation and extracorporeal removal of CO_2. Lancet II: 292–294
15. Gattinoni L, Pesenti A, Marcolin R, Damia G (1988) Extracorporeal support in acute respiratory failure. Int Care World 5: 42–45
16. Gattinoni L, Pesenti A, Mascheroni D et al. (1986) Low-frequency positive-pressure ventilation with extracorporeal CO_2 removal in severe acute respiratory failure. JAMA 256: 881–886
17. Gillbe CE, Salt JC, Branthwaite MA (1980) Pulmonary function after prolonged mechanical ventilation with high concentrations of oxygen. Thorax 35: 907–913
18. Gille JP (1974) Respiratory support by extracorporeal circulation with a membrane artificial lung. Bull Physiopathol Respir Nancy 10: 373–410
19. Gurevitch MJ, Van-Dyke J, Young ES, Jackson K (1986) Improved oxygenation and lower peak airway pressure in severe adult respiratory distress syndrome. Treatment with inverse ratio ventilation. Chest 89: 211–213
20. Hawley SK, Edbrooke DL (1990) Intravenous alkali therapies. Clin Int Care 1: 263–267
21. Hickling KG, Henderson SJ, Jackson R (1990) Low mortality associated with low volume pressure limited ventilation with permissive hypercapnia in severe adult respiratory distress syndrome. Intensive Care Med 16: 372–377

22. Hill JD, O'Brien TG, Murray JJ, Dontigny L, Bramson ML, Osborn JJ, Gerbode F (1972) Prolonged extracorporeal oxygenation for acute post-traumatic respiratory failure (shock-lung syndrome). Use of the Bramson membrane lung. N Engl J Med 286: 629–634
23. Hopewell PC, Murray JF (1976) The adult respiratory distress syndrome. Annu Rev Med 27: 343–356
24. Knoch M, Falke K, Lennartz H (1990) Extrakorporale CO_2-Elimination. In: Bertschat FL, Ibe K, Martens F (Hrsg) Praktische Intensivmedizin – Trends und Entwicklungen. Zuckschwerdt, München, S 95–102
25. Knoch M, Muller EE, Holtermann W, Konder H, Lennartz H (1987) Experience with extracorporeal CO_2 elimination. Anaesthesist 36: 210–216
26. Kolobow T, Gattinoni L, Tomlinson TA, Pierce JE (1977) Control of breathing using an extracorporeal membrane lung. Anesthesiology 46: 138–141
27. Kolobow T, Moretti MP, Fumagalli R, Mascheroni D, Prato P, Chen V, Joris M (1987) Severe impairment in lung function induced by high peak airway pressure during mechanical ventilation. An experimental study. Am Rev Respir Dis 135: 312–315
28. Kolobow T, Spragg RG, Pierce JE, Zapol WM (1971) Extended term (to 16 days) partial extracorporeal blood gas exchange with the spiral membrane lung in unanesthetized lambs. Trans Am Soc Artif Intern Organs 17: 350–354
29. Kolobow T, Zapol W, Pierce J (1969) High survival and minimal blood damage in lambs exposed to long term (1 week) veno-venous pumping with a polyurethane chamber roller pump with and without a membrane blood oxygenator. Trans Am Soc Artif Intern Organs 15: 172–177
30. Kolobow T, Zapol W, Pierce JE, Keeley AF, Replogle RL, Haller A (1968) Partial extracorporeal gas exchange in alert newborn lambs with a membrane artificial lung perfused via an A-V shunt for periods up to 96 hours. Trans Am Soc Artif Intern Organs 14: 328–334
31. Kumar A, Falke KJ, Geffin B, Aldredge CF, Laver MB, Lowenstein E, Pontoppidan H (1970) Continuous positive-pressure ventilation in acute respiratory failure. N Engl J Med 283: 1430–1436
32. Lachmann B, Jonson B, Lindroth M, Robertson B (1982) Modes of artificial ventilation in severe respiratory distress syndrome. Lung function and morphology in rabbits after wash-out of alveolar surfactant. Crit Care Med 10: 724–732
33. Lachmann B, Robertson B, Vogel J (1980) In vivo lung lavage as an experimental model of the respiratory distress syndrome. Acta Anaesthesiol Scand 24: 231–236
34. Lee PC, Helsmoortel CM, Cohn SM, Fink MP (1990) Are low tidal volumes safe? Chest 97: 430–434
35. Lind T, McDonald JA, Avioli LV (1981) Grand Rounds: Adult respiratory distress syndrome. Arch Intern Med 141: 1749–1753
36. Marcy TW, Marini JJ (1991) Inverse ratio ventilation in ARDS. Rationale and implementation. Chest 100: 494–504
37. Modell JH, Graves SA, Ketover A (1976) Clinical course of 91 consecutive near-drowning victims. Chest 70: 231–238
38. Mortensen JD, Berry G (1989) Conceptual and design features of practical, clinically effective intravenous mechanical blood oxygen/carbon dioxide exchange device (IVOX). Int J Artif Organs 12: 384–389
39. Nash G, Blennerhassett JB, Pontoppidan H (1967) Pulmonary lesions associated with oxygen therapy and artificial ventilation. N Engl J Med 276: 368–374
40. Neuhof H (1991) Actions and interactions of mediator systems and mediators in the pathogenesis of ARDS and multiorgan failure. Acta Anaesthesiol Scand 35 [Suppl 95]: 7–14
41. Pesenti A (1990) Target blood gases during ARDS ventilatory management. Intensive Care Med 16: 349–351
42. Rossaint R, Slama K, Bauer R, Nienhaus M, Barth H, Weidemann H, Falke KJ (1990) Extracorporeal CO_2-removal with a heparin coated extracorporeal system. Intensive Care Med 16: 344–345

43. Rossaint R, Slama K, Lewandowski K et al. (1992) Major thoracic surgery during long-term extracorporeal lung assist for treatment of severe adult respiratory distress syndrome (ARDS). Eur J Cardiothorac Surg 6: 43–45
44. Rossaint R, Slama K, Lewandowski K et al. (1992) Extracorporeal lung assist with heparin-coated systems. Int J Artif Organs 15: 29–34
45. Rossaint R, Slama K, Pappert D et al. (1991) Extracorporeal lung assist with heparin coated systems. Am Rev Respir Dis 143 [Suppl]: A 249
46. Schulte HD, Bircks W, Dudziak R (1972) Preliminary results with the Bramson membrane lung. (Also report of a successful, clinical long-term perfusion). Thoraxchir Vask Chir 20: 54–59
47. Shimada Y, Yoshiya I, Tanaka K, Sone S, Sakurai M (1979) Evaluation of the progress and prognosis of adult respiratory distress syndrome. Simple respiratory physiologic measurement. Chest 76: 180–186
48. Snider MT, Zapol WM (1976) Assessment of pulmonary oxygenation during venoarterial bypass with aortic root return. In: Zapol WM, Qvist J (eds) Artificial lungs for acute respiratory failure. Hemisphere Publishing Corporation, Washington, pp 257–273
49. Suchyta MR, Clemmer TP, Orme JFJ, Morris AH, Elliott CG (1991) Increased survival of ARDS patients with severe hypoxemia (ECMO criteria). Chest 99: 951–955
50. Suter PM, Fairley B, Isenberg MD (1975) Optimum end-expiratory airway pressure in patients with acute pulmonary failure. N Engl J Med 292: 284–289
51. Tharratt RS, Allen RP, Albertson TE (1988) Pressure controlled inverse ratio ventilation in severe adult respiratory failure. Chest 94: 755–762
52. Thies WR, Breulmann M, Lenhsen U et al. (1985) Pulmonary function during a 10-day successful extracorporeal CO_2 elimination in acute respiratory failure. Case report. Anaesthesist 34: 197–202
53. Tsuno K, Miura Takeya M, Kolobow T, Morioka T (1991) Histopathologic pulmonary changes from mechanical ventilation at high peak airway pressures. Am Rev Respir Dis 143: 1115–1120
54. Uziel L, Cugno M, Fabrizi I et al. (1990) Physiopathology and management of coagulation during long-term extracorporeal respiratory assistance. Int J Artif Organs 13: 280–287
55. Zapol WM, Snider MT, Hill JD et al. (1979) Extracorporeal membrane oxygenation in severe acute respiratory failure. A randomized prospective study. JAMA 242: 2193–2196
56. Zapol WM, Snider MT, Schneider RC (1977) Extracorporeal membrane oxygenation for acute respiratory failure. Anesthesiology 46: 272–285

Intravenous Oxygenation*

M.R. Snider

Introduction

Since the adult respiratory distress syndrome (ARDS) was first described more than 25 years ago by Ashbaugh et al. [1], the mortality associated with it has not changed significantly. Mechanical ventilation with positive end expiratory pressure (PEEP) and a high inspiratory oxygen fraction (FiO_2) is the common approach adopted to overcome the hypoxemia and hypercarbia in ARDS, but unfortunately this therapy itself may contribute to the primary cause of lung damage. The toxic effects of high inspired FiO_2 levels and high airway pressures are deleterious to the lung parenchyma, while high inspiratory pressures and large tidal volumes may overdistend alveoli, thereby causing barotrauma [2].

A new strategy that has been proposed to reduce lung destruction is reduction of the tidal volume to avoid overdistention, thus allowing the $PaCO_2$ to rise up to levels of 100 mmHg. This concept was first described by Hickling [3] and called "permissive hypercapnia". However, although it reduces the risk of barotrauma, there is no evidence that it will reduce mortality in ARDS. A more sophisticated approach is to let the lung "rest" and provide adequate gas exchange via an artificial lung while the lung is healing. These solutions include extracorporeal membrane oxygenation (ECMO) and the intravenous oxygenator (IVOX).

ECMO was first established as an effective life-saving treatment in children with infant respiratory distress syndrome (IRDS). However, a large randomized study of ECMO treatment in adults with ARDS, sponsored by the National Institutes of Health (NIH) in 1970 [4] showed no in terms of survival rate. A slightly modified approach used by an Italian group [5] and termed extracorporeal CO_2 removal ($ECCO_2R$), markedly improved outcome, however. This system was primarily designed to remove CO_2 while reducing the ventilatory support. The use of a venovenous bypass rather than a venoarterial bypass further reduced the complications associated with the original ECMO. However, potential complications and the very high costs remain, due to the technology and the large volume of

* We are grateful to Dr. M. Kirmse for the preparation of this manuscript.

equipment and personnel required. Extracorporeal lung bypass requires full systemic heparinization, a large extracorporeal blood flow achieved by roller pumps, and big membrane lungs (35 cm in length, 4 cm in diameter); the risks of this technique are thrombocytopenia, hemorrhage, and mechanical failure.

All these factors have provided the impulse for developing an alternative device that provides sufficient support of oxygenation and CO_2 removal in patients with ARDS. An intravascular/intravenous membrane oxygenator was developed by Mortensen and coworkers [6]. His conception was to try to miniaturize an artificial lung to fit inside the inferior vena cava, a position which allows the normal forces of venous return to propel blood over hollow fibres and achieve gas exchange. This device is termed IVOX, which is actually a misnomer because CO_2 is also removed by it. IVOX is also the name of one commercially available device (CardioPulmonics Inc., Salt Lake City, Utah); other devices are under development.

The IVOX Device

The IVOX consists of 1000–2000 hollow fibers mounted in parallel with the venous flow pattern. Each fiber is made of microporous polypropylene and is 46–61 cm long with an outer diameter of 200 µm and a wall thickness of 23 µm. The membrane is selectively permeable to gases and coated with silicone that is 0.5–1.5 µm in thickness (Fig. 1). The gas, 100% oxygen, is introduced through a central conduit to a distribution manifold at the distal end of the device. From there it flows through one of the hollow fibers to an outlet manifold and leaves the body. The gas is driven by subatmospheric pressure (approximately 300 mmHg) at the outlet manifold to avoid gas embolism by forcing gas bubbles through any broken IVOX fiber into the blood stream.

Four sizes of the device are available, ranging from 7–10 mm according to the diameter of the manifold. The surface area varies from 0.2 to 0.5 m^2, in contrast with ECMO, where usually 5.0–10 m^2 surface area is used. When the bundle of fibers is furled for insertion, it has an outer diameter of between 10 and 14 mm.

The device is inserted via the right femoral vein or the right internal jugular vein. A phlebotomy is required, an introducer is placed into the vein, and a guide wire is advanced through the introducer. The tightly furled IVOX system is pushed over the wire into the vessel. The device occupies the entire length of the inferior vena cava, the right atrium, and parts of the superior vena cava (Fig. 2). Once in place, the device is unfurled so that blood can percolate around the fibers. Instead of pumping the blood from the patient via a system of tubes and roller pumps over a gas perfused oxygenator outside the body, the blood circulates around the oxygenator itself.

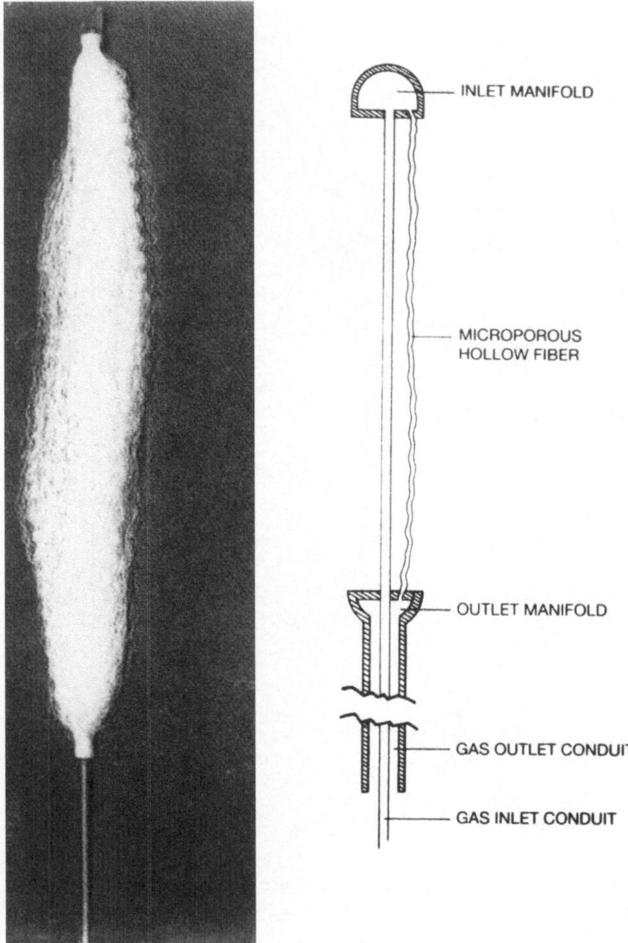

Fig. 1. The IVOX system and a schematic diagram. To show the gas flow, all but one fiber is cut off the IVOX device. (From High et al. [10])

This setup looks like an intra-aortic ballon pump, and the amount of equipment required is now minimal. Continuous infusion of heparin is required to provide mild to moderate systemic anticoagulation. To remove the IVOX at the end, it is furled tightly and pulled out.

Studies: Safety and Efficacy

First experiments with this device were performed in sheep until 1990, and the results demonstrated that IVOX can achieve effective gas exchange. The application was safe, and CO_2 removal was more efficient than O_2 delivery

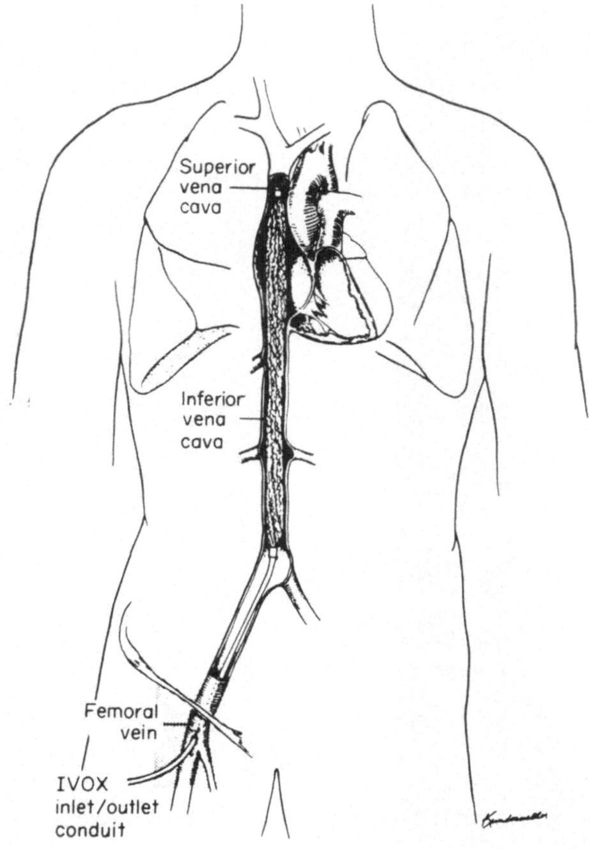

Fig. 2. The IVOX device in place; here inserted in the right femoral vein. (From Cockroft et al. [9])

due to the greater CO_2 permeability of the fiber. Phase I studies in humans started in 1990, followed by Phase II studies for efficacy in 1991 and 1992. Major concerns regarding safety and IVOX related complications were:

- Pulmonary thromboembolism
- Gas embolism
- Obstruction of the vena cava
- Reduced cardiac output
- Bacterial colonization
- Excessive bleeding due to anticoagulation

Neither of the two studies showed any major complications or problems associated with the utilization of IVOX. In patients in whom postmortem examinations were performed, there were no signs of clot formation in the vena cava or in the pulmonary circulation. Only a few patients experienced unilateral leg edema, which, however, responded to compression stockings. In some cases, femoral vein thrombosis was identified at autopsy, which might have been due to caval obstruction [7]. Thus it must be emphasized that appropriate selection of the device is very important; the vena cava must be measured by ultrasound to determine its optimal size. In one study [8], six of nine patients experienced an improvement in hemodynamics, which was probably due to the reduced ventilatory support and decreased airway pressures required during IVOX. The role of IVOX in contributing to infections is uncertain, although blood and IVOX surface cultures of patients who developed sepsis syndrome showed no growth [10]. Bleeding complications were minor and rare.

By the Spring of 1993, 148 patients had received the device in America and in Europe, no major complications were reported, and the survival rate was roughly 20%. This result requires careful evaluation because IVOX is used in a high-mortality patient group, survival is not determined accurately, and the ECMO entry criteria used are very loose. In order to obtain significant results, better indications have to be defined.

The major problem with IVOX is its efficiency in terms of gas exchange, which at best is only 30%. Compared to ECMO, where about 80%–90% of oxygen and carbon dioxide is removed, the efficacy of IVOX is thus poor. The reason for the limitation in gas exchange is primarily due to the location of IVOX, because only the blood in the vena cava is exposed long enough to the device for significant gas exchange to be achieved. Blood returning via the superior vena cava and from the coronary sinus into the right atrium is less likely to be exposed to the device. To achieve adequate gas exchange, the device must be redesigned for more transfer. The new design should allow percutaneous insertion and be relocated into the mixed venous stream, placed not only in the vena cava but also in the right ventricle and the pulmonary artery. Additionally, more fibers must be added to increase surface area, without increasing the total size. The future role of IVOX will mainly depend on these modifications and optimization of performance to achieve an oxygen transfer equivalent to that achieved by ECMO.

Conclusion

The current IVOX device can only be used as a lung assist device where only small changes in ventilatory settings are possible. However, it can augment conventional ventilatory support, thus avoiding potentially damaging levels of airway pressures and FiO_2. Indications for utilization must be defined to enable the clinician to apply this technology more efficiently. Redesign will lead to more effective devices, but probably not before the turn of this century.

References

1. Ashbaugh DG, Bigelow DB, Petty TL, Levine BE (1967) Acute respiratory distress in adults. Lancet 2: 319–323
2. Kolobow T, Moretti MP, Fumagalli R, Mascheroni D, Prato P, Chen V, Joris M (1987) Severe impairment in lung function induced by high peak airway pressure during mechanical ventilation: An experimental study. Am Rev Respir Dis 135: 312–315
3. Hickling KG, Henderson SJ, Jackson R (1990) Low mortality associated with low volume, pressure limited ventilation with permissive hypercapnia in severe adult respiratory distress syndrome. Intensive Care Med 16: 372–377
4. Zapol WM, Snider MT, Hill JD, Fallat RJ, Bartlett RH, Edmons LH et al. (1979) Extracorporeal membrane oxygenation for severe acute respiratory failure: A randomized prospective study. JAMA 242: 2193–2196
5. Gattinoni L, Pesenti A, Mascheroni D, Marcolin R, Fumagalli R, Rossi F et al. (1986) Low-frequency positive-pressure ventilation with extracorporial CO_2 removal in severe acute respiratory failure. JAMA 256: 881–886
6. Mortensen JD, Berry G (1989) Conceptual and design features of a practical, clinically effective intravenous mechanical blood oxygen/carbon dioxide exchange device (IVOX). Int J Artif Organs 12: 384–389
7. Durbin CG (1992) Intravenous oxygenation and CO_2 removal device: IVOX. Respir Care 37: 147–153
8. Mortensen JD (1991) Augmentation of blood gas transfer by means of an intravascular blood gas exchanger (IVOX). In: Marini JJ, Roussos C (eds) Ventilatory failure. Update in intensive care and emergency medicine vol. 15. Springer, Berlin Heidelberg New York, pp 318–348
9. Cockroft S, Kuo J, Colvin P, Lewis CT, Innis RF, Withington PS (1992) Initial evaluation of an intracorporeal oxygenation device. Anaesthesia 47: 48–51
10. High KM, Snider MT, Richard R, Russel GB, Stene JK, Campbell DB et al. (1992) Clinical trials of an intravenous oxygenator in patients with adult respiratory distress syndrome. Anesthesiology 77: 856–863

Oxygen Toxicity

R.E. Moon

Introduction

Evidence accumulated over the past 20 years indicates that molecular oxygen, when partially reduced, can result in production of reactive species which are toxic to tissues. These species include the superoxide anion (O_2^-), hydroxyl radical ($OH^\cdot$), hydrogen peroxide (H_2O_2), and singlet oxygen ($O\uparrow$). These reactive species can be toxic in a variety of ways, including lipid peroxidation (Freeman and Crapo 1982), sulfhydryl group inactivation (Haugaard 1968), oxidation of pyridine nucleotides (Chance et al. 1966), inactivation of Na^+-K^+ ATPase (Gottlieb et al. 1991), and inhibition of DNA and protein synthesis (Grave et al. 1972). The production of these species is PO_2 dependent; therefore the most common target organ for oxygen toxicity is the lung. Although arterial PO_2 can approach alveolar PO_2, vascular autoregulation tends to maintain tissue PO_2 in the range of 40–60 mmHg even when 100% oxygen is breathed. However, under hyperbaric conditions tissue blood flow autoregulation is overcome by the extremely high arterial O_2 content, and clinical toxicity can be observed in the central nervous system, retina, and lens. Under such conditions mixed venous PO_2 (which approximates tissue PO_2) may exceed 400 mmHg (Whalen et al. 1965).

There are several antioxidant defenses which help to protect organism against the damaging effects of reactive oxygen species. Enzyme systems exist which can catalyze the destruction of reactive species, for example, superoxide dismutases. These enzymes within the cytoplasm and mitochondria of mammalian cells catalyze the reduction of superoxide to hydrogen peroxide, which can then be further reduced to water by the enzymes catalase and glutathione peroxidase. Glutathione peroxidase uses the oxidation of glutathione to glutathione disulfide to provide the electron necessary for this reduction. Glutathione disulfide can then be reduced by the enzyme glutathione reductase. Another line of defense is provided by natural antioxidants such as vitamin E. Lipid peroxides, which are themselves toxic, may react with vitamin E to form the α-tocopherol radical, which is stable. Finally, oxidized compounds within tissues can be reduced by reducing glutathione (Fisher et al. 1979).

Specific Organ Toxicity

Lung

The effects of prolonged exposure to oxygen on the respiratory system include symptoms such as burning chest pain worsened by inspiration, cough, and dyspnea. Ventilated patients may develop increased intrapulmonary shunt and dead space/tidal volume ratio (Barber et al. 1970). If oxygen exposure persists, permeability pulmonary edema (ARDS) occurs and may be followed by pulmonary fibrosis.

The capillary endothelial cells appear to be the initial target site for oxygen-induced pulmonary damage (Crapo et al. 1980; Crapo 1986). Pratt has reported early capillary proliferation (1980) and hyaline membrane formation (1982). Interstitial fluid then increases, followed by accumulation of platelets and neutrophils. There is then destruction of capillary endothelial cells and type I pneumocytes (Crapo 1986). A proliferative phase then ensues, in which the destroyed type I pneumocytes are replaced by type II cells (Crapo 1986). Fibrosis may follow. A compilation of the results of various human studies is shown in Table 1.

A useful clinical index of pulmonary oxygen toxicity in spontaneously breathing, cooperative subjects is the reduction in vital capacity. As the inspired partial pressure of O_2 increases, the rate of reduction in vital capacity becomes progressively more rapid. The duration of oxygen breathing, which on average produces a certain percentage decrement in vital capacity, is inversely proportional to the inspired oxygen partial pressure (Clark 1993). The concept of the unit pulmonary toxic dose (UPTD) was introduced to equate any pulmonary dose of oxygen to an equivalent exposure at 1 ATA. UPTD is calculated on the basis of isopleths of equivalent decrement in vital capacity:

$$\text{UPTD} = t \cdot \sqrt[m]{\frac{0.5}{\text{PO}_2 - 0.5}}$$

where P is inspired PO_2 in ATA; m is an empirically derived slope constant with a value of -1.2; and t is exposure time in minutes (Clark and Lambertsen 1971). This formula can be somewhat simplified to the following equation which calculates the percentage decrease in vital capacity as a function of inspired PO_2 and time:

$$\%\Delta\text{VC} = -0.009 \cdot (\text{PO}_2 - 0.38) \cdot t$$

where PO_2 and t are in the same units as above (Harabin et al. 1978). Harabin et al. (1987) showed that the following, somewhat easier to remember, equation provides an approximately equivalent fit to the data:

$$\%\Delta\text{VC} = -0.011 \cdot (\text{PO}_2 - 0.5) \cdot t$$

where PO_2 and t are in the units as above.

Table 1. Human studies of pulmonary oxygen toxicity (from Clark 1993)

Oxygen partial pressure (ATS)	Ambient pressure (ATA)	Exposure duration (h)	n	Indices of pulmonary oxygen toxicity	Reference
0.23	0.25	408	8	VC, FEV, CaO_2, $CapaO_2$, chest X-ray	Morgan et al. (1963b)
0.23	0.25	408	2	VC, FEV_1, %FEV, MBC, VT	Morgan et al (1961)
0.24	0.26	120	2	VC	Roth (1963)
0.24	0.26	72	1	VC, FEV, ERV, IC, MBC, $\dot{V}E$, VT, chest X-ray	Hall & Martin (1960) Roth (1963)
0.25	0.26	336	6	VC, TLV, MBC, DLCO, PaO_2, chest X-ray	Helvey et al. (1962)
0.26	0.31	72	2	VC, $\dot{V}E$, $PaCO_2$, $CaCO_2$, chest X-ray	Becker-Freysing (1950); Roth (1963)
0.30	1.0	45	4	99mTc-DTPA $t½$, BAL albumin ↑, BAL cells	Griffith et al. (1986)
0.31	0.92	720	4	FEV, RV, MBC, DLCO, PaO_2	Robertson et al. (1964)
0.32	0.34	336	3	VC, ERV, IC, FRC, RV, MBC, RL, DLCO, CL, Raw, $\dot{V}E$, PaO_2, $PaCO_2$, single-breath distribution, chest X-ray	Dubois et al. (1963)
0.32	0.34	336	4	VC, PaO_2, PaO_2, $PACO_2$, $PaCO_2$, chest X-ray	Morgan et al. (1963a)
0.33	0.34	336	6	VC, TLV, MBC, DLCO, PaO_2, chest X-ray	Helvey et al. (1962)
0.33	0.34	720	4	FEV, RV, MBC, DLCO, PaO_2, PaO_2	Robertson et al. (1964)
0.40	1.0	45	4	^{99m}Tc-DTPA $t_{1/2}$, BAL albumin ↑, BAL cells	Griffith et al. (1986)
0.40	1.0	17	6	^{99m}Tc-DTPA $t_{1/2}$, VC, TLV, FEV_1, DLCO	Montgomery et al. (1989)
0.45	1.0	168	2	$\dot{V}E$, $PaCO_2$	Richards & Branch (1934)
0.49	0.50	336	6	VC, TLV, MBC, DLCO, PaO_2, chest Xray	Helvey et al. (1962)
0.49	0.50	24	6	VC, *f*	Comroe et al. (1945)
0.50	1.0	45	6	^{99m}Tc-DTPA $t_{1/2}$ ↓, BAL albumin ↑, BAL cells	Griffith et al. (1986)
0.51	1.0	24	10	VC, *f*	Comroe et al. (1945)
0.55	0.69	168	6	VC, *f*, chest X-ray	Michel et al. (1960)
0.75	1.0	24	9	VC ↓, *f*	Comroe et al. (1945)
0.83	1.0	53–57	6	VC ↓, *f*, chest X-ray	Ohlsson (1947)
0.90	1.0	65	2	VC ↓, $PACO_2$	Becker-Freysing (1950)
0.95	1.0	42–110	12	VC ↓, $\dot{V}E$ ↑, *f* ↑, pHa ↑, PaO_2 ↑, VT, O_2sata, $PaCO_2$, $CaCO_2$	Dolezal (1962)

Table 1. *Continued*

Oxygen partial pressure (ATS)	Ambient pressure (ATA)	Exposure duration (h)	n	Indices of pulmonary oxygen toxicity	Reference
0.95	1.0	17	14	BAL albumin ↑, BAL cells	Davis et al. (1983)
0.98	1.0	24	34	VC ↓, *f*, O_2sata, PaO_2, $\dot{V}E$, chest X-ray	Comroe et al. (1945)
0.98	1.0	30–74	4	VC ↓, TLV ↓, DLCO ↓, DM ↓, CL ↓, FEV, RV, Vc, PAO_2, PaO_2, $PaCO_2$, pHa, chest X-ray	Caldwell et al. (1966)
1.0	1.0	17	6	^{99m}Tc-DTPA $t_{1/2}$, VC, TLV, FEV_1, DLCO	Montgomery et al. (1989)

Arrows indicate statistically significant changes and direction of change. BAL, Bronchoalveolar lavage; $CaCO_2$, arterial carbon dioxide content; CaO_2, arterial oxygen content; $CapaO_2$, arterial oxygen capacity; CL, pulmonary lung compliance; DLCO, carbon monoxide diffusing capacity of the lung; DM, diffusing capacity of the pulmonary alveolar membrane; ERV, expiratory reserve volume; *f*, respiratory rate; FEV, forced expired volume; FEV_1, 1-s forced expired volume; %FEV, percentage of forced expired volume expires in 1 s; FIV, forced inspired volume; FIV_1, 1-s forced inspired volume; %FIV, percentage of forced inspired volume inspired in 1 s; FRC, functional residual capacity; IC, inspiratory capacity; MBC, maximum breathing capacity; MEP, maximal expiratory pressure; MIP, maximal inspiratory pressure; MMEF, maximal flow rate during mid-expiration; MMIF, maximal flow rate during mid-inspiration; O_2sata, arterial oxygen saturation; $PaCO_2$, arterial carbon dioxide tension; $PACO_2$, alveolar carbon dioxide tension; PaO_2, arterial oxygen tension; PAO_2, alveolar oxygen tension; PEFR, peak expiratory flow rate; pHa, arterial pH; PIFR, peak inspiratory flow rate; Vc, pulmonary capillary blood flow; Raw, airway resistance; RL, pulmonary resistance; RV, residual volume; ^{99m}Tc-DTPA $t_{1/2}$, half-time for lung clearance of technetium-labeled diethylene triamine pentaacetate; TLV, total lung volume; Vc, pulmonary capillary blood volume; VC, vital capacity; $\dot{V}E$, expired minute volume; Vt, pulmonary parenchymal tissue volume; VT, tidal volume.

These equations provide an index of damage for an individual with median susceptibility; however, there is substantial interindividual variability (Clark 1993). While the UPTD concept provides a useful statistical description of reduction in vital capacity in normal man exposed to increased ambient PO_2, its applicability in clinical practice is limited by factors which may alter susceptibility to oxygen toxicity, such as intermittent exposure, sepsis, and pharmacological agents. Moreover, the wide variation in susceptibility within the normal population means that in a substantial number of individuals the predicted damage using the above equations are markedly over- or underestimated.

Pulmonary oxygen toxicity is reversible provided the ambient PO_2 is reduced, although the rate of recovery is highly variable. In eight subjects exposed to hyperbaric oxygen sufficient to result in approximately 20% reduction in vital capacity pulmonary mechanical measurements returned to normal within 15–30 h (Clark 1988). When the more sensitive index of damage, DL_{CO}, is used, complete recovery may take up to several weeks (Caldwell et al. 1966).

Central Nervous System

CNS oxygen toxicity does not exist other than when breathing oxygen at increased ambient pressure. Symptoms of CNS oxygen toxicity include the following (reproduced from Clark 1993; data from Donald 1947, 1992):

- Facial pallor
- Sweating
- Bradycardia
- Choking sensation
- Sleepiness
- Depression
- Euphoria
- Apprehension
- Changes in behavior
  - Fidgeting
  - Disinterest
  - Clumsiness
- Visual symptoms
  - Loss of acuity
  - Dazzle
  - Lateral movement
  - Decrease in intensity
  - Constriction of visual field
- Acoustic symptoms
  - Music
  - Bell ringing
  - Knocking
- Unpleasant olfactory sensations
- Unpleasant gustatory sensations
- Respiratory changes
  - Panting
  - Grunting
  - Hiccoughs
  - Inspiratory predominance
  - Diaphragmatic spasms
- Severe nausea
- Spasmodic vomiting
- Vertigo
- Fibrillation of lips
- Lip twitching
- Twitching of cheek and nose

- Palpitations
- Epigastric tensions
- Syncope
- Convulsions

In clinical hyperbaric practice the most common symptoms are nausea, twitching, and, occasionally, convulsions. Oxygen toxicity is enhanced by hypercapnea, exercise, water immersion, and altered ambient temperature (Donald 1992).

CNS O_2 toxicity symptoms are rapidly reversible upon termination of the exposure. In a resting hyperbaric chamber convulsions are rarely seen at an ambient PO_2 of 2 ATA or less. When inspired PO_2 exceeds 3 ATA convulsions occur in 5% or more of exposures within 60–90 min. As with pulmonary O_2 toxicity, susceptibility evidently varies from individual to individual and even within the same individual from day to day (Donald 1947).

Eye

Retina. In the premature infant oxygen administration can result in a proliferative vascular reaction within the retina, resulting in fibrosis and retinal detachment (retrolental fibrosis). Behnke et al. (1935) described an acute form of retinal toxicity consisting of loss of peripheral vision when inspired PO_2 was maintained at 3 ATA for 210 min. This acute retinal toxicity is reversible (Clark 1993).

Lens. Progressive myopia often occurs after repetitive hyperbaric oxygen therapy (Anderson and Farmer 1978; Lyne 1978). The cause has been attributed to a change in lens shape (Anderson and Shelton 1987). This effect is usually not observed until after 20 or more exposures although occasionally changes in visual acuity occur after only one or two exposures. Usually the process is reversible at approximately the same rate at which it occurred, but there is sometimes residual myopia (Anderson and Farmer 1978). It has been suggested that hyperbaric oxygen exposure predisposes to the formation of nuclear cataracts (Palmquist et al. 1984). However, many of the patients in that report had received hundreds of hours of HBO treatment. Moreover, nuclear cataracts are also associated with diabetes, which is a frequent concurrent disease in patients requiring HBO.

Erythrocyte

Chronic exposure to oxygen results in progressive anemia, which is in part mediated by reduction in circulating erythropoietin but also appears to be associated with mild hemolysis (Larkin et al. 1972).

Modification of Oxygen Toxicity

The most effective way of minimizing the risk of oxygen toxicity is to use the minimum acceptable dose of oxygen, standard clinical practice in critical care medicine. Pulmonary oxygen toxicity can almost always be avoided if inspired O_2 concentration can be maintained below 50%. In hyperbaric practice CNS oxygen toxicity risk can be minimized by limiting ambient PO_2 to around 3 ATA.

Intermittent exposure is another method by which oxygen tolerance may be induced. In the clinical practice of hyperbaric medicine 5 min of air breathing interspersed with 20- to 25-min periods of 100% O_2 breathing at increased ambient pressure reduces the rate of decrement in vital capacity (Clark 1993). Rats preexposed to 80% O_2 at 1 ATA had increased survival time on subsequent exposure to lethal hyperoxia (Coursin et al. 1987).

Intermittent exposure to hyperoxia also decreases the risk of hyperoxic convulsions.

Decreasing metabolic rate may also minimize O_2 toxicity, presumably by reducing the rate of production of reactive oxygen species or by minimizing the rate of chemical reactions producing damage. Both hypothermia (Haugaard 1968) and general anesthesia (Bean and Zee 1966) have been shown to reduce CNS O_2 toxicity in animals. Reduction in metabolic rate might also in part explain the apparent salutory effects of barbiturates and benzodiazepines on CNS O_2 toxicity.

The most intriguing method on the horizon is enhancement of antioxidant defenses against reactive oxygen species. Yusa et al. (1984) demonstrated that injection of superoxide dismutase and catalase encapsulated in liposomes is protective against central nervous system O_2 toxicity. Attempts to prevent pulmonary O_2 toxicity in animals by administration of aerosolized free radicals scavenging enzymes are in progress.

References

Anderson B jr, Farmer C jr (1978) Hyperoxic myopia. Trends Ophth Soc UK 76: 116–124

Anderson B jr, Shelton DL (1987) Axial length in hyperoxic myopia. In: Bove AA, Bachrach AJ, Greenbaum LJ (eds) Proc 9th Internat Symp Underwater and Hyperbaric Physiology. Undersea and Hyperbaric Medical Society, Bethesda, pp 607–611

Barber RE, Lee J, Hamilton WK (1970) A prospective study in patients with irreversible brain damage. New Engl J Med 283: 1478–1484

Bean JW, Zee D (1966) Influence of anesthesia and carbon dioxide on CNS and pulmonary effects of oxygen at high pressure. J Appl Physiol 21: 521–526

Becker-Freysing H (1950) Physiology and pathophysiological effects of increased oxygen tension. USAF School of Aviation Medicine (German aviation medicine in world war II, vol I, pp 493–514)

Behnke AR, Forbes HS, Motley EP (1935) Circulatory and visual effect of oxygen at 3 atmospheres pressure. Am J Physiol 114: 436–442

Burger EJ Jr, Mead J (1969) Static properties of lungs after oxygen exposure. J Appl Physiol 27: 191–197

Caldwell PRB, Lee WL Jr, Schildkaraut HS, Archibald ER (1966) Changes in lung volume, diffusing capacity and blood gases in man breathing oxygen. J Appl Physiol 21: 1477–1483

Chance B, Jamieson D, Williamson JR (1966) Control of the oxidation-reduction state of reduced pyridine nucleotides in vivo and in vitro by hyperbaric oxygen. In: Brown IW Jr, Cox BG (eds) Proc 3rd Internat Conference on Hyperbaric Medicine. National Academy of Sciences, Washington DC, no. 15, p 41

Clark JM (1988) Pulmonary limits of oxygen tolerance in man. Exp Lung Resp 14 [Suppl]: 897–910

Clark JM (1993) Oxygen toxicity. In: Bennett PB, Elliot DH (eds) The physiology and medicine of living. Saunders, London, pp 121–169

Clark JM, Gelfand R, Flores ND, Lambertsen CJ, Pisarello JB (1987) Pulmonary tolerance in man to continuous oxygen exposure at 3.0, 2.5, 2.0, and 1.5 ATA in predictive studies V. In: Bove A.A., Bachrach A.J., Greenbaum LJ (eds) Proc 9th Internat Symp Underwater and Hyperbaric Physiology. Bethesda, Undersea and Hyperbaric Medical Society, pp 737–749

Clark JM, Jackson RM, Lambertsen CJ, Gelfand R, Hiller WDB, Unger M (1991) Pulmonary function in men after oxygen breathing at 3.0 ATA for 3.5 h. J Appl Physiol 71: 878–885

Clark JM, Lambertsen CJ (1971) Rate of development of pulmonary O_2 toxicity in man during O_2 breathing at 2.0 ATA. J Appl Physiol 30: 739–752

Comroe JH Jr, Dripps RD, Dumke PR, Deming M (1945) Oxygen toxicity: the effect of inhalation of high concentrations of oxygen for twenty-four hours on normal men at sea level and at a simulated altitude of 18000 feet. JAMA 128: 710–717

Coursin DV, Cihla HP, Will JA, McCreary JL (1987) Adaptation to chronic hyperoxia: biochemical effects and the result to subsequent lethal hyperoxia. Am Rev Respir Dis 135: 1002–1006

Crapo JD, Berry BE, Foscue HA et al. (1980) Structural and biochemical changes in rat lungs occurring during exposures to lethal and adaptive doses of oxygen. Am Rev Respir Dis 122: 123–143

Crapo JD (1986) Morphologic changes in pulmonary oxygen toxicity. Annu Rev Physiol 48: 721–731

Davis WB, Rennard SI, Betterman PB, Crystal RG (1983) Early reversible changes in human alveolar structures induced by hyperoxia. N Engl J Med 309: 878–883

Dolezal V (1962) The effect of long lasting oxygen inhalation upon respiratory parameters in man. Physiol Bohemoslov 11: 149–158

Donald KW (1947) Oxygen poisoning in man (I, II). Br Med J 1: 667–672, 712–717

Donald KW (1992) Oxygen and the diver. The SPA, Harley Swan

Dubois AB, Hyde RW, Hendler E (1963) Pulmonary mechanics and diffusing capacity following simulated space flight of two weeks duration. J Appl Physiol 18: 696–698

Eckenhoff RG, Dougherty JH Jr, Messier AA, Osborne SF, Parker JW (1987) Progression of and recovery from pulmonary oxygen toxicity in humans exposed to 5 ATA air. Aviat Space Environ Med 58: 658–667

Fisher AB, Bassett DJP, Forman HJ (1979) Oxygen toxicity of the lung: biochemical aspects. In: Fishman AP, Renkin EM (eds) Pulmonary edema. American Physiology Society, Bethesda, pp 207–216

Fisher AB, Hyde RW, Puy PJM, Clark JM, Lambertsen CJ (1968) Effect of oxygen at 2 atmospheres on the pulmonary mechanics of normal man. J Appl Physiol 24: 529–536

Freeman BA, Crapo JD (1982) Biology of disease: free radicals and tissue injury. Lab Invest 47: 412–426

Gottlieb SF, Koehler GJ, Rhodes LVG (1976) An oxygen-and pressure-sensitive enzyme: Na-K-adenosine-triphosphatase. In: Lambertsen CJ (ed) Underwater physiology V. Proc 5th Symp, Bethesda, FASEB, 431–442

Grave GD, Kennedy C, Sokoloff L (1972) Impairment of growth and development of the rat brain by hyperoxia at atmospheric pressure. J Neurochem 19: 187–194

Griffith DE, Holden WE, Morris JF, Min LK, Krishnamurthy GT (1986) Effects of common therapeutic concentrations of oxygen on lung clearance of ^{99m}Tc-DTPA and bronchoalveolar lavage albumin concentration. Am Rev Respir Dis 134: 233–237

Hall AL, Martin RJ (1960) Prolonged exposure in the navy full pressure suit at space equivalent altitude. Aerospace Med 31: 116–122

Harabin AL, Homer LD, Weathersby et al. (1987) An analysis of decrement in vital capacity as an index of pulmonary oxygen toxicity. J Appl Physiol 63: 1130–1135

Haugaard N (1968) Cellular mechanisms of oxygen toxicity. Physiol Rev 48: 311–373

Helvey WM, Albright GA, Benjamin FB, Gall LS, Peters JM, Rind H (1962) Effects of prolonged exposure to pure oxygen on human performance. Republic Aviation Corporation, report 393-1, NASA contr. NASr-92

Larkin EC, Adams JD, Williams WT, Duncan DM (1972) Hematologic responses to hypobaric hyperoxia. Am J Physiol 223: 431–437

Lyne AJ (1978) Ocular effect of hyperbaric oxygen. Trends Ophth Soc UK 98: 66–68

Mengel CE, Kann AT Jr, Lewis AM, Horton B (1964) Mechanisms of in vivo hemolysis induced by hyperoxia. Aerospace Med 35: 857–860

Michel EL, Langevin RW, Gell CF (1960) Effect of continuous human exposure to oxygen tension of 418 mmHg for 168 hours. Aerospace Med 31: 138–144

Montgomery AB, Luce JM, Murray JF (1989) Retrosternal pain is an early indicator of oxygen toxicity. Am Rev Respir Dis 139: 1548–1550

Morgan TE Jr (1963a) Cutler RG, Shaw EG, Ulvedal F, Hargreaves JJ, Moyer JE, McKenzie RE, Welch BE Physiologic effects of exposure to increased oxygen tension at 5 psia. Aerospace Med 34:720–726

Morgan TE Jr, Ulvedal F, Cutler RG, Welch BE (1963b) Effects on man of prolonged exposure to oxygen at a total pressure of 190 mmHg. Aerospace Med 34: 589–592

Morgan TE Jr, Ulvedal F, Welch BE (1961) Observations in SAM to-man cabin simulator. II. Biomedical aspects. Aerospace Med 32: 591–602

Ohlsson WTL (1947) A study on oxygen toxicity at atmospheric pressure. Acta Med Scand [Suppl] 190

Palmquist BM, Philipson B, Barr PO (1984) Nuclear cataract and myopia during hyperbaric oxygen therapy. Br J Opthalmol 68: 113–117

Pratt PC (1968) Pulmonary capillary proliferation induced by oxygen inhalation. Am J Pathol 34: 1033–1049

Pratt PC (1982) Pathology of adult respiratory distress syndrome: implications regarding therapy. Semin Respir Med 4: 79–85

Puy RJM, Hyde RW, Fisher AB, Clark JM, Dickson J, Lambersen CJ (1968) Alterations in the pulmonary capillary bed during early O_2 toxicity in man. J Appl Physiol 24: 537–543

Richards DW, Barach AL (1934) Prolonged residence in high oxygen atmospheres. Effects on normal individuals and on patients with chronic cardiac and pulmonary insufficiency. Q J Med 3: 437–466

Robertson WG, Hargreaves JJ, Herlocher JE, Welch BE (1964) Physiologic response to increased oxygen partial pressure. II. Respiratory studies. Aerospace Med 35: 618–622

Roth EM (1963) Selection of space cabin atmospheres. I. Oxygen toxicity. NASA technical note D2008, Washington

Whalen RE, Saltzman HA, Holloway DH et al. (1965) Cardiovascular and blood gas responses to hyperbaric oxygenation. Am J Cardiol 15: 628

Yusa T, Crapo JD, Freeman BA (1984) Liposomes-mediated augmentation of brain SOD and catalase inhibits CNS O_2 toxicity. J Appl Physiol 57: 1674–1681

Stickstoffmonoxid bei Sepsis und akutem Lungenversagen*

R. Rossaint, H. Gerlach, D. Pappert und *K.J. Falke*

Der endogene Vasodilatator Stickstoffmonoxid (NO) wird vom Gefäßendothel synthetisiert und trägt entscheidend zur Regulation des system- wie auch pulmonal-arteriellen Gefäßtonus bei. Während der normale Gefäßtonus durch eine basale NO-Synthese gewährleistet wird [51, 62], wird die übermäßige Gefäßweitstellung beim septischen Schock durch eine zytokin- und/oder endotoxinbedingte Überproduktion des NO verursacht [31, 39]. Im Gegensatz zur Überproduktion des NO im septischen Schock könnte bei Patienten mit akutem Lungenversagen die NO-Bildung gestört sein und infolgedessen eine pulmonale Hypertonie auftreten. Daher wird beim septischen Schock die Gabe von NO-Synthaseinhibitoren diskutiert, während sich beim akuten Lungenversagen die therapeutische Gabe von NO als einem gasförmigen und somit leicht inhalierbaren Vasodilatator anbietet.

Physiologie und Metabolismus des Stickoxids

Furchgott u. Zawadzki [17] beschrieben 1980 erstmals, daß die relaxierende Wirkung von Acetylcholin auf isolierten Arterien von intaktem Gefäßendothel abhängig ist. Sie postulierten, daß die relaxierende Wirkung von Acetylcholin von einem labilen humoralen Faktor, später "endothelium derived relaxing factor" (EDRF) genannt, vermittelt werden müsse. Im Jahre 1987 wurden von 2 unabhängigen Arbeitsgruppen Befunde vorgelegt, die auf eine Identität von EDRF und NO schließen ließen [29, 42]. Inzwischen liegen allerdings neuere Ergebnisse vor, die eher vermuten lassen, daß EDRF einer Nitrosoverbindung entspricht, die NO freisetzt [36]. Daher ist noch nicht eindeutig geklärt, ob EDRF freies NO ist oder ob EDRF NO freisetzt. Als gesichert gilt jedoch, daß NO nach Diffusion zur Gefäßmuskelzelle zu einer Aktivierung der löslichen Guanylatcyclase führt, die wiederum die Umwandlung von Magnesiumguanosintriphophat in zyklisches Guanosinmonophosphat (cGMP) stimuliert (Abb. 1). Das cGMP vermittelt über die cGMP-abhängige Proteinkinase die Phosporylierung und

* Unterstützt durch DFG FA 139, 1–3.

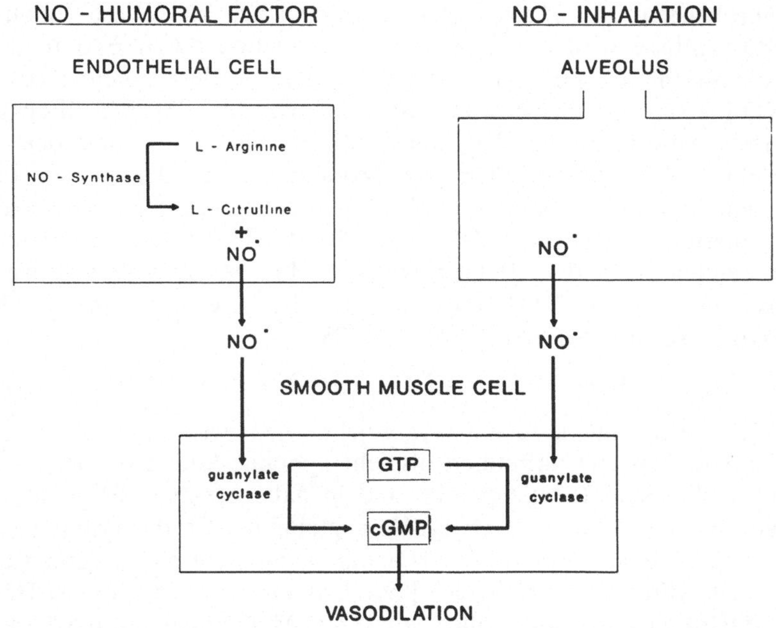

Abb. 1. Schematische Darstellung des Wirkmechanismus des endogen von Endothelzellen gebildeten Stickstoffmonoxid (NO) und des per inhalationem zugeführten NO. Sowohl endogen gebildetes als auch per inhalationem zugeführtes NO führt in der Gefäßmuskelzelle zu einer Akivierung der löslichen Guanylatcyclase, die wiederum die Umwandlung von Magnesiumguanosintriphophat (GTP) in zyklisches Guanosinmonophosphat (cGMP) stimuliert, und damit letztlich zu einer Relaxation der glatten Muskelzelle

danach Dephosporylierung der leichten Ketten des Myosins und damit die Relaxation der glatten Muskelzelle [7, 35]. Heute ist bekannt, daß die seit Jahrzehnten zur Gefäßerweiterung therapeutisch eingesetzten Nitro-Vasodilatatoren in den Endothelzellen der Gefäße mit Thiolverbindungen reagieren, bei deren spontanem Zerfall NO freigesetzt wird [28], welches dann über den oben beschriebenen Weg eine Vasodilatation auslöst. Aber nicht nur Endothelzellen produzieren NO, sondern NO wird u. a. als Neuromodulator [6] von Gehirnzellen, von Makrophagen [24] und anderen Zellen nach immunologischer Aktivation als Effektormolekül sowie von Thrombozyten als intrazelluläre Messenger, der die Plättchenaggregation hemmt [48], synthetisiert. Die in den Endothel-und Nervenzellen wie in den Thrombozyten wirksame NO-Synthase wird als "konstitutiv" bezeichnet, ist Ca^{2+}-abhängig und setzt kontinuierlich NO frei [35]. Diese basale NO-Sekretion wird durch Bindung von Bradykinin, Histamin und Acetylcholin an Rezeptoren der Endothelzellen kurzzeitig erhöht. Neben dieser "konstitutiven" NO-Synthase existiert in den vaskulären Endothelzellen zusätzlich eine "induzierbare" NO-Synthase, die Ca^{2+}-unabhängig ist und allein für die NO-Biosynthese u. a. in den Makrophagen, neutrophilen Granulozyten,

Fibroblasten und Hepatozyten verantwortlich ist. Diese "induzierbare" NO-Synthase wird erst 2–8 h nach Stimulation durch Endotoxin, "tumor necrosis factor" und y-Interferon aktiviert, wodurch dann allerdings eine NO-Freisetzung über 48 h herbeigeführt wird [25, 35]. Die Bildung des NO erfolgt sowohl mittels der "konstitutiven" als auch mittels der "induzierbaren" NO-Synthase über die Oxidation eines der beiden terminalen Guanidino-Stickstoffatome des L-Arginins mit nachfolgender Spaltung des oxidierten L-Arginin in NO und Citrullin [35]. Das NO bleibt nur für Sekunden nach der Bildung wirksam, bis es dann in wäßriger Lösung oxydiert und zu NO_2 umgewandelt wird, welches dann wieder durch Hydrolyse zu Nitrit und Nitrat wird [28]:

$$2NO + O_2 \rightarrow 2NO_2 \qquad 2NO_2 + H_2O \rightarrow NO_2^- + NO_3^- + 2H^+.$$

Wird No per inhalationem verabreicht, wird zwischen 50–80 % absorbiert [20, 65]. Das NO diffundiert als sehr lipophile Substanz von den Alveolen ins umliegende Lungengewebe und in nahegelegene Blutgefäße. Im Blut wird NO durch Bindung an das Hämoglobin der Erythrozyten innerhalb von Sekunden inaktiviert, da das Hämoglobinmolekül NO aufgrund einer sehr hohen Affinität sofort bindet [19]. Das entstehende Nitrosyl-Hämoglobin (NOHb) wird in Anwesenheit von O_2 zu Methämoglobin oxydiert, aus dem unter Bildung von Nitrat (NO_3^-) sehr schnell wieder freies Hb regeneriert wird. Auf Grund der schnellen Metabolisierung finden sich im Blut bei der Inhalation von 10 ppm NO nur sehr niedrige NO-Hb-Spiegel (0,13 % des Gesamt-Hb) und Methämoglobin-Spiegel (0,2 % des Gesamt Hb) [40]. Der weitere Stoffwechsel des inhalierten NO nach Konversion zu Nitrat ist identisch mit dem des über Nahrungsmittel aufgenommenen Nitrats [67]. Der größte Teil des Nitrats wird über die Niere mit dem Urin ausgeschieden. Ein Teil des Nitrats wird in den Mund über den Speichel sezerniert und dort mittels Bakterien zu Nitrit (NO_2^-) konvertiert. Partiell wird das Nitrit im Magen zu N_2 umgewandelt und als Gas ausgeschieden. Im Darm wird das Nitrat teilweise zu NH_3 reduziert, rückresorbiert und zu Harnstoff metabolisiert. Der überwiegende Anteil der anorganischen Endprodukte des inhalierten NO wird innerhalb von 48 h über den Urin ausgeschieden.

Hemmung der NO-Synthese beim septischen Schock

Endotoxin, "tumor necrosis factor" und Interleukin 1 und 2 aktivieren die induzierbare NO-Synthase [25, 31, 32, 35, 37]. Die enzymatische Reaktion, die L-Arginin mittels der NO-Synthase zu NO und Citrullin transformiert, läßt sich durch L-Arginin-Analoga kompetitiv hemmen [30, 43]. Solche L-Arginin-Analoga sind z. B. N^G-Monomethyl-L-Arginin (L-NMMA) und N^G-Nitro-L-Arginin (L-NAME). In anästhesierten Tieren führte die kompetitive Hemmung der konstitutiven NO-Synthase durch L-NMMA zu einem dosisabhängigen Anstieg des mittleren arteriellen Blutdruckes und verhinderte die vasodilatatorische Wirkung von Acetylcholin; durch Gabe von L-Arginin konnten die Effekte der NO-Synthasehemmung aufgehoben werden [1, 50, 52]. Diese Studien zeigten zunächst die Abhängigkeit des Gefäßtonus von der basalen NO-Synthese durch die konstitutive NO-Synthase des Gefäßendothels. Offensichtlich spielt diese basale NO-Freisetzung eine größere Rolle für das arterielle als für das venöse Gefäßsystem, da die intraarterielle Infusion von L-NMMA zu einer direkten Vasokonstriktion und Blutflußreduktion im betroffenen Gefäß führt, die intravenöse Gabe von L-NMMA jedoch keine solch direkten Wirkungen aufweist [62, 63]. Aber nicht nur die basale NO-Synthese, sondern auch die durch Mediatoren induzierte NO-Freisetzung kann durch Gabe der kompetitiven NO-Synthasehemmer beeinflußt werden. So konnten sowohl in Tierversuchen als auch bei Patienten im septischen Schock durch kompetitive Blockung der NO-Synthase die arterielle Hypotension und die Hyporeaktivität auf vasokonstriktive Medikamente aufgehoben werden [33, 44]. Allerdings scheint dieser zunächst als günstig einzustufende Effekt der Blutdrucknormalisierung auf Kosten des nutitiven Blutflusses zu gehen. Elsner et al. [12] zeigten an 6 wachen Hunden, daß die Infusion von L-NAME hier einerseits mit einem Anstieg des mittleren arteriellen Blutdruckes und des totalen peripheren Gefäßwiderstandes einherging, andererseits jedoch zu einem Abfall des Herzzeitvolumens, des renalen Plasmaflusses und zu einer verringerten renalen Natrium- und Wasserausscheidung führte. Darüber hinaus muß bedacht werden, daß gerade im septischen Schock dem mittels der induzierbaren NO-Synthase gebildetem NO zytostatische und zytotoxische Aufgaben gegenüber eindringenden Mikroorganismen zugesprochen werden und somit durch kompetitve Hemmung der NO-Synthase möglicherweise das immunologische Abwehrsystem geschwächt wird. Tierexperimentelle Studien an Kaninchen, die durch Endotoxininfusion in einen hypotensiven Schock gebracht wurden, zeigten, daß die Überlebensrate bei diesen Tieren abfiel, wenn den Tieren ein kompetitiver NO-Synthasehemmer verabreicht wurde [10]. Diese Untersuchungen betonen die Notwendigkeit weiterer physiologischer, pharmakologischer und toxikologischer Studien, bevor NO-Synthasehemmer therapeutisch bei Patienten im septischen Schock eingesetzt werden können.

Inhalation von NO beim akuten Lungenversagen

Das akute Lungenversagen des Erwachsenen (ARDS) ist durch eine generalisierte pulmonale Entzündungsreaktion mit einem nichtkardiogen ausgelöstem Lungenödem, einer pulmonalen Hypertonie und einer ausgeprägten Zunahme des intrapulmonalen Shunts mit konsekutiver Hypoxämie gekennzeichnet [2, 68]. Die Mortalität bei Patienten mit diesem Syndrom ist auch heute noch höher als 50% [14, 59, 60]. Mögliche pathogenetische Mechanismen, die u. a. für die schlechten Behandlungsergebnisse eine Rolle spielen können, sind sowohl die pulmonale Hypertonie als auch die zur Aufrechterhaltung normaler Blutgase notwendige aggressive Beatmungsstrategie. Die pulmonale Hypertonie bewirkt einerseits einen Anstieg des mikrovaskulären Filtrationsdruckes [13], wodurch das alveolo-interstitielle Lungenödem verstärkt wird [21], und andererseits wird durch den pulmonalen Hypertonus ein Rechtsherzversagen begünstigt [57, 64]. Systemisch infundierte Vasodilatatoren senken zwar den pulmonal-arteriellen Druck (PAP), doch auf Grund der diffusen Wirkung auf das Gefäßbett im großen und kleinen Kreislauf sind sie nur eingeschränkt einsetzbar: Im Systemkreislauf verursacht die auftretenden Dilatation eine arterielle Hypotonie mit möglichen negativen Folgen für die Durchblutung unterschiedlichster Organe. In der pulmonalen Strombahn führt die globale Gefäßweitstellung zu einer verstärkten Durchblutung intrapulmonaler Shuntareale, wodurch die schon gestörte Oxygenation zusätzlich verschlechtert wird [46, 47, 69]. Letzteres erfordert u. U. eine weitere Erhöhung der beim ARDS schon normalerweise zur Aufrechterhaltung annähernd physiologischer arterieller O_2- und CO_2-Partialdrücke notwendigen hohen inspiratorischen O_2-Konzentrationen (F_IO_2) und hohen Beatmungsdrücke. Hohe F_IO_2 und Beatmungsdrücke müssen als Faktoren betrachtet werden, die selbst zur Progression des Krankheitsgeschehens beitragen [23, 34]. Zur Zeit angewandte Verfahren, von denen man sich eine Reduktion der durch die aggressive Beatmung bedingten Schäden verspricht, sind die drucklimitierte Beatmung mit PEEP und permissiver Hyperkapnie, seitendifferente Beatmung, Seiten- und Bauchlagerung, Dehydratation und der extrakorporale Gasaustausch mit Membranlungen [55, 56].

Ergänzend zu diesen Strategien wird zur Zeit ein völlig neues Behandlungsverfahren, nämlich die Inhalation von niedrigen Konzentrationen des gasförmigen Vasodilatators NO, klinisch geprüft. Da NO aufgrund seiner hohen Affinität zur Hämgruppe sofort an Hämoglobin gebunden und damit inaktiviert wird, stellt NO nach Diffusion aus belüfteten Alveolen nur in der Nähe befindliche Gefäße weit. Auf diese Weise werden die Nachteile systemisch infundierter Vasodilatatoren, nämlich die globale Gefäßweitstellung mit arteriellem Blutdruckabfall und Zunahme des intrapulmonalen R-L-Shunts mit konsekutivem p_aO_2-Abfall, vermieden. So konnte im Tier- [15, 45] wie im Humanexperiment [16] durch Inhalation von NO eine hypoxische pulmonale Vasokonstriktion aufgehoben werden, ohne daß gleichzeitig der arterielle Blutdruck bzw. der p_aO_2 abfiel. Bei eigenen Untersuchungen an 9 Patienten mit schwerem ARDS, die für 40 min NO per inhalationem bzw. Prostacyclin (PGI_2) per infusionem erhielten, bestätigten sich diese Befunde [54]. Die Inhalation von niedrigkonzentriertem NO (18 ppm) senkte ebenso wie die i.v. Infusion von 4 ng/kg/min PGI_2 den PAP (Tabelle 1). Während jedoch PGI_2 den mittleren arteriellen Druck (MAP) reduzierte und das Herzzeitvolumen (HZV) steigerte, veränderte

Tabelle 1. Pulmonalarterieller Mitteldruck (PAP) und Oxygenierungsindex (p_aO_2/F_IO_2) während 40minütiger NO-Inhalation bzw. PGI_2-Infusion

	Kontrolle	NO 18 ppm	NO 36 ppm	Kontrolle	PGI_2
PAP (mm Hg)	37 ± 9	30 ± 7*	30 ± 5*	37 ± 8	30 ± 6*
p_aO_2/F_IO_2 (mm Hg)	152 ± 45	199 ± 70*	186 ± 65*	141 ± 44	114 ± 34*

NO weder den MAP noch das HZV. Darüber hinaus bewirkte die NO-Inhalation im Gegensatz zu i.v. PGI_2 eine deutliche Verbesserung der pulmonalen Oxygenation (Tabelle 1). Die mit Hilfe der Sechs-Inert-Gas-Eliminationstechnik [66] durchgeführte Analyse des Ventilations-Perfusions-Verhältnisses zeigte, daß die bessere Oxygenation auf Grund einer Abnahme des intrapulmonalen Shunts mit einer Umverteilung der pulmonalen Durchblutung zugunsten ventilierter und mittels inhaliertem NO selektiv vasodilatierter Lungenareale zustande kam (Abb. 2 und 3). Auch wenn dem

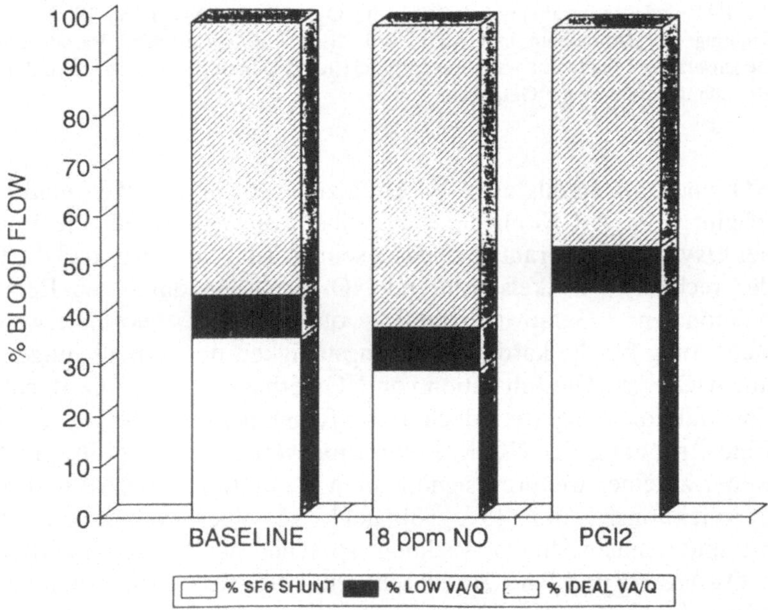

Abb. 2. Prozentualer Anteil des Blutflusses zu Arealen mit intrapulmonalem Shunt, zu Arealen mit einem niedrigen Ventilations-Perfusions-Verhältnis und zu Arealen mit einem normalem Ventilations-Perfusions-Verhältnis vor Vasodilatatorgabe, während NO-Inhalation(18 ppm) und während PGI_2-Infusion (4 ng/kg/min) bei 9 Patienten mit schwerem ARDS. Unter NO-Inhalation tritt eine Umverteilung der Lungendurchblutung zugunsten von Bezirken mit normalem Ventilations-Perfusions-Verhältnis ein, während der PGI_2-Infusion kommt es zu einer vermehrten Perfusion intrapulmonaler Shuntareale

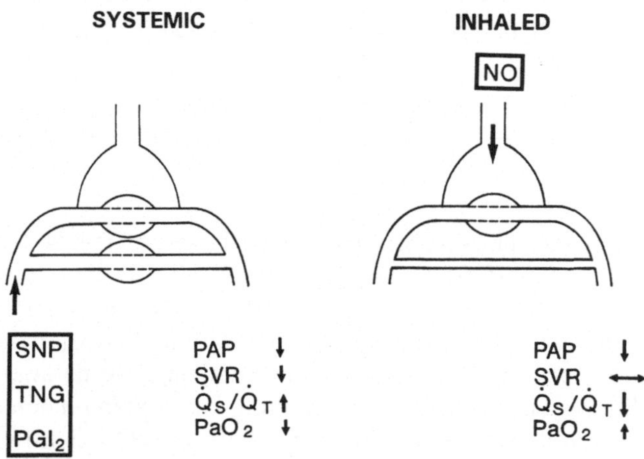

Abb. 3. Schematisches Modell zum Vergleich der Effekte von NO-Inhalation mit der Infusion von Vasodilatatoren wie Natriumnitroprussid (SNP), Trinitroglyzerin (TNG) und PGI_2 bei Patienten mit ARDS. NO führt zu einer selektiven Vasodilatation ventilierter Lungenareale, der PAP und der intrapulmonale Shunt (Q_SQ_T) fällt. Da NO in der Blutbahn sofort durch Bindung an Hämoglobin inaktiviert wird, tritt keine systemische Vasodilatation auf. Im Gegensatz dazu dilatieren systemisch infundierte Vasodilatatoren global sowohl das pulmonale als auch das systemische Gefäßbett

NO eine bronchodilatative Wirkung zugesprochen werden muß [5, 11, 26], scheint beim ARDS eher die vasodilatative Wirkung für die Verbesserung der Oxygenation verantwortlich zu sein. Auch zeigte sich, daß die Entlastung des rechten Ventrikels während NO-Inhalation durch die Reduktion des pulmonalen Gefäßwiderstands offensichtlich normalerweise ohne Bedeutung für die kardiale Leistungsfähigkeit der oftmals jungen Patienten mit ARDS ist. Die Inhalation von NO verbesserte zwar die Rechtsherzejektionsfraktion, steigerte jedoch in der Regel nicht das Herzzeitvolumens [58]. Eine Erhöhung der NO-Konzentration von 18 ppm auf 36 ppm NO führte weder zu einer weiteren signifikanten Reduktion des PAP und der Rechtsherzejektionsfraktion [54, 58] noch zu einer weiteren Abnahme des intrapulmonalen Shunts. Vielmehr sprechen neuere Befunde dafür, daß ein p_aO_2-Anstieg und PAP-Abfall schon mit NO-Konzentrationen im Parts-per-billion-(ppb)-Bereich erreicht werden können [18].

In einer Langzeitstudie wurden bei 7 ARDS-Patienten die in der Kurzzeitanwendung gefundenen Effekte von NO auf PAP und intrapulmonalen Shunt überprüft [54]. Diesen Patienten wurde niedrigkonzentriertes NO dem inspiratorischem Gas für eine Zeitspanne von 3–53 Tagen zugemischt. Täglich wurde die NO-Inhalation für etwa 30 min unterbrochen und die pulmonalen Hämodynamik sowie der Gasaustausch vor, während und nach der NO-Pause erfaßt. Die Unterbrechung der NO-Inhalation führte bei diesen Patienten zu einem reproduzierbaren Anstieg des PAP und einem ebenfalls reproduzierbaren Abfall des p_aO_2 (Abb. 4). Da oftmals schon niedrigere Konzentrationen als 18 ppm zu einer maximal erreichbaren Senkung des PAP bzw. Anstieg des p_aO_2 führten, lagen schon bei dieser

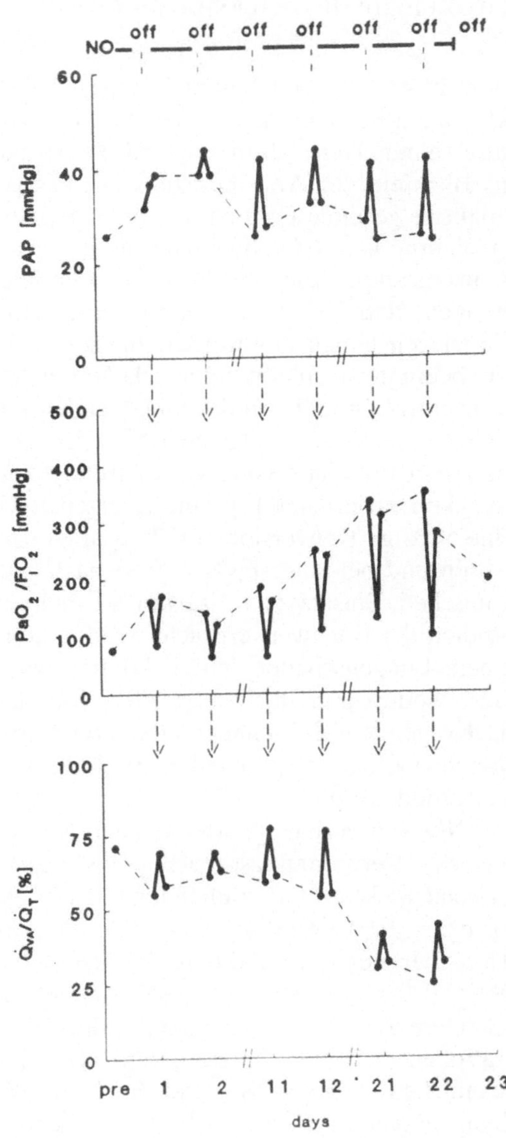

Abb. 4. Veränderungen des PAP, p_aO_2/F_IO_2 und der venösen Beimischung (Q_{VA}/Q_T) bei Unterbrechung der kontinuierlichen NO-Inhalation (5–20 ppm) bei einem Patienten mit schwerem ARDS, der für 22 Tage mit NO therapiert wurde

ersten Langzeitanwendung die verwendeten NO-Konzentrationen zwischen 5 und 20 ppm [54]. Nebenwirkungen wurden während des gesamten Untersuchungszeitraumes nicht beobachtet, insbesondere waren keine erhöhten Methämoglobinspiegel zu messen.

Toxikologie des Stickstoffmonoxids

Obwohl seit über 60 Jahren Lachgas, bei dessen Produktion u. a. NO und NO_2 anfallen, von Ärzten zur Narkose angewandt wird, rückte erst 1967 durch einen Todesfall in England die Toxikologie des inhalierten Stickoxids ins Blickfeld der Anästhesisten. Damals verstarb nach einer Narkose eine 39jährige gesunde Frau an den Folgen einer etwa 30minütigen akzidentellen Inhalation von NO/NO_2: Das applizierte Lachgas war mit einer hohen Konzentration von NO/NO_2 verunreinigt [9]. Spätere Berechnungen ergaben, daß NO mindestens in einer Konzentration von 10 000 ppm NO vorgelegen haben mußte [22]. Inwieweit diese Vergiftung allein durch das NO bedingt war, bleibt unklar, da NO in Abhängigkeit von der vorliegenden Konzentration und von der umgebenden F_IO_2 zu dem noch viel toxischeren NO_2 oxydiert. So erfolgt eine 50 %-ige Oxydation von 10 000 ppm NO bei Raumluft innerhalb von 24 s, während 10 ppm NO erst nach 7 h zu 50 % zu NO_2 konvertiert sind [4]. Unsere eigenen Messungen ergaben, daß bei 25 °C eine 50 %ige Konversion von 20 ppm NO zu NO_2 bei einer $F_IO_2 = 0{,}9$ nach 50 min und bei einer $F_IO_2 = 0{,}53$ nach 120 min erfolgt. Dies muß bei dem klinischen Einsatz von NO um so mehr beachtet werden, als in einigen Studien der Nachweis erbracht werden konnte, daß schon 1–2 ppm NO_2 zu einem Lungenschaden führen können [49]. NO_2 ist ein stark oxidierendes Gas, wodurch in der Lunge eine Aktivierung der Lipidperoxidation mit nachfolgendem Zellschaden oder -tod eintritt [61]. Wird NO_2 in Konzentrationen oberhalb 50 ppm inhaliert, kann dies zu einem sofortigen massiven Lungenödem führen [9, 22].

NO – in geringerer Menge auch NO_2 – entsteht in unserer Umwelt bei vielerlei Verbrennungsprozeßen als Oxid des Stickstoffs. So bildet sich beispielsweise NO an glühenden Zigarettenspitzen und wird beim Rauchen in einer Konzentration von 600–1000 ppm inhaliert [38]. Während im Tierexperiment [22] und beim Menschen [22] NO-Konzentrationen von weit über 5000 ppm offensichtlich sehr schnell zu einer Methämoglobinämie und zu einem toxischen Lungenödem führen, scheint die Inhalation von Konzentrationen <50 ppm keine akute Toxizität zu besitzen. So inhalierten Kaninchen 43 ppm NO und 3,6 ppm NO_2 für 6 Tage, ohne daß ein Lungenödem gravimetrisch bzw. licht- oder elektronenmikroskopisch nachweisbar war [27]. Mäuse, die über 6 Monate einer NO Konzentration von 10 ppm exponiert waren, zeigten keinen Anstieg des Methämoglobins, allerdings fand sich eine leichte Milzvergrößerung und eine geringfügige

Bilirubinerhöhung [41]. So ist es erklärlich, daß die amerikanische "US Occupational Safety and Health Administration" die durchschnittlich erlaubte NO-Arbeitsplatzkonzentration bei 25 ppm festgelegt hat [8] und die beschriebene Anwendung von NO-Inhalation bei Patienten mit Konzentrationen unterhalb 50 ppm erfolgte. Da inzwischen aber auch therapeutische Effekte bei NO-Konzentrationen im ppb-Bereich nachgewiesen werden konnten [18], sollte im Sinne einer Minimierung toxischer Risiken die für jeden Patienten individuell zu bestimmende, möglichst niedrigste benötigte NO-Konzentration gewählt werden.

Zusammenfassung

Auf der Basis neuer Erkenntnisse über die Beteiligung des NO bei der Gefäßtonusregulation stellen die NO-Synthesehemmung beim septischen Schock und die NO-Inhalation beim ARDS neue therapeutische Wege bei der Behandlung dieser Krankheitsbilder dar. Die kompetitive NO-Synthesehemmung vermag zwar den arteriellen Blutdruck im septischen Schock anzuheben, reduziert jedoch den nutritiven Blutfluß. Daher erscheint dieser neue therapeutische Ansatz bei septischen Schock eher eine "Blutdruckkosmetik" darzustellen, als daß hierdurch tatsächlich die Überlebensrate verbessert werden könnte. Beim ARDS führt das neue Prinzip der Inhalation des ultrakurz wirkenden Vasodilatators NO zu einer selektiven Vasodilatation ventilierter Lungenareale. Hierdurch wird ohne die nachteiligen Auswirkungen systemisch infundierter Vasodilatatoren (arterielle Blutdrucksenkung und intrapulmonale Shunterhöhung) der PAP und damit der effektive Filtrationsdruck im Lungenkreislauf gesenkt. Auch wenn die Inhalation des NO den PAP einerseits aufgrund der fehlenden Vasodilatation in Shuntarealen und andererseits aufgrund verschlossener Lungenkapillaren nicht normalisiert, senkte NO-Inhalation den PAP auf das gleiche Niveau wie die i.v. Infusion von 4 ng/kg/min PGI_2 und in einem ähnlichen Ausmaß wie Natrium-Nitroprussid bei anderen ARDS-Patienten [69].

Darüber hinaus kann die NO-Inhalation durch eine Umverteilung des Blutflusses aus intrapulmonalen Shuntarealen zugunsten von Bezirken mit einem normalem Ventilations-Perfusions-Verhältnis die Oxygenation in einem klinisch wichtigen Ausmaß verbessern. Dieser Effekt wird einerseits mit der Inhalationsstrategie und andererseits mit der schnellen Inaktivierung des Vasodilatators im Blut durch die sofortige Bindung des NO an Hämoglobin erklärt. Diese Ergebnisse ermutigen zu weiteren Studien, um insbesondere den Einfluß der NO-Inhalation beim ARDS-Patienten im Hinblick auf die Letalität zu untersuchen. Auch sollten weitere Untersuchungen zur Dosis-Wirkungs-Beziehung, zur Toxizität des inhalierten NO, zur Auswirkung der NO-Inhalation auf die Thrombozytenaggregation, auf die Makrophagenaktivität und auf eine mögliche Interaktion mit der endogenen NO-Produktion, für die jetzt erste Hinweise existieren [3, 53], durchgeführt werden.

Literatur

1. Aisaka K, Gross SS, Griffith OW, Levi R (1989) N-Methylarginine, an inhibitor of endothelium-derived nitric oxide synthesis, is a potent pressor agent in the guinea pig: does nitric oxide regulate blood pressure in vivo? Biochem Biophys Res Commun 160: 881–886
2. Ashbaugh DG, Bigelow DB, Petty TL, Levine BE (1967) Acute respiratory distress in adults. Lancet II: 319–323
3. Assreuy J, Cunha FQ, Liew FY, Moncada S (1993) Feedback inhibition of nitric oxide synthase activity by nitric oxide. Br J Pharmacol 108: 833–837
4. Austin AT (1967) The chemistry of the higher oxides of nitrogen as related to the manufacture, storage and administration of nitrous oxide. Br J Anaesth 39: 345–350
5. Barnes PJ (1993) Nitric oxide and airways. Eur Respir J 6: 163–165
6. Bredt DS, Hwang PM, Snyder SH (1990) Localization of nitric oxide synthase indicating a neural role for nitric oxide. Nature 347: 768–770
7. Brenner BM, Troy JL, Ballermann BJ (1989) Endothelium-dependent vascular responses. Mediators and mechanisms. J Clin Invest 84: 1373–1378
8. Centers for Disease Control (1988) Recommendations for occupational safety and health standard. MMWN 37 [Suppl] :5–7
9. Clutton-Brock J (1967) Two cases of poisoning by contamination of nitrous oxide with higher oxides of nitrogen during anaesthesia. Br J Anaesth 39: 388–392
10. Cobb JP, Natanson C, Hoffman WD et al. (1992) N-amino-L-arginine, an inhibitor of nitric oxide synthase, raises vascular resistance but increases mortality rates in awake canines challenged with endotoxin. J Exp Med 176: 1175–1182
11. Dupuy PM, Shore SA, Drazen JM et al. (1992) Bronchodilator action of inhaled nitric oxide in guinea pigs. J Clin Invest 90: 421–428
12. Elsner D, Müntze A, Kromer EP, Riegger GAJ (1992) Inhibition of synthesis of endothelium-derived nitric oxide in conscious dogs. Hemodynamic, renal, and hormonal effects. Am J Hypertens 5: 288–291
13. Erdmann AJ, Vaughan TRJ, Brigham KL, Woolverton WC, Staub NC (1975) Effect of increased vascular pressure on lung fluid balance in unanesthetized sheep. Circ Res 37: 271–284
14. European ARDS Collaborative Working Group (1988) Adult respiratory distress syndrome (ARDS): Clinical predictors, prognostic factors and outcome. Intensive Care Med 14 [Suppl 1]: A 300
15. Frostell C, Fratacci MD, Wain JC, Jones R, Zapol WM (1991) Inhaled nitric oxide. A selective pulmonary vasodilator reversing hypoxic pulmonary vasoconstriction. Circulation 83: 2038–2047
16. Frostell CG, Blomqvist H, Hedenstierna G, Lundberg J, Zapol WM (1993) Inhaled nitric oxide selectively reverses human hypoxic pulmonary vasoconstriction without causing systemic vasodilation. Anesthesiology 78: 427–435
17. Furchgott RF, Zawadzki JV (1980) The obligatory role of endothelial cells in the relaxation of arterial smooth muscle by acetylcholine. Nature 288: 373–376
18. Gerlach H, Rossaint R, Pappert D, Falke KJ (1993) Time-course and dose-response of nitric oxide inhalation for systemic oxygenation and pulmonary hypertension in patients with adult respiratory distress syndrome. Eur J Clin Invest

19. Gibson QH, Roughton FJW (1957) The kinetics of equilibria of the reactions of nitric oxide with sheep hemoglobin. J Physiol 136: 507–526
20. Goldstein E, Peek NF, Parks NJ et al. (1977) Fate and distribution of inhaled nitrogen dioxide in rhesus monkeys. Am Rev Respir Dis 115: 403–412
21. Gottlieb SS, Wood LD, Hansen DE, Long GR (1987) The effect of nitroprusside on pulmonary edema, oxygen exchange, and blood flow in hydrochloric acid aspiration. Anesthesiology 67: 203–210
22. Greenbaum R, Bay J, Hargreaves MD et al. (1967) Effects of higher oxides of nitrogen on the anaesthetized dog. Br J Anaesth 39: 393–404
23. Haschek WM, Reiser KM, Klein-Szanto AJ et al. (1983) Potentiation of butylated hydroxytoluene-induced acute lung damage by oxygen. Cell kinetics and collagen metabolism. Am Rev Respir Dis 127: 28–34
24. Hibbs JBJ, Taintor RR, Vavrin Z, Rachlin EM (1988) Nitric oxide: a cytotoxic activated macrophage effector molecule. Biochem Biophys Res Commun 157: 87–94
25. Hibbs JBJ, Vavrin Z, Taintor RR (1987) L-arginine is required for expression of the activated macrophage effector mechanism causing selective metabolic inhibition in target cells. J Immunol 138: 550–565
26. Högman M, Frostell C, Arnberg H, Hedenstierna G (1993) Inhalation of nitric oxide modulates methacholine-induced bronchoconstriction in the rabbit. Eur Respir J 6: 177–180
27. Hugod C (1979) Effect of exposure to 43 ppm nitric oxide and 3.6 ppm nitrogen dioxide on rabbit lung. A light and electron microscopic study. Int Arch Occup Environ Health 42: 159–167
28. Ignarro LJ (1989) Endothelium-derived nitric oxide: actions and properties. FASEB J 3: 31–36
29. Ignarro LJ, Buga GM, Wood KS, Byrns RE, Chaudhuri G (1987) Endothelium-derived relaxing factor produced and released from artery and vein is nitric oxide. Proc Natl Acad Sci USA 84: 9265–9269
30. Ishii K, Chang B, Kerwin JF, Huang ZJ, Murad F (1990) N-nitro-L-arginine: a potent inhibitor of endothelium-derived relaxing factor formation. Eur J Pharmacol 176: 219–223
31. Kilbourn RG, Griffith OW (1992) Overproduction of nitric oxide in cytokine-mediated and septic shock. J Natl Cancer Inst 84: 827–831
32. Kilbourn RG, Gross SS, Lodato RF et al. (1992) Inhibition of interleukin-1-alpha-induced nitric oxide synthase in vascular smooth muscle and full reversal of interleukin-1-alpha-induced hypotension by N omega-amino-L-arginine. J Natl Cancer Inst 84: 1008–1016
33. Klabunde RE, Ritger RC (1991) NG-monomethyl-L-arginine (NMA) restores arterial blood pressure but reduces cardiac output in a canine model of endotoxic shock. Biochem Biophys Res Commun 178: 1135
34. Kolobow T, Moretti MP, Fumagalli R et al. (1987) Severe impairment in lung function induced by high peak airway pressure during mechanical ventilation. An experimental study. Am Rev Respir Dis 135: 312–315
35. Moncada S, Palmer RM, Higgs EA (1991) Nitric oxide: physiology, pathophysiology, and pharmacology. Pharmacol Rev 43: 109–142
36. Myers PR, Minor RLJ, Guerra RJ, Bates JN, Harrison DG (1990) Vasorelaxant properties of the endothelium-derived relaxing factor more closely resemble S-nitrosocysteine than nitric oxide. Nature 345: 161–163
37. Nava E, Palmer RM, Moncada S (1991) Inhibition of nitric oxide synthesis in septic shock: how much is beneficial? [see comments]. Lancet 338: 1555–1557
38. Norman V, Keith CH (1965) Nitrogen oxides in tobacco smoke. Nature 205: 915–916
39. Ochoa JB, Curti B, Peitzman AB et al. (1992) Increased circulating nitrogen oxides after human tumor immunotherapy: correlation with toxic hemodynamic changes. J Natl Cancer Inst 84: 864–867

40. Oda H, Kusumoto S, Nakajima T (1975) Nitrosyl-hemoglobin formation in the blood of animals exposed to nitric oxide. Arch Environ Health 30: 453–456
41. Oda H, Nogami H, Kusumoto S et al. (1976) Long-term exposure to nitric oxide in mice. J Jpn Soc Air Pollut 11: 150–160
42. Palmer RM, Ferrige AG, Moncada S (1987) Nitric oxide release accounts for the biological activity of endothelium-derived relaxing factor. Nature 327: 524–526
43. Palmer RM, Rees DD, Ashton DS, Moncada S (1988) L-arginine is the physiological precursor for the formation of nitric oxide in endothelium-dependent relaxation. Biochem Biophys Res Commun 153: 1251–1256
44. Petros A, Bennett D, Valance P (1991) Effect of nitric oxide synthase inhibitors on hypotension in patients with septic shock. Lancet 338: 1557–1558
45. Pison U, Lopez FA, Heidelmeyer CF, Rossaint R, Falke K (1993) Inhaled nitric oxide selectively reverses hypoxic pulmonary vasoconstriction without impairing pulmonary gas exchange. J Appl Physiol 74: 1287–1292
46. Radermacher P, Huet Y, Pluskwa F et al. (1988) Comparison of ketanserin and sodium nitroprusside in patients with severe ARDS. Anesthesiology 68: 152–157
47. Radermacher P, Santak B, Becker H, Falke KJ (1989) Prostaglandin E1 and nitroglycerin reduce pulmonary capillary pressure but worsen ventilation-perfusion distributions in patients with adult respiratory distress syndrome. Anesthesiology 70: 601–606
48. Radomski MW, Palmer RM, Moncada S (1987) The anti-aggregating properties of vascular endothelium: interactions between prostacyclin and nitric oxide. Br J Pharmacol 92: 639–646
49. Rasmussen TR, Kjaergaard SK, Tarp U, Pedersen OF (1992) Delayed effects of NO_2 exposure on alveolar permeability and glutathione peroxidasr in healthy humans. Am Rev Respir Dis 146: 654–659
50. Rees DD, Palmer RMJ, Hodson HF, Moncada S (1989) A specific inhibitor of nitric oxide formation from L-arginine attenuates endothelium-dependent relaxation. Br J Pharmacol 96: 418–424
51. Rees DD, Palmer RMJ, Moncada S (1989) Role of endothelium-derived nitric oxide in the regulation of blood pressure. Proc Natl Acad Sci USA 86: 3375–3378
52. Rees DD, Palmer RMJ, Schulz R, Hodson HF, Moncada S (1990) Characterization of three inhibitors of endothelial nitric oxide synthase in vitro and in vivo. Br J Pharmacol 101: 746–752
53. Rogers NE, Ignarro LJ (1992) Constitutive nitric oxide synthase from cerebellum is reversibly inhibited by nitric oxide formed from L-arginine. Biochem Biophys Res Commun 189: 242–249
54. Rossaint R, Falke KJ, Lopez F et al. (1993) Inhaled nitric oxide in adult respiratory distress syndrome. N Engl J Med 328: 399–405
55. Rossaint R, Slama K, Falke KJ (1991) Therapy of acute pulmonary failure. Dtsch Med Wochenschr 116: 1635–1639
56. Rossaint R, Slama K, Lewandowski K et al. (1992) Extracorporeal lung assist with heparin-coated systems. Int J Artif Organs 15: 29–34
57. Sibbald WJ, Driedger AA, Myers ML, Short AI, Wells GA (1983) Biventricular function in the adult respiratory distress syndrome. Chest 84: 126–134
58. Slama K, Rossaint R, Keitel M et al. (1992) Effects of inhaled nitric oxide and i.v. prostacyclin on right ventricular function in patients with severe ARDS. Intensive Care Med 18 [Suppl 2]: 110 (abstr)
59. Suchyta MR, Clemmer TP, Orme JFJ, Morris AH, Elliott CG (1991) Increased survival of ARDS patients with severe hypoxemia (ECMO criteria). Chest 99: 951–955
60. Tharratt RS, Allen RP, Albertson TE (1988) Pressure controlled inverse ratio ventilation in severe adult respiratory failure. Chest 94: 755–762
61. Thomas HV, Mueller PK, Lyman RL (1968) Lipidperoxydation of lung lipids in rat exposed to nitrogen dioxyde. Science 159: 532–534

62. Vallance P, Collier J, Moncada S (1989) Effects of endothelium-derived nitric oxide on peripheral arteriolar tone in man. Lancet 2: 997–1000
63. Vallance P, Collier J, Moncada S (1989) Nitric oxide synthesised from L-arginine mediates endothelium-dependent dilation in human veins. Cardiovasc Res 23: 1053–1057
64. Vlahakes GJ, Turley K, Hoffman JI (1981) The pathophysiology of failure in acute right ventricular hypertension: hemodynamic and biochemical correlations. Circulation 63: 87–95
65. Wagner HM (1970) Absorption von NO und NO_2 in MIK- und MAK-Konzentrationen bei der Inhalation. Staub Reinhalt Luft 30: 380–381
66. Wagner PD, Saltzman HA, West JB (1974) Measurement of continuous distributions of ventilation-perfusion ratios: theory. J Appl Physiol 36: 588–599
67. Yoshida K, Kasama K (1987) Biotransformation of nitric oxide. Environ Health Perspect 73: 201–205
68. Zapol WM, Snider MT (1977) Pulmonary hypertension in severe acute respiratory failure. N Engl J Med 296: 476–480
69. Zapol WM, Snider MT, Rie MA, Frikker M, Quinn DA (1985) Pulmonary circulation during adult respiratory distress syndrome. In: Zapol WM, Falke KJ (eds) Acute respiratory failure. Dekker, New York, pp 241–273

Respiratorisches Monitoring des langzeitbeatmeten Patienten

H. Burchardi

Während eine speziellere Überwachung der Hämodynamik in der Intensivmedizin zunehmend eingesetzt und genutzt wird, bleibt ein differenzierteres respiratorisches Monitoring unter Langzeitbeatmung bislang eher auf wissenschaftliche Fragestellungen beschränkt. Dabei erfordern neue Beatmungsverfahren zunehmend eingehendere Einblicke in die aktuellen Folgen für die Lungenfunktion, die keineswegs immer aus physiologischen Grundkenntnissen einfach abzuleiten sind. So wird zunehmend die Wichtigkeit erkannt, einen evtl. bestehenden "intrinsic" PEEP bei der Beatmungseinstellung zu berücksichtigen, der korrekt nur durch spezielle Okklusionsmanöver ermittelt werden kann. Speziellere Meß- und Überwachungsverfahren sind durch Computerunterstützung heute besser nutzbar und können z. T. sogar in Respiratoren einfach integriert werden. Dieser Beitrag soll einige der wichtigen Verfahren zur Überwachung der Lungenfunktion in der Intensivmedizin bei Langzeitbeatmung vorstellen. Dabei wird Vollständigkeit bewußt nicht angestrebt, sondern es werden aus der Vielzahl der Verfahren einige wenige Beispiele vorgestellt und einige besondere Probleme besprochen.

Spirometrie

Exakte Messungen von Gasfluß und Gasvolumina sind nicht unproblematisch, insbesondere wenn für klinische Messungen Zuverlässigkeit, Langzeitstabilität und einfache Handhabung gefordert werden.

Messung der Gasströmung

Hitzdrahtanemometer (wie z. B. in der Evita, Fa. Dräger)

Bei diesem Meßprinzip wird der Wärmeverlust erfaßt, der durch die Gasströmung an einem erhitzten Draht verursacht wird. Eigenschaften: Großer Meßbereich, gute Genauigkeit und Reproduzierbarkeit, keine Feuchtigkeits- bzw. Verschmutzungseinflüsse, dagegen Abhängigkeit von der Wärmeleitfähigkeit des zu messenden Gases (Gaszusammensetzung) und von der Gastemperatur (technisch kompensierbar). Ein wesentlicher Nachteil ist die mechanische Empfindlichkeit des Meßkopfes (feiner Meßdraht!).

Pneumotachographie

Die Pneumotachographie ist eines der genauesten Meßprinzipien zur Gasströmungsmessung; sie wird daher für wissenschaftliche Fragestellungen bevorzugt. Das laminar strömende Gas verursacht an einem Widerstand (z. B. Kapillarröhren) eine geringe Druckdifferenz (Hagen-Poiseuille-Gesetz), die über einen weiten Bereich direkt proportional der Strömungsgeschwindigkeit ist. Die Druckdifferenz wird mit einem Differenzdruckaufnehmer in ein elektrisches Signal umgewandelt und über einen Verstärker als Flow oder nach elektronischer Integration als Volumen ausgegeben. Bei der Integration des Flowsignals zum Volumen entsteht das Problem einer Nulliniendrift; daher muß am Ende eines gemessenen Atemzyklus oder nach einer längeren Zeit der Nullpunkt neu justiert werden, was auch automatisch erfolgen kann. Änderungen der Viskosität und damit Änderungen der Temperatur und der Gaszusammensetzung beeinflussen das Meßergebnis. Wird größere Genauigkeit erwartet, so sollte daher Kalibration und Messung unter den gleichen bzw. angenäherten Gasbedingungen erfolgen. Bei sorgfältiger Kalibration und Elimination bzw. Kompensation aller Meßfehlereinflüsse beträgt die Meßgenauigkeit $< \pm 2-3\,\%$.

Pneumotachographieähnliche Verfahren

Das Prinzip der Strömungsmessung über den Differenzdruck wird auch noch mit den ähnlichen Verfahren des Lochblendenwiderstandes bzw. der variablen Lochblende (z. B. Fa. Hamilton, Fa. Salvia) realisiert (sog. "Osborne sensor"). Die unlinearen Kennlinien dieser Verfahren, die früher für exakte Messung große Schwierigkeiten bereiteten, könne heute durch Computerunterstützung (z. B. durch automatische Linearisierung) relativ einfach kompensiert werden. Die Vorteile dieser Meßprinzipien liegen für klinische Langzeitmessungen darin, daß Verschmutzung oder Tröpfchenbildung die Messung nicht beeinträchtigen; die Meßgenauigkeit ist allerdings geringer als bei der Pneumotachographie.

Atemmechanik

Die Bedeutung der Resistance für die klinische Überwachung wird vermutlich überbewertet. Dagegen können aus der Compliance die sich ändernden "Materialeigenschaften" des Lungengewebes überwacht werden, sofern sie korrekt bestimmt wird.

Compliance

Die Messung der Compliance hat bei beatmeten Patienten einen wesentlichen Stellenwert. In der Regel wird darunter jedoch die dynamische Compliance verstanden, die entscheidend auch durch resistive Druckeinflüsse beeinflußt wird; sie gibt daher nur unsicher Auskunft über die Dehnbarkeit der Lunge und ist für eine quantifizierende Aussage wenig geeignet. Nur die sog. effektive Compliance, die aus der Druckdifferenz am Ende einer inspiratorischen Pause gemessen wird, erfüllt einigermaßen statische Voraussetzungen; dennoch ist die normale Pause für den erforderlichen völligen Strömungsstillstand meist zu kurz. Korrekter ist die Messung der Compliance unter wirklich statischen Bedingungen mit einer Okklusionsdauer von mindestens 4–5 s.

Wird die Druck-Volumen-Relation auf verschiedenen Volumenniveaus bestimmt, so läßt sich ein *statisches Druck-Volumen-Diagramm* erstellen (Sydow et al. 1991). Verschiedene Verfahren sind für die Messung empfohlen worden:

1. Schrittweise Inflation und Deflation in Volumenstufen mittels einer großen Spritze (Benito et al. 1985; Mancebo et al. 1985).
2. Langsame kontinuierliche Inflation und Deflation mit niedrigem konstantem Flow (1,7 l/min) (Mankikian et al. 1983).
3. Wiederholte kurzzeitige (d. h. 5 s) Okklusion auf jeweils verschiedenen in- bzw. exspiratorischen Volumenstufen mit normaler Beatmung in den Intervallen ("Einzelschrittverfahren") (Sydow et al. 1991).

Für eine korrekte Bestimmung müssen die Gasvolumina auf Körperbedingungen (BTPS) umgerechnet werden (was oft übersehen wird); allein dieser physikalische Einfluß vergrößert das Volumen um etwa 10 %.

Bei den beiden ersten Verfahren (Spritzen- bzw. "Low-flow"-Verfahren) wurden Abweichungen zwischen der inspiratorischen und der exspiratorischen Druck-Volumen-Kurve beohachtet; die Fläche zwischen beiden Kurven (sog. "Hysterese") gab Anlaß zu verschiedenen diagnostischen Deutungen (Benito u. Mancebo 1988). Außerdem kann gelegentlich das inspiratorisch applizierte Volumen nicht wieder vollständig zurückgewonnen werden; es verbleibt scheinbar ein gewisses Restvolumen ("unrecovered" oder "trapped volume") in der Lunge zurück. Heute wissen wir, daß sowohl Hysterese als auch Restvolumen Artefakte sind (Dall'Ava-Santucci et al. 1988; Gattinoni et al. 1987; Sydow et al. 1991). Sie lassen sich überwiegend durch Einflüsse des pulmonalen Gasaustausches (O_2-Aufnahme, CO_2-Abgabe) und den physikalischen Gasbedingungen erklären: Wird der Einfluß des während der Messung fortbestehenden pulmonalen Gasaustausches vermieden ("Einzelschrittverfahren"), so läßt sich auch bei schwerstveränderten Lungen kaum eine Hysterese nachweisen (Sydow et al. 1991).

Einzelschrittverfahren

Der Einfluß des pulmonalen Gasaustausches auf die Bestimmung der statischen Compliance läßt sich praktisch völlig vermeiden, wenn der eigentliche Meßvorgang nur kurze Zeit (d.h. wenige Sekunden) in Anspruch nimmt. Wir haben ein automatisches, PC-gesteuertes Verfahren entwickelt, das von einem anderen Konzept ausgeht (Sydow et al. 1991). Die verschiedenen Volumenstufen entstehen hierbei nicht aufeinanderfolgend in einem einzigen Ablauf, sondern werden einzeln in den normalen Beatmungszyklus interponiert. Für jede einzelne Volumenstufe wird die Beatmung inspiratorisch oder exspiratorisch durch Okklusion über ein computergesteuertes pneumatisches Ventil kurzzeitig (5 s) unterbrochen (Abb. 1). Vor jeder Okklusion wird der Patient mit 5 (oder mehr) Atemzügen normal beatmet. Dieses Verfahren bietet 2 Vorteile:

1. Innerhalb der kurzen Verschlußzeit von 5 s wird der Fehlereinfluß durch pulmonalen Gasaustausch praktisch nicht wirksam.
2. Jede Meßstufe basiert auf den aktuellen Beatmungsbedingungen (aktuelles FRC, unveränderter Beatmungszyklus); jeder Meßpunkt für die statische Mechanik geht also von der gleichen Ausgangslage des Lungen-Thorax-Systems aus (quasi identische "lung history").

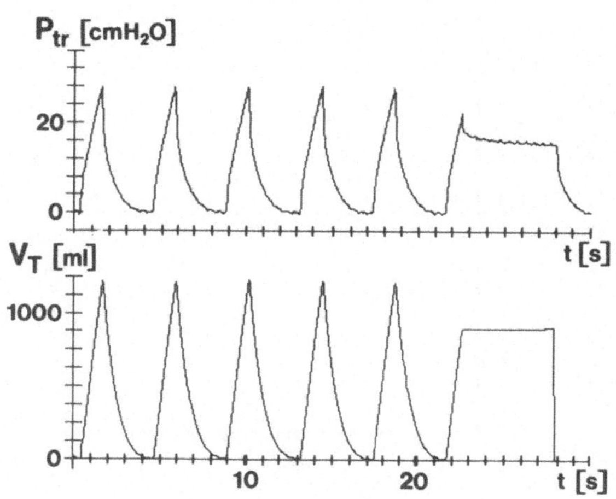

Abb. 1. Bestimmung der statischen Compliance unter kontrollierter Beatmung nach der Einzelschrittmethode: Nach einer Anzahl normaler Beatmungszyklen wird der Atemweg inspiratorisch (wie hier) oder exspiratorisch kurzfristig (5 s) verschlossen. Der Munddruck (p_{tr}) sinkt während dieser Zeit noch etwas weiter ab; die Druckdifferenz (gegen PEEP) am Ende dieser statischen Phase ergibt mit dem Volumen (V_T) bei Verschlußbeginn die statische Compliance

Aus den einzelnen Okklusionsmeßpunkten kann dann die statische Druck-Volumen-Kurve zusammengesetzt werden (Abb. 2). Nach unseren Erfahrungen kann oft mit einer nahezu linearen Druck-Volumen-Kennlinie gerechnet werden, sofern man sich auf einen Volumenbereich beschränkt, der eine Überdehnung der Lunge vermeidet. Dann ließe sich eine repräsentative Druck-Volumen-Kurve mit hinreichender Genauigkeit durch lediglich 2 Meßpunkte definieren, wodurch der gesamte Vorgang erheblich vereinfacht würde.

Die Messung dieser Compliance unter statischen Bedingungen bietet Entscheidungshilfen zur Beatmungstherapie und diagnostische Möglichkeiten zur Verlaufskontrolle. Ihre Messung ist nur bei fehlender Muskeleigenaktivität (tiefe Sedierung resp. Muskelrelaxation) korrekt. Insofern wird dieser Parameter nur bei schwerer Ateminsuffizienz gemessen werden. Da er jedoch ein aufschlußreiches Maß für den Schweregrad der atemmechanischen Beeinträchtigung (und damit für das Ausmaß der Lungenschädigung) ist (Gattinoni et al. 1984), kann es u. U. sinnvoll sein, Patienten für diese Untersuchung kurzfristig zu relaxieren. Besteht ein "intrinsic PEEP" (s. dort), so muß dieser bei der Druckdifferenz berücksichtigt werden, da sonst falsch zu niedrige Compliancewerte errechnet werden.

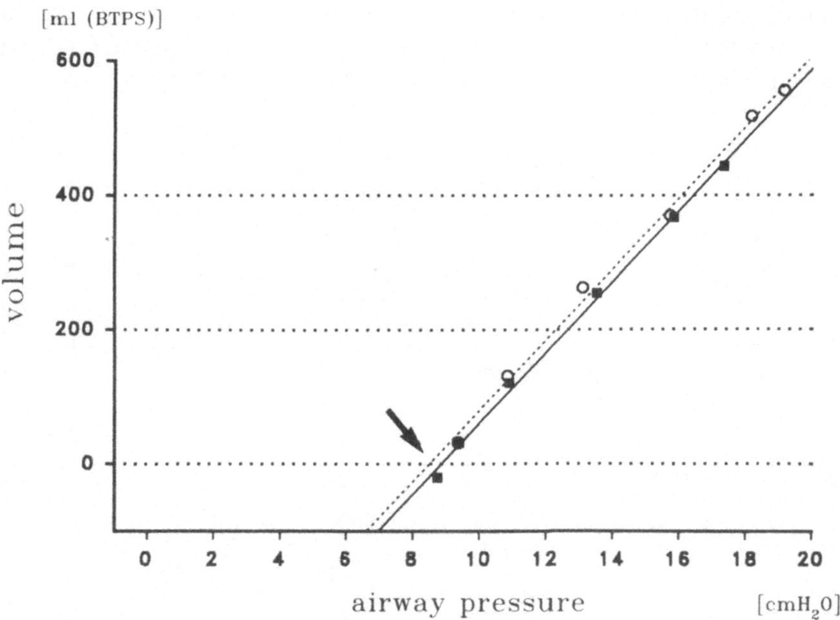

Abb. 2. Statische Druck-Volumen-Kurve: Aus in- und exspiratorischen Verschlußmanovern läßt sich eine statische Druck-Volumen-Kurven erstellen (hier: Volumen vs. Atemwegsdruck): Statische Compliance = 52,5 ml/cm H_2O (exspiratorisch). Innerhalb des gewählten Meßbereiches ist die P/V-Kurve linear (lineare Regression r = 0,999); der Intercept bei V = 0 (d. h. FRC-Niveau) ergibt einen "intrinsic PEEP" von 8,8 cm H_2O

Die sog. “effektive Compliance”, die nicht unter statischen, sondern unter dynamischen Bedingungen während der laufenden Ventilation bestimmt wird, ist ein Parameter, der u. U. dynamische Veränderungen mit einbezieht und daher prinzipiell zu unterschiedlichen Werten führt. Wird er nur aus 2 Druck-Volumen-Punkten (endexspiratorisch und endinspiratorisch) bestimmt, so muß beim endexspiratorischen Meßpunkt auch hier ein evtl. bestehender “intrinsic PEEP” mit berücksichtigt werden.

Intrinsic PEEP

Der “intrinsic PEEP” oder “auto-PEEP” ($PEEP_i$) (Pepe u. Marini 1982), der am Ende der Exspiration bei inkompletter Ausatmung noch in den peripheren Atemwegen bestehen bleibt, ist am Manometer des Respirators nicht direkt ablesbar und wird daher in der Regel übersehen. Dieser Restdruck in den peripheren Atemwegen läßt sich korrekt nur unter endexspiratorischer Okklusion messen. Am sichersten wird er daher bestimmt durch die *Okklusionsmethode* (Pepe u. Marini 1982): Zur Messung wird die Inspirationsleitung im Verlauf der Exspiration verschlossen; mit Beginn der nächsten Inspiration schließt das Exspirationsventil wie vorgesehen; der gesamte Atemweg ist dann okkludiert, und der Restdruck in den Atemwegen läßt sich am Manometer direkt ablesen. An einigen Respiratoren (z. B. Servo 900C oder Servo 300, Fa. Siemens) besteht die Möglichkeit, ein solches endexspiratorisches Holdmanöver zur Messung des $PEEP_i$ manuell auszulösen. Bei der Messung der statischen Compliance mit der Einzelschrittmethode (s. dort) ist der $PEEP_i$ ablesbar aus der Druck-Volumen-Kurve im Volumenniveau der FRC (d. h. Druck bei $V = 0$) (Sydow et al. 1993).

Für den Kliniker hat die Berücksichtigung des “intrinsic PEEP” u. U. erhebliche Bedeutung. Der “intrinsic PEEP” ist natürlich abhängig von der Dauer der Exspiration. Sein Einfluß muß daher insbesondere bei “inverse ratio ventilation” (IRV) berücksichtigt werden; hier ist er zur Eröffnung regionaler Alveolarbezirke (sog. “individual PEEP”) sogar erwünscht. Doch auch unter Spontanatmung kann ein “intrinsic PEEP” auftreten, und hier hat er nachteilige Folgen: Da die Atemmuskulatur vor jeder Inspiration zunächst den “intrinsic PEEP” überwinden muß, um den Respirator zu “triggern”, erhöht sich dadurch die Atemarbeit des Patienten (Rossi et al. 1985). Bei “Weaning”-Versuchen mit beschleunigter Spontanatmung (hoher Atemfrequenz und folglich kürzeren Exspirationszeiten) kann diese zusätzliche Belastung den Weaning-Erfolg beeinträchtigen.

Resistance

Die Messung der Resistance ist in der Intensivmedizin nicht verbreitet. Es ist allgemeine Überzeugung, daß im Rahmen des üblichen Lungenversagens im wesentlichen die Compliance verändert wird, obschon auch beim ARDS Anstiege der Resistance beobachtet werden (Milic-Emili u. Rossi 1989). Bei schwerem obstruktivem Lungenversagen (z. B. Status asthmaticus, COPD-Dekompensation) könnte die Überwachung der Resistance sicher für die Verlaufs- und Therapiekontrolle wichtig sein. Da jedoch die Messungen stets nur bei kontrollierter Beatmung (meist sogar unter Muskelrelaxation) durchgeführt werden können, bleibt die Anwendung insgesamt begrenzt. Hinzu kommt, daß durch die externe Messung ohnehin nur Widerstände in den zentraleren Atemwegen erfaßt werden können, während bei obstruktiven Atemwegserkrankungen die entscheidenden Widerstände in der Peripherie liegen.

Bei Computerunterstützung bietet es sich an, die dynamischen Größen "Compliance" und "Resistance" aus den gemessenen momentanen Variablen Druck und Flow (bzw. Volumen) aus dem Polynom der sog. "equation of motion" automatisch zu approximieren:

$$\Delta p = 1/C \cdot V + R_{lin} \cdot \dot{V} + PEEP + R_{nlin} \cdot \dot{V}^2 + I \cdot \ddot{V}.$$

Dabei bedeuten: Δp, treibender Druck, i.e. $(p_{aw} - p_B)$ für das Gesamtsystem bzw. $(p_{aw} - p_{es})$ für die Lunge allein; C, mittlere dynamische Compliance des Gesamtsystems; V, das momentane Volumen; $\dot{V}$, der momentane Flow; R_{lin} bzw. R_{nlin}, die mittlere Resistance durch laminare bzw. turbulente Strömung; I, Reibung (Inertance).

Aus mathematischen Gründen ist die Approximation um so zuverlässiger, je weniger Glieder das Polynom hat. Daher ist es zweckmäßig, zur Approximation die Übergangsphasen zwischen In- und Exspiration mit ihren turbulenzreichen Strömungsmustern herauszunehmen und auf die beiden letzten Glieder $(R_{nlin} \cdot \dot{V}^2 + I \cdot \ddot{V})$ zu verzichten. Die Genauigkeit der erreichten Approximation läßt sich visuell durch Übereinanderprojektion der realen und der approximierten Druck-Volumen-Schleife überprüfen (Abb. 3)

Eine zuverlässige Messung der Resistance erfordert eine relativ hohe Meßgenauigkeit. Die Meßgrößen (Flow und Differenzdruck) sollten direkt am Tubus abgenommen werden, um Einflüsse von apparativen Widerständen (Schlauchsystem, Verdampfer etc.) auszuschalten. Darüber hinaus muß der nicht unerhebliche Widerstand des Endotrachealtubus gemessen und berücksichtigt werden (Sullivan et al. 1976), der vom Gesamtwiderstand abgezogen werden sollte, wenn es um den tatsächlichen Atemwegswiderstand geht.

Funktionelle Residualkapazität

Die funktionelle Residualkapazität (FRC) ist das Luftvolumen, das am Ende der aktuellen Exspiration (ggf. bis zum PEEP-Niveau) in der Lunge

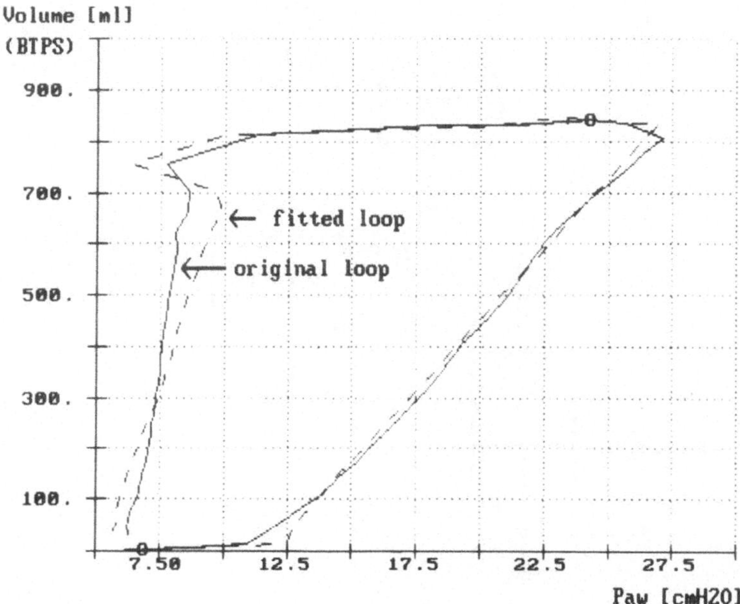

Abb. 3. Approximation der Compliance und Resistance unter dynamischen Bedingungen mittels der "equation of motion" (s. Text). Die reale Druck-Volumen-Kurve (*durchgezogene Linie*) unter kontrollierter Beatmung wird überlagert von der errechneten Druck-Volumen-Kurve (*gestrichelte Linie*), wie sie sich aus der computerunterstützten Approximation ergibt. p_{aw} Atemwegsdruck; *O* Markierung der jeweiligen Umkehrpunkte "Inspiration"/"Exspiration"

verbleibt. Die FRC ist also das Lungenvolumen, in dem die Gasdurchmischung stattfinden kann. Sie ist eine der Basisgrößen für die ventilatorische Funktion der Lunge ebenso wie für die Beatmung. Beim akuten Lungenversagen ist sie oftmals erniedrigt (z. B. durch Atelektasenbildung).

Die FRC kann grundsätzlich mit 2 unterschiedlichen Methoden gemessen werden: der Gasmischmethode und der Auswaschmethode. Da es einfacher ist, mit der Gasmischmethode ausreichend genaue Werte zu erhalten, soll nur diese hier besprochen werden.

Gasmischmethode

Das Prinzip beruht auf dem Massenerhaltungsgesetz, nach dem das Produkt von Konzentration (F) und Volumen (V) eines Gases unter gleichem Druck und gleicher Temperatur konstant bleiben.

Als Testgase werden schwerlösliche Inertgase wie Argon, Helium oder SF 6 verwandt, die die Lunge praktisch nicht über das Blut verlassen können. Eine bekannte Menge dieses Testgases wird durch Rückatmung im geschlossenen System im Lungenvolumen vermischt (Abb. 4). Diese

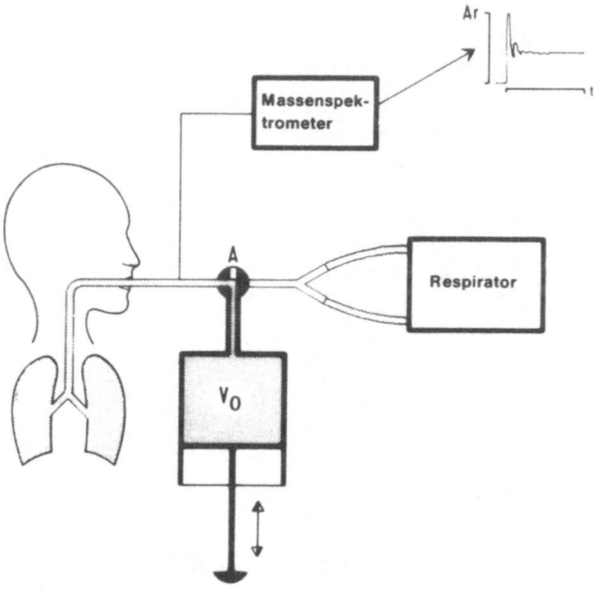

Abb. 4. Messung der FRC mit der Gasmischmethode: Das Testgas (z. B. 10% Argon oder Helium im Inspirationsgemisch) liegt im bekannten Volumen (V_o) der Rückatmungsspritze vor. Mit dem Dreiwegeventil (*A*) wird am Ende der Exspiration umgeschaltet. Während des Äquilibrierungsvorganges wird die Argonkonzentration kontinuierlich gemessen (z. B. mit einem Massenspektrometer). (Nach Stokke et al. 1981)

Rückatmung kann unter Spontanatmung in Verbindung mit einem Spirometer oder unter passiver Beatmung mit einer großen Spritze (Inhalt 500–1000 ml) bzw. einem Bag-in-box-System (zur Abtrennung des Testgases) erfolgen (Stokke et al. 1981). Zur Messung wird eine bestimmte Menge (Volumen mal Konzentration) dieses Testgases in den Rückatmungsbehälter (V_R, Spirometer bzw. große Spritze) gefüllt. Der Patient wird nun am Ende einer normalen Exspiration an den Rückatmungsbehälter angeschlossen; die Rückatmung (aktiv oder passiv) zur Durchmischung im Gesamtsystem beginnt. Nach Äquilibrierung kann nun das unbekannte Lungenvolumen (V_L) aus Anfangs- (F_0) und Endkonzentration (F_∞) sowie aus dem Ausgangstestgasvolumen (V_0) berechnet werden. Ein zusätzlicher, apparativer Totraum (VD_{app}), z. B. das zuleitende Schlauchsystem, muß abgezogen werden. Das Ergebnis wird auf BTPS-Bedingungen umgerechnet

Testgasmengen

Beginn der Untersuchung: *Ende der Untersuchung:*

$V_L * F_L$ (=0) + $V_o * F_0$ = $(V_L + V_0) * F_\infty$

(in den Lunge) (im Rückatmungsbehälter) (im Gesamt-System)

$$V_L = \frac{V_0 * F_0}{F_\infty} - V_R - VD_{app}$$

Bei beatmeten Patienten ist das Rückatmungsverfahren mit großer Spritze einfach und rasch durchführbar (Reproduzierbarkeit ± 3%) (Stokke et al. 1981). Die wichtigsten Fehlerquellen sind Undichtigkeiten im System und unkorrektes endexspiratorisches Umschalten.

Induktionsplethysmographie

Als nichtinvasive Meßmethode hat sie sich in der Schlafapnoeforschung seit langem bewährt. Sie bietet auch für die Intensivmedizin interessante Möglichkeiten, die genutzt werden sollten.

Mit der Induktionsplethysmographie wird die Bewegung von Thorax und Abdomen gemessen: Um Brustkorb und Abdomen wird jeweils ein elastischer Gürtel mit einer Induktionsleitung gelegt, die an einen Schwingkreis angeschlossen ist. Änderungen des jeweiligen Volumens ändern die Induktion und damit die Frequenz in diesem Schwingkreis (Konno u. Mead 1967). Damit werden sowohl die dynamischen Hubvolumina als auch die Änderungen des Lungenvolumens erfaßt. Klinisch nützlich ist dabei auch die Erfassung einer etwaigen Dyskoordination zwischen dem thorakalen und abdominellen (zwerchfellbedingten) Bewegungsablauf (z. B. bei problematischer Respiratorentwöhnung oder bei Ermüdung der Atemmuskulatur). Die *Kalibration* muß mit einer vergleichenden Flow- bzw. Volumenmessung (z. B. Spirometer, Pneumotachograph) erfolgen: Bei spontanatmenden, kooperativen Patienten wird dabei der Atemtypus (Brustatmung vs. Bauchatmung) oder die Lagerung gewechselt, um dann die jeweiligen "Übersetzungsfaktoren" für die thorakale bzw. abdominelle Impedanzmessung mittels "Leastsquare"-Anpassung zu errechnen. Bei beatmeten, relaxierten Patienten ist die Variation zwischen Thorax- und Abdominalventilation nicht ausgeprägt, so daß akzeptable Ergebnisse bereits mit nur einem Gürtel erreicht werden. Hier kann das Kalibrationsvolumen (nach primär geöffentem System für die Nulllage) mit einer Kalibrationsspritze (2 l) stufenweise insuffliert werden. Dabei läßt sich eine Genauigkeit von $< \pm 5$ % erreichen (Dall'Ava-Santucci et al. 1988). Bei regelmäßiger, intermittierender Kalibration könnte die Methode in der Intensivmedizin sehr nützlich werden. Die Induktionsplethysmographie läßt sich auch einsetzen, um eine dynamische Hyperinflation der Lunge durch "intrinsic PEEP" nachzuweisen (Hoffman et al. 1989).

Atemarbeit

Der Begriff "Atemarbeit" kann unter verschiedenen Gesichtspunkten betrachtet werden und gewinnt dann unterschiedliche Bedeutung:

1. als mechanische Arbeit der respiratorischen Pumpe, d.h. eines mechanischen Systems mit elastischen und flowresistiven Eigenschaften ("mechanische Atemarbeit");
2. als respiratorischer Anteil am Gesamtenergieverbrauch ("oxygen cost of breathing"). Dabei kann der tatsächliche energetische Aufwand der Atemmuskulatur wesentlich höher sein als die "extern meßbare mechanische Atemarbeit" unter 1. (z. B. durch isometrische Arbeit).

Im weiteren wird hier nur die (externe) mechanische Atemarbeit besprochen:

Physikalisch ist Arbeit (W) = Kraft mal Weg oder transmurale Druckänderung (p_{tm}) mal Volumenänderung (V) an einer dehnbaren Struktur (hier Lunge):

$$W = \int p_{tm} \dot{V} \, dt \quad [\text{Joule, J}].$$

Unter Beatmung mit passiver Blähung der Lunge muß als treibende Kraft Ptm für die gesamte mechanische Atemarbeit die transthorakale Druckdifferenz ($p_{aw} - p_B$) eingesetzt werden. Für die Arbeit an der Lunge allein wird als p_{tm} die transpulmonale Druckdifferenz ($p_{aw} - p_{es}$) eingesetzt.

Normwerte: bei normaler Atmung (V_T = 500 ml) etwa 0,25 J/Atemzug, unter maximaler Atmung: 1,0 – 1,5 J/Atemzug.

Es ist üblich und sinnvoll, die Atemarbeit auf das ventilierte Volumen zu normieren (J/l).

Diese mechanische Atemarbeit erfaßt dabei nur den extern meßbaren Teil der für die Ventilation erforderlichen Energie; die gesamte isometrische Arbeit (d. h. bei gleichbleibendem Lungenvolumen) geht in diese Berechnung nicht ein. Unter normalen Bedingungen wird nur die inspiratorische Atemarbeit berechnet, da angenommen wird, daß die Exspiration passiv erfolgt. Diese Annahme ist jedoch unter pathologischen Bedingungen (z. B. bei exspiratorisch wirksamer Obstruktion, bei forcierter Exspiration oder auch bei CPAP/PEEP) sehr wahrscheinlich nicht gültig.

Es gibt nur wenige klinische Studien, die sich im Bereich der Intensivmedizin konkret mit Messungen der Atemarbeit befassen (Chapman et al. 1989; Falke u. Samodelov 1986; Marini et al. 1985). Dies mag an den meßtechnischen Problemen liegen. Wesentlicher ist jedoch, daß selten klinische Konsequenzen aus den Meßergebnissen abgeleitet werden können. Unter kontrollierter Beatmung wird die Atemarbeit vom Respirator geleistet. Bei assistierenden Mischformen (z. B. IMV, ASB) oder CPAP-Atmung am Respirator kann allerdings die zusätzliche Atemarbeit durch das Demandventil bedeutsam werden (Falke u. Samodelow 1986).

Bei der zunehmenden Anwendung assistierender Beatmungsformen wäre die vom Patienten geleistete Atemarbeit ein wichtiger Parameter der Überwachung. Allerdings ist die Aufteilung der Atemarbeit zwischen Patient und Respirator meßtechnisch sehr schwierig. Verschiedene Ansätze hierfür sind in der Diskussion. Ein praktischer Nachteil ist die erforderliche Ösophagusballonsonde, die die Invasivität der Messung deutlich erhöht.

Unter partieller oder totaler Spontanatmung kann nur die Atemarbeit an der Lunge ermittelt werden; hierfür ist als treibende Kraft die transpulmonale Druckdifferenz ($p_{aw} - p_{es}$) maßgeblich (Chapman et al. 1989). Die Atemarbeit an der Thoraxwand ist nicht zu messen, da diese in Spontanatmung nicht passiv bleibt, sondern selbst Arbeit leistet. Um diese Schwierigkeit zu überwinden, kann ersatzweise eine Schätzkonstante eingesetzt werden (so z. B. beim handelsüblichen Monitor BICORE CP-100), wie sie an Normalpersonen unter physiologischen Bedingungen ermittelt wurde. Allerdings bleibt fraglich, ob dieses auch für Messungen bei Intensivpatienten annehmbar ist.

Unter Spontanatmung (besonders beim Weaning) bekommt eine erhöhte Atemarbeit klinisch große Bedeutung: Sie kann Ursache der Ermüdung der Atemmuskulatur sein und damit den Erfolg des Weanings in Frage stellen. Allerdings ist die Fähigkeit, erhöhte Atemarbeit zu bewältigen, abhängig von der individuellen und aktuellen Kraft und insbesondere von der Effizienz der Atemmuskulatur. Daher nützt eine Quantifizierung der Atemarbeit für diese Frage wenig; wesentlich aussagekräftiger ist der Nachweis einer aktuellen Überlastung der Atemmuskulatur, für das es heute einfachere, gute Verfahren gibt (z. B. $p_{0,1}$, s. unten).

Der entscheidende Nachteil der Messung der mechanischen Atemarbeit ist die Tatsache, daß damit nur die "volumenbewegende" Arbeit erfaßt wird; die isometrische Atemarbeit, die insbesondere bei obstruktiven Atemwegserkrankungen mit ausgeprägtem "intrinsic PEEP" einen erheblichen Anteil der tatsächlich geleisteten Arbeit ausmachen kann, geht hier nicht mit in die Berechnung ein.

Für die Abschätzung der Patientenarbeit liefert daher das "pressure time product" (PTP) realistischere Ergebnisse. Diese berücksichtigt auch diejenige Arbeit, die zu Beginn der Inspiration zur Überwindung z. B. eines "intrinsic PEEP" zunächst isometrisch, d. h. ohne Volumenbewegung geleistet werden muß (Abb. 5). Dabei wird die tatsächliche Dauer (T_{insp}) des inspiratorischen (negativen) Ösophagusdrucks (p_{es}) als Hinweis auf aktive Atemtätigkeit des Patienten zugrunde gelegt:

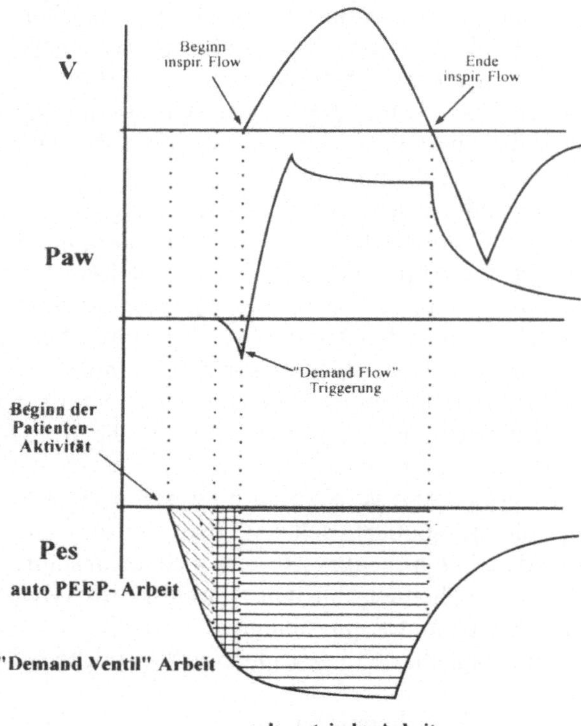

Abb. 5. "Pressure time product" (PTP): Zeitlicher Verlauf von Flow ($\dot{V}$), Atemwegsdruck (p_{aw}) und Ösophagusdruck (p_{es}) bei assistierter Beatmung. Am negativen Ösophagusdruck ist erkennbar, daß die Atemmuskulatur bereits früh in der Inspiration aktiviert wird, um den "intrinsic PEEP" und das Demand-Ventil zu überwinden. Diese isometrische Atemarbeit läßt sich nur mit der PTP erfassen. Erst danach entsteht effektive, ventilierende Atemarbeit

$$\mathrm{PTP} = \mathrm{p_{es}} \cdot \mathrm{T_{insp}} \quad [\mathrm{cm\,H_2O} \cdot \mathrm{s} \cdot \mathrm{min}^{-1}].$$

So konnten Marini et al. (1988) nachweisen, daß bei assistierender Beatmung (SIMV) der Patient bei den maschinenunterstützten Atemzügen u. U. sogar mehr Atemarbeit leisten mußte als bei den Spontanatemzügen.

Messung des neuromuskulären Atemantriebs

Trotz der bedeutenden Rolle des respiratorischen Pumpversagens in der Intensivmedizin hat die Problematik der Ermüdung der Atemmuskulatur ("respiratory muscle fatigue") nur zögernd Interesse gefunden. Dabei gibt es heute eine Reihe von Verfahren, die auch für intensivmedizinische Probleme zu nutzen sind (Übersicht bei Dureuil u. Aubier 1988; Gross et al.

1979; Pourriat et al. 1986). Allerdings unterliegen alle Verfahren, die unabhängig von der Mitarbeit des Patienten durchführbar sind, verschiedenen methodischen und physiologischen Einschränkungen (Crieé 1988).

Verschlußdruckmessung

Unter Spontanatmung wird die Kontraktion der Atemmuskulatur als negativer Druck auf die Lungen übertragen und bewirkt damit die ventilatorische Pumpfunktion. Werden die Atemwege während der Ventilation verschlossen, so überträgt sich dieser Druck durch die gesamte Lunge und kann als Munddruck gemessen werden. Mit Analysen des Munddrucks unter kurzfristiger Okklusion während der Inspiration ist daher die Kraft des Atemantriebs meßbar.

Bei einer kurzfristigen Atemwegsokklusion ist der Munddruck innerhalb der ersten 100 msec nach Beginn der Inspiration (sog. $p_{0,1}$) ein direktes Maß für den aktuellen inspiratorischen neuromuskulären Atemantrieb (Whitelaw et al. 1975). In dieser 1. Phase wird der Druck nicht durch physiologische Kompensationsreaktionen (z. B. Verstärkung des Antriebs oder reflektorischen Atemstillstands) beeinflußt. Nicht einmal die momentane Zwerchfellkraft beeinflußt diesen Meßparameter; selbst unter partieller Relaxation bleibt der $p_{0,1}$ erhalten. So ist der $p_{0,1}$ ein Maß für den aktuellen neuromuskulären Atemantrieb (nicht für die Muskelkraft!) (Aubier 1987; Herrera et al. 1985; Holle et al. 1983; Sassoon et al. 1987).

Das *Verfahren* ist einfach: Der Patient atmet spontan über ein Nichtrückatmungsventil (z. B. Rudolph-Ventil). Mit Beginn der Inspiration wird der Atemweg kurzfristig (etwa 150 msec) durch ein steuerbares (meist pneumatisches) Ventil verschlossen. Bei getrenntem In- und Exspirationssystem kann das Verschlußventil im Inspirationsteil bereits während der Exspiration verschlossen werden; damit wird die Ventilsteuerung wesentlich vereinfacht. Der Munddruck (gegen Umgebungsdruck) wird direkt am Tubus bzw. am Mundstück gemessen und 100 ms nach Beginn der Inspiration abgelesen. Das Verfahren belastet den Patienten nicht; in der Regel nimmt er das kurze Okklusionsmanöver nicht wahr. Dieses ist auch bei Beatmeten während kurzfristiger Entwöhnungsphasen mit Spontanatmung möglich.

Bei lungengesunden Menschen unter normalen Bedingungen liegt der Mundokklusionsdruck $p_{0,1}$ bei etwa 1 cm H_2O, bei hohem Ventilationsbedarf kann er kurzfristig deutlich über 10 cm H_2O liegen. Bei COPD-Patienten ohne akute Dekompensation liegt er bei 3–4 cm H_2O. Bei drohender respiratorischer Dekompensation muß der neuromuskuläre Atemantrieb erheblich gesteigert werden, um eine noch ausreichende Ventilation aufrechtzuerhalten. So werden bei COPD-Patienten in dieser Phase sehr hohe Mundokklusionsdrucke ($p_{0,1}$ von 8 cm H_2O und mehr) gemessen; bei Lungengesunden würde dieses erst bei einer Ventilation von 50–70 l/min erreicht. Ein COPD-Patient atmet in dieser Situation also unter maximaler Arbeitsbelastung, die er auf Dauer nicht leisten kann. Unter diesen Bedingungen droht die Ermüdung der Atemmuskulatur ("respiratory muscle fatigue") und damit der Zusammenbruch der Ventilationsfunktion (Globalinsuffizienz). Der hohe $p_{0,1}$ ist daher Hinweis auf eine drohende Ermüdung der Atemmuskulatur.

Sicher muß mit diesem Verfahren, das in der klinischen Lungenfunktionsdiagnostik bereits eingeführt ist, im Bereich der Intensivmedizin noch Erfahrung gesammelt werden. Bei COPD-Patienten könnte der Mundverschlußdruck $p_{0,1}$ hier durchaus ein aufschlußreicher und praktikabler Parameter zur Abschätzung drohender Atemermüdung (und damit auch zur Einstellung der Höhe der Druckunterstützung unter "pressure support ventilation") werden. Bei anderen Patientengruppen scheint er nach eigenen Erfahrungen jedoch weniger aussagekräftig zu sein. Insbesondere bei geschwächten oder (z. B. mit Opiaten) analgosedierten Patienten kommt es trotz Ermüdung nicht selten zu niedrigen Werten, die zu Fehlinterpretationen führen.

Die Zuverlässigkeit der $p_{0,1}$-Messung kann verbessert werden, indem sie mit Verschlußdruckmessungen bei maximaler Atmung verglichen werden. So werden mit dem maximalen inspiratorischen Druck (p_{Imax}) bzw. mit dem $p_{0,1}$ bei maximaler Atemleistung ($p_{0,1\,max}$) Quotienten gebildet:

$$p_{0,1}/p_{Imax} \quad \text{bzw.} \quad p_{0,1}/p_{0,1\,max}.$$

Mit diesem Verfahren läßt sich zwar die Aussagefähigkeit verbessern, es erfordert allerdings auch eine Mitarbeit des Patienten, wie sie in der Intensivmedizin nicht immer vorausgesetzt werden kann.

Messung der CO_2-Konzentration (Kapnometrie)

Das Meßprinzip beruht meist auf der Absorption von Infrarotlicht: CO_2-Moleküle absorbieren Licht (Absorptionsmaximum 4,3 nm) entsprechend der Anzahl ihrer Moleküle. Querempfindlichkeiten bestehen gegenüber N_2O. Sofern die N_2O-Konzentration bekannt ist, kann dies elektronisch kompensiert werden. Bevor man sich aber auf die CO_2-Bestimmung unter N_2O-Atmung verläßt, sollte man sich von der Effektivität dieser Kompensation überzeugen. Änderungen der O_2-Konzentration beeinflußt die CO_2-Messung nur geringgradig.

Mit der Kapnometrie ist eine kontinuierliche, nichtinvasive Überwachung der exspiratorischen CO_2-Konzentration möglich (Blanch 1991). Die Umrechnung der fraktionellen endexspiratorischen CO_2-Konzentration in Partialdrücke ist einfach, birgt aber die Gefahr der Fehlinterpretation: Sie kann unter physiologischen Umständen als ein Maß für den arteriellen pCO_2 angesehen werden. Insbesondere bei Minderperfusion der Lunge (z. B. Schock, Hypotension, Lungenembolie u. ä.) kommt es aber durch erhöhte

Totraumventilation (s. dort) zu einem erhöhten Gradienten zwischen arteriellem und endexspiratorischem pCO_2 ($p_aCO_2 - p_{et}CO_2$) und entsprechend niedrigerer endexspiratorischer CO_2-Konzentration. Diese arterioalveolären CO_2-Differenz ($p_aCO_2 - p_{et}CO_2$) ist klinisch einfach zu bestimmen; sie wurde von Murray et al. (1984) für die Optimierung der Einstellung des PEEP empfohlen. Da $p_aCO_2 - p_{et}CO_2$ jedoch stark von dem jeweiligen Beatmungsmuster abhängt, bietet dieses keine einheitliche Kontrollmöglichkeit. So wird mit der Kapnographie Ventilation und Hämodynamik gleichzeitig erfaßt; und nicht immer kann man bei der Interpretation der Befunde beide Ursachen differenzieren.

Gasaustausch

Die Effizienz des pulmonalen Gasaustausches wird in der klinischen Routine durch die arterielle Blutgasanalyse kontrolliert. Die Aussage dieser Basisüberwachung kann durch einige abgeleitete Parameter ergänzt und differenziert werden.

Oxygenierung, abgeleitete Parameter

Alveoloarterielle O_2-Partialdruckdifferenz ($AaDO_2$)

Ein Maß für die Gasaustauschstörung für O_2 ist die alveoloarterielle O_2-Partialdruck-Differenz ($AaDO_2$). Sie ist die Differenz aus dem idealen alveolären (p_AO_2) und dem arteriellen O_2-Partialdruck (p_aO_2):

$$AaDO_2 = p_AO_2 - p_aO_2$$

Dabei läßt sich der p_AO_2 nach der vereinfachten Alveolarluft-Formel berechnen:

$$p_AO_2 = (p_B - p_{H_2O}) \cdot F_IO_2 - p_aCO_2$$

Dazu wird vom Gesamtdruck (= atmosphärischer Druck p_B) der Wasserdampfdruck (p_{H_2O}) abgezogen, der bei einer Temperatur von 37 °C 47 mm Hg beträgt.

Beim lungengesunden, spontan luftatmenden Patienten liegt die $AaDO_2$ normal bei 10–20 mm Hg. Die Größe der $AaDO_2$ ist allerdings abhängig von der inspiratorischen O_2-Konzentration (F_IO_2): Je höher die F_IO_2, desto größer wird auch die $AaDO_2$ (bei F_IO_2 = 1,0: $AaDO_2$ = 25–65 mm Hg).

Verschiedene Berechnungsversuche haben daher zum Ziel, hierfür einen F_IO_2-unabhängigen Parameter zu finden (Niemer et al. 1992).

Der p_aO_2/p_AO_2-Index wird durch F_IO_2-Variationen kaum beeinflußt und spiegelt die Gasaustauschstörungen für O_2 recht gut wieder. Der Normwert liegt bei 0,3 ± 0,2 mm Hg.

Der "$AaDO_2$-Quotient" nach Benzer et al. [1979] standardisiert die $AaDO_2$ mit dem alveolären O_2-Partialdruck ($AaDO_2/p_AO_2$). Es bleibt auch hier ein geringer Einfluß aus unterschiedlicher F_IO_2: Die Werte für einen normalen O_2-Gasaustausch liegen hier zwischen 0,1 und 0,25; pathologische Werte beginnen bei 0,3. Der "Quotient" kann theoretisch einen Maximalwert von 1 annehmen.

Der p_aO_2/F_IO_2-Index, der bei einem Shuntanteil von 20% kleiner als 200 ist, kompensiert nicht den Einfluß durch Änderungen der Ventilation (p_aCO_2).

Pulsoxymetrie

Als Ergänzung der arteriellen Blutgasanalyse hat die Pulsoxymetrie als kontinuierliche Überwachung heute in der Intensivmedizin einen wichtigen Platz eingenommen.

Die Pulsoxymetrie beruht auf der unterschiedlichen Lichtabsorption von Oxyhämoglobin und reduziertem Hämoglobin bei verschiedenen Wellenlängen (650–660 nm und 940 nm). Dabei wird die arterielle Oxyhämoglobinkonzentration mit Hilfe der arteriellen Pulsationen identifiziert und so von der venösen Konzentration unterschieden (Hanning 1985; Kidd 1989). Die Messung funktioniert daher nur, wenn adäquate Pulsationen wahrgenommen und Absorptionsvariationen durch Bewegung des Sensors vermieden werden. Zwar ist bei allen handelsüblichen Geräten das Meßprinzip identisch, sie unterscheiden sich jedoch erheblich in der Meßwertverarbeitung und dadurch auch in ihrer Meßgenauigkeit und insbesondere in der Artefaktanfälligkeit, was für ihre Verwendbarkeit in der Intensivmedizin wichtig ist. Aufgrund der S-Form der O_2-Dissoziationskurve ist die Sensibilität der Messung am besten für hypoxämische Situationen; dadurch wird die Pulsoxymetrie zu einem vorzüglichen Warnsystem zwischen den intermittierenden Blutgasanalysen: z. B. bei der Entwöhnung vom Respirator, bei der Überwachung der Einflüsse der Pflege auf den pulmonalen Gasaustausch (Physiotherapie, Bronchialtoilette, Lagerung), in der kritischen Phase nach der Extubation, bei der Überwachung von Patienten mit Schlafapnoe. Als Grenzkonzentration kann ein $S_aO_2 = 90\,\%$ angesehen werden.

Überwachung der zentralvenösen O_2-Sättigung

Über einen Swan-Ganz-Katheter können die gemischtvenösen Blutgase und die gemischtvenöse O_2-Sättigung ($S\bar{v}O_2$) für die korrekte Bestimmung des intrapulmonalen Shunts und zur Berechnung des O_2-Verbrauchs über das Fick-Prinzip entnommen werden. Seit einiger Zeit kann die direkte kontinuierliche Messung der gemischtvenösen O_2-Sättigung über einen fiberoptischen Kanal eines speziellen Pulmonaliskatheters spektrophotometrisch mit Lichtreflexion durchgeführt werden (Fahey 1984). Die Methode ist grundsätzlich recht genau, kann aber unter Umständen durch verschiedene Fehlereinflüsse verfälscht werden: Änderung des Hämatokrit und der Blutviskosität, Blutströmungsgeschwindigkeit, Abstand der Katheterspitze von der Gefäßwand. Nach einer Basiskalibration vor Einführung des Katheters sollten die Meßwerte daher immer wieder (zumindest alle 24 h) mit gemischtvenösen Blutgasanalysen nachkalibriert werden.

Die $S\bar{v}O_2$ hängt von der arteriovenösen O_2-Extraktion der Gewebe und vom Herzminutenvolumen (HZV) ab. Bei der Interpretation von $S\bar{v}O_2$-Veränderungen muß daher das HZV mit berücksichtigt werden. Unter normalen Bedingungen liegt die $S\bar{v}O_2$ bei etwa 75 %, bei Intensivpatienten kann eine $S\bar{v}O_2$ von 70 % auch noch als normal angesehen werden. Niedrigere Werte können sowohl durch arterielle Hypoxämie (also respiratorische Störungen) als auch durch erniedrigtes HZV (also durch kardiozirkulatorische Störungen) zustande kommen. Die kontinuierliche Messung der $S\bar{v}O_2$ ist ein rasch ansprechendes System, mit dem gleichzeitig Oxygenierung und Hämodynamik überwacht werden können. In kritischen Fällen ermöglicht es eine schnelle, wirksame Kontrolle der eingeleiteten Therapiemaßnahmen.

Totraumanteil (V_D/V_T)

Wird eine noch ventilierte Alveolareinheit von ihrer Durchblutung abgeschnitten, so findet hier ebenfalls kein Gasaustausch statt: $\dot{V}_A/\dot{Q} = \infty$, ist also funktionell alveoläre Totraumventilation.

Der Anteil des sog. *physiologischen Totraums* (d. h. die Summe des anatomischen und des alveolären Totraumanteils) wird nach der von Enghoff modifizierten Bohr-Gleichung bestimmt:

$$V_D/V_T \text{ phys} = \frac{p_aCO_2 - p_{\bar{E}}CO_2}{p_aCO_2}.$$

Normwert: < 30 % (steigend im Alter bis 40–45 %).

Hierfür wird der gemischtexspiratorische CO_2-Partialdruck ($p_{\bar{E}}CO_2$) benötigt, der aus der gesammelten Exspirationsluft bestimmt wird. Der Partialdruck wird dann aus Barometerdruck (p_B), Wasserdampfdruck (p_{H_2O}) und der CO_2-Konzentration ($F_{\bar{E}}CO_2$) des Gemisches errechnet:

$$p_{\bar{E}}CO_2 \text{ [mmHg]} = (p_B \text{ [mmHg]} - p_{H_2O} \text{ [mmHg]}) \cdot F_{\bar{E}}CO_2.$$

Beispiel:
$p_B = 760$ mm Hg,
$p_aCO_2 = 50$ mm Hg,
Aus gesammeltem Exspirationsgemisch: $F_{\bar{E}}CO_2 = 0{,}03$ (= 3 %).

$$p_{\bar{E}}CO_2 = (760 - 47) \cdot 0{,}03 = 21{,}4\,\text{mm Hg};$$

$$V_D/V_T \text{ phys} = \frac{50 - 21{,}4}{50} = 0{,}57 = 57\,\%.$$

Bei höherer Shuntdurchblutung ($\dot{Q}s/\dot{Q}t > 20\,\%$) wird $p_ACO_2 < p_aCO_2$; dadurch wird dann V_D/V_T physikalisch überschätzt. Dieser Einfluß läßt sich rechnerisch korrigieren:

$$V_D/V_T \text{ phys} = 1 - \frac{p_{\bar{E}}CO_2}{p_aCO_2 - f};$$

dabei ist:

$$f = pCO_2\left(\frac{\dot{Q}s/\dot{Q}t}{1 - \dot{Q}s/\dot{Q}t}\right).$$

Statt des methodisch umständlichen Sammelns kann die Exspirationsluft auch mit Hilfe einer Mischkammer durchmischt und dann am Ausgang kontinuierlich gemessen werden.

Für korrekte Messungen ist die exakte Trennung von In- und Exspirationsgemisch wichtig. Unter Spontanatmung werden hierfür Nichtrückatmungsventile verwandt. Unter Beatmungsbedingungen können durch Gaskompression und Luftverschiebung erhebliche Fehler entstehen (insbesondere bei flexiblen Beatmungsschläuchen und großer innerer Kapazität des Respirators). Diese Fehler werden vermieden, wenn das Exspirationsgemisch über ein zweites, respiratorgesteuertes Ausatemventil direkt am Tubus getrennt und gesammelt wird (Stokke u. Burchardi 1982).

Literatur

Aubier M (1987) Role of respiratory muscles in weaning. In: Vincent JL (ed) Update in intensive care and emergency medicine, 3. Update 1987. Springer, Berlin Heidelberg New York Tokyo, pp 240–249

Benito S, Lemaire F, Mankikian B, Harf A (1985) Total respiratory compliance as a function of lung volume in patients with mechanical ventilation. Intensive Care Med 11: 76–79

Benito S, Mancebo J (1988) Thoraco-pulmonary pressure/volume relationship during mechanical ventilation. In: Vincent JL (ed) Update in intensive care and emergency medicine, 5. Update 1988. Springer, Berlin Heidelberg New York Tokyo, pp 744–752

Benzer H, Haider W, Mutz N et al. (1979) Der alveolo-arterielle Sauerstoffquotient = "Quotient" = $(PAO_2 - PaO_2)/PAO_2$. Anaesthesist 28: 533–539

Blanch LI (1991) Capnography. In: Benito S, Net A (eds) Pulmonary function in mechanically ventilated patients. Springer, Berlin Heidelberg New York Tokyo, pp 251–266

Chapman FW, Dziuban SW, Newell JC (1989) Patient-ventilator partitioning of the work of breathing during weaning. Ann Biomed Engineering 17: 279–287

Criée CP (1988) Analysis of inspiratory mouth pressures. Prax Klin Pneumol 42: 820–826

Dall'Ava-Santucci J, Armanganidis A, Brunet F et al. (1988) Causes of error of respiratory pressure volume curves in paralyzed subjects. J Appl Physiol 64: 42–49

Dureuil B, Aubier M (1988) Assessment of diaphragmatic function in the intensive care unit. Intensive Care Med 14: 83–85

Fahey PJ, Harris K, Vanderwarf C (1984) Clinical experience with continuous monitoring of mixed venous oxygen saturation in respiratory failure. Chest 86: 748–752

Falke KJ, Samodelov LF (1986) Inspiratory work of breathing with CPAP-systems. In: Vincent JL (ed) Update in intensive care and emergency medicine, vol 1. Springer, Berlin Heidelberg New York Tokyo, pp 96–100

Gattinoni L, Mascheroni D, Basilico E et al. (1987) Volume/pressure curve of total respiratory system in paralysed patients: artefacts and correction factors. Intensive Care Med 13: 19–25

Gattinoni L, Pesenti A, Mascheroni D et al. (1984) The role of total static lung compliance in the management of severe ARDS unresponsive to conventional treatment. Intensive Care Med 10: 121–126

Gross D, Grassino A, Ross WRD, Macklem PT (1979) Electromyogram pattern of diaphragmatic fatigue. J Appl Physiol 46: 1–7

Hanning CD (1985) Monitoring oxygenation during anaesthesia. Br J Anaesth 57: 359–360

Herrera M, Blasco J, Venegas J et al. (1985) Mouth occlusion pressure (p0,1) in acute respiratory failure. Intensive Care Med 11: 134–139

Hoffman RA, Ershowsky P, Krieger BP (1989) Determination of auto-PEEP during spontaneous and controlled ventilation by monitoring changes in end-expiratory thoracic gas volume. Chest 3: 613–616

Holle RHO, Montgomery AB, Schoene RB et al. (1983) High central respiratory drives in patients who fail ventilator weaning. Am Rev Respir Dis 127: 88

Kidd JF (1989) Pulse oximeters: essential monitors with limitations. Br J Anaesth 62: 355–357

Konno K, Mead J (1967) Measurement of the separate volume change of rib cage and abdomen during breathing. J Appl Physiol 22: 407–422

Mancebo J, Calaf N, Benito S (1985) Pulmonary compliance measurement in acute respiratory failure. Crit Care Med 13: 589–591

Mankikian B, Lemaire F, Benito S et al. (1983) A new device for measurement of pulmonary pressure-volume curves in patients on mechanical ventilation. Crit Care Med 11: 897–901

Marini JJ, Smith TC, Lamb VJ (1988) External work output and force generation during synchronized intermittent mandatory mechanical ventilation. Am Rev Respir Dis 138: 1169–1179

Marini JJ, Capps JS, Culver BH (1985) The inspiratory work of breathing during assisted mechanical ventilation. Chest 87: 612–618

Milic-Emili J, Rossi A (1989) Respiratory mechanics in ICU patients. In: Stanley TH, Sperry RJ (eds) Anesthesia and the lung. Kluwer Academy Publ, Dordrecht, pp 253–260

Murray IP, Modell JH, Gallagher TJ, Banner MJ (1984) Titration of PEEP by the arterial minus end-tidal carbon dioxide gradient. Chest 85: 100–104

Niemer M, Nemes C, Lundsgaard-Hansen P, Blauhut B (1992) Datenbuch Intensivmedizin, 3. Aufl. Fischer, Stuttgart Jena New York

Pepe PE, Marini JJ (1982) Occult positive end-expiratory pressure in mechanically ventilated patients with airflow obstruction. Am Rev Respir Dis 126: 166–170

Pourriat JL, Lamberto C, Hoang PH, Fournier JL, Vasseur B (1986) Diaphragmatic fatigue and breathing pattern during weaning from mechanical ventilation in COPD patients. Chest 90: 703–707

Rossi A, Gottfried B, Zocchi L et al. (1985) Measurement of static compliance of the total respiratory system in patients with acute respiratory failure during mechanical ventilation. The effect of intrinsic positive end-expiratory pressure. Am Rev Respir Dis 131: 672–677

Sassoon CSH, Te TT, Mahutte CK, Light RW (1987) Airway occlusion pressure. An important indicator for successful weaning in patients with chronic obstructive pulmonary disease. Am Rev Respir Dis 135: 107–113

Stokke T, Burchardi H (1982) Einfache, exakte Trennung von In- und Exspirationsgas während maschineller Beatmung. Anaesthesist 31: 293–294

Stokke T, Hensel I, Burchardi H (1981) Eine einfache Methode für die Bestimmung der funktionellen Residualkapazität während der Beatmung. Anaesthesist 30: 124–130

Sullivan M, Paliotta J, Saklad, M (1976) Endotracheal tube as a factor in measurement of respiratory mechanics. J Appl Physiol 41: 590–592

Sydow M, Burchardi H, Zinserling J et al. (1991) Improved determination of static compliance by automated single volume steps in ventilated patients. Intensive Care Med 17: 108–114

Sydow M, Burchardi H, Zinserling J, Crozier TA et al. (1993) Intrinsic PEEP determined by static pressure-volume curves – application of a novel automated occlusion method. Intensive Care Med 19: 166–171

Whitelaw WA, Derenne JP, Milic-Emili J (1975) Occlusion pressure as a measure of respiratory center output in conscious man. Respir Physiol 23: 181–199

Weaning from Mechanical Ventilation

R.D. Hubmayr

Introduction

The physician concerned with weaning a patient from mechanical ventilation must address three important questions: (a) when is it appropriate to initiate the weaning process? (b) which of the many weaning strategies is most efficacious? and (c) what is the sensitivity and specificity of certain weaning response parameters in defining weaning success or failure? Each of these topics is addressed below. Questions concerning the readiness of patients for weaning from mechanical ventilation are dealt with in the literature on weaning; Yang and Tobin have recently provided a detailed account on this issue [33]. The efficacy of different weaning strategies remains a topic of considerable debate which has yet to be resolved. Regardless of the physician's own bias, familiarity with certain pitfalls associated with individual weaning techniques is mandatory. Finally, the definitions of weaning success and failure vary widely from study to study. This in turn affects the reported sensitivities and specificities of weaning parameters. To resolve some of the confusion surrounding this topic it may be useful to view weaning from mechanical ventilation as a process during which the physician can evaluate the load response of a patient's ventilatory pump. In this respect weaning is analogous to exercise testing in its goal to characterize the performance capacity and endurance of the cardiopulmonary systems and to identify weak links in these systems on the basis of physiologic responses [13].

When Is It Appropriate to Initiate the Weaning Process?

In a recent study Stroetz et al. asked intensivists to predict whether their patients would be able to complete a 1-h T-piece trial, and they then tested the accuracy of these predictions using a weaning protocol of graduated pressure support withdrawal [28]. Failure criteria had been established prospectively and were based primarily on the intensity of respiratory sensations (dyspnea scores ⩾18 using a modified Borg scale) and tachypnea (respiratory rate ⩾35/min) and also included cardiovascular response parameters indicative of a hyperdynamic state. The results of this small survey illustrate that physicians tend to underestimate the short-term weaning potential of their patients (Table 1). Based on this information it might be more appropriate to rephrase the question and ask when it is *not* prudent to initiate the weaning process. This is important because delays in weaning not only have an adverse financial impact but also unnecessarily extend the patient's risk for mechanical ventilation associated complications, such as nosocomial pneumonia and barotrauma.

There is little reason to think that subjecting patients to unsuccessful weaning trials has adverse long-term consequences provided one avoids certain pitfalls. For example, it is unwise to impose a weaning stress on patients with active ischemic heart disease, knowing that systemic oxygen demand and cardiac output can increase substantially during the transition from controlled mechanical ventilation to spontaneous breathing [10, 15]. Patients must be prepared psychologically that failing a weaning trial has no bearing on their ultimate prognosis. Finally, it is prudent to guarantee sufficient respiratory muscle rest following an episode of weaning-induced ventilatory pump failure. Although there is considerable controversy about the role of respiratory muscle fatigue in the pathogenesis of ventilatory failure syndromes, patients should probably not undergo more than one (failed) weaning trial in any 24-h time span.

Two recent studies provide a comprehensive account of the sensitivity and specificity of commonly used weaning parameters [16, 33]. Table 2 has been adapted from Yang and Tobin [33] and shows both threshold values and the accuracy of indices used to predict weaning outcome. Results are based on a prospective-validation data set of 64 patients, 28 of whom failed weaning. Although the authors emphasized the value of the frequency/tidal volume ratio (f/V_T), it should be noted that a V_T of 325 ml or less was almost as good a predictor of weaning failure as a f/V_T value of 105 or higher. One should recall that Yang and Tobin made their measurements with a hand-held spirometer after disconnecting patients from the ventilator

Table 1. Prediction of weaning outcome

	Clinical prediction		
	Failure	Success	Total
Test results			
Failure	11	3	14
Success	11	6	17
Total	22	9	31

False positive, 0.65; false negative, 0.21; sensitivity, 0.79; specificity, 0.35; positive predictive value, 0.5; negative predictive value, 0.66.

Table 2. Threshold values and accuracy of the indices used to predict weaning outcome (from [33])

Index	Value[a]	Positive predictive value[b]	Negative predictive value[b]
Minute ventilation (l/min)	⩽15	0.55	0.38
Respiratory frequency (breaths/min)	⩽38	0.65	0.77
Tidal volume (ml)	⩾325	0.73	0.94
Tidal volume (ml)/patient's weight (kg)	⩾4	0.67	0.85
Maximal inspiratory pressure (cmH_2O)[c]	⩽15	0.59	1.00
Dynamic compliance (ml/cmH_2O)	⩾22	0.65	0.58
Static compliance (ml/cmH_2O)	⩾33	0.60	0.53
PaO_2/PAO_2 ratio	⩾0.35	0.59	0.53
Frequency/tidal volume ratio (breaths/min/l)	⩽105	0.78	0.95
CROP index (ml/breath/min)[d]	⩾13	0.71	0.70

[a] Threshold values were those that discriminated best in the training data set between the patients who were successfully weaned and those in whom a weaning trial failed; ⩽ and ⩾ indicate whether the values above the threshold value or those below it are those that predicted a successful weaning outcome.

[b] Values shown were derived from the complete prospective-validation data set, comprising 36 successfully weaned patients and 28 patients in whom weaning failed.

[c] To convert value to kilopascals, multiply by 0.09807.

[d] A weaning outcome index that integrates thoracic compliance, respiratory rate, arterial oxygenation, and P_Imax.

and allowing them to breathe room air. The simplicity of this approach is of obvious appeal to the clinician, although one may question to what extent hypoxemia affected the measurements. This is important because many physicians use ventilator-based instrumentation to measure V_T during unassisted breathing on morning rounds before they establish a weaning plan. This is usually done without disconnecting the patient or changing the inspired oxygen concentration (FIO_2) and may or may not include the use of continuous positive end-expired pressure (CPAP) and low levels of pressure support ventilation (PSV). The predictive value of f/V_T under those circumstances is not known. Furthermore, V_T measurements that are derived from ventilator-based instrumentation are certainly not as accurate as those reported in a research paper. For example, in one small survey 25% of ventilator-derived V_T estimates (means of six breaths) had a greater than 10% error (R.W. Stroetz, personal communication).

Jabour et al. have taken a different approach and evaluated a new weaning index based on ventilatory endurance and the efficiency of gas exchange [16]. According to their post hoc analysis on weaning responses in 38 patients, this index had positive and negative predictive values of 0.95 and 0.96, respectively. While Jabour's index is more complex and therefore not nearly as appealing clinically as the f/V_T ratio, Jabour's data provide an affirmation of the pathophysiologic mechanisms of ventilatory pump failure as they had emerged from research conducted over the past 20 years. In the late 1970s physiologists from McGill University introduced the idea that ventilatory pump failure is the result of an imbalance between the strength of the respiratory muscles and the load placed upon them [25, 26]. Later it was demonstrated that the diaphragm of human volunteers can be fatigued through inspiratory resistive loading, and that its fatigue threshold is dependent on diaphragm strength and load, as well as the relative duration of muscle contraction [2, 3]. Jabour et al. applied these concepts to the weaning assessment of ventilator-dependent patients and defined a pressure time index (PTI) based on an estimate of the average inspiratory muscle pressure per breath (P_{breath}), the maximum voluntarily generated negative inspiratory pressure (NIP), and the inspiratory duty cycle, which is the inspiratory time (T_I) normalized by the total breath duration (T_{TOT}):

$$PTI = (P_{breath}/NIP) \times (T_I/T_{TOT}) \quad (1)$$

P_{breath} was calculated making the following assumptions: (a) the impedance of the respiratory system is independent of the mode of breathing, which means that the load on the inspiratory muscles during a spontaneous breath is the same as the load on a mechanical ventilator during a machine breath; (b) differences in inspiratory flow between the modes of breathing can be ignored; (c) there is no inadvertent positive end-expired pressure (PEEP); and (d) expiratory muscles do not contribute to the work of breathing. Therefore:

$$P_{breath} = (P_{pk} - PEEP) \times (V_T sb/V_T mv) \quad (2)$$

where P_{pk} is the peak airway pressure during mechanical ventilation, PEEP is the extrinsic positive end-expired airway pressure, and $V_T sb$ and $V_T mv$ the tidal volumes during spontaneous breathing and mechanical ventilation, respectively. Jabour et al. realized that PTI did not fully characterize the load on the inspiratory muscles, and that the efficiency of the lungs as CO_2 eliminators must also be taken into account. Their weaning index (WI) therefore also contains an estimate of the minute volume ($\dot{V}_E 40$, in milliliters per kilogram per minute) that would have been required to achieve an arterial CO_2 tension ($PaCO_2$) of 40 mmHg:

$$WI = PTI \times \dot{V}_E 40/V_T sb \quad (3)$$

$\dot{V}_E 40$ was linearly interpolated from the actual $\dot{V}_E$ (milliliters per kilogram of body weight) and $PaCO_2$ during mechanical ventilation:

$$\dot{V}_E 40 = (fmv\ V_T mv) \times (PaCO_2 mv/40) \quad (4)$$

Although most of Jabour's assumptions are not strictly valid, the discriminative power of WI turns out to be very good. What is interesting about Jabour's approach is that patients are obviously not constrained to defend a $PaCO_2$ of 40 mmHg during spontaneous breathing, and their WI thus represents a hypothetical rather than an actual load. Indeed, PTI by itself did not distinguish very well between weaning success and weaning failure, an observation which Dunn et al. have also made in a similar study [8]. In this regard one could argue that reductions in actual $\dot{V}_E$, and consequently CO_2 retention, represent attempts of ventilatory control mechanisms to prevent inspiratory muscle overload. The discrepancy between actual and predicted CO_2 tensions in patients who fail weaning seems to support such a contention [8].

Which of the Many Weaning Strategies Is Most Efficacious?

In principle, there are three different techniques used to wean patients from mechanical ventilation: (a) T-piece with or without the addition of CPAP, (b) synchronized intermittent mandatory ventilation (SIMV), and (c) PSV.

T-piece based weaning modalities consist of the sudden, complete withdrawal of machine support. In contrast to techniques which involve the gradual withdrawal of machine support, such as SIMV and PSV, during T-piece weaning the patient's cardiorespiratory response patterns can be assessed without the confounding influence of machine settings. A case in point is the significantly lower positive and negative predictive value of the f/V_T ratio when it is used in conjunction with PSV weaning. This is illustrated in Fig. 1, in which the curves for two sets of receiver operator

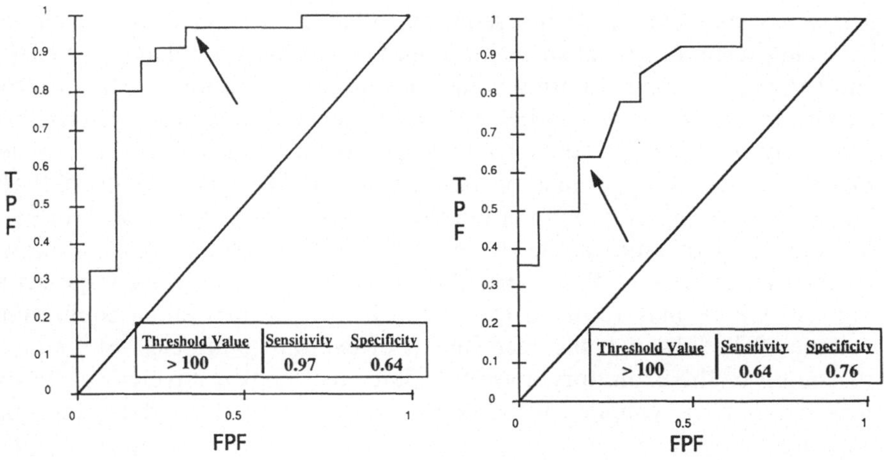

Fig. 1. Comparison of two ROC curves for f/V_T. *Left*, curve derived from data in spontaneously breathing subjects while disconnected from the ventilator and breathing room air (from [33]); *right*, curve based on patient data collected during pressure support ventilation (from [28])

characteristics (ROC) for f/V_T are compared. On the left are the data of Yang and Tobin [33]; on the right is the ROC curve obtained by Stroetz et al. who evaluated the discriminative value of f/V_T during PSV weaning [28]. ROC curves offer a means to analyze the discriminative power of tests independently of the choice of threshold values. False-positive and true-positive rates are plotted against each other over the range of all possible threshold values. The area to the right of this relationship determines the value of the test. When the relationship follows the line of identity, the test is no better than flipping a coin. When the relationship encompasses an area of 1.0, the test provides perfect discriminative power. Note that the area under the ROC curve derived from Stroetz's data is smaller than that reported by Yang and Tobin. The reason for this is the dependence of V_T and f/V_T on the pressure support setting. When failure occurs while subjects are being ventilated with low levels of pressure support, their V_T is usually greater than it would be during unassisted breathing. Thus, machine setting influences the sensitivity and specificity of this weaning parameter.

Irrespective of the underlying disease process, T-piece weaning should always be undertaken in conjunction with CPAP. CPAP prevents the fall in end-expired lung volume that results from having eliminated glottic regulation of upper airway resistance and flow with an endotracheal tube [23]. Furthermore, in patients with airflow obstruction CPAP can substantially lower the work of breathing by counterbalancing end-expiratory system recoil pressures (intrinsic positive end-expired pressure, $PEEP_i$) and by shifting loads from inspiratory to expiratory muscles [19, 20, 22]. These two mechanisms are detailed in schematic form in Fig. 2. Figure 2a shows the pressure/volume relationships of the relaxed respiratory system and depicts the elastic work (W_{el}) required to raise lung volume from end-expiration to end-inspiration (shaded area) in the presence of dynamic hyperinflation. W_{el} has two components: (a) work required to halt expiratory flow by counterbalancing respiratory system recoil at end-expiration (W related to $PEEP_i$) and (b) work expended during inflation of lungs and thorax. In theory, the inspiratory work related to $PEEP_i$ (darker shaded area) can be provided externally with CPAP equal to $PEEP_i$. However, as CPAP approaches $PEEP_i$, additional hyperinflation may occur [11]. To guard against CPAP-induced worsening of hyperinflation the physician can monitor peak or end-inflation hold pressure as measures of peak lung volume. An alternative mechanism by which CPAP can reduce inspiratory elastic work is shown in Fig. 2b. CPAP may result in exhalation below the new static equilibrium volume (SEV) through the recruitment of expiratory muscles. Subsequent relaxation of the expiratory muscles inflates the lungs passively back to the new equilibrium volume. Inspiratory muscles are unloaded because the expiratory muscles do part of the inspiratory work. This is depicted by the lighter shaded area in Fig. 2b. This mechanism is of limited value in patients with severe obstruction, however, because low maximal flows prevent significant reductions in lung volume below SEV.

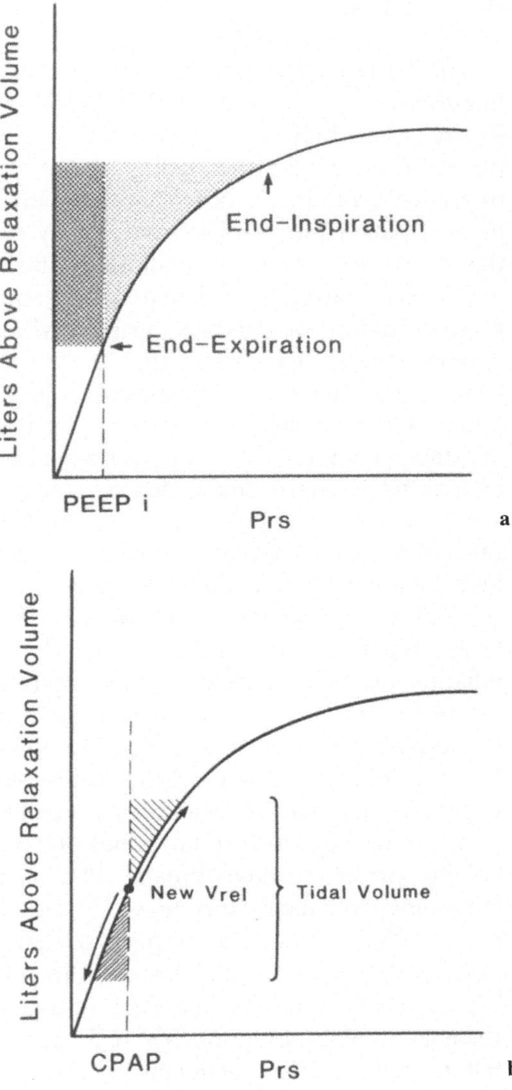

Fig. 2. a Effect of dynamic hyperinflation on elastic inspiratory work. *Solid curve*, the relationship between the volume above the relaxation volume (V_{rel}) and the recoil of the respiratory system (*Prs*). Dynamic hyperinflation exists. The inspiration is now initiated from a volume above the relaxation volume. The increase in lung volume necessitates an increase in the elastic inspiratory work, which may be considered to have two components: work to halt expiratory flow (*darker shaded area*) and work required to inflate the respiratory system (*lighter shaded area*). **b** Effect of continuous positive airway pressure (*CPAP*) on respiratory work. *Solid curve*, the pressure-volume curve of the respiratory system. With CPAP a new relaxation volume (V_{rel}) is achieved. To conserve inspiratory elastic work, the patient recruits expiratory muscles and exhales below the new V_{rel}. *Darker shaded area*, the elastic work performed by the expiratory muscles. Relaxation of the expiratory muscles inflates the lungs back to the new V_{rel} without inspiratory effort. The inspiratory muscles then increase lung volume further, performing elastic inspiratory work (*lighter shaded area*). Hence, CPAP reduced the work of the inspiratory muscles by letting the expiratory muscles do part of the inspiratory work. (From [35])

In the late 1970s and early 1980s there was considerable debate among intensivists as to whether gradual SIMV weaning is superior to intermittent T-piece trials [32]. The proponents of SIMV argued that intermittent "T-piece sprints" might be fatiguing, which implies that the sudden, as opposed to gradual, withdrawal of machine support may cause maladaptive responses in breathing strategy. The controversy remains largely unresolved except that a few important observations regarding SIMV have been made. First, the inexperienced physician may be tempted to seek assurances through frequent blood gas analyses during SIMV weaning, thereby prolonging and adding unnecessary cost to the weaning process. Second, SIMV with low backup machine rates may obscure the presence of impending ventilatory pump failure by blood gas criteria. This is because even a few volume preset breaths per minute may augment alveolar ventilation and CO_2 elimination enough to prevent frank acidemia. One should suspect this in patients with small spontaneous tidal volumes ($\leqslant$3 ml/kg BW), in those with spontaneous rates of 30 bpm or higher, and when dyspnea and thoracoabdominal paradox indicate a heightened respiratory effort.

PSV has become a popular weaning mode for adults. In the PSV mode a target pressure is applied to the endotracheal tube which augments the inflation pressure exerted by the inspiratory muscles (P_{mus}) on the respiratory system [17]. As the lungs inflate, inspiratory flow begins to decline because airway pressure and P_{mus} are opposed by rising elastic recoil forces. When inspiratory flow reaches a threshold value (this value differs among vendors), the machine switches to expiration [18]. Compared to SIMV weaning, during which spontaneous breaths are occasionally augmented by a volume preset machine breath, PSV is thought to offer greater patient autonomy over inspiratory flow, V_T, and T_I [5]. As with SIMV, the popularity of PSV is based on the premise that weaning from mechanical ventilation should be a gradual process. In addition, proponents of PSV over T-piece trials argue that the work of unassisted breathing through an endotracheal tube is unreasonably high and could lead to inspiratory muscle failure in susceptible patients [9]. For example, it has become popular to assume that PSV is an effective means to overcome the resistance of endotracheal tubes. Conceptually this is not correct because during PSV airway pressure does not vary with flow. Furthermore, Brochard et al. could not demonstrate a reduction in pulmonary resistance after extubation [4]. This suggests that at least immediately after extubation most patients suffer from glottic edema and/or failure of vocal cord abduction and that their upper airway resistance is, in effect, equal to that of a #8 endotracheal tube.

Thus far, PSV has not been proven superior to other weaning modalities, although a yet to be published multicenter trial from Europe suggests advantages over SIMV [6]. Advocates of PSV should appreciate a potential for adverse patient/ventilator interactions. For example, some elderly patients are susceptible to pressure support setting-induced central apneas. The responsible mechanism appears to be a lung volume related inhibition of inspiratory motor output. This is illustrated in Fig. 3, which shows airway pressure, flow, and an electromyographic tracing of the diaphragm (E_{di}) in a sleeping subject during pressure support ventilation. Before CPAP was added (left side of the figure), each machine breath was associated with one inspiratory effort. After the application of CPAP, however, rate and amplitude of E_{di} declined, resulting in failure to sense inspiratory efforts by the machine. Consequently machine rate declined while the duration of the inflation cycle of the ventilator increased. On occasion lung volume mediated inhibition of inspiration is strong enough to turn off respiratory muscle activity altogether. Problems arise when the physician feels compelled to rest susceptible subjects with PSV at night. Unless sufficiently high intermittent mandatory ventilation (IMV) backup rates are used, the mechanical inhibition of inspiratory drive results in apneas, which trigger ventilator alarms and may cause arousals and sleep fragmentation .

Dissynchrony between patient and machine breaths is not uncommon in the ICU, particularly during PSV. This is true for patients with high intrinsic respiratory rates, for patients with reduced inspiratory pressure output from low drive or respiratory muscle weakness, for patients with airways obstruction, and when ventilator support results in greater than normal tidal volumes [12, 34]. For example, Fig. 4 shows pressure and flow tracings of a patient with airways obstruction and hypercarbic ventilatory failure during PSV of 10 and 5 cmH_2O. Arterial O_2 and CO_2 tensions were normal at both settings, and the patient did not appear to be in distress. The small deflections in expiratory flow marked by arrows represent inspiratory efforts during the expiratory phases of the machine cycle. In the presence of dynamic hyperinflation, P_{mus} must counterbalance the expiratory recoil forces (i.e., P_{el}) before a new machine breath can be triggered. If ΔP_{mus} is less than P_{el} minus the machine trigger sensitivity, the inspiratory effort is

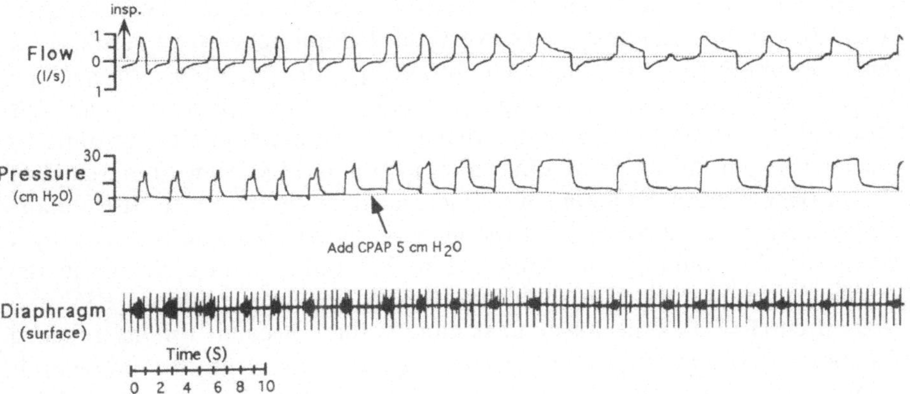

Fig. 3. Effect of CPAP and PSV on diaphragm electromyographic activity and patient/ventilator interactions.

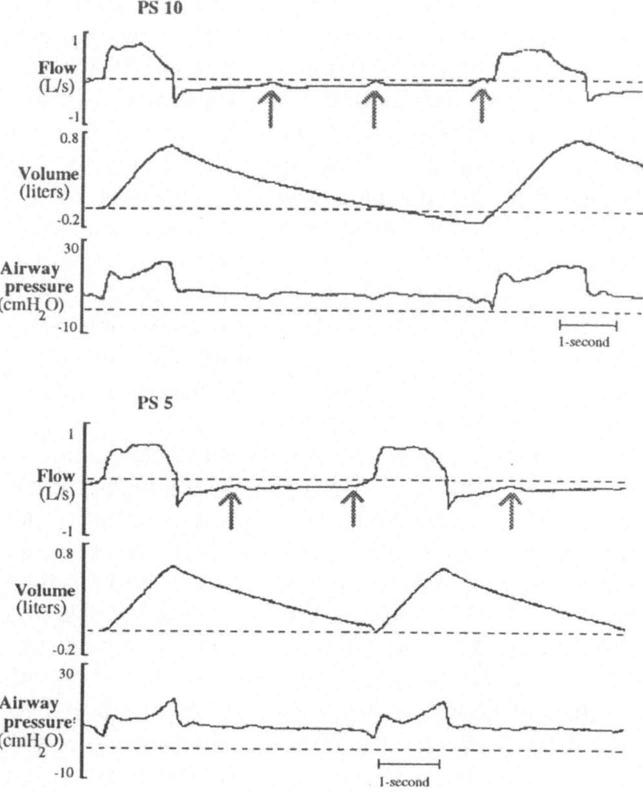

Fig. 4. Flow, volume, and pressure tracings of a patient recorded during pressure support ventilation with 10 cmH_2O (*above*) and 5 cmH_2O (*below*). *Arrows*, inspiratory effort. (From [12])

wasted and does not result in a machine breath. At a PSV setting of 10 cmH_2O in this example, only every third inspiratory effort results in a machine breath (3:1 coupling). The low ΔP_{mus}, the persistence of machine inflation after the cessation of inspiratory effort, and the presence of airways obstruction with its propensity for dynamic hyperinflation all contribute to machine trigger failure. Note that the reduction in PSV from 10 to 5 cmH_2O (lower panel) results in an apparent increase in respiratory rate. It is important to recognize, however, that the increase in machine rate is caused by a change in the coupling rate from 3:1 to 2:1 rather than a change in the number of inspiratory efforts per minute. The greater P_{mus} during PSV of 5 than 10 cmH_2O and the lower peak lung volume account for the reduced number of wasted inspiratory efforts. An awareness of this problem is important because the physician may otherwise attribute an increase in machine rate following reductions in inspiratory airway pressure support to impending failure or a fatiguing load response.

Because dissynchrony between the patient and the machine is common, its diagnostic and prognostic significance remains uncertain. When dissynchrony impairs ventilatory assistance or causes patient discomfort, treatment is required in the form of sedation and adjustments in CPAP, rate, flow, or trigger mode. However, when "wasted" inspiratory efforts are not perceived as uncomfortable, it is not clear that adjustments in ventilator settings are warranted. After all, increases in machine rate to match the rate of patient efforts may cause worsening dynamic hyperinflation and may compromise circulation.

What Is the Sensitivity and Specificity of Certain Weaning Response Parameters in Defining Weaning Success or Failure?

Since weaning from mechanical ventilation is a clinical response test to intrinsic loading, it is prudent to ask whether one can distinguish between sustainable and nonsustainable loads on the basis of breathing pattern and chest wall motion. Available data suggest that tachypnea is an important sign of respiratory load compensation but not a specific indicator of respiratory muscle fatigue [29, 31]. Potential other degrees of freedom which help the ventilatory pump cope with increased loads include (a) a redistribution of motor output among different groups of respiratory muscles and (b) acceptance of a lower alveolar ventilation to minimize the respiratory muscles' overall force requirements.

Figure 5 shows the time course of $PaCO_2$, respiratory rate, minute ventilation ($\dot{V}_E$), and the power spectrum of the diaphragm EMG in a patient with weaning-induced overt respiratory failure [7]. The power spectrum of the diaphragm EMG is expressed as a ratio of the signal contents at high and low frequencies (H/L ratio). On the basis of a decreased H/L ratio the authors concluded that peripheral diaphragm fatigue was responsible for weaning failure. Although the sensitivity and specificity of the H/L ratio as a predictor of muscle fatigue have been questioned, the observed trends in breathing pattern and chest wall motion as overt gas exchange failure evolved suggest that the distribution of the respiratory muscles' power output had changed. Initially the respiratory rate increased out of proportion to the fall in tidal volume, explaining the rise in $\dot{V}_E$. At that stage arterial CO_2 was still normal, although tachypnea and a change in the pattern of chest wall motion (paradoxic breathing) indicate a heightened respiratory motor output.

While the changes in breathing strategy with evolving ventilatory pump failure depicted in Fig. 5 mirror those found in anesthetized dogs with diaphragm fatigue from cardiogenic shock [1], the role of muscle fatigue in the pathophysiology of hypercarbic respiratory failure in man remains controversial [21, 24]. Furthermore, it is unclear whether the changes in V_T and

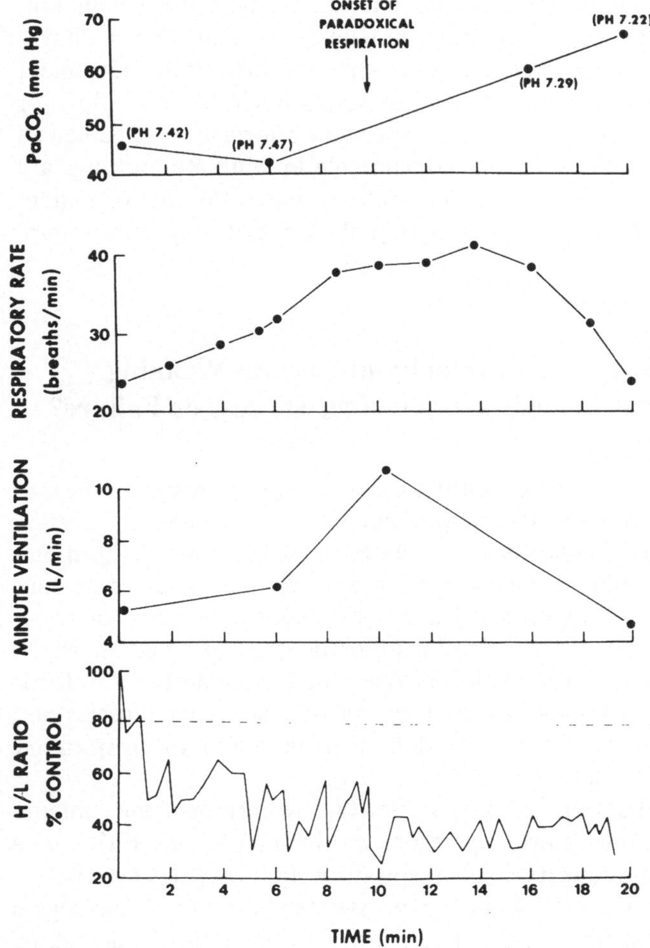

Fig. 5. Changes in $PaCO_2$, respiratory rate, minute ventilation, and the power spectrum of the diaphragm EMG expressed as high-to-low ratio in a patient during weaning from mechanical ventilation. (From [7])

f of Fig. 5 are truly representative of classic weaning failure. For example, Tobin argues that f and V_T change immediately after withdrawal of machine support (Fig. 6), and that f and V_T remain constant from there on in the majority of patients [31]. This would explain the extraordinarily high predictive value of the f/V_T ratio as a weaning parameter even when it is derived from only a 1-min breathing record [33].

Tobin et al. also systematically evaluated chest wall motion in patients during weaning from mechanical ventilation [30]. Patients who failed weaning had more asynchronous chest wall movements than those who succeeded. However, there was a great deal of overlap between groups, and none of the

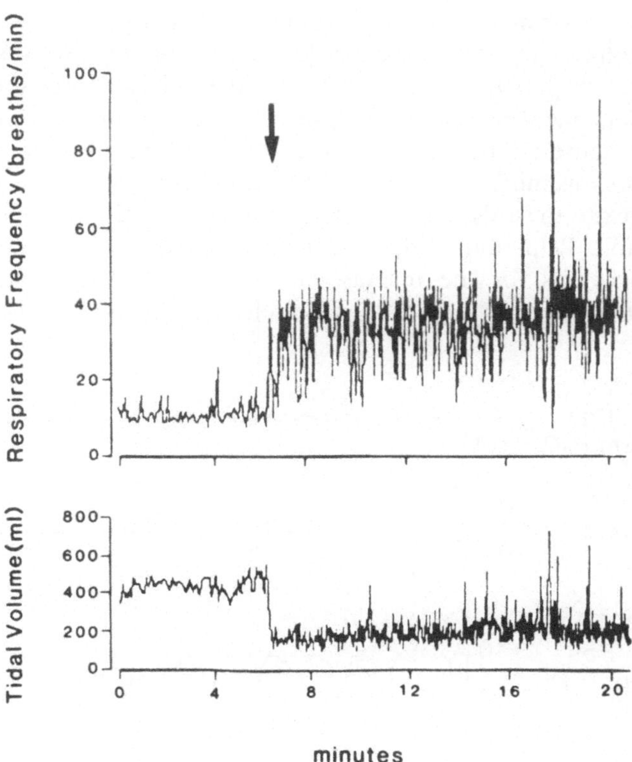

Fig. 6. Time-series, breath-by-breath plot of respiratory frequency and tidal volume in a representative patient who failed a weaning trial. *Arrow*, the point of resuming spontaneous breathing after discontinuation of ventilator support. The almost instantaneous nature of the changes suggests the prompt establishment of a new steady state rather than being related to the development of respiratory muscle fatigue. (From [31])

asynchrony parameters had sufficient predictive value to aid in clinical decision making. There was greater breath-to-breath variability of chest wall displacement patterns in the failure group. This was reflected by a greater standard deviation about the fraction of V_T which was attributable to rib cage expansion ($\Delta V_{RC}/V_T$). Individual $\Delta V_{RC}/V_T$ values were not clustered around two means as would be the case for true "respiratory alternans." Respiratory alternans describes an oscillation in chest wall displacement patterns between two distinct states, classically between rib cage and abdominal breathing. Such a strategy has been thought to provide alternating "rest" to different sets of respiratory muscles, i.e., diaphragm and inspiratory rib cage muscles.

Demonstrating a reversible change in the contractile properties of respiratory muscles in a clinical setting would facilitate the interpretation of specific load response patterns. It would also strengthen the relevance of experimental studies during which peripheral muscle fatigue has been induced by extrinsic loads [2, 3, 25, 26]. Figure 7a shows a recording of gastric pressure (P_{ga}), flow ($\dot{V}$), and esophageal pressure (P_{es}) in a ventilator-dependent patient at the end of a 1-h weaning trial that had to be aborted because of dyspnea. At that time the respiratory rate had risen to 44 breaths/min. The shape of the expiratory flow wave tracing, with its convexity towards the time axis, demonstrates the presence of airways obstruction. Palpation of the abdomen revealed active expiration which probably accounts for the increase in P_{es} to $+10\,cmH_2O$ at end-expiration. The inspiratory swings in P_{es} were relatively large ($20\,cmH_2O$) and accompanied

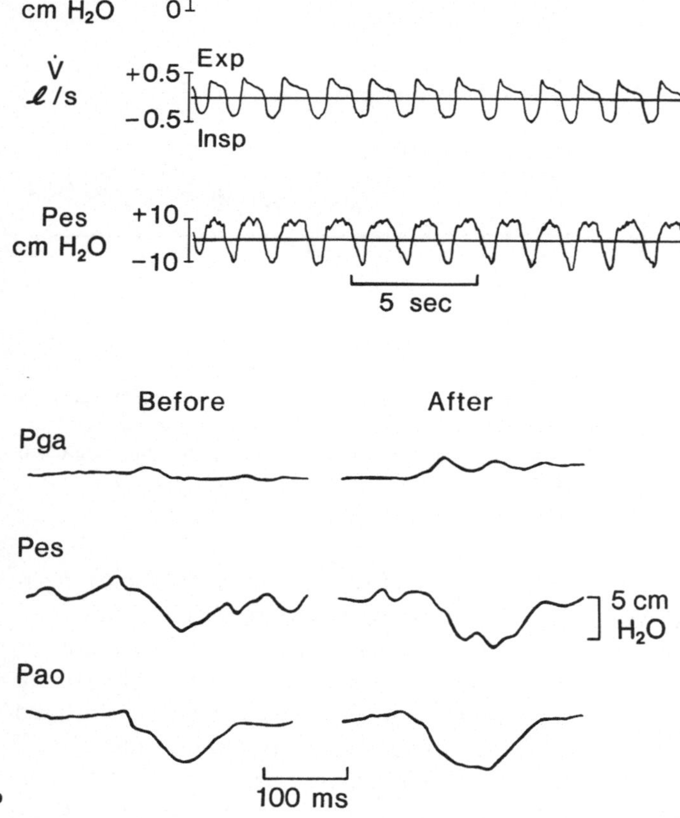

Fig. 7. a Recordings of gastric pressure (*Pga*), gas flow ($\dot{V}$), and esophageal pressure (*Pes*) are shown from a ventilator dependent patient at the end of a one hour weaning trial. *Exp*, Expiration; *Insp*, inspiration. **b** Gastric pressure (*Pga*), esophageal pressure (*Pes*), and airway occlusion pressure (*Pao*) were recorded during bilateral twitch stimulation of the phrenic nerves in the patient whose weaning response pattern is shown in **a**. The twitch pressure responses before (*left*) and immediately after (*right*) the symptom limited weaning trial are identical. (From [13])

by a fall in P_{ga} as abdominal muscle activity decayed early during each breath. Figure 7b shows the result of two twitch occlusion tests, one performed before weaning (left panel) and one 5 min after the symptom-limited weaning trial (right panel). Even after prolonged respiratory muscle rest before weaning, intrathoracic (ΔP_{es} and ΔP_{ao}) and abdominal pressure swings (ΔP_{ga}) during supramaximal twitch stimulation of the phrenic nerves were significantly reduced. Normal volunteers generate a twitch diaphragmatic pressure of 20 cmH_2O or higher near relaxation volume, as opposed to the 6 cmH_2O in this patient who suffered from profound diaphragm weakness [14, 27]. After weaning there was no further reduction in twitch P_{di}, suggesting that weaning had not induced peripheral diaphragm fatigue. These observations are consistent with the hypothesis that respiratory distress and compromise need not reflect contractile failure of the respiratory muscles themselves (peripheral fatigue) but may involve load perception and integrative responses on a central level. The example also points out that weakness and fatigue may share common load responses in terms of respiratory dynamics and muscle coordination.

Summary

Physicians are encouraged to consider weaning patients from mechanical ventilation very early in the course of their disease. There are relatively few instances in which subjecting a patient to an unsuccessful weaning trial has long-term adverse consequences. Although much has been written about weaning modalities, there seems to be no clearcut advantage of one weaning technique over the others. Rapid shallow and dissynchronous breathing are signs of a heightened respiratory effort and possibly of impending ventilatory pump failure. They are not, however, sensitive and specific predictors of diaphragm fatigue. Weaning should be viewed as a load response test to cardiopulmonary systems.

References

1. Aubier M, Trippenbach T, Roussos C (1981) Respiratory muscle fatigue during cardiogenic shock. J Appl Physiol 51: 499
2. Aubier M, Murciano D, Lecocguic Y, Viires N, Pariente R (1985) Bilateral phrenic stimulation: a simple technique to assess diaphragmatic fatigue in humans. J Appl Physiol 58: 58–64
3. Bellemare F, Grassino A (1982) Effect of pressure and timing of contraction on human diaphragmatic fatigue. J Appl Physiol 53: 1190–1195

4. Brochard L, Rua F, Lorino H, Lemaire F, Harf A (1991) Inspiratory pressure support compensates for the additional work of breathing caused by the endotracheal tube. Anesthesiology 75: 739–745
5. Brochard L, Pluskwa F, Lemaire F (1987) Improved efficacy of spontaneous breathing with inspiratory pressure support. Am Rev Respir Dis 136: 411–415
6. Brochard L, Rauss A, Benito S, Conti G, Mancebo J, Rekik N, Lemaire F (1991) Comparison of three techniques of weaning from mechanical ventilation: results of a European multicenter trial. Am Rev Respir Dis 143: A 602
7. Cohen CA, Zagelbaum G, Gross D, Roussos CH, Macklem PT (1982) Clinical manifestations of inspiratory muscle fatigue. Am J Med 73: 308–316
8. Dunn WF, Nelson SB, Hubmayr RD (1991) The control of breathing during weaning from mechanical ventilation. Chest 100: 754–761
9. Fiastro JF, Habib MP, Quan SF (1988) Pressure support compensation for inspiratory work due to endotracheal tubes and demand continuous positive airway pressure. Chest. 93: 499–505
10. Field S, Sanci S, Grassino A (1984) Respiratory muscle oxygen consumption estimated by the diaphragm pressure-time index. J Appl Physiol 57: 44
11. Gay PC, Rodarte JR, Hubmayr RD (1989) The effects of positive expiratory pressure on isovolume flow and dynamic hyperinflation in patients receiving mechanical ventilation. Am Rev Respir Dis 139: 621–626
12. Hubmayr RD (1993) Respiratory muscle coordination during the weaning of patients with neurological diseases. Springer-Verlag Ibérica
13. Hubmayr RD, Rehder K (1992) Respiratory muscle failure in critically ill patients. Semin Respir Med 13: 14–21
14. Hubmayr RD, Litchy WJ, Gay PC, Nelson SB (1989). Transdiaphragmatic twitch pressure: effects of lung volume and chest wall shape. Am Rev Respir Dis 139: 647–652
15. Hubmayr RD, Loosbrock LM, Gillespie DJ, Rodarte JR (1988) Oxygen uptake during weaning from mechanical ventilation. Chest 9(6): 1148–1155
16. Jabour ER, Rabil DM, Truwit JD, Rochester DF (1991) Evaluation of a new weaning index based on ventilatory endurance and the efficiency of gas exchange. Am Rev Respir Dis 144: 531–537
17. MacIntyre NR (1986) Respiratory function during pressure support ventilation. Chest 89: 677–683
18. MacIntyre NR, Ho L-I (1991) Effects of initial flow rate and breath termination criteria on pressure support ventilation. Chest 99: 134–138
19. Martin JG, Shore S, Engel LA (1982) Effect of continuous positive airway pressure on respiratory mechanics and pattern of breathing in induced asthma. Am Rev Respir Dis 126: 812–817
20. Milic-Emili J, Gottfried SB, Rossi A (1987) Dynamic hyperinflation: Intrinsic PEEP and its ramifications in patients with respiratory failure. In: Vincent JL (ed) Update in intensive care and emergency medicine: update 1987. Springer, Berlin Heidelberg New York, pp 192–198
21. NHLBI Workshop Summary (1990) Respiratory muscle fatigue: report of the respiratory muscle fatigue workshop group. Am Rev Respir Dis 142: 474–480
22. Petrof BJ, Legare M, Goldberg P, Milic-Emili J, Gottfried SB (1990) Continuous positive airway pressure reduced work of breathing and dyspnea during weaning from mechanical ventilation in severe chronic obstructive pulmonary disease. Am Rev Respir Dis 141: 281–289
23. Quan SF, Falltrick RT, Schlobohm RM (1981) Extubation from ambient or expiratory positive airway pressure in adults. Anesthesiology 55: 53–56
24. Rochester DF (1988) Does respiratory muscle rest relieve fatigue or incipient fatigue? Am Rev Respir Dis 138: 516–517
25. Roussos C, Macklem P (1977) Diaphragmatic fatigue in man. J Appl Physiol 43: 189–197

26. Roussos C, Macklem PT (1982) The respiratory muscles. N Engl J Med 307: 786–797
27. Smith J, Bellemare F (1987) Effect of lung volume on in vivo contraction characteristics of human diaphragm. J Appl Physiol 62: 1893–1900
28. Stroetz RW, Hubmayr RD (1992) Mechanical load compensation during ventilator weaning. Chest 102: 59S
29. Tobin MJ, Perez W, Guenther SM, Lodato RF, Dantzker DR (1987) Does rib cage-abdominal paradox signify respiratory muscle fatigue? J Appl Physiol 63: 851–860
30. Tobin MJ, Guenther SM, Perez W, Lodato RF, Mador JM, Allen S, Dantzker D (1987) Konno-Mead analysis of rib cage-abdominal motion during successful and unsuccessful trials of weaning from mechanical ventilation. Am Rev Respir Dis 135: 1320–1328
31. Tobin MJ, Perez W, Guenther SM, Semmes BJ, Mador MJ, Allen SJ, Lodato RF, Dantzker DR (1986) The pattern of breathing during successful and unsuccessful trials of weaning from mechanical ventilation. Am Rev Respir Dis 134: 1111–1118
32. Weisman IM, Rinaldo JE, Rogers RM, Sanders MH (1983) Intermittent mandatory ventilation. Am Rev Respir Dis 127: 641–647
33. Yang KL, Tobin MJ (1991) A prospective study of indexes predicting the outcome of trials of weaning from mechanical ventilation. N Engl J Med 324: 1445–1450
34. Younes M (1991) Effect of patient effort on ventilation and breathing pattern during pressure support ventilation. In: Update in intensive care and emergency medicine. Springer, Berlin Heidelberg New York (Ventilatory failure, vol 15)
35. Hubmayr RD, Abel MD, Rehder K (1990) Physiologic approach to mechanical ventilation. Crit Care Med 18: 103–113

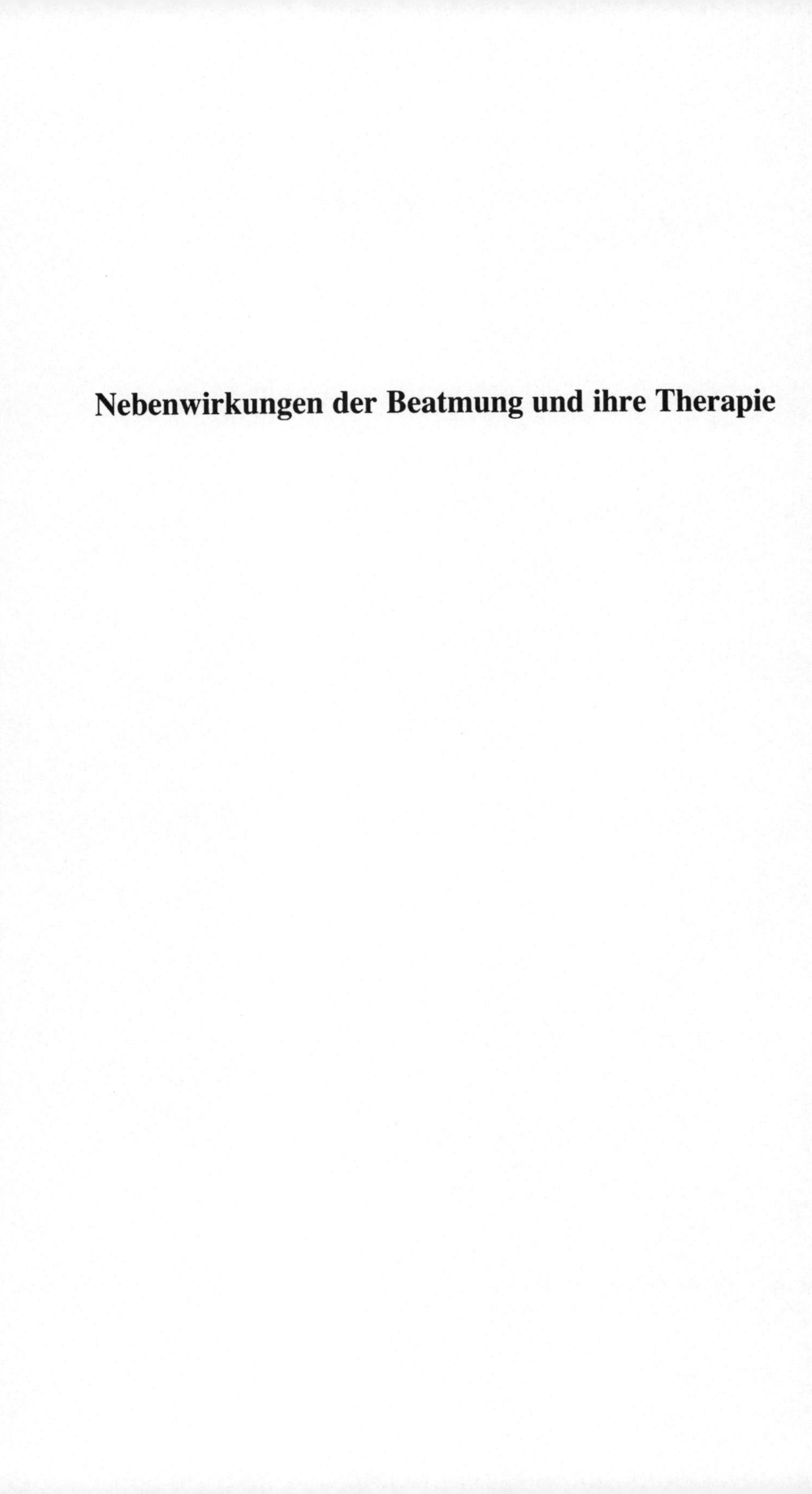

Nebenwirkungen der Beatmung und ihre Therapie

Baro-(Volu-)Trauma der Lunge

E. Müller

Ein Einblick in die Geschichte der maschinellen Ventilation

Die Entwicklung der maschinellen Ventilation (MV) zur Überbrückung pulmonal oder extrapulmonal bedingter Störungen des Gasaustausches ist ein Meilenstein in der Geschichte der Medizin. Die am Anfang dieser Entwicklung stehenden eisernen Lungen, üblicherweise von Studenten im Schichtdienst rein mechanisch betrieben, fanden ihren segensreichen Einsatz insbesondere bei Patienten mit primär extrapulmonal bedingten Stöungen des Gasaustausches, vorwiegend im Rahmen neuromuskulärer Grunderkrankungen. Die bei den Lungengesunden im wesentlichen komplikationslose Langzeitanwendung über Wochen oder Monate stieß aber im Rahmen der Poliomyelitisepidemien der frühen 50er Jahre an ihre personellen Grenzen.

Die Entwicklung automatisch betriebener Respiratoren nahm hier ihren Anfang und hat bis heute in ihrer Dynamik eher noch zugenommen. Das Grundprinzip der maschinellen Überdruckbeatmung wurde dabei zwar beibehalten, das sich ständig erweiternde Wissen zur Pathophysiologie sowie die Entwicklung der elektronischen Datenverarbeitung stellt die Konstrukteure moderner Respiratoren jedoch vor immer neue Aufgaben.

Die Einführung neuer Beatmungstechniken, von der Wechseldruckbeatmung über den positiven endexspiratorischen Druck (PEEP) und Techniken der Hochfrequenzbeatmung bis hin zu aktuellen Konzepten der augmentierenden Beatmung mit biphasisch-positivem Atemwegsdruck (BIPAP) oder "airway pressure release ventilation" (aPRV) mit "inversed ratio ventilation" (IRV) zwang die Hersteller zu kontinuierlicher Neu- bzw. Weiterentwicklung [4, 34, 61, 62]. Modernste Elektronik erlaubt dabei heute nicht "nur" Beatmung, sondern auch gleichzeitiges Monitoring wesentlicher atemmechanischer Parameter als Schritt auf dem Weg zum selbststeuernden "Beatmungscomputer".

Parallel zu dieser technischen Entwicklung kam es neben einer Steigerung der Invasivität der Beatmung (Stichwort Intubation) zu einer dramatischen *Ausweitung des Indikationsspektrums*. Der praktisch komplikationslose Langzeiteinsatz bei den (allerdings lungengesunden) Poliomyelitispatienten bildete nun zunehmend den Anlaß, die MV auch bei Patienten mit primär pulmonal bedingten Störungen des Gasaustausches anzuwenden. Die *Schocklunge* als Todesursache Nr. 1 der amerikanischen Soldaten im Vietnam-Krieg (aus dieser Zeit stammt auch einer der vielen Namen für das akute Lungenversagen: "Da Nang lung") rückte als Indikation zur MV in den Mittelpunkt des Interesses.

Pathologen dieser Zeit beobachteten allerdings plötzlich eine *dramatische Veränderung des histopathologischen Erscheinungsbildes* der Schocklunge. Den "status ante" beschrieb Moon 1948 [47] in einer klassischen Arbeit bei Patienten, die Minuten bis zu einer Woche nach einem Schockereignis an einer "Schocklunge" verstorben waren: Neben Pleuraergüssen fanden sich schwere, flüssigkeitsreiche Lungen mit einem eiweißreichen interstitiellen Ödem, kapillärer Stauung, Ateletasen, Pneumonie, Leukozyteninfiltration sowie petechialen und kapillären Blutungen. Nun plötzlich sahen die Pathologen ein *völlig verändertes, neues histologisches Bild* mit Nekrosen der Alveolarwände, fokalen intraalveolären Blutungen, Hyperplasie der Pneumozyten, interstitieller Kollagenablagerung, Fibroplasie und Fibrose; augenfälligstes Merkmal war die *diffuse hyaline Membranbildung*, die im Rahmen dieses Krankheitsbildes bisher unbekannt war.

Dieses "neue" klinische Bild des akuten Lungenversagens (ALV) beschrieben dann Ashbaugh et al. 1967 [2] erstmals und wählten dafür den Begriff "adult respiratory distress syndrome", ARDS.

Teplitz [65], ein Armeepathologe zur Zeit des Vietnamkrieges, faßte 1976 seine diesbezüglichen Beobachtungen zusammen und schrieb:

> There can be no doubt that the pathology of acute respiratory insufficiency (ARI), with diffuse hyaline membrane formation as the modern pathologist now knows it, had its advent at precisely the same time that blood gases became routinely available for monitoring, and Pulmonary Intensive Care Units were first established. This era specifically dates back to around 1963.

Weiter schrieb Teplitz:

> Thus, this end-stage pathologic picture which is indistinguishable from severe, well advanced interstitial pneumonitis with hyaline membranes is not a new disease process discovered during the Vietnam War and given clinical appellations of adult respiratory distress syndrome, post traumatic pulmonary insufficiency, shock lung, and congestive atelectasis, *but a result of iatrogenic modification of the pathology of noncardiogenic pulmonary oedema.*

Lachmann [35] schrieb dazu 16 Jahre später:

> Of even greater importance is the realization that ventilation itself can lead to atelectasis, pulmonary edema, pneumonitis, and fibrosis; that is why the adult respiratory distress syndrome (ARDS) *may be, in part, a product of our therapy – rather than the progression of the underlying disease.*

Hinsichtlich der ventilatorinduzierten Schädigungen muß immer wieder berücksichtigt werden, daß bei der von Kolobow erstmals dokumentierten prinzipiellen Dissoziierbarkeit der Gasaustauschfunktionen (Oxygenierung und Ventilation) Atmung und somit natürlich auch *"Beatmung" vorwiegend dem Zwecke der Ventilation, also CO_2-Entfernung, dient* [9, 31, 32].

Zum Problem des "adult (acute) respiratory distress syndrome", ARDS

Das Krankheitsbild ARDS, heute definiert als akutes interstitielles Ödem nichtkardialer Genese, ist keinesfalls ein homogenes Krankheitsbild; pathophysiologisch stellt es lediglich die *"gemeinsame Endstrecke"* völlig unterschiedlicher Grunderkrankungen bzw. Insulte dar, die entweder primär das Lungengewebe schädigen (z. B. Inhalationstrauma, Pneumonie, Lungenkontusion) oder aber sekundär, wahrscheinlich über die vaskuläre Seite mittels nur teilweise bekannter Mechanismen bzw. Mediatorsysteme (z. B. bei Sepsis), die pathogenetisch überaus relevante Störung der Integrität der alveolokapillären Membran bzw. der pulmonalen Endothelzelle verursachen [27, 41, 49, 53, 57, 59]. Die große Vielfalt der zugrundeliegenden Erkrankungen und damit die in weiten Teilen sehr wahrscheinlich unterschiedlichen pathogenetischen Schritte bis zum interstitiellen Lungenödem und schließlich dem Vollbild des akuten Lungenversagens, dem ARDS, erklärt, daß bis heute eine *Kausaltherapie fehlt.*

Falls möglich, steht die Beseitigung der auslösenden Ursache (z. B. bei Sepsis) ganz im Vordergrund der Therapie. Die gezielte Inhibition bzw. Antagonisierung der bisher bekannten Mediatorsysteme sowie die Suppression inflammatorisch kompetenter Zellen zur Unterbrechung der Kausalkette sind neue hoffnungsvolle Ansätze, deren therapeutischer Nutzen allerdings noch unklar ist [57, 59].

Die Therapie des ARDS bleibt also bis auf weiteres symptomatisch und verfolgt im wesentlichen 3 Schwerpunkte:

1) *Vermeidung infektiöser Komplikationen*,
2) *Optimierung des O_2-Transports*,
3) *Verhinderung zusätzlicher, sekundärer (iatrogener) Schädigungen.*

Insbesondere die Punkte 2) und 3) stehen dabei in engstem Zusammenhang zueinander; die Beatmung als supportive Therapie gewinnt hier besondere Bedeutung.

Die Nebenwirkungen der Beatmung

Die Optimierung der Sauerstoffversorgung bzw. der Sauerstofftransportkapazität unter Beatmung stellt vielfach einen Kompromiß zwischen Blutgasanalyse (BGA) und Hämodynamik dar. Die mit hohem Beatmungsaufwand erzielte "gute" BGA kann ihren Preis haben u. a. in einer erheblichen Beeinträchtigung anderer Organsysteme, wobei Herz-Kreislauf-System, Niere, Leber und insbesondere der Gastrointestinaltrakt unmittelbar betroffen sind.

Neben diesen weitgehend bekannten bzw. in intensiver Erforschung befindlichen Nebenwirkungen der Beatmung auf andere Organsysteme stehen im klinischen Alltag die schädigenden Auswirkungen aggressiver MV auf das eigentliche therapeutische Zielorgan Lunge häufig ganz im Vordergrund.

Als wesentliche, potentiell schädigende Faktoren sind *O_2-Toxizität* und *Höhe der Beatmungsdrücke* bekannt. Die Differenzierung zwischen diesen beiden (letztlich iatrogenen) Schädigungsfaktoren erfolgt dabei häufig (der Einfachheit halber) dahingehend, daß die (unvermeidliche?) O_2-Toxizität als schädigendes Agens ganz in den Vordergrund gestellt wird, obwohl gleichzeitig andere Beatmungsparameter gewählt sind, die weit außerhalb des heute als "noch sicher" geltenden Rahmens liegen [33, 34, 50, 55]. Die (umstrittenen) Erfolge bei Anwendung extrakorporaler Gasaustauschverfahren beruhen hauptsächlich auf der Vermeidung hoher Beatmungsdrücke (trotz Expositionszeiten mit als toxisch angesehenem $F_IO_2 \geq 0{,}6$ über mehr als 3 Wochen) [10, 14, 16, 17, 19, 25, 28–30, 39, 48, 52, 55, 58, 63, 64, 72]; sie lassen vermuten, daß die zweifelsfrei vorhandene *O_2-Toxizität vielfach gegenüber dem Schädigungspotential hoher Beatmungsdrücke überbewertet* wird.

Die Schädigung der Lunge durch hohe Beatmungsdrücke/-volumina

Gerade diese Schädigung der Lunge, im allgemeinen mit dem Begriff "*Barotrauma*" beschrieben, hat bei einer Inzidenz von bis zu 90% (beim fortgeschrittenen ARDS) größte klinische Relevanz [23, 33, 35, 42, 51, 55]. Bis heute werden unter diesem Begriff im wesentlichen Folgezustände aggressiver MV mit *extraalveolärer Luftansammlung* verstanden [23]; das Spektrum reicht dabei vom interstitiellen über Haut- und Mediastinalemphysem, Pneumocollum und -peritoneum über bronchopleurale Fistelbildung mit uni- bzw. bilateralen, teilweise sogar multiplen Pneumothoraces bis hin zu Pneumatozelen mit vollständiger Zerstörung des Lungengewebes (s. Abb. 1, 2). Die rechtzeitige Erkennung und Behandlung dieser z. T. akut lebensbedrohlichen Komplikationen ist eine schwierige Aufgabe, die vielfach eine reibungslose interdisziplinäre Zusammenarbeit zwischen Intensivmedizinern, Radiologen und ggf. Chirurgen voraussetzt. Vielfach resultieren aus therapeutischen Interventionen (z. B. Anlage von Thoraxdrainagen mit Troikar) schwere zusätzliche Parenchymverletzungen der bereits kranken Lungen; die entstehenden, oft großen bronchopleuralen Fisteln machen dann vielfach eine adäquate Ventilation des Patienten unmöglich, so daß die Indikation zur qualifizierten thoraxchirurgischen Versorgung beim Barotrauma und seinen weiteren (iatrogenen) Folgeschäden insbesondere beim fortgeschrittenen ARDS heute in mehr als der Hälfte aller Fälle gestellt wird [69, 70].

Es muß heute vermutet werden, daß die Progression von milden Formen des akuten Lugenversagens bis hin zum weit fortgeschrittenen ARDS mit ggf. dann MOV nicht in allen Fällen nur einen schicksalhaften Verlauf darstellt [13, 25, 33, 34]; eine *bis heute fehlende Definition der "noch*

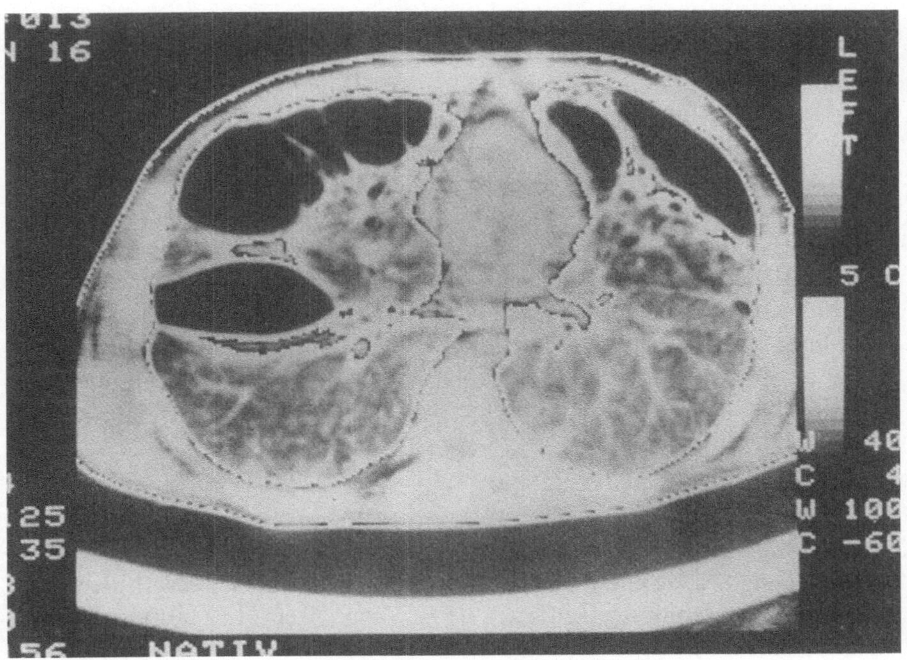

Abb. 1. Thorax-CT bei massiver Volutraumatisierung mit multiplen, teilweise gekammerten, typischerweise ventral gelegenen Pneumothoraces und Pneumatozelen

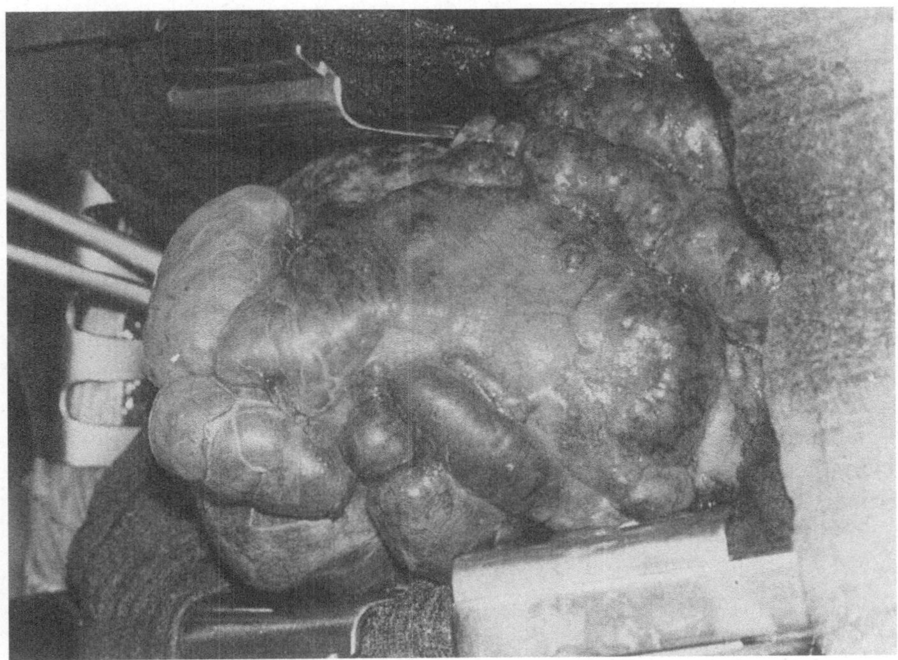

Abb. 2. Intraoperativer Befund bei massiver Volutraumatisierung der Lunge mit dem Nebeneinander von Pneumatozelen, schwerst atelektatischen Regionen sowic geringen, "noch" gesund erscheinenden Arealen ("baby lung" nach Gattinoni)

sicheren" oberen Grenzen konventioneller Beatmungsstrategien mag z. T. dafür mitverantwortlich sein. In zahlreichen tierexperimentellen Studien haben insbesondere die Arbeitsgruppen um *Kolobow* und *Dreyfuss* die negativen Auswirkungen aggressiver maschineller Ventilation auf die Lunge und andere Organsysteme zweifelsfrei und reproduzierbar dokumentiert.

Diese Studien müssen trotz aller Probleme der Übertragbarkeit tierexperimenteller Untersuchungen auf die Situation am Krankenbett sowie den unbestreitbar vielfachen (auch eigenen) positiven Erfahrungen bei (allerdings kurzzeitiger) Anwendung auch höherer Beatmungsdrücke Anlaß geben, sich mit dem Konzept der maschinellen Ventilation, insbesondere aber der Anwendung hoher Beatmungsdrücke, besonders kritisch auseinanderzusetzen.

Die Suche nach den "sicheren" oberen Grenzen

Borelli et al. [7] konnten demonstrieren, daß gesunde Versuchstiere, die mit einem Beatmungsspitzendruck (PIP) von 50 cm H_2O normoventiliert wurden, binnen weniger Tage an einem progredienten Lungen- und Multiorganversagen (MOV) verstarben.

Dreyfuss et al. [11–13] beobachteten bei gesunden Versuchstieren, die nur 5 min mit einem PIP von 45 cm H_2O beatmet wurden, ein interstitielles Ödem mit Erhöhung der Ödemparameter extravaskuläres Lungenwasser, Feuchtgewicht und Albuminverteilungsraum; nach nur 20 min einer solchen Beatmung waren diese Veränderungen hochsignifikant.

Elektronenmikropisch fand sich neben dem Ödem mit gestauten und dilatierten Kapillaren eine schwerste Schädigung im Alveolarbereich: Die Typ-I-Pneumozyten waren zerstört, die Basalmembran teilweise zerrissen bzw. lag frei, im Alveolarraum fanden sich Zellreste und Fibrin.

Gerade diese Studien geben Anlaß, die bisherige Definition des Begriffes "Barotrauma" um die *schwere alveoläre Zellschädigung* zu erweitern; sie zeigen gleichzeitig, daß auch die Beatmung alleine eine dramatische Schädigung der alveolokapillären Membran mit nachfolgender interstitieller Ödembildung (wie sie für das ARDS typisch ist), hervorrufen kann.

Doch auch bei niedrigeren Drücken sind bereits schwere pulmonale Schädigungen beschrieben worden. So beatmeten Tsuno et al. [67] gesunde Versuchstiere mit einem PIP von 40 cm H_2O; nach nur 22 $\pm$ 11 h wiesen die Tiere die Zeichen eines schwersten akuten Lungenversagens mit im Vordergrund stehender Hypoxie auf. Histopathologisch fanden sich schwerste interstitielle und alveoläre Schädigungen mit hyaliner Membranbildung, dem Frühstadium eines ARDS vergleichbar. Die Autoren folgerten daraus:

> Such treatment may affect the the underlying disease process of the acute lung injury and may contribute to the specific lung pathology seen in ARDS.

Selbst ein PIP von "nur" 30 cm H_2O führte bei gesunden Versuchstieren zu einer progredienten Verschlechterung von Gasaustausch, Compliance, funktioneller Residualkapazität (FRC) und Röntgen-Thoraxbefund; bei der Autopsie fanden sich ausgedehnte bilaterale Atelektasen bei erhöhtem Feuchtgewicht der Lungen sowie Hinweise auf Störungen im Surfactantsystem [66]. Bereits 1964, also sehr früh in der Geschichte der MV, demonstrierten Greenfield et al. [22], daß die nur 2stündige Beatmung gesunder Hunde zu bilateralen pulmonalen Atelektasen geführt hatte.

Bei einem Teil der hier nur beispielhaft aufgeführten Studien wurden die Beatmungsdrucke am Tubus gemessen. Diese Werte repräsentieren nicht in allen Fällen die tatsächlichen Druckverhältnisse auf der Carina, so daß die Interpretation dieser Studien bez. der sicheren oberen Grenzen des PIP im Moment noch mit einer gewissen Unsicherheit behaftet ist.

Selbst wenn davon ausgegangen wird, daß es möglicherweise eine "individuelle" Sicherheitsgrenze des PIP für jeden Patienten geben mag, müssen die Untersuchungen in ihrer Gesamtheit Anlaß geben, die sicheren oberen Grenzen des PIP kritisch zu hinterfragen und ggf. neu zu definieren; selbst bei vorsichtiger Interpretation sollten heute PIP-Werte von etwa 35 cm H_2O nicht mehr überschritten werden.

Die Frage nach den Mechanismen der Schädigung

Die unzweifelhaft bestehende Korrelation zwischen der Höhe des Beatmungsspitzendruckes und dem Auftreten des "Barotraumas" läßt vordergründig den PIP als schädigenden Faktor erscheinen. Der genaue Mechanismus dieser ventilatorinduzierten Schädigung ist noch nicht vollständig aufgeklärt.

In tierexperimentellen Studien konnten Dreyfuss et al. sowie Hernandez et al. [11–13, 24] die pathogenetische Bedeutung hoher PIP-Werte respektive hoher Atemzugvolumina (VT) dokumentieren. Dreyfuss et al. bildeten dazu 3 Gruppen von Versuchstieren; die Tiere der Gruppe I wurden mit hohem PIP (d. h. mit vielfach überhöhtem VT) beatmet; Gruppe II wurde sternotomiert, so daß bei niedrigem PIP (in der eisernen Lunge) hohe VT appliziert werden konnten; in Gruppe III wurden Thorax und Abdomen bandagiert, so daß hohe VT vermieden wurden. Die Versuchstiere der Gruppe I und II entwickelten ein interstitielles Ödem, während selbst hohe PIP-Werte (45 cm H_2O) in Gruppe III (bei mangelnder Überdehnbarkeit) nicht zu einer Erhöhung der Ödemparameter führten.

Interessanterweise führt auch in Abwesenheit jeglicher MV die (pharmakologisch induzierte) eukapnische Hyperventilation bei spontan atmenden Versuchstieren zu progredientem Lungenversagen und Tod [43]. Die *wiederholte Überdehnung gesunder Lungen mit inadäquat hohen Atemzugvolumina VT* erscheint daher heute als der eigentliche Mechanismus der ventilatorinduzierten Schädigungen [11–13, 42, 51, 54, 55]. Inadäquate VT führen zu hohen *transpulmonalen Scherkräften*, die nach Lachmann [35] für die Schädigungen letztlich verantwortlich sind. Auch wenn Volumina nur mit einem bestimmten PIP appliziert werden können, sollte daher heute der Begriff Barotrauma zugunsten des Begriffes *"Volutrauma"* verlassen werden.

Wo wirken sich solche Schädigungen aus?

Der breiten Verfügbarkeit der Computertomographie verdanken wir heute zahlreiche neue Erkenntnisse zu Pathophysiologie und Therapie des ALV. Die immer wieder zu beobachtende, klinisch vielfach relevante Diskrepanz zwischen konventioneller Röntgen-Thoraxaufnahme und CT-Befund insbesondere in der Detektion ventral gelegener Pneumothoraces und Pneumatozelen (s. Abb. 3) hat u. a. zu einer Ausweitung der Indikationsstellung zum Thorax-CT geführt.

Aus solchen Untersuchungen sowie insbesondere aus Studien der Arbeitsgruppe um Gattinoni haben wir gelernt, daß gerade beim fortgeschrittenen ARDS die Verteilung des Krankheitsprozesses in der Lunge praktisch immer inhomogen ist: Neben schwerstveränderten, atelektatischen Regionen, üblicherweise in den abhängigen Partien der Lunge, finden sich

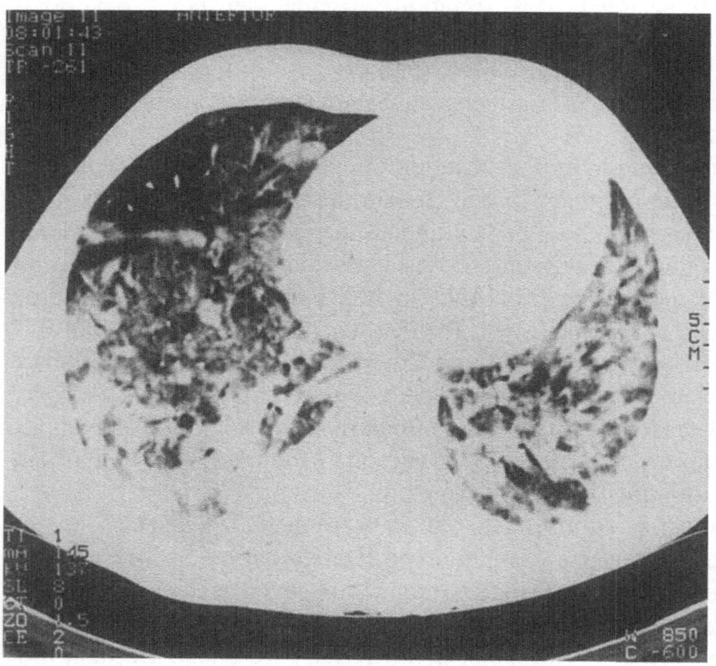

Abb. 3. Thorax-CT bei schwerem ARDS mit typischer inhomogener Verteilung des Erkrankungsprozesses und nur wenigen "noch" gesunden Arealen in den ventralen Lungenabschnitten, die besonders durch eine Volutraumatisierung gefährdet sind (s. Abb. 1)

weniger schwer geschädigte Areale sowie Zonen, die zumindest radiologisch als "noch" gesund gelten. Häufig erscheinen allerdings nur noch 10–20% solcher Lungen als gesund; Gattinoni prägte dafür den Begriff der "baby lung" [18, 20, 21, 44]. Die aus dieser Arbeitsgruppe stammende Einteilung der Lungen in 3 Zonen (atelektatisch, potentiell rekrutierbar und "noch" gesund) macht klar, daß bei Applikation leider noch klinisch üblicher VT (10–15 ml/kg KG) gerade die "noch" gesunden Areale aufgrund ihrer besseren Compliance besonders durch eine wiederholte Überdehnung mit dem für sie vielfach normalen VT gefährdet sind. Viele Autoren sehen gerade hierin eine mögliche Ursache nicht nur für die Progredienz von milden zu schweren Formen des akuten Lungenversagens, sondern auch für die seit Ashbaugh nahezu unverändert schlechte Prognose des ARDS unter konventioneller MV [1, 3, 25–27, 41, 42, 48, 49, 53, 68]. Auch die Aussagekraft "extern" gemessener Compliancewerte muß unter Berücksichtigung der inhomogenen Verteilung des Krankheitsprozesses und der daraus resultierenden sehr unterschiedlichen Zeitkonstanten der einzelnen Lungenareale kritisch bewertet werden.

Die Bedeutung von PEEP (und FRC) beim Volutrauma

Ein positiver endexspiratorischer Druck (PEEP) kann über eine Erhöhung der FRC mit Redistribution des pulmonalen Blutflusses zu einer Verbesserung der Oxygenierung führen; Hypoxie und hohe O_2-Konzentrationen können so vielfach vermieden werden. Einige Studien lassen einen "protektiven" Effekt des PEEP auf die Entstehung bzw. Ausprägung ventilatorinduzierter Lungenschädigungen vermuten [11, 13, 35, 42]. Dennoch gibt es Anlaß zur kritischen Neubewertung speziell hoher PEEP-Werte (>12–15 cm H_2O) nicht nur in bezug auf die hämodynamischen Nebenwirkungen mit Abfall des HZV und der O_2-Transportkapazität; PEEP kann insbesondere bei gesunden Alveolen zu einer Überdehnung mit Kompression des perialveolären Gefäßbettes und damit zu einer weiteren Verschlechterung des Ventilations-Perfusions-Verhältnisses führen.

Experimentelle Studien von Dreyfuss et al. [11, 12] dokumentieren eine mikrovaskuläre Schädigung nicht nur bei Anwendung hoher VT, sondern auch mit "normalen" VT bei stark erhöhter FRC; die Entstehung des pathogenetisch relevanten interstitiellen Ödems war unabhängig davon, ob die "Grundüberdehnung" der Lunge durch Beatmung mit hohem Druck mit oder ohne PEEP oder aber durch Anwendung der eisernen Lunge erzeugt wurde.

In den Kontext dieser kritischen Auseinandersetzung insbesondere mit hohen PEEP-Werten (bzw. PEEP-induzierter Erhöhung der FRC mit Überdehnung der Lunge) paßt u. a. eine aktuelle tierexperimentelle Studie von Sohma et al. [60]. HCl-geschädigte Lungen wurden dabei über 5 h mit gleichem Beatmungsmitteldruck, aber unterschiedlichen PEEP-Niveaus (3 bzw. 10 cm H_2O) beatmet. In der Gruppe mit hohem PEEP fanden die Autoren während der gesamten Versuchsdauer bessere Gasaustausch- und Compliancewerte; überraschenderweise zeigten sich allerdings bei der histopathologischen Aufarbeitung keinerlei Unterschiede zwischen beiden Gruppen hinsichtlich Ödembildung, Hämorrhagien, Infiltration mit Neutrophilen sowie insbesondere auch bez. der Ausbildung hyaliner Membranen. Kritisch bewertet werden muß in diesem Modell die "nur" kurze Versuchsdauer, die evtl. die Übertragbarkeit auf die klinische Situation erschwert. Möglicherweise wurde hier aber der fragliche "protektive" Effekt hoher PEEP-Werte konterkariert durch die PEEP-induzierte alveoläre Überdehnung mit der *Langzeitfolge Volutrauma* – ein Mechanismus, der auch bei der zukünftigen Auswahl von PEEP-Niveaus im klinischen Alltag im Hinblick auf ventilatorinduzierte Schädigungen zunehmend Berücksichtigung finden muß [42].

Nach Lachmann [35] muß das Ziel darin liegen, primär auch mit hohen Drücken (allerdings *nur kurzfristig*) die FRC zu rekrutieren, um dann mit niedrigen PEEP-Werten (und transpulmonalen Scherkräften) sowie ggf. IRV die FRC auf möglichst normalem Niveau zu stabilisieren. Inwieweit eine (akute) Rekrutierung (teil-)atelektatischer Lungenareale mit hohen, die umliegenden "noch" gesunden Gebiete möglicherweise volutraumatisierenden Drücken (respektive Volumina) überhaupt möglich (und sinnvoll?) ist, muß kritisch hinterfragt werden. Ein eher "konservatives" Vorgehen mit "langsamer" Rekrutierung dieser Alveolarbezirke über Tage (z. B. mittels IRV) erscheint hier als zumindest diskusssionswürdige (und von dem auf gute Blutgase Bedachten Geduld erfordernde) Alternative. Zumindest nachdenklich stimmen müssen in diesem Zusammenhang neue, bisher unveröffentlichte Studien aus der Arbeitsgruppe um *Kolobow*. Die gesamte Lunge mit Ausnahme des rechten Oberlappens wurde in einem tierexperimentellen Modell über Tage in bekannter Weise schwerst volutraumatisiert; mit Hilfe der neuentwickelten Technik der intratrachealen pulmonalen Ventilation (ITPV) wurden die Versuchstiere dann mit Tidalvolumina beatmet, die prozentual entsprechend der verbliebenen (gesunden) Restlungenmasse berechnet waren; aufgrund der normalen Compliance des intakten rechten Oberlappens kann davon ausgegangen werden, daß zumindest primär nur dieser ventiliert wurde [50]. Überraschenderweise erholten sich unter diesem Management die schwerstgeschädigten Lungenanteile *ohne jeden Rekrutierungsversuch* binnen etwa 4 Tagen, so daß dann wieder eine Beatmung mit Raumluft bei PIP <20 cm H_2O möglich wurde.

Beatmung und Multiorganversagen

Über einen evtl. Zusammenhang zwischen Beatmung und MOV gibt es bis heute noch keine eindeutigen Informationen. *Es wäre sicher falsch, hier pathogenetisch nicht den Einfluß von Grund- und/oder Begleiterkrankungen an erster Stelle zu sehen.* Dennoch besteht kein Anlaß, die Rolle aggressiver MV im Puzzle der Pathogenese des MOV zu negieren noch diese überzubewerten. Klinische Studien zeigen, daß nur ein geringer Teil der ARDS-Patienten, die ihr Lungenversagen nicht überleben, an einer irreversiblen Gasaustauschstörung verstirbt. Haupttodesursache ist in mehr als 80 % aller Fälle ein septisch-toxisches MOV, wobei neben pulmonalen Infektionen insbesondere der (evtl. hypoxisch/ischämisch bedingte?) Zusammenbruch der Integrität der intestinalen Mukosabarriere sowie die septisch-toxische Leberschädigung pathogenetisch überaus bedeutsam zu sein scheinen [6, 45, 46].

Hinsichtlich der Bedeutung pulmonaler Infektionen können die von Dreyfuss et al. [12] elektronenmikroskopisch dokumentierten schwersten ventilatorinduzierten Schädigungen auf Alveolarebene zu der Vermutung Anlaß geben, daß diese Nekrosen einen optimalen Keimnidus für gramnegative Nosokomialerreger darstellen. Die hohe Inzidenz nosokomialer Pneumonien (NP) bei ARDS-Patienten beeinträchtigt deren Prognose erheblich negativ; Verhinderung der pulmonalen Infektion und ggf. die bereits initial aggressive antibiotische Therapie erscheinen notwendig, um möglichst frühzeitig den einsetzenden circulus vitiosus aus NP, ARDS, pneumogener Sepsis und schließlich septisch-toxischem MOV (mit Tod) zu unterbrechen.

Interessanterweise konnte auch in tierexperimentellen Modellen durch aggressive MV mit einem PIP von 50 cm H_2O ein (letal verlaufendes) MOV induziert werden [7]. Hinsichtlich der Pathogenese dieses MOV muß die Frage gestellt werden, ob hier nur rein mechanische Faktoren (z. B. Erhöhung des intrathorakalen Druckes mit Abfall von HZV und O_2-Transportkapazität) eine Rolle spielen. Oder sind evtl. aus dem zerstörten Lungengewebe freigesetzte und plasmatisch/lymphatisch transferierte (z. T. unbekannte?) Mediatorsysteme auch hier für den Zusammenbruch der intestinalen Mukosabarriere oder der Integrität zellulärer Membranen in anderen Organsystemen mitverantwortlich? Oder kann aggressive MV auch das endokrin aktive Zellpotential der Lunge mit seinen vielfältigen, z. T. unbekannten Funktionen in der Aufrechterhaltung der Homöostase des Organismus in Mitleidenschaft ziehen [5]? Ist der periphere Widerstandsverlust, den wir bei Patienten mit fortgeschrittenem ARDS oft beobachten können, ohne daß eine Sepsis oder Sepsisquelle verifizierbar ist (sog. "aseptischer septischer Schock") durch die Zerstörung endokrin aktiver Zellen der Lunge mit Ausfall der Produktion an z. B. Angiotensin II oder anderer gefäßaktiver Metabolite des Arachidonsäurezyklus bedingt?

Oder sind hier (unbekannte?) Mediatoren, die aus zerstörten pulmonalen Zellen freigesetzt werden, viel entscheidender? Sind die beim ARDS als erhöht gemessenen Werte (z. B. Metabolite des Arachidonsäurezyklus, Komplementfaktoren, Zytokine, Interleukine, Zerfalls- und Stoffwechselprodukte der neutrophilen Granulozyten) unmittelbare Folge der Grundkrankheit oder aber meßbare Konsequenz der vielfältigen (direkten oder mediator-vermittelten ventilatorinduzierten Schädigungen auf Alveolar- und interstitieller Ebene (auch anderer Organsysteme)? Eine hier wünschenswerte Differenzierung (z. B. Erfassung des Spontanverlaufes einer Schocklunge vs. Beatmung) ist aus ethischen Gründen nicht mehr möglich; dies erschwert die Zuordnung ebenso wie die Interpretation der Relevanz solcher Parameter.

Während wir heute viel über die Nebenwirkungen aggressiver MV auf die Lunge selbst wissen, stehen wir in bezug auf das MOV erst im Stadium der Spekulation. Es ergeben sich aber vielfältige Ansätze auf der Suche nach der Ursache der oft letalen Komplikation MOV beim fortgeschrittenen ARDS.

Strategien zur Vermeidung ventilatorinduzierter Schädigungen

Bis auf weiteres wird die Therapie des ARDS symptomatisch bleiben. Unter den zahllosen, potentiell die Lunge und hier speziell die pulmonale Endothelzelle schädigenden Faktoren ist *aggressive MV nur ein Baustein* im großen Puzzle der möglichen Ursachen einer Progredienz des Lungenversagens hin zu ARDS und MOV. Da es sich aber hier um eine zusätzliche, iatrogene Noxe handelt, müssen alle Anstrengungen unternommen werden, diese Schädigung möglichst zu vermeiden. Viele neue Ansätze sind hierzu erkennbar, teilweise wird dabei O_2-Toxizität ebenso berücksichtigt wie das Volutrauma.

Hinsichtlich der Oxygenierung hat die FRC überragende Bedeutung; hohe PEEP-Niveaus erscheinen bzgl. ihrer Kosten-Nutzen-Analyse ("best-PEEP", Volutrauma) zunehmend fragwürdig; der Preis, den der Patient (binnen Stunden bis Tagen in Form von Volutraumatisierung und Kompromittierung der systemischen O_2-Versorgung) für aktuell gute Blutgasanalysen zu zahlen hat, erscheint zunehmend zu hoch. Eine langsame Rekrutierung der FRC mittels *IRV* (bei Vermeidung zu hoher intrinsischer PEEP-Werte), möglichst bei *erhaltener Spontanatmung*, darf von neuen Beatmungskonzepten wie *BIPAP* und *aPRV* erwartet werden [4, 62]. Mindestens ebenso erfolgversprechend sind *periodische Umlagerungen des Patienten (Bauchlage)*, die in vielen Fällen zu dramatischen Verbesserungen von FRC und Blutgasanalyse führen und damit zu Vermeidung hoher O_2-Konzentrationen und permanenter Volutraumatisierung nur einzelner (ventraler) Lungenabschnitte beitragen [21, 36]. Ähnliche Effekte dürfen in Zukunft auch von der *Surfactantgabe* erwartet werden, die sich aktuell im Stadium der klinischen Erprobung befindet [40].

Eine Verbesserung der Oxygenierung (und somit die Vermeidung toxischer O_2-Konzentrationen) scheint auch pharmakologisch möglich zu sein; *Stickoxid (NO)* (evtl. auch Epoprostenol) als selektiver inhalativer Vasodilatator führt über eine Redistribution des pulmonalen Blutflusses zu den gesunden (ventilierten) Arealen zu einer Verbesserung der Oxygenierung und Senkung des pulmonalen Hypertonus [15]. Die Langzeiteffekte hinsichtlich z. B. Toxizität und Verbesserung der Prognose sind noch unklar.

Der Vermeidung von inadäquat hohen Atemzugvolumina (respektive hoher PIP-Werte >35 cm H_2O) sowie hoher PEEP-Werte (>12 cm H_2O) muß beim fortgeschrittenen ARDS besondere Aufmerksamkeit gelten. Auch hier ergeben sich zahlreiche neue vielversprechende Ansätze über *Reduktion der VT* bis hin zum Verzicht auf "normale" arterielle p_aCO_2-Werte mit Steuerung der Ventilation über das Ausmaß der respiratorischen Azidose *(permissive Hyperkapnie)*, wobei pH-Werte ≥7,20 (bei p_aCO_2 > 100 mm Hg) auch offensichtlich längerfristig toleriert werden [25, 26, 37, 38, 41, 42, 55, 56, 58, 71].

Ein weiterer aktueller und vielversprechender Ansatz liegt in der *Reduktion des Totraumes*. Die neue *Technik der intratrachealen pulmonalen Ventilation* erlaubt bei bis zu 80%iger Totraumreduktion die Vermeidung hoher PIP-Werte (resp. hoher VT) bei gleichzeitiger effektiver Steigerung der Beatmungsfrequenzen bis in den Bereich der Hochfrequenzbeatmung [50]; hinsichtlich Atemgasbefeuchtung und insbesondere Effektivität der Ventilation erscheint ITPV überlegen im Vergleich zu anderen Techniken der "continuous flow apneic ventilation" (CFAV) [61].

In Ermangelung der Meßbarkeit regionaler Volumina, intrinsischer PEEP-Werte und/oder transpulmonaler Scherkräfte muß bis auf weiteres die Höhe des PIP bzw. PEEP (auf der Carina?) als "Alarmgrenze" dienen. Trotz sorgfältiger Beachtung der "sicheren" Grenzen und Einbeziehung anderer o. g. Konzepte wird es auch weiterhin Patienten geben, deren Lungenversagen progredient verläuft. Ist die *Grundkrankheit beherrscht*, das Lungenversagen aber trotzdem progredient, muß die Frage gestellt werden, ob bei diesen Patienten die individuelle Empfindlichkeitsgrenze gegenüber dem Ventilationstrauma vielleicht noch unterhalb der o. g. "sicheren" Werte liegt. Das Ziel muß dann darin liegen, die *Lunge möglichst früh-(recht-)zeitig von der "Last der Ventilation" zu befreien* und (in Ermangelung anderer Therapiekonzepte) die Indikation zu einem noch alternativen Gasaustauschverfahren zu stellen.

Bei nahezu unverändert schlechter Prognose des fortgeschrittenen ARDS sind die aus den aktiven Zentren für *extrakorporale respiratorische Unterstützungsverfahren* berichteten besseren Ergebnisse im wesentlichen auf die Schonung der kranken Lungen vor weiterer aggressiver MV zurückzuführen [1, 3, 10, 17, 19, 28, 39, 48, 52, 58, 63, 64]; die Bedeutung der Verbesserung von pulmonaler und systemischer O_2-Versorgung ist noch nicht eindeutig definiert bzw. abgegrenzt.

Diese im Vergleich zu früher erheblich weniger invasiven Verfahren sollten ebenso wie das (deutlich weniger leistungsfähige) intravenacavale Oxygenierungskonzept (IVOX) auf nur wenige Behandlungszentren begrenzt bleiben. Die Erfahrung zeigt, daß in einem spezialisierten Behandlungszentrum mit der ganzen Breite der therapeutischen Möglichkeiten nur ein kleiner Teil der transferierten Patienten tatsächlich extrakorporal unterstützt werden muß [52, 58]. Die mit zunehmender Dringlichkeit zu fordernde Definition des Stellenwertes dieser "alternativen" Verfahren im Gesamtonzept der Therapie des ARDS kann nur in Zentren mit ausreichender und kontinuierlicher Erfahrung (mehr als 10 Patienten/Jahr) erfolgen [14, 41, 57, 59, 72]. Nur hier können das Ergebnis verfälschende und heute als inakzeptabel hoch zu bezeichnende (und bisher nicht veröffentlichte) Komplikationsraten vermieden werden [64].

Das gegenwärtig zu beobachtende zunehmende Auseinanderklaffen der Schere zwischen tatsächlichem Bedarf und Zahl der Behandlungsplätze kann weder der zweifelsfrei notwendigen Definition des Stellenwertes der neuen Techniken noch den Patienten dienen; möglicherweise führt dies mittel- und langfristig zu einer (unnötigen) Ausweitung des Indikationsspektrums und zwangsläufig zu hohen Komplikationsraten, die diese Techniken dann in Mißkredit bringen werden.

In Anbetracht der exzellenten Langzeitprognose der Überlebenden sollte die Indikation zur Ultima ratio – der Lungentransplantation – nur in spezialisierten Zentren nach wochen- oder monatelangem Therapieversuch, auch und gerade mittels "alternativer" Verfahren, gestellt werden [8, 30].

Literatur

1. Artigas A, Carlet J, Le Gall JR et al. (1991) Clinical presentation, prognostic factors, and outcome of ARDS in the European Collaborative Study (1985–1987): A preliminary report. In: Zapol WM, Lemaire F (eds) Adult respiratory distress syndrome. Dekker, New York, pp 37–64
2. Ashbaugh DG, Bigelow DB, Petty TL, Levine BE (1967) Acute respiratory distress in adults. Lancet II: 319–323
3. Bartlett RH, Morris AH, Fiarley HB et al. (1986) A prospective study of acute hypoxic respiratory failure. Chest 89: 684–689
4. Baum M, Benzer H, Putensen Ch, Koller W, Putz G (1989) Biphasic Positive Airway Pressure (BIPAP) – eine neue Form der augmentierenden Beatmung. Anaesthesist 38: 452–458
5. Becker KL, Gazdar AF (eds) (1984) The endocrine lung in health and disease. Saunders, Philadelphia
6. Bell RC, Coalson JJ, Smith JD, Johanson WG (1983) Multiple organ system failure and infection in adult respiratory distress syndrome. Ann Intern Med 99: 293–298
7. Borelli M, Kolobow T, Spatola R, Prato P, Tsuno K (1988) Severe acute respiratory failure managed with continuous positive airway pressure and partial extracorporeal carbon dioxide removal by an artificial membrane lung. Am Rev Resp Dis 138: 1480–1487
8. Burghuber OC, Klepetko W, Vienna Lung Transplant Group (1993) Indikationen und Patientenselektion zur Lungentransplantation – Update 1993. In: Lenz K, Laggner AN (Hrsg) Intensivmedizinisches Seminar, Bd 5: Beatmung. Springer, Wien, S 87–95
9. Cane RD, Shapiro BA (1985) Mechanical ventilatory support. JAMA 254: 87–92
10. Chevalier JY, Durandy Y, Batisse A, Mathe JC, Costil J (1991) Preliminary report; Extracorporeal lung support for acute respiratory failure. Lancet 335: 1364–1366

11. Dreyfuss D, Soler P, Basset G, Saumon G (1988) High inflation pressure pulmonary edema. Respective effects of high airway pressure, high tidal volume and positive endexpiratory pressure. Am Rev Resp Dis 137: 1159–1164
12. Dreyfuss D, Saumon G (1991) Lung overinflation. Physiologic and anatomic alterations leading to pulmonary edema. In: Zapol WM, Lemaire F (eds) Adult respiratory distress syndrome. Dekker, New York, pp 433–450
13. Dreyfuss D, Saumon G (1992) Barotrauma is volutrauma, but which volume is the one responsible? Intensive Care Med 18: 139–141
14. Evans TW, Keogh BF (1991) Extracorporeal membrane oxygenation: a breath of fresh air or yesterday's treatment? Thorax 46: 692–694
15. Falke K, Roissant R, Pison U et al. (1991) Inhaled nitric oxide selectively reduces pulmonary hypertension in severe ARDS and improves gas exchange as well as right heart ejection fraction: a case report. Am Rev Resp Dis 143 [Suppl]: A 248
16. Gattinoni L, Kolobow T, Tomlinson T et al. (1978) Low frequency positive pressure ventilation and extracorporeal carbon dioxide removal (LFPPV-ECCO$_2$R): an experimental study. Anaesth Analg 55: 470–477
17. Gattinoni L, Agostoni A, Pesenti A et al. (1980) Treatment of acute respiratory failure with low-frequency positive pressure ventilation and extracorporeal removal of CO_2. Lancet II: 292–294
18. Gattinoni L, Pesenti A, Caspani ML et al. (1984) The role of total static lung compliance in the management of severe ARDS unresponsive to conventional treatment. Intensive Care Med 10: 121–126
19. Gattinoni L, Pesenti A, Mascheroni D et al. (1986) Low-frequency positive-pressure ventilation with extracorporeal CO_2-removal in severe acute respiratory failure. JAMA 256: 881–886
20. Gattinoni L, Pesenti A, Bombino M et al. (1988) Relationship between lung computed tomography density, gas exchange and PEEP in acute respiratory failure. Anesthesiology 69: 824–832
21. Gattinoni L, Pelosi P, Vitale G et. al. (1991) Body position changes redistribute lung computed-tomographic density in patients with acute respiratory failure. Anesthesiology 74: 15–23
22. Greenfield LJ, Ebert PA, Benson DW (1964) Effect of positive pressure ventilation on surface tension properties of lung extracts. Anesthesiology 25: 312–316
23. Haake R, Schlichtig R, Ulstad DR, Henschen RR (1987) Barotrauma pathophysiology, risk factors, and prevention. Chest 91: 608–613
24. Hernandez LA, Peevy KJ, Moise AA, Parker JC (1989) Chest wall restriction limits high peak airway pressure-induced lung injury in young rabbits. J Appl Physiol 66/5: 2364–2368
25. Hickling KG (1990) Ventilatory management of ARDS: can it effect the outcome? Intensive Care Med 16: 219–226
26. Hickling KG, Henderson SJ, Jackson R (1990) Low mortality associated with low volume pressure limited ventilation with permissive hypercapnia in severe adult respiratory distress syndrome. Intensive Care Med 16: 372–377
27. Hunter DN, Keogh BF, Morgan CJ, Evans TW (1989) The management of adult respiratory distress syndrom. Br J Hosp Med 42: 468–472
28. Kachel W (1992) Aktueller Stand der extrakorporalen Membranoxygenierungs (ECMO)-Therapie. In: Wischnik A von, Kachel W, Melchert F, Nissen KH (Hrsg) Problemsituationen in der Perinatalmedizin. Enke, Stuttgart
29. Knoch M, Müller E, Höltermann W, Wagner PK, Lennartz H (1989) Extrakorporale CO_2-Elimination. Dtsch Med Wochenschr 114: 796–799
30. Knoch M, Kukule I, Müller E, Höltermann W (1992) Lungenfunktion ein Jahr nach extrakorporalem Lungenersatz (ELA) – Langzeitverlauf von Patienten mit schwerstem ARDS. Anästhesiol Intensivmed Notfallmed Schmerzther 27: 477–482
31. Kolobow T, Gattinoni L, Tomlinson TA, Pierce JE (1977) Control of breathing using an extracorporeal membrane lung. Anesthesiology 46: 138–141

32. Kolobow T, Gattinoni L, Tomlinson T (1978) An alternative to breathing. J Thorac Cardiovasc Surg 75: 261–266
33. Kolobow T (1988) Acute respiratory failure. On how to injure healthy lungs (and prevent sick lungs from recovering). ASAIO 11: 31–34
34. Kolobow T, Gattinoni L, Solca M, Pesenti A (1989) A new approach to the prevention and the treatment of acute respiratory failure in the adult and the neonate. Appl Cardiopulmon Pathophysiol 3: 135–146
35. Lachmann B (1992) Open up the lung and keep the lung open. Intensive Care Med 18: 319–321
36. Langer M, Mascheroni D, Marcolin R, Gattinoni L (1988) The prone position in ARDS patients. A clinical study. Chest 94: 103–107
37. Leatherman JW, Lari RL, Iber C, Ney AL (1991) Tidal volume reduction in ARDS. Effect on cardiac output and arterial oxygenation. Chest 99: 1227–1231
38. Lee PC, Helsmoortel CM, Cohn SM, Fink MP (1990) Are low tidal volumes safe? Chest 97: 425–429
39. Lennartz H, Knoch M, Müller E, Sangmeister C, Wagner PK (1990) Extrakorporale CO_2-Elimination – Eine Alternative in der Behandlung des schweren ARDS (Schocklunge). Deutsches Ärzteblatt 87 B: 2612–2616
40. Lewis JF, Jobe AH (1993) Surfactant and the adult respiratory distress syndrome. Am Rev Resp Dis 147: 218–233
41. Macnaughton PD, Evans TW (1992) Management of adult respiratory distress syndrome. Lancet 339: 469–472
42. Mancebo J (1992) PEEP, ARDS, and alveolar recruitment. Intensive Care Med 18: 383–385
43. Mascheroni D, Kolobow T, Fumagalli R et al. (1988) Acute respiratory failure following pharmacologically induced hyperventilation: an experimental animal study. Intensive Care Med 15: 8–14
44. Maunder RJ, Shuman WP, McHugh JW, Marglin SI, Butler J (1986) Preservation of normal lung regions in the adult respiratory distress syndrome. JAMA 255: 2463–2465
45. Maunder RJ, Kubilis PS, Anardi DM, Hudson LD (1989) Determinants of survival in the adult respiratory distress syndrome (ARDS). Am Rev Resp Dis 140: A 220
46. Montgomery AB, Stager MA, Corrico CJ, Hudson LD (1985) Causes of mortality in patients with the ARDS. Am Rev Resp Dis 132: 485–489
47. Moon VH (1948) The pathology of secondary shock. Am J Path 24: 235–273
48. Mortensen JD (1992) Intravascular oxygenator: A new alternative method for augmenting blood gas transfer in patients with acute respiratory failure. Artif Organs 16: 75–82
49. Murray F, Matthay MA, Luce JM, Flick MR (1988) An expanded definition of the adult respiratory distress syndrome. Am Rev Resp Dis 138: 720–723
50. Müller E, Kolobow T, Mandava S, Jones M, Vitale G, Arigliano M, Yamada K (1990) On how to ventilate lungs as small as 12% of normal. Intratracheal Pulmonary Ventilation (ITPV). A new mode of pulmonary ventilation. Ann Arbor/M (Abstractband, Annual Meeting, Extracorporeal Life Support Organization ELSO)
51. Müller E (1992) Searching for the cause of Adult Respiratory Distress Syndrome ARDS. Int J Artif Organs 15: 197–199
52. Müller E, Kolobow T, Knoch M, Höltermann W (1992) Akutes Lungenversagen – Unterstützung des Gasaustausches mittels extrakorporaler oder implantierter Oxygenatoren – Gegenwärtiger Stand und zukünftige Entwicklung. Anästhesiol Intensivmed Notfallmed Schmerzther 27: 259–273
53. Müller E (1993) Extracorporeal respiratory support in patients with adult respiratory distress syndrome. In: Arensman RM, Cornish JD (eds) Extracorporeal life support. Blackwell, Boston, pp 286–301
54. Parker JC, Hernandez LA, Longenecker GL, Peevy K, Johnson W (1990) Lung edema caused by high peak inspiratory pressures in dogs. Am Rev Resp Dis 142: 321–328

55. Pesenti A (1990) Target blood gases during ARDS ventilatory management. Intensive Care Med 16: 349–351
56. Quan SF (1990) A Ghost from the past. Low tidal volume mechanical ventilation revisited. Chest 97: 261–262
57. Repine JE (1992) Scientific perspectives on adult respiratory distress syndrome. Lancet 339: 466–469
58. Roissant R, Slama K, Falke F (1991) Therapie des akuten Lungenversagens. Dtsch Med Wschr 116: 1635–1639
59. Seeger W (1992) Behandlung des ARDS – gesicherte Konzepte und therapeutische Perspektiven. Intensivmedizin 29: 201–218
60. Sohma A, Brampton WJ, Dunnill MS, Sykes MK (1992) Effect of ventilation with positive endexpiratory pressure on the development of lung damage in experimental acid aspiration pneumonia in the rabbit. Intensive Care Med 18: 112–117
61. Smith RB (1992) Continuous flow apneic ventilation. In: Perel A, Stock MC (eds) Handbook of mechanical ventilatory support. Williams & Wilkins, Baltimore, pp 175–184
62. Stock MC (1992) Airway pressure release ventilation. In: Perel A, Stock MC (eds) Handbook of mechanical ventilatory support. Williams & Wilkins, Baltimore, pp 165–173
63. Stolar CJ, Snedecor SM, Bartlett RH (1992) ELSO neonatal registry report. Ann Arbor, Michigan, USA
64. Suchyta MR, Clemmer TP, Orme JF, Morris AH, Elliott CG (1991) Increased survival of ARDS patients with severe hypoxemia (ECMO criteria). Chest 99: 951–955
65. Teplitz CC (1976) The core pathobiology and integrated medical science of adult respiratory insufficiency. Surg Clin North Am 56: 1091–1133
66. Tsuno K, Prato P, Kolobow T (1990) Acute lung injury from mechanical ventilation at moderately high airway pressures. J Appl Physiology 69: 956–961
67. Tsuno K, Miura K, Takeya M, Kolobow T, Morioka T (1991) Histopathologic pulmonary changes from mechanical ventilation at high peak airway pressures. Am Rev Resp Dis 143: 1115–1120
68. Vasilyew S, McMillan S, Schaap R, Mortensen JD (1992) Survival rates of patients with acute respiratory failure in 1991–1992, utilizing mechanical ventilator augmentation of blood gas transfer: A multi-center prospective survey. Marburg (Abstractband, 2nd European Congress on Extracorporeal Lung Support, Marburg, L 30)
69. Wagner PK, Knoch M, Sangmeister C, Müller E, Lennartz H, Rothmund M (1990) Extracorporeal gas exchange in adult respiratory distress syndrome (ARDS). New associated morbidity and its surgical treatment. Br J Surg 77: 1395–1398
70. Wagner PK, Knoch M, Sangmeister C, Müller E, Lennartz H (1990) Chirurgische Therapie von Lungenkomplikationen bei Langzeitbeatmung wegen schwerem ARDS. Chirurg 61: 583–586
71. Wung JT, James St, Kilchevsky E, James E (1985) Management of infants with severe respiratory failure and persistence of the fetal circulation without hyperventilation. Pediatrics 76: 488–494
72. Zapol WM (1991) A nordic ECMO saga or whither ECMO? Intensive Care Med 17: 69–70

Auswirkung der Beatmung auf die pulmonale Mikrozirkulation

M. Schywalsky, M. Brunner und *M. Hedwig-Geissing*

Im Gegensatz zur Spontanatmung ist eine maschinelle Beatmung mit erhöhten intrapulmonalen Drücken verbunden. Da Gasaustausch und pulmonale Mikrozirkulation in enger Beziehung stehen, stellt sich für die maschinell beatmete Lunge die Frage nach dem Einfluß erhöhter intrapulmonaler Drücke auf die Mikrohämodynamik.

Einen wichtigen Parameter zur Beurteilung einer effizienten intrapulmonalen Mikrozirkulation stellt die kapilläre Erythrozytengeschwindigkeit bzw. die alveoläre Transitzeit des Blutstroms dar. Man versteht darunter die mittlere Passagezeit, die Erythrozyten auf ihrem Weg von einer präkapillären Arteriole zur korrespondierenden postkapillären Venole benötigen. Unter Ruhebedingungen benötigen Erythrozyten nur 25% ihrer kapillären Transitstrecke zur Oxygenierung [17]. Die Veränderung der alveolären Transitzeit stellt demnach ein wichtiges Regulativ der Oxygenierung dar.

Eine weitere wichtige mikrohämodynamische Determinante des pulmonalen Gasaustauschs stellt das kapilläre Rekruitment dar. Hierunter wird der Anteil der perfundierten und somit am Gasaustausch beteiligten Kapillaren verstanden. Als Parameter zur Bestimmung des kapillären Rekruitments wurde von Wagner et al. [20] der "capillary perfusion index" (CPI) eingeführt. Er beschreibt die Gesamtlänge perfundierter Kapillaren und Kapillarabschnitte, bezogen auf die mittlere Fläche der Alveolarwand. Die Gasaustauschreserve der Lunge kann somit über ein zeitliches wie auch räumliches Rekruitment ausgeschöpft werden.

Eine hochauflösende Methode zur quantitativen Bestimmung der genannten Parameter bietet die experimentelle Anwendung der Vitalmikroskopie an der Lungenoberfläche. Grundlegende Arbeiten zur Etablierung der Methode wurden von Wagner [18] und Wagner et al. [19–21] mit dem kombinierten Einsatz von Dunkelfeld- und Fluoreszenzmikroskopie über ein implantiertes Fenster am geschlossenen Thorax der Hundelunge durchgeführt. Zur Bestimmung der Transitzeit wird ein Bolus eines fluoreszenzmarkierten Tracers (FITC-Dextran) in die A. pulmonalis injiziert. Der Auswaschvorgang über einer funktionell zuordbaren Arteriole und einer Venole wird vitalmikroskopisch erfaßt und videodensitometrisch ausgewertet. Aus der zeitlichen Differenz der beiden Auswaschkurven kann anschließend die alveoläre Transitzeit berechnet werden [21, 22]. Im

Gegensatz zu diesem Parameter, der einen eher integrativen Wert darstellt, kann auch die Geschwindigkeit einzelner Erythrozyten nach Markierung mit Fluoreszenzfarbstoffen oder durch andere geeignete kontraststeigernde Verfahren bestimmt werden [3, 15].

Die alveolarkapilläre Perfusion während Beatmung mit PEEP

Als Modell für die Wirkung erhöhter intrapulmonaler Drücke auf die Mikrozirkulation wurde in eigenen Untersuchungen der Einfluß einer PEEP-Beatmung auf die Kaninchenlunge untersucht. Im Geschwindigkeitshistogramm für Erythrozyten in einzelnen Kapillaren ist mit zunehmenden PEEP-Stufen eine Linksverschiebung aufgrund einer signifikanten Abnahme der mittleren Geschwindigkeit um 38 % von anfänglich 136 µm/s auf 84 µm/s bei PEEP 10 cm H_2O zu erkennen (Abb. 1). Mit der Verminderung der kapillären Erythrozytengeschwindigkeit einhergehend verschiebt sich das Häufigkeitsmaximum der mittleren Durchmesser perfundierter Kapillaren zu höheren Werten, von anfänglich 7,4 µm bei PEEP 0 cm H_2O auf 11,3 µm bei PEEP 10 cm H_2O (Abb. 2). Die Beobachtung einer Rechtsverschiebung der Durchmessergrößen mit steigenden PEEP-Stufen ist damit zu erklären, daß es sich bei diesen Kapillaren nur um die noch perfundierten handelt. Die nicht mehr perfundierten Kapillaren stellen sich dagegen in aller Regel im vitalmikroskopischen Bild nicht mehr dar. Diese Befunde lassen den Schluß zu, daß bei erhöhten PEEP-Werten nur noch weitlumigere alveoläre Kapillaren mit einer verminderten Geschwindigkeit perfundiert werden. Für präkapilläre Gefäße konnten Götz et al. [4] eine signifikante Verminderung der Erythrozytengeschwindigeit, des Gefäßdurchmessers, des Erythrozytenfluxes und einen Anstieg des Mikrohämatokrit nachweisen.

Es stellt sich die Frage, inwieweit die beobachtete kapilläre Minderperfusion unter PEEP aus einer PEEP-bedingten Kompression alveolärer Kapillaren oder einem PEEP-bedingten Abfall des Herzzeitvolumens resultiert. Die entscheidende Untersuchung ist von Nieman et al. [13] durchgeführt worden. Sie konnten ähnlich den hier vorgestellten Befunden zeigen, daß die Anwendung einer PEEP-Beatmung an der Hundelunge zu einem Derekruitment der Kapillarperfusion, also zu einer Abnahme perfundierter Kapillaren, um 95 % führt. Der mit dem PEEP einhergehende Abfall des Herzzeitvolumens betrug ca. 30 %. Nach Anhebung des Herzzeitvolumens mit Dextran auf Ausgangswerte erfolgte nur eine minimale Kapillarrekrutierung. Somit konnte nachgewiesen werden, daß ein PEEP-bedingtes Derekruitment alveolärer Kapillaren primär durch eine Kapillarkompression verursacht wird und nicht durch einen Abfall des Herzzeitvolumens. Eine Kompression alveolärer Kapillaren führt demnach zu einer Umverteilung der pulmonalen Mikrozirkulation in größere, z. T.

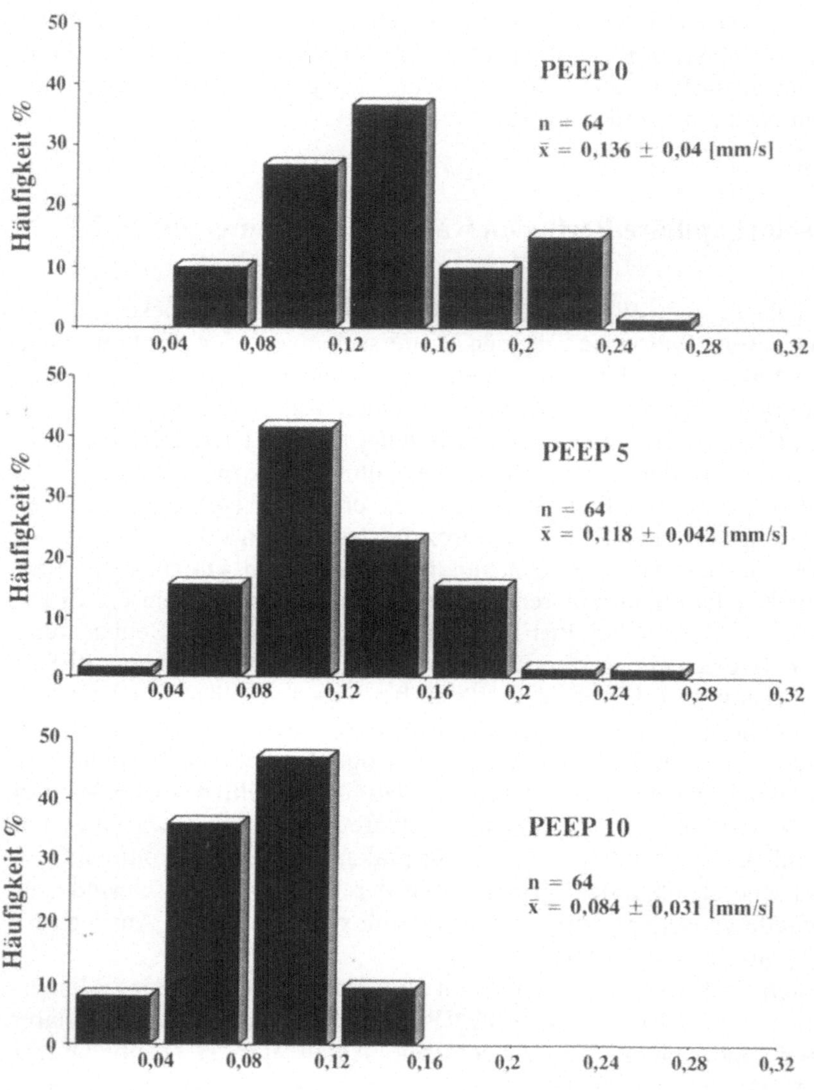

Abb. 1. Häufigkeitsverteilung der Erythrozytengeschwindigkeiten in alveolären Kapillaren der Kaninchenlunge während Beatmung mit PEEP. PEEP 5 vs. PEEP 0: $p < 0,05$; PEEP 10 vs. PEEP 0: $p < 0,0001$; PEEP 10 vs. PEEP 5: $p < 0,0001$ (Mann-Whitney-U-Test)

nicht mehr am Gasaustausch beteiligte Gefäßabschnitte und damit zu einer Zunahme der Heterogenität des Perfusionsmusters in der pulmonalen Endstrombahn [4, 13]. Schon Rosenzweig et al. [14] stellten fest, daß bei Beatmung mit hohen Volumina eine bevorzugte Perfusion extraalveolärer

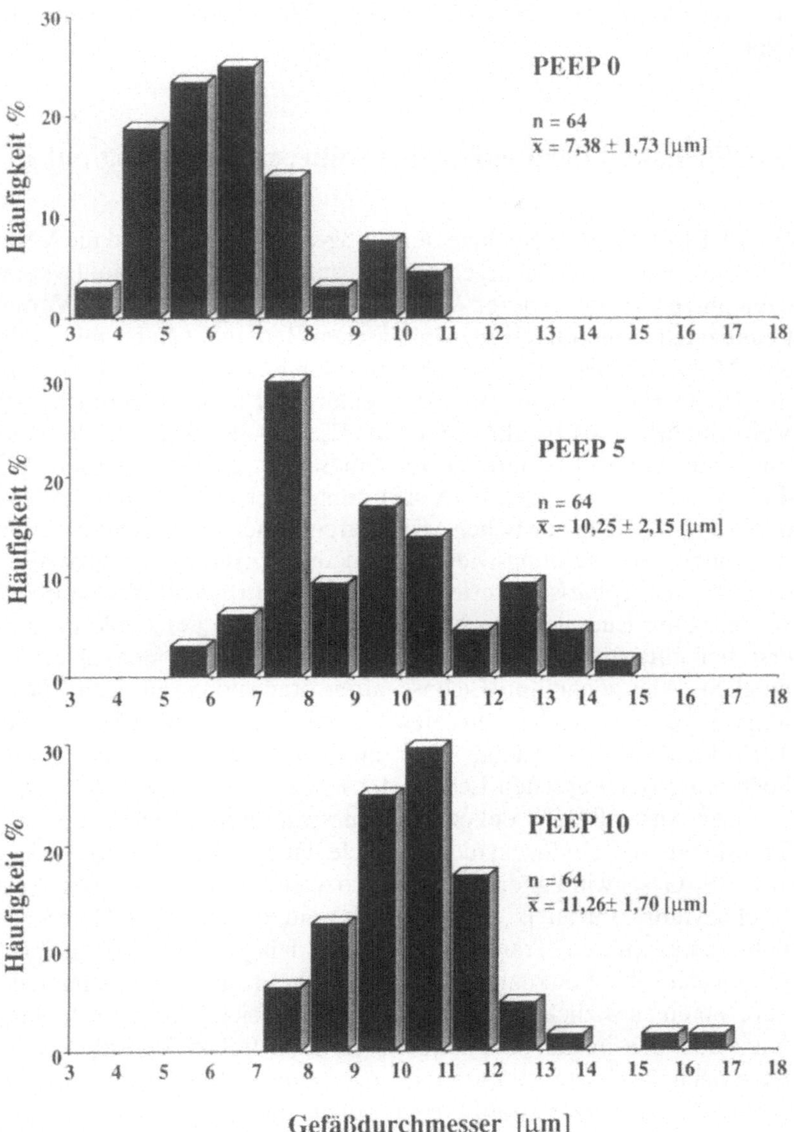

Abb. 2. Häufigkeitsverteilung der Durchmesser perfundierter alveolärer Kapillaren der Kaninchenlunge während Beatmung mit PEEP. Mit zunehmendem PEEP werden nur noch Kapillaren höherer Durchmesser perfundiert. PEEP 5 vs. PEEP 0: $p < 0,001$; PEEP 10 vs. PEEP 0: $p < 0,001$; PEEP 10 vs. PEEP 5: $p < 0,005$ (Mann-Whitney-U-Test)

Gefäße erfolgt. Wagner et al. [21, 22] und Hogg et al. [7] konnten mit jeweils unterschiedlichen Methoden an der Hundelunge einen vertikalen Gradienten der kapillären Transitzeit aufzeigen. Es ist daher anzunehmen, daß das Ausmaß PEEP-bedingter Umverteilungsreaktionen entsprechend der Ausbildung von West-Zonen ebenfalls einem vertikalen Gradienten folgt.

Das Verhalten der Leukozyten während Beatmung mit PEEP

Die PEEP-bedingte Abnahme der Flußgeschwindigkeit und die Veränderung der alveolären Kapillargeometrie aufgrund der Kapillarkompression beeinflussen in besonderer Weise das mikrozirkulatorische Verhalten der Leukozyten. Schon unter physiologischen Bedingungen besteht in der Lunge ein Mißverhältnis zwischen Kapillardurchmesser und Leukozytengröße [6, 7]. Darüber hinaus weisen Leukozyten eine wesentliche schwerere Verformbarkeit als Erythrozyten auf. Es muß also während der Kapillarpassage eine sehr viel höhere Verformungsarbeit geleistet werden [16]. Durch die zylindrisch erfolgende Verformung der Leukozyten ist außerdem die Kontaktfläche zwischen Kapillarendothel und Leukozytenmembran vergrößert, der Reibungswiderstand dadurch erhöht. Erythrozyten dagegen können sich sphärisch verformen, haben also nicht den durch Reibung verursachten Energieverlust. Die Kapillarpassage der Leukozyten wird also erst bei einem ausreichend hohen strömungswirksamen Druckgradienten möglich. Alle genannten Eigenschaften prädisponieren dazu, die Leukozytenpassage zu erschweren bzw. Leukozyten verstärkt zu retinieren. Tatsächlich stellt die Lunge schon unter Spontanatmung das Organ mit der höchsten physiologischen Leukozytensequestration dar [1, 6, 8, 9].

Das Ausmaß der Leukozytensequestration korreliert dabei eng mit der Transitzeit des Erythrozytenflusses. Je länger die Transitzeit, je geringer also die Geschwindigkeit der Erythrozyten, desto höher das Ausmaß der Leukozytenretention [2, 7]. Entsprechend der zonalen Heterogenität der pulmonalkapillären Transitzeit existiert daher auch ein zonaler Gradient im Ausmaß der Leukozytenretention [12]. Erhöhte intrapulmonale Drücke üben einen zusätzlichen Effekt aus. So zeigte sich bei Herzkatheterpatienten mit Kathetern in der A. pulmonalis und im linken Ventrikel während und kurz nach forcierter Exspiration gegen einen Widerstand ein signifikanter Abfall der Leukozytenzahl im arteriellen Blut [11]. Dieser Abfall resultiert aus einer erhöhten Retention in der terminalen Strombahn der Lunge. Bereits 1 min nach Exspiration war dieser Effekt reversibel, es kam zu einem "overshoot" der arteriellen Leukozytenzahl aufgrund der nun erfolgenden Ausschwemmung. Eine signifikante Retention der Erythrozyten wurde dagegen nicht beobachtet.

In eigenen Untersuchungen wurde der Einfluß einer längerandauernden Beatmung mit PEEP auf das Ausmaß der Leukozytenretention in der Kaninchenlunge mittels histomorphometrischer Auswertverfahren bestimmt [5]. Nach zweistündiger Beatmung mit steigenden PEEP-Stufen zeigt sich eine Steigerung der intravasalen Leukozytendichte um das 3- bis 4-fache gegenüber gleichlang beatmeten Kontrolltieren (Abb. 3). Diese wird in erster Linie durch eine Akkumulation der neutrophilen Granulozyten in der pulmonalen Endstrombahn verursacht (Abb. 4). Hinweise auf eine Aktivierung der Granulozyten ergaben sich nicht. Unterschiede entsprechend den West-Zonen konnten beim Kaninchen sowohl unter Kontroll- als auch unter PEEP-Beatmung nicht festgestellt werden. Neueste Messungen von Loick et al. [10], postoperativ an beatmeten Bypass-Patienten auf der Intensivstation durchgeführt, konnten diesen Effekt schon während einer kurzzeitigen Beatmung mit PEEP innerhalb von 40 s nachweisen. Obwohl in der Größe vergleichbar, wurde eine gesteigerte Retention der Monozyten, der eosinophilen und der basophilen Granulozyten übereinstimmend mit den Befunden am Kaninchen nicht beobachtet. Diese Zellen weisen im Gegensatz zu den neutrophilen Granulozyten eine höhere Verformbarkeit auf. Die aufgezeigten Befunde lassen vermuten, daß eine PEEP-bedingte Retention neutrophiler Granulozyten eine weitere wichtige Determinante für Umverteilungsreaktionen in der pulmonalen Endstrombahn darstellt.

Inwieweit eine Akkumulation der Leukozyten unter PEEP-Beatmung bei gleichzeitiger Aktivierung neutrophiler Granulozyten, z. B. im Verlauf einer Sepsis, eine additive Wirkung auf das Ausmaß struktureller Schäden des Lungenparenchyms hat, ist noch ungeklärt. Bei der Wahl der geeigneten Beatmungsstrategie bei Patienten mit akutem Lungenversagen (ARDS) sollten diese Effekte in die Entscheidung einbezogen werden.

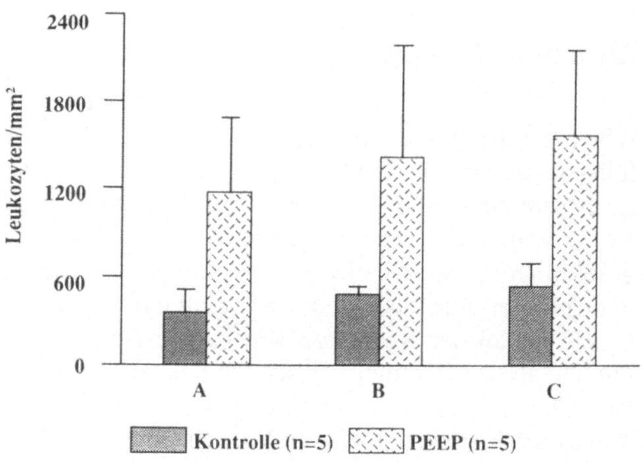

Abb. 3. Dichteverteilung retinierter Leukozyten in der pulmonalen Endstrombahn der Kaninchenlunge während Beatmung mit steigenden PEEP-Stufen (5, 10 cm H_2O) über 5 h gegenüber gleichlang beatmeten Kontrolltieren (PEEP 0 cm H_2O). *A*, *B*, *C*, Zoneneinteilung nach West

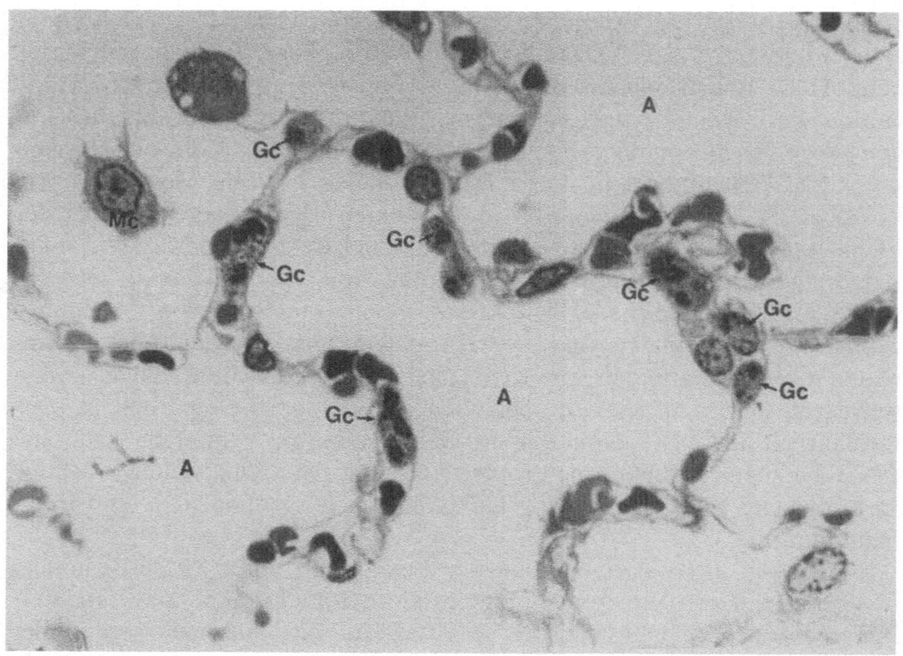

Abb. 4. Lichtmikroskopische Übersicht der Kaninchenlunge: Akkumulation retinierter Leukozyten in der pulmonalen Endstrombahn. Das Kapillarlumen wird vollständig okkludiert. Es werden in erster Linie neutrophile Granulozyten retiniert. Es ergaben sich keine Hinweise auf eine Aktivierung der Granulozyten. *A* Alveole, *Gc* neutrophiler Granulozyt, *Mc* Makrophage

Zusammenfassung

Erhöhte intrapulmonale Drücke, insbesondere die Anwendung von PEEP, führen zu einer Abnahme der Flußgeschwindigkeit in der pulmonalen Endstrombahn und zu einer Derekrutierung alveolärer Kapillaren mit Veränderung der Kapillargeometrie und Umverteilung des Blutflusses in großlumigere Septalgefäße bzw. extraalveoläre Gefäße. Die Retention neutrophiler Granulozyten im Kapillargebiet der Lunge ist stark erhöht. Das Ausmaß der Retention wird durch den Grad der Kapillarkompression und die alveolarkapilläre Geschwindigkeit des Erythrozytenstroms bestimmt. In welchem Maß eine Beatmung mit PEEP eine additive Wirkung auf die Adhäsion aktivierter Granulozyten am Gefäßendothel der terminalen Strombahn ausübt, ist unklar.

Literatur

1. Doerschuk CM, Allard MF, Martin BA, Mackenzie A, Autor A, Hogg JC (1987) Marginated pool of neutrophils in rabbit lungs. J Appl Physiol 63: 1806–1815
2. Doerschuk CM, Downey GP, Doherty DE et al. (1990) Leukocyte and platelet margination within microvasculature of rabbit lungs. J Appl Physiol 68: 1956–1961
3. Götz A, Conzen PFM, Brendel W (1984) Red blood cell velocities and capillary transit times in the intact rat lung. Int J Microcirc 3: 346
4. Götz A, Kuhnle GEH, Leipfinger FH, Kuebler WM, Peter K, Brendel W (1990) Effects of positive pressure ventilation on microhemodynamics in arteriolar networks of the lung. Anesthesiology 73 (3A): A 1156
5. Hedwig-Geissing M, Schywalsky M, Braun G, Rügheimer E (1992) Morphometrische Erfassung der pulmonalen Leukostase und des interstitiellen Ödems nach Endotoxin und PEEP-Beatmung. Anaesthesist 41 [Suppl 1]: 145
6. Hogg JC (1987) Neutrophil kinetics and lung injury. Physiol Rev 67: 1249–1295
7. Hogg JC, McLean T, Martin BA, Wiggs B (1988) Erythrocyte transit time and neutrophil concentration in the dog lung. J Appl Physiol 65: 1217–1225
8. Lien DC, Wagner WW, Capen RL, Haslett C, Hanson WL, Worthen GS (1987) Physiological neutrophil sequestration in the lung: visual evidence for localization in capillaries. J Appl Physiol 62: 1236–1243
9. Lien DC, Worthen GS, Capen RL et al. (1990) Neutrophil kinetics in the pulmonary microcirculation. Am Rev Respir Dis 141: 953–959
10. Loick HM, Wendt M, Rötker J, Theissen JL (1993) Ventilation with positive end-expiratory airway pressure causes leukocyte retention in human lung. J Appl Physiol 75: 301–306
11. Markos J, Hooper RO, Kavanagh-Gray D, Wiggs BR, Hogg JC (1990) Effect of raised alveolar pressure on leucocyte retention in the human lung. J Appl Physiol 69: 214–221
12. Martin BA, Wiggs BR, Lee S, Hogg JC (1987) Regional differences in neutrophil margination in dog lungs. J Appl Physiol 63: 1253–1261
13. Nieman GF, Paskanik AM, Bredenberg CE (1988) Effect of positive endexoiratory pressure on alveolar capillary perfusion. J Thorac Cardiovasc Surg 95: 712–716
14. Rosenzweig DY, Hughes JMB, Glazier JB (1970) Effects of transpulmonary and vascular pressures on pulmonary blood volume in isolated lung. J Appl Physiol 28: 553–560
15. Rügheimer E (1992) Investigations of the pathophysiology of the pulmonary microcirculation using in-vivo microscopy. In: Rügheimer E (ed) New aspects on respiratory failure. Springer, Berlin Heidelberg New York Tokyo, p 93
16. Sung P, Schmid-Schönbein GW, Skalak R, Schüssler G, Usami S, Chien S (1982) Influence of physicochemical factors on rheology of human neutrophils. Biophys J 39: 101–106
17. Wagner PD (1977) Diffusion and chemical reaction in pulmonary gas exchange. Physiol Rev 57: 257–312
18. Wagner WW (1969) Pulmonary microcirculatory observations in vivo under physiological conditions. J Appl Physiol 26: 375–377
19. Wagner WW, Brinkman PD, Barker DB, Filley GF (1969) Erythrocyte photomicrography: Contrast control by monochromatic transillumination. J Biol Photo Assoc 37: 156–164
20. Wagner WW, Latham LP (1975) Airway hypoxia causes pulmonary capillary recruitment in the dog. J Appl Physiol 39: 900–905
21. Wagner WW, Latham LP, Gillespie MN, Guenther J, Capen RL (1982) Red cell transit times across pulmonary capillaries. Science 218: 379–380
22. Wagner WW, Latham LP, Hanson WL, Hofmeister SE, Capen RL (1986) Vertical gradient of pulmonary capillary transit times. J Appl Physiol 61: 1270–1274

Klassische und "Non-Surfactantfunktionen" des pulmonalen Surfactantsystems

U. Pison, A. Neuendank, S. Weißbach, M. Max und *S. Pietschmann*

Die Lunge eines erwachsenen Menschen ist mit der Außenwelt über eine Fläche von ungefähr 140 m^2 verbunden. Diese enorme Fläche ist erforderlich, um den Gasaustausch zu realisieren, sie stellt an den Organismus aber auch Anforderungen ganz besonderer Art. Zwei wesentliche Anforderungen in diesem Zusammenhang sind, daß die Gasaustauschfläche während der Atemzyklen biophysikalisch verfügbar gehalten und gleichzeitig gegen eine Vielzahl infektiöser, allergener und toxischer Agentien geschützt werden muß. Derartige Agentien kontaminieren in unterschiedlichem Ausmaß die ca. 10 m^3 (15 kg) Luft, die ein Erwachsener pro Tag einatmet. Sie können aber auch im Blut präsent sein, dessen gesamtes Volumen (ca. 85 ml/kg/min) vom Herz durch die Lunge gepumpt wird. Über beide Wege kann die Gasaustauschfläche der Lunge so geschädigt werden, daß es zu einer respiratorischen Insuffizienz kommt. Dies wird in der Regel erst dann möglich, wenn lokale Abwehrmechanismen des Organismus ausfallen oder gestört sind.

Mit dem pulmonalen Surfactantsystem steht der Lunge ein System zur Verfügung, daß die beiden oben erwähnten Anforderungen partiell erfüllt. In dieser Übersicht soll beschrieben werden, wie das Surfactantsystem die Gasaustauschfläche während der Atemzyklen biophysikalisch verfügbar hält und gleichzeitig gegen eine Vielzahl infektiöser, allergener und toxischer Agentien schützt. Dieses soll durch einen historischen Überblick über die Erforschung des Surfactantsystems geschehen, der dessen klassische Funktionen, Komponenten und seinen Metabolismus skizziert. Anschließend werden die neueren Funktionen, die dem Surfactantsystem zugeschrieben und die hier als "Non-Surfactantfunktionen" bezeichnet werden, dargestellt. Diese neueren Funktionen sind Bestandteile basaler Abwehrmechanismen der Lunge.

Geschichtlicher Überblick über die Erforschung des pulmonalen Surfactantsystems – von der Lungenmechanik zur Molekularbiologie

Bei jedem Atemzug hat der Organismus verschiedene Widerstände zu überwinden, also Arbeit zu verrichten, um den Gaswechsel zwischen

Außenwelt und den ca. 300 Mio. Alveolen einer menschlichen Lunge zu verwirklichen. Diese Widerstände setzen sich im wesentlichen zusammen aus dem Strömungswiderstand der Luft in den Atemwegen (Resistance) und den sog. Gewebswiderständen. Der elastische Anteil der Gewebswiderstände wirkt dabei als eine Rückstellkraft (Retraktionskraft), die als potentielle Energie bei der Inspiration gespeichert wird und bei der Exspiration die Lunge in ihre Ausgangslage zurückversetzt. Diese Rückstellkraft ist umgekehrt proportional zur Compliance der Lunge. Die Beteiligung von Surfactant an dieser Rückstellkraft und seine damit zusammenhängende Funktion, die Gasaustauschfläche während der Atemzyklen biophysikalisch verfügbar zu halten, wird nachfolgend dargestellt.

Klassische Funktionen des Surfactantsystems und seine Komponenten

Kurt von Neergaard [46] beschrieb 1929 erstmals, daß sich die Rückstellkraft in der Lunge zusammensetzt aus der Gewebselastizität und der Oberflächenspannung, die an der Gas-Flüssigkeits-Grenzfläche in der Alveole wirkt. Zu dieser Auffassung kam er durch die Registrierung von Druck-Volumen-Kurven an isolierten Katzenlungen. Diese Kurven verliefen anders, je nachdem, ob die Lungen mit Luft oder mit Flüssigkeit gefüllt waren. Er nahm an, daß die Rückstellkraft der flüssigkeitsgefüllten Lunge auf deren Gewebselastizität und die der luftgefüllten Lunge auf einer Kombination von Gewebselastizität und Oberflächenspannung beruht. Dabei schrieb er der Oberflächenspannung 2/3–3/4 aller wirksamen Rückstellkräfte der Lunge zu und postulierte, daß es einen Film unbekannter Zusammensetzung geben müsse, der die Spannung an der Luft-Flüssigkeits-Grenzfläche senkt, um einen exspiratorischen Kollaps der Lunge zu verhindern. Die von ihm durchgeführten Messungen der Oberflächenspannung in Lungenextrakten ergaben Werte von 35–41 dyn/cm.[1] Dabei berüchsichtigte von Neergard bei seinen Messungen allerdings nicht, daß oberflächenaktive Substanzen bei einer Verkleinerung der Spreitfläche hier akkumulieren können und dabei die Oberflächenspannung verringert wird.

Radford [60] führte 1954 ähnliche Lungendehnungsmessungen wie von Neergard durch, aber nicht, um die Oberflächenspannung zu untersuchen, sondern um die Gasaustauschfäche zu bestimmen. Bei seinen Berechnungen ging er von einer Oberflächenspannung von 50 dyn/cm aus, einer Größe, die für Serum bekannt war. Er kam zu einer Gasaustauschfläche, die weit geringer schien als die anatomisch berechnete.

Pattle [48] fand 1955, daß Schaumblasen aus Lungenödemflüssigkeit langfristig stabil sind und zeigte, daß ihre Oberflächenspannung praktisch 0 ist. Ihn interessierten besonders die Druckdifferenzen zwischen der Oberfläche einer Blase und ihrer Umgebung. Er konstatierte für die Lunge,

[1] Der Einheit dyn/cm entspricht die neuere SI Einheit mN/m.

wenn die Oberflächenspannung in der Alveole größer als 0 wird, müsse der interstitielle Druck wesentlich kleiner sein als der alveoläre Luftdruck. Das heißt, bei einer relativ großen Oberflächenspannung von 20 dyn/cm und bei einem relativ kleinen Radius für die Alveole von 40 μm wird der interstitielle Druck um ca. 10 cm H_2O niedriger sein als der alveoläre Luftdruck. Diese Druckdifferenz würde Flüssigkeit aus den Kapillaren ansaugen und zum Lungenödem führen. Da Pattle [49] für Lungenspülflüssigkeiten eine Oberflächenspannung von praktisch 0 gefunden hatte, schrieb er dem Surfactant eine "Antilungenödemfunktion" zu. Eine konstante Oberflächenspannung von 0 erklärt allerdings nicht die beobachteten unterschiedlichen Dehnungsverhalten von luft- und flüssigkeitsgefüllten Lungen: Die Druck-Volumen-Kurven für die beiden Versuchsansätzen wären ähnlich.

Clements [11] versuchte 1957, mit seinen Untersuchungen 2 Widersprüche zu lösen: 1) die durch Pattle und von Neergard gemessenen unterschiedlichen Oberflächenspannungen in Lungenextrakten, die das Dehnungsverhalten von luft- und flüssigkeitsgefüllten Lungen nicht hinreichend erklärten; 2) die Diskrepanz zwischen der von Radford kalkulierten und der morphologisch bestimmten Gasaustauschfläche. Clements benutzte für seine Untersuchungen eine Meßapparatur (Wilhelmy-Waage), die ihm erlaubte, Oberflächenspannungen in Abhängigkeit zur Oberfläche zu messen. Er fand, daß Lungenextrakte ihre Oberflächenspannung verändern: weniger als 10 dyn/cm bei Kompression der Oberfläche und bis zu 45 dyn/cm bei Expansion. Diese Befunde ermöglichten ein neues Konzept, welches die Stabilität der Alveolen, die sich atemzyklus bedingt in ihrem Durchmesser ändern, in ihrer Abhängigkeit zur variablen Oberflächenspannung erklärte und dem pulmonalen Surfactant eine "Antiatelektasewirkung" zuschrieb [12].

Sowohl das mehr theoretische Konzept von Pattle als auch die experimentellen Befunde von Clements [11] zur Funktion von Surfactant vermitteln, daß dieses System durch seine Antilungenödem- und Antiatelektasewirkung entscheidend dazu beiträgt, die Gasaustauschfläche während des Atemzyklus, d. h. während unterschiedlichen transpulmonalen Druckverhältnissen, biophysikalisch verfügbar zu halten (s. untenstehende Übersicht). Direkte Messungen der Oberflächenspannungsänderungen des alveolären Monolayers in situ durch Schürch et al. [64] belegen, daß sich die Oberflächenspannung in der Tat atemexkursionsabhängig ändert und ihr Minimum am Ende der Expiration hat. Die große Bedeutung des Surfactantsystems für die Lunge wurde ferner auch durch den Nachweis erbracht, daß die respiratorische Insuffizienz Frühgeborener durch ein noch nicht ausgebildetes Surfactantsystem verursacht ist [4] und daß sich durch die Applikation von exogenem Surfactant die Lungenfunktion einiger dieser Frühgeborenen schlagartig bessert [20].

Um die Biologie des Surfactant genauer zu untersuchen, mußte dessen Zusammensetzung erforscht werden. Diese wurde bereits in groben Zügen

Classic Surfactant Function
Modification of surface tension in relation to surface area I. Promotes Lung Expansion on Inspiration II. Prevents Lung Collaps on Expiration at Low Transpulmonary Pressures Associated with Normal Breathing III. Balances Pulmonary Fluids Preventing Lung Edema Formation IV. Stabilizes Small Airways

1961 von 3 Arbeitsgruppen gleichzeitig aufgedeckt: Klaus, Clements u. Havel [37]; Pattle u. Thomas [50]; Buckingham [9]. Alle 3 Gruppen fanden mit unterschiedlichen Methoden, daß Surfactant aus einer Mischung von Phospholipiden und Proteinen besteht. In den darauffolgenden Jahren gelang es, die Beteiligung der unterschiedlichen Surfactantkomponenten an dessen biophysikalischer Funktion näher zu charakterisieren und mit molekularbiologischen Methoden die Primärstruktur der Surfactant-assoziierten Proteine, deren Genlokalisation und zum Teil auch höhere Organisationsstruktur zu entschlüsseln. Wir gehen heute davon aus, daß Surfactant eine heterogene Mischung aus Lipiden und Proteinen darstellt, die sich durch Lavage von Lungen gewinnen läßt und in verschiedenen morphologischen Erscheinungsbildern mit unterschiedlicher prozentualen Verteilung der Einzelkomponenten in der Alveole existiert [41, 87]. Die Phospholipide bilden den weitaus größten Anteil im Surfactant, wie er sich aus Lungenlavage reinigen läßt (85 %), gefolgt von einer Vielzahl eher unspezifischer, meist Serumproteinen (8 %) und den Surfactant-spezifischen Proteinen (2 %). Der Rest sind Neutrallipide und Kohlenhydrate. Die Surfactant-spezifischen Proteine sind das SP-A, das SP-B und das SP-C [59]. Ein weiteres Surfactantprotein, das SP-D, wurde erst kürzlich entdeckt [52]. Es liegt allerdings in weit höherer Konzentration in dem Surfactant-freien Überstand nach hochtouriger Zentrifugation von Lungenlavagen vor [39], so daß seine Surfactant-Assoziation im "klassischen" Sinne umstritten ist. Die morphologischen Strukturen des Surfactant in der Alveole beinhalten 1) Lamellarkörperchen in den pulmonalen Typ-II-Epithelzellen, 2) eine vesikulär angeordnete Struktur, die Tubularmyelin genannt wird, 3) der Oberflächenmonolayer selbst, 4) vesikuläre und lamelläre Strukturen mit unterschiedlichster Dimension und Erscheinungsform (s. hierzu Abb. 1).

Für die klassische Surfactantfunktion, also die Oberflächenaktivität, welche die Gasaustauschfläche während der Atemzyklen verfügbar hält, sind sowohl Phospholipide (Dipalmitoylphosphatidylcholin und negativ geladene Phospholipide) als auch die Surfactantproteine SP-A, B und C verantwortlich [22, 23, 26, 56]. Detailinformationen zu den einzelnen Surfactantproteinen findet der Leser in einer kürzlich erschienen Übersicht

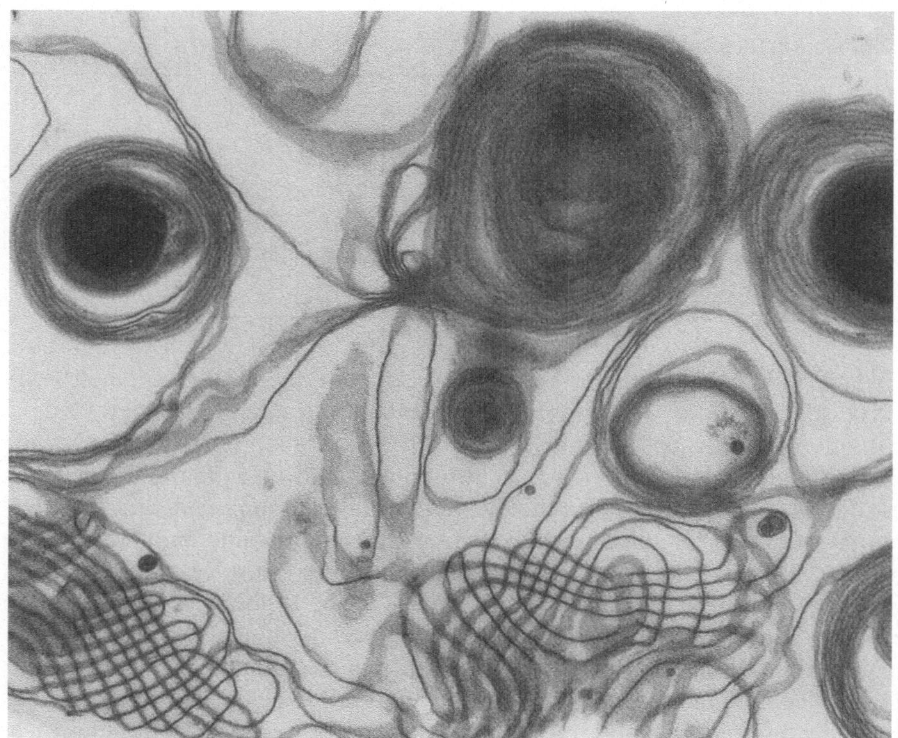

Abb. 1. Lamelläre Körperchen und Tubularmyelin in der Alveole – 2 typische morphologische Erscheinungsformen pulmonalen Surfactants. Das Bild ist ein In-situ-Schnitt aus einer Rattenlunge (×56 520). (Von S. Hawgood, UCSF, freundlicherweise zur Verfügung gestellt)

von Hawgood u. Shiffer [27] und zu den Phospholipiden in einer Arbeit von Batenburg [6].

Metabolismus und Biogenese des Surfactantsystems

Aus dem oben genannten Katalog individueller Surfactantkomponenten ist die wirkliche Komplexität dieses Systems in der Alveole nicht ersichtlich. In vivo interagieren die vielen Komponenten des Surfactant miteinander und formen so sich ständig verändernde makromolekuläre Strukturen, die den oberflächenaktiven Film in der Alveole bilden. Dies geschieht auf eine Weise, die die Neusynthese minimiert und schnell genug auf sich ändernde physiologische Konditionen reagieren kann.

Die ca. 300 Mio. Alveolen einer menschlichen Lunge haben im Schnitt einen Durchmesser von ca. 200 µm. Etwa 60 % der die Alveolen auskleidenden Epithelzellen sind Typ-II-Zellen, die allerdings nur 7 % der luminal gerichteten Oberfläche einer menschlichen Alveole ausmachen [15]. Alle Surfactantkomponenten werden in diesen Typ-II-Zellen synthetisiert [17]. Einige von ihnen scheinen auch von nichtzilientragenden bronchiolären Epithelzellen (Clara-Zellen) hergestellt zu werden, doch ist die Bedeutung der von dort stammenden Proteine für das Surfactantsystem noch weitgehend unklar. Es könnte sein, daß sich diese Faktoren an der Stabilisierung der kleinen Atemwege beteiligen und mukoziliäre Bewegungsabläufe unterstützen [35, 65]. Surfactant wird in Typ-II-Zellen in ca. 100–150 spezialisierten sekretorischen Organellen pro Zelle, den Lamellarkörperchen, gespeichert. Die Sekretion in das alveoläre Lumen erfolgt auf eine Reihe von Stimuli, u.a. auf Dehnung der Zellen [84]. Surfactant, welches als Lamellarkörperchen in die luminale Flüssigkeit der Alveole sezerniert wird, unterliegt großen strukturellen Veränderungen, die zum Tubularmyelin führen und möglicherweise durch Kalzium getriggert sind [83]. Es ist nicht bekannt, ob sich alle Surfactantkomponenten an der Bildung des Monolayers beteiligen und wie dieser sich zu jedem Zeitpunkt zusammensetzt. In Exspiration, wenn der Monolayer sich zusammenzieht und seine niedrigste Oberflächenspannung erreicht, kommt es jedenfalls hier zu einer Anreicherung von Dipalmitoylphosphatidylcholin, während andere Komponenten den Film verlassen. Dieser Vorgang wiederholt sich mit jedem Atemzug (s. Abb. 2).

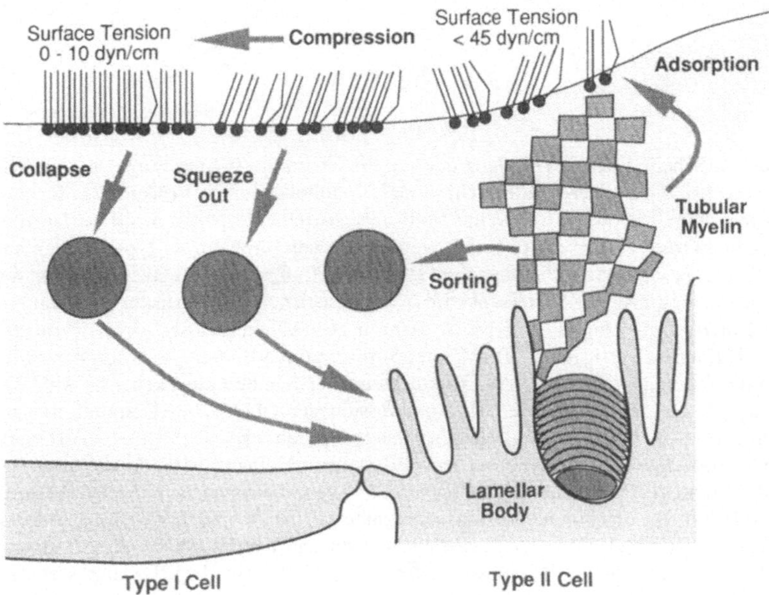

Abb. 2. Schematische Darstellung der dynamischen Vorgänge, denen Surfactant unterliegt, wenn es die Gasaustauschfläche während der Atemzyklen verfügbar hält. (Nach J. Goerke)

Unter Ruhebedingungen beträgt die Surfactantsekretion/h ca. 10–40% des gesamten intrazellulären Pools [87, 90]. Diese Menge muß über Abbauwege wieder aus der Alveole entfernt werden, um eine Akkumulation von Surfactant im alveolären Lumen zu verhindern. Drei Wege hierzu sind beschrieben worden. Ein ganz geringer Teil wird über die Atemwege entfernt (ca. 1%), etwa 10% wird von alveolären Makrophagen abgebaut [16, 70], der weitaus größte Anteil wird aber von Typ-II-Zellen wieder aufgenommen [88]. Abbildung 3 stellt die Stoffwechselwege von Surfactant in der Alveole graphisch dar.

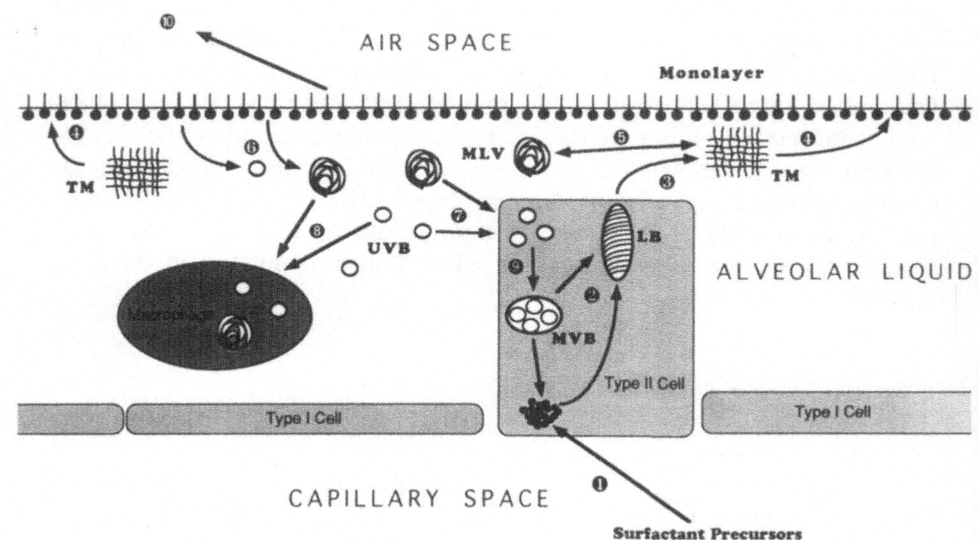

Abb. 3. Schematische Darstellung der verschiedenen Stoffwechselwege von Surfactant in einer Alveole. *LB* lamelläre Körperchen; *MLV* multilamelläre Vesikel; *MVB* multivesikuläre Körperchen; *TM* tubuläres Myelin; *UVB* univesikuläre Körperchen; ❶ Surfactantpräkursoren (Aminosäuren, Zucker, Fettsäuren) werden aus der Blutbahn in Typ-II-Zellen aufgenommen und hier zu Surfactantkomponenten synthetisiert; ❷ neusynthetisiertes oder nach Wiederaufnahme reutilisiertes Surfactant wird in LB gespeichert; ❸ Surfactant wird aus Typ-II-Zellen sezerniert. Dabei lagern sich LB-Strukturen zu TM um. Dieser Vorgang ist wahrscheinlich durch Kalzium getriggert; ❹ TM setzt Surfactant zur Bildung des Monolayers frei; ❺ TM-Strukturen können sich in MLV-Strukturen umwandeln und umgekehrt (s. Abb. 2); ❻ Surfactant, das aus dem Monolayer bei Kompression der Oberfläche (Exspiration) herausgedrückt wird, kann in MLV oder UVB gespeichert werden; ❼ MLV oder UVB Surfactant wird zu über 80% von Typ-II-Zellen recycled. Dieser Vorgang wird durch SP-A vermittelt; ❽ MLV oder UVB Surfactant kann bis zu ca. 15% von Makrophagen phagozytiert werden; ❾ Von Typ-II-Zellen aufgenommenes Surfactantmaterial (MLV und UVB) wird in MVB eingebaut und kann von hier entweder degradiert werden und bei der Neusynthese Verwendung finden oder wird direkt über LB reutilisiert; ❿ etwa 1% des von Typ-II-Zellen sezernierten Surfactant wird über die Atemwege aus der Alveole entfernt

Die "Non-Surfactantfunktionen" des pulmonalen Surfactantsystems – basale Abwehrmechanismen der Lunge

Das Wirkverhalten von Surfactant beschränkt sich nicht nur auf seine Fähigkeit, die Gasaustauschfläche während des Atemzyklus biophysikalisch verfügbar zu halten. Untersuchungen in Lungenspülflüssigkeiten von Patienten oder Tieren mit verschiedenen Krankheitsbildern, einschließlich Pneumonien, haben gezeigt, daß die Zusammensetzung des Surfactant verändert ist [7, 8, 18, 19, 24, 33, 36, 53–55, 58, 63, 66, 67]. Seitdem die Bestandteile von Surfactant genauer identifiziert sind, mehren sich nun auch experimentelle Arbeiten, die Interaktionen zwischen definierten Surfactantkomponenten mit alveolären Zellen, Mikroorganismen und partikulären Strukturen auf dem Hintergrund der Infektabwehr beschreiben. Diese Untersuchungen, obwohl deren Ergebnisse zum Teil noch widersprüchlich sind, weisen dem Surfactantsystem eine Beteiligung an basalen Abwehrmechanismen der Lunge zu, die im folgenden näher beschrieben werden sollen. Ferner besteht die Vorstellung, daß Surfactant, basierend auf seiner Oberflächenaktivität, sich an mukoziliären Bewegungs- und Transportprozessen beteiligt.

Surfactantkomponenten interagieren mit alveolären Zellen der Infektabwehr

Bereits 1973 konnten LaForce et al. [40] zeigen, daß Lungenspülflüssigkeit von Ratten die intrazelluläre Abtötung von Mikroorganismen in alveolären Makrophagen steigern kann. Eine Vielzahl von Untersuchungen folgte, in denen der Einfluß von Lungenlavage oder daraus konzentriertem Surfactant auf die In-vitro-Funktionen von Makrophagen überprüft wurde [13, 14, 30, 32, 79]. Generell kann aus diesen Untersuchungen gefolgert werden, daß Surfactant die Aktivierung von Makrophagen sowie deren Phagozytosefähigkeit und Chemotaxis moduliert. Die beschriebenen Ergebnisse zur Interaktion zwischen Surfactant und Makrophagen sind allerdings nicht einheitlich. So ließ sich z. B. für humane alveoläre Makrophagen keine Reaktion auf humanes Surfactant nachweisen [31]. Verantwortlich für die kontroversen Resultate sind offensichtlich neben Speziesdifferenzen auch eine Vorstimulierung genutzter Zellen durch alveolär präsente Mediatoren und die angewandte Präparationstechnik für Surfactant.

Seit kurzem mehren sich die Hinweise, daß für die Interaktion zwischen Surfactant und alveolären Makrophagen SP-A verantwortlich ist [57]. Die bereits mit Surfactant gefundenen kontroversen Ergebnissen sind allerdings auch für die Interaktion zwischen gereinigtem Surfactantprotein A und Makrophagen nicht unbekannt. So wurde unter Nutzung von SP-A von Patienten mit Alveolarproteinose zwar gezeigt, daß alveoläre Makrophagen

O_2-Radikale freisetzen [73], bei Verwendung von SP-A aus Hundelavagen ließ sich dieser Effekt allerdings nicht nachweisen, ganz im Gegenteil: die O_2-Radikalfreisetzung war inhibiert [80]. Letztere Befunde werden gestützt durch Untersuchungen von Hayakawa et al. [28, 29], die zeigen konnten, daß die Gegenwart von natürlichem oder künstlichem Surfactant den inflammatorischen Response von alveolären Makrophagen, gemessen als O_2-Radikalfreisetzung, herunterreguliert. Von einem teleologischen Standpunktans machen diese Ergebnisse Sinn, da es für den normalen Zustand unwahrscheinlich ist, daß prinzipiell in der Alveole gegenwärtige Substanzen wie SP-A Makrophagen dazu veranlassen, O_2-Radikale freizusetzen, also Entzündungsreaktionen in der Lunge zu initiieren. Die Inkubation von Monozyten mit einer natürlichen Surfactant-Präparation, wie sie für Therapiezwecke eingesetzt wird (Curosurf), inhibierte die Freisetzung von Tumornekrosefaktor (TNF) [69]. Die Inkubation von alveolären Makrophagen mit einer anderen therapeutisch genutzten Surfactantpräparation (Exosurf) inhibierte die endotoxinverursachte Freisetzung von TNF, Interleukin-1ß (IL-1), Interleukin-6 (IL-6), aber nicht Interleukin-8 (IL-8) [72]. Auch diese Befunde belegen, daß Surfactantkomponenten eher eine Inhibition von Entzündungsreaktionen in der Lunge bewirken, als daß sie ohne weiteres zur Aktivierung von Zellen beitragen.

Basierend auf Ergebnissen zur spezifischen Bindung von SP-A an alveoläre Makrophagen [57] versuchten wir, den Mechanismus der Makrophagenaktivierung durch SP-A näher zu untersuchen. Unsere Ergebnisse mit SP-A, gereinigt aus Hunde- oder Rattenlungen, zeigen, daß SP-A von beiden Spezies die O_2-Radikalfreisetzung nur dann steigert, wenn man das Protein an Oberflächen fixiert und so den Zellen präsentiert (s. Abb. 4). Freies SP-A führte zu keiner Beeinflussung der O_2-Radikalfreisetzung [47, 82]. Vereinzelt kam es zu einer Inhibition, wenn die genutzten Zellen bereits von sich aus eine starke Freisetzungstendenz für O_2-Radikale aufwiesen und offensichtlich vorstimuliert waren. Es wäre möglich, daß in einem solchen Falle SP-A z. B. als Scavenger für Lipidmediatoren ("platelet activating factor," Arachidonsäuremetabolite, Lipopolysaccharide) wirkt, von denen bekannt ist, daß sie Zellen aktivieren (unveröffentlichte Ergebnisse). Unsere bisherigen Ergebnisse legen nahe, daß SP-A-Makrophagen nur dann aktiviert, wenn es neben der Bindung an die Zelle noch an andere Strukturen assoziert ist.

Auch der Einfluß von SP-A auf die Phagozytose von Bakterien und anderen partikulären Strukturen durch Makrophagen ist bisher nicht eindeutig geklärt. Serumabhängige und serumunabhängige Phagozytoseleistungen dieser Zellen wurden untersucht. Die Gruppe van Iwaardens [73] zeigte, daß SP-A nur dann die Phagozytoseleistung von Makrophagen steigert, wenn Bakterien mit Serum opsoniert waren (serumabhängige Phagozytose). Eine detailliertere Studie von Manz-Keinke et al. [43], die sowohl Bakterienstämme als auch deren Wachstumsphasen berücksichtigte, weist für SP-A Effekte nach, die auch für eine Steigerung der serumunab-

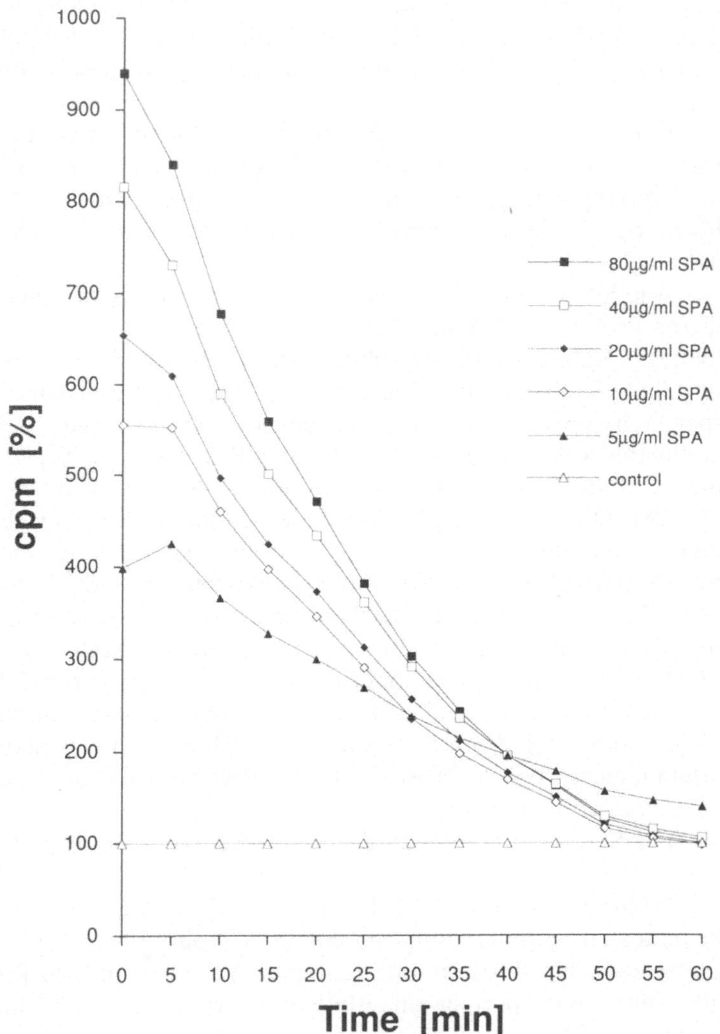

Abb. 4. Der dosisabhängige Effekt von oberflächenadsorbiertem SP-A auf die O_2-Radikalfreisetzung aus Makrophagen. Die halbmaximale Wirkung (EC_{50}) für SP-A beträgt 1,5 µg/ml

hängigen Phagozytose sprechen. Offensichtlich interagiert SP-A also auch direkt mit den Bakterien und wirkt hier als sog. Opsonin (s. auch S. 369).

Da SP-A Strukturhomologien zur Komplementsubkomponente C1q aufweist [77], wurde untersucht, ob es C1q-ähnliche Reaktionen vermittelt. Es konnte gezeigt werden, daß SP-A und C1q in der Tat beide die FcR- und CR1-mediierte Phagozytose durch makrophagenähnliche Zellen steigert. Diese Funktion wird offensichtlich durch den kollagenartigen Anteil beider Proteine vermittelt. Funktionen, die sowohl den Kollagenanteil als auch den Nichtkollagenanteil der Proteine erfordern (Phospholipidaufnahme durch Typ-II-Zellen für SP-A und Initiierung der Komplementkaskade durch C1q) ließen sich nur durch das jeweilig spezifische Protein auslösen [71].

Eine weitere wichtige Funktion des Organismus im Rahmen von Infektabwehrleistungen ist die Fähigkeit von Phagozyten (also Granulozyten und Makrophagen), auf eine Substanz hin ausgerichtet zu wandern. Diese Form der Makrophagenchemotaxis ließ sich durch SP-A auslösen [30, 89].

Alle SP-A-Zellinteraktionen beruhen auf einer sehr komplexen Struktur dieses Proteins: SP-A hat distinkte Domänen, um Phospholipide, Kohlenhydrate, Kalzium und Glykolipide (auch Endotoxin?) zu binden. Der N-terminale, kollagenartige Teil von SP-A interagiert wahrscheinlich mit einem spezifischen Rezeptor auf Makrophagen [57], wogegen der C-terminale, globuläre Anteil an einen spezifischen Rezeptor auf Typ-II-Zellen bindet [45]. Unterschiede in der dreidimensionalen Struktur von SP-A sind bekannt [77, 78]. Diese strukturellen Besonderheiten von SP-A erschweren Experimente mit diesem Protein. Die bisher gefundenen unterschiedlichen Resultate in Bezug zur Makrophagenaktivierung und Phagozytose werden es in Zukunft erforderlich machen, neben der genaueren Charakterisierung der Zellen auch die eingesetzte SP-A-Präparationscharge detaillierter zu beschreiben: Aus welcher Spezies wurde SP-A präpariert? Wurde rekombinantes Protein verwendet? Ist die Präparationscharge durch Entzündungsmediatoren oder Zytokine (Endotoxin, TNF, "platelet activating factor") kontaminiert? Wie hoch ist die Konzentration der o. a. Substanzen, die an SP-A binden können?

Für SP-D wurde gezeigt, daß es O_2-Radikale aus alveolären Makrophagen freisetzt [74].

Während SP-A und SP-D mit alveolären Makrophagen interagieren, beeinflussen Surfactantphospholipide lymphozytäre Zellen. Die durch nterschiedliche Mitogene oder allogene Zellen induzierte Proliferation von alveolären und peripheren Blutlymphozyten ließ sich durch Surfactant inhibieren [2, 3]. Dabei zeigte sich, daß die Surfactantphospholipide Phosphatidylglycerol und Phosphatidylcholin am wirkungsvollsten waren, während die Surfactant-assoziierten Proteine keinen Einfluß hatten [1]. Surfactantphospholipide haben auch einen inhibierenden Einfluß auf die frühe Differenzierung von zytotoxischen T-Lymphozyten und antikörperbildenden B-Lymphozyten aus normalen, undifferenzierten Milzlymphozyten in vitro [68]. Das aus diesen In-vitro-Befunden entwickelte Konzept der Immunsuppression durch Surfactant ließ sich in einem In-vivo-Modell bestätigen. Eine allergisch verursachte Alveolitis in Meerschweinchen, die sich durch Antigeninhalation (Proteinderivat von Mycobacterium tuberculosis) induzieren ließ, nachdem die Tiere hiergegen immunisiert worden waren, war in Surfactant-freien Tieren ausgeprägter als in Kontrolltieren [62].

Surfactantkomponenten interagieren mit Mikroorganismen und anderen partikulären Strukturen

Die Phagozytose von Mikroorganismen und partikulären Strukturen ist einer der wesentlichsten frühen Abwehrmechanismen des Organismus. Das Bemerkenswerte dieses Vorgangs ist seine Spezifität: Phagozyten können offensichtlich zwischen partikulären Fremdstrukturen und körpereigenen Strukturen unterscheiden. Dieser Diskriminierungsfähigkeit liegt ein Vorgang zugrunde, der bereits 1903 von Wright u. Douglas [86] als Opsonisierung beschrieben wurde. Die Autoren charakterisierten im Serum ein hitzestabiles Opsonin, welches heute als IgG identifiziert ist, und ein hitzelabiles Opsonin, welches Spaltprodukten der Komplementkomponenten C3 entspricht. Opsonine erkennen spezifische Strukturen z. B. auf Mikroorganismen, an die sie binden, haben gleichzeitig aber auch Rezeptoren für Phagozyten, so daß auf diese Weise die Aufnahme von Fremdpartikeln durch diese Zellen der Infektabwehr ermöglicht wird. Die durch die klassischen Opsonine mediierten Phagozytosearten werden nach deren Rezeptoren auf Phagozyten benannt: FcR-mediierte Phagozytose, wenn IgG, und CR3-mediierte Phagozytose, wenn C3 beteiligt ist. Neben diesen klassischen Opsoninen sind weitere Proteine bekannt, die Fremdstrukturen erkennen, daran binden und so die Phagozytose erleichtern. Zu diesen Proteinen zählen auch die Surfactant-Proteine A und D. Diese beiden Surfactant-Proteine gehören zusammen mit dem mannosebindenden Protein, dem Conglutinin und dem C1q zu einer Proteinfamilie, die als Collectine bezeichnet werden [42]. Ihnen gemeinsam ist eine Kollagen- und eine Lektindomäne. Diese Proteine sind offensichtlich in der Lage, eine Reihe von Oligosaccharid- und/oder Proteinkonfigurationen auf Mikroorganismen zu erkennen, körpereigene Strukturelemente aber zu tolerieren.

Für SP-A wurde gezeigt, daß es spezifisch gp120, ein Oberflächenglykoprotein von Pneumocystis carinii, bindet [91]. Die Phagozytose von Pseudomonas aeroginosa wurde serumunabhängig durch SP-A gesteigert, so daß hier eine Interaktion zwischen SP-A und diesem Bakterienstamm angenommen werden kann [43]. Ferner ließ sich SP-A als Opsonin für Herpes-simplex-Viren [76], Candida tropicalis und Zymosanpartikel [81] charakterisieren. SP-A bindet auch an Staphylococcus aureus, nicht aber an Streptococcus pneumoniae [44]. Die Phagozytose von Herpes simplex durch SP-A erfolgt nach initialer Bindung des Proteins an das Virus, wobei hierfür die Kohlenhydratanteile von SP-A verantwortlich gemacht werden [75].

Auch für das SP-D wurden Bindungsstudien an Bakterienstämmen durchgeführt. Es konnte gezeigt werden, daß dieses Protein gramnegative Bakterien (Escherichia coli, Salmonella paratyphimurium, Klebsiella pneumonia) agglutiniert, aber nicht an Staphylococcus aureus bindet, dem einzigen grampositiven Stamm, der gestestet wurde. Die Bindung von SP-D an Escherichia coli konnte durch Lipopolysaccaride, EDTA, Maltose, Glukose, aber nicht N-Acetylglukosamin inhibiert werden. Sie war nicht vermittelt durch Lektine, von denen bekannt ist, daß sie auf Bakterienpili vorkommen [38].

Sowohl SP-A als auch SP-D gehören zur Gruppe der C-Lektine, sie sind also in der Lage, Kohlenhydrate zu binden. SP-A bindet an immobilisierte L-Fukose, D-Mannose, D-Glukose und D-Galaktose [10, 25]. SP-D bindet vorzugsweise an Maltose und Glukose [51].

Die folgende Übersicht faßt die Interaktionen zwischen Surfactantkomponenten, alveolären Zellen der Infektabwehr und partikulären Substanzen zusammen.

Non-Surfactant Function
Interactions between Surfactant Components and Alveolar Cells
I. Phospholipids Interact with Lymphocytes Suppressing Cell-Proliferation, Immunoglobulin Production, and Cytotoxicity
II. Phospholipids Interact with Macrophages Inhibiting Cytokine Release
III. SP-A and Probably SP-D Interacts with Macrophages Modulating Phagocytosis, Chemotaxis, and Oxidative Burst
Interactions between Surfactant Components and Particulate Substances
I. SP-A and D are "Collectins", Pattern Recognition Molecules that Recognize Distinct but Overlapping Carbohydrate Ligands that Decorate the Cell Wall of Pathogens
II. Surfactant Protein A and D are Opsonin in Phagocytosis of Pathogens

Surfactant, das mukoziliäre Transportsystem und andere Mechanismen

Einer der Pathogenitätsfaktoren von Mikroorganismen ist deren Fähigkeit, an anatomische Strukturen des Wirtsorganismus zu adhärieren. Surfactant könnte diese initiale Invasivität von Pathogenen verhindern. Dieses kann auf verschieden Weise geschehen. Neben den oben beschriebenen Mechanismen der Opsonisierung könnte Surfactant durch seine oberflächenaktive Eigenschaft dazu beitragen, daß mukoziliäre Transportprozesse und Bewegungsabläufe in den peripheren Atemwegen beschleunigt werden. Diese Vorstellung wird gestützt durch experimentelle Daten, die zeigen, daß Surfactant einen unidirektionalen Transport von Partikeln in vitro akzeleriert [61]. Andere Untersuchungen haben nachgewiesen, daß der in den luftführenden Atemwegen vorhandene Surfactant inhalierte Partikel veranlaßt, in die Flüssigkeitsphase zu tauchen, wo sie entweder schnell durch mukoziliäre Transportmechanismen oder langsamer mittels Phagozytose durch Makrophagen aus der Lunge entfernt werden [21]. Die Zilien-

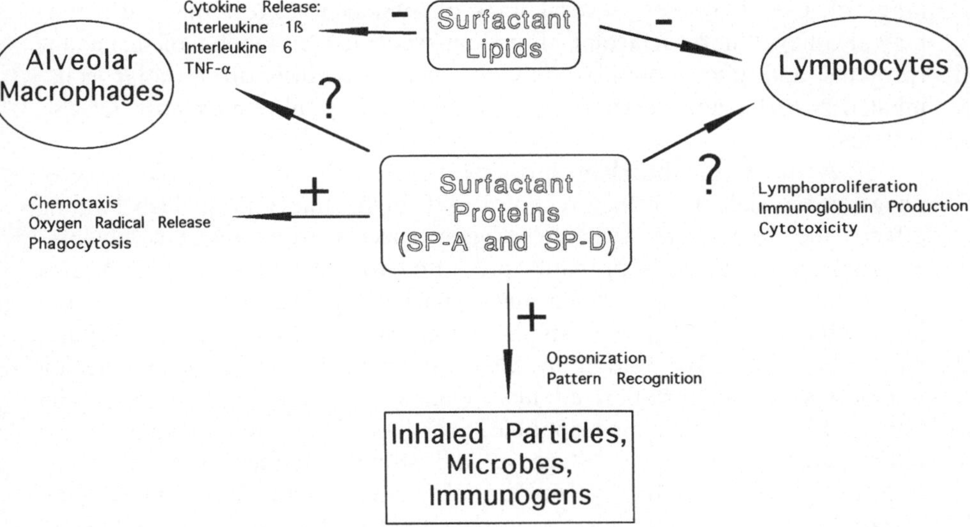

Abb. 5. Schema zur Illustration der ambivalenten Beteiligung von Surfactant an Abwehrmechanismen der Lunge

bewegung und die Gewebserholung von Meerschweinchentracheen nach Hydrogenperoxidschädigung ließ sich durch artifizielles Surfactant steigern [34].

Wenn über den Einfluß von Surfactant auf Abwehrmechanismen der Lunge nachgedacht wird, sollte die Möglichkeit einer Feedback-beeinflussung dieses Systems durch Entzündungsmediatoren und/oder Zytokine nicht vergessen werden. Experimentelle Daten hierzu sind allerdings bisher spärlich. Interferon-γ steigert die SP-A-Synthese in fötalen Typ-II-Zellen in vitro [5], TNF inhibiert die Expression von SP-A und SP-B in einer Typ-II-Zell-ähnlichen Linie [85].

Zusammenfassen lassen sich die bisherigen klinischen und experimentellen Befunde bezüglich einer Beteiligung von Surfactant an Abwehrmechanismen der Lunge etwa wie folgt: Surfactant spielt eine ambivalente Rolle bei Mechanismen der Infektabwehr. Surfactantproteine A und D steigern makrophagenvermittelte Reaktionen, Phospholipide hemmen lymphozytäre Mechanismen. Abbildung 5 versucht, schematisch diese bis heute noch eher unklaren Zusammenhänge zu veranschaulichen.

Summary

The most well characterized function of pulmonary surfactant is its ability to reduce surface tension at the alveolar air-liquid interface, thereby preventing lung collapse. However, several lines of evidence suggest that surfactant may also have "non-surfactant" functions: specific components of surfactant (proteins and phospholipids) may interact with different alveolar cells, inhaled particles and microorganismen modulating pulmonary host defense systems.

SP-A the most abundant surfactant protein binds to alveolar macrophages via a specific surface receptor with high affinity [57]. Such binding effects the release of reactive oxygen species from resident alveolar macrophages if SP-A is probably presented to the target cell. SP-A also stimulates chemotaxis of alveolar macrophages [89], and serves as an opsonin in the phagocytosis of herpes simplex virus [76], Candida tropicalis [81] and various bacteria [43]. In addition, SP-A enhances the uptake of particles by monocytes and culture-derived macrophages [71] and improves bacterial killing. SP-D, another hydrophobic surfactant associated protein, might interact with alveolar macrophages as well, stimulating the release of oxygen radicals [74] while for the hydrophilic surfactant proteins SP-B and SP-C no macrophage interactions have been described so far. SP-A and SP-D are members of the so called "collectins", pattern recocnition molecules involved in first line defense.

While some surfactant proteins appear to stimulate certain macrophage defense functions, surfactant phospholipids seem to inhibit those of lymphocytes. Suppressed lymphocyte functions include lymphoproliferation in response to mitogens and alloantigens, B cell immunoglobulin production and natural killer cell cytotoxicity. Concerning surfactant's phospholipid composition phosphatidylglycerol is more suppressive than phosphatidylcholine on a molar basis [1]. Bovine surfactant has an immunosuppressive effect on the developement of hypersensitivity pneumonitis in a guinea pig model [62].

Despite these interesting observations, several important questions concerning the interactions of surfactant components with pulmonary host defense systems remain unanswered: Sufficient host defense in the lungs works through various humoral-cellular systems in conjunction with the specific anatomy of the airways and the gas exchange surface – how does the surfactant system fit into this network? Surfactant and alveolar cells are altered both during lung injury – is there a relationship between alveolar cells from RDS patients and the endogenous surfactant isolated from such patients? How does exogenous surfactant as used for substitution therapy modulate the defense system of the host? Some of those artificial surfactants have been shown to inhibit the endotoxin induced release of inflammatory cytokines from alveolar macrophages, PMN's and monocytes including IL-1, IL-6, and TNF [69, 72].

The available experimental data support the following hypotheses: Pulmonary surfactant has ambivalent physiological roles regarding host defenses. It may inhibit cell mediated specific immune responses e.g. to inhaled antigens, while augmenting both the numbers of macrophages and their ability to ingest and kill foreign invaders. It might well be that surfactant by lowering surface tension at end expiration, also enhance the removal of particulate substances and damaged cells from the alveoli through the mucociliary transport system.

Literatur

1. Ansfield MJ, Benson BJ (1980) Identification of the immunosuppressive components of canine pulmonary surface active material. J Immunol 125: 1093–1098
2. Ansfield MJ, Kaltreider HB, Benson BJ, Caldwell JL (1979) Immunosuppressive activity of canine pulmonary surface active material. J Immunol 122: 1062–1066
3. Ansfield MJ, Kaltreider HB, Benson BJ, Shalaby MR (1980) Canine surface active material and pulmonary lymphocyte function studies with mixed-lymphocyte culture. Exp Lung Res 1: 3–10
4. Avery ME, Mead J (1959) Surface properties in relation to atelectasis and hyaline membrane disease. Am J Dis Child 97: 517–523
5. Ballard PL, Liley HG, Gonzales LW et al. (1990) Interferon-gamma and synthesis of surfactant components by cultured human fetal lung. Am J Respir Cell Mol Biol 2: 137–143
6. Batenburg JJ (1992) Surfactant phospholipids: synthesis and storage. Am J Physiol 262: L367–L385
7. Baughman RP, Stein E, MacGee J, Rashkin M, Sahebjami H (1984) Changes in fatty acids in phospholipids of the bronchoalveolar fluid in bacterial pneumonia and in adult respiratory distress syndrome. Clin Chem 30: 521–523
8. Baughman RP, Sternberg RI, Hull W, Buchsbaum JA, Whitsett J (1993) Decreased surfactant protein A in patients with bacterial pneumonia. Am Rev Respir Dis 147: 653–657
9. Buckingham S (1961) Studies on the identification of an antiatelectasis factor in normal sheep lung. Am J Dis Child 102: 521–522
10. Childs RA, Wright JR, Ross GF et al. (1992) Specificity of lung surfactant protein SP-A for both the carbohydrate and the lipid moieties of certain neutral glycolipids. J Biol Chem 267: 9972–9979
11. Clements JA (1957) Surface tension of lung extracts. Proc Soc Exp Biol Med 95: 170–172
12. Clements JA, Hustead RF, Johnson RP, Gribetz I (1961) Pulmonary surface tension and alveolar stability. J Appl Physiol 16: 444–450
13. Coonrod JD, Jarrells MC, Yoneda K (1986) Effect of rat surfactant lipids on complement and Fc receptors of macrophages. Infect Immun 54: 371–378
14. Coonrod JD, Yoneda K (1983) Effect of rat alveolar lining material on macrophage receptors. J Immunol 130: 2589–2596
15. Crapo JD, Young SL, Fram EK, Pinkerton KE, Barry BE, Crapo RO (1983) Morphometric characteristics of cells in the alveolar region of mammalian lungs. Am Rev Respir Dis 128: S42–S46
16. Desai R, Tetley TD, Curtis CG, Powell GM, Richards RJ (1978) Studies on the fate of pulmonary surfactant in the lung. Biochem J 176: 455–462
17. Dobbs LG (1990) Isolation and culture of alveolar type II cells. Am J Physiol 258: L134–L147
18. Engen RL, Brown T Jr. (1991) Changes in phospholipids of alveolar lining material in calves after aerosol exposure to bovine herpesvirus-1 or parainfluenza-3 virus. Am J Vet Res 52: 675–677

19. Escamilla R, Prevost MC, Hermant C, Caratero A, Cariven C, Krempf M (1992) Surfactant analysis during pneumocystis carinii pneumonia in HIV-infected patients. Chest 101: 1558–1562
20. Fujiwara T, Maeta H, Chida S, Morita T, Watabe Y, Abe T (1980) Artificial surfactant therapy in hyaline membrane disease. Lancet I: 55–59
21. Gehr P, Schürch S (1992) Surface forces displace particles deposited in airways toward the epithelium. News Physiol Sci 7: 1–5
22. Goerke J, Clements JA (1986) Alveolar surface tension and lung surfactant. In: Macklem PT, Mead J (eds) Handbook of physiology – The respiratory system. American Physiological Society, Washington DC, pp 247–261
23. Goerke J, Schürch S (1991) Mechanical properties of the alveolar surface. In: Crystal RG, West JB (eds) The lung, scientific foundation. Raven Press, New York, pp 821–827
24. Gregory TJ, Longmore WJ, Moxley MA et al. (1991) Surfactant chemical composition and biophysical activity in acute respiratory distress syndrome. J Clin Invest 88: 1976–1981
25. Haagsman HP, Hawgood S, Sargeant T, Buckley D, White RT, Drickamer K, Benson BJ (1987) The major lung surfactant protein, SP28–36, is a calcium-dependent, carbohydrate-binding protein. J Biol Chem 262: 13877–13880
26. Hawgood S, Benson BJ, Schilling J, Damm D, Clements JA, White RT (1987) Nucleotide and amino acid sequences of pulmonary surfactant protein SP18 and evidence for cooperation between SP18 and SP28–36 in surfactant lipid adsorption. Proc Natl Acad Sci USA 84: 66–70
27. Hawgood S, Shiffer K (1991) Structures and properties of the surfactant-associated proteins. Annu Rev Physiol 53: 375–394
28. Hayakawa H, Giridhar G, Myrvik QN, Kucera L (1992) Pulmonary surfactant phospholipids modulate priming of rabbit alveolar macrophages for oxidative responses. J Leukoc Biol 51: 379–385
29. Hayakawa H, Myrvik QN, St. Clair RW (1989) Pulmonary surfactant inhibits priming of rabbit alveolar macrophage. Evidence that surfactant suppresses the oxidative burst of alveolar macrophages in infant rabbits. Am Rev Respir Dis 140: 1390–1397
30. Hoffman RM, Claypool WD, Katyal SL, Singh G, Rogers RM, Dauber JH (1987) Augmentation of rat alveolar macrophage migration by surfactant protein. Am Rev Respir Dis 135: 1358–1362
31. Jonsson S, Musher DM, Goree A, Lawrence EC (1986) Human alveolar lining material and antibacterial defenses. Am Rev Respir Dis 133: 136–140
32. Juers JA, Rogers RM, McCurdy JB, Cook WW (1976) Enhancement of bactericidal capacity of alveolar macrophages by human alveolar linging material. J Clin Invest 58: 271–275
33. Jurmann MJ, Obladen M, Schaefers HJ, Dammenhayn L, Haverich A (1989) Analysis of bronchoalveolar lavage and pulmonary alveolar surfactant for diagnosis of rejection and infection in heart-lung transplantation. Transplant Proc 21: 2581–2582
34. Kakuta Y, Sasaki H, Takishima T (1991) Effect of artificial surfactant on ciliary beat frequency in guinea pig trachea. Respir Physiol 83: 313–322
35. Kamm RD, Schroter RC (1989) Is airway closure caused by a liquid film instability? Respir Physiol 75: 141–156
36. King RJ, Coalson JJ, Seidenfeld JJ, Anzueto AR, Smith DB, Peters JI (1989) O_2- and pneumonia-induced lung injury. II. Properties of pulmonary surfactant. J Appl Physiol 67: 357–365
37. Klaus MH, Clements JA, Havel RJ (1961) Composition of surface active material isolated from beef lung. Proc Natl Acad Sci USA 47: 1858–1859
38. Kuan S-F, Rust K, Crouch E (1992) Interactions of surfactant protein D with bacterial lipopolysaccharides. J Clin Invest 90: 97–106
39. Kuroki Y, Shiratori M, Ogasawara Y, Tsuzuki A, Akino T (1991) Characterization of pulmonary surfactant protein D: its copurification with lipids. Biochim Biophys Acta 1086: 185–190

40. LaForce FM, Kelly WJ, Huber GL (1973) Inactivation of staphylococci by alveolar macrophages with preliminary observations on the importance of alveolar lining material. Am Rev Respir Dis 108: 784–790
41. Magoon MW, Wright JR, Baritussio A et al. (1983) Subfractionation of lung surfactant. Implications for metabolism and surface activity. Biochim Biophys Acta 750: 18–31
42. Malhotra R, Haurum J, Thiel S, Sim RB (1992) Interaction of C1q receptor with lung surfactant protein A. Eur J Immunol 22: 1437–1445
43. Manz-Keinke Plattner HH, Schlepper-Schäfer J (1992) Lung surfactant protein A (SP-A) enhances serum-independent phagocytosis of bacteria by alveolar macrophages. Eur J Cell Biol 57: 95–100
44. McNeely TB, Coonrod JD (1993) Comparison of the opsonic activity of human surfactant protein A for Staphylococcus aureus and Streptococcus pneumoniae with rabbit and human macrophages. J Infect Dis 167: 91–97
45. Murata Y, Kuroki Y, Akino T (1993) Role of the C-terminal domain of pulmonary surfactant protein A. Biochem J 291: 71–76
46. Neergard Kv (1929) Neue Auffassung über einen Grundbegriff der Atemmechanik. Die Retraktionskraft der Lunge, abhängig von der Oberflächenspannung in den Alveolen. Z Ges Exp Med 66: 373–394
47. Neuendank A, Weißbach S, Pettersson M, Schaberg T, Pison U (1992) Surfactant protein A (SP-A) enhances the production of reactive oxygen species in alveolar macrophages. Am Rev Respir Dis 145: A 876
48. Pattle RE (1955) Properties, function and origin of the alveolar lining layer. Nature 175: 1125–1126
49. Pattle RE (1965) Surface lining of lung alveoli. Physiol Rev 45: 48–79
50. Pattle RE, Thomas LC (1961) Lipoprotein composition of the film lining the lung. Nature 189: 844
51. Persson A, Chang D, Crouch E (1990) Surfactant protein D (SP-D) is a divalent cation-dependent carbohydrate binding protein. J Biol Chem 265: 5755–5760
52. Persson A, Chang D, Rust K, Moxley M, Longmore W, Crouch E (1989) Purification and biochemical characterization of CP4 (SP-D), a collagenous surfactant-associated protein. Biochemistry 28: 6361–6367
53. Phelps DS, Rose RM (1991) Increased recovery of surfactant protein A in AIDS-related pneumonia. Am Rev Respir Dis
54. Pison U, Obertacke U, Brand M, Seeger W, Joka T, Bruch J, Schmit NK (1990) Altered pulmonary surfactant in uncomplicated and septicemia-complicated courses of acute respiratory failure. J Trauma 30: 19–26
55. Pison U, Seeger W, Buchhorn R et al. (1989) Surfactant abnormalities in patients with respiratory failure after multiple trauma. Am Rev Respir Dis 140: 1033–1039
56. Pison U, Shiffer K, Hawgood S, Goerke J (1990) Effects of the surfactant-associated proteins, SP-A, SP-B and SP-C, on phospholipid surface film formation. Prog Respirat Res 25: 271–273
57. Pison U, Wright JR, Hawgood S (1992) Specific binding of surfactant apoprotein SP-A to rat alveolar macrophages. Am J Physiol 262: L 412–L 417
58. Pollack JD, Weiss HS, Somerson NL (1979) Lecithin changes in murine Mycoplasma pulmonis respiratory infection. Infect Immun 24: 94–101
59. Possmayer F (1988) A proposed nomenclature for pulmonary surfactant-associated proteins. Am Rev Respir Dis 138: 990–998
60. Radford EP (1954) Method for estimating respiratory surface area of mammalian lungs from their physical characteristics. Proc Soc Exp Biol Med 87: 58–61
61. Rensch H, von Seefeld H (1984) Surfactant-mucus interacrion. In: Robertson B, van Golde LMG, Batenburg JJ (eds) Pulmonary surfactant. Elsevier, Amsterdam, pp 204–214
62. Richman PS, Batcher S, Catanzaro A (1990) Pulmonary surfactant suppresses the immune lung injury response to inhaled antigen in guinea pigs. J Lab Clin Med 116: 18–26

63. Sachse K (1989) Changes in the relative concentrations of surfactant phospholipids in young pigs with experimental pneumonia. Zentralbl Veterinarmed B 36: 385–390
64. Schürch S, Goerke J, Clements JA (1976) Direct determination of surface tension in the lung. Proc Natl Acad Sci USA 73: 4698–4702
65. Schürch S, Lee M, Gehr P (1992) Pulmonary surfactant: surface properties and function of alveolar and airway surfactant. Pure & Appl Chem 64: 1745–1750
66. Sheehan PM, Stokes DC, Yeh YY, Hughes WT (1986) Surfactant phospholipids and lavage phospholipase A2 in experimental Pneumocystis carinii pneumonia. Am Rev Respir Dis 134: 526–531
67. Sherman MP, D'Ambola JB, Aeberhard EE, Barrett CT (1988) Surfactant therapy of newborn rabbits impairs lung macrophage bactericidal activity. J Appl Phys 65: 137–145
68. Sitrin RG, Ansfield MJ, Kaltreider HB (1985) The effect of pulmonary surface-active material on the generation and expression of murine B- and T-lymphocyte effector functions in vitro. Exp Lung Res 9: 85–97
69. Speer CP, Götze B, Curstedt T, Robertson B (1991) Phagocytic functions and tumor necrosis factor secretion of human monocytes exposed to natural porcine surfactant (Curosurf). Pediatr Res 30: 69–74
70. Stern N, Riklis S, Kalina M, Tietz A (1986) The catabolism of lung surfactant by alveolar macrophages. Biochim Biophys Acta 877: 323–333
71. Tenner AJ, Robinson SL, Borchelt J, Wright JR (1989) Human pulmonary surfactant protein (SP-A), a protein structurally homologous to C1q, can enhance FcR- and CR1-mediated phagocytosis. J Biol Chem 264: 13923–13928
72. Thomassen MJ, Meeker DP, Antal JM, Connors MJ, Wiedemann HP (1992) Synthetic surfactant (Exosurf) inhibits endotoxin-stimulated cytokine secretion by human alveolar macrophages. Am J Respir Cell Mol Biol 7: 257–260
73. van Iwaarden F, Welmers B, Verhoef J, Haagsman HP, van Golde LMG (1990) Pulmonary surfactant protein A enhances the host-defense mechanism of rat alveolar macrophages. Am J Respir Cell Mol Biol 2: 91–98
74. van Iwaarden JF, Shimizu H, van Golde PH, Voelker DR, van Golde LMG (1992) Rat surfactant protein D enhances the production of oxygen radicals by rat alveolar macrophages. Biochem J 286: 5–8
75. van Iwaarden JF, van Strijp JA, Visser H, Haagsman HP, Verhoef J, van Golde LM (1992) Binding of surfactant protein A (SP-A) to herpes simplex virus type 1-infected cells is mediated by the carbohydrate moiety of SP-A. J Biol Chem 267: 25039–25043
76. van Iwaarden JF, van Strijp JAG, Ebskamp MJM, Welmers AC, Verhoef J, van Golde LMG (1991) Surfactant protein A is opsonin in phagocytosis of herpes simplex virus type 1 by rat alveolar macrophages. Am J Physiol 261: L204–L209
77. Voss T, Eistetter H, Schäfer KP, Engel J (1988) Macromolecular organization of natural and recombinant lung surfactant protein SP28–36. Structural homology with the complement factor C1q. J Mol Biol 201: 219–227
78. Voss T, Melchers K, Scheirle G, Schäfer KP (1991) Structural comparison of recombinant pulmonary surfactant protein SP-A derived from two human coding sequences: implications for the chain composition of natural human SP-A. Am J Respir Cell Mol Biol 4: 88–94
79. Webb DSA, Jeska EL (1986) Enhanced luminol-dependent chemiluminescence of stimulated rat alveolar macrophages by pretreatment with alveolar lining material. J Leukocyte Biol 40: 55–64
80. Weber H, Heilmann P, Meyer B, Maier KL (1990) Effect of canine surfactant protein (SP-A) on the respiratory burst of phagocytic cells. FEBS Lett 270: 90–94
81. Weißbach S, Neuendank A, Pettersson M, Schaberg T, Pison U (1992) Surfactant protein A (SP-A) stimulates phagocytosis of candida trop. by alveolar macrophages. FASEB J 6: A1270
82. Weißbach S, Neuendank A, Pettersson M, Schaberg T, Pison U (1994) Surfactant protein A (SP-A) modulates the release of reactive oxygen species from alveolar macrophages. Am J Physiol (in press)

83. Williams MC (1977) Conversion of lamellar body membranes into tubular myelin in alveoli of fetal rat lungs. J Cell Biol 72: 260–277
84. Wirtz H, Schmidt M (1992) Ventilation and secretion of pulmonary surfactant. Clin Investig 70: 3–13
85. Wispe JR, Clark JC, Warner BB, Fajardo D, Hull WE, Holtzman RB, Whitsett JA (1990) Tumor necrosis factor-alpha inhibits expression of pulmonary surfactant protein. J Clin Invest 86: 1954–1960
86. Wright AE, Douglas SR (1903) An experimental investigation of the role of the body fluids in connection with phagocytosis. Proc R Soc Lond 72: 357–370
87. Wright JR, Clements JA (1987) Metabolism and turnover of lung surfactant. Am Rev Respir Dis 135: 426–444
88. Wright JR, Dobbs LG (1991) Regulation of pulmonary surfactant secretion and clearance. Annu Rev Physiol 53: 395–414
89. Wright JR, Youmans DC (1993) Pulmonary surfactant protein A stimulates chemotaxis of alveolar macrophages. Am J Physiol 264: L338–L344
90. Young SL, Kremers SA, Apple JS, Crapo JD, Brumley GW (1981) Rat lung surfactant kinetics: biochemical and morphometric correlation. J Appl Physiol: Respirat Environ Exercise Physiol 51: 248–253
91. Zimmerman PE, Voelker DR, McCormack FX, Paulsrud JR, Martin W 2 (1992) 120-kD surface glycoprotein of pneumocystis carinii is a ligand for surfactant protein A. J Clin Invest 89: 143–149

Die Fibrosierung der Lunge – eine Folge der (Langzeit)beatmung?

K. Tschaikowsky

Fibroproliferative Prozesse in der Lunge kennzeichnen die im Anschluß an die initialen Entzündungsreaktionen einsetzenden Reparaturmechanismen im ARDS. Bei schweren Verlaufsformen eines ARDS setzt nach einigen Tagen oftmals eine überschießende fibroproliferative Reaktion ein, die gekennzeichnet ist durch obliterierendes Granulationsgewebe und eine enorme Vermehrung von Fibroblasten und Kollagen. Es resultieren eine massive Verschlechterung des Gasaustausches, eine Zunahme von Shunt und Totraumventilation sowie eine verminderte Compliance und eine pulmonale Hypertension. Die exakte Koordination von Migration und Replikation von Epithel-, Mesenchymal- und Endothelzellen sowie die Bildung neuer Matrixproteine sind daher für die Wiederherstellung der Gasaustauschfunktion von entscheidender Bedeutung.

Die Mechanismen der Induktion und Regulation fibroproliferativer Reaktionen im ARDS sind nur teilweise bekannt. Wesentlich zur Aufklärung der Pathomechanismen haben hier Erkenntnisse aus den Forschungsgebieten der idiopathischen Lungenfibrose, der Wundheilung und In-vitro-Untersuchungen von Zellkulturen beigetragen. Im Licht dieser Erkenntnisse sehen wir die fibroproliferative Reaktion der Lunge heute eng verknüpft mit der inflammatorischen Reaktion, als ein komplexes Netzwerk zytokingesteuerter Interaktionen zwischen leukozytären und mesenchymalen Zellen.

Um zu verstehen, welchen Einfluß die Beatmung auf diese Fibrosierungsreaktion hat, ist es wichtig, die pathophysiologischen Abläufe und ihre wesentlichen Regulationsmechanismen zu kennen.

Histopathologisch kann man 3 verschiedene Stadien der entzündlich-proliferativen Reaktion unterscheiden: Beginnend mit einer exudativen Phase kommt es im weiteren Verlauf zur proliferativen Phase, die dann entweder in eine Restitution mit zumeist geringen Funktionsstörungen oder in einen fibrotischen Umbau der Lunge einmündet.

Die *exudative Phase* ist gekennzeichnet durch eine Typ-I-Epithelzellnekrose mit Freilegung der Basalmembran. In den Mikrogefäßen der Lunge kommt es durch die Interaktionen von membranständigen Selektinen und Integrinen zur Adhärenz und Aggregation von Leukozyten und Blutplättchen am Gefäßendothel. Die Endothelzellen sind ödematös geschwollen und heben sich zum Teil von ihrer Basalmembran ab (Abb. 1). Die Blut-Gas-Schranke wird dadurch insgesamt empfindlich gestört und durchlässig für

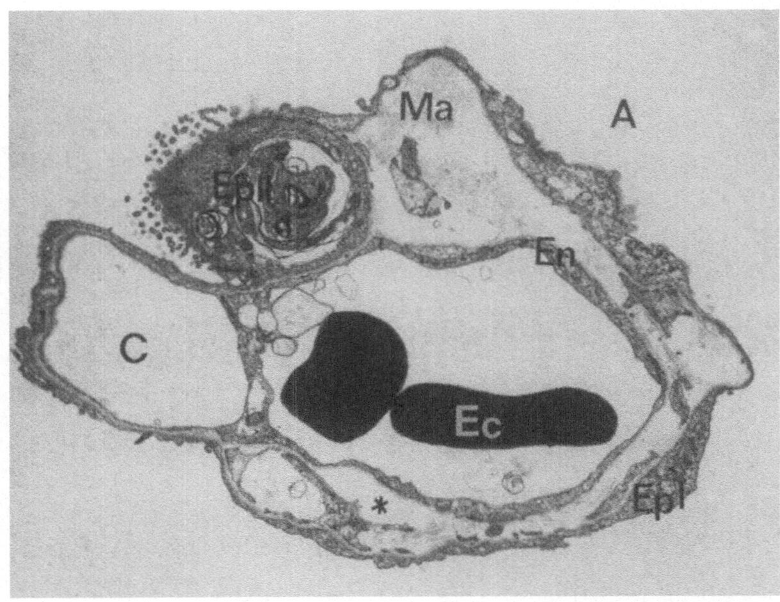

Abb. 1. Lunge. Ödematös geschwollene Endothelzelle (*En*), die sich partiell von der Basalmembran (*) abhebt. *Ec* Erythrozyt; *Ep I* Epithelzelle Typ I; *EP II* Epithelzelle Typ II; *A* Alveole; *KF* Kollagenfasern; *Is* Interstitium: EM (Vergr. 9700:1). (Mit freundlicher Genehmigung von Dr. M. Hedwig-Geissing)

Plasmaproteine. Es entwickelt sich ein interstitielles und intraalveoläres, eiweißreiches Ödem, aus dem später intraalveolär hyaline Membranen entstehen. In der pulmonalen Strombahn bilden sich Zellaggregate und Mikrothromben.

Etwa ab dem 3, Tag dieser akut entzündlicher Geschehen treten Reaktionen auf, die als *proliferative Phase* bezeichnet werden. Freigesetztes Fibronektin umhüllt das intraalveoläre Exudat und triggert dadurch die Aktivierung und Einwanderung von Myofibroblasten vom Interstitium in den Alveolarraum. Gleichzeitig kommt es zur Proliferation von Typ-II-Epithelzellen entlang der freiliegenden Basalmembran, die versuchen, durch Umdifferenzierung in Typ-I-Epithelzellen den entstandenen Epitheldefekt zu decken (Abb. 2). Auch im Interstitium setzt die Proliferation von Fibroblasten ein, die nach ihrer Aktivierung damit beginnen, Matrixproteine, vor allem Kollagen I und III, zu sezernieren. Die intraazinären Mikrogefäße sind vielfach obliteriert, die größeren Gefäße weisen Intima- und Mediaverdickungen auf. Im weiter fortgeschrittenen Stadium kommt es dann zur Angioneogenese mit Aussprossung neuer Kapillaren, die z. T. bis in den Alveolarraum hineinreichen. Die proliferative Phase ist somit gekennzeichnet durch die Organisation des Exudats und eine teilweise Obliteration von Alveolen durch sog. Granulationsgewebe. Das

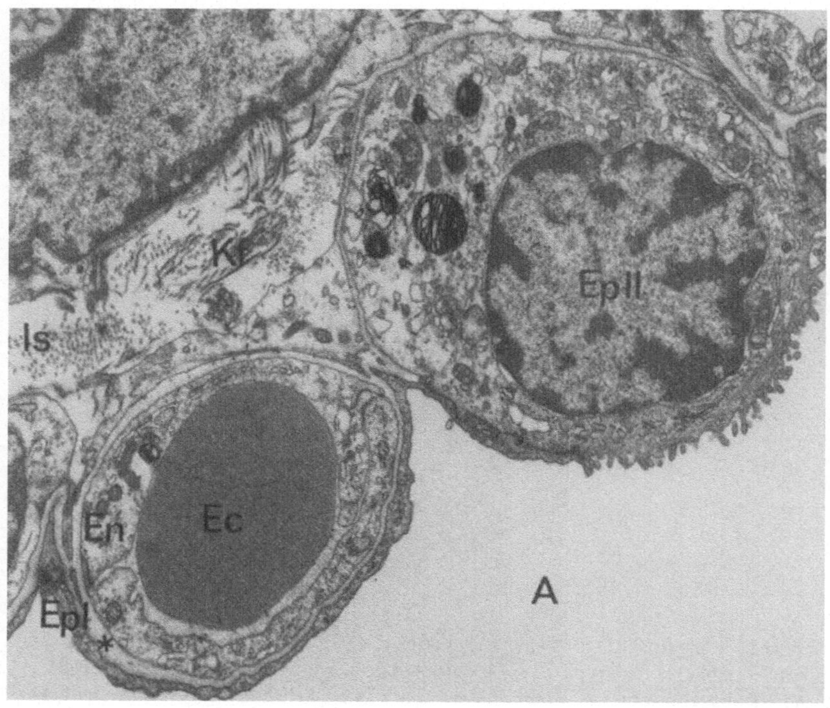

Abb. 2. Lunge. Nekrose der Epithelzelle Typ I (*Ep I*) mit Freilegung der Basalmembran (*) und einhergehender Proliferation von Epithelzellen Typ II (*Ep II*). *A* Alveole; *C* Kapillare; *Ec* Erythrozyt; *En* Endothelzelle; *Ma* Matrixproteine EM (Vergr. 5200:1). (Mit freundlicher Genehmigung von Dr. M. Hedwig-Geissing)

Geschwindigkeitsverhältnis zwischen Reepithelalisierung und Desobliteration von Alveolen und Gefäßen auf der einen Seite und Parenchymersatz durch Fibrosierung auf der anderen Seite scheint über den Ausgang der proliferativen Phase zu entscheiden.

Wenn es nach etwa 10 Tagen, das entspricht etwa der doppelten Zeit, die die Lunge durchschnittlich für einen kompletten "Protein-Turn-over" braucht, nicht zu einer "Downregulation" der proliferativen Reaktion kommt, beginnt die sog. *fibrotische Umbauphase:* Mit einer überschießenden Proliferation und Aktivierung von Fibroblasten, einer massiven intraalveolären und interstitiellen Deposition von Kollagen sowie Intimafibrosierung und Mediahypertrophie in den pulmonalen Gefäßen. Die Endphase zeigt einen kompletten fibrotischen Umbau mit Plattenepithelmetaplasie und Mikrozystenbildung, der zum Zusammenbruch der Gasaustauschfunktion führt.

Für die Entwicklung und den Ausgang dieser fibroproliferativen Reaktion im ARDS sind verschiedene Determinanten verantwortlich: In erster Linie gehört dazu zweifellos das Ausmaß der primären Schädigung durch das Trauma oder die bestehenden Entzündungreaktionen. Unbestritten nimmt auch die individuelle Regulation der fibroproliferativen Reaktion hinsichtlich des "outcomes" eine entscheidene Rolle ein. Daß die therapeutische Intervention, die überwiegend symptomatisch orientiert ist, kausal die inflammatorische oder die fibroproliferative Reaktion beeinflussen kann, scheint für die Antibiotikatherapie, die Herdsanierung sowie für das Infusionsregime weithin akzeptiert zu sein. Inwieweit jedoch die Beatmung einen kausalen Einfluß auf die Fibroproliferation der Lunge hat, ist nur teilweise geklärt. Um diese Frage beantworten zu können, ist es wichtig, die wesentlichen Regulationsignale zu kennen, welche die Interaktionen zwischen leukozytären und mesenchymalen Zellen in der Fibrosierung steuern.

Tabelle 1 gibt einen kurzen Überblick über die wichtigsten Zytokinregulatoren. Nach der heutigen Modellvorstellung der Lungenfibrosierung [10] kann man 3 verschiedene Mediatorgruppen unterscheiden: 1) *Kompetenzsignale*, die ruhende mesenchymale Zellen zum Eintritt in den mitotischen Zellzyklus bringen ($G_0 \rightarrow G_1$); 2) *Progressionssignale*, die für den kompletten Ablauf der Mitose notwendig sind ($G_1 \rightarrow$); 3) *Kontrollsignale*, die für die Sekretion von Matrixproteinen verantwortlich sind.

Als ein zentraler Kompetenzfaktor für die Induktion einer fibroproliferativen Reaktion gilt der *"platelet derived growth factor" (PDGF)*. PDGF wird als Glykoproteindimer aus Blutplättchen und Makrophagen freigesetzt, wirkt chemotaktisch auf mesenchmale und leukozytäre Zellen sowie mitogen auf Typ-II-Epithelzellen, Fibroblasten und glatte Muskelzellen [13]. Durch die Induktion von TGF-β limitiert er jedoch seine proliferative Wirkung im Sinne eines negativen Feedbacks [19].

Einen weiteren wichtigen Kompetenzfaktor stellt *Fibronektin* dar. Fibronektin wird im ARDS durch PDGF und vor allem durch TGF-β vermehrt von Mesenchymzellen und Hepatozyten sezerniert. In löslicher Form kann es makromolekulare Komplexe mit Exudatproteinen im Alveolarraum bilden oder in die Basalmembran inkorporiert werden. Beiderorts entfaltet es multifunktionelle Wirkungen, einmal als Chemotaxin und Zelladhäsionsmolekül sowie als Mitogen für mesenchymale Zellen [6].

Tabelle 1. Mediatoren der fibroproliferativen Reaktion

		Chemotaktisch	Mitogen	Matrixdeposition	Angioneogenese
PDGF	Kompetenz-	+	+	(+)	(−)
Fibronektin	signale:	+	+	−	−
FGF	$G_0 \rightarrow G_1$	+	+	−	+
EGF/TGF-α	Progressions-	−	+	−	−
IGF	signale: $G_1 \rightarrow$	−	+	−	+
TGF-β	Matrixprotein-kontrollsignal	+	−	+	(+)

Zusätzliche Kompetenzsignale gehen von den *"fibroblast growth factors" (FGF)* aus, die vor allem als wichtige chemotaktische und mitogene Kompetenzfaktoren für Endothelzellen gelten. Sie bleiben überwiegend an der Basalmembran gebunden und induzieren nach ihrer Freilegung durch einen traumatischen Endothelschaden die Angioneogenese [11].

Als wesentliche Progressionsfaktoren für die Komplettierung der weiteren Mitoseschritte für Epithel- und Mesenchymzellen gelten die partiell homologen Peptide *"epidermal growth factor" (EGF)* und *"transforming growth factor α" (TGF-α)*. Sie induzieren sowohl die frühe postmitotische Wachstumsphase als auch die Produktion von Surfactant sowie die Angioneogenese [8].

Eine Gruppe weiterer Zytokinpeptide, die früher als Somatomedine bezeichnet wurden, bilden die *"Insulin-like growth factors" (IGF)*. Sie bewirken die Progression mesenchymaler Zellen in der spätmitotischen Wachstumsphase [12].

Nachdem nun die mesenchymalen Zellen, induziert durch Kompetenz- und Progressionsfaktoren, die mitotische Wachstumsphase durchlaufen haben, benötigen sie noch ein weiteres Signal, um die für die Fibrosierung der Lunge charakterischen Matrixproteine wie Fibronektin und Kollagen I zu produzieren. Dieses zentrale Kontrollsignal heißt *"transforming growth factor β"* (TGF-*β*) und wird als Polypeptiddimer von Thrombozyten und Makrophagen gebildet. Es hemmt im allgemeinen die Proliferation von Epithel und Endothel sowie von Fibroblasten. Dadurch und durch die Induktion der relativ festen Kollagen-I-Fibrillen sowie die gleichzeitige Hemmung der Degradation von Matrixproteinen trägt es ganz entscheidend zum fibrotischen Umbau der Lunge bei [1].

Welche Zusammenhänge bestehen nun zwischen Beatmung und Lungenfibrosierung? Es ist allgemein bekannt, daß eine zunehmende Lungenfibrosierung einen Anstieg der O_2-Konzentration und der mechanisch ausgeübten Kräfte in der Beatmung nötig macht. Welchen Einfuß die Beatmung, aufgegliedert in ihre Einzelkomponenten wie O_2-Konzentration, mechanische Druck-, Dehnungs-, und Scherkräfte, auf die fibroproliferativen Reaktionen der Lunge haben, ist jedoch großenteils nicht bekannt, da diese Effekte weitgehend vom Einfluß der Grunderkrankung überschattet werden (Abb. 3). Eine detailierte Beantwortung dieser Frage erfordert daher eine Synopsis verschiedener In-vitro- und In-vivo-Studien.

Betrachteten wir zunächst die Auswirkungen der O_2-Konzentration auf die fibroproliferative Reaktion in vitro: Bei einer O_2-Konzentration von 50–95 % wurde in den meisten Studien eine DNA-Vermehrung und eine Proliferation mesenchymaler Zellen gefunden [14]. Bei einer längeren Exposition mit mehr als 95 % O_2 überwiegen dann meist die zytotoxischen Effekte durch die gebildeten O_2-Radikale [9].

Neuere Studien zeigen daß die proliferative Wirkung der Hyperoxie im wesentlichen auf der Induktion der Kompetenzfaktoren Fibronektin und PDGF beruht. Aber auch bei Hypoxie hann es zur Freisetzung von

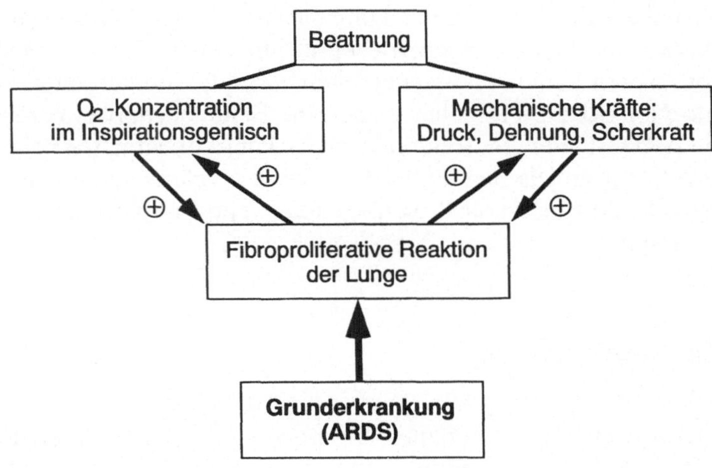

Abb. 3. Interaktion zwischen Beatmung und Lungenfibrosierung

Wachstumsfaktoren kommen, welche die Proliferation glatter Muskelzellen in den Pulmonalarterien fördern [18].

Welche Auswirkungen haben nun die mechanischen Kräfte (Dehnungs-, Druck- und Scherkräfte) auf die Fibroproliferation?

Es konnte gezeigt werden, daß die Dehnung der Wachstumsmatrix von fetalen Lungenzellen in vitro eine deutlichen Zunahme der Zellproliferation bewirkt, und zwar abhängig von der Amplitude, der Frequenz und der Dauer dieser Dehnungsbewegungen [7]. Tozzi et al. [16] fanden heraus, daß ein erhöhter Druck in intakten Pulmonalarteriensegmenten einen Anstieg der mRNA von PDGF, eine Zunahme der Kollagenfreisetzung sowie eine Zellproliferation hervorruft. Vor allem Scherkräfte üben, wie kürzlich gezeigt werden konnte, durch die Freisetzung von Wachstumsfaktoren wie PDGF und bFGF einen nachhaltigen Einfluß auf das Zellwachstum aus [15].

Inwieweit nun lassen sich diese In-vitro-Ergebnisse auch in vivo bestätigen? Hinsichtlich der Auswirkungen von hohen O_2-Konzentrationen gibt es eine ganze Reihe von Untersuchungen, die eine Induktion von Fibroblastenproliferation und Kollagenablagerungen bei langzeitbeatmeten Patienten demonstrieren [4]. Gleiche Veränderungen im Sinne einer Lungenfibrosierung waren auch bei Affen nach Langzeitbeatmung mit 95% O_2 zu beobachten [5].

Für den Einfluß der rein mechanischen Komponente der Beatmung auf die Lungenfibrosierung gibt es bisher nur wenig experimentelle Beweise. Tsuno et al. [17] demonstrierten an Schweinen, daß eine Beatmung mit hohen Drucken und Tidalvolumina für 24 h, gefolgt von 6 Tagen konventioneller Beatmung mit einem F_IO_2 von 0,4, histologisch alle Zeichen der Spätphase eines ARDS induziert [17]. Daß die mechanischen Kräfte der Beatmung die Lungenfibrosierung auch beim Menschen begünstigen, zeigen die Ergebnisse einer Untersuchung von Entzian et al. [2]. In dieser Studie wurde Prokollagen-III-Peptid im Serum, das als Marker der frühen fibrotischen Umbauphase angesehen wird [3], von langzeitbeatmeten ARDS und Non-ARDS-Patienten gemessen. Erstaunlicherweise zeigten nicht nur die ARDS-Patienten, sondern auch die langzeitbeatmeten neurochirurgischen und herzinsuffizienten Patienten, die mit relativ niedrigem F_IO_2 beatmet wurden, Anstiege von Prokollagen-III-Peptid in Korrelation zur Dauer der Beatmung.

Zusammenfassung

Die Synopsis verschiedener In-vitro- und In-vivo-Untersuchungen zeigt, daß eine Langzeitbeatmung mit hohen O_2-Konzentrationen oder hohen Druck-, Dehnungs- und Scherkräften durch große Tidalvolumina die fibroproliferative Reaktion der Lunge, in Abhängigkeit von der Grunderkrankung, fördert. Aus den bisherigen Untersuchungsergebnissen können folgende Vorschläge zur Risikoreduktion einer fibroproliferativen Reaktion durch die Beatmung abgeleitet werden:

1) Bei leichter Ateminsuffizienz sollte nur so lange wie unbedingt nötig beatmet oder zumindest ein frühzeitiger Übergang zur augmentierten Spontanatmung anstrebt werden.
2) Bei mittelgradiger Ateminsuffizienz sollte ein F_IO_2 von 0,5 möglichst nicht überschritten werden. Der Beatmungsdruck und das Tidalvolumen sollten bei permissiver Hyperkapnie so niedrig wie möglich gehalten werden.
3) Bei schwerster Insuffizienz scheint es ratsam, die Lunge zur Vermeidung einer weiteren Fibrosierung nicht oder nur wenig zu ventilieren und das anfallende CO_2 extrakorporal zu eliminieren. Möglicherweise kann auch der Einsatz von NO durch eine Senkung des pulmonalarteriellen Druckes zur Prophylaxe einer druckinduzierten Pulmonalarterienfibrose beitragen.

Es sind jedoch noch weitere Untersuchungen der fibroproliferativen Reaktion in Abhängigkeit vom angewandten Beatmungsmuster, notwendig, um ein Beatmungsregime zu entwickeln, das bei Langzeitbeatmung diesbezügliche Parenchymschäden der Lunge minimiert.

Literatur

1. Assoian RK, Fleurdelys BE, Stevenson HC et al. (1987) Expression and secretion of type beta transforming factor by activated human macrophages. Proc Natl Acad Sci USA 84: 6020–6024

2. Entzian P, Hückstädt A, Kreipe H, Barth J (1990) Determination of serum concentrations of type III procollagen peptide in mechanically ventilated patients. Am Rev Respir Dis 142: 1079–1082
3. Farjanel J, Hartmann DJ, Guidet B, Luquel L, Offenstadt G (1993) Four markers of collagen metabolism as possible indicators of disease in the adult respiratory distress syndrome. Am Rev Respir Dis 147: 1091–1099
4. Gould VE, Tosco R, Wheelis RF, Gould NS, Kapanci Y (1972) Oxygen pneumonia in man: Ultrastructural observations on the development of alveolar lesions. Lab Invest 26: 499–508
5. Kaplan HP, Robinson FR, Kapanci Y, Weibel ER (1969) Pathogenesis and reversibility of the pulmonary lesions of oxygen toxicity in monkeys. I. Clinical and light microscopic studies. Lab Invest 20: 93–100
6. Limper AH, Roman J (1992) Fibronectin. A versatile matrix protein with roles in thorax development, repair and infection. Chest 101: 1663–1673
7. Liu M, Skinner SJM, Xu J, Han RNN, Tanswell AK, Post M (1992) Stimulation of fetal rat lung cell proliferation in vitro by mechanical stretch. Am J Physiol 263: 376–383
8. Mades DK, Raines EW, Sakariassen KS et al. (1988) Induction of transforming growth factor alpha in activated human macrophages. Cell 53: 285–293
9. Montisano DF, Mann T, Spragg RG (1992) H_2O_2 increases expression of pulmonary artery endothelial cell platelet-derived growth factor mRNA. J Appl Physiol 73: 2255–2262
10. Pledger WJ, Stiles CD, Antoniades HN, Scher D (1977) An ordered sequence of events is required before BALB/c-3T3 cells become committed to DNA synthesis. Proc Natl Acad Sci USA 74: 4481–4490
11. Rifkin DB, Moscatelli D (1989) Recent developments in the cell biology of basic fibroblast growth factor. J Cell Biol 109: 1–6
12. Rom WN, Basset P, Fells GA et al. (1988) Alveolar macrophages release an insulin-like growth factor I-type molecule. J Clin Invest 82: 1685–1693
13. Ross R, Raines EW, Bowen-Pope DF (1986) The biology of platelet-derived growth factor. Cell 46: 155–169
14. Sinkin RA, LoMonaco MB, Finkelstein JN, Watkins RH, Cox C, Horowitz S (1992) Increased fibronectin mRNA in alveolar macrophages following in vivo hyperoxia. Am J Respir Cell Mol Biol 7: 548–555
15. Sterpetti AV, Cucina A, Napoli F, Shafer H, Cavallo A, D'Angelo LS (1992) Growth factor release by smooth muscle cells is dependent on haemodynamic factors. Eur J Vasc Surg 6: 636–638
16. Tozzi CA, Poiani GJ, Harangozo AM, Boyd CD, Riley DJ (1989) Pressure-induced connective tissue synthesis in pulmonary artery segments is dependent on intact endothelium. J Clin Invest 84: 1005–1012
17. Tsuno K, Miura K, Takeya M, Kolobow T, Morioka T (1991) Histopathologic pulmonary changes from mechanical ventilation at high peak airway pressures. Am Rev Respir Dis 143: 1115–1120
18. Vender RL, Clemmons DR, Kwock L, Friedman M (1987) Reduced oxygen tension induces pulmonary endothelium to release a pulmonary smooth muscle cell mitogen(s). Am Rev Respir Dis 135: 622–627
19. Zullo JN, Cochran BH, Huang AS, Stiles CD (1985) Platelet-derived growth factor and double-stranded ribonucleic acids stimulate expression of the same genes in 3T3 cells. Cell 43: 793–800

Hämodynamik unter Beatmung

J. Peters

Eine Erhöhung des intratrachealen Druckes durch Beatmung, positiven endexspiratorischen Druck (PEEP) oder auch kontinuierlichen positiven Atemwegsdruck (CPAP), kann ebenso wie der Wechsel zwischen Spontanatmung und maschineller Beatmung erhebliche Kreislaufeffekte zur Folge haben. Systematisch kann dabei zwischen den Effekten von Änderungen des intrathorakalen Druckes, des Lungenvolumens und der Atemarbeit differenziert werden [24].

Eine Beatmung erfolgt häufig angesichts eines unzureichenden pulmonalen Gasaustausches, die Kreislaufeffekte der Beatmung sind in diesem Sinn zweitrangig. Es ist jedoch irreführend, die Effekte einer Beatmung auf den Kreislauf ausschließlich als "Nebenwirkung" im Sinne einer unerwünschten Komplikation zu betrachten, da diese "Nebenwirkung" im Einzelfall durchaus eine "Hauptwirkung" mit therapeutischem Charakter repräsentieren kann. Ebenso kann nämlich die Variation des Atemwegsdruckes durchaus mit dem Ziel eingesetzt werden, Kreislaufvariable zu beeinflussen. Schließlich hängen die Kreislaufeffekte entscheidend von den vorliegenden Rahmenbedingungen ab (wacher bzw. narkotisierter Patient, Vorliegen einer obstruktiven Lungen- oder Herzerkrankung, Blutvolumen, Sympathikusblockade durch kontinuierliche Periduralanalgesie), so daß man nicht global von einer "Hämodynamik unter Beatmung" schlechthin sprechen kann.

Bedeutung des intrathorakalen Druckes für die Herzfüllung

An narkotisierten beatmeten, sonst aber gesunden Tieren [17, 31] sowie bei kreislaufgesunden normovolämischen Probanden hat die Erhöhung des intratrachealen Druckes meist eine Abnahme des Schlag- und Herzminutenvolumens [6, 7] und damit in aller Regel auch des O_2-Transportes zur Folge. Ähnliche Auswirkungen hat eine Erhöhung des PEEP bei maschinell beatmeten Patienten mit akutem Lungenversagen [8, 37], und auch der Übergang von spontaner auf maschinelle Atmung ist häufig, aber nicht immer, von einem Abfall des Herzminutenvolumens begleitet.

Die Ursache der Reduktion von Schlag- und Herzminutenvolumen liegt wahrscheinlich ganz überwiegend in einer Verminderung der diastolischen Herzfüllung, bedingt durch Verschiebung von Blut aus dem intrathorakalen in das extrathorakale Gefäßkompartiment [10]. Entsprechend konnten die meisten Untersucher bei Erhöhung der Atemwegsdrücke eine Abnahme der diastolischen Ventrikeldurchmesser und -volumina oder der geschätzten diastolischen transmuralen Ventrikeldrücke nachweisen [8, 14, 17, 37], welche durch Blutvolumenexpansion [31] oder Kompression kapazitiver Gefäße der unteren Körperhälfte durch Aufblasen eines MAST-Anzugs [22] reversibel sind.

Die Auswirkungen einer Erhöhung des mittleren Atemwegsdruckes von 0 auf ca. 10–12 cm H_2O unter Erhalt der Spontanatmung (CPAP) führt bei gesunden Probanden zu einer Verminderung der Herzfüllung um ca. 10%, was einem Aderlass in der Größenordnung von ca. 300–400 ml Blut und einer Blutvolumenverschiebung insbesondere in die kapazitiven Gefäße von Darm und Leber entspricht.

In welchem Ausmaß Reflexmechanismen diese Abnahme der Herzfüllung und des Schlagvolumens kompensieren können, ist weitgehend unbekannt. Tierexperimentell gut dokumentiert ist allerdings, daß das autonome Nervensystem ganz erheblich zur Stabilisierung des arteriellen Druckes unter Überdruckatmung beitragen kann. Bei nichtsedierten Probanden kommt es unter Überdruckbeatmung zu einer Zunahme des efferenten Sympathikotonus zur Wadenmuskulatur mit Anstieg des regionalen Gefäßwiderstandes [34]. Ob dies Folge der durch Überdruckatmung induzierten Kreislaufveränderungen ist oder, weniger wahrscheinlich, Begleiteffekt einer mangelnden Anpassung an die maschinelle Beatmung, bleibt allerdings offen.

Die beobachtete Vasokonstriktion scheint allerdings die Abnahme der Herzfüllung unter Überdruckatmung zumindest kurzfristig nicht kompensieren zu können. So fanden Stühmeier et al. [35] an gesunden Probanden, daß sowohl eine Überdruck-(CPAP-)Atmung als auch eine Periduralanästhesie mit weitgehender Ausschaltung efferenter sympathischer Kreislaufantriebe zu einer Abnahme der Herzfüllung von jeweils ca. 8% führen. Wurden beide Interventionen kombiniert, kam es jedoch zu lediglich additiven Effekten (16% Füllungsabnahme), wobei ein Teil der untersuchten Probanden kollabierte, nicht aber zu synergistischen Effekten. Dies spricht dafür, daß prinzipiell zwar beatmungsinduzierte Effekte auf den Blutdruck reflektorisch über Baroreflexe kurzfristig und in Grenzen kompensiert werden können, nicht aber Effekte auf der Niederdruckseite des Kreislaufes, also auf die Herzfüllung.

Entsprechend sollte eine Beatmung bei vorbestehender Hypovolämie, vermindertem Herzvolumen (Perikarderguß und -tamponade) oder ausgeschaltetem efferenten Sympathikotonus (Peridural-, Spinalanästhesie) mit der nötigen Vorsicht erfolgen.

Bedeutung des intrathorakalen Druckes für die linksventrikuläre Nachlast

Obwohl ein eindeutiger experimenteller Nachweis nach Auffassung des Autors aussteht, haben positive intrathorakale Drücke vermutlich primär einen für den linken Ventrikel nachlastsenkenden, negative Drücke einen nachlasterhöhenden Effekt. Ebenso wie sie den venösen Rückstrom in den Thorax einerseits beeinträchtigen, verkleinern positive Drücke nämlich andererseits die Druckdifferenz, die erforderlich ist, um Blut während der Ejektion aus dem intrathorakalen linken Ventrikel in die extrathorakale arterielle Peripherie zu befördern. Der weitgehend analoge Effekt, nämlich ein Abfall des linksventrikulären Schlagvolumens unter Einwirkung eines kurzen negativen intrathorakalen Druckpulses bei konstanter Vorlast und Herzfrequenz, wurde jedenfalls beschrieben [25, 26]. Da allerdings beim Herzgesunden unter klinischen Bedingungen selbst eine erhebliche Erhöhung des Atemwegdruckes den mittleren intrathorakalen Druck relativ zu den systolischen Ventrikeldrucken nur vergleichsweise geringfügig anhebt und das suffiziente Herz nachlastunempfindlich ist, kommt einem unmittelbar nachlastsenkenden Effekt positiver intrathorakaler Drucke zumindest bei normaler Herzfunktion quantitativ vermutlich nur eine untergeordnete Rolle zu [29].

In dem Maße, in dem positive intrathorakale Drücke jedoch über eine Verminderung der Vorlast (s. oben) die Ventrikel diastolisch verkleinern, sollte es jedoch sekundär zu einer Abnahme der systolischen Wandspannung und damit auch der Nachlast und des myokardialen O_2-Verbrauch kommen.

Bedeutung des intrathorakalen Druckes für die linksventrikuläre Kontraktilität

Eine Erhöhung des intrathorakalen Druckes per se scheint nicht von einer Abnahme der intrinsischen myokardialen Kontraktilität begleitet zu sein, zumindest bewegt sich der isolierte (denervierte) linke Ventrikel unter Umgebungsdrucken zwischen −100 mm Hg und +100 mm Hg auf der gleichen endsystolischen *transmuralen* Druck-Volumen-Beziehung [21]. Für eine reflektorische Abnahme der linksventrikulären Kontraktilität und des systemischen Gefäßwiderstandes bei erheblicher Zunahme des Lungenvolumens im Sinne eines Lungendehnungsreflexes, wie in tierexperimentellen Untersuchungen [1] beschrieben, haben sich beim Menschen bisher keine Anhaltspunkte ergeben.

Bedeutung des Lungenvolumens

Als tierexperimentell gesichert kann gelten, daß eine Zunahme des Lungenvolumens (nicht des Atemwegs- oder Pleuradruckes per se) weit über die normale funktionelle Residualkapazität hinaus den pulmonalvaskulären Widerstand erhöht [16, 38]. Sehr hohe Atemwegsmitteldrücke vermindern nämlich auch bei offenem Thorax das Herzminutenvolumen. Ob dies allerdings im Sinne einer Nachlasterhöhung für den rechten Ventrikel von klinischer Relevanz ist, insbecondere bei bestehender pulmonalvaskulärer Hypertonie im Rahmen des akuten Lungenversagens, oder ob nicht andere Faktoren wie eine direkte Kompression des Herzens durch die Lungen eine Rolle spielen, kann gegenwärtig noch nicht beantwortet werden. Insgesamt scheint der Effekt erhöhter Atemwegsmitteldrucke auf das Lungenvolumen per se unter dem Gesichtspunkt eines besseren Gasaustausches von großer, im Hinblick auf die Kreislaufnebenwirkungen jedoch von eher untergeordneter Bedeutung.

Schließlich muß betont werden, daß bei Vorliegen eines intrinsischen (Auto-)PEEP und unter kontrollierter Beatmung die Applikation eines am Beatmungsgerät eingestellten externen PEEP so lange keine Kreislaufwirkungen hat, wie die Höhe des auto-PEEP nicht unterschritten wird. Liegt dagegen unter Spontanatmung ein intrinsischer PEEP vor, so führt die Applikation eines (externen) positiv endexspiratorischen Druckes zu einer Verminderung der inspiratorischen Atemarbeit und damit mittelbar auch zu (günstigen) Kreislaufeffekten. Diese Zusammenhänge sind insbesondere bei der Atemtherapie von Patienten mit COPD oder Asthma von Bedeutung.

Bedeutung des intrathorakalen Druckes für die Koronarzirkulation

Eine Erhöhung des intrathorakalen Druckes führt in der Regel zu einer Abnahme des Koronarflusses [17]. Bei der Interpretation dieses Effektes sind verschiedene Faktoren zu bedenken, die in komplexer Weise miteinander verzahnt sind: a) koronarer Perfusionsdruck, b) Veränderungen des extravaskulären Umgebungsdruckes der Koronarien [11, 33], c) myokardialer O_2-Verbrauch und d) Koronarreserve. In dem Maße, in dem ein erhöhter intrathorakaler Druck durch Minderung des Herzzeitvolumens einen Abfall des Aortendruckes und damit des koronaren Perfusionsdruckes induziert, muß es zwangsläufig zur Minderung des koronaren Blutflusses kommen, wenn nicht die Koronarien kompensatorisch dilatieren. In vitro vermindert eine Erhöhung des das Herz umgebenden Druckes am mit Adenosin dilatierten Koronarbett den Blutfluß darüber hinaus auch dann, wenn Aortendruck und Herzminutenvolumen konstant gehalten werden, vermutlich durch extravaskuläre Kompression der Koronargefäße [11]. Der letztere Effekt ist allerdings quantitativ gering. Da normale Koronarien über eine erhebliche Flußreserve verfügen, erscheint somit eine durch Erhöhung des intrathorakalen Druckes bedingte Minderung des Koronarflusses bei Patienten mit normalen Koronarien klinisch nicht relevant. Dies gilt um so mehr, als es unter Erhöhung des intrathorakalen Druckes in der Regel zu einer der Minderung des Koronarflusses parallelen Senkung des myokardialen O_2-Verbrauchs kommt [17], vermutlich durch Verkleinerung der externen Herzarbeit.

Die Auswirkungen einer Beatmung auf den regionalen Sauerstoffverbrauch und die regionale Funktion des Myokards bei Patienten mit schweren koronarstenosen wurden bisher nicht untersucht, jedoch ist bei Abfall des koronaren Perfusionsdruckes und reflektorischer Tachykardie die Ausbildung einer Myokardischämie möglich und wahrscheinlich.

Auswirkungen der Beatmung bei gestörter linksventrikulärer Funktion

Der insuffiziente, durch eine Kardiomyopathie oder einen Infarkt geschädigte Ventrikel zeigt eine im Vergleich zum normalen Ventrikel stark veränderte Druck-Volumen-Charakteristik: Die Herzfüllung ist in der Regel erhöht, die endsystolische Druck-Volumen-Beziehung als Zeichen der verminderten Inotropie abgeflacht. Dies läßt bereits vermuten, daß der kardial insuffiziente Patient under den Bedingungen einer Normo- oder Hypervolämie im Vergleich zum Kreislaufgesunden auch im Hinblick auf beatmungsinduzierte Effekte weniger empfindlich auf eine Verringerung der Vorlast, jedoch ausgesprochen empfindlich auf eine Erhöhung der Nachlast reagiert.

Tierexperimentelle Befunde stützen diese Einschätzung. Wird nämlich durch Infusion von Glaskugeln in die Koronararterien eine schwere (ischämische) Herzinsuffizienz induziert und die Kreislaufreaktion auf eine Erhöhung des PEEP bewertet, so fallen Herzminuten- und Schlagvolumen unter diesen Bedingungen nicht ab, jedoch erheblich bei kreislaufintakten Tieren [17]. Auch unter diesen pathologischen Bedingungen nehmen globale myokardiale Durchblutung und O_2-Verbrauch mit zunehmendem PEEP parallel zueinander ab [17]. Pauschal gesagt scheint also zumindest bei normalem Blutvolumen die kreislaufdepressive Wirkung erhöhter intrathorakaler Drucke um so geringer, je insuffizienter der linke Ventrikel ist. Bei der extremen Form der Herzinsuffizienz – dem Kreislaufstillstand – kann es schließlich durch intermittierende Erhöhung des intrathorakalen Druckes sogar zur Generierung von systemischem Blutfluß kommen [8, 27, 29].

Eine nur geringe oder völlig fehlende Kreislaufreaktion bei Erhöhung des PEEP ist auch bei Patienten mit ausgeprägter akuter (Infarkt) bzw. chronischer (Kardiomyopathie) Pumpinsuffizienz (Herzindex <2,5 l/min/m^2, pulmonalkapillärer Verschlußdruck >19 mm Hg) beobachtet worden [15]. Schließlich kommt es beim Übergang von der maschinellen Beatmung auf Spontan- bzw. IMV-Atmung zwar bei Patienten mit nicht oder nur mäßig eingeschränkter Herzfunktion zu einer Schlagvolumenzunahme, nicht jedoch bei solchen mit erheblicher Einschränkung der Ventrikelfunktion [4, 20], bei denen das Herzminutenvolumen sogar abnehmen kann. All diese Beobachtungen sprechen dafür, daß Beatmung bzw. Applikation erhöhter intrathorakaler Drücke gerade bei herzinsuffizienten, normo- oder hypervolämen Patienten kaum mit Nebenwirkungen behaftet sind.

Schließlich ist es möglich, daß positive intrathorakale Drücke bei insuffizientem Ventrikel sogar einen nachlastsenkenden Effekt auf den linken Ventrikel ausüben können [29, 30]. Umgekehrt kann eine Senkung des intrathorakalen Druckes, z. B. beim Übergang von maschineller auf spontane Atmung im Rahmen der Entwöhnung, vermutlich sowohl durch eine primäre Erhöhung der Ventrikelfüllung als auch durch eine verminderte systolische Ventrikelentleerung die Nachlast erhöhen und damit bei Patienten mit eingeschränkter myokardialer Reserve die Herzfunktion erheblich negativ beeinträchtigen [18].

Dabei ist auch zu berücksichtigen, daß beim Übergang von kontrollierter maschineller auf spontane Atmung nicht nur der intrathorakale Druck abfällt, sondern durch die nun aktiven Zwerchfellkontraktionen auch der intraabdominelle Druck relativ zum Pleuradruck ansteigt. Dadurch mag es, insbesondere bei Erhöhung des Blutvolumens, über eine Translokation von Blut aus dem Splanchnikusgebiet in den Thorax zu einer weiteren Erhöhung der linksventrikulären Vor- und Nachlast kommen, die bei Patienten mit eingeschränkter Herzfunktion einer Entwöhnung vom Respirator entgegensteht [18, 23]. Daß in ihrer Herzfunktion beeinträchtigte Patienten im Anschluß an herzchirurgische Eingriffe auch bei exzellentem pulmonalem Gasaustausch so lange nicht zu entwöhnen sind, wie es nicht zu einer Besserung der Herzfunktion kommt, wurde bereits in einer früheren Arbeit eindrucksvoll dargestellt [39].

Bedeutung der Beatmung bei gestörter O_2-Versorgung der Gewebe

Ein weiterer, vermutlich sehr wesentlicher Faktor, der eine primäre Beatmung bei gestörter O_2-Versorgung des Organismus, insbesondere bei kardial geschädigten Patienten als von Vorteil und eine Spontanatmung als nachteilig erscheinen läßt, ist der erhöhte O_2-Verbrauch der Atemmuskulatur bei Spontanatmung. Experimentelle Befunde zeigen nämlich eindeutig, daß Tiere im kardiogenen Schock (induzierte Herzbeuteltamponade) bei Beatmung überleben, während spontan atmende Tiere trotz gleichen Herzminutenvolumens versterben [2, 3, 36]. Die Ursache ist aller Wahrscheinlichkeit nach darin zu suchen, daß es unter Spontanatmung zu einem erheblichen Anstieg der Atemarbeit und damit des Blutflusses in die Atemmuskulatur kommt, vermutlich bedingt durch den Versuch des Organismus, die beim kardiogenen Schock auftretende metabolische Azidose durch Hyperventilation respiratorisch zu kompensieren. Entsprechend betrug bei Spontanatmung im Schock der Anteil des Blutflusses zu den Atemmuskeln 20% des Herzminutenvolumens gegenüber nur 3% unter maschineller Beatmung [36]. Es liegt auf der Hand, daß dieser Anteil bei limitiertem Sauerstofftransport den Vitalorganen nicht mehr zur Verfügung stehen kann. In den genannten Untersuchungen ist unter maschineller Beatmung die zerebrale und hepatische Durchblutung in der Tat größer als unter Spontanatmung.

Schließlich ist zu berücksichtigen, daß mit einer Zunahme der Arbeit der Atempumpe, welche normalerweise 2–5%, unter pathologischen Bedingungen aber 25% des Gesamtkörper-O_2-Verbrauchs betragen kann [12], an das Herz und damit auch die Koronardurchblutung erhöhte Anforderungen gestellt werden. Im Tierexperiment führt nämlich eine erhöhte Beanspruchung der Atempumpe durch Atmung gegen inspiratorische Strömungshindernisse zu einer Zunahme von Herzfrequenz, Herzminutenvolumen und Koronardurchblutung [28]. Da die Zunahme der Koronardurchblutung mit einer Steigerung des Herzfrequenz-Blutdruck-Produktes einhergeht, einem Indikator für Änderungen des myokardialen O_2-Verbrauchs, ist sie überwiegend auf einen Anstieg des O_2-Verbrauchs des Herzens zurückzuführen. Es ist möglich, daß eine solche Kreislaufumstellung bei Patienten mit geringer oder fehlender Koronarreserve zu einer myokardialen Ischämie führen kann. In der Tat sind im Rahmen der Entwöhnung von der maschinellen Beatmung bei Patienten mit koronarer Herzerkrankung EKG-Veränderungen im Sinne einer Ischämie sowie Angina pectoris beschrieben worden [32].

Eine maschinelle Beatmung kann also den sonst für die Atemarbeit aufgebrachten Anteil am O_2-Transport für andere Organe verfügbar machen, ein therapeutische Option, die medikamentös nicht realisiert werden kann. Es scheint daher insbesondere beim kardialen Risikopatienten sinnvoll, durch geeignete Atemsysteme, unterstützende Beatmungsformen [5, 13, 19] oder auch durch eine kontrollierte maschinelle Beatmung unnötige Atemarbeit zu vermeiden.

Zusammenfassung

Wesentlicher Kreislaufeffekt einer Erhöhung des intrathorakalen Druckes im Rahmen der Beatmung ist die Verringerung der kardialen Füllung mit einer Verschiebung von Blutvolumen aus dem Thorax, und zwar insbesondere in die Splanchnikusorgane. Die Abnahme der kardialen Füllung wiederum kann – u. a. in Abhängigkeit vom Blutvolumen und Funktionszustand des Herzens – zu einer Abnahme des Herzminutenvolumens und des globalen und/oder regionalen O_2-Transportes führen. Wichtig erscheint, daß Kreislaufreflexe zwar die auf der Hochdruckseite induzierten Effekte modifizieren können, also etwa einen Blutdruckabfall, nicht jedoch, zumindest nicht kurzfristig, die Auswirkungen auf der Niederdruckseite des Kreislaufes, d. h. die Verminderung der Herzfüllung.

Umgekehrt bringt der Übergang von maschineller Beatmung auf Spontanatmung eine Reihe von Kreislaufeffekten mit sich, die beim Patienten mit normalem Myokard und ausreichender Koronarreserve eine untergeordnete, beim kardialen Risikopatienten jedoch eine entscheidende Bedeutung haben können. Zu nennen sind: Zunahme der kardialen Vor- und Nachlast, vermehrte Atemarbeit und Umstellung des Koronar- und Systemkreislaufs im Sinne einer Leistungsanpassung bei erhöhter mechanischer Beanspruchung der Atempumpe. Es erscheint sinnvoll, diesen Veränderungen durch geeignete therapeutische Maßnahmen wie pharmakologische Vor- und Nachlastsenkung, Diuretikatherapie, Minimierung der Atemarbeit durch Verwendung optimaler Atemsysteme etc. entgegenzutreten.

Ein kontrollierter Einsatz der verschiedenen Beatmungsformen mit gezielter Variation der intrathorakalen Drücke kann schließlich therapeutisch dazu beitragen, die Vor- und Nachlast des Herzens im gewünschten Sinn schnell, nebenwirkungsarm und in sofort reversibler Art und Weise zu manipulieren. Bei akutem Herzversagen im Sinn eines "Low-output-Syndroms" erscheint eine maschinelle Beatmung so lange indiziert, bis es zu einer Besserung der kardialen Situation kommt. Hier macht die maschinelle Beatmung durch Ruhigstellung der Atemmuskulatur einen unter Umständen erheblichen Anteil des O_2-Transportes für andere Organe verfügbar. Andererseits wird damit das Herz geschont, indem die für die Perfusion der Atemmuskulatur erforderliche Herzarbeit eingespart wird. In diesem Sinn eröffnet die Beatmung des Patienten mit Pumpversagen und Koronarischämie eine zusätzliche, über pharmakologische Möglichkeiten hinausgehende therapeutische Option.

Literatur

1. Ashton JH, Cassidy SS (1985) Reflex cardiovascular depression of cardiovascular function during lung inflation. J Appl Physiol 58: 137–145
2. Aubier M, Trippenbach T, Roussos C (1981) Respiratory muscle fatigue during cardiogenic shock. J Appl Physiol 51: 499–508
3. Aubier M, Viires N, Syllie G, Mozes R, Roussos C (1982) Respiratory muscle contribution to lactic acidosis in low cardiac output. Am Rev Resp Dis 126: 648–652

4. Beach T, Millen E, Grenvik A (1973) Hemodynamic response to discontinuance of mechanical ventilation. Crit Care Med 1: 85–90
5. Beydon L, Chasse M, Harf A, Lemaire F (1988) Inspiratory work of breathing during spontaneous ventilation using demand valves and continuous flow systems. Am Rev Resp Dis 138: 300–304
6. Cassidy SS, Eschenbacher WL, Robertson CH, Nixon JV, Blomqvist G, Johnson RL (1979) Cardiovascular effects of positive pressure ventilation in normal subjects. J Appl Physiol 47: 453–461
7. Cournand A, Motley HL, Werko L, Richards DW (1948) Physiological studies of the effects of intermittent positive pressure breathing on cardiac output in man. Am J Physiol 152: 162–174
8. Criley JM, Blaufuss AH, Kissel GL (1987) Cough-induced cardiac compression. JAMA 11: 1246–1250
9. Dhainaut J, Devaux JY, Monsallier JF, Brunet F, Villemant D, Huyghebaert MF (1986) Mechanisms of decreased left ventricular preload during continuous positive pressure ventilation in ARDS. Chest 90: 74–80
10. Fenn WO, Otis AB, Rahn H, Chadwick LE, Hegnauer AH (1947) Displacement of blood from the lung by pressure breathing. Am J Physiol 151: 258–265
11. Fessler HE, Brower RG, Wise R, Permutt S (1990) Positive pleural pressure decreases coronary perfusion. Am J Physiol 258: H814–820
12. Field S, Kelly SM, Macklem PT (1982) The oxygen cost of breathing in patients with cardiorespiratory disease. Am Rev Resp Dis 126: 9–13
13. Fleury B, Murciano D, Talamo C, Aubier M, Pariente R, Milic-Emili J (1985) Work of breathing in patients with chronic obstructive pulmonary disease in acute respiratory failure. Am Rev Resp Dis 131: 822–827
14. Gall SA, Olsen CO, Reves JG, McIntyre RW, Tyson GS, Davis JW, Rankin JS (1988) Beneficial effects of endotracheal extubation on ventricular performance. J Thorac Cardiovasc Surg 95: 819–827
15. Grace MP, Greenbaum DM (1982) Cardiac performance in response to PEEP in patients with cardiac dysfunction. Crit Care Med. 10: 358–360
16. Graham R, Skoog C, Oppenheimer L, Rabson J, Goldberg HS (1982) Critical closure in the canine pulmonary vasculature. Circ Res 50: 566–572
17. Hevroy O, Reikeras O, Grundnes O, Mjos OD (1988) Cardiovascular effects of positive end-expiratory pressure during acute left ventricular failure in dogs. Clin Physiol 8: 287–301
18. Lemaire F, Teboul J-L, Cinotti L et al. (1988) Acute left ventricular dysfunction during unsucessful weaning from mechanical H ventilation. Anesthesiology 69: 171–179
19. Marini JJ, Rodriguez RM, Lamb V (1986) The inspiratory workload of patient-initiated mechanical ventilation. Am Rev Resp Dis 134: 902–909
20. Mathru M, Rao TLK, El-Etr AA, Pifam R (1982) Hemodynamic response to changes in ventilatory patterns in patients with normal and poor left ventricular reserve. Crit Care Med 10: 423–426
21. Midei MG, Maughan WL, Oikawa RY, Kass DA, Sagawa K (1987) Extracardiac pressure changes do not alter contractile function of the left ventricle. Ann Biomed Eng 15: 347–359
22. Payen DM, Brun-Buisson CJL, Carli PA, Huet Y, Leviel F, Cinotti L, Chiron B (1987) Hemodynamic, gas exchange, and hormonal consequenses of LBPP during PEEP ventilation. J Appl Physiol 62: 61–70
23. Permutt S (1988) Circulatory effects of weaning from mechanical ventilation: The importance of transdiaphragmatic pressure. Editorial. Anesthesiology 69: 157–160
24. Peters J, Robotham JL (1987) Hemodynamic effects of increased intrathoracic pressure. In: Vincent J-L, Suter PM (eds) Cardiopulmonary interactions in acute respiratory failure. Update in Intensive Care and Emergency Medicine, Bd 2. Springer, Berlin Heidelberg, New York Tokyo, pp 120–135

25. Peters J, Kindred MK, Robotham JL (1988) Transient analysis of cardiopulmonary interactions. I. Systolic events. J Appl Physiol 64: 1518–1526
26. Peters J, Fraser C, Stuart S, Baumgartner W, Robotham JL (1989) Negative intrathoracic pressure decreases independently both left ventricular inflow and outflow. Am J Physiol 257: H120–131
27. Peters J, Ihle P (1990) Mechanics of the circulation during cardiopulmonary resuscitation. Part I. Intensive Care Med 16: 20–27
28. Peters J, Ihle P (1992) Coronary and systemic vascular response to inspiratory resistive breathing. J Appl Physiol 72: 905–913
29. Peters J, Ihle P (1992) ECG-synchronized thoracic vest inflations during autonomic blockade, myocardial ischemia, or cardiac arrest. J Appl Physiol 73: 2263–2273
30. Pinsky MR, Marquez J, Martin D, Klain M (1987) Ventricular assist by cardiac cycle-specific increases in intrathoracic pressure. Chest 91: 709–715
31. Qvist J, Pontoppidan H, Wilson RS, Lowenstein E, Laver MB (1975) Hemodynamic responses to mechanical ventilation with PEEP: The effect of hypervolemia. Anesthesiology 42: 45–55
32. Räsänen J, Väisänen IT, Heikkila J, Nikki P (1984) Acute myocardial infarction complicated by respiratory failure. The effects of mechanical ventilation. Chest 85: 21–28
33. Satoh S, Watanabe J, Keitoku M, Itoh N, Maruyama Y, Takishima T (1988) Influences of pressure surrounding the heart and intracardiac pressure on the diastolic coronary pressure-flow relation in excised canine heart. Circ Res 63: 788–797
34. Sellden H, Sjövall H, Wallin BG, Häggendal J, Ricksten S-E (1989) Changes in muscle sympathetic nerve activity, venous plasma catecholamines, and calf vascular resistance during mechanical ventilation with PEEP in humans. Anesthesiology 70: 243–250
35. Stühmeier KD, Hopf HB, Langen KJ, Wüst HJ, Arndt JO (1992) Positive Atemwegsdrücke vermindern die Herzfüllung unter Epiduralanästhesie beträchtlich und begünstigen das Entstehen von Synkopen am Menschen. Anaesthesist 41 [Suppl 1]: 139
36. Viires N, Sillye G, Aubier M, Rassidakis A, Roussos C (1983) Regional blood flow distribution in dog during induced hypotension and low cadiac output. Spontaneous breathing versus artificial ventilation. J Clin Invest 72: 935–947
37. Viquerat CE, Righetti A, Suter PM (1983) Biventricular volumes and function in patients with adult respiratory distress syndrome ventilated with PEEP. Chest 83: 509–514
38. Whittenberger JL, McGregor M, Berglund E, Borst HG (1960) Influence of state of inflation of the lung on pulmonary vascular resistance. J Appl Physiol 15: 878–882
39. Wolff G, Grädel E (1975) Haemodynamic performance and weaning from mechanical ventilation following open-heart surgery. Eur J Intensive Care Med 1: 99–104

Auswirkungen der Beatmung auf die Funktion von Splanchnikusorganen und Nieren

G.G. Braun und *M. Schywalsky*

Eine Beatmung im Rahmen einer pulmonalen Insuffizienz dient der Verbesserung der Oxygenierung. Jede Beatmung, insbesondere aber die Anwendung von positiv-endexspiratorischen Drücken (PEEP) kann zu einer Reihe von klinisch relevanten Nebenwirkungen führen.

Auf die Anwendung erhöhter intrathorakaler Drücke antworten die Nieren mit einer Funktionseinschränkung. Volumen und Natrium werden retiniert, der pulmonale Gasaustausch kann sich verschlechtern. Darm und Leber reagieren auf erhöhte intrathorakale Drücke mit einer über hormonelle und kardiozirkulatorische Regelkreise ausgelösten Minderperfusion. Jede splanchnische Minderperfusion kann aber systemische und pulmonale Schäden auslösen. Im Sinne eines circulus vitiosus kann demnach der pulmonale Gasaustausch weiter beeinträchtigt werden (Abb. 1).

Nierenfunktion

Auswirkungen der Beatmung auf die Nierenfunktion

Drury [9] beschrieb bereits 1947 Einschränkungen der Nierenfunktion nach einer Beatmung mit kontinuierlich positiven Drücken. Eine Vielzahl von experimentellen und klinischen Arbeiten befaßte sich in den folgenden Jahren mit den pathophysiologischen Hintergründen der beschriebenen Einschränkung der Nierenfunktion [3, 27, 35]. Eindeutig konnte gezeigt werden, daß mit einem Anstieg des mittleren Atemwegsdrückes die Nierenfunktion abnahm. Die glomeruläre Filtration fiel, das Urinvolumen sank, ebenso verminderte sich die Natriumexkretion. Die Aussagen über die Freiwasserclearance und die osmolare Clearance waren nicht eindeutig: Es wurden sowohl eine Abnahme als auch eine Zunahme dieser Parameter beschrieben [1, 18, 26] (Tabelle 1).

Pathophysiologische Mechanismen

Ein zunehmender intrathorakaler Druck während der Beatmung mit PEEP führt zu einer Umverteilung des Blutvolumens mit einer Abnahme des

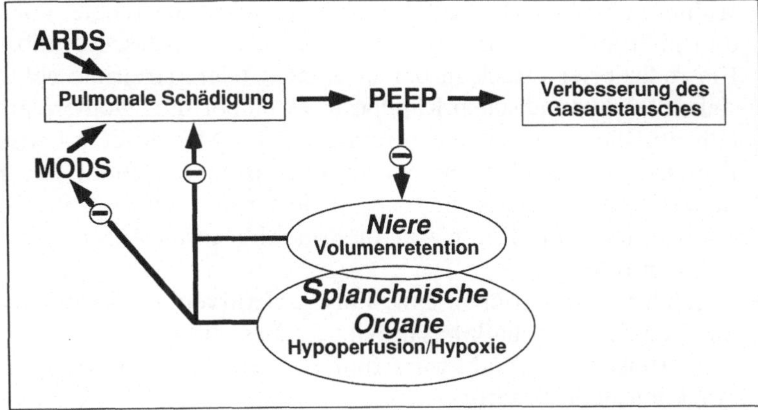

Abb. 1. Nebenwirkungen einer Beatmung (erhöhter intrathorakaler Druck z. B. durch PEEP) auf Nieren und splanchnische Organe. *ARDS*, "adult respiratory distress syndrome", MODS, "multiple organe dysfunction syndrome", –, negative Auswirkung

Tabelle 1. Abnahme der Nierenfunktion (Δ%) während einer Beatmung mit PEEP. *GFR* glomeruläre Filtrationsrate, *RBF* renaler Blutfluß, *VU*, Urinvolumen, *UNa* Urinnatrium, *Modell* Tiermodell (*T*) bzw. Untersuchungen an Patienten (*P*)

PEEP [cm H_2O]	GFR	RBF	VU	UNa	Modell	Literatur
10	−52		−81	−83	T	29
10	0		−63	−77	T	18
10	−7	−28	−68	−50	T	2
12	−30		−66	−54	P	1
15	−14	−19	−55	−44	P	26
15	−42		−56	−57	P	19

intrathorakalen Anteils. Die kardialen Füllungsdrücke sinken, das Herzzeitvolumen und der arterielle Mitteldruck nehmen ab. Dies beeinflußt direkt den renalen Blutfluß. Ein sinkender renaler Blutfluß führt zu einer Abnahme der Exkretion von Wasser und Natrium. Neben dieser direkten Beeinflussung der Nierenfunktion wird weiter eine Reihe von Regelkreisen aktiviert, die letztlich immer dazu führen sollen, das infolge der Beatmung reduzierte intrathorakale Blutvolumen und die veränderten Druckverhältnisse über eine Volumen- und Natriumretention wieder aufzufüllen bzw. anzuheben. Initiiert werden diese Mechanismen über Niederdruckrezeptoren in den Vorhöfen, über Barorezeptoren der Aorta und des Karotis-Sinus sowie über intrarenale Regelkreise:

- Vagale Afferenzen aus den Vorhöfen, der Aorta und dem Karotis-Sinus führen über hypothalamische Kerne zu einer Beeinflussung des Hypophysenhinterlappens. Die ADH-Sekretion steigt, die renale Volumenexkretion sinkt infolge vermehrter tubulärer Wasser-Rückresorption.

- Ein reduzierter Druck in der afferenten Nierenarteriole geht mit einem sinkenden hydraulischen Kapillardruck einher. Die glomeruläre Filtration fällt ab, die Natriumkonzentration an der Macula densa wird geringer. Dies ist ein Stimulus für eine erhöhte Reninsekretion. Die Konzentrationen von Angiotensin und Aldosteron steigen an. Durch diese Aktivierung der Renin-Angiotensin-Aldosteron-Achse wird vermehrt Natrium retiniert.
- Veränderte Druckwellen bzw. Pulsdruckkurven am Karotissinus erhöhen die renale Symphathikusaktivität. Dies führt zu einer vermehrten Reninfreisetzung und wiederum zu einer Aktivierung der Renin-Angiotensin-Aldosteron-Achse.
- Epinephrin und Norepinephrin werden unter einer PEEP-Beatmung in erhöhtem Maß freigesetzt. Die renale Vasokonstriktion beeinflußt die Ausscheidung negativ.
- Eine zentrale Rolle in der Volumen- und Elektrolythomöostase sowie in der Regulierung des Gefäßtonus spielen die Atriopeptine (Abb. 2) (Synonyme: atrialer natriuretischer Faktor, atriales natriuretisches Peptid). Vorstufen des Hormons werden in den Vorhöfen gespeichert. Auf Dehnungs- und Druckreize wird Atriopeptigen freigesetzt, im Serum entsteht eine Reihe von Atriopeptinen. Sie bestehen aus 24–28 Aminosäuren und haben ähnliche Wirkungen. Die ADH- und Aldosteronkonzentration sinkt, der Gefäßtonus fällt, die renale Ausscheidung nimmt zu. Steigt jedoch der intrathorakale Druck, werden durch die veränderte Vorhofdehnung vermindert Atriopeptine freigesetzt. Dabei steigen die ADH- und Aldosteronkonzentration; die glomeruläre Filtration, das Urinvolumen und die Urinnatriumausscheidung sinken (Tabelle 2).

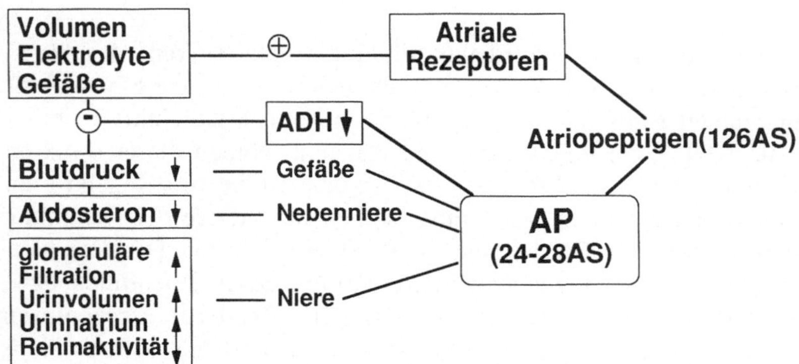

Abb. 2. Physiologische Wirkungen der Atriopeptine. Auf Dehnungs- und Druckreize der Vorhöfe steigt die Konzentration der Atriopeptine im Serum an. ↓, Abfall, ↑, Steigerung, –, negative Wirkung, +, positive Wirkung

Tabelle 2. Veränderungen der Atriopeptin-Konzentration und der Plasmahormonspiegel (Δ%) während einer Beatmung (PEEP, CPAP). *MAWP* mittlerer Atemwegsdruck, *PRA* Plasmareninaktivität, *PA* Plasmaaldosteronaktivität, *E* Epinephrin, *NE* Norepinephrin, *AII* Angiotensin II, *ADH* antidiuretisches Hormon. Modelle: *T* Tiermodell, *P* Untersuchungen an Patienten, *G* Untersuchungen an Gesunden, *V* Volumensubstitution; – Abnahme, = unverändert, + Zunahme

AP [Δ%]	Beatmung [cm H_2O]	Hormone	Modell	Literatur
−39	PEEP 10		T	29
−23	PEEP 10	PRA + 62%	P	2
−25	PEEP 10		T	18
−70	PEEP 12	PRA=, PA=	P	1
=/−/−/	PEEP 5/10/15	E=, NE=	P	12
=	PEEP 5/10/15		P	36
−35	PEEP 15	PRA=, AII=, PA=, E=, NE=	P (V)	19
−34	CPAP 20	PRA=, AII=, PA=, E=, NE=	G (V)	11
=	MAWP 20	PRA + 38%, ADH=, PA=	T (V)	31

- Eine Reihe der genannten Mechanismen führt auch zu einer Umverteilung des intrarenalen Blutflusses von kortikalen zu juxtamedulären Nephronen. Juxtamedulläre Nephrone scheiden weniger Wasser und Natrium aus.

In diesem komplexen Zusammenspiel der einzelnen Mechanismen bzw. Hormone, die während der Beatmung die Nierenfunktion negativ beeinflussen, ist es häufig nicht möglich, in experimentellen oder klinischen Untersuchungen die Bedeutung eines einzelnen Faktors zu benennen [30]. Die unterschiedlichen Untersuchungsbedingungen führen zum Teil sogar zu widersprüchlichen Ergebnissen. Zu nennen seien hier Unterschiede im Atemmuster (z. B. Höhe des PEEP, Spitzendrücke, Atem-Zeit-Verhältnis), im Modell (Tiermodell, Patienten, Gesunde), im Extrazellulärvolumen, in der Volumensubstitution, in den Meßmethoden. Bei gleichen PEEP-Werten herrschen beim pulmonal kranken Patienten infolge der meistens reduzierten Compliance völlig andere Druckverhältnisse als beim Gesunden bzw. im Tierexperiment. Auch beeinflussten die während einer Narkose verabreichten Substanzen eine Reihe der genannten Mechanismen.

Letztlich sind alle genannten Mechanismen als physiologische Antworten auf einen verminderten venösen Rückstrom infolge des erhöhten intrathorakalen Druckes anzusehen. Ihre Aufgabe besteht darin, das von den Rezeptoren als vermindert registrierte, intrathorakale bzw. intravasale Volumen wieder aufzufüllen.

Aus den genannten Gründen, besonders infolge der unterschiedlichen pulmonalen Compliance beatmungspflichtiger Patienten, kann keine exakte Aussage gemacht werden, ab welchem PEEP-Niveau die Retention von Wasser und Natrium ein klinisch relevantes Ausmaß erreichen wird. Aus den angeführten Untersuchungen kann jedoch geschlossen werden, daß

PEEP-Werte bis 5 cm H_2O in aller Regel nur zu einer geringen Beeinträchtigung der Nierenfunktion führen, bei PEEP-Werten über 10 cm H_2O jedoch mit einer relevanten Einschränkung der Nierenfunktion zu rechnen ist.

Therapeutische Maßnahmen

Da die Mechanismen, die den negativen Auswirkungen eines erhöhten intrathorakalen Druckes auf die Nierenfunktion entgegensteuern, darauf ausgerichtet sind, das intravasale bzw. intrathorakale Blutvolumen zu erhöhen, sollte eine Volumengabe eben diese Regelkreise durchbrechen können. In zahlreichen experimentellen Untersuchungen konnte gezeigt werden, daß bei PEEP-Werten über 10 cm H_2O mit einer Volumengabe zwischen 25 ml/kg und 60 ml/kg die Nierenfunktion wiederherzustellen ist (Tabelle 3). In der Klinik ist diese Volumengabe, die bei einem 80 kg schweren Patienten mindestens 2 l betragen würde, in aller Regel nicht möglich. Patienten, die an einer pulmonalen Gasaustauschstörung leiden und deshalb mit PEEP beatmet werden müssen, sind volumenrestriktiv zu behandeln.

Katecholamine, an erster Stelle seien hier Dopamin und Dopexamin genannt, können aufgrund ihrer Wirkung auf Dopaminrezeptoren des renalen Gefäßbettes die negativen Auswirkungen einer PEEP-Beatmung deutlich reduzieren. Auch wird die Verabreichung von Pharmaka mit einer positiv inotropen Komponente über eine Erhöhung des Herzzeitvolumens zu einer Verbesserung der renalen Ausscheidung führen. Epinephrin und Norepinephrin sind primär nicht indiziert, da sie vor allem in höherer Dosierung zu einer renalen Vasokonstriktion mit einer Verschlechterung der Nierenfunktion führen können. Liegt hingegen eine Sepsis mit einem reduzierten peripheren vaskulären Widerstand vor, wird der titrierte Einsatz von Epinephrin bzw. Norepinephrin, gegebenenfalls auch in Kombination mit Dopamin, über die positiv inotrope Wirkung und über die Anhebung

Tabelle 3. Effekte einer Volumengabe auf Kreislauf und Nierenfunktion während einer Beatmung (PEEP). *MAWP* mittlerer Atemwegsdruck, *RL* Ringerlaktat, *EL* Elektrolytlösung, *CO* Herzzeitvolumen, *MAP* mittlerer arterieller Druck, *HR* Herzfrequenz. *T* Tiermodell; = unverändert zum Ausgangswert, ↓ Abnahme

Beatmung [cm H_2O]	Volumen	Kreislauf	Nierenfunktion	Modell	Literatur
PEEP 10	25 ml/kg Blut	CO − 30%	=	T	27
PEEP 12	25 ml/kg Blut	CO =	↓	T	28
PEEP 15	60 ml/kg RL	CO =	=	T	29
PEEP 15	35 ml/kg RL	CO =	=	T	37
MAWP 20	0,5 ml/kg/min. EL	MAP=, HR=	↓	T	31

des mittleren renalen Perfusiondruckes zu einer deutlichen Verbesserung der Ausscheidung führen.

Funktion von Leber und Darm

Beinflussung der splanchnischen O_2-Versorgung und des Blutflusses durch die Beatmung

Sha [34] konnte zeigen, daß mit zunehmendem PEEP-Niveau der gesamthepatische Blutfluß parallel mit dem Herzzeitvolumen abnimmt. Werden der arterielle und der portalvenöse Teilkreislauf der Leber getrennt untersucht, so zeigt sich, daß der portale Blutfluß in erheblich größerem Umfang abnimmt als der arterielle Anteil (Tabelle 4). Da der portalvenöse Blutfluß dem intestinalen venösen Ausstrom entspricht, bedeutet dies, daß bei Beatmung mit steigenden PEEP-Werten die Durchblutung des Darmes relevant abnehmen muß.

Johnson [16] zeigte, daß im Tierexperiment bereits bei einem PEEP von 5–7 cm H_2O der portalvenöse Fluß um 42 bzw. 75 % abnahm. In weiteren Untersuchungen [5, 34] war bei PEEP-Werten von 10 cm H_2O eine Reduktion des portalvenösen Flows um 25 % beschrieben worden (Tabelle 5). Mit der Reduktion des splanchnischen Blutflusses nimmt die O_2-Extraktion zu. In eigenen experimentellen Untersuchungen konnten wir den Anstieg der hepatischen Sauerstoffextraktion bei steigenden PEEP-Werten zeigen. Bei PEEP 15 cm H_2O liegt die O_2-Extraktion im arteriellen Schenkel der Leber bei 81 %, im portalvenösen Schenkel bei 68 % (Tabelle 6). Diese Werte liegen aber jenseits der kritischen O_2-Extraktion, der Leber, die zwischen 50 und 75 % liegt [21,32,33]. Eine O_2-Extraktion, die über der angegebenen kritischen O_2-Extraktion liegt, bedeutet aber, daß der O_2-Bedarf der Leber nicht mehr gedeckt werden kann und der O_2-Verbrauch infolge des zu geringen Angebotes sinken wird.

Tabelle 4. Beatmung (PEEP) und hepatischer Blutfluß (% des Ausgangswertes). *CO* Herzzeitvolumen, *Gesamt* totaler hepatischer Blutfluß, *A. hepatica* hepatisch arterieller Blutfluß, *V. portae* portalvenöser Blutfluß [34]

PEEP [cm H_2O]	0	10	20
CO [l/min]	1,72 ± 0,5	80%	61%
Blutfluß [ml/min]			
Gesamt	100%	79%	59%
A. hepatica	164 ± 63	88%	72%
V. portae	260 ± 74	74%	49%

Tabelle 5. Beatmung (PEEP) und hepatischer Blutßfluß (Δ%). *MAWP* mittlerer Atemwegsdruck. *CO* Herzzeitvolumen, *MAP* mittlerer arterieller Druck, *THBF* totaler hepatischer Blutfluß, *HPF* hepatischer Plasmafluß, *HAF* hepatisch-arterieller Fluß, *PVF* portalvenöser Fluß; Modell: *T* Tiermodell, *P* Untersuchungen an Patienten

PEEP [cm H_2O]	CO	MAP	THBF	HAF	PVF	Modell	Literatur
5–7					−42–75	T	16
10	−20		−21	−12	−26	T	34
10	−39				−25	T	5
13 MAWP	−24				−26	T	15
15	−39	−29		−53		T	22
15	−23	−11	−13 (HPF)			P	4

Tabelle 6. Beatmung (PEEP) und splanchnische O_2-Extraktion. *CO* Herzzeitvolumen, *Gesamt* (*A-V* arteriovenös) O_2-Extraktion des Gesamtorganismus, *Leber* O_2-Extraktion im arteriellen (*A-HV* arteriell-hepatischvenös) und venösen (*VP-HV* portalvenös-hepatischvenös) Teilkreislauf, *Darm* (*A-VP* arteriell-portalvenös)

PEEP [cm H_2O]	0	7,5	15
CO [l/min]	2,5	2,0	1,5*
O_2-Extraktion [%]			
Gesamt A-V	27	38	51*
Leber A-HV	41	65	81*
VP-HV	19	52	68*
Darm A-VP	22	29	42*

$^{*}p < 0{,}01$

Pathophysiologische Mechanismen

Die splanchnische Durchblutung wird durch ähnliche Mechanismen, die auch die renale Funktion unter einer PEEP-Beatmung reduzieren, beeinflußt.

- Eine adrenerge Stimulation erhöht den splanchnischen präkapillären Widerstand proportional zum Gesamtgefäßwiderstand. Der Tonus der postkapillären Kapazitätsgefäße erhöht sich überproportional [13].
- Die splanchnische Vasokonstriktion auf eine Erhöhung des Vasopressinspiegels ist ebefalls experimentell belegt [24].
- In erster Linie ist aber die Aktivierung der Renin-Angiotensin-Achse während einer PEEP-Beatmung für die reduzierte splanchische Durchblutung verantwortlich. Angiotensin II hat selektive Wirkungen an mesenterialen Gefäßen. Infolge einer hohen Affinität der Angiotensin-II-Rezeptoren der mesenterialen Gefäße reagiert dieses Gefäßbett mit einer prompten und ausgeprägten Vasokonstriktion [14].

Die Schleimhaut eines minderperfundierten Darmes verliert ihre Barrierefunktion. Bakterien und Toxine gelangen in mesenteriale Lymphknoten und Milz. Sie gelangen weiter über die Pfortader in den Systemkreislauf, da die ebenfalls beeinträchtigte Leber mit ihrer gestörten Clearancefunktion keinen ausreichenden Schutz mehr darstellt. Über diesen Weg können sepsisähnliche systemischen Inflammationsreaktionen unterhalten werden, in deren Verlauf der pulmonale Gasaustausch beeinträchtigt wird.

Therapeutische Maßnahmen

Da der Reduktion der splanchnischen Durchblutung ähnliche Mechanismen wie der Reduktion der Nierenfunktion während PEEP-Beatmung zugrunde liegen, sind die therapeutischen Möglichkeiten ähnlich. Durch eine Volumengabe von 17–28 ml/kg konnten die negativen Wirkungen einer PEEP-Beatmung von 10 bzw. 15 cm H_2O auf den hepatischen Blutfluß effizient therapiert werden [6, 23] (Tabelle 7). In diesen Arbeiten wurde zur Volumensubstitution Dextran gegeben. Inwieweit die rheologischen Eigenschaften von Dextran eine Rolle spielen, ist ungeklärt. Auch hier gilt, daß eine Volumensubstitution in diesem Umfang bei beatmeten Patienten meistens kontraindiziert ist.

Positiv inotrop wirksame Substanzen sind auch hier die Therapeutika der Wahl. Dopamin und Dopexamin zeichnen sich zusätzlich durch eine selektive Wirkung auf die Dopaminrezeptoren des splanchnischen Gefäßbettes aus (Tabelle 8). Katecholamine mit α-adrenergen Komponenten haben ihren Platz in der Therapie der Sepsis, wenn der Perfusionsdruck der splanchnischen Organe angehoben werden muß.

Überwachung der Organfunktion während PEEP-Beatmung

Die Beeinträchtigung der Nierenfunktion zeigt sich prompt in einer nachlassenden Ausscheidung, in einer Reduzierung der Natriumexkretion und

Tabelle 7. Beatmung (PEEP) und hepatischer Blutfluß: Einfluß einer Volumengabe. *Co Herzzeitvolumen*, *THBF* totaler hepatischer Blutfluß, *PVF* portalvenöser Fluß, *SMAF* Blutfluß in der A. mesenterica superior, *T* Tiermodell

PEEP [cm H_2O]	Volumen	CO	THBF	PVF	SMAF	Modell	Literatur
10	28 ml/kg Dextran	=	=			T	23
15	17 ml/kg Dextran	=		=	=	T	6

Tabelle 8. Dopamin und Dopexamin: Rezeptorprofile und relative Potenz

Rezeptor	Dopamin	Dopexamin	Dopamin : Dopexamin
α	+++	0	–
β_1	++	(+)	1:0,1
β_2	(+)	+++	1:60
DA_1	+++	+++	1:0,34
DA_2	++	+	1:0,17
Hemmung der neuronalen Katecholaminaufnahme	++	++	1:10

der Kreatininclearance. Ebenso kann die Effizienz einer Volumen- bzw. Katecholamintherapie an der Verbesserung der genannten Parameter abgelesen werden.

Mit der Registrierung der lebervenösen O_2-Sättigung steht ein Wert zur Verfügung, der anzeigt, ob das O_2-Angebot an Darm und Leber ausreichend ist [8, 17]. Die Messung der lebervenösen O_2-Sättigung stellt jedoch ein invasives und nicht risikoloses Verfahren dar, da entweder über die V. jugularis oder die V. femoralis ein Katheter bis in die Lebervene vorgeschoben werden muß. Das Verfahren hat aber in klinischen Studien, insbesondere in der Leberchirurgie, bereits seine Brauchbarkeit unter Beweis gestellt.

Mit einer intraluminalen pH-Messung kann eine Hypoperfusion der intestinalen Mukosa frühzeitig erkannt werden [10]. Ob das Verfahren sich jedoch in der klinischen Routine durchsetzen wird, ist zur Zeit noch ungeklärt.

Unter Beatmung mit höheren PEEP-Werten kommt der Überwachung des Herzzeitvolumens eine ganz wesentliche Bedeutung zu. Nur so kann eine gezielte und kritische Volumentherapie der pulmonal insuffizienten Patienten sowie eine effiziente Katecholamintherapie gesteuert werden.

Literatur

1. Andrivet P, Brun-Buisson C, Chabrier P-E, Darmon J-Y, Braquet P, Lemaire F (1988) Involvement of ANF in the acute antidiuresis during PEEP ventilation. J Appl Physiol 65: 1967–1974
2. Andrivet P, Adnot S, Sanker S, Chabrier P-E, Macquin-Manvier I, Braquet P, Brun-Buisson C (1991) Hormonal interactions and renal function during mechanical ventilation and ANF infusion in man. J Appl Physiol 70: 287–292
3. Berry AJ (1981) Respiratory support and renal function. Anesthesiology 55: 655–667
4. Bonnet E, Richard C, Glaser P, Lafay M, Guesde R (1982) Changes in hepatic flow induced by continuous positive pressure ventilation in critcally ill patients. Crit Care Med 10: 703–705

5. Bredenberg CE, Paskanik A, Fromm D (1981) Portal hemodynamics in dogs during mechanical ventilation with positive end-expiratory pressure. Surgery 90: 817–822
6. Bredenberg CE, Paskanik AM (1983) Relation of portal hemodynamics to cardiac output during mechanical ventilation with PEEP. Ann Surg 198: 218–222
7. Colardyn F, Vandenbogaerde JF, Vogelaers DP, Verbeke JM (1989) Use of dopexamine hydrochloride in patients with septic shock. Crit Care Med 17: 999–1003
8. Dahn MS, Lange MP, Jacobs LA (1988) Central mixed and splanchnic venous oxygen saturation monitoring. Intensive Care Med 14: 373–378
9. Dury DR, Henry JP, Goodman (J) (1947) The effects of continuous pressure breathing on kidney function. J Clin Invest 26: 945–951
10. Fiddian-Green RG (1992) The role of the gut in shock and resuscitation. Clin Intensive Care 3: 5–10
11. Frass M, Popovic R, Hartter E, Auinger C, Woloszczuk W, Leithner C (1988) Atrial natriuretic peptide decreases during spontaneuous breathing with continuous positive airway pressure in volume-expanded healthy volunteers. Crit Care Med 16: 831–835
12. Fraas M, Watschinger B, Traindl O et al. (1993) Atrial natriuretic peptide release in response to different positive end-expiratory levels. Crit Care Med 21: 343–347
13. Gershon MD, Erde SM (1981) The nervous system of the gut. Gastroenterology 80: 1571–1594
14. Gunther S, Gimbrone MA, Alexander RW (1980) Identification and characterisation of the high affinity vascular angiotensin II receptor in rat mesenteric artery. Circ Res 47: 278–286
15. Johnson EE, Hedley-White J (1972) Continuous positive-pressure ventilation and portal flow in dogs with pulmonary edema. J Appl Physiol 33: 385–389
16. Johnson EE, Hedley-Whyte J, Hall SV (1977) Endexpiratory pressure ventilation and sulfobromophthalein sodium exkretion in dogs. J Appl Physiol 43: 714–720
17. Kainuma M, Nakashima K, Sakuma I et al. (1992) Hepatic venous hemoglobin oxygen saturation predicts liver dysfunction of the hepatectomy. Anesthesiology 76: 379–386
18. Kharasch ED, Yeo KT, Kenny MA, Buffington CW (1988) Arterial natriuretic factor may mediate the renal effects of PEEP-ventilation. Anesthesiology 69: 862–869
19. Leithner C, Frass M, Pachner R, Hartter E, Pesl H, Woloszczuk W (1987) Mechanical ventilation with positive end-expiratory pressure decreases release of alpha-atrial natriuretic peptide. Crit Care Med 15: 484–488
20. Lokhandwala MF, Jandhyala BS (1992) Effects of dopaminergic agonists on organ blood flow and function. Clin Intensive Care 3: 12–15
21. Lutz J (1975) Sauerstoffangebot und -verbrauch im Kreislaufgebiet der Leber. In: Tittor W, Schwalbach G (eds) Leberdurchblutung und Kreislauf. Thieme, Stuttgart, pp 30–35
22. Manny J, Justice R, Hechtmann HB (1979) Abnormalities in organ blood flow and its distribution during positive end-expiratory pressure. Surgery 85: 425–432
23. Matuschak GM, Pinsky MR, Rogers RM (1987) Effects of positive end-expiratory pressure on hepatic blood flow and performance. J Appl Physiol 62: 1377–1383
24. Mc Neill JR (1983) Role of vasopressin and angiotensin in response of splanchnic resistance vessels to hemorrhage. In: Hinshaw LB, Cox JB (eds) The fundamental mechanisms of shock. Plenum, New York, pp 127–144
25. Needlemann P, Greenwald JE (1986) Atriopeptin: a cardiac hormone intimately involved in fluid, electrolyte and blood-pressure homeostasis. New Engl J Med 314: 828–834
26. Payen DM, Farge D, Beloucif S, Leviel F, De La Coussaye JE, Carli P, Wirquin V (1987) No involvement of antidiuretic homone in acute antidiuresis during PEEP ventilation in humans. Anesthesiology 66: 17–23
27. Priebe HJ, Hedley-Whyte J (1984) Respiratory support and renal function. Int Anesthesiol Clin 22: 203–226
28. Qvist J, Pontoppidan H, Wilson RS, Lowenstein E, Laver MB (1975) Hemodynamic response to mechanical ventilation with PEEP: the effect of hypervolemia. Anesthesiolgy 42: 45–55

29. Ramamoorthy C, Rooney MW, Dries DJ, Mathru M (1992) Aggressive hydratation during continuous positive-pressure ventilation restores atrial transmural pressure, plasma atrial natriuretic peptide concentration and renal function. Crit Care Med 20: 1014–1019
30. Reilly PM, Bulkley GB (1993) Vasoactive mediators and splanchnic perfusion. Crit Care Med 21: 55–68
31. Rossaint R, Jörres D, Nienhaus M, Oduah K, Falke K, Kaczmarczyk G (1992) Positive end-expiratory pressure reduces renal excretion without hormonal activation after volume expansion in dogs. Anesthesiology 77: 700–708
32. Samsel RW, Cherqui D, Pietrabissa A, Sanders WM, Roncella M, Emond JC, Schumacker PT (1991) Hepatic oxygen and lactate extraction during stagnant hypoxia. J Appl Physiol 70: 186–193
33. Schlichtig R, Kramer DJ, Pinsky MR (1991) Flow redistribution during progessive hemorrhage is a determinant of critical O_2 delivery. J Appl Physiol 70: 169–178
34. Sha M, Saito Y, Yokoyama K, Sawa T, Amaha K (1987) Effects of continuous positive pressure ventilation on hepatic blood flow and intrahepatic oxygen delivery in dogs. Crit Care Med 15: 1040–1043
35. Steinhoff HH (1985) Beatmung und Störung der Nierenfunktion. Anaesthesist 34: 163–173
36. Teba L, Dedhia HV, Schiebel F, Blehschmidt NG, Lindner WJ (1990) Positive-pressure ventilation with positive end-expiratory pressure and atrial natriuretic peptide release. Crit Care Med 18: 831–835
37. Venus B, Mathru M, Smith RA, Pham CG, Shirakawa Y, Sugiura A (1985) Renal function during application of positive end-expiratory pressure in swine: effects of hydration. Anesthesiology 62: 765–768

Methoden zur Überbrückung der Atemwege – eine kritische Wertung

H.-D. Kamp

Die meisten Patienten auf Intensivstationen leiden an einer respiratorischen Insuffizienz und werden einer respiratorischen Therapie unterzogen, wobei eine Atemwegsverbindung zwischen dem Respirationstrakt des Patienten und dem Beatmungsgerät geschaffen werden muß.

Prinzipiell stehen 3 Verfahren für die Überbrückung des physiologischen Atemwegs zur Verfügung:

1) die orotracheale Intubation,
2) die nasotracheale Intubation – beides zusammenzufassen als translaryngeale Intubation – und
3) die Tracheotomie.

Alle 3 Verfahren verfolgen das gleiche Ziel, nämlich Freihaltung der Atemwege, Vermeidung einer Aspiration, Erleichterung der Sekretabsaugung und vor allem die Ermöglichung einer Beatmung. Um Schaden vom Patienten abzuwenden, hat sich die Auswahl der Verfahren dabei im wesentlichen an ihren Nachteilen und Risiken zu orientieren.

Wenn nicht besondere Indikationen für eine primäre Tracheotomie vorliegen, ist aufgrund der Einfachheit und der Schnelligkeit primär eine translaryngeale Intubation die Methode der Wahl. Eine Entscheidung zur Tracheotomie erfolgt erst sekundär (sekundäre Tracheotomie) nach Abwägung ihrer Vorteile gegenüber den Risiken einer länger aufrechtzuerhaltenden translaryngealen Intubation.

Dementsprechend ist der vorliegende Beitrag in 2 Teile gegliedert:

1) Abwägung der Entscheidung zwischen orotrachealer und nasotrachealer Intubation,
2) Darstellung der Argumente für eine Tracheotomie und Überlegungen zum geeigneten Zeitpunkt.

Orotracheale Intubation vs. nasotracheale Intubation

Bei den translaryngealen Techniken wird für die kurzfristige Intubation der orotracheale Weg bevorzugt. Für die Langzeitintubation im Rahmen einer Langzeitbeatmung (>24 h) war bis vor wenigen Jahren die Frage "orale oder nasale Intubation?" eigentlich gar kein Thema, da die Entscheidung im allgemeinen klar zugunsten der nasotrachealen Intubation getroffen wurde. Das heißt, die nasotracheale Intubation galt als Standardverfahren, als die eigentliche prolongierte Intubation für die Langzeitbeatmung [28, 29, 37]. Diskutiert wurde eigentlich nur der Übergang zur Tracheotomie. Die bisherige Präferenz der nasalen Intubation ergab sich offenbar eindeutig aus den Vorzügen bei der Langzeitverträglichkeit. In den letzten Jahren wurde diese Bevorzugung der nasotrachealen Intubation jedoch infolge neuer Erkenntnisse (insbesondere zur Sinusitis) in Frage gestellt, so daß eine erneute Abwägung von Vor- und Nachteilen gerechtfertigt erscheint. Dabei sind diese Vor- und Nachteile durchaus unterschiedlich verteilt (Tabelle 1), teilweise ergeben sie sich aus der klinischen Erfahrung, ohne mit entsprechenden Untersuchungen sicher belegt zu sein.

Intubationsvorgang

Hinsicht Lich des Intubationsvorgangs liegen die Vorteile klar auf seiten der orotrachealen Intubation. In einer neueren Untersuchung hat Depoix [12] die technischen Vorteile zeitlich sogar exakt quantifiziert. Dabei konnte er auch feststellen, daß bei 13 % seiner Patienten eine nasale Intubation überhaupt nicht möglich war und daß es bei 45 % der Patienten bei und nach der nasalen Intubation (mit anschließender Heparinisierung) als Zeichen einer Verletzung zum Nasenbluten kam. Diese größere Traumatisierung durch die nasale Intubation drückte sich auch darin aus, daß es bei 17 % der Patienten gegenüber 7 % bei orotrachealer Intubation durch das

Tabelle 1. Orotracheale und nasotracheale Intubation im Vergleich

Kriterium	Vorteilhaftes Verfahren
Intubationsvorgang	
– Technik	Orotracheal
– Trauma	Orotracheal
Tubuslumen	Orotracheal
Tubusfixierung	
– Larynxschaden	Nasotracheal
– Sicherheit	Nasotracheal
Tubustoleranz	
– Komfort, Sedierung	Nasotracheal
Infektiologie	
– Hygiene	Nasotracheal
– Sinusitis	Orotracheal

Anstoßen der Tubusspitze im Larynxbereich zu einer Erschwerung der Glottispassage kam. Die stärkere Traumatisierung wird auch durch das Auftreten einer Bakteriämie bei rund 10% der Patienten belegt gegenüber 2% in der Vergleichsgruppe. Der Einsatz von lokal desinfizierenden Maßnahmen vor einer nasotrachealen Intubation ebenso wie die lokale Applikation von Vasokonstriktoren wird durch solche Befunde begründet.

Tubuslumen

Die Enge der Nasengänge limitiert den Durchmesser eines nasalen Tubus, will man nicht frühzeitige Dekubitalulzera an Septum und Nasenflügeln riskieren [36]. Daß die Anwendungsmöglichkeit eines dickeren Tubus als Vorteil für die orotracheale Intubation gewertet werden muß, wird dadurch belegt, daß beim Gesunden die kritische Grenze der Atemarbeit schon bei einem Tubus mit einem Innendurchmesser von 6 mm und einem Flow von etwa 50 l/min überschritten wird [5]. Aber auch schon bei dem geringeren Flow von 20 l/min kommt es zu einer deutlichen Erhöhung der Atemarbeit bei Anwendung von CPAP-Geräten bei engeren Endotrachealtuben [26]. Diese Veränderungen spielen dann, wenn die Atemarbeit vollständig vom Respirator übernommen wird, natürlich keine Rolle; sie können jedoch in der Entwöhnungsphase bedeutsam werden und dann u. U. eine Umintubation von einem englumigen nasalen auf einen weiteren orotrachealen Tubus begründen [32].

Die genannten Überlegungen gelten allerdings nur für kurze Liegezeiten von wenigen Stunden. So vorteilhaft nämlich der Tubus mit dem größeren Innendurchmesser für die Ventilation ist, so ungünstig wirkt er sich auf den Larynxbereich, d. h. die engste Stelle der Atemwege beim Erwachsenen aus [6, 9, 11, 22, 23, 29, 34, 37]. Die pentagonale Form der Durchtrittsebene erklärt die bei translaryngealer Intubation drohenden Larynxschäden, weil hier vor allem im Bereich der Processus vocales der Arytenoidknorpel aufgrund der geringen Auflagefläche hohe Kräfte (bis zu 400 mm Hg) entstehen, die Schleimhautulzerationen und Knorpelnekrosen verursachen können (Abb. 1). Trotz einer erstaunlichen Restitutionsfähigkeit kommt es in Einzelfällen danach zu schweren laryngealen Schäden, z. B. Fibrosen. Posterior im Bereich des Ringknorpels tritt ebenfalls eine erhebliche Druckbelastung auf, was die typischen subglottischen Stenosen als Folge einer Ringknorpelchondritis mit Fibrosierung erklärt [14].

Während die Druckbelastung in der Horizontalebene, d. h. in der Glottisebene, vom Tubusdurchmesser abhängt, beim orotrachealen Tubus also stärker ausfällt, wenn er größer gewählt wird als der nasotracheale, führt der in der Sagittalebene vom physiologischen Atemweg mehr abweichende Verlauf eines orotrachealen Tubus zu einer stärkeren Belastung des Ringknorpels. Der Druck auf das Krikoid wird um so stärker, je mehr der Tubus an dieser Stelle S-förmig gebogen wird, d. h. bevorzugt bei der orotrachealen

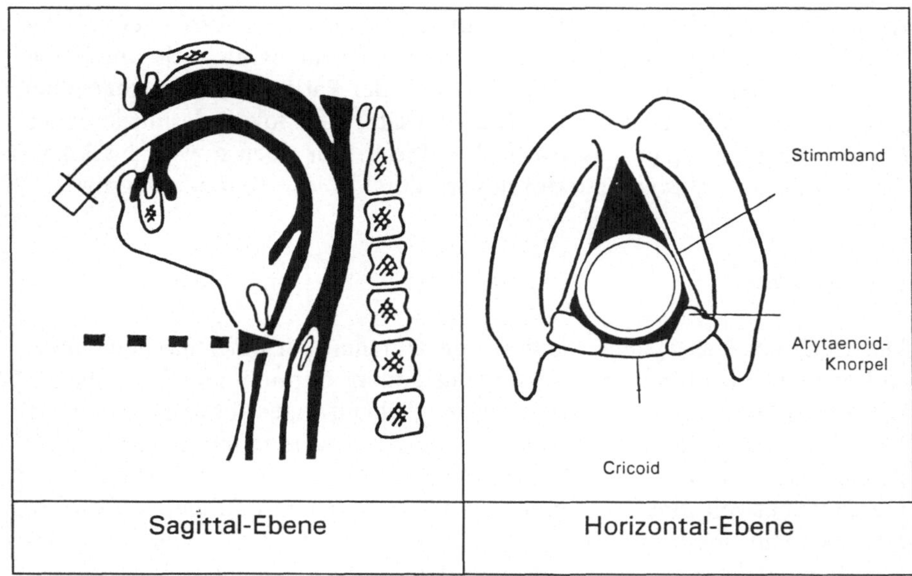

Abb. 1. Prädilektionsstellen für Druckschäden bei translaryngealer Intubation. (Nach [14])

Intubation. Das gleiche kann auch bei der nasotrachealen Intubation auftreten, wenn der Kopf des Patienten nach hinten überstreckt wird.

Tubusfixierung

Der höhere Druck auf diese besonders empfindliche Stelle bei orotrachealer Intubation wird dadurch aggraviert, daß der orale Tubus, der weniger gut fixiert werden kann und durch Schlucken mehr bewegt wird, zu stärkeren Gewebsabschabungen führt und damit Entzündungsvorgänge initiiert. Besonders geformte Tuben, die die Ringknorpelregion weniger belasten, haben sich bisher nicht allgemein durchgesetzt [15].

Dubick [13] hat die unterschiedlichen Effekte von naso- bzw. orotrachealer Intubation hinsichtlich von Larynxschäden beim Menschen untersucht und kam zu dem Ergebnis, daß entsprechend den theoretischen Vorstellungen wegen der größeren Beweglichkeit des Tubus bei orotrachealer Intubation die Larynxschäden doppelt so ausgeprägt sind wie bei nasaler Intubation, wobei jedoch von ihm relativ große Tuben (Durchmesser von 8 mm für Frauen und von 9 mm für Männer) verwendet wurden und für die nasale Intubation teilweise auch etwas dünnere Tuben zur Anwendung kamen. Die theoretischen Vorteile der nasalen Intubation unter dem genannten Aspekt sind jedoch bis heute nicht sicher definiert, da die resultierenden Langzeiteffekte nicht systematisch untersucht sind.

Ein weiterer Vorteil der nasotrachealen Intubation ist die erhöhte Sicherheit aufgrund der besseren Fixierbarkeit, ein klinisch eindeutiger Befund, der inzwischen auch mit Zahlen belegt ist. So fanden Salord et al. [30], daß es bei durchschnittlich 14tägiger Beobachtungszeit von 53 orotracheal intubierten Patienten 8mal zu sog. "critical incidents" (Extubationen und Obstruktionen) kam, gegenüber 2 solcher "critical incidents" bei 58 nasotracheal intubierten Patienten. Dabei kommt es bei orotrachealer Intubation nicht nur häufiger zu unerwünschten Extubationen, sondern auch häufiger zu endobronchialen Fehllagen [2, 37].

Tubustoleranz

Ein anderer Punkt, der für den nasalen Weg bei längerdauernder Intubation spricht, ist die Tubustoleranz. Obwohl aus klinischer Sicht eindeutig besser, fehlen hier bisher jedoch gezielte Untersuchungen, die einen geringeren Sedativa- und Analgetikabedarf belegen. Die bekannten Nebenwirkungen hochdosierter Analgetika und noch mehr die Gewöhnungsprobleme, die nach langfristiger Anwendung dieser Substanzen auftreten können, wären wichtige Argumente für ein Verfahren, das einen geringeren Sedierungsbedarf hat. Möglicherweise sind Unterschiede zwischen nasotrachealer und orotrachealer Intubation jedoch nicht immer so bedeutsam, wie es der klinische Eindruck vermittelt [21].

Betrachtet man die genannten Kriterien, so wird die bisherige Bevorzugung der nasotrachealen Intubation verständlich, liegen doch deren o. g. Vorteile mehr bei den Punkten, die für eine problemlose langfristige Anwendung wichtig sind, während sich die Nachteile, die überwiegend bei der Intubation selbst auftreten, durch ein sorgfältiges und schonendes Vorgehen in den meisten Fällen vermeiden lassen [34]. Dementsprechend galt bis vor wenigen Jahren auch die Regel, den orotrachealen Tubus so kurz wie möglich zu belassen und bei voraussichtlich längerdauernder Intubationspflicht spätestens nach 24 h nasotracheal umzuintubieren [28].

Infektiologische Aspekte

Diese Vorgehensweise wurde nun in den letzten Jahren durch die Diskussion über infektiologische Aspekte wieder in Frage gestellt. Während ursprünglich wegen der besseren Mundpflege die nasotracheale Intubation als das hygienisch unbedenklichere Verfahren galt, wurde in letzter Zeit immer mehr auf die Sinusitis als spezielles Risiko der nasotrachealen Intubation hingewiesen [29].

Das erste Mal wurde eine solche Sinusitis 1974 [1] beschrieben, und in der Folge wurde eine Reihe von Kasuistiken veröffentlicht, aus denen auch hervorgeht, daß eine Sinusitis keine harmlose Begleiterscheinung ist, sondern über eine Pansinusitis zur Meningitis sowie auch zu Pneumonie und Septikämie führen kann [2]. Dabei erscheint der Zusammenhang mit der nasotrachealen Intubation logisch, da durch den Tubus die Abflußöffnung der paranasalen Sinus verschlossen werden kann [36].

In retrospektiven Untersuchungen wurde die Häufigkeit einer Sinusitis sehr unterschiedlich mit 1 % bis 100 % ermittelt [2]. Dies ist zum einen auf unterschiedliche Patientenkollektive und Intubationsdauer zurückzuführen, vor allem aber auch auf unterschiedliche Definitionen einer Sinusitis und auf das diagnostische Dilemma, mit einfachen klinischen Mitteln eine Sinusitis zu erkennen.

Inzwischen liegen prospektive Untersuchungen aus den Jahren 1991 bis 1993 vor [2, 21, 24, 25, 30], darunter eine eigene. In der letztgenannten wurden insgesamt 44 Patienten täglich mit einem Ultraschallgerät untersucht. Nach einer Eingangsuntersuchung am 1. Tag wurde anschließend randomisiert bei 20 der Patienten der orotracheale Tubus durch einen nasotrachealen ersetzt (Abb. 2). Bei dieser Eingangsuntersuchung wiesen schon 4 Patienten der orotrachealen und 6 der nasotrachealen Gruppe pathologische Kieferhöhlenbefunde auf. 15 von 16 Patienten mit dem nasotrachealen Tubus entwickelten eine zumindest einseitige, meist aber eine zweiseitige Ergußbildung gegenüber lediglich 9 von 18 orotracheal intubierten Patienten. Aus dem zeitlichen Verlauf ergab sich, daß die Ergußbildung bei den Patienten mit der nasotrachealen Intubation nicht nur häufiger war, sondern auch schneller auftrat. Da ein positiver sonographischer Befund zunächst nur den Erguß belegt, nicht aber den entzündlichen Charakter einer Sinusitis beweist, wurde bei dem größten Teil der betroffenen Patienten eine Kieferhöhlenpunktion durchgeführt. 7 von 13 Patienten nach nasotrachealder Intubation wiesen dabei auch eine Keim-

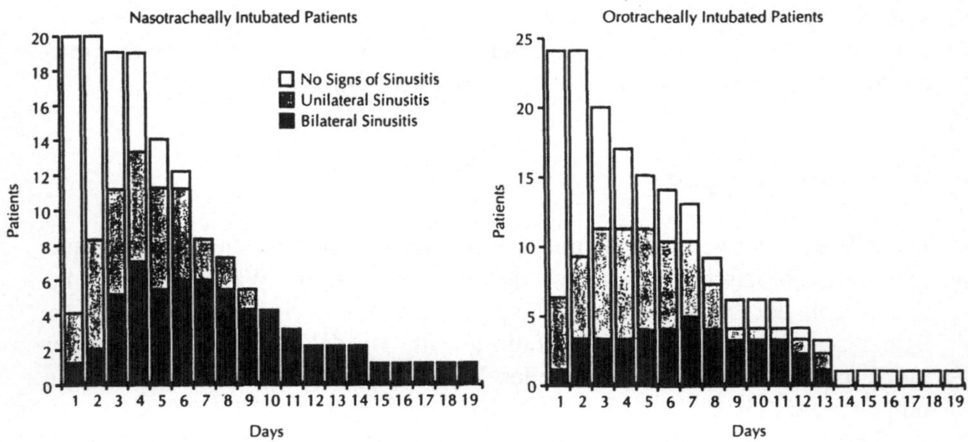

Abb. 2. Positiver Ultraschallbefund der Kieferhöhle (Sinusitis) bei nasotracheal und orotracheal intubierten Patienten während der Dauer der Intubation. (Aus [25])

besiedelung auf, im Gegensatz zu nur 2 von 9 Patienten nach orotrachealer Intubation [24, 25].

Diese eigenen Ergebnisse stehen weitgehend in Einklang mit der anderen genannten Literatur [2, 21, 30], bei der auch eindeutig die Begünstigung einer Sinusitits bei nasotrachealer Intubation, allerdings mit anderen Techniken, z. B. einer Röntgenaufnahme, nachgewiesen werden konnte, was die insgesamt etwas geringere Häufigkeit eines pathologischen Befundes in diesen Arbeiten erklärt.

Während das häufige Auftreten einer Sinusitis bei nasotracheal intubierten Patienten nach den vorliegenden Kasuistiken erwartet worden war, überraschte jedoch, daß es offensichtlich auch relativ häufig bei Patienten während einer orotrachealen Intubation zu einer Ergußbildung in den Kieferhöhlen und zu einer anschließenden Infektion kommt. Als Gründe hierfür müssen die verschlechterte Abwehrlage der Patienten, der erhöhte hydrostatische Druck wegen der Beatmung, die Beeinträchtigung der Abflußmöglichkeit bei horizontaler Lagerung und die fehlende Ventilation des Nasen-Rachen-Raumes angesehen werden.

Hinsichtlich eines anderen infektiologischen Gesichtspunktes, der Begünstigung einer nosokomialen Pneumonie, gibt es bisher wenig Gesichertes. Es scheint so zu sein, daß hier keines der beiden Verfahren eindeutige Vorzüge zeigt, offenbar werden bei nasalev Intubation die Vorteile der besseren Mundhygiene durch die Nachteilen der Obstruktion im Nasen-Rachen-Raum aufgehoben [21].

Entscheidung zur orotrachealen oder nasotrachealen Langzeitintubation

Was bedeuten nun diese Befunde für eine resümierende Abwägung der Nachteile der orotrachealen gegenüber denen der nasotrachealen Intubation, wenn nicht primär Kontraindikationen (Verdrahtung, Rhinobasisverletzung, enge Nasengänge, Gerinnungsstörungen) für die eine oder die andere Methode vorliegen? Zweifellos stellen sie das bisher geübte Verfahren, nach spätestens 24 h von der orotrachealen grundsätzlich auf die nasotracheale Intubation umzusteigen, in Frage. Manche Intensivmediziner gehen sogar so weit, daß sie aus Angst vor der Sinusitis inzwischen ganz auf eine nasotracheale Intubation verzichten. Aufgrund der Befunde, die zeigen, daß auch bei orotrachealer Intubation häufig Sinusitiden auftreten können und aufgrund der weiter oben genannten, länger bekannten Nachteile des orotrachealen Tubus wie schlechtere Fixation, schlechtere Mundpflege, schlechtere Toleranz und der vermutlich größeren Larynxschädigung erscheint ein solches Vorgehen nicht prinzipiell gerechtfertigt. Wer die orotracheale Intubation zum Standardverfahren der prolongierten Intubation macht, muß sich darüber im klaren sein, daß er Risiken, die er bisher vermieden hat oder die bisher gar nicht so bekannt waren [10], dann wieder in Kauf nimmt. Dabei ist die Bedeutung dieser Risiken wegen der bisherigen seltenen langfristigen Anwendung eine orotrachealen Intubation nur teilweise bekannt, u. a. bezüglich von sehr schwer behandelbaren Larynxschäden [9].

Bei Berücksichtigung aller geschilderter Aspekte scheint dementsprechend aus gegenwärtiger Sicht keine generelle Empfehlung für den einen oder den anderen Intubationsweg angebracht. Unterschiedliche Ausgangsbedingungen und unterschiedliche Entwicklungen erfordern statt dessen ein permanentes Abwägen von Vor- und Nachteilen beider Verfahren für den individuellen Patienten, da die Vor- und Nachteile nicht nur methodenspezifisch sind, sondern ganz wesentlich von den besonderen Umständen modifiziert werden. Die dargestellten neuen Erkenntnisse erleichtern, auch wenn hier an vielen Stellen noch aussagekräftige Langzeituntersuchungen fehlen, diese individuelle Indikationsstellung. Unter diesen neueren Erkenntnissen spielt zweifellos die Gefahr der Sinusitis eine ganz wesentliche Rolle und erklärt, warum auch die Indikation zur nasotrachealen Intubation sehr sorgfältig gestellt werden muß. Am ehesten scheint hier noch die offenbar im Einzelfall sehr gute Tubustoleranz ein wichtiges Argument dafür zu sein, sich trotzdem für eine nasotracheale Intubation zu entscheiden.

Die neu ins Bewußtsein gerückten Risiken der nasotrachealen Intubation und die um ihrer Vermeidung willen möglicherweise wieder häufiger auftretenden unerwünschten Folgen einer orotrachealen Intubation können aber auch in der Zukunft unter Umständen ein Grund für eine großzügigere Indikationsstellung zur Tracheotomie sein [27, 29].

Gründe für eine Tracheotomie und Wahl des Zeitpunkts

Bei langanhaltender Notwendigkeit einer Überbrückung der Atemwege gibt es für die Tracheotomie eine ganze Reihe von guten Gründen (Tabelle 2). Es verwundert deshalb nicht, daß weitgehend eine grundsätzliche Übereinstimmung besteht, bei einer sehr langfristigen Luftwegsüberbrückung irgendwann eine Tracheotomie durchzuführen. Sehr unterschiedliche Ansichten bestehen jedoch über den Zeitpunkt der Durchführung [4, 6, 16, 22, 23, 27–29, 34, 35, 37].

Handhabung

Viele bekannte Vorteile in der täglichen Handhabung wie bessere Fixierung, größeres Lumen, mehr Komfort und erleichterter Wechsel sprechen für eine Tracheotomie. Diese Tatsachen sind dem Kliniker bekannt, und hier haben sich in den letzten Jahren auch keine neuen Erkenntnisse ergeben [28, 29, 37].

Tabelle 2. Translaryngeale Intubation und Tracheotomie im Vergleich

Kriterium	Vorteilhaftes Verfahren
Durchführung	
– Technik	Translaryngeal
– Komplikationen	Translaryngeal
Handhabung	
– Infektion	Translaryngeal
– Fixierung	Tracheotomie
– Lumen	Tracheotomie
– Komfort	Tracheotomie
– Wechsel	Tracheotomie
Langzeitfolgen	
– Larynx	Tracheotomie
– Trachea	Translaryngeal

Vorzüge, die sich prinzipiell aus einem größeren Lumen, mehr Komfort etc. ergeben, wurden weiter oben schon angesprochen. Im Rahmen der Tracheotomie scheint dabei die Erleichterung der Entwöhnung, vor allem über eine bessere Toleranz und über eine "reversible Extubation", für viele Patienten von besonderer Bedeutung zu sein. Untersuchungen hierzu liegen erstaunlicherweise nicht vor.

Langzeitfolgen

Als entscheidender Gesichtspunkt bei der Abwägung "translaryngeale Intubation vs. Tracheotomie" wird allgemein die Vermeidung von Langzeitfolgen angesehen. Früher resultierten Komplikationen zum größten Teil aus der Druckentwicklung im Cuffbereich bei beiden Verfahren [14, 18, 34, 37]. Typische Langzeitfolgen, die heute nach translaryngealer Intubation und nach Tracheotomie auftraten, sind bei Verwendung der hochvolumigen Niederdruckcuffs anders lokalisiert: Während die Hauptgefahr für die Trachea von einer Tracheotomie ausgeht (Stenose im Stomabereich), werden Langzeitfolgen, die im Larynxbereich auftreten, typischerweise durch einen translaryngealen Tubus hervorgerufen [6, 9, 22, 40]. Auch wenn letztere in ihrer Häufigkeit durch die Verwendung entsprechenden Materials, d. h. thermoplastischer Kunststoffe und Tuben entsprechender Stärke, sich in ihrer Zahl inzwischen deutlich reduzieren ließen, so sind sie bis heute jedoch letztendlich nicht sicher vermeidbar. Weil aber Funktionsstörungen und Stenosen in diesem Bereich extrem schwer zu korrigieren sind, sehr viel schwerer, als beispielsweise eine tracheotomiebedingte Trachealstenose, wird die Vermeidung von Larynxschäden zu einem der wichtigsten Gesichtspunkte bei der Auswahl des Luftweges [9, 29, 37]. Dementsprechend sollte für die Frage des richtigen Zeitpunktes der Durchführung einer sekundären Tracheotomie der Zeitverlauf bei der Entstehung von Larynxschäden eine wichtige Entscheidungsgrundlage liefern.

Nach Untersuchungen von Kopp, der endoskopisch die Larynxschäden während einer translaryngealen Intubation kontrolliert hat, treten mittelschwere Schäden schon ab dem 4. Tag auf. Im weiteren Verlauf nehmen sie dann bis zum 15. Tag noch leicht zu, vor allen Dingen bei Frauen, was nach Kenntnis der Schädigungsmechanismen auf deren engere Glottis zurückzuführen ist [13, 23].

Bezüglich des weiteren Verlaufs konnte nachgewiesen werden, daß die Larynxschäden in der Folgezeit kaum mehr zunehmen [11, 38], wobei es jedoch widersprüchliche Befunde gibt [40].

Unter dem Aspekt der Vermeidung von Larynxschäden sprechen diese Untersuchungen dafür, eine Tracheotomie relativ frühzeitig durchzuführen, da die endoskopisch erfaßbaren Befunde sich schon nach wenigen Tagen nachweisen lassen. Die Empfehlung, Larynxbefunde regelmäßig endoskopisch zu kontrollieren und dementsprechend die Indikation für eine Tracheotomie zu stellen, hat sich bisher nicht durchgesetzt. Dies ist verständlich, wenn man bedenkt, daß eine solche regelmäßige Endoskopie auch ein gewisses Risiko für den Patienten darstellt und daß viele der schweren Veränderungen im Larynxbereich erstaunlich reversibel sind. Eine solche Endoskopie wäre demnach nicht hilfreich bei der Frage, wer tracheotomiert werden soll, sondern höchstens bei der Entscheidung, wer evtl. *nicht* tracheotomiert zu werden braucht [6].

Durchführung der Tracheotomie

Wenn trotz der genannten Vorzüge immer wieder Zurückhaltung bei der Tracheotomie geübt wird, so ist dies darauf zurückzuführen, daß die technische Durchführung viel aufwendiger ist und die Invasivität mit möglichen Komplikationen des Verfahrens gefürchtet wird [16, 17, 37].

Hier wird jedoch zuletzt immer mehr die Meinung vertreten, daß die hohe Komplikationsdichte, die man der Tracheotomie oft nachsagt, sich aus Untersuchungen ergibt, die schon sehr lange Zeit zurückliegen. Tatsächlich existieren einige wenige Untersuchungen aus jüngerer Zeit, die belegen, daß Tracheotomien heute offenbar mit einer wesentlich geringeren Komplikationsrate durchgeführt werden können, wenn entsprechend erfahrene Operateure technisch korrekt ein Tracheostoma anlegen [35, 39]. Zu den wesentlichen technischen Gesichtspunkten wird heute die Epithelisierung des Stomas, d. h. die Einnähung der Haut in die Trachea an die Trachealschleimhaut, empfohlen [39]. Die wichtigsten Vorteile, die sich neben einer Reduktion der Gefahr der Gefäßarrosionen aus dieser Epithelisierung ergeben, sind die Verhinderung von Infektionen und damit eng verbunden die Vermeidung von Trachealstenosen im Stomabereich, insbesondere dann, wenn bei der Tracheotomie Knorpel geschont und dieser bei Tracheostomaverschluß wieder in die Trachea eingenäht wird.

Ein Tracheotomieverfahren, von dem in den letzten Jahren besonders gute Erfolge berichtet wurden, ist die perkutane Tracheotomie, in der von Ciaglia beschriebenen Form, bei der die Trachea anpunktiert, mit einem Seldinger-Draht aufgesucht und anschließend stumpf dilatiert wird [8, 31]. Erste vergleichende Untersuchungen bescheinigen dem Verfahren eine geringere Häufigkeit bekannter unerwünschter Folgen einer üblichen operativen Tracheotomie wie Infektion oder Stenosenbildung [17, 19, 20]. Für eine allgemeine Empfehlung des Verfahrens scheint es heute noch zu früh zu sein, denn einzelne vorliegende Fallberichte in der Literatur zeigen auch die potentielle Gefährlichkeit der Methode [3, 7]. Die scheinbare Einfachheit des Verfahrens darf nicht den Unerfahrenen zu einer sorglosen Anwendung veranlassen. Bessere Ergebnisse als mit der operativen Tracheotomie lassen sich sicher auch hier nur von Geübten erzielen [3, 7].

Geeigneter Zeitpunkt zur Tracheotomie

Ähnlich wie bei der Abwägung zwischen orotrachealer und nasotrachealer Intubation läßt die individuell immer sehr unterschiedliche Patientensituationen eine allgemeingültige Empfehlung für einen bestimmten Zeitpunkt zur Durchführung der Tracheotomie nicht zu. Dementsprechend hat auch eine Konsensuskonferenz zu diesem Thema [27] keine festen Zeiten, sondern lediglich Empfehlungen für zeitliche Rahmenbedingungen erzielen können (s. nachforgende Zusammenstellung).

Empfehlungen der Konsensuskonferenz 1989
(Aus: Chest 1989 96: 178–180)

1) Translaryngeale Intubation
   bei einer voraussichtlichen Intubationsdauer
   bis zu 10 Tagen.
2) Tracheotomie
   bei einer voraussichtlichen Intubationsdauer
   von mehr als 21 Tagen.
3) Bei unklarer Intubationsdauer primär
   translaryngeale Intubation und täglich Überlegung,
   ob Tracheotomie sinnvoll.
4) Entscheidung zur Tracheotomie so früh wie möglich.
   Wenn Entscheidung getroffen, möglichst rasche Durchführung
   (außer bei Kontraindikationen).

Die beiden Gesichtspunkte, daß die translaryngealen Techniken doch bei vielen Patienten zu den von Laryngologen sehr gefürchteten Larynxschäden führen, zu deren Vermeidung es bis heute kein Konzept gibt, und daß die

Verbesserungen der operativen Techniken typische Komplikationen der Tracheotomie seltener auftreten lassen, sollten in Zukunft Anlaß sein, innerhalb des von der Konsensuskonferenz gesteckten zeitlichen Rahmens Tracheotomien eher frühzeitiger (entsprechend den schon früh auftretenden Larynxveränderungen bei translaryngealer Intubation) durchzuführen.

Bei der Diskussion um das Für und Wider der 3 genannten Verfahren darf jedoch nicht vergessen werden, daß gewisse Risiken, wie z. B. Keimbesiedelung des verwendeten Kunststoffmaterials [33] oder z. B. ungünstige Konfigurationen der Blockungsmanschette [14, 18], verfahrensunabhängig sind. Darüber hinaus resultiert eine große Zahl der unerwünschten Folgen einer Atemwegsüberbrückung nicht aus dem Verfahren an sich, sondern aus der mangelnden Sorgfalt im Umgang mit diesem Verfahren. In diesem Sinne muß die Aussage von Stauffer [34] verstanden werden: "Most of the complications of entdotracheal intubation and tracheostomy can be avoided", d. h., die sachgerechte Auswahl des Verfahrens ist zwar nur eine wesentliche Voraussetzung für eine Vermeidung von Komplikationen, das Entscheidende ist aber oft erst die richtige Anwendung.

Literatur

1. Arens JF, LeJeune FE, Webre DR (1974) Maxillary sinusitis, a complication of nasotracheal intubation. Anesthesiology 40: 415–416
2. Bach A, Boehrer H, Schmidt H, Geiss HK (1992) Nosocomial sinusitis in ventilated patients. Nasotracheal versus orotracheal intubation. Anesthesia 47: 335–339
3. Bause HW (1992) Zur Indikation und Technik der perkutanen Tracheotomie. In: Bause HW (Hrsg) Tracheotomie heute. (im Druck)
4. Berlauk JF (1986) Prolonged endotracheal intubation vs tracheostomy. Crit Care Med 14: 742–745
5. Bersten AD, Rutten AJ, Vedig AE, Skowronski GA (1989) Additional work of breathing imposed by endotracheal tubes, breathing circuits, and intensive care ventilators. Crit Care Med 17: 671–677
6. Bishop MJ (1989) Mechanisms of laryngotracheal injury following prolonged tracheal intubation. Chest 96: 185–186
7. Bodenham AR (1993) Percutaneous dilational tracheostomy, completing the anaesthesist's range of airway techniques. Anaesthesia 48: 101–102
8. Ciaglia P, Firshing R, Syniec C (1985) Elective percutaneous dilatational tracheostomy. Chest 87: 715–719
9. Chilla R, Chilla-Wübbena U (1983) Intubationsschäden von Kehlkopf und Trachea – Ursachen, Formen, Therapie und endoskopische Früherfassung zur kontrollierten Prophylaxe. Anaesthesist 32: 507–511
10. Claussen D, Claussen A, Freudenberg J (1991) Perforation des Gaumens nach prolongierter orotrachealer Intubation – ein kasuistischer Beitrag. Anaesthesiol Reanim 16: 333–336
11. Colice GL, Stukel TA, Braidley D (1989) Laryngeal complications of prolonged intubation. Chest 96: 877–884
12. Depoix JP, Malbezin S, Videcoq M, Hazebroucq J, Barbier-Bohm G, Gauzit R, Desmonts JM (1987) Oral intubation v. nasal intubation in adult cardiac surgery. Br J Anaesth 59: 167–169

13. Dubick MN, Wright BD (1978) Comparison of laryngeal pathology following long-term oral and nasal endotracheal intubation. Anesth Analg 57: 663–668
14. Durbec O, Albanese J, Martin C (1992) Requirement and design of endotracheal tube. In: Cros AM, Janvier G (eds) Tracheal Intubation. Pradel, Paris, p 29
15. Eckerbom B, Lindholm CE, Alexopoulos C (1986) Airway lesions caused by prolonged intubation with standard and with anatomically shaped tracheal tubes. A post-mortem study. Acta Anaesthesiol Scand 30: 366–373
16. El-Naggar MF, Sadagopan S, Levine H, Kantor H, Collins VJ (1976) Factors influencing choice between tracheostomy and prolonged translaryngeal intubation in acute respiratory failure prospective study. Anesth Analg 55: 195–201
17. Griggs WM, Myburgh JA, Worthley LIG (1991) A prospective comparison of a percutaneous tracheostomy technique with standard surgical tracheostomy. Intensive Care Med 17: 261–263
18. Guyton D, Banner MJ, Kirby RR (1991) High-volume, low pressure cuffs. Are they always low pressure? Chest 100: 1076–1081
19. Hazard P, Jones C, Benitone J (1991) Comparative clinical trial of standard operative tracheostomy with percutaneous tracheostomy. Crit Care Med 19: 1018–1024
20. Heffner JE (1991) Percutaneous tracheotomy-novel technique or technical novelty. Intensive Care Med 17: 252–253
21. Holzapfel L, Chevret S, Madinier G, Ohen F, Demingeon G, Coupry A, Chaudet M (1993) Influence of long-term oro- or nasotracheal intubation on nosocomial maxillary sinusitis and pneumonia: Results of a prospective, randomized, clinical trial. Crit Care Med 21: 1132–1138
22. Hutschenreuther K, Fechner R, Racenberg E, Wittling I (1983) Kritische Analyse von über 5000 Langzeitintubationen. In: Rügheimer E (Hrsg) Intubation, Tracheotomie und bronchopulmonale Infektion. Springer, Berlin Heidelberg New York Tokyo, S 81
23. Kopp KH, Löhle E, Hesjedal O, Kitzing P, Vogel W (1983) Kehlkpfschäden während Langzeitintubation – Klinik und Verlauf. In: Rügheimer E (Hrsg) Intubation, Tracheotomie und bronchopulmonale Infektion. Springer, Berlin Heidelberg New York Tokyo, S 88
24. Michelson A, Kamp HD, Schuster B (1991) Sinusitis bei langzeitintubierten Intensivpatienten: Nasale versus orale Intubation. Anaesthesist 40: 100–104
25. Michelson A, Schuster B, Kamp HD (1992) Paranasal sinusitis associated with nasotracheal and orotracheal long-term intubation. Arch Otolaryngol Head Neck Surg 118: 937–939
26. Moran JL, Homan S, O'Fathartaigh M, Jackson M, Leppard P (1992) Inspiratory work imposed by continuous positive airway pressure (CPAP) machines: the effect of CPAP level and endotracheal tube size. Intensive Care Med 18: 148–154
27. Plummer AL (1989) Consensus conference or artificial airways in patients receiving mechanical ventilation. Chest 96: 178–180
28. Pasch T (1979) Prolongierte Intubation, Tracheotomie, Inhalationstherapie. In: Ahnefeld FW, Bergmann H, Burri C, Dick W, Halmágyi M, Hossli G, Rügheimer E (Hrsg) Akutes Lungenversagen. Springer, Berlin Heidelberg New York (Klinische Anästhesiologie und Intensivtherapie, S 217)
29. Rügheimer E (1991) Langzeitintubation und Tracheotomie. In: Jahrbuch der Chirurgie. Biermann, S 43
30. Salord F, Gaussorgues P, Marti-Flich J, Sirodot M, Allimant C, Lyonnet D, Robert D (1990) Nosocomial maxillary sinusitis during mechanical ventilation: a prospective comparison of orotracheal versus the nasotracheal route for intubation. Intensive Care Med 16: 390–393
31. Schachner A, Ovil Y, Sidi J, Roger M, Heilbronn Y, Levy MJ (1989) Percutaneous tracheostomy – A new method. Crit Care Med 17: 1052–21056
32. Shapiro M, Wilson RK, Casar G, Bloom K, Teague RB (1986) Work of breathing through different sized endotracheal tubes. Crit Care Med 14: 1028–1031

33. Sottile FD, Marrie TJ, Prough DS et al. (1986) Nosocomial pulmonary infection: possible etiologic significance of bacterial adhesion to endotracheal tubes. Crit Care Med 14: 265–270
34. Stauffer JL, Silvestry RC (1982) Complications of endotracheal intubation, tracheostomy, and artificial airways. Res Care 27: 417–432
35. Stock MC, Woodward CG, Shapiro BA, Cane RD, Lewis V, Pecaro B (1986) Perioperative complications of elective tracheostomy in critically ill patients. Crit Care Med 14: 861–863
36. Stoll D (1992) Intubation – induced naso-sinus complications. In: Cros AM, Janvier G (eds) Tracheal intubation. Pradel, Paris, p 179
37. Stone DJ, Bogdonoff DL (1992) Airway considerations in the management of patients requiring long-term endotracheal intubation. Anesth Analg 74: 276–287
38. Verhulst J, Adjona RP, Urtazun A (1992) Laryngo-tracheal complications due to prolonged intubation. In: Cros AM, Janvier G (eds) Tracheal intubation. Pradel, Paris, p 184
39. Weidenbecher M (1992) Das primär epithelisierte Tracheostoma. Dtsch Ärztebl 89: B 228–B 229
40. Whited RE (1984) A prospective study of laryngotracheal sequelae in long-term intubation. Laryngoscope 94: 367–377

Therapie des gestörten tracheobronchialen Bioklimas

P.P. Kleemann

Physiologie und Pathophysiologie des tracheobronchialen Bioklimas

Die Klimatisierungsfunktion des nasopharyngealen Raumes wird durch tracheale Intubation und Tracheotomie ausgeschaltet. Die Bedeutung des oberen Respirationstraktes für die Aufrechterhaltung des tracheobronchialen Bioklimas ist seit langem bekannt und wurde durch umfassende Untersuchungen belegt [5–7, 9, 14–16, 23, 35]. Die Befeuchtungsleistung des oberen Respirationstraktes unter Raumluftbedingungen bei Nasenatmung wurde von Ingelstedt [14, 15] mit Hilfe eines transkrikoidal eingeführten Mikropsychrometers untersucht. Er stellte fest, daß bei einer absoluten Raumfeuchte von 8 mg H_2O/l den Atemgasen im Bereich des nasopharyngealen Raumes ein Feuchtegehalt von 25 mg H_2O/l hinzugefügt wird. Im tracheobronchialen Bereich werden bis zum Erreichen der Sättigung bei 37 °C weitere 11 mg H_2O/l zur Verfügung gestellt (Abb. 1) [15]. Ergänzt wurden die pathophysiologischen Kenntnisse des tracheobronchialen Bioklimas durch Studien von Déry [6, 7]. Er konnte zeigen, daß der Bereich der isothermen Sättigungsgrenze, das heißt 100 % relative Feuchte bei 37 °C unter normalen Raumluftfeuchtebedingungen, distal der Bifurkation in Höhe der Aufzweigung der Stammbronchien zu suchen ist (Abb. 2). Der Autor fand, daß es bei Beatmung mit trockenen Gasen zu einer Verschiebung der "isothermic saturation boundary" aus dem Bifurkationsbereich in Richtung der kleineren Bronchien kommt und damit der pathophysiologische Prozeß beginnt. Aufgrund der Untersuchungsergebnisse darf man davon ausgehen, daß im alveolären Bereich in jedem Fall auch unter schlechtesten Bedingungen das Befeuchtungsoptimum von 37 °C und 100 % relativer Feuchte, d. h. 44 mg H_2O/l Luftfeuchte, erreicht wird [7].

Die Frage nach dem optimalen Bioklima des tracheobronchialen Bereiches wird in der Literatur von den einzelnen Autoren unterschiedlich bewertet [3, 6, 10, 11, 14, 16, 24, 25, 33, 36]. Tierexperimentelle Befunde und Untersuchungen am Menschen ergeben als optimalen Klimatisierungsbereich der eingeatmeten Gase auf Mundhöhe eine Temperatur von 30–32 °C und eine absolute Feuchte von 20–30 mg H_2O/l (Tabelle 1). Innerhalb dieser Grenzen sollte es möglich sein, eine wesentliche Beeinträchtigung der mukoziliaren und pulmonalen Funktion zu verhindern.

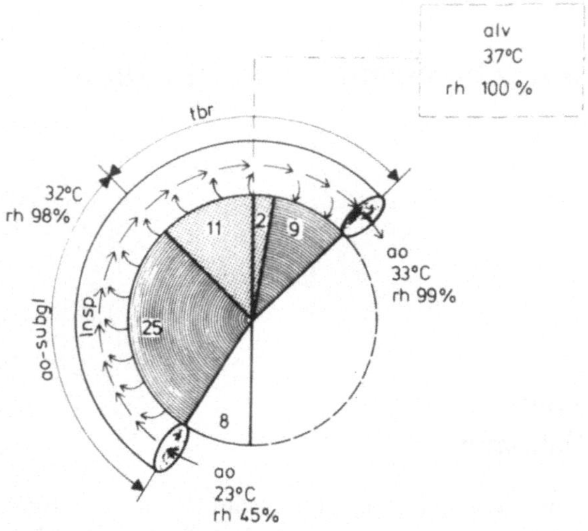

Abb. 1. Befeuchtungsleistung des oberen Respirationstraktes unter Raumluftbedingung bei Nasenatmung. Die *linke Hälfte des Kreises* zeigt die Befeuchtungsleistung der einzelnen Bereiche des Respirationstraktes während der Inspiration, die *rechte Hälfte* die korrespondierenden Veränderungen während der Exspiration. *ao*, Nasenöffnung, *subgl*, subglottischer Raum, *tbr*, Tracheobronchialbaum. Bei den Zahlen innerhalb des Kreises handelt es sich um absolute Feuchtewerte in mg H_2O/l. 44 mg H_2O/l entsprechen am Scheitelpunkt des Kreises einer alveolären Temperatur von 37 °C und 100 % relativer Feuchte. (Nach Ingelstedt [15])

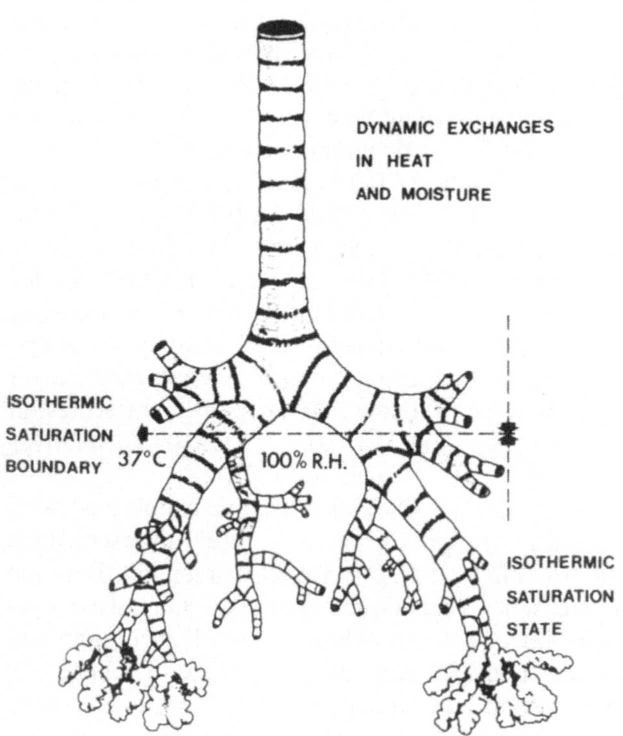

Abb. 2. Isotherme Sättigungsgrenze unter physiologischen Bedingungen. (Nach Déry [6])

Eigene tierexperimentelle Untersuchungen am Schweinemodell unter Langzeitbeatmungsbedingungen zeigten, daß nach 10stündiger Beatmung mit gut befeuchteten Gasen – unter Minimal-flow-Bedingungen – Schäden am respiratorischen Epithel nicht beobachtet wurden (Abb. 3 und 4). Dagegen kam es nach Langzeitbeatmung mit trockenen und kalten Atemgasen – High-flow-Bedingungen – zu schweren und schwersten Schäden am respiratorischen Epithel (Abb. 5 und 6) [16–18]. Es fanden sich erhebliche Schäden am Zilienepithel und an den Mukuströpfchen. Die Zilien waren verkürzt, und in manchen Präparaten fanden sich großflächige Ziliendefekte mit sichtbar werdenden Epithelzellen. Ausgetrocknete Mukuströpfchen waren zum Teil himbeerförmig verändert, zum Teil zerbrochen und entrundet. Zerstörte Zilien standen zwischen degenerierten Mukuströpfchen.

Die in der Literatur belegten pathophysiologischen Folgen der Störung des tracheobronchialen Bioklimas sind Wärme- und Energieverluste und postoperatives "shivering", Flüssigkeitsverluste mit Behinderung und Aufhebung der mukoziliaren Clearance, Sekretretention und Sekreteindickung, Complianceverminderung und Abnahme der FRC, Mikroatelektasen und arterielle Hypoxie und schließlich Inflammation und Ulzeration des respiratorischen Epithels [4, 9–11, 16, 23, 25, 30, 33, 35].

Was die Dauer der Restitution der beschriebenen Schäden am respiratorischen Epithel aus undifferenzierten Zellen der Basalzellschicht betrifft, so werden in der Literatur Tage bis Wochen angegeben [1, 2, 23, 35]. In der Phase der Restitution des respiratorischen Epithels besteht eine schwere Behinderung oder Aufhebung der mukoziliaren Funktion, die postoperativ pulmonale Komplikationen hervorrufen kann.

Eine von Knudsen et al. [21] durchgeführte Studie, die sich ausschließlich auf Röntgenbefunde der postoperativen Phase stützte, ergab keine signifikanten Unterschiede zwischen Patienten, die mit trockenen bzw. befeuchteten Atemgasen beatmet worden waren. In klinischen Untersuchungen von Chalon [2] und Gawley [12] wurden dagegen an größeren Kollektiven bei den Patienten, die mit trockener und kalter Luft beatmet worden waren, häufiger postoperative pulmonale Komplikationen festgestellt. Die Autoren verwendeten klinische und radiologische Befunde.

Es stellt sich nun die Frage, wie lange eine Beatmung mit trockenen und kalten Gasen durchgeführt werden kann, bis es zu irreversiblen Schäden des ziliaren Epithels kommt. Man kann nach den Studien von Dalham [5] an Ratten davon ausgehen, daß die Zilientätigkeit bei Beatmung mit trockener Luft schon nach 10 min sistiert und die beschriebene Pathogenese ihren Lauf nimmt. Bei pathologisch verändertem mukoziliarem Epithel – z.B. bei Erkrankungen der oberen Atemwege bei Rauchern – muß mit einem früheren Auftreten von irreversiblen Schäden gerechnet werden [4]. Hirsch et al. [13] konnten bis zu 3 h nach Beatmung mit trockener Luft (2 mg H_2O/l) durch anschließende 3stündige Beatmung mit übersättigter Luft (>44 mg H_2O/l) den Mukustransport wiederherstellen. Die histologische Untersuchung ergab jedoch bereits nach 3stündiger Beatmung mit trockenen Gasen submuköse

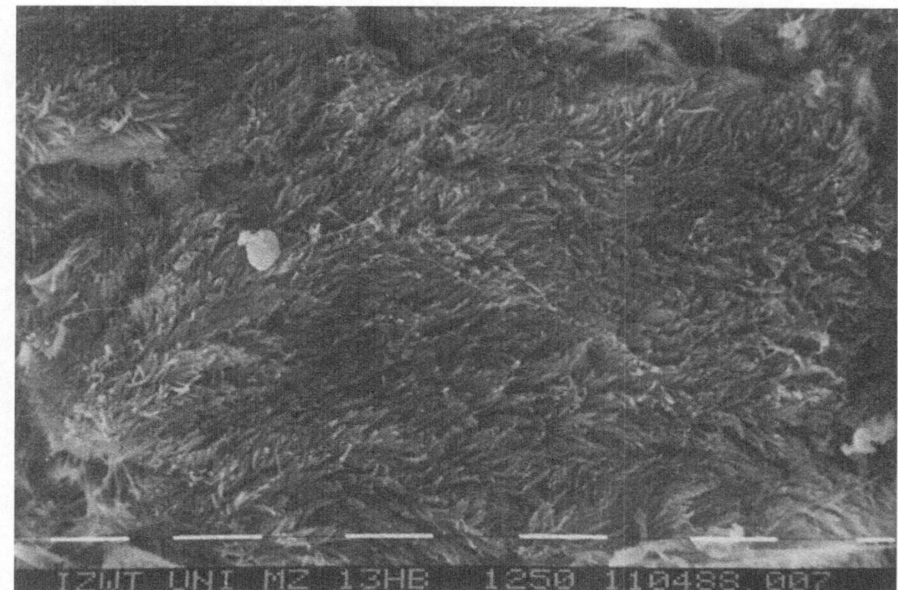

3

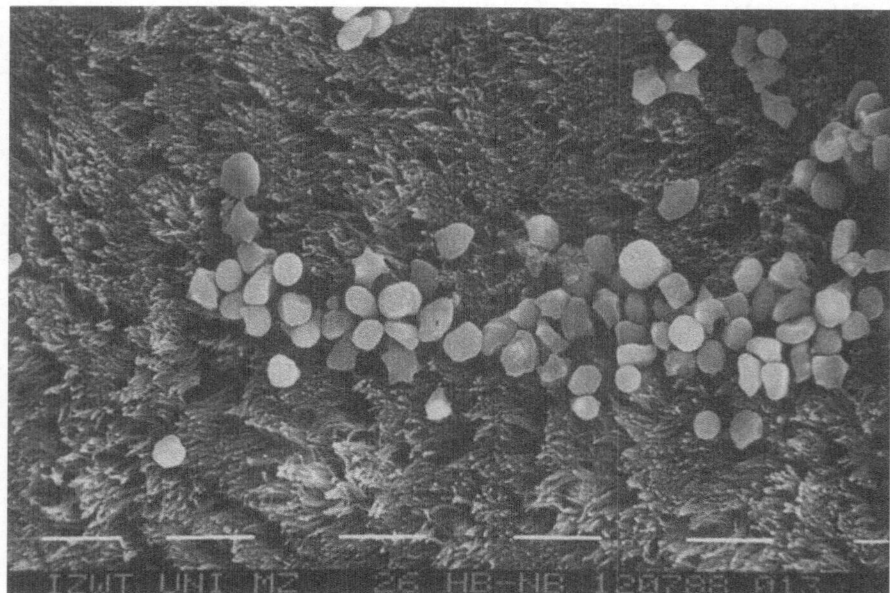

4

Abb. 3, 4. Rasterelektronenmikroskopische Anfnahmen der Oberfläche des Bronchialepithels der Schweine, die über 10 h mit gut befeuchteten Atemgasen (FGF 0,5 l/min) beatmet wurden. Es finden sich keine pathologischen Epithelveränderungen

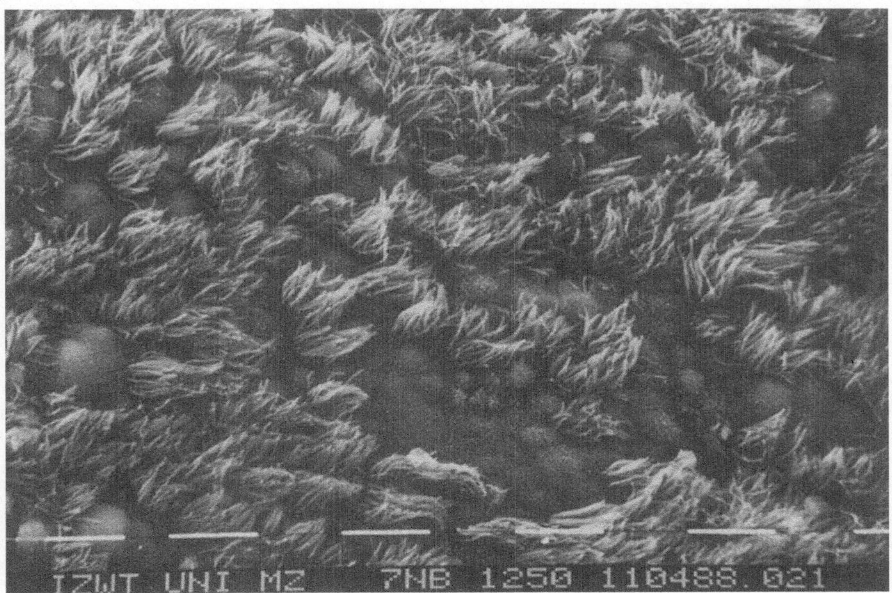

5

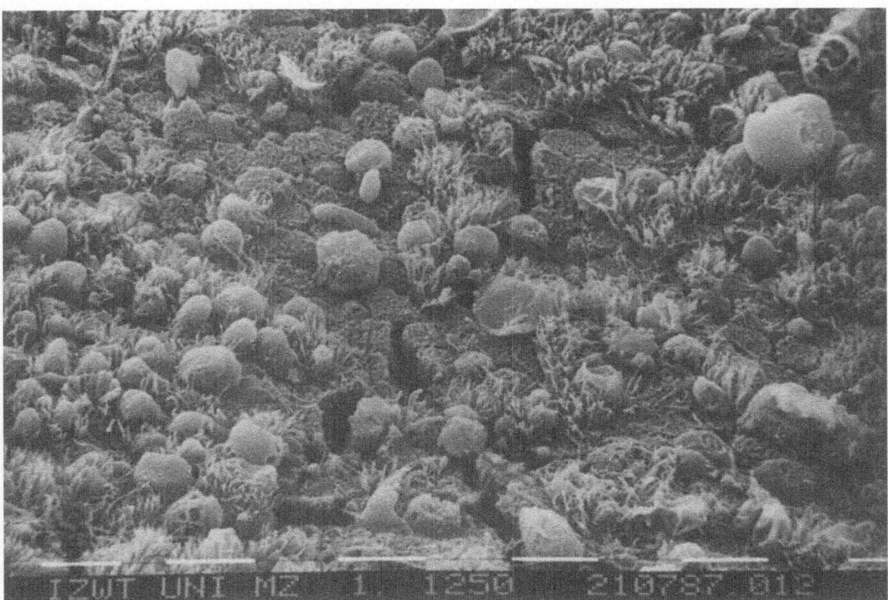

6

Abb. 5, 6. Rasterelektronenmikroskopische Aufnahmen der Oberfläche des Bronchialepithels der Schweine, die über 10h mit trockenen Atemgasen (FGF 6,0 l/min) beatmet wurden. Schwerste Epithelschäden sind erkennbar (s. Text)

Entzündungsherde. Chalon [2–4] gab nach umfangreichen Untersuchungen folgende Empfehlungen: Eine Befeuchtung der Atemgase sollte bei einer Beatmungsdauer von mehr als 1 h stattfinden; dabei sollte die inspiratorische absolute Feuchte 12 mg H_2O/l nicht unterschreiten. Bei einer Beatmungsdauer über 3 h sollte besonders bei Rauchern die inspiratorische Feuchte mehr als 20 mg H_2O/l betragen.

Therapie des gestörten tracheobronchialen Bioklimas

Die Therapie des gestörten tracheobronchialen Bioklimas besteht in der Aufrechterhaltung bzw. möglichst frühzeitigen Wiederherstellung der für die ziliare Funktion erforderlichen Feuchte und Temperatur der Atemgase. Die Behandlung muß in einer "*prophylaktischen Therapie*" bestehen, da nach Eintritt des morphologischen Schadens – wie dargestellt – nur symptomatische Maßnahmen in Frage kommen. Es muß das Ziel jeder länger dauernden Beatmung sein, das bei Nasenatmung vorhandene tracheobronchiale Klima aufrechtzuerhalten bzw. wiederherzustellen (Tabelle 1).

Anwendung vou Wärme- und Feuchteaustauschern (WFA)

Die ersten Wärme- und Feuchteaustauscher (künstliche Nasen) wurden entwickelt, um bei tracheotomierten Patienten die Folgen einer Ausschaltung der Befeuchtungsleistung des oberen Respirationstraktes für das respiratorische Epithel des unteren Respirationstraktes und damit die durch Austrocknung hervorgerufene Entzündung und Ulzeration zu verhindern. Fast gleichzeitig kamen mehrere Modelle von Wärme- und Feuchteaustauschern zur klinischen Anwendung. Im einzelnen handelt es sich um ein von Walley 1956 [34] entwickeltes Gerät, das Drahtgaze enthält, und ein von Toremalm 1960 [32] angegebenes Gerät, das im Prinzip einen mit vielen Bohrungen versehenen Tubus darstellt. Einen großen Fortschritt brachte ein WFA, der von Rügheimer [28, 29] konzipiert und von den Drägerwerken hergestellt wurde (Abb. 7). Ein Wickeldrahtgeflecht wurde in einem aus einer Aluminiumlegierung bestehenden Gehäuse untergebracht. Die ersten theoretischen Berechnungen zur Effizienz solcher Nasen wurden von Mapleson [22] publiziert. Das Prinzip ist physikalisch gesehen ebenso einfach wie wirkungsvoll. Während der Exspiration passieren die warmen und feuchten Gase das Patienten das relativ kühle Element; dabei wird das Gas abgekühlt, das Element erwärmt, und Wasser kondensiert aus dem Gas auf das Element. Während der nächsten Inspiration wird kühles und trockenes Inspirationsgas durch das Gerät geführt und so erwärmt und befeuchtet. Da der Vorgang adiabat verläuft, d. h. keine Wärme von außen zugeführt wird,

Tabelle 1. Empfehlungen verschiedener Autoren bezüglich der auf Mundhöhe erforderlichen inspiratorischen Feuchte und Temperatur

Author *Animal studies*	Literatur	Experimental conditions	Temperature (°C)	Absolute humidity (mg H_2O/l)
Noguchi	1973 [25]	Pulmonary function in dogs	20,0–30,0	17,4–30,5
Forbes	1973 [10]	Mucus flow in dogs	37,0	33,5
Forbes	1974 [11]	Mucus flow in dogs	32,0–37,0	33,0
Mercke	1975 [24]	Ciliary function in rabbits	35,0–37,0	23,9–29,0
Tsuda	1977 [33]	Surfactant analysis and histology in dogs	25,0–30,0	23,2–30,5
Kleemann	1989 [16]	Mucosal damage in swine	29,0–34,0	20,0–27,0
Non-anaesthetised man				
Ingelstedt	1956 [14]	Cricothyroid puncture, room air, nose breathing, mouth breathing	32,0 30,5	33,7 28,4
Déry	1973 [6]	Nose breathing, subjects, room air, larynx 9 cm below cords	33,2 35,0	25,0 35,0
Anaesthetised man				
Chalon	1979 [3]	Mucosal damage and post-operative complications	32,0	28,0–32,0
Weeks	1981 [36]	Ciliary function, pulmonary mechanics		14,0–22,0 17,0–30,0

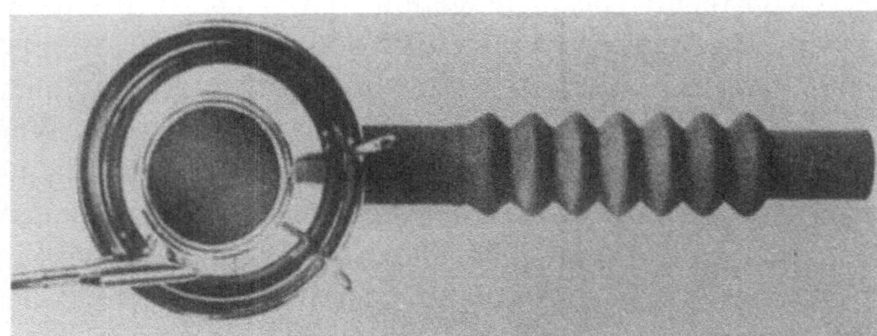

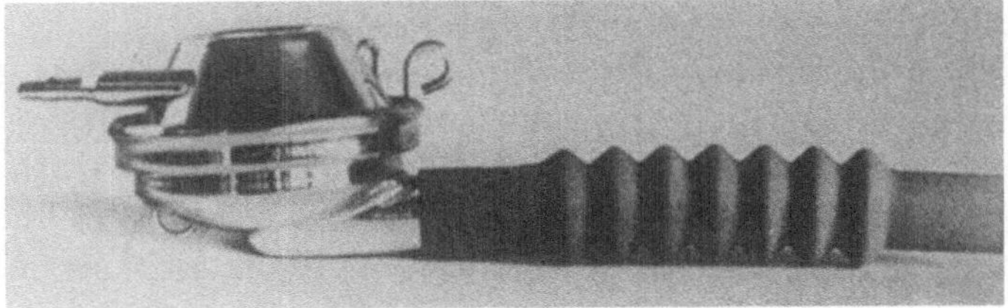

Abb. 7. Wärme-Feuchte-Austauscher aus Metall. (Nach Rügheimer [29])

wird der Wärme- und Feuchteaustauscher abgekühlt. Dies ist für den Kondensationsvorgang bei der nächsten Exspiration wesentlich. Neuere Wärme- und Feuchteaustauscher, bei denen das Metallgehäuse durch Kunststoff ersetzt wurde, kühlen die Exspirationsgase noch weiter ab, als dies der Umgebungstemperatur entsprechen würde [26]. Sie verbessern damit die Wärme- und Feuchterückgewinnung aus dem Exspirationsgas bedeutend. Dieser Effekt ist ein Grund dafür, daß neuere Wärme- und Feuchteaustauscher, die aus Kunststoffmaterial bestehen und damit wenig wärmeleitfähig sind, einen verbesserten "output" aufweisen. Der Gedanke, Wärme- und Feuchteaustauscher bei intubierten und beatmeten Patienten sowohl im halboffenen als auch im Rückatemnarkosesystem zur Verbesserung des tracheobronchialen Klimas einzusetzen, lag nahe, um so mehr, als bei älteren Rückatemnarkosegeräten aus Gründen der Patientensicherheit ein hoher Frischgasflow eingespeist werden mußte, wodurch die Klimatisierung der anästhetischen Gase unzureichend war. Die Effizienz vieler auf dem Markt befindlicher Wärme- und Feuchteaustauscher konnte erheblich verbessert werden durch

- Verminderung der Wärmeleitfähigkeit und Verbesserung des Kondensationsprinzips,
- Vergrößerung des Totraumes,
- Vergrößerung der wirksamen Oberfläche und
- Kombination des Kondensationsprinzips mit hydrophilen Materialien, die Wasser adsorbieren und wieder abgeben.

Ein weiterer Vorteil von neueren WFA ist, daß es sich um Einmalartikel handelt. Als zunächst letzte Entwicklung auf diesem Gebiet wurde ein Bakterienfilter aus Glasfibermaterial mit hydrophoben Materialeigenschaften als "Künstliche Nase" eingeführt [16]. Die Effizienz von Wärme- und Feuchteaustauschern wird letztlich von den je nach Atemzyklus wechselnden Temperaturen, dem Atemzugvolumen, der Atemfrequenz, der relativen Feuchte der eingespeisten Gase, der ihnen eigenen Wärmekapazität und Konduktion sowie dem Wassergehalt der Elemente abhängen [27]. Auch die Größe des respiratorischen Wasserverlustes wird von allen diesen Faktoren bestimmt. Eine Rolle spielt dabei die Dichtigkeit des Systems, da es, wie nachgewiesen werden konnte, durch Cuffundichtigkeit zu irreversiblen Enthalpieverlusten kommen kann [31].

Zur Messung des Feuchteoutput von WFA wurden verschiedene Meßprinzipien verwendet. Als Beispiel soll hier eine Meßanordnung zur fortlaufenden Registrierung von 2 Temperaturen und Feuchten im strömenden Gas vorgestellt werden, mit deren Hilfe die im folgenden besprochenen Befunde erhoben wurden (Abb. 8) [16]. Den Verlauf der inspiratorischen absoluten Feuchtewerte distal (vor) und proximal (nach) des Feuchte-Wärme-Austauschers der Firma Siemens über 2 h gibt Abb. 9 wieder. Die Differenz zwischen den proximal und distal gemessenen Werten ist ein Maß für die Wirksamkeit des Wärme-Feuchte-Austauschers. Mit

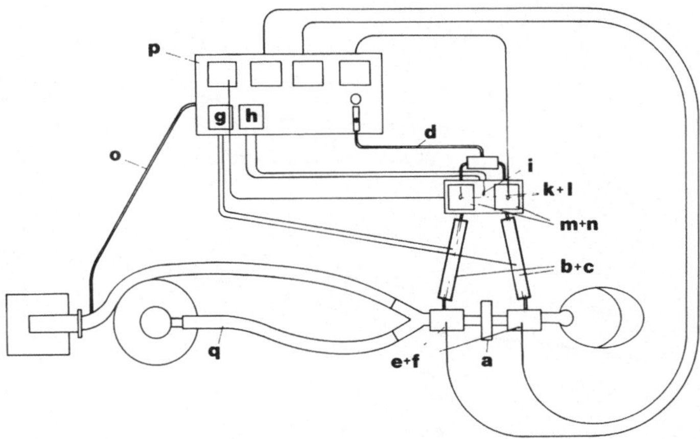

Abb. 8. Meßanordnung zur fortlaufenden Bestimmung von Feuchte und Temperatur im In- und Exspirationsgasgemisch proximal und distal eines Wärme- und Feuchteaustauschers, der zwischen Tubus und Y-Stück positioniert ist. *a* Wärme- und Feuchteaustauscher, *b* und *c* thermostatisierte Schlauchleitungen zur Entnahme der Atemgasproben aus dem Kreissystem, *d* Schlauchleitung zur Präzisionspumpe, *e* und *f* Temperaturfühler zur Bestimmung der Temperatur der zu entnehmenden Gasproben, *g* Thermostat zur Beheizung der Gasprobenentnahmeschläuche, *h* Thermostat und Regelsystem für die beiden Meßkammern, *i* Temperaturfühler zur Thermostatisierung der Meßkammern, *k* und *l* Feuchtegeber (Rotronic), *m* und *n* thermostatisierte Meßkammern, *o* Schlauchleitung zur Rückführung der Atemgasproben in das Kreissystem, *p* Anzeigegerät, *q* Kreissystem

geeigneten Wärme-Feuchte-Austauschern können inspiratorische Feuchten von 20–28 mg H_2O/l erreicht werden [16, 27, 36].

Anwendung der Beatmung mit reduziertem Frischgasflow (minimal flow)

Eine andere Möglichkeit der Prophylaxe von Schäden des respiratorischen Epithels besteht in der Anwendung der Beatmung mit reduziertem Frischgasflow, der heute eine zunehmende Verbreitung findet. Der Fortschritt auf dem Gebiet der Gerätetechnik und des Monitorings haben diese Entwicklung ermöglicht [8]. An dieser Stelle sollen nun nicht die modernen und teuren Narkosegeräte der Minimal-flow-Ära vorgestellt werden, sondern der "gute alte Sulla", der mit Hilfe eines Umbausatzes zu einem sehr gut tauglichen Low- und Minimal-flow-Gerät umgebaut werden kann, wie unsere Erfahrungen zeigen (Abb. 10). Wesentlicher Bestandteil des Umbausatzes ist ein Umschaltventil, das eine Frischgasentkopplung des Kreissystems bewirkt.

Der Verlauf von inspiratorischen Temperatur- und Feuchtewerten bei unterschiedlichem Frischgasflow im Narkosekreissystem (Dräger) für die Dauer von 120 min ist in Abb. 11 und 12 dargestellt. Durch Reduktion des

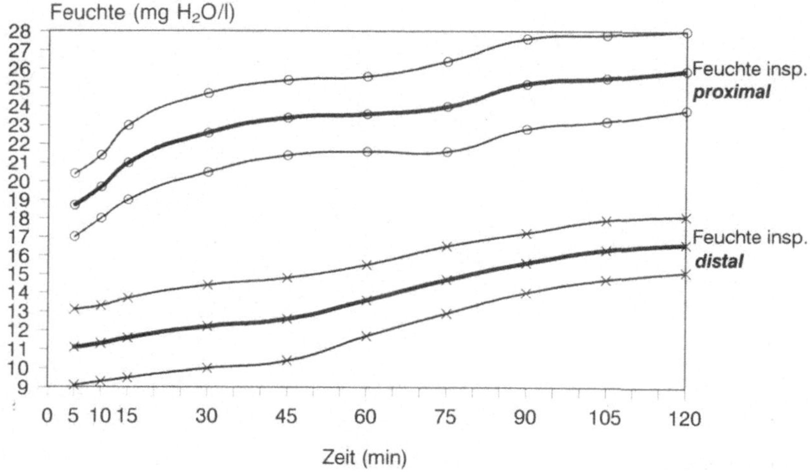

Abb. 9. Mittelwerte und Standardabweichung der fortlaufend distal (vor) und proximal (nach) des Siemens-Humidifiers 150 bestimmten absoluten Feuchte (mg H_2O/l) der Atemgase (n = 10)

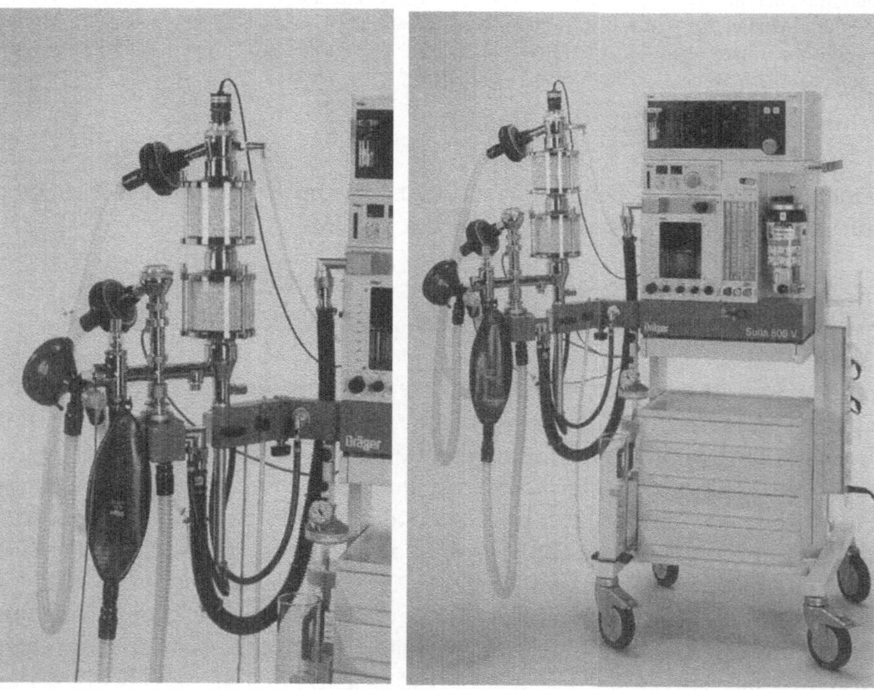

Abb. 10. Sulla 808 (Dräger), umgebaut zur Verwendung bei Narkosen mit reduziertem Frischgasflow (minimal flow). *Links*: Kreislaufteil mit Ventil zur Frischgasentkopplung des Kreissystems

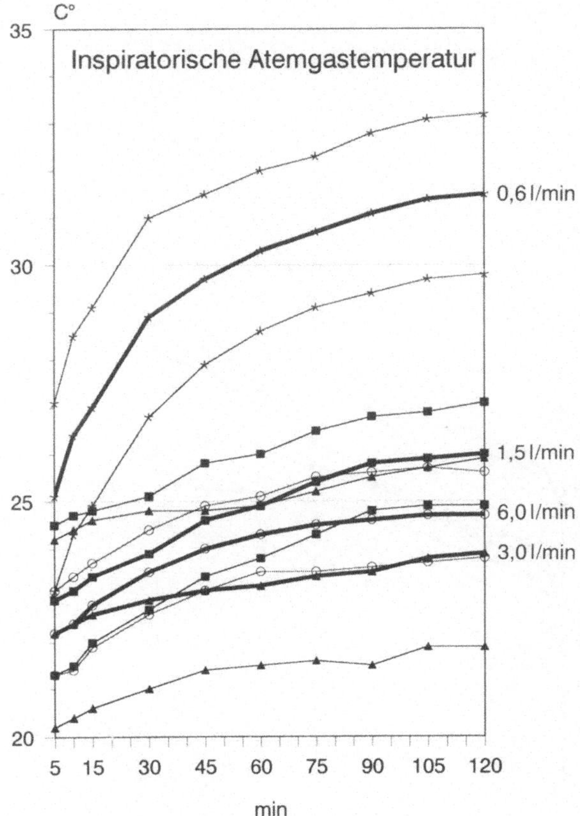

Abb. 11. Verlauf der inspiratorischen Atemgastemperatur (°C) im Rückatemnarkosesystem von 0–120 min bei einem FGF von 6,0, 3,0, 1,5 und 0,6 l/min. Mittelwerte und Standardabweichung (n = 51)

Frischgasflows kann eine erhebliche Verbesserung des tracheobronchialen Bioklimas bewirkt werden. Betrachtet man schließlich die unter verschiedenen Frischgasflowbedingungen erreichten inspiratorischen absoluten Feuchte- und Temperaturwerte nach einer Beatmungsphase von 120 min, so zeigt sich, daß zwischen den hier angewendeten Frischgasflows von 6,0, 3,0, 1,5 und 0,6 l/min signifikante Unterschiede bezüglich der erreichten Feuchte- und Temperaturwerte bestehen (Tabelle 2 und 3).

Bei Langzeitnarkosen mit einer Dauer von 10 h findet sich ein maximaler absoluter Feuchtegehalt der Inspirationsgase von 27,4 ± 2,0 mg H_2O/l bei einer Temperatur von 33,4 ± 0,8 °C. Die respiratorischen Wasserverluste sind in dieser späten Beatmungsphase unter Minimal-flow-Bedingungen mit 3 mg H_2O/l sehr gering [16, 17].

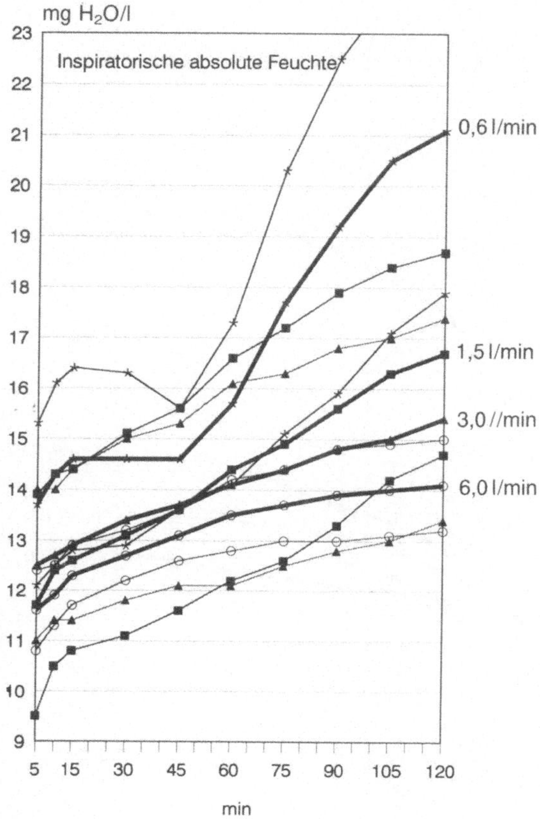

Abb. 12. Verlauf der inspiratorischen absoluten Feuchtewerte (mg H_2O/l) von 0–120 min bei einem FGF von 6,0, 3,0, 1,5 und 0,6 l/min. Mittelwerte und Standardabweichung (n = 51)

Weiteren Aufschluß über die inspiratorisch zu erreichenden absoluten Feuchtewerte bei unterschiedlichem Frischgasflow gibt die Regressionsanalyse der nach einer Beatmungsphase von 120 min erreichten Werte (Abb. 13). Da bei gegebenem Frischgasflow das individuelle Atemminutenvolumen als wesentlicher Einflußfaktor zu berücksichtigen ist, wurde als Bezugsgröße auf der x-Achse der AMV/FGF-Quotient gewählt. Zwischen den absoluten inspiratorischen Feuchtewerten bei 120 min und dem AMV/FGF-Quotienten besteht mit einem Korrelationskoeffizienten von $r = 0{,}83$ ein signifikanter Zusammenhang ($p < 0{,}001$). Die Gerade kann zur Ermittlung der bei unterschiedlichem Frischgasflow zu erwartenden inspiratorischen Feuchtewerte benutzt werden.

Vergleicht man die Mittelwerte der inspiratorischen absoluten Feuchte im Rückatemnarkosesystem unter Minimal-flow-Bedingungen und bei Anwendung von Wärme- und Feuchteaustauschern während einer

Tabelle 2. Ergebnisse der statistischen Untersuchung der bei unterschiedlichem Frischgasflow nach einer Narkosedauer von 120 min erreichten inspiratorischen absoluten Temperaturwerte (°C)

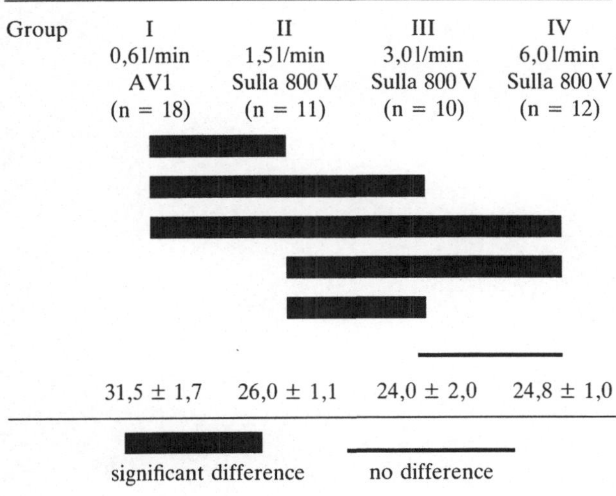

Group	I	II	III	IV
	0,6 l/min	1,5 l/min	3,0 l/min	6,0 l/min
	AV1	Sulla 800 V	Sulla 800 V	Sulla 800 V
	(n = 18)	(n = 11)	(n = 10)	(n = 12)
	31,5 ± 1,7	26,0 ± 1,1	24,0 ± 2,0	24,8 ± 1,0

Tabelle 3. Ergebnisse der statistischen Untersuchung der bei unterschiedlichem Frischgasflow nach einer Narkosedauer von 120 min erreichten inspiratorischen absoluten Feuchte (mg H_2O/l)

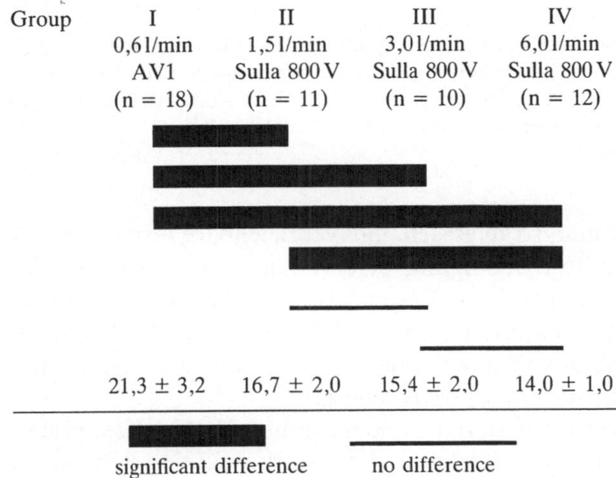

Group	I	II	III	IV
	0,6 l/min	1,5 l/min	3,0 l/min	6,0 l/min
	AV1	Sulla 800 V	Sulla 800 V	Sulla 800 V
	(n = 18)	(n = 11)	(n = 10)	(n = 12)
	21,3 ± 3,2	16,7 ± 2,0	15,4 ± 2,0	14,0 ± 1,0

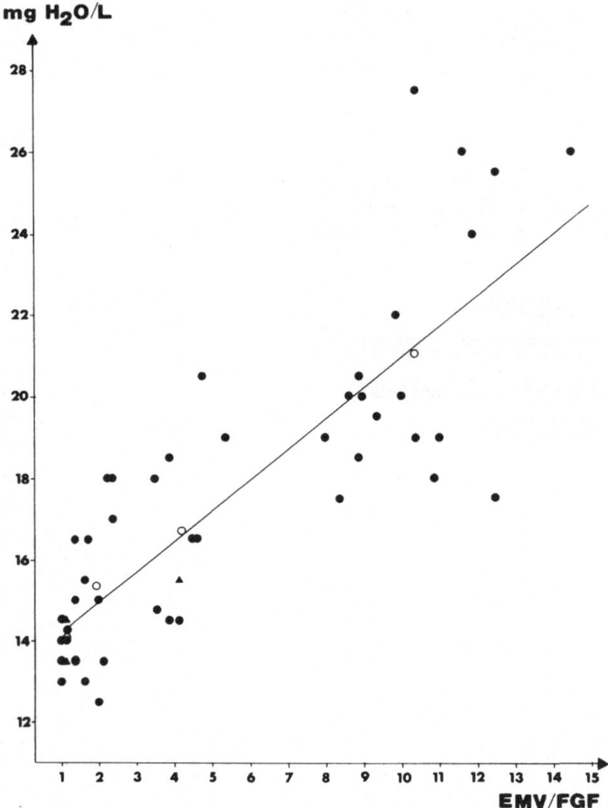

Abb. 13. Regressionsgerade der nach einer Beatmungsphase von 120 min im Rückatemnarkosesystem bei unterschiedlichem Frischgasflow (FGF) erreichten absoluten Feuchtewerte (mg H_2O/l). Auf der x-Achse wurde als Bezugsgröße der AMV/FGF-Quotient aufgetragen (Steigung der Geraden 0,75; Korrelationskoeffizient 0,83; $p \leq 0{,}001$)

Beatmungsdauer von 120 min, so zeigt sich, daß vergleichbare inspiratorische Feuchten unter Minimal-flow-Bedingung erst verzögert realisiert werden können (Abb. 14). Durch konstruktive Verbesserung an den Narkosegeräten kann die Befeuchtungsleistung unter Low- und Minimal-flow-Bedingungen erheblich verbessert werden, wie eine vergleichende Untersuchung zwischen Cicero und AV1 im Minimal-flow-Betrieb zeigt [19].

Erhebliche Enthalpieverluste durch Kondensation finden im Kreissystem statt. Um das Recycling von Enthalpie im Narkosekreissystem unter Minimal-flow-Bedingungen zu verbessern, haben wir u. a. auch beheizte Schlauchsysteme eingesetzt. Durch Thermostatisierung der Schlauchsysteme auf 36 °C kann die Rückführung der in den Exspirationsgasen enthaltenen Feuchte und Temperatur signifikant verbessert werden [20].

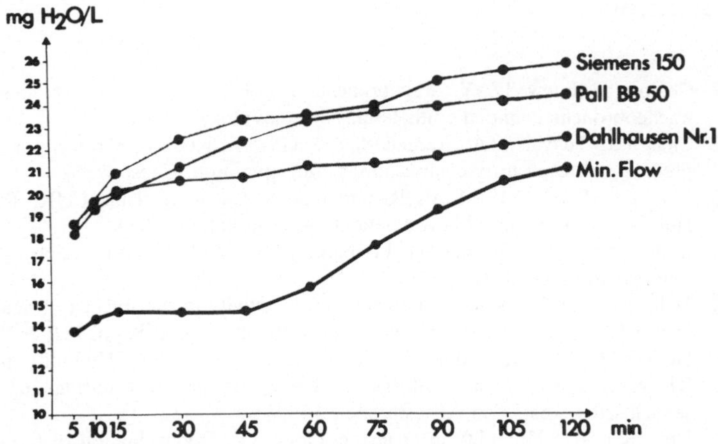

Abb. 14. Vergleichende Darstellung der Mittelwerte der inspiratorischen absoluten Feuchtewerte im Rückatemnarkosesystem unter Minimal-flow-Bedingungen und bei Anwendung von Wärme- und Feuchteaustauschern während einer Beatmungsdauer von 120 min

Schlußfolgerungen

Die Behandlung des tracheobronchialen Bioklimas ist eine Art "prophylaktischer Therapie". Entscheidend dabei ist, daß eine Atmung/Beatmung mit kalter und trockener Luft über einen längeren Zeitraum vermieden werden sollte, um irreversible Schäden des Ziliarepithels zu verhindern.

Durch Anwendung der Low- und Minimal-flow-Technik oder der Feuchte-Wärme-Austauscher kann die in den Exspirationsgasen enthaltene Enthalpie im Sinne eines Recyclings zur Aufrechterhaltung des tracheobronchialen Bioklimas mit Erfolg genutzt werden. Nach den Gesetzen der Thermodynamik ist der Wirkungsgrad dieser Maßnahmen begrenzt [16]. Bei gegebener Indikation muß das erforderliche tracheobronchiale Bioklima mit Hilfe der aufwendigeren Vernebler und Verdampfer sichergestellt werden. Bei den zuletztgenannten Geräten deutet sich eine neue Entwicklung zu patientennah plazierten Befeuchtersystemen an, da bei patientenfernem Einsatz der Verdampfer und Vernebler unkalkulierbare Verluste im Bereich der Transportstrecke auftreten.

Literatur

1. Chalon J, Loew DAY, Malebranche J (1972) Effects of dry anesthetic gases on tracheobronchial ciliated epithelium. Anesthesiology 37: 338
2. Chalon J, Tayyab MA, Ramanathan S (1975) Cytology of respiratory epithelium as a predictor of respiratory complications after operation. Chest 67: 32
3. Chalon J, Patel CH, Ali M, Ramanathan S, Capan L, Tang CHK, Turndorf H (1979) Humidity and the anesthetized patient. Anesthesiology 50: 195
4. Chalon J, Ali M, Turndorf H, Fischgrund GK (1981) Humidification of anesthetic gases. Thomas, Springfield, IL
5. Dalhamn T (1956) Mucous flow and ciliary activity in the trachea of healthy rats and rats exposed to respiratory irritant gases. Acta Physiol Scand [Suppl 123] 36: 1
6. Déry R, Pelletier J, Jacques A, Clavet M, Houde JJ (1967) Humidity in anaesthesiology. III. Heat and moisture patterns in the respiratory tract during anaesthesia with the semiclosed system. Can Anaesth Soc J 14: 287
7. Déry R (1971) Humidity in anaesthesiology. IV. Determination of the alveolar humidity and temperature in the dog. Can Anaesth Soc J 18: 145
8. Drägerwerk AG (1986) Narkoseführung mit reduziertem Frischgasflow. Durchführung in der Klinik Technische Voraussetzungen. Symposion in der Drägerwerk AG Lübeck
9. Dick W (1972) Respiratorischer Flüssigkeits- und Wärmeverlust des Säuglings und Kleinkindes bei künstlicher Beatmung. Springer, Berlin Heidelberg New York (Anästhesiologie und Wiederbelebung, Bd 62)
10. Forbes AR (1973) Humidification and mucous flow in the intubated trachea. Br J Anaesth 45: 874
11. Forbes AR (1974) Temperature, humidity and mucous flow in the intubated trachea. Br J Anaesth 46: 29
12. Gawley TH, Dundee JW (1981) Attempts to reduce respiratory complications following upper abdominal operations. Br J Anaesth 53: 1073
13. Hirsch JA, Tokayer JL, Robinson MJ, Sackner MA (1975) Effects of dry air and subsequent humidification on tracheal mucous velocity in dogs. J Appl Physiol 39: 242
14. Ingelstedt S (1956) Studies on the cnditioning of air in the respiratory tract. Acta Otolaryngol [Suppl] 131: 1
15. Ingelstedt S (1970) Humidifying capacity of the nose. Ann Otol Rhinol Laryngol 79: 475
16. Kleemann PP (1989) Tierexperimentelle und klinische Untersuchung zum Stellenwert der Klimatisierung anästhetischer Gase im Narkosekreissystem bei Langzeiteingriffen. Wissenschaftliche Verlagsabteilung, Wiesbaden
17. Kleemann PP (1990) The climatisation of anesthetic gases under conditions of high to low flow. Acta Anaesth Belg 41: 189
18. Kleemann PP, Jantzen J-P (1992) High fresh gas flow damages bronchial epithelia – minimal flow does not! Eur J Anaesthesiol 9: 149
19. Kleemann PP, Schickel B, Latorre F, Dick W (1991) Verbesserung der Klimatisierung anästhetischer Gase: AV1 versus Cicero. Anaesthesist [Suppl 2] 40: 163
20. Kleemann PP, Jantzen J-P (1993) Heated breathing tubes affects humidity output of circle absorber systems. J Clin Anesth 5: 463
21. Knudsen J, Lomholt N, Wisborg K (1973) Postoperative pulmonary complications using dry and humidified anaesthetic gases. Br J Anaesth 45: 363
22. Mapleson WW, Morgan JG, Hillard EK (1963) Assessement of condenser-humidifiers with special reference to a multiple gauze model. Br Med J 1: 300
23. Marfatia S, Donahoe PK, Hendren WH. (1975) Effect of dry and humidified gases on the respiratory epithelium in rabbits. J Pediatr Surg 10: 583
24. Mercke U (1975) Influence of varying air humidity on mucociliary activity. Acta Otolaryngol 79: 133

25. Noguchi H, Takumi T, Aochi O (1973) A study of humidification in tracheostomized dogs. Br J Anaesth 45: 844
26. Revenäs B, Lindholm CE (1980) Temperature variations in disposable heat and moisture exchangers. Acta Anaesthesiol Scand 24: 237
27. Revenäs B, Lindholm CE (1979) The foam nose–a new disposable heat and moisture exchanger. A comparison with other similar devices. Acta Anaesthesiol Scand 23: 34
28. Rügheimer E (1966) Neue Gesichtspunkte zur Tracheotomie. Z Prakt Anästh Wiederbeleb 1: 277
29. Rügheimer E (1972) Die Tracheotomie. In: Frey R, Hügin W, Mayrhofer O (Hrsg) Lehrbuch der Anaesthesiologie, Reanimation und Intensivtherapie. Springer, Berlin Heidelberg New York, S 926
30. Takumi Y, Aochi O (1973) A study of humidification in tracheostomized dogs. Br J Anaesth 45: 844
31. Tilling SE, Hayes B (1987) Heat and moisture exchangers in artificial ventilation. An experimental study of the effect of gas leakage. Br J Anaesth 59: 1181
32. Toremalm NG (1960) A heat and moisture exchanger for posttracheotomy care. Acta Otolaryngol 52: 461
33. Tsuda T, Noguchi H, Takumi Y, Aochi O (1977) Optimum humidification of air administered to a tracheostomy in dogs. Scanning electron microscopy and surfactant studies. Br J Anaesth 49: 965
34. Walley RV (1956) Humidifier for use with tracheotomy and positive-pressure respiration. Lancet I: 781
35. Wanner A (1977) Clinical aspects of mucociliary transport. Am Rev Respir Dis 116: 73
36. Weeks DB (1981) Evaluation of a disposable humidifier for use during anesthesia. Anesthesiology 54: 337

Therapie der postoperativen Sekretstörung

L. Freitag

Beim Menschen bildet die größte Kontaktfläche mit der Außenwelt der Respirationstrakt. Mehr als 15 000 l Luft werden vom Erwachsenen an einem einzigen Tag ein- und ausgeatmet. Um sich gegen gasförmige, flüssige und korpuskuläre Noxen schützen zu können, verfügt das Tracheobronchialsystem über ein komplexes Abwehr- und Reinigungssystem. Die wichtigsten Abwehrmechanismen sind:

mukoziliarer Apparat,
Husten,
Phagozytose (Makrophagen),
Resorption,
Sekretion,
bakterizide Wirkstoffe im Bronchialsekret.

Wird das Reinigungssystem gestört und überfordert, resultieren zahlreiche Komplikationen, die sich im Sinne eines Circulus vitiosus gegenseitig unterhalten. Klinisch auffällig sind die Mukostase und die bronchopulmonale Infektion. Diese führen zu längerer Krankheitsdauer, Intensivtherapie und nicht selten zur Beatmungspflichtigkeit [10, 37, 51].

Mukus

Dem Bronchialsekret kommt dabei eine zentrale Bedeutung zu. So dient es einerseits in Verbindung mit dem Ziliarapparat als Abtransportmedium für Mikroorganismen, andererseits als Speichermedium für bakterizide Enzyme und Proteine [76, 86]. Bei geringer Störung bezüglich Menge oder Zusammensetzung kann dieses Sekret jedoch schnell zum Nährboden für Bakterien werden, kleine Atemwege verlegen, Atelektasen bewirken und beim Asthmatiker zum Tode führen.

Gesunde produzieren nur 1–10 ml Sekret pro Tag. Bei krankhaft vergrößerten Mengen spricht man von Sputum. Volumina von 100 ml und mehr können beim Bronchitiker, noch wesentlich größere Mengen bei Patienten mit Bronchiektasen beobachtet werden. Schließlich spricht man von Bronchorrhoe, wenn exzessive Mengen, meist weißlichen Schleims, beispielsweise beim Alveolarzellkarzinom expektoriert werden.

Das letztendlich in der Trachea erscheinende Sekret entsteht in verschiedenen Abschnitten der Atemwege. Im Alveolarkompartiment produzieren die Typ-II-Zellen den Surfactant. Neben seiner Wirkung der Oberflächenstabilisierung hat er einen "antiglue effect" und schützt das Alveolarepithel vor eingedrungenen Agenzien. In den Bronchiolen produzieren die Clarazellen eine dünnflüssige seröse Flüssigkeit, die sich mit dem Surfactant mischt. Ab der Generation der respiratorischen Bronchiolen finden sich sekretproduzierende Becherzellen. Die Hauptmenge des Gemisches "Bronchialsekret" entstammt jedoch den mehr als 6000 subepithelialen seromukösen Drüsen der 6.–1. Generation. Bei der chronischen Bronchitis hypertrophieren und vermehren sich diese Drüsen. Bronchoskopisch finden sich Schleimausführungsgänge, die fast wie kleine Bronchusostien wirken.

Bronchialsekret ist eine nichtnewtonsche Flüssigkeit. Es besitzt sowohl die physikalischen Eigenschaften einer Flüssigkeit als auch die eines Festkörpers. Wie eine Flüssigkeit reagiert es auf einwirkende Kräfte mit *Fließen*, wie ein plastischer Körper mit *Verformung* und wie ein elastischer Körper mit *Speichern von Energie*. Die Viskosität nimmt dabei mit höherer Schergeschwindigkeit ab (Thixotropie). Die Elastizität hingegen steigt mit höherer Frequenz der einwirkenden Scherkräfte. Weitere rheologische Charakteristika des Sputums sind Gießbarkeit, Spinnbarkeit und Tack. Diese einzigartigen viskoelastischen, pseudoplastischen Eigenschaften machen es zum idealen Partner seines Transportsystems, den schlagenden Zilien. Darüber hinaus ermöglichen erst diese rheologischen Eigenschaften ein Abhusten. Man kann sich leicht vorstellen, daß der Mensch in seinem eigenen Sekret ertrinken würde, wenn es die simplen physikalischen Eigenschaften von Wasser hätte.

Das Bronchialsekret besteht zwar zum größten Teil aus Wasser, die besonderen rheologischen Eigenschaften geben ihm aber die hochmolekularen Bestandteile. Bei mikroskopischer Untersuchung des Bronchialschleims finden sich Netze aus Fasern von Glykoproteinen, in dem Zellen, Zelltrümmer, Fremdpartikel und Granula eingebettet liegen. Die chemische Analyse ergibt neben 94% Wasser 2% Glykoproteine, 1% Lipide, 2% Kohlenhydrate und 1% Restbestandteile [7, 86, 87].

Unter physiologischen Verhältnissen breitet das Sekret einen ca. 7 µm dünnen Film über die Schleimhaut. Der Film weist Lücken auf, an manchen Stellen ist er dicker. Er läßt 2 Schichten erkennen. Eine 5 µm starke Solschicht reicht von der Oberfläche der Epithelzellen bis zu den Spitzen der Zilien. Darüber liegt eine 2 µm dicke, viskösere Gelschicht. Dieses Layer ist undurchdringlich für Wasser und schützt damit das Sollayer vor Austrocknung und Elektrolytverschiebungen. Mit der zähen Gelschicht werden anhaftende Fremdstoffe abtransportiert. Zwischen den beiden Schichten findet sich Surfactantmaterial, welches die Gleitfähigkeit der zähen Sekretanteile gewährleistet. Nur bei intaktem Aufbau und Zusammensetzung kann der Sekretfilm seine Schutzfunktion für das Epithel wahrnehmen [87].

Mukoziliare Clearance

Die transportierende Kraft des Mukusfilms ist der Ziliarapparat. Ab Höhe der terminalen Bronchien finden sich zilientragende Epithelzellen. Jede Zelle besitzt rund 200 Zilien, die in die Lichtung des Bronchiallumens ragen. In Trachealhöhe sind die Zilien 5–7 µm lang, in der Peripherie sind sie kürzer. Die Zilien schlagen mit Frequenzen zwischen 8 und 15 Hz in den großen Atemwegen, in der Peripherie sind sie langsamer. Die Aktivitätszunahme in den zentraleren Abschnitten sorgt dafür, daß diese Zilien nicht von einer zu großen Sekretmenge aus der Peripherie überfordert werden. Die Zilien haben einen zweiphasigen, dreidimensionalen Arbeitszyklus. Während der peitschenartigen Schlagphase tauchen sie mit der Spitze aus der Sol- in die Gelschicht ein und geben hier Bewegungsenergie ab. In der anschließenden Erholungs- oder Rückzugsphase kehren sie mit einer langsameren, seitlicheren Bewegung ganz in die Solschicht zurück. Die Schlagbewegungen der Zilien sind metachron in Inseln koordiniert. Insgesamt ergibt sich ein kranialwärts gerichteter "Rolltreppeneffekt", der mit einer Geschwindigkeit von ca. 8 mm/min den Sekretfilm mit Fremdpartikeln oralwärts transportiert [34, 48, 60, 112, 122, 123].

Sekretbildung, Sekretzusammensetzung und Ziliarapparat sind eng miteinander verknüpft. Mögliche Störungen der mukoziliaren Clearance bestehen in:

zuviel Sekret,
zuwenig Sekret,
veränderter Rheologie (zu zäh, zu flüssig),
Fehlkoordination der Zilienschläge (Metachronie),
Fehlkoordination zwischen Peripherie und zentralen Atemwegen,
Abnahme der Schlagfrequenz,
Abnahme der Schlagkraft,
Abnahme der Zilienzahl.

Jede Störung führt zur Sekretretention [112, 114]. Fehlt der mukoziliare Apparat (z. B. Kartagener-Syndrom) oder wird das System überfordert, tritt ein Ersatzmechanismus ein: die Hustenclearance.

Husten

Husten ist eine Form der 2-Phasen-Gas-Flüssigkeits-Interaktion. Durch eine hohe Gasgeschwindigkeit über einem Flüssigkeitsfilm treten Scherkräfte auf, die den Flüssigkeitsfilm bewegen können. Angenähert ist die Scherkraft proportional zur Geschwindigkeit zum Quadrat. Dabei ist eine Mindestschichtdicke des Mukus erforderlich. Viskoelastische Eigenschaften sind ähnlich wichtig wie bei der ziliaren Clearance [5, 18, 52, 53, 60, 114].

Getriggert durch verschiedenste mechanische, chemische, thermische oder elektrische Reize, läuft ein effektiver Hustenstoß in Phasen ab. Nach einer initialen Einatmung kommt es zum Glottisschluß für ca 0,2 s. Es folgt eine Kompression durch verschiedene Muskelgruppen mit intrathorakalen Druckanstiegen bis zu 200 cm H_2O. Nach Öffnen der Glottis entweicht die Luft explosionsartig mit bis zu 12 l/s. Durch dynamische Kompression mit Verkleinerung des Atemwegsquerschnitts [56, 70] werden Gasflußgeschwindigkeiten nahe der Schallgeschwindigkeit erreicht (250–300 m/s). Abweichungen von diesem Ablauf sind möglich, teilweise ohne Verlust der Effektivität. Die Inspiration kann fehlen, und der Glottisschluß ist nicht zwingend [70, 73]. Auch Tracheotomierte können ausreichend abhusten, die Husteneffektivität ist aber durch die Intubation herabgesetzt [35, 36].

Husten ist daher *ineffektiv*, wenn
das mobilisierbare Gasvolumen zu gering ist (Restriktion, Übergewicht),
die Kontraktionskraft zu gering ist (Schmerzen),
der Fluß zu gering ist (Obstruktion),
die dynamische Kompression fehlt (Tubus),
die Mukusschicht zu dünn ist,
der Mukus zu zäh ist,
der mukus zu wäßrig ist.

Versagt auch der Ersatzmechanismus der Hustenclearance, resultiert die Mukostase. Diese bereitet der bronchopulmonalen Infektion den Boden.

Es gibt noch andere Klärmechanismen, die besonders in der Peripherie, also jenseits der Ziliarbarriere, eine Rolle spielen. Dem Surfactant kommt hierbei die Schlüsselstellung zu [87, 92, 95].

Mukostase

Die sicherlich potenteste Noxe, die das Flimmerepithel nachhaltig schädigt und Sekretstörungen bewirkt, ist das inhalative Zigarettenrauchen. Rauchen führt zu einer Verminderung der Ziliaraktivität und zu chronischen Entzündungen der Schleimhaut. Raucher produzieren mehr Sekret als Gesunde, das Sputum ist zudem dünnflüssiger [99]. Der Titel der Arbeit "Respiratory mucus from asymptomatic smokers is better hydrated and more easily cleared by mucociliary action" sollte aber nicht zu Fehlschlüssen führen. Rubin und Mitarbeiter hatten Sputum von asymptomatischen Rauchern gesammelt und den Transport dieses Sekretes auf isolierten Schleimhautpräparaten von Tieren untersucht. Die Clearance auf der eigenen Schleimhaut ist durch den Ziliarschaden schlechter. Die Veränderung der Rheologie ist als Anpassungsversuch zu werten. Raucher haben ein signifikant höheres perioperatives Risiko und müssen aufgrund einer Mukostase häufiger und länger beatmet werden als Nichtraucher [51, 107]. Eine Zigarette am Morgen vor der Operation, "um besser abhusten zu können", ist alles andere als ein sinnvoller Tip zur Risikoeingrenzung. Die chronische Bronchitis prädisponiert zur Hypersekretion und damit zu den genannten Folgen. Die Begleitobstruktion und der Strukturverlust (Emphysem) setzt die Effektivität des Hustenmechanismus zudem deutlich herab [44, 121]. Sekretansammlungen aus den zentralen Atemwegen können noch abgehustet werden, die Reinigung aus den kleineren Bronchien ist gestört. Raucher können die periphere Clearance durch Husten nicht verbessern [6].

Raucher und Patienten mit chronischer Bronchitis, besonders aber mit Emphysem, sind besondere Risikokandidaten für postoperative Sekretstörungen.

Bakterielle Infektionen lähmen den Ziliarapparat nachhaltig [19, 106, 119, 120]. Die schädigende Wirkung der meisten Viren scheint etwas geringer zu sein, Influenza A und Mykoplasmen schädigen die Zilien aber sehr langanhaltend [92, 96]. Bakterientoxine im purulenten Sputum haben dabei einen direkten Einfluß auf die Ziliarfrequenz und Schlagkraft. Mediatoren, die bei der Phagozytose von Mikroorganismen freiwerden, lähmen ebenfalls das Flimmerepithel [106]. Der hohe DNA-Anteil im purulenten Sputum von Patienten mit bronchopulmonalen Infektionen führt zudem zu einer deutlichen Viskositätssteigerung, wie sich bei jedem Aubsaugmanöver beobachten läßt [7].

Besonders die Problemkeime wie Pseudomonas sind zilienschädigend. Purulentes Sputum ist aufgrund des hohen Gehaltes an Zelltrümmern schwerer zu klären. Infektion und Mukostase begünstigen sich gegenseitig.

Hospitalnoxen

Wenn man die Literature durchschaut, um zu identifizieren, welche Noxen den Ziliarapparat schädigen, die Rheologie des Bronchialsekretes negativ beeinflussen und damit Mukostase und Infektion begünstigen, ergibt sich ein düsteres Bild. Man kann den Eindruck gewinnen, daß alle gutgemeinten ärztlichen Maßnahmen zu Clearancestörungen führen. Die folgende Liste ist sicher nicht vollständig [22–25, 32, 37, 40, 47, 61, 65, 66, 68, 69, 71, 74, 97, 98, 107, 112, 124]. Schädlich für das Ziliarsystem sind:

Sauerstoff in höherer lokaler Konzentration,
Laserschmauch,
Atropin,
β-Blocker,

Intubation,
Tracheotomie,
Bronchoskopie,
Absaugung,
Inhalationsanästhetika (Halothan, Enfluran, Äther),
Morphin,
Acetylsalicylsäure,
Lidocain,
Mukolytika in höherer Dosis lokal.

Schädlich sind alle Störungen des Bioklimas in den Atemwegen, die durch

ungenügende Anfeuchtung,
zu starke Anfeuchtung,
ungenügende Anwärmung

unter künstlicher Beatmung auftreten [11, 12, 25, 45, 85, 112].

An Bronchusanastomosen ergeben sich lokale Clearancestörungen. Besonders eindrucksvoll ist dies bei der Lungentransplantation [94] (Abb. 1).

Die Hustenclearance ist bei Kranken, besonders in der postoperativen Phase, ebenfalls gestört [9, 35, 36, 49, 102, 103]. Als Gründe für die mangelnde Effizienz des Hustens seien angeführt:

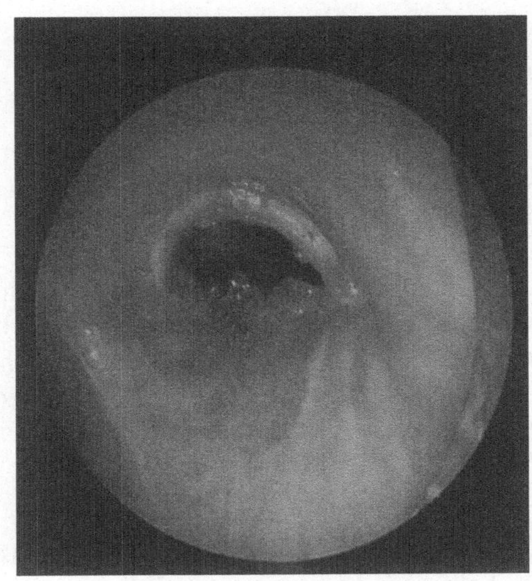

Abb. 1. Lokale Mukostase durch Ziliardefekt im Anastomosenbereich bei Zustand nach bilateraler Lungentransplantation. Das eingekrustete Sekret muß bronchoskopisch entfernt werden

allgemeine Schwäche,
Immobilisation und Flachlagerung,
Schmerzen,
hustenreizdämpfende Pharmaka,
Intubation,
Tubus ohne Fähigkeit der dynamischen Kompression.

Prophylaxe und Therapie der Sekretstörung

Allgemeine Maßnahmen

Aus den vorherigen Ausführungen läßt sich leicht ableiten, wie wichtig eine konsequente Noxenvermeidung ist, um die gefährlichen und kostspieligen Komplikationen der Sekretstörung zu vermeiden.

Patienten sollten frühzeitig das *Rauchen einstellen*. Infekte sollten frühzeitig ausreichend behandelt werden. Bei Patienten mit chronischer Bronchitis und größeren Eingriffen ist eine perioperative Antibiotikaprophylaxe in Verbindung mit topischen Steroiden ratsam.

Die *Klimatisierung der Atemluft* ist außerordendlich wichtig. Nicht nur bei der Langzeitbeatmung, sondern bereits während der Narkosebeatmung muß auf eine suffiziente Erwärmung und Anfeuchtung geachtet werden.

Eine ausreichende *Schmerzbekämpfung ohne Unterdrückung des Hustenreizes* ist anzustreben (z. B. durch Periduralkatheter).

Sekretbeeinflussende Pharmaka

Die Rote Liste verzeichnet unter dem Titel "Antitussiva/Expektoranzien" 421 Medikamente. Deutschland dürfte diesbezüglich weltweit eine traurige Führungsrolle haben. Über 500 Mio. DM werden schätzungsweise für diese Medikamentengruppe ausgegeben (Transparenz-Telegramm 1988 der Arzneimittel-Verlags-GmbH). Bei kritischer Betrachtung ergibt sich jedoch eine außerordendliche Diskrepanz zwischen der Zahl der Verordnungen einerseits und gesicherten wissenschaftlichen Erkenntnissen bezüglich ihrer Wirksamkeit und therapeutischem Nutzen andererseits [62]. Bei Überschneidungen kann man die sekretbeeinflussenden Medikamente in 3 Substanz- und Wirkgruppen einteilen:

1. Mukolytika verändern die Viskosität,
2. Sekretolytika verändern den Sekretionsmodus,
3. Sekretomotorika steigern die mukoziliare Clearance.

Die am häufigsten eingesetzten *Mukolytika* sind Cysteinderivate wie N-Acetylcystein (z. B. Fluimucil), S-(Carboxymethyl)-1-cystein (z. B. Transbronchin), 2-Mercaptoethansulfonsäure (z.B. Mistabroncho). Im wesentlichen spalten diese Substanzen die Glykoproteine, indem sie Disulfidbrücken durch Sulfhydrilgruppen ersetzen. Die Viskositätsminderung erleichtert den ziliaren und nichtziliaren Sekrettransport. Hohe lokale Konzentrationen auf der Schleimhaut lähmen jedoch die Zilien und können einen Bronchospasmus erzeugen. Da auch Immunglobuline der Bronchialschleimhaut Sulfhydrylgruppen besitzen, kann die langfristige Gabe die Lokalabwehr schwächen. Eine Verbesserung der Lungenfunktion oder des Gasaustausches durch Acetylcystein ließ sich bisher in kontrollierten Studien nicht nachweisen [8]. In den USA sind diese Präparate nur zur Behandlung der Mukoviszidose freigegeben. Die Wirksamkeit einer mit Curry und Pfeffer gewürzten Hühnersuppe wird hingegen nicht in Zweifel gestellt.

Das einfachste und risikoärmste *Sekretolytikum* ist Wasser. Die Inhalation mit pysiologischer Kochsalzlösung sowie orale und parenterale Gabe von Flüssigkeit führt über eine einfache Verdünnung zu einer Verflüssigung des Schleims [45, 59, 62]. Da die Wasserzufuhr im postoperativen Bereich eine kritische Größe ist, müssen Nutzen und Risiko vorsichtig abgewogen werden. Das Inhalieren hypertoner Lösungen führt zwar zu einer noch besseren Schleimverflüssigung, erzeugt aber über eine lokale Schleimhautirritation stärkeren Husten. Dieser kann postoperativ erwünscht sein, manchmal ist er aber mit zu großen Schmerzen für den Patienten verbunden. Andere Sekretolytika wie ätherische Öle, Buchenholzteer und Kaliumjodid haben wegen zu geringer Nutzen-Nebenwirkungs-Relation keine Bedeutung mehr [61, 62]. Ein weiteres, sehr populäres Sekretolytikum ist Ambroxol (Mukosalvan). Es greift Glykoproteine an, stimuliert Schleimdrüsen und die Surfactantausschüttung [111]. Eine Verbesserung der peripheren Mukusclearance durch dieses Medikament konnte aber bisher nicht nachgewiesen werden.

Sekretomotorika steigern über verschiedene Mechanismen die mukoziliare Clearance. β_2-Mimetika (z.B. Salbutamol, Sultanol) sind die potentesten Substanzen, um die Wirkung des Ziliarapparates zu steigern [15, 21, 47, 59, 60–64, 80, 81, 101, 110, 118, 124]. Die Applikationsform ist zu beachten. Die orale Gabe von Orciprenalin steigert beispielsweise nicht die Lungenclearance [125]. Inhalationen haben das beste Wirkungs-Nebenwirkungs-Verhältnis. Positive Wirkung hat im Gegensatz zum Atropin das Anticholinergikum Ipratropriumbromid. Ebenfalls gesichert ist die Wirkung der Theophylline (z.B. Afonilum) [17]. Da die Substanzen gleichzeitig gegeben werden können und synergistisch wirken, ist eine Kombination sinnvoll [60, 80]. Ein weiterer Vorteil ist die bronchospasmolytische Wirkung aller 3 Medikamentengruppen. Neben der Verbesserung des ziliaren Systems steigern sie durch antiobstruktive Wirkung den maximalen exspiratorischen Fluß und damit die Hustenclearance. Von der regelmäßigen Inhalation mit β_2-adrenergen Substanzen sowie Theophyllingabe profitieren daher nicht nur Asthmatiker. Bei vernünftiger Dosierung sind die Nebenwirkungen (Tachykardie, Händezittern) gering, so daß dieses Regime in der postoperativen Intensivmedizin einen größeren Stellenwert haben sollte. *Topische Steroide* (z. B. Sanasthmax, Pulmicort) sind entzündungshemmend. Sie verbessern bei Patienten mit Asthma und chronischer Bronchitis die Ziliarwirkung und beeinflussen in positiver Weise die Rheologie des Bronchialsekretes [1]. Die immunsuppressive Wirkung ist bei inhalativer Anwendung zu vernachlässigen. Bei den genannten Risikopatienten sollten Bronchospasmolytika und topische Steroide perioperativ gegeben werden. Ob systemische Steroide notwendig sind, muß im Einzelfall entschieden werden.

Mukolytika sollten nur zur Behandlung echter Viskositätsstörungen eingesetzt werden. Lokale Applikation z. B. über das Bronchoskop ist nur im Einzelfall gerechtfertigt und mit Risiken verbunden. Es ist Sinnvoll, die Einnahmedauer auf eine Woche zu begrenzen. Ambroxol hat vielfältige, aber insgesamt überschätze Wirkungen. In der postoperativen Intensivmedizin ist die konsequente Inhalationstherapie mit β_2-Mimetika und evtl. Theophyllingabe sinvoll. Patienten mit entzündeter Schleimhaut sollten ein inhalatives Steroid erhalten.

Physiotherapie

Die Atemphysiotherapie hat sich inzwischen durch meßbare Erfoge weltweit etabliert und muß nicht mehr um ihre Akzeptanz auf wissenschaftlichen Foren kämpfen [2, 14–16, 18, 20, 41, 46, 57, 72, 75, 77, 78, 82, 88–93, 104, 105, 108, 109, 115]. Auf den Intensivstationen aber, insbesondere wenn es um Personalkosten geht, ist die Akzeptanz noch immer unterschiedlich. Es erscheint vielfach preiswerter, einen Beutel Mukolytikum zu verordnen, als eine Fachkraft anzustellen, die mit dem Patienten mehrmals täglich Abhustmanöver durchführt. Zwei klassische Krankheitsbilder, bei denen die Mukostase im Mittelpunkt des pathophysiologischen Geschehens steht, sind die zystische Fibrose und die Bronchiektasenkrankheit. Erfahrungen aus zahlreichen Studien bei diesen Patienten können mit Einschränkung auf andere Krankheitsbilder mit Sekretverhalt übertragen werden.

Die einfachsten Techniken bestehen darin, die Schwerkraft für den Sekretabfluß zu nutzen [26, 57, 77, 78, 82, 83, 90, 93, 113]. Bei der Lagerungsdrainage werden die Lungenanteile mit Sekretverhalt höher gelagert als der zugehörige Abflußbronchus. Für die Sekretdrainage des apikalen Unterlappensegments ist beispielsweise die Bauchlagerung notwendig. Obgleich die Wirksamkeit der Drainageverfahren als erwiesen gilt, zeigt sich an dem Beispiel die Problematik bei der praktischen Anwendung auf der Intensivstation und in der postoperativen Phase. Steigern läßt sich die Wirkung der Lagerungsdrainagen durch Klopfmassagen. Die Perkussionstechniken gehören ebenfalls zu den anerkannten Standardtherapien der

Mukostase. Im amerikanischen Schrifttum findet sich der Begriff der "Ketchupflaschenmethode", der das Prinzip höchst anschaulich erklärt. Bei chronischer Bronchitis ist die Wirksamkeit gering, bei Erkrankungen mit starker Sekretbildung und eingeschränkter Hustenfunktion profitieren Patienten nachweislich in Bezug auf Sputumproduktion und Lungenclearance [2, 82, 88, 90, 105, 109, 113]. Einzelne Studien konnten bei Vorliegen pneumonischer Infiltrate eine geringe Beschleunigung der Rückbildung und eine akute Verbesserung des Gasaustausches durch diese Physiotherapiemanöver zeigen [16, 41, 57, 78]. Die Beweise der Wirksamkeit wurden aber nur dann in Studien erbracht, wenn geschultes Personal das Abklopfen oder Vibrieren mit der Hand durchführte. Die vielfach geübte Praxis, mit einem kleinen Vibrationskissen ("Bügeleisen") über den Rücken des Patienten zu fahren, ist vom wissenschaftlichen Standpunkt gesehen Zeitverschwendung [91].

Bei richtiger Anwendung sind Lagerungsdrainagen und Klopfmassagen wirkungsvolle Mittel, um Patienten mit Hypersekretion zu helfen. Im Intensivbereich und bei Frischoperierten ergeben sich in der Praxis Probleme.

Die Effekte von Lagerungsdrainage und Perkussion lassen sich noch weiter steigern durch positiven Exspirationsdruck [20, 41, 108]. Vermutlich durch die damit erzielte Dehnung der Bronchien kann Sekret leichter abfließen. Sicherheitshalber sollte die PEEP-Maske ebenso wie IPPB nicht unmittelbar nach Lungenresektionen, Trachealanastomosen etc. eingesetzt werden, da das Risiko von Nahtdehiszenzen besteht.

Dem Training der Atemmuskulatur und der Verhinderung von Atelektasen dienen die Techniken der Atmung durch Totraumvergrößerer (Giebelrohr) und am "incentive" Spirometer [104]. Durch vertiefte Atmung wird das Risiko der Pneumonie verringert. Man kann sich leicht vorstellen, daß auch die Abhustfähigkeit gesteigert wird.

Husttechniken und forcierte Exspirationsmanöver sind die effektivsten Mittel der Sekretelimination, sofern sie richtig erfolgen [9, 18, 57, 90, 93, 73]. Versuche, die Hustwirkung pharmakologisch zu verbessern, sind gescheitert [49]. Entscheidend ist die richtige Technik. Wie eingangs erläutert, kommt es darauf an, durch den Hustenstoß eine hohe Strömungsgeschwindigkeit zu erzielen. Abbildung 2a zeigt bei einer typischen Hustensequenz die Registrierung des Flows über die Zeit, beginnend nach maximaler Inspiration. Man erkennt, daß mit dem ersten Hustenstoß die größte Strömung erreicht wird. Es ist aus diesem Grund wenig sinnvoll, einen Patienten z. B. bei der Visite aufzufordern: "Husten Sie mal!". Der Patient wird aus der Atemmittellage heraus husten, sich anstrengen, aber wenig Sputum produzieren.

Aushusten kann man nur die Luftmenge, die man vorher eingeatmet hat. Einem effektiven Abhustmanöver muß eine ausreichend tiefe Inspiration vorausgehen.

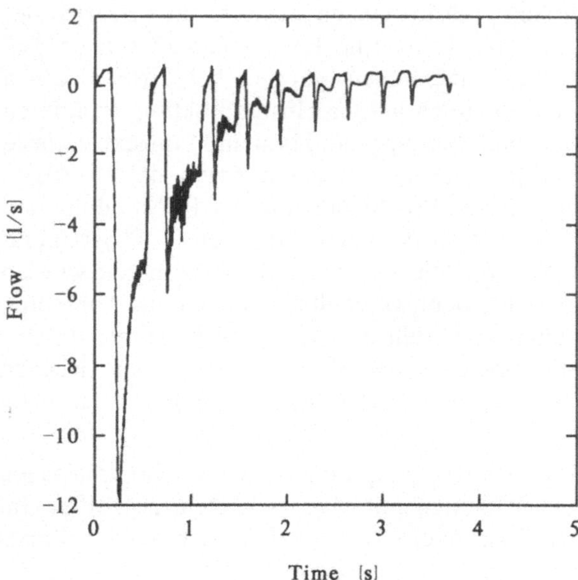

a

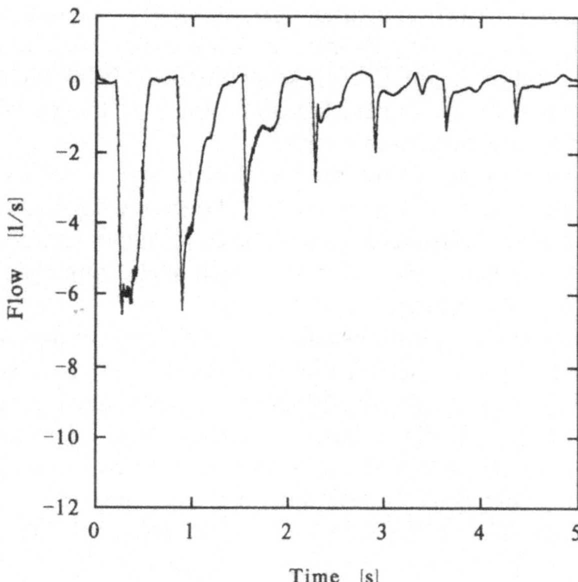

b

Abb. 2. a Mundströmung bei einer Hustensequenz, beginnend nach tiefer Einatmung; **b** Mundströmung bei vergleichbarer Hustensequenz eines Patienten mit Lungenemphysem. Der erste Hustenstoß zeigt Flußlimitierung

Mit den ersten Hustenstößen wird Sekret vornehmlich aus den zentralen Atemwegen hochgehustet. Gegen Ende der Hustensequenz, also unterhalb der FRC, werden die kleinen peripheren Atemwege quasi ausgepreßt. In diesem Abschnitt der Sequenz erfolgt die verbesserte Clearance der Lungenperipherie. Anschließend muß nochmals das in die zentralen Abschnitte beförderte Sekret durch Hustenstöße mit hohem Flow bis zur Expektoration gebracht werden.

Abbildung 2b zeigt die Flowregistrierung mit gleicher Eichung bei einem Patienten mit Lungenemphysem. Man erkennt, daß er die hohe Strömung beim ersten Hustenstoß gar nicht aufbringen kann. Es zeigt sich das Bild der Flußlimitierung [44, 70]. Bronchoskopiert man einen solchen Patienten und fordert ihn auf zu husten, zeigt sich eindrucksvoll ein exspiratorischer Totalkollaps der Atemwege, zumeist schon auf Trachealebene. Je stärker der Patient preßt, um so geringer wird der Flow, den er erzielt ("negative effort dependence"). Hier müssen Ausatemmanöver und Abhusttechniken gegen Widerstand geübt werden. Abhusten durch ein Giebelrohr oder gegen die Hand sind einfache Techniken, die auch in der postoperativen Phase durchgeführt werden können. Eine spezielle Inhalationstechnik mit exspiratorischer Atemstromunterbrechung (PET) ist in der Entwicklung, derzeit aber noch nicht kommerziell erhältlich [58].

Abbildung 3 zeigt den Vergleich des normalen Hustens mit dem sog. Huffing. Es handelt sich dabei um eine Technik der forcierten Exspiration,

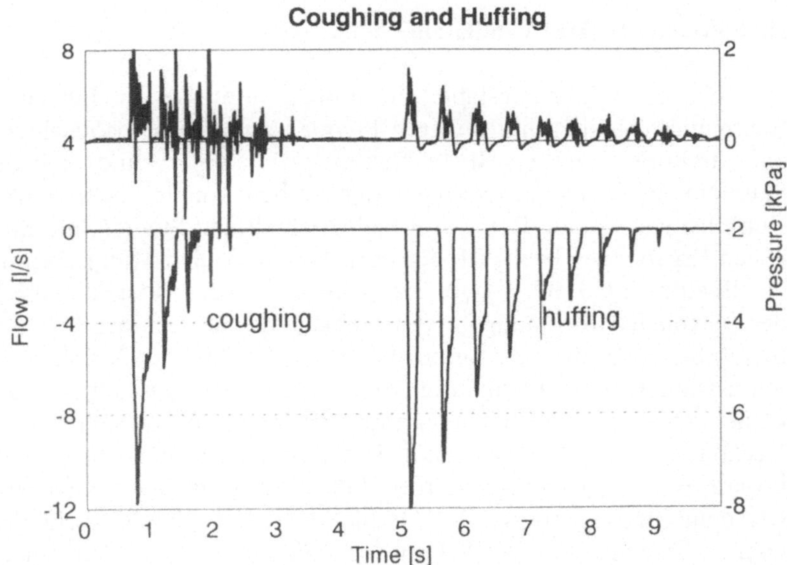

Abb. 3. Vergleich der Munddruckkurven (*oben*) und Flußkurven (*unten*) bei den Atemphysiotherapiemanövern Husten mit (*links*) und ohne Glottisver-schluß (*rechts*). Bei der forcierten Exspirationstechnik werden gleich hohe Flüsse, aber geringere Vibrationen erzeugt

eine Art lautlosen Hustens ohne Glottisschluß [93]. Das Huffing ist weniger anstrengend, bei richtiger Technik lassen sich mindestens gleichhohe Flüsse erzielen. Die Scherkräfte auf den Mukus sind daher auch gleich hoch. Ein Unterschied besteht allenfalls darin, daß relevante Vibrationen in der Flowkurve und in der Druckkurve nicht nachweisbar sind. Diesen Vibrationen wird ein leichteres Ablösen des Sekretes von der Bronchuswand zugesprochen [116, 117]. Seit einiger Zeit ist ein kleines Gerät, das VRP 1 von Desitin, erhältlich, welches genau hier ansetzt [75]. Der sog. "Flutter" sieht aus wie ein übergroßes Mundstück. Im Inneren befindet sich auf einem Konus eine Stahlkugel, die durch den Ausatemstrom angehoben wird. Zunächst entsteht ein statischer Überdruckeffekt durch das Gewicht der Kugel. Die Auf- und Abbewegung der Kugel und damit die wechselnden Widerstände beeinflussen rüchwirkend den Atemstrom und den Atemwegsdruck (Abb. 4). Es ensteht ein vibrierendes Atemstrommuster. Die Frequenzanteile sind abhängig vom Neigungswinkel des Flutters. Die Schwingungen der Atemwege sollen die Sekretelimination verbessern. Da auch der Flutter den Atemwegsdruck anhebt, ist bei der Anwendung im thoraxchirurgischen Bereich für die frühe postoperative Phase die gleiche Zurückhaltung geboten, wie bei der PEP-Maske und dem IPPB.

> Hustmanöver, forcierte Exspiration und Arbeit mit dem Flutter sind im Intensivbereich und postoperativ praktikable und effektive Mittel, um die Mukostase zu bekämpfen.

High Frequency (HF) Ventilation

Vor einigen Jahren bestand ein großes Interesse an Inhalations- und Beatmungstechniken mit höheren Frequenzen. Es war beobachtet worden, daß teilweise unter HF-Jet-Beatmung häufiger und mit größeren Sputummengen im Sauger abgesaugt werden konnte (oder mußte?) [67]. Zunächst gab es eine Reihe von Fallberichten und Studien mit unterschiedlichen Ergebnissen bezüglich der bronchopulmonalen Mukusclearance unter HF-Beatmung [13, 30, 39, 42, 55]. Schließlich wurde klar, daß die Richtung der maximalen Strömungsgeschwindigkeit die entscheidende Größe dafür ist, ob Sekret oralwärts transportiert wird [13, 26–30, 52–56]. Obwohl sich mit asymmetrischen Oszillatoren Sekret aktiv bewegen läßt, sind z. Z. noch keine industriell gefertigten Geräte erhältlich, die diesem Gesichtspunkt Rechnung tragen. Die Wirksamkeit der Jet-Inhalatoren, die ja eine höhere inspiratorische Strömung erzeugen, fällt daher gegenüber einfachen Geräten wie dem Flutter zurück. Die Oszillationen beeinflussen nicht die rheologischen Eigenschaften des Sekrets [43]. Sie können aber den Ziliartransport steigern [30] und verringern die Adhäsion des Mukus an der Bronchialwand.

Interessant ist vielleicht eine Beobachtung bezüglich der Frequenzanteile. Den besten Effekt auf die Sekretmobilisation bei der thorakalen

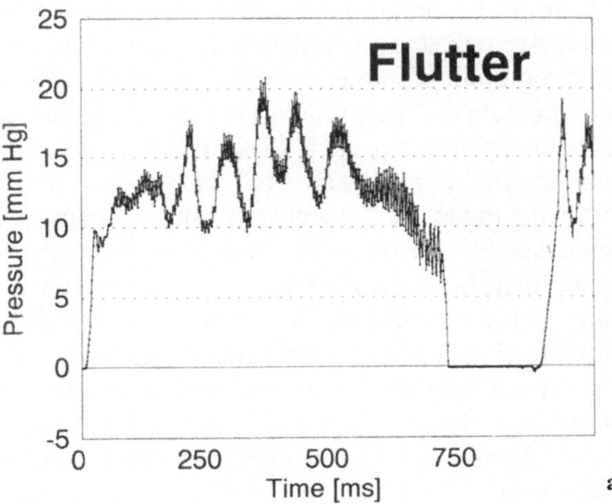

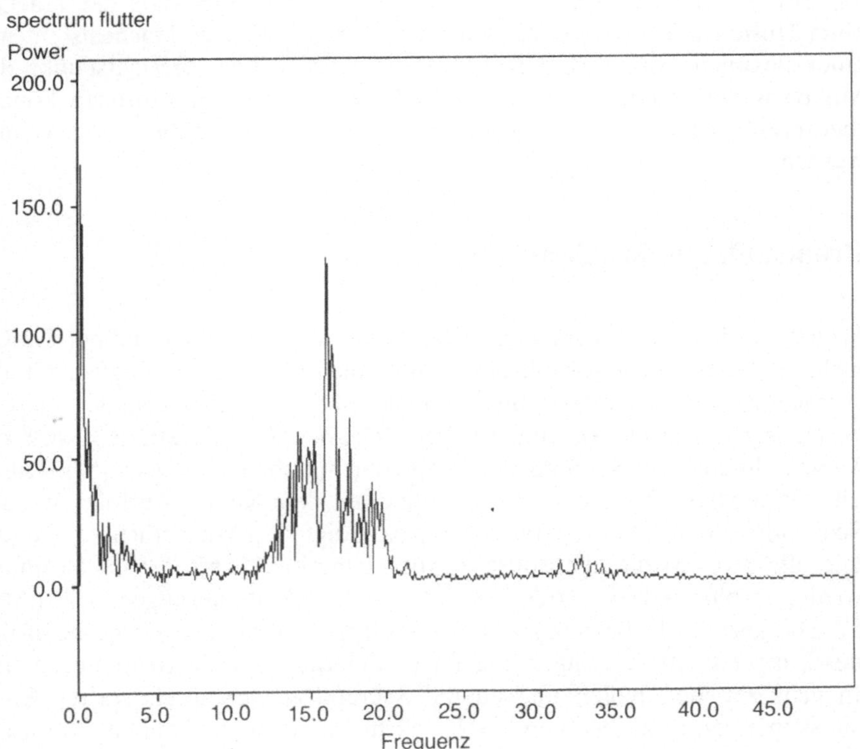

Abb. 4. a Ausatemmanöver durch den VP 1 "Flutter". Es ergibt sich ein exspiratorischer Überdruck und eine Vibration. **b** Das Powerspektrum der Flutterkurve zeigt Frequenzmaxima um 15 Hz

Perkussion zeigten Frequenzen um 13 Hz [109]. Bei oraler Applikation von Atemgasschwingungen zur Steigerung der Sekretelimination fanden sich optimale Frequenzen um 13–15 Hz [13, 26, 27, 55]. Eine von uns durchgeführte Spektralanalyse des Atemflusses durch den Flutter ergab Frequenzpeaks zwischen 12 und 18 Hz. Im Hustenstoß eines Bronchitikers fanden wir dominierend Frequenzanteile mit Peaks bei 15–20 Hz, die den Schwingungen der Atemwegswände entsprechen dürften. In genau dem gleichen Frequenzbereich liegt, wie eingangs erwähnt, die Schlagfrequenz der Zilien beim Gesunden. Es ist sehr wahrscheinlich, daß alle Phänomene miteinander verknüpft sind. Ein besseres Verständnis der Zusammenhänge könnte vielleicht zur gezielteren Behandlung der Mukostase genutzt werden.

Besondere Probleme der Sekretretention ergeben sich bei beatmeten Patienten. Es gibt Hinweise darauf, daß eine Änderung des Atemmusters mit erhöhter exspiratorischer Strömung den oralwärts gerichteten Mukustransport allein über die Gas-Flüssigkeits-Interaktion verbessern könnte [4, 52, 100]. Ein anderes Problem ist die Akkumulation von Sekret im Tubus. Der starre Tubus kann die dynamische Atemwegskompression der Trachea beim Hustenstoß nicht mitmachen [26, 35, 56, 103]. Ein Trachealstent mit einer flexiblen Hinterwand wurde speziell unter dem Gesichtspunkt der Mukostaseverhinderung entwickelt [33]. Das Konstruktionsprinzip könnte theoretisch auch bei Trachealkanülen und Trachealtuben angewendet werden.

Bronchoskopische Absaugung

Wenn das ziliare und nichtziliare Klärsystem überfordert ist und der Patient nicht mehr ausreichend abhusten kann, bleibt als letzte Möglichkeit die Absaugung des Sekrets. Ganz aktuelle und vielversprechende Ansätze bestehen im Einsatz kontinuierlicher Spülsysteme. Hiermit läßt sich die Menge eliminierten Sputums bei Beatmeten signifikant steigern [50]. Durch die Absaugung, besonders wenn sie blind mit dem Katheter erfolgt, werden Schleimhaut und Ziliarapparat weiter geschädigt [68]. Wesentlich schonender und effektiver ist die fiberoptische Absaugung [3, 31, 65, 79]. Es ist immer wieder verblüffend, wie effektiv sich "eine Atelektase absaugen" läßt (Abb. 5). Die gezielte Entfernung von Sekretpfröpfen führt zur Wiederbelüftung der Lungenareale, verringert die Pneumonierate und die Beatmungsdauer. In ganz seltenen Fällen müssen die Sekretausgüsse mittels starrer Bronchoskopie entfernt werden [31]. Nicht sinnvoll ist die fiberoptische Absaugung bei manifester Pneumonie. Es darf auch nicht vergessen werden, daß mit dem Fiberskop massiv Keime verschleppt werden können.

> Auf jede Intensivstation gehört ein Fiberbronchoskop. Die gezielte Absaugung ist der blinden Absaugung weit überlegen. Bei falscher Indikation oder falscher Technik kann die Bronchoskopie aber auch durch

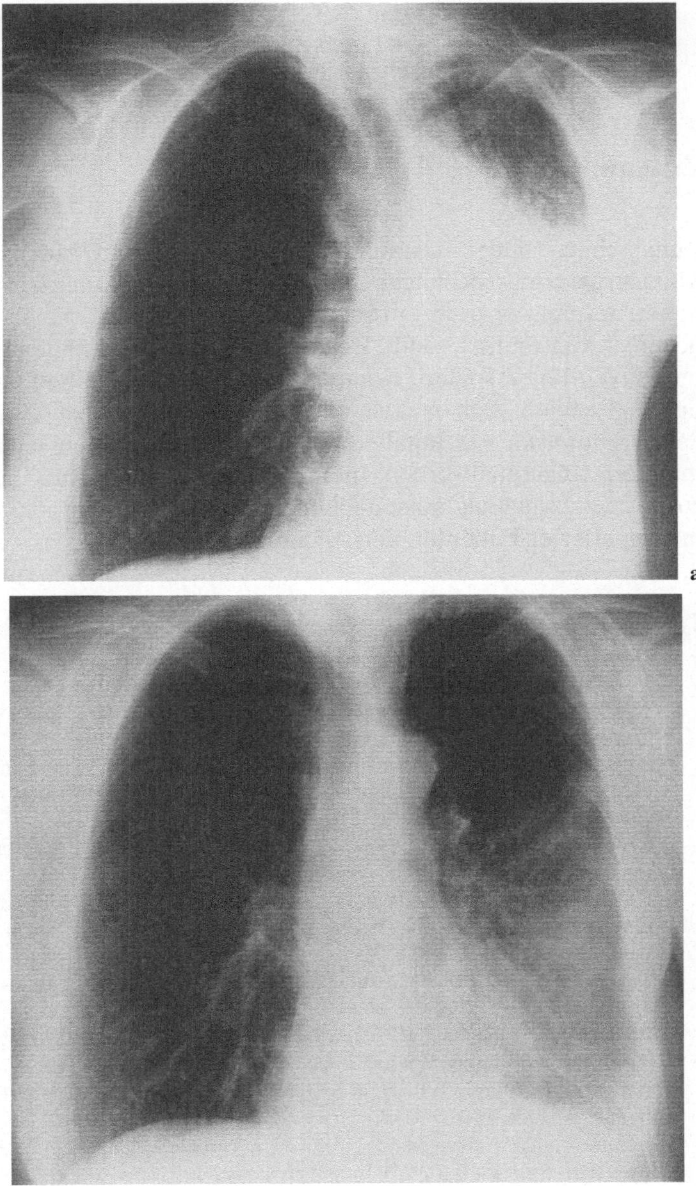

Abb. 5. Fast vollständige Atelektase der linken Lunge durch Sekretpfröpfe (**a**). 2 h nach bronchoskopischer Absaugung vollständige Entfaltung der Lunge mit pneumonischem Infiltrat im linken Unterlappen (**b**)

Keimverschleppung und Schleimhautschäden die Bronchopneumonie begünstigen. Liegt ein Luftbronchogramm vor, ist kein positiver Effekt der Fiberbronchoskopie zu erwarten.

Zusammenfassung

Zum Schutz- und Klärsystem der Lunge gehören Mukusproduktion und Mukustransport. Störungen des Systems führen zur Sekretretention und höheren Infektionsrate. Vorbeugende Maßnahmen, Einsatz "zilienfreundlicher" Anästhetika und Beatmungstechniken können bereits in der operativen Phase spätere Komplikationen vermeiden helfen. Physiotherapie durch geschultes Personal ist sinnvoller als Mukolytika. Zilienstimulierende Sekretomotorika wie inhalierbare β_2-Mimetika sollten nicht nur bei Asthmatikern eingesetzt werden. Indikation und Technik der Fiberbronchoskopie zur Sekretabsaugung müssen allen Ärzten geläufig sein, die mit der Behandlung operierter Patienten betraut sind.

Literatur

1. Agnew JE (1983) Effect of oral corticosteroids on mucus clearance by cough and mucociliary transport in stable asthma. Bull Physiopathal Resp 19: 37–41
2. Bateman J, Daunt K, Newman S, Pavia D, Clarka S (1979) Regional lung clearance of excessive bronchial secretions during chest physiotherapy in patients with stable chronic airways obstruction. Lancet I: 294–297
3. Bauer PC, Heye M, Kottmann R (1983) Die Bedeutung der Fiberbronchoskopie in der Intensivmedizin. Internist 24: 89–94
4. Benjamin RG, Kim C, Chapman GA, Sackner MA (1984) Mechanical ventilation can remove bronchial secretions by two-phase gas liquid transport. Chest 86: 284 (Abstr)
5. Bennet WD, Foster WM (1989) Cough enhanced mucus clearance in the normal lung; Two phase gas-liquid flow or stimulation of the mucociliary apparatus? Am Rev Resp Dis 139(4): A 393
6. Bennet WD, Chapman WF, Gerrity TR (1992) Ineffectiveness of cough for enhancing mucus clearance in asymptomatic smokers. Chest 102: 412–416
7. Burgi H (1973) Fibre systems in sputum. Bull Physiopathal Resp 9: 191–196
8. Bylin G, Hedenstierna G, Lagerstrand L, Wagner PD (1987) No influence of acetylcysteine on gas exchange and spirometry in chronic asthma. Eur J Resp Dis 71: 102–107
9. Byrd RB, Burns JR (1975) Cough dynamics in the postthoracotomy state. Chest 67: 654–657
10. Celis R, Torres A, Gatell JM, Almela M, Rodriguez-Rosin R, Augusti-Videl A (1988) Nosocomial pneumonia: a multivariate analysis of risk and prognosis. Chest 93: 318–324
11. Chalon J, Loew DAY, Malebranche J (1972) Effects of dry anesthetic gases on tracheobronchial ciliated epithelium. Anesthesiology 37: 338–343
12. Chalon J (1980) Low humidity and damage to tracheal mucosa. Bull NY Acad Med 56: 314–322
13. Chang HK, Weber ME, King M (1988) Mucus transport by high frequency nonsymmetrical oscillatory airflow. J Appl Physiol 65(3): 1203–1209

14. Chatham K, Marshall C, Campbell IA, Prescott RJ (1992) Use of the Flutter VRP1 device for post-thoracotomy patients. Physiotherapy 79: 95–98
15. Clarke SW (1987) Management of mucus hypersecretion. Eur J Resp Dis 71, Suppl 153: 136–144
16. Connors A, Hammon W, Martin R, Rogers R (1980) Chest physical therapy: the immediate effect on oxygenation in acutely ill patients. Chest 78: 559–564
17. Cotramanes E, Gerrity TR, Garrard CS, Harshbarger RD, Yeates BD, Kendzierski DL, Lourenco RV (1985) Aerosol penetration and mucociliary transport in the healthy human lung. Effect of low serum theophylline levels. Chest 88: 194–200
18. De Boeck C, Zinman R (1984) Cough versus chest physiotherapy. Am Rev Resp Dis 129: 182–184
19. Denny F (1974) Effect of a toxin produced by Haemophilus influenzae on ciliated respiratory epithelium. J Infect Dis 129: 93–100
20. Falk M, Kelstrup M, Andersen JB, Kinishito T, Falk P, Støvring S, Gøthgen I (1984) Improving the ketchup bottle method with positive expiratory pressure, PEP, in cystic fibrosis. Eur J Resp Dis 65: 423–432
21. Felix R (1978) Mucociliäre Klärfunktion unter adrenerger Stimulation mit Fenoterol. Prax Pneumol 32: 777–782
22. Forbes AR (1976) Halothane depresses mucociliary flow. Anesthesiology 45: 59–63
23. Forbes AR, Horrigan RW (1977) Mucociliary flow in the trachea during anesthesia with enflurane, ether, nitrous oxide, and morphine. Anesthesiology 46: 319–321
24. Forbes AR, Gamsu G (1979) Mucociliary clearance in the canine lung during and after general anesthesia. Anesthesiology 50: 26–29
25. Forbes AR (1974) Temperature, humidity and mucus flow in the intubated trachea. Br J Anesthesia 46: 29–34
26. Freitag L, Kim CS, Long WM, Venegas JG, Wanner A (1989) Mobilisation of mucus by airway oscillations. Acta Anaesthesiol Scand 90(33): 93–101
27. Freitag L, Long WM, Kim CS, Wanner A (1989) Removal of bronchial secretions by asymmetric high-frequency oscillations. J Appl Physiol 67(2): 614–619
28. Freitag L, Schroer M, Bremme J (1989) High frequency oscillators with adjustable waveforms. Practical aspects. Br J Anaesth 63: 38–43
29. Freitag L, Bremme J, Schroer M (1989) High frequency oscillation and respiratory physiotherapy. Br J Anaesth 63: 44–46
30. Freitag L, Kim CS, Long WM, Wanner A (1988) Stimulation der zilienabhängigen und zilienunabhängigen Mukusclearance durch Atemwegsschwingungen. Jahrestagung Dtsch Ges Pneumologie, Hannover
31. Freitag L, Greschuchna D (1989) Fiberbronchoskopie oder "richtige" Bronchoskopie? Alemwegs-Lungenkrankh 3: 81–91
32. Freitag L, Chapman GA, Sielczak M, Ahmed A, Russin D (1987) Laser smoke effect on the bronchial system. Lasers Surg Med 7: 283–288
33. Freitag L, Tekolf E, Linz B (1993) A new dynamic airway stent. Chest 104 Suppl 44S
34. Friedman M, Stott FD, Poole DO, Daugherty R, Chapman GA, Watson H (1977) A new roentgenographic method for estimating mucous velocity in airways. Am Rev Resp Dis 115: 67–72
35. Gal TJ (1980) Effects of endotracheal intubation on normal cough performance. Anesthesiology 52: 324–329
36. Gal TJ (1980) Pulmonary mechanics in normal subjects following endotracheal intubation. Anesthesiology 52: 27–35
37. Gamsu G, Singer MM, Vincent HH, Berry S, Nadel JA (1976) Postoperative impairment of mucous transport in the lung. Am Rev Resp Dis 114: 473–479
38. Gavriely N, Solway J, Drazen JM, Slutsky AS, Brown R, Loring SH, Ingram RH (1985) Radiographic visualization of airway wall movement during oscillatory flow in dogs. J Appl Physiol 58(2): 645–652

39. George RJD, Johnson MA, Pavia D, Agnew JE, Clarke SW, Geddes DM (1985) Increase in mucociliary clearance in normal man induced by oral high frequency oscillation. Thorax 40: 433–437
40. Gerrity TR, Cotramanes E, Garrard CS, Yeates DB, Lourenco RV (1983) The effect of aspirin on lung mucociliary clearance. N Engl J Med 308(3): 139–141
41. Graham W, Bradly D (1978) Efficacy of chest physiotherapy and intermittent positive pressure breathing in the resolution of pneumonia. N Engl J Med 299: 624–627
42. Gross D, Zidulka A, O'Brien C, Wright D, Fraser R, Rosenthal L, King M (1985) Peripheral mucociliary clearance with high-frequency chest wall compression. J Appl Physiol 58(4): 1157–1163
43. Hachenberg T, Wendt M, Deitmer T, Lawin P (1987) Viscoelsticity of tracheobronchial secretions in high-frequency ventilation. Crit Care Med 15: 95–98
44. Healy F, Wilson AF, Fairshter RD (1984) Physiological correlates of airway collapse in chronic airflow obstruction. Chest 4: 476–481
45. Hirsch JA, Tokayer JL, Robinson MJ, Sackner MA (1975) Effects of dry air and subsequent humidification on tracheal mucous velocity in dogs. J Appl Physiol 39: 242–246
46. Holody B, Goldbegr H (1981) The effect of mechanical vibration physiotherapy on arterial oxygenation in acutely ill patients with atelectasis or pneumonia. Am Rev Resp Dis 124: 372–375
47. IravaniJ, Melville GN (1974) Mucociliary function of the respiratory tract as influenced by drugs. Respiration 31: 350–357
48. Iravani J, Melville GN, Horstmann G (1978) Tracheobronchial clearance in health and disease: with special reference to interciliary fluid. In: Respiratory tract mucus. Ciba Foundation Symposium. Elsevier, Amsterdam, pp 235–252
49. Irwin RS, Frederick JC, Pratter MR (1987) The effect of drugs on cough. Eur J Resp Dis 71 Suppl 153: 173–181
50. Isea JO, Poyant D, O'Donnell C, Faling LJ, Karlinsky J, Celli BR (1993) Controlled trial of a continuous irrigation suction catheter vs conventional intermittent suction catheter in clearing bronchial secretions from ventilated patients. Chest 103: 1227–1230
51. Jayr C, Matthay MA, Goldstone J, Gold WM, Wiener-Kronish JP (1993) Preoperative and intraoperative factors associated with prolonged mechanical ventilation. Chest 103(4): 1231–1236
52. Kim CS, Rodriguez CR, Eldridge A, Sackner MA (1986) Criteria for mucus transport in the airways by two-phase gas-liquid flow mechanism. J Appl Physiol 60(3): 901–907
53. Kim CS, Greene MA, Sankaran S, Sackner MA (1986) Mucus transport in the airways by two-phase gas-liquid flow mechanism: continuous flow model. J Appl Physiol 60(3): 908–917
54. Kim CS, Rodrigues CR, Eldrige MA, Sackner MA (1987) Mucus transport by two-phase gas-liquid flow mechanism: asymmetric periodic flow model. J Appl Physiol 62: 959–971
55. King M, Phillips MD, Zidulka A, Chang HK (1984) Tracheal mucus clearance in high frequency oscillation. Chest wall versus mouth oscillation. Am Rev Resp Dis 130: 703–706
56. King M, Brock G, Lundell C (1985) Clearance of mucus by simulated cough. J Appl Physiol 58(6): 1776–1782
57. Kirillof LH, Owens GR, Rogers RM, Mazzocco MC (1985) Does chest physical therapy work? Chest 88(3): 436–444
58. Köhler D, Albers H, Sommerfeld C (1990) Expiratory pressure interruption treatment (EPIT). Eine neue Methode zur Steigerung der bronchialen Clearance. Pneumologie 44: 1065
59. Köhler D (1990) Inhalationstherapie bei chronischer Schleimretention. Pneumologie 44: 1166–1170
60. Köhler D, Vastag E (1991) Bronchiale Clearance. Pneumologie 45: 314–332
61. Konietzko N (1976) Die Bronchialwegsreinigung: Möglichkeiten ihrer Beeinflussung. Therapiewoche 26: 8230–8243

62. Konietzko N (1983) Mukolytika-Sekretolytika-Sekretomotorika. Atemwegs-Lungenerkrankh 4: 151–156
63. Konietzko N (1986) Aktivität der β_2-Adrenergika mit Hinblick auf die mukociliäre Clearance. Therapiewoche 36: 283–290
64. Konietzko N, Kasparek R, Kellner U, Petro J (1983) Die Wirkung von bronchospasmolytika auf die Ciliarfrequenz in vitro. Prax Klin Pneumol 37: 904–906
65. Konrad F, Wiedeck H, Deller A, Diatzko J, Schmitz JE (1983) Tracheobronchiale Toilette in beatmeten Patienten: Konventionelle "blinde" im Vergleich zu gezielter fiberoptischer Absaugung. Anesthesist 37: 413–419
66. Konrad F, Schreiber T, Grünert A, Clausen M, Ahnefeld FW (1992) Measurement of mucocilliary transport velocity in ventilated patients. Short-term effect of general anesthesia on mucocilliary transport. Chest 102: 1377–1383
67. Kroesen G (1983) Mobilisation von Bronchialsekret durch hochfrequente Atemgasschwingungen während IPPB. In: Rügheimer E (Hrsg) Intubation, Tracheotomie und bronchopulmonale Infektion. Springer, Berlin, pp 488–490
68. Landa J, Amikan B, Sackner MA (1971) Pathogenesis and prevention of tracheobronchial erosions occuring with suction. Am Rev Resp Dis 103: 875–876
69. Landa JF, Epstein S, Sackner MA (1980) Effects of bronchoscopy on mucociliary transport. Chest 77: 452–453
70. Langlands J (1967) The dynamics of cough in health and chronic bronchitis. Thorax 22: 88–96
71. Laurenzi GA, Yim S, Guarneri JJ (1968) Adverse effect of oxygen on tracheal mucous flow. N Engl J Med 279: 333–339
72. Laws A, McIntyre R (1969) Chest physiotherapy: A physiological assessment during intermittent positive pressure ventilation in respiratory failure. Anaesth Soc J 16: 487–493
73. Leath D. (1977) Cough. In: Brain JD, Proctor DF, Read LM (eds) Respiratory defense mechanisms, vol 5, pt 2. Dekker, New York, pp 542–592
74. Lichtiger M, Landa JF, Hirsch JA (1975) Velocity of tracheal mucus in anesthetized women undergoing gynecologic surgery. Anesthesiology 42: 753–756
75. Lindemann H (1992) Zum Stellenwert der Physiotherapie mit dem VRP 1-Desitin ("Flutter"). Pneumologie 46: 626–630
76. Lopez-Vidriero MT (1981) Airway mucus. Production and composition. Chest 80: 799–804
77. Loring M, Denning C (1971) Evaluation of postural drainage by measurement of sputum volume and consistency. Am J Phys Med 50: 215–219
78. MacKenzie C, Shin B, McAslan T (1978) Chest physiotherapy: The effect on aterial oxygenation. Anesth Analg 57: 28–30
79. Marini J, Pierson D, Hudson L (1979) Acute lobar atelectasis: A prospective comparison of fiberoptic bronchoscopy and respiratory therapy. Am Rev Resp Dis 119: 971–978
80. Matthys H (1985) Klinische Evaluation von bronchialreinigenden Substanzen. In: Muhar F, Schindl R (Hrsg) Inhalative Noxe, inhalative Therapie. Universitätsverlag Trauner, Linz, S 57–64
81. matthys H (1987) Action of Tulobuterol and Fenoterol on the mucociliary clearance. Respiration 51: 105–112
82. May D, Munt P (1979) Physiologic effects of chest percussion and postural drainage in patients with stable chronic bronchitis. Chest 75: 29–32
83. Mazzocco MC, Owens GR, Kirilloff LH, Rogers RM (1986) Chest percussion and postural drainage in patients with bronchiec-tasis. Chest 88: 360–363
84. McEvoy RD, Davies NJH, Hedenstierna G, Hartman MT, Spragg RG, Wagner PD (1982) Lung mucocilliary transport during high-frequency ventilation. Am Rev Resp Dis 126: 452–456
85. Mercke U (1975) The influence of varying air humidity on mucociliary activity. Acta Otolaryngol 79: 133–139

86. Meyer FA, Siberberg A (1978) Structure and function of mucus. In: Respiratory tract mucus. Ciba Foundation Symposium. Elsevier, Amsterdam, pp 203–218
87. Morgenroth K (1984) Morphologie der bronchialen Clearance. Fortschr Med 102(39): 971–977
88. Murray J (1979) The ketchup-bottle method. N Engl J Med 300: 1155–1157
89. Newton D, Stephensen A (1978) Effect of physiotherapy on pulmonary function. Lancet II: 228–230
90. Oldenburg FAJ, Dolovich MB, Montgomery JM, Newhouse MT (1979) Effects of postural drainage, exercise, and cough on mucus clearance in chronic bronchitis. Am Rev Resp Dis 120: 739–745
91. Pavia D, Thomson M, Philipakos D (1976) A preliminary study of the effect of a vibrating pad on bronchial clearance. Am Rev Resp Dis 113: 92–96
92. Pavia D, Agnew JE, Lopez-Vidriero MT, Clarke SW (1987) General review of tracheobronchial clearance. Eur J Resp Dis 71 Suppl 153: 123–129
93. Pryor JA, Webber BA (1979) An evaluation of the forced exspiration technique as an adjunct to postural drainage. Physiotherapy 65: 304–307
94. Read RC, Shankar S, Rutman A, Feldman C, Yacoub M, Cole PJ, Wilson R (1991) Ciliary beat frequency and structure of recipient and donor epithelia following lung transplantation. Eur Resp J 4: 796–801
95. Rensch H, Palffy S, Sprenger H, Tur W (1980) Zum nichtziliaren Transport in den peripheren Atemwegen. Prax Pneumol 34: 499–503
96. Rhodius U, Morr A, Ahrens P, Hofmann D (1991) Die Cilienfunktion bei bronchopulmonalen Infekten im Kindesalter. Pneumologie 45: 987–990
97. Richter HG (1982) Das rasterelektronenmikroskopische Bild der Trachealschleimhaut nach translaryngealer intratrachealer Langzeitintubation. Laryng Rhinol Otol 61: 90–92
98. Roessler F, Grossenbacher R, Walt H (1988) Effects of tracheostomy on human tracheobronchial mucosa: a scanning electron mikroscopic study. Laryngoscope 98: 1261–1267
99. Rubin BK, Ramirez O, Zayas JG, Finegan B, King M (1992) Respiratory mucus from asymptomatic smokers is better hydrated and more easily cleared by mucociliary action. Am Rev Resp Dis 145: 545–547
100. Sackner MA, Kim CS (1987) Phasic flow mechanisms of mucus clearance. Eur J Resp Dis 71 Suppl. 153: 159–164
101. Santa Cruz R, Landa J, Hirsch J, Sackner MA (1974) Tracheal mucous velocity in normal man and patients with obstructive lung disease; effects of terbutaline. Am Rev Resp Dis 109: 458–463
102. Schroter RC, Sudlow MF (1969) Flow patterns in models of the human bronchial airways. Resp Physiol 7: 341–355
103. Soland V, Brock G, King M (1987) Effect of airway wall flexibility on clearance by simulated cough. J Appl Physiol 63(2): 707–712
104. Stock MC, Downs JB, Gauer PK (1985) Prevention of postoperative pulmonary complications with CPAP, incentive spirometry, and conservative therapy. Chest 87: 151–157
105. Sutton PP (1984) Respiratory physical therapy. Semin Respir Med 5: 353–356
106. Sykes DA, Wilson R, Greenstone M, Currie DC, Steinfort C, Cole PJ (1987) Deleterious effects of purulent sputum sol on human ciliary function in vitro: at least two factors identified. Thorax 42: 256–261
107. Tarhan S, Moffit EA, Sessler AD, Douglas WW, Taylor WF (1973) Risk of anesthesia and surgery in patients with chronic bronchitis and chronic obstructive pulmonary disease. Surgery 74: 720–726
108. Tønnesen P, Stovring S (1984) Positive expiratory pressure (PEP) as lung physiotherapy in cystic fibrosis: a pilot study. Eur J Resp Dis 65: 419–422
109. Van der Schans, Piers DA, Postma DS (1986) Effect of manual percussion on tracheobronchial clearance in patients with chronic airflow obstruction and excessive tracheobronchial secretion. Thorax 41: 448–452

110. Verdugo P, Johnson NT, Tam PY (1980) β-adrenergic stimulation of respiratory ciliary activity. J Appl Physiol 48: 868–871
111. Von Seefeld H, Weiss JM, Rensch H (1983) Neue Konzepte in der Therapie der Mukostase. Prax Pneumol 37: 896–900
112. Wanner A (1977) Clinical aspects of mucociliary transport. Am Rev Resp Dis 116: 73–125
113. Wanner A (1984) Does chest physical therapy move airway sectretions? Am Rev Respir Dis 130: 701–702
114. Warwick WJ (1983) Mechanisms of mucous transport. Eur J Resp Dis 64 (Suppl 127): 162–167
115. Webber BA, Pryor JA (1993) Physiotherapy for respiratory and cardiac problems. Churchill Livingstone, Edinburgh
116. Webster PM, Zamel N, Hinchey M, Sullivan PA (1981) Clearance of viscous material from artificial trachea by flow limitation induced wall oscillation. Am Rev Resp Dis 123: A 178
117. Webster PM, Sawatzky RP, Hoffstein V, Leblanc R, Hinchey J, Sullivan PA (1985) Wall motion in expiratory flow limitation: choke and flutter. J Appl Physiol 59(4): 1304–1312
118. Weiss T, Dorow P, Felix R (1981) Effects of a beta adrenergic drug and a secretolytic agent on regional mucociliary clearance in patients with COLD. Chest 80: 881–885
119. Wilson R, Sykes DA, Currie D, Cole PJ (1986) Beat frequency of cilia from sites of purulent infection. Thorax 41: 453–458
120. Wilson R, Pitt T, Taylor G, Watson D, Mac Dermot JM, Sykes D, Roberts D, Cole PJ (1987) Pyocyanin and 1-Hydroxyphenazine produced by Pseudomonas Aeroginosa inhibit the beating of human respiratory cilia in vitro. J Clin Invest 79: 221–229
121. Wright RR (1960) Bronchial atrophy and collapse in chronic obstructive pulmonary emphysema. Am J Pathol 37: 63–71
122. Yeates DB, Aspin N, Levison H, Jones MT, Bryan AC (1975) Mucociliary tracheal transport rates in man. J Appl Physiol 39: 487–495
123. Yeates DB, Pitt BR, Spektor DM, Karron GA, Albert RE (1981) Coordination of mucociliary transport in human trachea and intrapulmonary airways. J Appl Physiol 51(5): 1057–1064
124. Yeates DB, Spektor DM, Leikauf GD, Pitt BR (1981) Effects of drugs on mucociliary transport in the trachea and bronchial airways. Chest 80: 870–873
125. Yeates DB, Spektor DM, Pitt BR (1986) Effect of orally administered orciprenaline on tracheobronchial mucociliary clearance. Eur J Resp Dis 69: 100–108

Kinetische Therapie beim ARDS – ein erfolgversprechender adjuvanter Therapieansatz

C. Hörmann, W. Koller, M. Baum, C. Putensen und *G. Putz*

Der Gedanke, beatmete Patienten in Bauchlage zu lagern, um dadurch eine Verbesserung der Oxygenierung erzielen zu können, wurde erstmals von Bryan 1974 vorgeschlagen [1]. Aufgrund der Zwerchfellgeometrie vermutete er eine bessere Belüftung der abhängigen Lungenareale in Bauchlage. Obwohl in nachfolgenden Studien – sowohl klinisch als auch tierexperimentell – eine signifikante Verbesserung der Oxygenierung durch Bauchlagerung nachgewiesen werden konnte, blieb die klinische Bedeutung der Bauchlagerung in der Therapie des ARDS zunächst gering [2, 3, 4, 5].

Eine der Ursachen dafür war die klinische Beurteilung der Morphologie des ARDS anhand der regionalen Verteilung von Veränderungen im Lungenröntgenbied solcher Patienten. Diese war zunächst von den von Ashbough als "diffuse alveolar infiltration seen on the chest X-ray" beschriebenen Veränderungen geprägt [6] (Abb. 1). Der vermehrte Einsatz der Computertomographie (CT) neben und anstelle der Röntgenuntersuchung der Lunge beim Intensivpatienten führte zu einem neuen Überdenken der regionalen Verteilung morphologischer Veränderungen in der Lunge beim ARDS. In der Computertomographie finden wir die atemmechanischen Problemherde des ARDS nicht diffus verteilt, sondern v.a. in den abhängigen, dorsalen "dependant" Lungenarealen. Solche Verdichtungen – sie entsprechen nach den aus dem CT gemessenen Dichtewerten einerseits Atelektasen und andererseits Ergüssen – sind darüber hinaus vorwiegend zwerchfellnah lokalisiert (Abb. 2).

Das pathologische Substrat beim ARDS – Endothelläsion mit Austritt von Flüssigkeit ins Interstitium – gibt eine gute Erklärung für die vorliegende Verteilung der morphologischen Veränderungen.

Man kann sich die Lunge als ein System von vielen Einheiten vorstellen (Abb. 3). Jede dieser Lungeneinheiten besteht aus einem Luft- und einem Gewebekompartiment. Von oben nach unten, also von den nichtabhängigen ("non-dependant") zu den abhängigen ("dependant") Lungeneinheiten, lastet nun jede Einheit mit einem bestimmten Gewicht auf den darunter liegenden Einheitcn. Daher ist bei einem auf dem Rücken liegenden Patienten der Druck, der auf den im dorsalen Bereich lokalisierten Lungeneinheiten lastet, am größten, und das Verhältnis Luft/Gewebe ist in diesem Bereich am kleinsten.

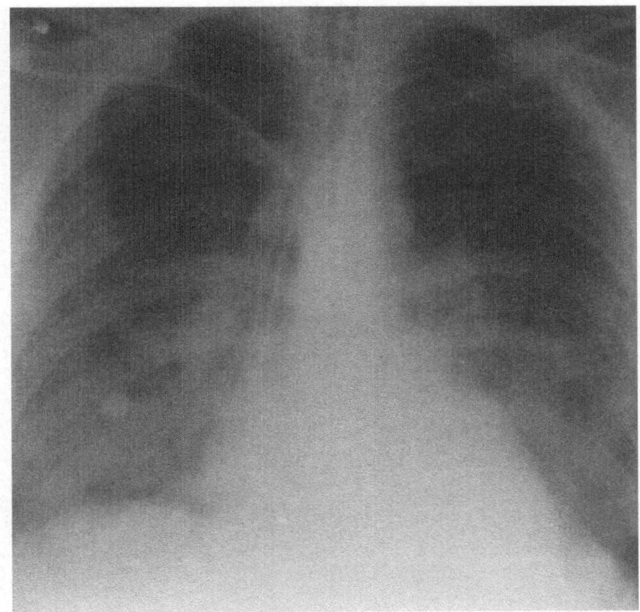

Abb. 1. Thoraxröntgen eines 35 Jahre alten polytraumatisierten Patienten; "diffuse Lungenveränderungen", Vollbild eines ARDS

Beim ARDS, bei Vorliegen einer Gesamtschädigung der Lunge im Sinne eines Permeabilitätsödems, nimmt infolge des interstitiellen Flüssigkeitsödems das Gewicht jeder einzelnen Lungeneinheit zu. Dadurch wird der auf den Lungeneinheiten in den abhängigen Lungenarealen lastende Druck häufig so groß, daß diese Lungenareale durch die Kompression den Gasanteil verlieren und nur noch aus Gewebe bestehen (Atelektasen). Eine weitere Verschlechterung tritt in dieser Situation durch die meist erforderliche maschinelle Beatmung auf.

Unter *Spontanatembedingungen* weisen die Alveolen in den abhängigen Lungenarealen – also beim liegenden Patienten dorsal – im Vergleich zu ventral gelegenen Alveolen einen viel geringeren Dehnungszustand auf. Die Alveolen im Bereich der abhängigen Lunge sind von einem weniger negativen Pleuradruck umgeben als die Alveolen in den nichtabhängigen Lungenbereichen, sie haben daher einen geringeren Dehnungszustand zu Beginn der Inspiration und liegen somit auf der Compliancekurve der Lunge in jenem Bereich, bei dem eine geringe Druckdifferenz zu einer optimalen Volumenzunahme führen kann. Bei Spontanatmung ist daher die Ventilation in den abhängigen Lungenarealen größer als in den nichtabhängigen Lungenarealen [7, 8].

Ganz anders ist jedoch die Situation bei *kontrollierter Beatmung*, aggraviert bei Muskelrelaxation mit Zwerchfellähmung bzw. bei tiefer

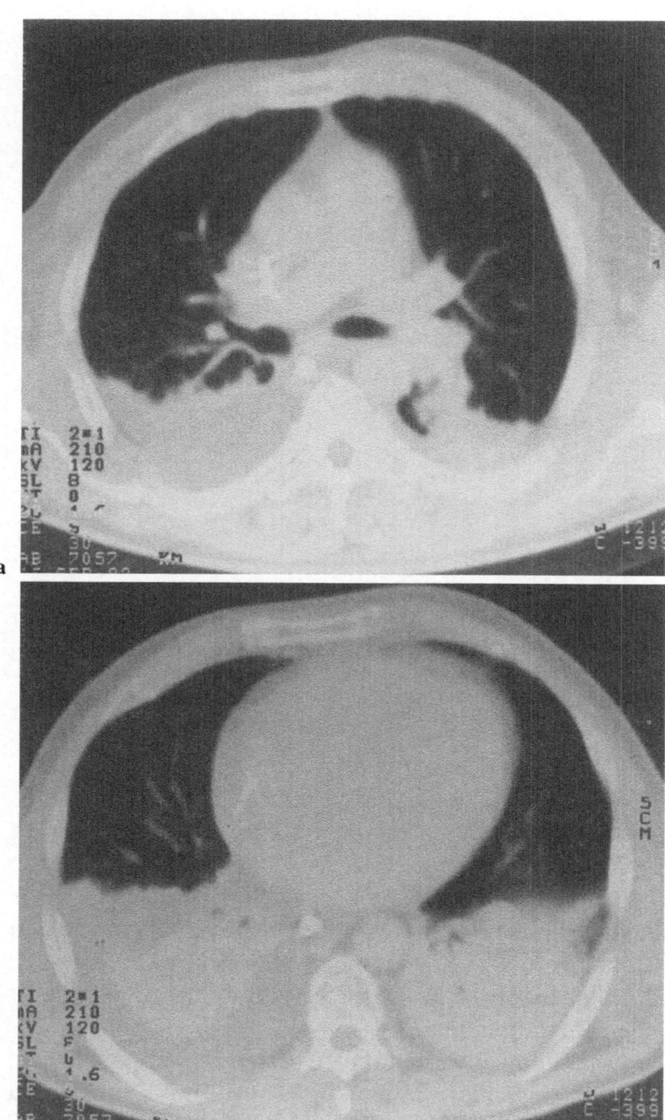

Abb. 2. Thorax-CT eines 35 Jahre alten polytraumatisierten Patienten; beidseits massive dorsale Atelektasen und Erguß; **a** Schnittebene Carina nahe; **b** Schnittebene 1 cm oberhalb der Zwerchfellkuppen (deutlich mehr Atelektasen)

Sedierung und Ruhigstellung des Zwerchfells. Zusätzlich erschwerend fällt eine intraabdominelle Volumenzunahme ins Gewicht, etwa bei Peritonitis, Pankreatitis oder bei paralytischem Illeus. In dieser Situation drängt das Zwerchfell zur Lungenspitze und komprimiert die zwerchfellnahen, insbesondere dorsalen Lungenareale. Die dort lokalisierten Alveolen sind in

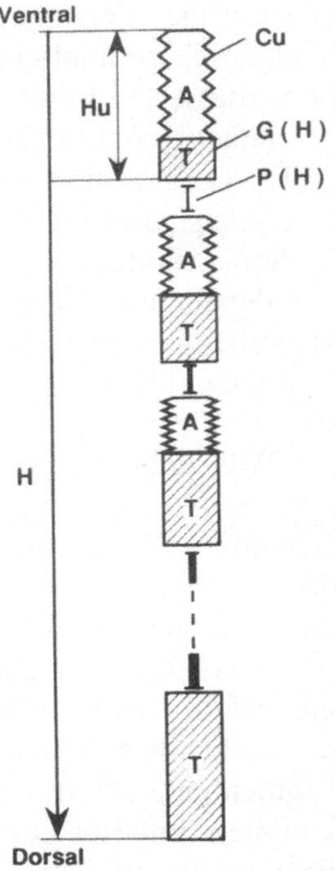

Abb. 3. Federwaage als Lungenmodell; jede einzelne Lungeneinheit besteht aus einem Luftund Gewebeanteil, deren Gewicht die darunterliegenden Einheiten beiflussen (*Hu* Höhe der Lungeneinheit, *H* Lungenhöhe, *Cu* Compliance der Lungeneinheit, *A* Luft, *T* Gewebe, *G* Gewicht, *P* Druck)

Regionen mit einer schlechten Umgebungscompliance gelegen. Das führt dazu, daß der Respirator die Alveolen in den nichtabhängigen Lungenarealen mehr belüftet als jene in den abhängigen Lungenarealen. Das Ventilations-/Perfusions-Verhältnis ist nun ventral sehr hoch, es kommt zur Totraumventilation, in den abhängigen Lungenarealen ist die Ventilation schlecht, der Alveolardurchmesser kleiner, es kommt zum funktionellen Auftreten von Bereichen mit einem sehr niedrigen Ventilations-/Perfusions-Verhältnis. In den abhängigen Lungenarealen kann es aber auch – bedingt durch die unter maschineller Beatmung gegenüber Spontanatmung geänderte Ventilationsdistribution – zum Alveolarkollaps mit Auftreten von Shunt kommen [7, 8].

Sowohl die Lokalisation in den abhängigen Lungenarealen als auch die Pathologie der Lungenveränderungen im ARDS lassen einen Lagewechsel in die Bauchlage als durchaus sinnvoll erscheinen. Sinn einer solchen Strategie ist es, die abhängigen ("dependant"), dichten Lungenareale durch einen Lagewechsel in nichtabhängige ("non-dependant") Lungenareale überzuführen. Wird nun ein solcher Patient vom Rücken auf den Bauch gedreht, werden die atelektatischen Areale nach oben verlagert, die gut belüfteten Areale werden zu abhängigen Arealen. Durch dieses Manöver werden folgende Mechanismen wirksam:

1) sofortige Verbesserung des Ventilations-/Perfusions-Verhältnisses und dadurch bedingt eine sofortige Verbesserung des Gasaustauschs [9];
2) verbesserte Ventilation in den nun oben befindlichen, nicht mehr abhängigen Lungenarealen aufgrund des verminderten hydrostatischen Druckes [10] sowie aufgrund einer relativen Hypoventilation der abhängigen Lungenareale bei maschineller Beatmung [8];
3) Redistribution von den mittels CT diagnostizierten Verdichtungen in den "dependant" Lungenarealen [11];
4) verbesserte Sekretmobilisation aus den dys- und atelektatischen Lungenarealen [3].

Während der gesamten Zeit in Bauchlage ist die Lagerung des Abdomens sorgfältig zu beachten [9, 12]. Unnötige Druckanstiege durch Behinderung der freien Expansion des Abdomens während der Inspirationsphase sollten möglichst verhindert werden. Dies gelingt z. Z. am besten durch Lagerung der Patienten in einem Luftkissenbett (Fa. Mediscus Austria). Die einzelnen Luftkissenpolster sind in 5 Segmente zusammengefaßt, deren Füllungsdrücke frei wählbar sind. Es können daher über unterschiedliche Füllungsdrücke auch die Auflagedrücke in den einzelnen Segmenten variiert werden. Durch entsprechende Lagerung des Patienten kommen nun Kopf und Hals, Thorax, Abdomen, Becken sowie die untere Extremität auf jeweils 1 Segment zu liegen. Durch diese Anordnung ist es möglich, bei gleichzeitiger Erhöhung des Auflagedrucks im Thorax- und Beckensegment im Bereich des Abdomens einen maximal niedrigen Auflagedruck zu wählen und dadurch eine einigermaßen freie Beweglichkeit des Abdomens in Bauchlagerung zu erzielen.

Der Kopf wird während der Bauchlage entweder in Links- oder Rechtsseitenlage gebracht. Dabei wird besonders auf die freie Zugänglichkeit des proximalen Tubusendes geachtet, um jederzeit die Möglichkeit des endotrachealen Absaugens zu gewährleisten. Um Nervenläsionen zu vermeiden, werden beide Arme parallel zum Stamm, im Ellbogengelenk leicht abgewinkelt, in Pronationsstellung gelagert.

Im besonderen ist darauf zu achten, daß nach Lagewechsel eine sorgfältige, in kürzeren Abständen zu erfolgende Bronchialtoilette durchgeführt wird. Nach Lagewechsel kann man immer eine deutliche Zunahme der Sekretion beobachten.

Wir haben an 7 polytraumatisierten Intensivpatienten im akuten Lungenversagen die Auswirkungen eines 12stündlichen Lagewechsels Bauchlage/Rückenlage untersucht [9]. Durch die konsequente Lagerung in Bauch-/Rückenlage über 6,6 ± 0,4 Tage hinweg kann eine dauerhafte Verbesserung und Stabilisierung der Oxygenierung erzielt werden. Diese ist in Abb. 4 anhand des Verlaufs des Quotienten

$$QT = \frac{p_AO_2 - p_aO_2}{p_AO_2}$$

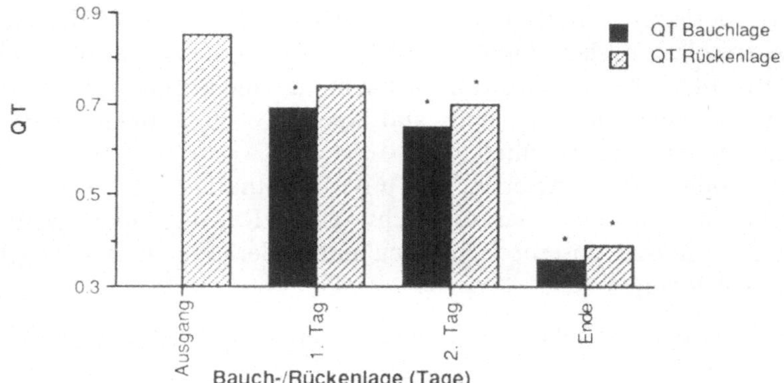

Abb. 4. Verlauf des Quotienten QT [13] bei 12stündlichem Wechsel von Bauch-/Rückenlage bei 7 ARDS-Patienten (*Ausgang* 60 min vor dem 1. Lagewechsel; *1. Tag* Meßzeitpunkte am 1. Tag 300 min nach Drehung in Bauchlage und 300 min nach Drehung in Rückenlage; *Ende* letzter Tag vor Beendigung der Drehmanöver; *p < 0,05)

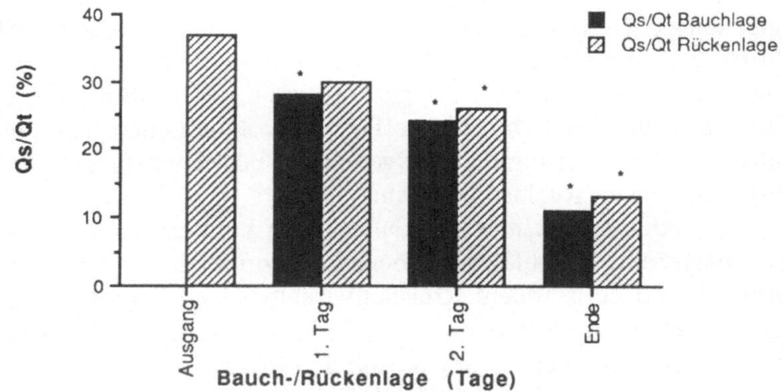

Abb. 5. Verlauf des Shuntes ($\dot{Q}_s/\dot{Q}_t$) bei 12stündlichem Wechsel von Bauch-/Rückenlage bei 7 ARDS-Patienten (*Ausgang* 60 min vor dem 1. Lagewechsel; *1. Tag* Meßzeitpunkte am 1. Tag 300 min nach Drehung in Bauchlage und 300 min nach Drehung in Rückenlage; *Ende* letzter Tag vor Beendigung der Drehmanöver; * = p < 0,05)

(p_AO_2 = alveolärer O_2-Partialdruck,
p_aO_2 = arterieller O_2-Partialdruck)

dargestellt [13]. Wie bereits tierexperimentell nachgewiesen, läuft die von uns beobachtete Verbesserung der Oxygenierung fast parallel mit einer ebenso signifikanten Reduzierung der berechneten Shuntfraktion (Abb. 5) [5]. Die Verschlechterung der Oxygenierung nach Drehung in Rückenlage (Abb. 4) zeigt, daß nicht alle in Bauchlage rekrutierten Alveolen nach der Rücklagerung offengehalten werden konnten. Es ist daher trotz eines nach Lagewechsel zunächst deutlich verbesserten Gasaustausches unbedingt erforderlich, weiterhin und ausreichend lang das Tidalvolumen, den endexspiratorischen Druck (PEEP) sowie das inverse Atemzeitverhältnis aufrechtzuerhalten. Das von Lachmann in einem Editorial [14] ausgegebene Motto "open up the lung and keep the lung open" hat auch beim Lagewechsel seine Gültigkeit.

Sollte eine extreme, in unserer Studie nicht beobachtete Verschlechterung des Gasaustauschs nach Rücklagerung auftreten, kann man aufgrund unserer Erfahrung mit anderen Patienten folgendermaßen vorgehen:

- vorzeitige Bauchlagerung, um eine neuerliche Rekrutierung von Alveolen zu erzielen;
- Steigerung der Beatmungsinvasivität (PEEP, IRV, . . .);
- nach einigen Stunden neuerlicher Versuch der Rückenlagerung.

Es gibt durchaus auch polytraumatisierte Patienten, bei denen eine absolute Kontraindikation zur Bauchlage vorliegt, sei es aufgrund eines Schädel-Hirn-Traumas mit Hirndruckentwicklung, sei es aufgrund einer noch nicht unfallchirurgisch stabilisierten Fraktur von Wirbelsäule, Becken oder langen Röhrenknochen. Für diese Patienten besteht die Möglichkeit, durch Lagerung in einem Drehbett ("Kinetic Therapy Table", Firma Mediscus Austria) eine Seitenlagerung bis 60° durchzuführen. Erste klinische Studien zeigen auch bei dieser Form der kinetischen Therapie eine signifikante Verbesserung der Oxygenierung bei gleichzeitiger Reduktion des intrapulmonalen Rechts-links-Shunts [15].

Um *hämodynamische Instabilitäten* zu vermeiden, sollte man mit der Seitenlagerung einschleichend beginnen, zunächst bis 40°. Nach wenigen Stunden und bei stabilem Kreislaufverhalten kann auf 60° Neigungswinkel gesteigert werden. Bei uns werden die Patienten für jeweils 20 min in Links- und in Rechtseitenlage gebracht, um den Effekt der Seitenlagerung maximal auszunutzen. Die Umlagerung erfolgt automatisch durch einen in das Bett eingebauten Elektromotor. Für die erforderlichen Pflegehandlungen wird das Bett in Mittellage gestoppt. Bei entsprechender Seitendifferenz der dorsalen Atelektasen wird die "schlechtere" Lungenhälfte entsprechend länger in die obere Position gebracht. Es ist aber unbedingt erforderlich, daß beide Lungen – auch die "gesündere" – durch entsprechende Seitenlage vorübergehend entlastet werden, da es sonst sehr schnell zu Atelektasenbildung in der "gesünderen" Lunge kommt.

Die Verbesserungen, die sich durch konsequente Seitenlagerung innerhalb weniger Tage erzielen lassen, können anhand des folgenden Fallberichtes am besten demonstriert werden:

Ein 35 Jahre alter Patient erlitt im Rahmen eines Verkehrsunfalls ein Polytrauma ohne Thoraxtrauma. Im weiteren Verlauf entwickelte sich ein ARDS mit zunehmender Verschlechterung des Gasaustauschs. Im Thorax-CT konnten beidseits massive basale Atelektasen nachgewiesen werden (Abb. 2). Da aufgrund einer instabilen Fraktur des 2. Lendenwirbelkörpers

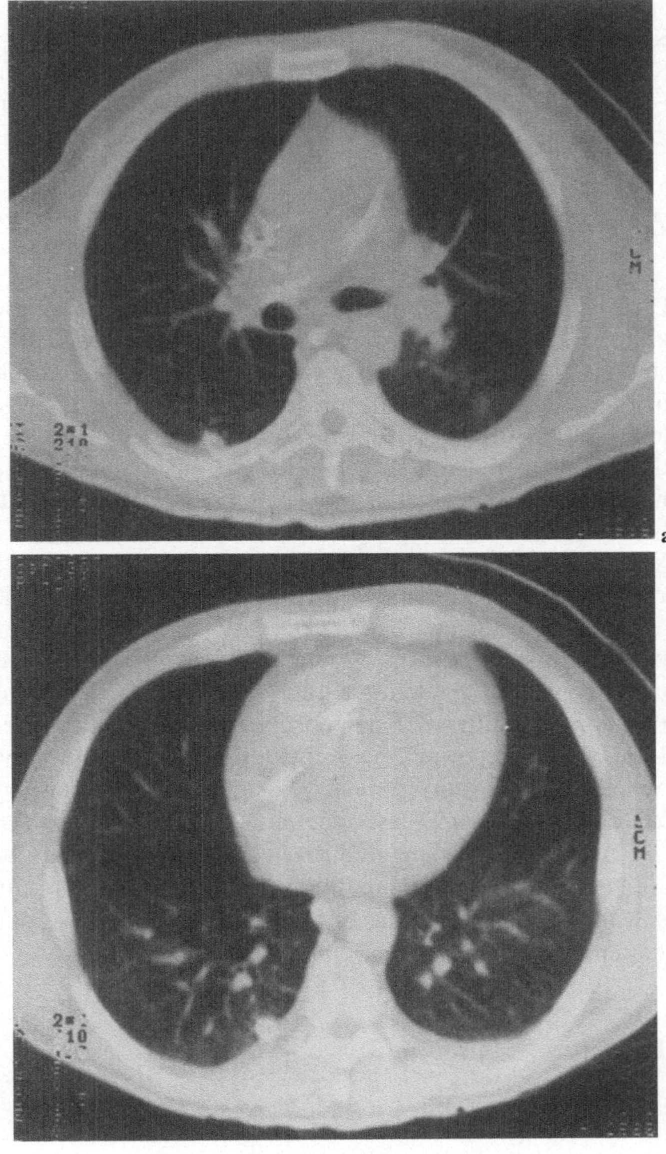

Abb. 6. Thorax-CT eines 35 Jahre alten polytraumatisierten Patienten nach 5 Tagen systematischen Lagewechsels in Rechts- und Linksseitenlage; deutliche Befundbesserung; **a** Schnittebene Carina nahe; **b** Schnittebene 1 cm oberhalb der Zwerchfellkuppen

eine Bauchlagerung kontraindiziert erschien, entschloß man sich zur Seitenlagerung im Drehbett. Der Patient wurde 5 Tage nach dem oben beschriebenen Regime in Rechts- und Linksseitenlage gebracht. Während dieser 5 Tage kam es zu einer signifikanten Verbesserung der Oxygenierung begleitet von einer entsprechenden Rechts-links-Shuntreduktion. Bei einer Kontroll-CT am 5. Tag nach Drehbeginn (Abb. 6) zeigt sich ein deutlicher Rückgang der Atelektasen gegenüber dem Ausgangsbefund (Abb. 2). Der Patient konnte innerhalb der nächsten 72 h von der Beatmung entwöhnt und in weiterer Folge extubiert werden.

Zusammenfassung

Durch Einführung der CT in Überwachung und Therapie des ARDS konnten die intrapulmonalen Problemzonen neu lokalisiert werden. Dises sind nicht wie aus dem Thoraxröntgen abgeleitet diffus verteilt, sondern in den am liegenden Patienten dorsalen, abhängigen Lungenarealen lokalisiert. Eben diese Lokalisation läßt eine kinetische Therapie, bei der die abhängigen, dichten Lungenareale in unabhängige ("non-dependant") übergeführt werden, als sinnvoll erscheinen. Durch den Lagewechsel wird – besonders bei Bauchlagerung – in den nun abhängigen Lungenarealen das Ventilations-/Perfusions-Verhältnis verbessert. Ferner kommt es zu einer verbesserten Ventilation in den nun oben befindlichen, nicht mehr abhängigen Lungenarealen. Das ist einerseits Folge des verminderten hydrostatischen Druckes als auch Folge einer relativen Hyperventilation der unabhängigen Lungenareale unter maschineller Beatmung. Eine Redistribution von den mittels CT diagnostizierten Verdichtungen in den "dependant" Lungenarealen sowie eine verbesserte Sekretmobilisation aus den dys- und atelektatischen Lungenarealen werden ebenfalls als positive Effekte der kinetischen Therapie beschrieben.

Anhand der bislang publizierten klinischen Studien sowie der an unserer Intensivstation gemachten Beobachtungen kann die kinetische Therapie – sowohl Bauchlagerung als auch Seitenlagerung – als adjuvante Therapie bei Patienten mit ARDS empfohlen werden.

Literatur

1. Bryan AC (1974) Comments of a devil's advocate. Am Rev Respir Dis 110 Suppl: 143–144
2. Douglas WW, Rehder K, Beyen FM, Sessler AD, Marsh HM (1977) Improved oxygenation in patients with acute respiratory failure: the prone position. Am Rev Respir Dis 115: 559–566
3. Piehl MA, Brown RS (1976) Use of extreme position changes in acute respiratory failure. Crit Care Med 4: 13–16
4. Wiener CM, Kirk W, Albert RK (1990) Prone position reverses gravitional distribution of perfusion in dog lungs with oleic acid-induced injury. J Appl Phys 68: 1386–1392
5. Albert RK, Leasa David, Sanderson M, Robertson HT, Hlastala MP (1987) The prone position improves aterial oxygenation and reduces shunt in oleic-acid-induced acute lung injury. Am Rev Respir Dis 135: 628–633

6. Ashbaugh DG, Bigelow DB, Petty TL, Levine BE (1967) Acute respiratory distress in adults. Lancet II: 319–323
7. Sykes MK (1988) Gas exchange during anesthesia and mechanical ventilation. Anaesth Intensivmed 25: 49–65
8. Froese AB, Bryan AC (1974) Effects of anesthesia and paralysis on diaphragmatic mechanics in man. Anesthesiology 41: 242–255
9. Hörmann C, Benzer H, Baum M, Wicke K, Putensen C, Putz G, Hartlieb S (1994) Bauchlagerung im ARDS – ein erfolgversprechender therapeutischer Ansatz. Anästhesist 43: 454–462
10. Langer M, Mascheroni D, Marcolin R, Gattinoni L (1988) The prone position in ARDS patients. Chest 94: 103–107
11. Gattinoni L, Pelosi P, Vitale G, Pesenti A, D'Andrea L, Mascheroni (1991) Body positive changes redistribute lung computed-tomographie density in patients with acute respiratory failure. Anesthesiology 74: 15–23
12. Rehder K, Sessler AD, Rodarte JR (1977) Regional intrapulmonary gas distribution in awake and anesthetized-paralyzed man. J Appl Physiol 42: 391–402
13. Benzer H, Haider W, Mutz N, Geyer A, Goldschmied W, Pauser G, Baum M (1979) Der alveolo-arterielle Sauerstoffquotient. Anaesthesist 28: 533–539
14. Lachmann B (1992) Open up the lung and keep the lung open. Intensive Care Med 18: 319–321
15. Pape HC, Regel G, Borgmann W, Sturm J, Tscherne H (1993) Der Einfluß des kontinuierlichen axialen Lagewechsels bei der Behandlung des posttraumatischen Lungenversagens. Unfallchirurgie 19: 329–338

Ernährungstherapie bei beatmeten Patienten

E. Pscheidl

Die klinische Ernährung von Patienten nach ausgedehnten Operationen, schweren Traumen und mit Sepsis stellt eine große Herausforderung an die Intensivmedizin dar. Wegen der Grunderkrankung und einer häufigen maschinellen Beatmung ist eine orale Ernährung meist unmöglich. Solche Patienten sind dann auf eine künstliche Nährstoffzufuhr angewiesen. Die mit der Erkrankung verbundene Hypotension und regionale Minderversorung der Gewebe ist mit einer Reihe von einschneidenden Veränderungen der verschiedenen endokrinen und metabolischen Systeme verbunden. Auch zeigen die respiratorische Funktion und die Ernährung vielfältige Interaktionen. So können Mindernährung, Adipositas, eine zu hohe Kalorienzufuhr im Rahmen der klinischen Ernährung oder bestimmte Kalorienquellen negative Einflüsse auf das respiratorische System ausüben.

Während kurze Phasen einer hypokalorischen Ernährung sicherlich keine weitreichenden schädlichen Auswirkungen zur Folge haben, kann eine längerfristige Unterernährung die Morbidität und Mortalität beeinflussen [6]. Der Zeitpunkt, an dem eine volle Ernährungstherapie beginnen soll, ist jedoch nicht klar definiert und hängt sehr vom vorbestehenden Ernährungszustand und der Erkrankung des Patienten ab. Über 1/3 der Patienten mit chronisch obstruktiven Lungenerkrankungen (COPD) zeigen Zeichen der Unterernährung. Dies ist damit zu erklären, daß diese Patienten zwischen 15 und 50 % mehr Energie für ihre gesteigerten Atemarbeit verbrauchen [26, 10].

Mindernährung führt zu einer Verschlechterung der Atemmuskelfunktion und zu einer Verminderung des Atemantriebs [8]. Des weiteren nehmen neben einer allgemeinen geschwächten Immunfunktion des Körpers die lokalen Abwehrkräfte der Lunge ab [28]. Gerade bei beatmeten Intensivpatienten ist jedoch ein gut funktionierendes Abwehrsystem von entscheidender Bedeutung. Unterernährung führt auch zu strukturellen Veränderungen der Lunge. Eine reduzierte Gasaustauschfläche, der Verlust von Alveolarsepten, von elastischen Fasern und die Verminderungen des intraalveolären Surfactants sind hier zu nennen [27].

Dies alles resultiert in einer Verminderung des Atemminutenvolumens, des inspiratorischen Flows und des hypoxischen Atemantriebes. Durch diese Veränderungen sind die Patienten anfällig für Atelektasen und Infektionen, die z. T. Ursache für die erhöhte respiratorische Morbidität bei Mangelernährten sind. Diese negativen Auswirkungen einer Minderernährung sind unabhängig von vorbestehenden Lungenerkrankungen, jedoch addieren sich diese negativen Effekte zu den Vorerkrankungen.

In Untersuchungen konnte gezeigt werden, daß Untergewicht und anthropomorphische Zeichen einer Unterernährung bei Krankenhausaufnahme die Inzidenz der Beatmung nicht beeinflußten. Bei beatmeten Patienten jedoch zeigte sich ein Einfluß dieser Parameter auf die Beatmungsdauer und den Ausgang [21]. Häufig verschlechtert sich noch zusätzlich der Ernährungszustand der Patienten während des Krankenhausaufenthaltes.

Gesunde Probanden, die fasten, verlieren etwa 12 g Stickstoff pro Tag. Dies entspricht etwa 75 g Protein oder etwa 300 g an Muskelsubstanz. Nach einer Woche hat sich der Körper so an den Hungerzustand adaptiert, daß er nur noch 8 g Stickstoff verliert, nach einem Monat sind es nur noch 3 g pro Tag [7].

Im Gegensatz zum Hungerstoffwechsel greifen diese proteineinsparenden Mechanismen im Postaggressionsstoffwechsel nicht, vielmehr ist hier die Stickstoffausscheidung durch die humorale Umstellung stark gesteigert. Bei septischen oder traumatisierten Patienten kann die Stickstoffausscheidung bis zu 20 g pro Tag betragen [16]. Dies entspricht einem Verlust der Gesamtkörpermuskelmasse von mehr als 500 g.

Der Nettoabbau von Muskelmasse dient einerseits der Energiebereitstellung für die Muskulatur und den Gesamtkörper, aber auch der Gewinnung von Substraten für die Wundheilung und der Synthese von Akutphasenproteinen. Diese Umverteilung der Proteinsynthese von der Muskulatur hin zur Leber ist also primär eine sinnvolle Umstellung, um das Überleben des Gesamtorganismus zu gewährleisten.

Die Atemmuskulatur ist von diesem Abbau auch mit betroffen. Bei chronischer Minderernährung ist die Zwerchfellkraft proportional zum Gesamtkörper- und Zwerchfellgewichtsverlust vermindert. Minderernährung führt für sich allein jedoch nicht zu einer Ateminsuffizienz, da durch die verminderte metabolischen Rate auch nur ein reduziertes Atemminutenvolumen benötigt wird [3]. Auf einen zusätzlichen respiratorischen Streß kann dieses System jedoch unter bestimmten Umständen nicht mehr adäquat reagieren.

Es konnte gezeigt werden, daß die Veränderungen in Muskelkraft und Ausdauer bei Minderernährung nicht nur durch die Reduktion der Muskelmasse bewirkt werden. So tritt auch eine Verminderung glykolytischer und oxidativer Enzyme auf [17]. Des weiteren kann eine Abnahme energiereicher Phosphate gefunden werden [20]. Durch eine Erhöhung des intrazellulären Kalziums und die Beeinträchtigung der Natrium-Kalium-Pumpe wird zusätzlich die neuromuskuläre Übertragung am Zwerchfell negativ beeinflußt.

Elektrolyt- und Spurenelementmangel, die sehr häufig mit Mangelernährung vergesellschaftet sind, können auch die Funktion der

Atemmuskulatur einschränken. Hypophosphatämie, Hypokalzämie und Hypomagnesiämie reduzieren die Kraft der Atemmuskulatur. Besonders sollte hier auf Hypophosphatämien geachtet werden. Aubier et al. [4] zeigte, daß durch Normalisierung erniedrigter Phosphatspiegel die Zwerchfellkraft signifikant gesteigert werden kann. Gerade zu Beginn einer Ernährungstherapie bei Mindereernährten kann ein solcher Phosphatmangel auftreten.

Längerfristige Mindereernährung ist mit einer Abnahme der respiratorischen Muskelmasse und einer deutlichen Schwäche der Atemmuskulatur vergesellschaftet und beeinflußt dadurch negativ das respiratorische System. Eine adäquate Ernährungstherapie soll diese Auswirkungen abschwächen. Jedoch können die verabreichten Nährsubstrate selbst auch negative Einflüsse auf die Atemfunktion ausüben. Des weiteren gilt auch hier, daß *einiges* helfen kann, aber *mehr* nicht unbedingt mehr helfen muß.

Verschiedene Studien bei Patienten mit chronisch obstruktiven Lungenerkrankungen konnten zeigen, daß eine Ernährungstherapie, die auch zu einer Gewichtszunahme führte, die inspiratorische Kraft signifikant erhöhte [24]. Bei Patienten mit Anorexia nervosa, die sich einer Ernährungstherapie unterzogen, verbesserte sich die respiratorische Muskelfunktion zu einem Zeitpunkt, an dem das Körpergewicht und die Muskelmasse noch weit unter der Norm lagen [18].

Bei mindereernährten Patienten ist, wie schon angeführt, durch den eingeschränkten Metabolismus auch der Atemantrieb vermindert. Es konnte gezeigt werden, daß durch eine Proteinzufuhr im Rahmen der parenteralen Ernährung die Atemantwort auf CO_2 sich bei unterernährten Patienten wieder verbessert [31].

Hyperkapnie durch die Oxidation von zugeführten Nährstoffen wird normalerweise durch Steigerung des Atemminutenvolumens vermieden. Bei Patienten mit eingeschränkter Atemfunktion kann der ernährungsbedingte Anstieg des $\dot{V}CO_2$ jedoch zu Problemen führen. Dies ist bei der Auswahl der Energieträger zu berücksichtigen. So kann eine hochdosierte Glukosezufuhr im Rahmen der total parenteralen Ernährung neben metabolischen Entgleisungen und einer fettigen Infiltration der Leber auch zu einem signifikanten Anstieg des $\dot{V}CO_2$ führen.

Diese Erhöhung resultiert zum einen aus einem allgemeinen Anstieg des $\dot{V}CO_2$ und $\dot{V}O_2$ (bis zu 30 %) durch die Zufuhr von Kalorien im Vergleich zu einer Nulldiät [2]. Zum anderen führt die Oxidation von Glukose zu 33 % mehr CO_2 als eine isokalorische Menge an Fett [25]. Dieser Unterschied liegt in den verschiedenen respiratorischen Quotienten begründet, also im Unterschied des Verhältnisses von CO_2-Produktion und O_2-Verbrauch bei der Verstoffwechselung von Nährsubstraten. Für Kohlenhydrate beträgt dieser respiratorische Quotient 1,0, für Lipide 0,7. Betrachtet man die entstehende Menge an CO_2 pro kcal, so werden bei der Oxidation von Kohlenhydraten 0,2 l/kcal CO_2 frei, während bei der Oxidation von Fetten nur 0,15 l/kcal CO_2 entstehen [24].

Wird nun Glukose im Übermaß infundiert, so wird die nichtoxidierte Glukose als Fett gespeichert. Im Postaggressionsstoffwechsel stellt dieser Umbau einen metabolisch nutzlosen, weil energie- und O_2-verbrauchenden Stoffwechselschritt dar. Zusätzlich werden 1/3 der C-Atome des Glukosegerüstes bei dieser Umwandlung zu Fett als CO_2 ausgeschieden. Bei septischen und traumatisierten Patienten werden durch die humoralen Umstellungen nur 30–50% der zugeführten Glukosekalorien oxidiert, der Rest wird als Fett primär gespeichert [12, 29]. Bei Patienten mit geringer respiratorischer Reserve kann dieser iatrogen verursachte Anstieg des $\dot{V}CO_2$ zum respiratorischen Versagen führen [9].

Zur Vermeidung einer unerwünscht hohen $\dot{V}CO_2$-Produktion durch Kohlenhydrate können Lipide in der Ernährung eingesetzt werden. Diese zeichnen sich im Vergleich zu Kohlenhydraten durch einen niedrigeren respiratorischen Quotienten aus. Die daraus resultierende geringere CO_2-Produktion ist besonders in der Weaningphase von Vorteil. So konnte gezeigt werden, daß durch den Ersatz von Glukose- durch Fettkalorien der $\dot{V}CO_2$ reduziert und die Beatmungszeit vermindert werden konnte [1].

Jedoch sind auch Fettemulsionen nicht frei von Nebenwirkungen. Fettemulsionen, die nur aus langkettigen Triglyceriden bestehen, werden auch in einem hohen Maße primär in Leber und Fettgewebe gespeichert. Des weiteren beeinträchtigen diese langkettigen Triglyceride in höheren Dosierungen das retikulo endotheliale System (RES), und sie reduzieren die pulmonale Diffusionskapazität [13, 30]. Diese Nebenwirkungen können durch Mischlösungen aus lang- und mittelkettigen Triglyceriden weitgehend vermieden werden [23]. Die langkettigen Fettsäuren in den heute gebräuchlichen Fettemulsionen sind meist omega-6-Fettsäuren und somit Präkursoren der Prostaglandine der 2. Serie. Diese Mediatoren führen zu einer Vasokonstriktion der pulmonalen Strombahn und zur Eröffnung pulmonaler Shunts, die als Ursache für die teilweise zu beobachtende Hypoxie bei sehr rascher Fettinfusion angesehen werden [14]. Hier könnte der Einsatz von omega-3-Fettsäuren mit einer veränderten Prostaglandinsynthese Abhilfe schaffen [22]. Auch der Einsatz von strukturierten Lipiden könnte hierfür von Vorteil sein. Erste Untersuchungen, u. a. auch in unseren Labors durchgeführt, zeigen ermutigende Ergebnisse.

In der akuten Phase des Postaggressionsstoffwechsels können den Patienten nicht die Kalorienmengen verabreicht werden, die für positive Stickstoffbilanzen notwendig wären. Dies würde zu weitreichenden Störungen im Kohlenhydrat-, Fett- und Proteinstoffwechsel führen. In dieser Phase hat es sich als günstig erwiesen, sich mit der Kalorienmenge an den Serumwerten von Glukose und Triglyzeriden zu orientieren. Die Clearance eines Substrates aus der Blutbahn ist allen nachfolgenden Stoffwechselschritten vorgeschaltet. Die engmaschige Kontrolle dieser Größen kann somit eine Entscheidungshilfe bei der Auswahl und Menge der Energiesubstrate geben. Im späteren Krankheitsverlauf ist die Messung des

Energiebedarfs mit einem metabolischen Monitor erstrebenswert. Durch die Messung des O_2-Verbrauchs und der CO_2-Produktion können mit Hilfe der indirekten Kalorimetrie exakte Angaben über den Energiebedarf gemacht werden [5]. Wenn ein solcher Monitor nicht zur Verfügung steht, kann mit Hilfe von Näherungsformeln der Ruheenergiebedarf ermittelt und durch die Bestimmung der Stickstoffbilanz die Therapie überprüft werden.

Näherungsgleichungen zur Berechnung des Ruheenergieumsatzes (REE) [15, 19]

- *Harris-Benedict (Normalpersonen)*
  M: REE = 66,7 + 13,8 · KG (kg) + 5 · L (cm) – 6,8 · A (Jahre),
  F: REE = 665 + 9,6 · KG (kg) + 1,8 · L (cm) – 4,7 · A (Jahre),
- *Moore-Angellillo (COPD-Patienten)*
  M: REE = 11,5 · KG (kg) + 952,
  F: REE = 14,1 · KG (kg) + 515,

(*M* Männer; *F* Frauen; *KG* Körpergewicht; *L* Körpergröße; *A* Alter).

Solche Formeln geben aber nur durchschnittliche Kalorienverbrauchswerte an, die in Einzelfällen noch mit krankheitsspezifischen Faktoren multipliziert werden müssen.

Hierbei ist zu bedenken, daß Sepsis, Traumata, Atemarbeit, Angst und Schmerzen die metabolische Rate erhöhen, während Sedierung, Relaxation und Hypothermie diese erniedrigen [32]. Normalgewichtige, stabile Patienten benötigen etwa das etwa 1,33fache des Ruheenergieumsatzes (REE), um ihr Gewicht zu halten. Um eine Gewichtszunahme zu erreichen, müssen etwa 50 % mehr Kalorien als für den REE angeboten werden [24].

Eine exakte Bestimmung des Kalorienverbrauchs beim beatmeten Patienten ist von entscheidender Bedeutung. Unterernährung führt zu einem vermehrten Verlust von Muskelmasse, während eine zu hohe Kalorienzufuhr zu einer gesteigerten CO_2-Produktion führt.

Für die parenterale Ernährung bei Patienten nach einem großen Trauma oder während einer Sepsis halten wir eine Stufentherapie für sinnvoll, die sich aus den pathophysiologischen Gegebenheiten des Postaggressionsstoffwechsel ableiten läßt.

Stufentherapie der parenteralen Ernährung

Kohlenhydrate
- ab dem 1. Tag: 3 g Xylit/kg KG/Tag,
- ab dem 3. Tag: Steigerung auf zusätzlich 3 g Glukose/kg KG/Tag,

Aminosäuren
- ab dem 1. Tag: 1–1,5 g/kg KG/Tag,

Fette
- ab dem 3. Tag: 1–1,5 g/kg KG/Tag (LCT-MCT-Mischung),

zusätzlich nach Bedarf Elektrolyte, Spurenelemente und Vitamine.

In den den ersten Stunden (Aggressionsphase) nach einem Trauma oder einer größeren Operation sollte keine Ernährung stattfinden. Hier ist es wichtig, den Elektrolyt- und Wasserhaushalt auszugleichen. In der darauffolgenden Phase des Postaggressionsstoffwechsels können durch die hypokalorische Zufuhr von Xylit (3 g/kg KG und Tag) die wesentlichen Nachteile einer Glukosezufuhr vermieden werden. Xylit wird im Vergleich zur Glukose effizienter oxidiert, führt zu physiologischeren Serumglukosespiegeln und hilft dadurch, den Körperproteinabbau zu vermindern [11, 12]. Im Rahmen der Normalisierung des Stoffwechsels (meist ab dem 3. Tag) kann Glukose schrittweise bis zu einer Dosierung, die der endogenen hepatischen Glukoseproduktion entspricht (3 g/kg KG/Tag), zugegeben werden.

Über die Höhe der Aminosäurenzufuhr herrscht bei den meisten Autoren Übereinstimmung. 1–1,5 g/kg KG/Tag wird bei nieren- und lebergesunden Patienten als optimal angesehen. In höheren Dosierungen kann zwar die Stickstoffbilanz noch verbessert werden, die Folgen sind jedoch ein Anstieg der Serumharnstoffkonzentrationen und das Auftreten von Aminosäureimbalanzen.

Ab dem 3. Tag kann auch mit der Fettgabe begonnen werden. Die Dosierung sollte sich nach den Serumwerten der Triglyceride und des Cholesterins richten. Eine LCT-MCT-Mischlösung von 1–1,5 g/kg KG/Tag wird von den meisten Patienten gut toleriert. Bei Schwierigkeiten, die Patienten vom Respirator zu entwöhnen, wie auch bei spontanatmenden COPD-Patienten mit stark erhöhten pCO_2-Werten, sollte der Kohlenhydratanteil vermindert und der Fettanteil entsprechend gesteigert werden. Dieses Schema muß jedoch immer den Bedürfnissen der einzelnen Patienten angepaßt werden.

Wann immer möglich, sollte die parenterale Ernährungstherapie in eine enterale Therapie umgewandelt werden. Die enterale Zufuhr von Nährstoffen ist physiologischer, zeigt geringere Leberparenchymstörungen und verbessert die Funktion der Darmmukosa und der Gallenblase. Zudem weist die enterale Ernährung geringere Kosten und weniger ernste Nebenwirkungen auf [8, 29]. Voraussetzung dafür ist jedoch ein funktionierender und intakter Gastrointestinaltrakt. Gefürchtete Nebenwirkung der enteralen Ernährung ist die Mikroaspiration von enteralen Nährlösungen, da die Cuffs der Tuben keine effektiven Barrieren darstellen. Die Gefahr der Sondenkostaspiration kann durch Lage der Sondenspitze im Duodenum vermindert werden, da dort Motilitätsstörungen wesentlich seltener sind. Des weitern sollten die Patienten mit leicht erhöhtem Oberkörper gelagert werden. Wenn der Patient eine volle enterale Ernährung nicht verträgt, so kann diese mit einer parenteralen Ernährung kombiniert werden. Die meisten Vorteile der enteralen Therapie kommen auch dann noch zum Tragen.

Wie jede medizinische Therapie, so sollte auch die Ernährungstherapie überwacht werden. Neben der schon angesprochenen indirekten Kaloriemetrie kommen hier v. a. biochemische Bestimmungen in Blut and Urin in Frage.

Wichtige Parameter für die Überwachung einer klinischen Ernährung
Blutbild*, Thrombozyten, Quick, PTT;
Blutgasanalyse*, Serumosmolarität, kolloidosmotischer Druck;
Glukose*, Amylase, Laktat*;
Kreatinin*, Harnstoff*, Stickstoffbilanz*;
Triglyceride*, Cholesterin;
Albumin*, Gesamteiweiß;
Natrium*, Kalium*, Chlorid*, Kalzium*, Magnesium*;
Anorganisches Phophat*, Bikarbonat;
Bilirubin, Transaminasen, LDH, alkalische Phosphatase.

Die mit* gekennzeichneten Parameter sollten häufiger kontrolliert werden, wobei die meisten der für die Ernährungstherapie interessanten Parameter bei Intensivpatienten sowieso routinemäßig bestimmt werden. Die Frequenz der Untersuchungen richtet sich dabei nach dem Zustand des Patienten.

Während der akuten Phase des Postaggressionsstoffwechsels können sicherlich keine postiven Stickstoffbilanzen erreicht werden. Durch eine frühzeitig einsetzende adäquate Ernährungstherapie können beim schwerkranken Patienten jedoch einige kg an Muskelmasse eingespart werden. Eine Minderung des Verlusts sollte hier das Therapieziel sein.

Ernährungstherapie bei beatmeten Patienten ist mehr als nur eine Verabreichung von Kalorien. Eine Verbesserung des Ernährungszustandes stärkt das respiratorische System und kann somit die Beatmungsdauer verkürzen. Durch einen qualitativ und quantitativ angepaßten Einsatz der Kalorienträger können Nebenwirkungen vermieden und pharmakologische Wirkungen erzielt werden.

Literatur

1. Al-Saady NM, Blackmore CM, Bennett ED (1989) High fat, low carbohydrate, enteral feeding lowers $PaCO_2$ and reduces the period of ventilation in artificially ventilated patients. Intensive Care Med 15: 290–295
2. Askanazi J, Rosenbaum SH, Hyman AI (1980) Respiratory changes induced by the large glucose loads of total parenteral nutrition. JAMA 243: 1444–1447
3. Askanazi J, Weisman C, S.H R (1982) Nutrition and respiratory system, Crit Care Med 10: 163–172
4. Aubier M, Murciano D, Lecoguic Y, Viires N, Squara P, Pariente R (1985) Effects of hypophosphatemia on diaphragmatic function in patients with acute respiratory failure. N Engl J Med 313: 420–424
5. Branson RD (1990) The measurement of energy expenditure: instrumention, practical considerations, and clinical application. Resp Care 35(7): 640–659
6. Buzby GG (1991) Perioperative total parenteral nutrition in sugical patients. N Engl J Med 325: 525–532

7. Cahill GF (1970) Starvation in man. N Engl J Med 282: 668–675
8. Christman JW, McCain RW (1993) A sensible approach to the nutritional support of mechanically ventilated critical ill patients. Intensive Care Med 19: 129–136
9. Dark DS, Pingleton SK, Kerby GR (1985) Hypercapnia during weaning. A complication of nutritional support. Chest 88: 141–143
10. Donahoe M, Rogers RM, Wilson DO, Pennock BE (1989) Oxygen consumption of the respiratory muscles in normal and in malnourished patients with chronic obstructive pulmonary disease. Am Rev Resp Dis 140: 385–391
11. Georgieff M, Pscheidl E, Götz H, Träger K, Anhäupl T, Moldawer LL, Blackburn GL (1991) Untersuchungen zum Mechanismus der Reduktion der Proteinkatabolie nach Trauma und bei Sepsis durch Xylit. Anaesthesist 40: 85–91
12. Georgieff M, Pscheidl E, Moldawer LL, Bistrian BR, Blackburn GL (1991) Mechanisms of protein conservation during xylitol infusion after burn injury in rats: isotope kinetics and indirect calorimetry. Eur J Clin Invest 21: 249–258
13. Hageman JR, Hunt CE (1986) Fat emulsions and lung function. Clin Chest Med 7(1): 69–77
14. hammerman C, Aremburo MJ, Hill V (1989) Intravenous lipids in newborn lungs: Thromboxane- mediated effects. Crit Care Med 17(5): 430–436
15. Harris JA, Benedict FG (1919) A biometric study of basal metabolism in man. Carnegie Inst, Washington, Publ 279
16. Long CL, Schaffel N, Geiger JW (1979) Metabolic responce to injury and illness: Estimation of energy and protein needs from indirect calorimetry and nitrogen balance. JPEN 3: 452–456
17. McRussel DR, Atwood HL, J.S. W (1984) The effect of fasting and hypocaloric diets on the functional and metabolic characteristics of rat muscle. Clin Sci London 67: 185–194
18. McRussel DR, Pendergast PJ, Darby PL, Garfinkel PE, Whitwell J, Jeejeebhoy KN (1983) A comparison between muscle function and body consumption in anorexia nevosa; the effect of refeeding. Am J Clin Nutr 38: 229–237
19. Moore JA, Angelillo VA (1988) Equations for the prediction of resting energy expenditure in chronic obstructive pulmonary disease. Chest 94: 1260–1263
20. Pichard C, Vaughan C, Struk R, Armstrong RL, Jeejeebhoy KN (1988) The effect of dietary manipulations (fasting, hypocaloriç feeding and subsequent refeeding) on rat muscle energetics as assessed by nuclear magnetic resonance spectroscope. J Clin Invest 82: 895–901
21. Pingleton SK (1992) Nutrition and ventilatory failure. In: Marini JJ, Roussos C (eds) Ventilatroy failure. Springer, Berlin, pp 185–198
22. Pscheidl E, Wan JM, Blackburn GL, Bistrian BR, Istfan NW (1992) Influence of omega-3 fatty acids on splanchnic blood flow and lactate metabolism in an endotoxemic rat model. Metabolism 41(7): 698–705
23. Radermacher P, Santak B, Strobach H, Schrör K, Tarnow J (1992) Fat emulsions containing medium chain triglycerides in patients with sepsis syndrome: effects on pulmonary hemodynamics and gas exchange. Intensive Care Med 18: 231–234
24. Rochester DF (1992) Nutritional Tepletion. Sem Resp Med 13: 44–52
25. Rodriguez JL, Askenazi J, Weissman C (1980) Ventilatory and metabolic effects of glucose infusions. Chest 88: 512–518
26. Ryan CP, Buckley P, Road J (1989) Energy balance in stable malnourished COPD patients. Am Rev Resp Dis 189: 333
27. Sahebjami H (1986) Nutrition and the pulmonary parenchyman. Clin Chest Med 7: 111–126
28. Schlichtig R, Ayres SM (1989) Nutritional status, nutritional therapy, and survival of critical illness. In: Nutritional support of the critically ill. Year Book Medical Publishers, Chicago, pp 74–78

29. Schlichtig R, Sarget SC (1990) Nutritional support of the mechanically ventilated patient. In: Tobin MJ, Geheb MA (eds) Critical care clinics. Saunders, Philadelphia, pp 767–784
30. Seidner DL, Mascioli EA, Istfan NW, Porter KA, Selleck K, Blackburn GL, Bistrian BR (1989) Effects of long-chain-triglyceride emulsions on reticuloendothelial system function. JPEN 13: 614–619
31. van den Berg B, Stam H, Hop WC (1989) Effects of dietary protein content on wenaing from the ventilator. Clin Nutr 88: 207–212
32. Weisman C, Kemper M, Elwyn DH (1986) The energy expenditure of the mechanically ventilated critically ill patients. An analysis. Chest 89: 254–295

Konzepte zur Sedierung des langzeitbeatmeten Patienten

M. Dinkel, N. Grießinger, U. von Hintzenstern und *G.G. Braun*

Bedeutung und Zielsetzung der Analgosedierung

Die Linderung von Schmerzen, die Dämpfung von Angst und psychomotorischer Unruhe und die Vermeidung unangenehmer Erinnerungen ist nicht nur ein adjuvantes humanitäres Anliegen, um die psychische Befindlichkeit des Intensivpatienten zu verbessern. Die Analgosedierung hat sich vielmehr zu einer eigenständigen Therapiemaßnahme entwickelt, die zum einen die Voraussetzung für die erfolgreiche Anwendung intensivmedizinischer Maßnahmen, insbesondere auch für eine differenzierte Beatmungstherapie, schafft. Zum anderen trägt eine adäquate Analgosedierung durch die Dämpfung überschießender humoraler und neurovegetativer Streßreaktionen und durch die Verringerung des Gesamtkörper-O_2-Verbrauchs zur Prävention sekundärer Organschäden und zur Stabilisierung der Vitalfunktionen bei. Die Abschirmung des Intensivpatienten vor krankheits- und therapiebedingten Schmerzen und psychovegetativen Belastungen ist daher ein essentieller Bestandteil einer erfolgreichen Intensivtherapie [1, 4, 9].

Kausaltherapeutische Überlegungen vor Beginn einer medikamentösen Analgosedierung

Grundlage jeder Sedierung muß die Suche nach den (therapierbaren) Ursachen sein, die zu einer physischen und psychischen Beeinträchtigung des Patienten führen:

Physische Streßfaktoren:

- krankheits- und therapiebedingte Schmerzen,
- endotrachealer Tubus, wiederholtes endotracheales Absaugen, nichtadaptierte Beatmung,
- Verweilkatheter, Drainagen, Verbandwechsel,
- Meteorismus, Blasendehnung, Brechreiz,
- trockener Mund, Kälte, Nässe,
- unbequeme Lagerung, eingeschränkte Bewegungsfreiheit.

Psychische Streßfaktoren:
- psychische Vorerkrankung, schwierige Persönlichkeitsstruktur,
- Erleben der vitalen Bedrohung,
- Gefühl des Ausgeliefertseins,
- Unfähigkeit zur verbalen Kommunikation und affektiven Regung,
- Furcht vor Apparaten und fremder Umgebung,
- Lärm, unnatürliches Licht, Hektik,
- Schlafentzug, fehlender Tag-Nacht-Rhythmus.

Eine ungezielte medikamentöse Sedierung, die immer nur symptomatisch sein kann, ist ohne die Eruierung und Eliminierung schmerz- und unruheauslösender Ursachen nicht nur wenig effektiv; es besteht v. a. die Gefahr, daß die zerebralen Warnsymptome einer beginnenden Sepsis, einer protrahierten Hypotonie oder einer schleichenden Hypoxie verschleiert werden [5, 8].

Unter den vielfältigen Ursachen, die zu einer direkten körperlichen Beeinträchtigung führen, gehören der liegende Endotrachealtubus und v. a. das wiederholte endotracheale Absaugen zu den schlimmsten Erfahrungen des beatmeten Patienten. Da eine Trachealkanüle besser toleriert wird als ein naso- oder orotracheal plazierter Tubus, können dem Patienten durch die Wahl des geeigneten endotrachealen Zugangsweges und durch ein schonend durchgeführtes endotracheales Absaugen erhebliche Belastungen erspart werden. Dies gilt auch für das Beatmungsverfahren. Wann immer möglich, sollte deshalb der Beatmungsmodus mit dem Atemmuster des Patienten koordiniert werden, d. h. auf ein Spontanatmungsverfahren übergegangen werden.

Durch kausaltherapeutische Überlegungen lassen sich nicht nur die verschiedenen Ursachen körperlich faßbaren Leidens korrigieren. Durch eine gezielte Anamnese, durch ein Einfühlen in die Situation des Intensivpatienten, durch eine vertrauensstärkende menschliche Zuwendung und psychische Führung, durch eine Optimierung der Umgebungsbedingungen und durch koordinierte ärztliche und pflegerische Maßnahmen, die dem Patienten genügend Zeit zur Erholung lassen, läßt sich auch die Intensität der psychischen Beeinträchtigung mindern.

Eine medikamentöse Analgosedierung ist erst indiziert, wenn diese Basismaßnahmen nicht zu einer zufriedenstellenden Schmerzlinderung und Sedierung führen [5, 9].

Anforderungen an geeignete Substanzen

Ein ideales Sedativum sollte neben einem breiten Wirkspektrum und einer zuverlässigen titrierbaren Wirkung eine gute Steuerbarkeit aufweisen. Dabei ist eine berechenbare, schonende Aufwachphase von größerer Bedeutung als ein rascher Wirkungseintritt. Eine gute Steuerbarkeit setzt eine schnelle, sichere Elimination voraus. Um eine Substanzkumulation zu vermeiden, sollte die Ausscheidung nicht nur von einem Organsystem abhängig sein. Gerade bei Intensivpatienten, die viele Arzneimittel gleichzeitig erhalten, ist es wichtig, daß Arzneimittelinteraktionen und Verdrängungsprozesse an Plasmaproteinen minimiert werden.

Geeignete Substanzen sollten sich durch eine große therapeutische Breite auszeichnen. Auch bei längerer Anwendung darf keine Organtoxizität entstehen. Vor allem die Stabilität des Kardiovaskularsystems darf nicht beeinträchtigt werden. Andererseits muß die Pharmakokinetik und -dynamik bei den vielfältigen Organfunktionsstörungen, die bei Intensivpatienten meist in Kombination vorliegen, abschätzbar bleiben.

Schließlich ist neben einer geringen Nebenwirkungsrate und einfachen Applikation der Kostenfaktor ein entscheidender Punkt, der für oder gegen die Anwendung einer bestimmten Substanz spricht [1, 6, 9].

Allgemeine Probleme der Analgosedierung

Während die Zielsetzung der Analgosedierung ebenso wie die Anforderungen an ein ideales Sedativum theoretisch klar umrissen sind, ergeben sich bei der praktischen Durchführung erhebliche Probleme, wie die Vielzahl der propagierten Sedierungsschemata zeigt.

Dies liegt zum einen daran, daß es natürlich keine Substanz gibt, die all den genannten Anforderungen gerecht wird. Dies liegt aber v. a. daran, daß aufgrund der individuell sehr unterschiedlichen Schmerz- und Streßtoleranz, aufgrund der vielfältigen Ursachen und Schweregrade der Grunderkrankung, aufgrund der verschiedenartigen diagnostischen und therapeutischen Eingriffe und aufgrund eines heterogenen Spektrums an Begleiterkrankungen und Organfunktionsstörungen von Patient zu Patient ein völlig unterschiedlicher Bedarf an Analgesie und Sedierung besteht [5, 6].

Diese sehr unterschiedliche Ausgangssituation macht es auch schwer, repräsentative Untersuchungen zu speziellen Problemen der Sedierungstherapie durchzuführen und die Vor- und Nachteile einzelner Sedierungsverfahren eindeutig zu belegen. Gesicherte wissenschaftliche Erkenntnisse und klare Richtlinien für die Auswahl und Dosierung einzelner Substanzen fehlen auch deshalb, weil es derzeit keine objektive Methode zur Differenzierung und Quantifizierung des individuellen Analgesie- und Sedierungsgrades gibt [5, 6].

Bis derartige Überwachungsverfahren zur Verfügung stehen, muß die Sedierung anhand klinischer Zeichen gesteuert werden, auch wenn bei der subjektiven Einschätzung häufig die Tendenz besteht, den Patienten eher zu narkotisieren als zu sedieren. Um eine einheitliche, vergleichbare Sedierungstiefe zu gewährleisten, ist es daher insbesondere dann, wenn

Tabelle 1. Sedierungsscore nach Ramsay [10]

Score	Sedierungstiefe	Beurteilung
1	Ängstlich, unruhig, agitiert	Inadäquat
2	Ruhig, kooperativ, schlafend	
3	Lebhafte Reaktion auf taktile und akustische Reize	Erwünscht
4	Träge Reaktion	
5	Reaktion nur auf Schmerzreize	Zu tief
6	Keine Reaktion auf Schmerzreize	

mehrere Personen Einfluß auf die Sedierung nehmen, von Vorteil, die Sedierung anhand eines Scores zu steuern und zu überwachen [5, 9].

Als geeigneter Score zur Beurteilung der Sedierung hat sich die von Ramsay inaugurierte 6-Punkte-Skala bewährt (Tabelle 1). Dabei ist ein Stadium 2–4 anzustreben, d. h. ein Zustand, in dem der Patient ruhig ist und schläft, aber auf Ansprache und taktile Reize reagiert. Der größte Vorteil eines regelmäßig alle 2–3 h bewerteten Scores liegt darin, daß man gezwungen wird, sich mit dem Sedierungszustand des Patienten auseinanderzusetzen und daß die Zeichen einer beginnenden Gewöhnung, eines beginnenden Delirs oder Durchgangssyndroms frühzeitig erkannt werden können [10].

Spezielle Problematik der Langzeitsedierung

Neben den allgemeinen Problemen, die bei jeder Sedierung auftreten, finden sich bei der Langzeitsedierung spezielle Probleme. Sie entstehen zum einen dadurch, daß das zugrundeliegende Krankheitsgeschehen kein statischer, sondern ein dynamischer Prozeß ist. Der Bedarf an Analgesie und Sedierung bleibt nämlich nicht gleich verteilt, sondern ändert sich ständig, wobei mit fortschreitender Wundheilung die Schmerztherapie zunehmend in den Hintergrund tritt (Abb. 1). Außerdem wird die Stabilisierungs- und Entwöhnungsphase des Intensivpatienten häufig durch agitierte und delirante Zustände kompliziert, denen vielfältige Ursachen zugrundeliegen und die erhebliche differentialdiagnostische und therapeutische Probleme bereiten können [3, 6].

Häufige Ursachen für agitierte und delirante Zustände sind:

- Hypoxie,
- Sepsis,
- Hypotension,
- toxisch-pharmakologisch (zentrales anticholinerges Syndrom),
- Entzugssymptomatik,

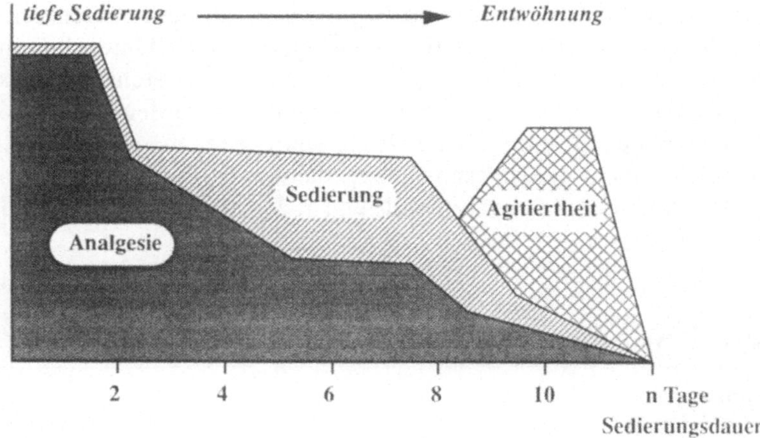

Abb. 1. Anforderungsprofil der Langzeitsedierung

- zerebrale Erkrankungen,
- psychische Störungen,
- metabolische Entgleisung,
- endokrine Imbalanz.

Die speziellen Probleme der Langzeitsedierung entstehen zum anderen dadurch, daß mit zunehmender Sedierungsdauer die substanzspezifischen Nebenwirkungen und pharmakologischen Interaktionen mehr und mehr ins Gewicht fallen und die Wahrscheinlichkeit steigt, daß durch die Sedierung Organfunktionsstörungen demaskiert und aggraviert werden. Je ausgeprägter aber Leber- und Nierenfunktionsstörungen auf der einen Seite und je höher die applizierte Substanzmenge auf der anderen Seite, desto größer ist das Risiko einer Substanzakkumulation, einer protrahierten Aufwachphase und einer erschwerten Entwöhnung vom Respirator.

Schließlich kommt es bei vielen Substanzen bei einer Anwendung über mehrere Tage zur Toleranzentwicklung und bei einigen sogar zur physischen und psychischen Abhängigkeit [1, 5, 6, 8].

Praktische Konsequenzen

Aus den bisherigen Ausführungen ist klar geworden, daß es *kein* Standardsedierungsregime geben kann, das allen Anforderungen und Situationen gerecht wird. Deshalb muß für jeden Patienten, in Kenntnis seiner individuellen Bedürfnisse, seiner gestörten Organfunktionen und veränderten Stoffwechselsituation auf der einen und in Kenntnis des Wirkungs- und Nebenwirkungsspektrums und der pharmakologischen Eigenschaften verfügbarer Analgosedativa und Adjuvanzien auf der anderen Seite (Tabelle 2), ein individuelles Konzept entwickelt werden. Unter kontinuierlicher Überwachung der Sedierungsqualität und bei Auftreten von Nebenwirkungen muß es jeweils situationsgerecht modifiziert werden [1, 2, 5, 6, 8, 9].

Obwohl es für ein individuelles Sedierungsregime allgemeinverbindliche Richtlinien nicht geben kann, haben sich einige Punkte herauskristallisiert, die bei der praktischen Durchführung jeder Sedierungstherapie Beachtung finden sollten.

Tabelle 2. Wesentliche Vor- und Nachteile der wichtigsten Sedativa

Substanzgruppe	Vorteile	Nachteile
Benzodiazepine	Breites dosisabhängiges Wirkungsspektrum, Anxiolyse, Kreislaufneutralität, gute Verträglichkeit, kostengünstig	Variable Eliminations-HWZ, Toleranzentwicklung, Hang-over, Abhängigkeit
Propofol	Gute Steuerbarkeit, starke hypnotische Wirkung, keine Kumulation	Hohe Kosten, Fettzufuhr, Gefahr der Bakteriämie
Barbiturate	Titrierbare Wirkung, sichere hypnotische Wirkung, Hirndrucksenkung, keine gastrointestinale Motilitätsstörung, ruhiges Erwachen	Kardiovaskuläre Depression, verschlechterte mukoziliare Clearance, Immunsuppression, Enzyminduktion, Kumulation, Abhängigkeit, schlechte periphere Venenverträglichkeit, Histaminfreisetzung
Neuroleptika	Große therapeutische Breite, antipsychotische Wirkung, keine gastrointestinale Beeinträchtigung, antiemetischer Effekt	Erzwungene Passivität, extrapyramidal motorische Störungen, lange biologische HWZ, Blutdruckabfall, anticholinerger Effekt
γ-Hydroxybuttersäure	Dämpfung agitierter Zustände, Kreislaufneutralität, keine Atemdepression, keine gastrointestinale Motilitätsstörung	Schlechte Steuerbarkeit, unberechenbare Aufwachzeit, lange Amnesie, Myoklonien, Natriumbelastung
Ketamin	Große therapeutische Breite, titrierbare Wirkung, Analgesie, geringe gastrointestinale Beeinträchtigung, Kreislaufstabilisierung	Psychomimetische Nebenwirkungen, Hirndrucksteigerung, pulmonale Hypertonie
Isofluran	Gute Steuerbarkeit, analgetische Komponente, stoffwechselunabhängige Elimination	Geringe therapeutische Breite, aufwendige Applikation, Umweltbelastung, Nephrotoxizität, hohe Kosten

Entscheidend ist sicherlich, die Auslöser einer physischen und psychischen Beeinträchtigung des Intensivpatienten soweit wie möglich zu eliminieren (s. Übersicht S. 479, 480).

Da jede Schmerzausschaltung die psychische Befindlichkeit verbessert und den Bedarf an Sedativa herabsetzt, ist eine suffiziente Schmerztherapie eine weitere Grundvoraussetzung für eine effektive Sedierung. Aufgrund der zuverlässigen anhaltenden Schmerzausschaltung, aufgrund der fehlenden Beeinträchtigung des Magen-Darm-Trakts und aufgrund des erhaltenen Atemantriebs sollten Leitungsanalgesien bevorzugt zur Anwendung kommen. Häufig wird allerdings aufgrund der Lokalisation und Genese des Schmerzes und aufgrund von Kontraindikationen gegen regionale Verfahren eine systemische Analgesie mit Opioiden erforderlich. Sufentanil zeichnet sich dabei gegenüber anderen Opioiden durch eine große therapeutische Breite, eine gute Steuerbarkeit, eine hohe analgetische Potenz und daher auch durch eine geringe Substanzbelastung aus. Daraus resultieren eine geringe Beanspruchung des Leberstoffwechsels und minimale Arzneimittelinteraktionen als wesentliche Vorteile für den Intensivpatienten. Ob allerdings diese Eigenschaften und v. a. der ausgeprägte hypnosedative Effekt ausreichen, um allein durch eine Monotherapie mit Sufentanil eine ausreichende Analgosedierung zu erzielen, ohne durch die erforderliche Dosierung unnötig opioidspezifische Nebenwirkungen zu induzieren, kann derzeit nicht endgültig beurteilt werden [4, 6, 7, 8].

Um die Analgosedierung den sich wechselnden Erfordernissen flexibel anpassen zu können, sollten prinzipiell nur kurzwirksame, gut steuerbare Substanzen eingesetzt werden. Eine kontinuierliche Infusion, die konstante Wirkspiegel gewährleistet, ist Bolusgaben vorzuziehen, um Wirkungsschwankungen zu verhindern und um einer psychischen Abhängigkeit vorzubeugen [1].

Aufgrund des sich ständig ändernden Sedierungs- und Analgesiebedarfs und der unberechenbaren Pharmakokinetik unter Langzeitsedierung sollten fixe Substanzkombinationen und starre Dosierungsschemata vermieden werden.

Gravierende Nebenwirkungen und Gewöhnungseffekte lassen sich durch eine Dosisbegrenzung, durch einen rechtzeitigen Wechsel auf andere Substanzen und durch eine schrittweise Dosisreduktion am Ende der Sedierung vermeiden.

Muskelrelaxanzien sollten aufgrund ihrer vielfältigen Nachteile nur sehr zurückhaltend eingesetzt werden. Sie verhindern nicht nur die Anwendung supportiver Beatmungstechniken, sondern erschweren durch Funktionseinbußen der Atemmuskulatur auch die Entwöhnung vom Respirator. Mögliche Indikationen sind v. a. eine Intoleranz der Beatmung trotz suffizienter Analgosedierung, ein drohendes Barotrauma, die Senkung des O_2-Bedarfs bei einem gesteigerten Metabolismus und kritisch gestörten O_2-Transport sowie die Homogenisierung der intrapulmonalen Gasverteilung bei speziellen Beatmungstechniken (z. B. "inverse ratio ventilation") [6, 11].

Zusammenfassung

Die Sedierung des langzeitbeatmeten Patienten ist eine sehr differenzierte und verantwortungsvolle Aufgabe, die aber einen wesentlichen Beitrag für eine erfolgreiche Intensivtherapie leisten kann. Um dieses Ziel zu erreichen, ist es erforderlich, die Sedierung an den individuellen Erfordernissen und Gegebenheiten auszurichten und ständig im Hinblick auf ihre Suffizienz und Verträglichkeit zu überprüfen. Da es kein Standardkonzept gibt, gilt es, eine rationale, von pharmakologischen Überlegungen getragene und an der klinischen Wirkung orientierte Therapie mit möglichst wenigen Substanzen durchzuführen und eine medikamentöse Polypragmasie zu vermeiden.

Literatur

1. Aitkenhead AR (1989) Analgesia and sedation in intensive care. Br J Anaesth 63: 196–206
2. Breheny FX, Kendall PA (1992) Use of isoflurane for sedation in intensive care. Crit Care Med 20: 1062–1064
3. Hoyt JW (ed) (1990) Pain management in the ICU. Crit Care Clin 6: 227–488
4. Hege-Scheuing G (1989) Postoperatives Durchgangssyndrom und Delir. Anaesthesist 38: 443–451
5. Kamp HD (1987) Langzeitsedierung mit Benzodiazepinen. In: Schulte am Esch J, Benzer H (Hrsg) Analgosedierung des Intensivpatienten. Anaesthesiologie und Intensivmedizin, Bd 200. Springer, Berlin Heidelberg New York, S 35–49
6. Kochs E (1992) Sedierung Analgesie Relaxation. In: Schüttler J (Hrsg) Klinische Pharmakologie und rationale Arzneimitteltherapie. INA Bd 80. Thieme, Stuttgart New York, S 167–182
7. Kröll W, List WF (1992) Eignet sich Sufentanil für die Langzeitsedierung kritisch Kranker? Anaesthesist 41: 271–275
8. Lehmann KA (Hrsg) (1990) Der postoperative Schmerz. Springer, Berlin Heidelberg New York
9. Radke J (1992) Analgosedierung des Intensivpatienten. Anaesthesist 41: 793–808
10. Ramsay MAE, Savege TM, Simpson BRJ, Goodwin R (1974) Controlled sedation with alphaxolone/alphadolone. Br Med J 3: 656–659
11. Sharpe MD (1992) The use of muscle relaxants in the intensive care unit. Can J Anaesth 39: 949–962

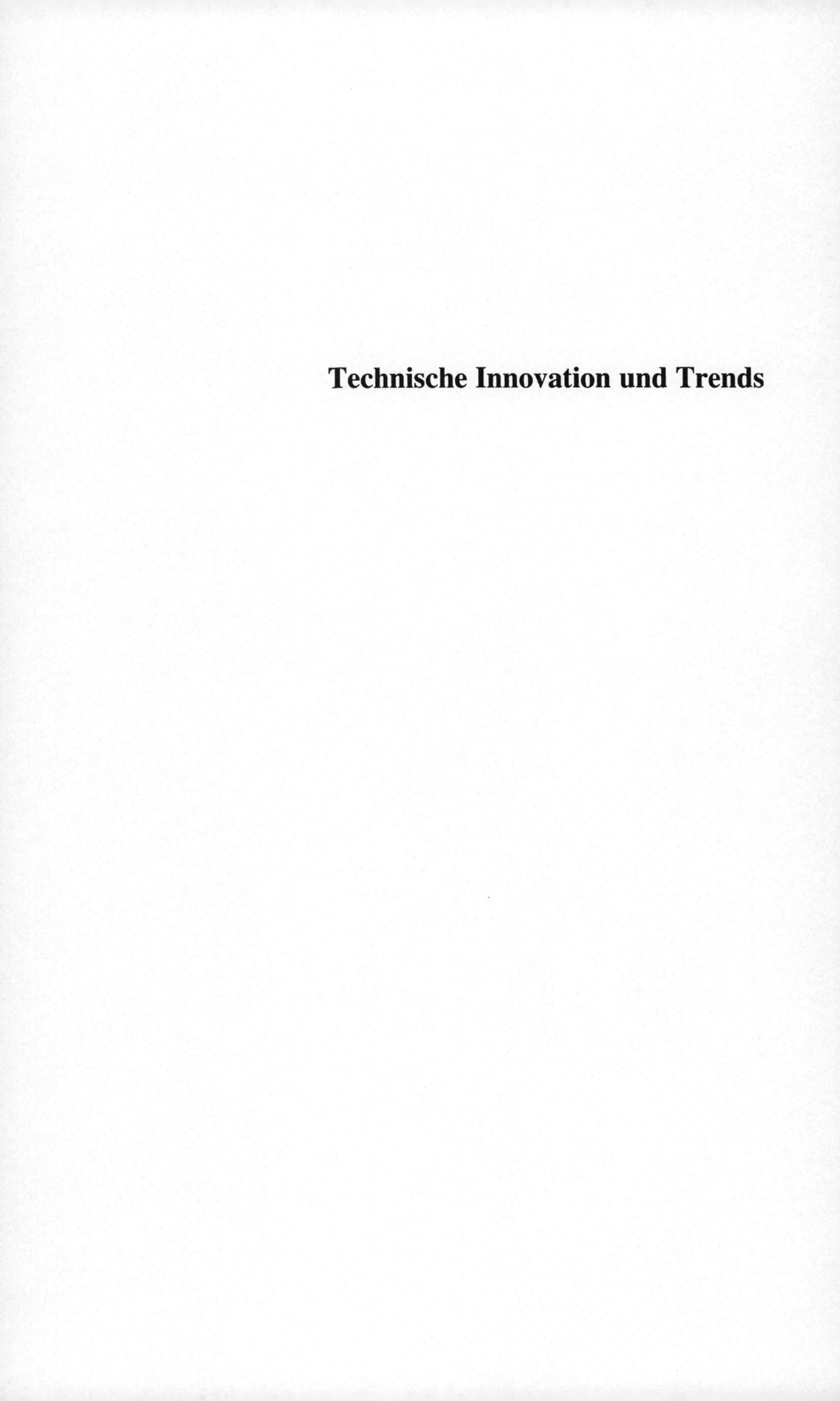

Technische Innovation und Trends

Beatmungsformen und Respiratoren für die postoperative Phase

J. Rathgeber

Die Beatmungspflichtigkeit in der postoperativen Phase ist, anders als beim akuten Lungenversagen aufgrund parenchymatöser Schädigungen, primär extrapulmonal bedingt und unmittelbare Folge von Operation und Narkose. Zusätzlich zur Beeinträchtigung des Atemzentrums durch Narkoseüberhang stehen schmerz- und streßbedingte Veränderungen der Atemmechanik im Vordergrund. Ziel der postoperativen Beatmung ist die Überbrückung dieser passageren Störungen der Lungenfunktion durch Unterstützung bzw. Verbesserung des pulmonalen Gasaustausches bis zur Extubation [4, 5], wobei die Art der maschinellen Unterstützung an die atemmechanischen Gegebenheiten sowie die ventilatorischen Bedürfnisse des Patienten angepaßt sein sollte.

Während viel und umfassend über Behandlungsstrategien bei langzeitbeatmeten Patienten diskutiert wird, gibt es kaum neuere Empfehlungen und beatmungstechnische Ansätze für die eher unkomplizierte postoperative Beatmung [10, 13]. Leider werden – auch aufgrund beschränkter apparativer Ressourcen – gerade für die kurzzeitige postoperative Nachbeatmung häufig ältere Respiratoren ausgewählt, die bei langzeitbeatmeten Patienten aufgrund ihrer unzureichenden Leistungsfähigkeit v. a. im Bereich der unterstützenden Spontanatmungsformen nicht mehr eingesetzt werden. Weitverbreitet ist auch die Annahme, daß es für die postoperative Nachbeatmung keiner besonderen gerätetechnischen Ausstattung bedarf, da Schwierigkeiten bei der Entwöhnung des Patienten nicht zu erwarten und damit differenzierte Beatmungsformen und -muster entbehrlich sind. Der Terminus "unkomplizierte postoperative Nachbeatmung" darf jedoch nicht darüber hinwegtäuschen, daß gerade in der dynamischen perioperativen Phase Beatmungsformen bevorzugt werden sollten, die der schnellen Zunahme der Vigilanz des Patienten und den damit einhergehenden ventilatorischen Veränderungen angemessen Rechnung tragen.

Pathophysiologische Veränderungen während Narkose und postoperativer Phase

Volatile Anästhetika verursachen ebenso wie Opioide, Sedativa und Muskelrelaxanzien Störungen der Lungenfunktion [1, 7], die nicht nur auf

Verminderung des zentralen Atemantriebs beruhen, sondern ebenso auf Veränderungen der Atemmechanik. Beide Faktoren führen während der Narkose trotz maschineller Beatmung zur Abnahme der funktionellen Residualkapazität (FRC), Ausbildung von vorwiegend abhängigen Lungenarealen mit gestörter Ventilation sowie Zunahme des alveolären Totraumanteils durch Hyperinflation nichtabhängiger Lungenareale mit konsekutiv verminderter Perfusion. Folge des Ungleichgewichts von Ventilation und Perfusion sind erhöhter intrapulmonaler Shunt und Anstieg der alveolär-arteriellen O_2-Gehaltsdifferenz.

In der postoperativen Phase, besonders nach langen Thorax- und Oberbaucheingriffen, sind es neben dem Narkoseüberhang v. a. Schmerz, aber auch Kältezittern, Streß und verzögerte sowie pathologische Aufwachreaktionen, die zur Begrenzung der ventilatorischen Kapazität führen. Mechanische Behinderungen der Atemmotorik durch Einschränkung der Zwerchfellbeweglichkeit, Zwerchfellhochstand als Folge intraabdomineller Eingriffe, Darmatonie sowie zusätzliche intrapulmonale Veränderungen durch Sekretretention, interstitielles/alveoläres Lungenödem u. ä. begünstigen die Ausbildung von Dystelektasen und Atelektasen, deren Auswirkungen weit über die Dauer der Narkose hinausreichen können. Postoperativ – insbesondere nach langen Operationen mit großem Flüssigkeitsumsatz, hohen Eiweiß- und Blutverlusten sowie Kreislaufimbalanzen – treffen damit mehrere Faktoren zusammen, deren negative Auswirkungen auf den pulmonalen Gasaustausch sich gegenseitig verstärken: dem erhöhten Ventilationsbedarf durch Streß und Schmerz stehen eingeschränkte Atemmechanik und verminderte pulmonale Gasaustauschfläche gegenüber. Die notwendige Steigerung der Atemarbeit kann jedoch, insbesondere von alten und/oder adipösen Patienten, nur schwer erbracht werden, so daß große und langdauernde Eingriffe – v. a. bei kardial und pulmonal vorgeschädigten Patienten – als Indikation zur postoperativen Nachbeatmung gelten, die bis zum Erreichen von Normothermie, stabilen Kreislaufverhältnissen und Normalisierung der Lungenfunktion fortgeführt wird [9, 10, 13].

Beatmung in der postoperativen Phase

Volumenkontrollierte Beatmung

Volumenkontrollierte Beatmung schließt die Kommunikation zwischen Patient und Respirator bis auf die Möglichkeit zur Triggerung der maschinellen Beatmungszüge aus (Abb. 1), die eingestellten Tidalvolumina werden unabhängig von aktuell sich ändernden ventilatorischen Bedürfnissen des Patienten sowie seiner pulmonalen Gegebenheiten verabreicht [2, 11, 14, 15]. Spontanatmungsaktivitäten tragen nicht zum pulmonalen Gasaustausch bei, da sie nicht durch entsprechende Anpassung der maschinellen Flow-/

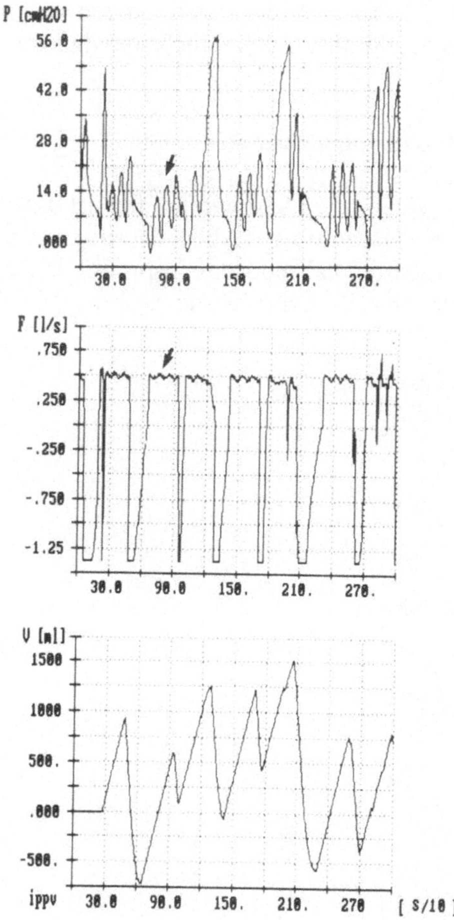

Abb. 1. Druck-/Flow-/Volumendiagramme bei volumenkontrollierter Beatmung IPPV (Originalregistrierung, Bennett MA 1B). In- und exspiratorische Atemanstrengungen des Patienten – tubusnah registriert – verändern nicht den geräteseitig fest vorgegebenen Flow (*Pfeile*). Husten und Pressen führen zu Airtrapping und hohen Atemwegsdrücken

Volumenlieferung beantwortet werden, sondern lediglich Druckschwankungen im Schlauchsystem und damit frustrane Atemexkursionen verursachen. Mit zunehmender Vigilanz nimmt die Toleranz des Patienten gegenüber der starren Beatmungsform ab und zeigt sich in Dyspnoe, Streßreaktionen, Gegenatmen, motorischer Unruhe usw. Es kommt zur Ausbildung hoher Atemwegsdrücke durch forcierte Atemanstrengungen, Triggerung schnell aufeinanderfolgender maschineller Beatmungszüge usw.: "fighting the respirator". Zur Vermeidung alveolärer Hyper-/Hypoventilation sowie unerwünschter kardiovaskulärer Wirkungen ist die Verabreichung von Sedativa/Analgetika zur Anpassung des Patienten an den

Respirator unumgänglich, sofern die Extubation aufgrund unzureichender Lungenfunktion noch nicht möglich ist.

Druckkontrollierte Beatmung

Ungehinderte Spontanatmung ist auch bei druckkontrollierter zeitgesteuerter Beatmung (Abb. 2) ausgeschlossen: Inspirationsbemühungen des Patienten während des inspiratorischen Druckplateaus führen zwar aus der Flowdezelleration heraus zu erneutem Flowanstieg mit Zunahme des intra-

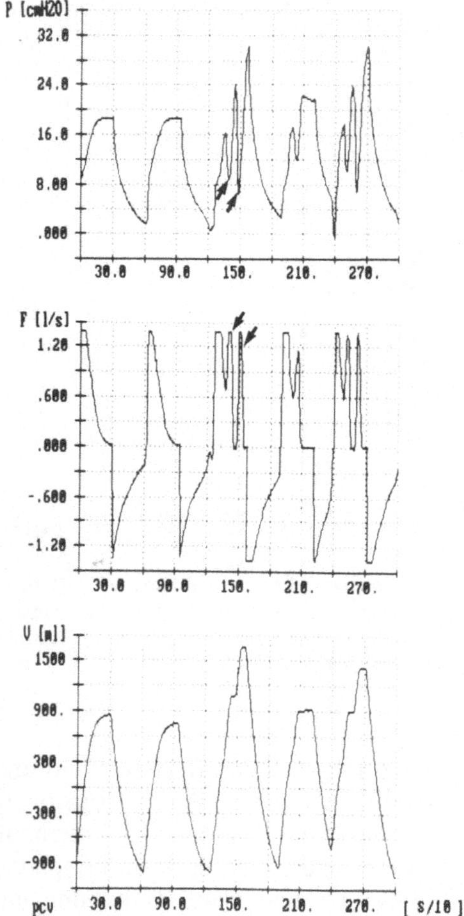

Abb. 2. Druck-/Flow-/Volumendiagramme bei druckkontrollierter Beatmung PCV (Originalregistrierung, Siemens Servo C). Inspirationsbemühungen während des inspiratorischen Druckplateaus führen zwar aus der Flowdezelleration zu erneutem Flowanstieg (*Pfeile*); ungehinderte Exspiration ist jedoch nicht vor Ablauf der zeitgesteuerten Inspirationsphase möglich. Daraus resultieren Anstiege der Atemwegsdrücke und Zunahme des intrathorakalen Volumens

thorakalen Volumens; die freie Exspiration ist jedoch nicht vor Ablauf der zeitgesteuerten Inspirationsphase möglich, so daß bei forcierter Gegenatmung des unzureichend sedierten/analgesierten Patienten Atemwegsdrücke weit oberhalb des eingestellten Druckniveaus resultieren können. Auch bei druckkontrollierten Beatmungsformen ist somit das Risiko des pulmonalen Baro-/Volutraumas keineswegs ausgeschlossen.

Davon abzugrenzen sind die druckgesteuerten Respiratoren früherer Jahre, wie z.B. der Bird Mark 7. Er schaltet sofort in die Exspiration, sobald der Atemwegsdruck durch Exspirationsbemühungen ansteigt und der

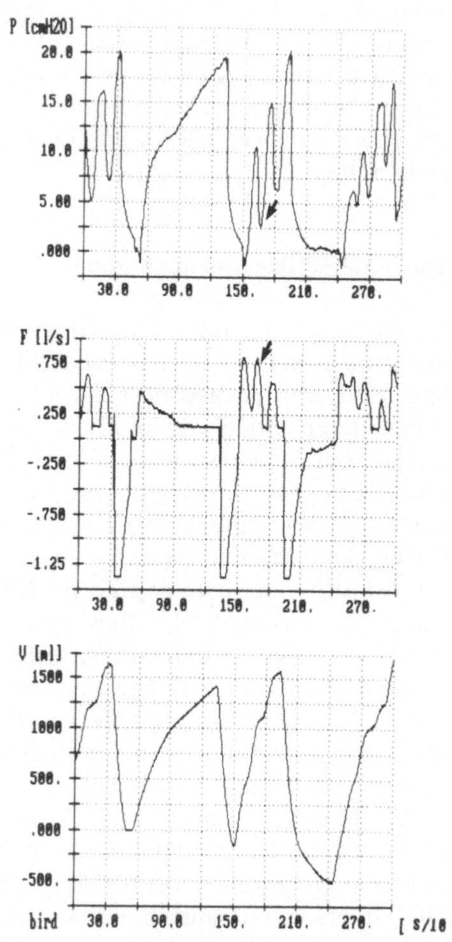

Abb. 3. Druck-/Flow-/Volumendiagramme bei druckkontrollierter Beatmung (Originalregistrierung, Bird Mark 7). Der Inspirationsdruck ist Steuermechanismus. Das Ende der Inspirationsphase kann durch forcierte Einatmung verzögert werden, ohne daß jedoch die Flowlieferung dem aktuellen Bedarf angepaßt werden kann (*Pfeile*). Die Dauer der Atemzyklen ist variabel, der Patient kann Atemfrequenz, Tidalvolumen und Inspirationszeit maßgeblich beeinflussen

eingestellte Beatmungsdruck überschritten wird (Abb. 3). Umgekehrt kann das Ende der Inspirationsphase durch forcierte Einatmung verzögert werden. Der Patient kann so neben der Atemfrequenz auch die Höhe des Tidalvolumens sowie die Inspirationszeit maßgeblich beeinflussen, wobei jedoch die Höhe des Inspirationsflows vorgegeben wird und vom Patienten kaum verändert werden kann: forcierte Inspirationsbemühungen werden vom Respirator nicht durch bedarfsgerechte Flowlieferung beantwortet. Dennoch werden druckgesteuerte Respiratoren von Patienten in der Aufwachphase häufig besser toleriert als volumen- oder druckkontrollierte (zeitgesteuerte) Beatmungsgeräte. Allerdings besteht insbesondere bei agitierten, unruhigen Patienten die Gefahr alveolärer Hypoventilation, wenn durch Husten, Pressen usw. nur unzureichende Tidalvolumina verabreicht werden. Druckgesteuerte Respiratoren wie der Bird Mark 7 werden gerade in der kurzzeitigen postoperativen Nachbeatmung, z. B. im Aufwachraum, immer noch gern eingesetzt, wenngleich ihr Betrieb aus Sicht der MedGV nicht unproblematisch ist.

Druckunterstützte Spontanatmung

Die moderne inspiratorische Druckunterstützung der Spontanatmung ist vom Prinzip her der Druck-(bzw. Flow-)Steuerung früherer Respiratoren ähnlich [11, 15]. Sie assistiert jeden Spontanatmungszug durch eine Flowlieferung, deren Höhe anders als bei den früheren druckgesteuerten Respiratoren vom Patienten beeinflußt werden kann (Abb. 4). Das verabfolgte Tidalvolumen ist abhängig von Intensität und Dauer der Inspirationsbemühung des Patienten sowie der Höhe des eingestellten (Differenz-) Drucks. Die Exspiration wird eingeleitet, sobald ein Druckanstieg (z. B. 1–3 cm H_2O) oberhalb des eingestellten inspiratorischen Unterstützungsdrucks als Ausdruck der beginnenden Exspirationsbemühung detektiert wird, oder wenn ein definierter, nicht veränderbarer absoluter Flow (meist zwischen 2 und 6 l/min) bzw. ein bestimmter Minimalflow unterschritten wird (z. B. 25 % des Spitzenflows). Aus Sicherheitsgründen wird bei manchen Geräten zusätzlich nach Ablauf einer bestimmten Zeit (z. B. Bennett 7200: 5 s) in die Exspiration geschaltet.

Die Höhe der eingestellten Druckunterstützung entscheidet damit über den Anteil des Respirators an der Ventilation [8]: die Übergänge zwischen Spontanatmung und maschineller Beatmung sind fließend. Da die maschinelle Unterstützung ausschließlich durch Inspirationsbemühungen ausgelöst werden kann, ist beim Einsatz in der postoperativen Phase mit wechselnder Vigilanz und beeinträchtigtem Atemantrieb des Patienten ein zusätzliches "Backup"-Beatmungssystem zwingend notwendig, sobald seine Eigenatmung aussetzt oder einen definierten Wert unterschreitet.

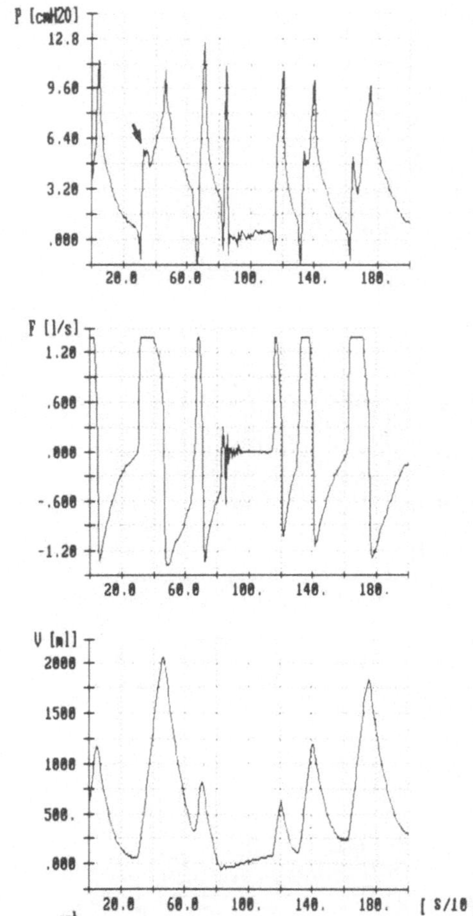

Abb. 4. Druck-/Flow-/Volumendiagramme bei assistierter Spontanatmung ASB (Originalregistrierung, Dräger Evita). Das Tidalvolumen ist abhängig von Intensität und Dauer der Inspirationsbemühung sowie der Höhe der eingestellten Druckunterstützung. Im Gegensatz zum druckgesteuerten Bird-Respirator (s. Abb. 3) werden die Inspirationsbemühungen des Patienten (*Pfeil*) durch adäquate Flowlieferungen beantwortet. Ohne Triggerung wird jedoch kein Flow/Volumen appliziert!

Rückkopplungssysteme: MMV

Alveoläre Mindestventilation kann beim spontanatmenden Patient mit wechselnder Vigilanz durch Rückkopplungssysteme realisiert werden, die sich an der Spontanatmung des Patienten orientieren. Bei MMV (mandatory minute ventilation) wird maschineller Support durch kontrollierte maschinelle Beatmungszüge oder schrittweises Erhöhen der inspiratorischen

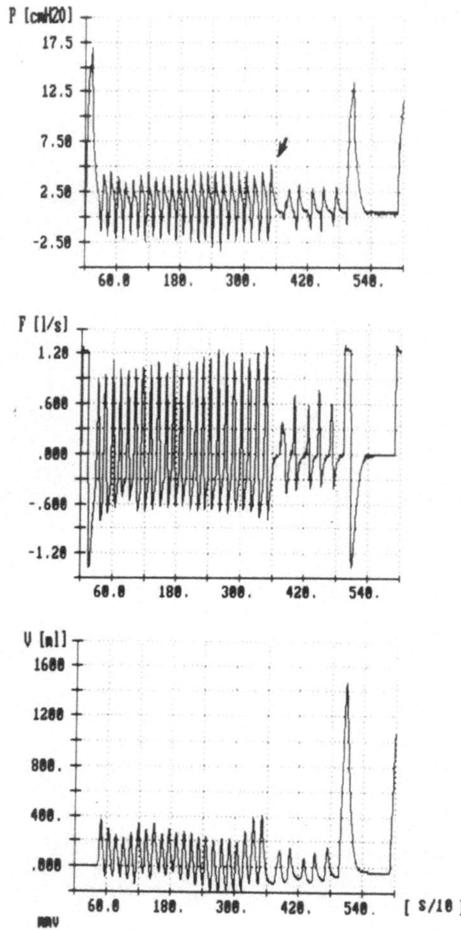

Abb. 5. Druck-/Flow-/Volumendiagramme bei MMV (Originalregistrierung, Dräger Evita). Nach Sedierung (*Pfeil*) und Unterschreiten des Mindestminutenvolumens durch Abfall von Spontanatmungsfrequenz und Tidalvolumen erfolgt die Verabreichung maschineller Beatmungszüge

Druckunterstützung [11] erst dann verabfolgt, wenn der Patient das vorgegebene Mindestspontanatemvolumen innerhalb eines bestimmten Zeitraums nicht erreicht hat. Nachteilig ist hierbei, daß sich die maschinelle Unterstützung allein am verschobenen Atemminutenvolumen orientiert und nicht am Tidalvolumen: alveoläre Hypoventilation durch niedrige Atemzugvolumina und hohe Atemfrequenzen kann so lange verschleiert werden (Abb. 5).

Intermittierende mandatorische Beatmung

Verbreitet und in der postoperativen Nachbeatmung bewährt haben sich kombinierte Verfahren aus Spontanatmung und kontrollierter (volumen- oder druckkontrollierter) maschineller Beatmung als intermittierende mandatorische Beatmung (IMV). IMV erlaubt den Übergang von vollem ventilatorischen Support zur Spontanatmung durch schrittweise Reduktion der maschinellen Beatmungsfrequenz, wobei die Spontanatmung durch inspiratorische Druckunterstützung zusätzlich augmentiert werden kann.

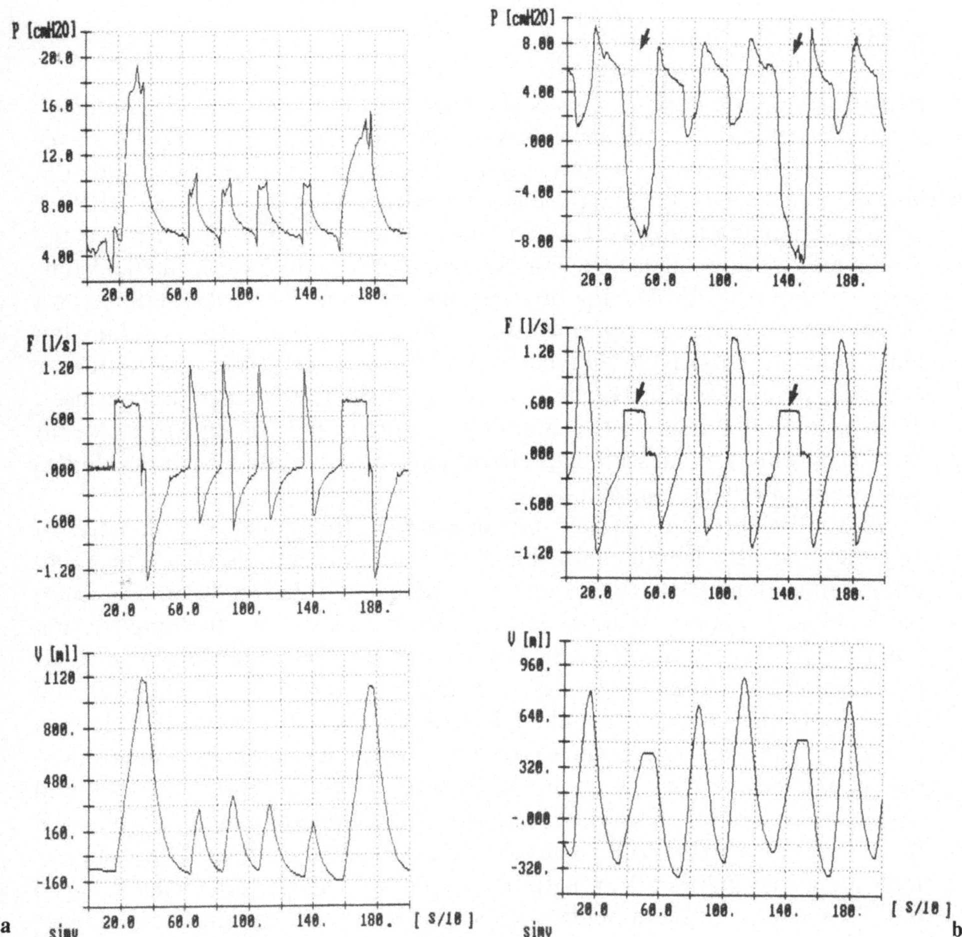

Abb. 6. Druck-/Flow-/Volumendiagramme bei SIMV (Originalregistrierung, Dräger Evita). **a** Gute Synchronisation zwischen Patient und Respirator. **b** Inadäquate Einstellung der maschinellen Unterstützung dagegen behindert die Spontanatmung des Patienten: das Spontan-Atemzugvolumen ist größer als das eingestellte SIMV-Volumen, das maschinelle Flowangebot ist unzureichend und führt zu ausgeprägtem inspiratorischem Druckabfall (*Pfeile*)

Der Patient kann jedoch lediglich zwischen den (fest vorgegebenen) maschinellen Beatmungszügen atmen; seine Möglichkeiten zur Beeinflussung der Ventilation sind damit durch die Einstellung der IMV-Parameter limitiert. Mit zunehmender Vigilanz und sich erholender Atemmechanik werden leider häufig die aktuellen ventilatorischen Bedürfnisse des Patienten nicht ausreichend berücksichtigt, so daß die Spontanatmung durch inadäquate Geräteeinstellung u. U. massiv behindert wird (Abb. 6). Wesentliche Vorteile gegenüber kontrollierter Beatmung sind daher nur bei optimaler und engmaschiger Anpassung des Respirators an die aktuellen ventilatorischen Gegebenheiten des Patienten zu erwarten.

BIPAP

BIPAP ("biphasic positive airway pressure") ist eine neuartige Beatmungsform, die derzeit v. a. bei langzeitbeatmeten Patienten mit schwerer respiratorischer Insuffizienz wegen seiner positiven Auswirkungen auf die intrapulmonale Gasverteilung eingesetzt wird (Abb. 7) [3, 4, 6]. BIPAP erlaubt Spontanatmung auf 2 unterschiedlichen (CPAP-)Druckniveaus, wobei die Wechsel zwischen den Niveaus durch aktive maschinelle Volumenlieferung bzw. Entlastung des Systems erfolgen. Durch Einstellung von Höhe und Zeitdauer der Druckniveaus wird der Anteil der maschinellen Unterstützung an der Gesamtventilation definiert: Je größer die Differenz zwischen oberem und unterem Druckniveau und je schneller die Wechsel, desto größer der maschinelle Ventilationsanteil. BIPAP entspricht damit druckkontrollierter maschineller Beatmung, die zusätzlich durch Spontanatmung überlagert werden kann.

Erste Erfahrungen in der postoperativen Beatmung sind positiv zu bewerten, da die Handhabung für den Anwender problemlos und leicht erlernbar ist und BIPAP von den Patienten gut toleriert wird. Die standardmäßige Primäreinstellung der BIPAP-Parameter bei unkomplizierten pulmonalen Verhältnissen kann ähnlich wie bei druckkontrollierter Beatmung erfolgen. Durch Wahl des oberen Plateaudruckes zwischen 20 und 28 cm H_2O, des unteren zwischen 6 und 12 cm H_2O sowie gleich langen Zeitintervallen zwischen 2 und 4 s werden Atemminutenvolumina in Größenordnungen angestrebt, die sich zunächst am Ventilationsbedarf während der Narkose orientieren. Mit Wiederkehr der Spontanatmung zeigen sich die Vorteile von BIPAP gegenüber herkömmlicher druckkontrollierter Beatmung: zusätzlicher Ventilationsbedarf durch steigende Vigilanz, Streß und Schmerz kann durch additive Spontanatmung auf beiden Druckniveaus gedeckt werden. Aus "Gegenatmen" wird "Mitatmen", die ständige Anpassung der Geräteparameter an die aktuellen ventilatorischen Bedürfnisse des Patienten entfällt.

Durch schrittweises Reduzieren des oberen Druckniveaus kann der Spontanatmungsanteil des Patienten im weiteren Verlauf langsam gesteigert

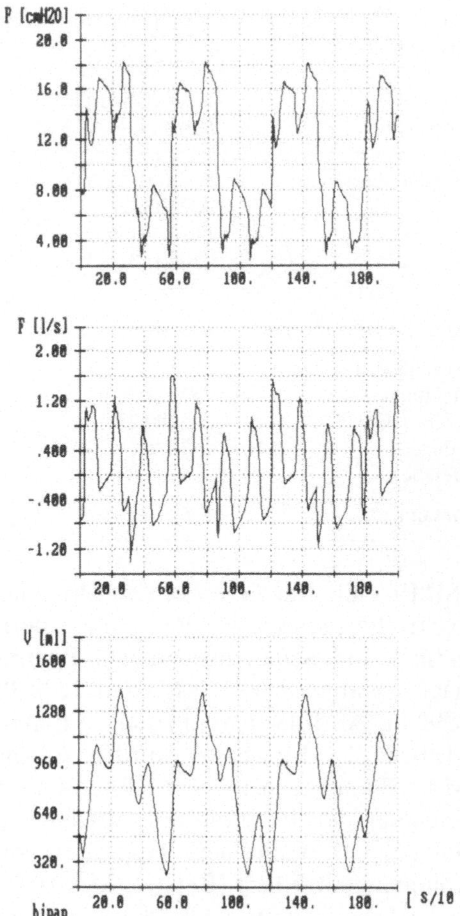

Abb. 7. Druck-/Flow-/Volumendiagramme bei BIPAP (Originalregistrierung, Dräger Evita). Effektive und ungehinderte Spontanatmung ist auf beiden Druckniveaus möglich, die Wechsel zwischen den Niveaus erfolgen durch aktive maschinelle Volumenlieferung bzw. Entlastung des Systems: "Mitatmen" statt "Gegenatmen" bei zunehmender Vigilanz und steigendem ventilatorischem Bedarf

werden, Extubation erfolgt nach weitgehender Angleichung der Druckniveaus bis auf ca. 5 cm H_2O bei ausreichender Vigilanz des Patienten.

Postoperativer Analgetika-/Sedativaverbrauch: kontrollierte Beatmung vs. maschinell unterstützte Spontanatmung

In einer klinischen Studie wurde untersucht, ob bei der kurzfristigen postoperativen Nachbeatmung maschinell unterstützte Spontanatmungsformen

Tabelle 1. Aufteilung der Gruppen einer klinischen Studie über kurzfristige postoperative Nachbeatmung [12]

Gerät	Assist/Controller (Bennett MA 1)	SIMV/ASB (Bennett 7200)	BIPAP (Dräger Evita)
Standardeinstellung	V_T 10 ml/kg KG AF 10/min Flow 30 l/min Trigger 3 cm H_2O	V_T 10 ml/kg KG AF 10/min Flow 30 l/min Trigger 2 cm H_2O ASB 10–15 cm H_2O	p_1 20–28 cm H_2O p_2 6–12 cm H_2O t_1 2–4 s t_2 2–4 s
Alter (m/w) (Jahre)	60,2/64,0	60,4/61,4	61,2/63,5
Anzahl der Patienten			
Herzklappe	57 (22,3%)	258 (28,5%)	11 (26,2%)
Koronarbypass	126 (49,2%)	476 (52,6%)	21 (50,0%)
Lunge	17 (6,6%)	55 (6,1%)	3 (7,1%)
Gefäße	56 (21,8%)	115 (12,7%)	7 (16,7%)
Gesamt	256 (100%)	904 (100%)	42 (100%)

(SIMV mit inspiratorischer Druckunterstützung ASB) herkömmlicher kontrolliert/assistierter Beatmung überlegen sind [12]. Dazu wurden Analgetika- und Sedativaverbrauch, Beatmungsdauer sowie Blutgase vor und nach Extubation von insgesamt 1202 Patienten verglichen, die von Januar 1992 bis April 1993 weniger als 24 h maschinell nachbeatmet werden mußten (Tabelle 1). Eingesetzt wurden sowohl ältere Assist/Controller (Bennett MA 1B) als auch moderne Intensivrespiratoren (Bennett 7200), wobei die Auswahl der Respiratoren zufällig war. Die Gruppenzuordnung erfolgte anhand der durch den Respirator vorgegebenen Beatmungsform: CMV/volumenkontrolliert (Bennett MA 1B) vs. SIMV/ASB (Bennett 7200). Eine zusätzliche Gruppe, allerdings mit weit geringeren Fallzahlen, bildeten Patienten, die von Oktober 1992 bis April 1993 mit BIPAP (Dräger Evita) beatmet wurden. Art der Eingriffe (Koronarbypass-, Herzklappen-, Lungen-, intra- und extraabdominelle Gefäßoperationen), Operationsdauer, Narkoseart und Menge der intraoperativ verabreichten Analgetika und Sedativa waren zwischen den Gruppen gleich verteilt, geschlechts- bzw. altersspezifische Unterschiede bestanden nicht.

Die Ergebnisse zeigen, daß der Anteil von Patienten mit pCO_2-Werten >50 mm Hg unmittelbar nach Extubation in der Bennett MA 1B-Gruppe signifikant größer war als in der Bennett 7200-Gruppe (Abb. 8), während bei arteriellem pO_2 sowie pH-Wert keine Unterschiede bestanden. Die mit dem Bennett MA 1B kontrolliert/assistiert beatmeten Patienten erhielten signifikant häufiger und mehr Analgetika und Sedativa als Patienten, die über SIMV/ASB entwöhnt und extubiert wurden (Abb. 9). Dennoch war die Nachbeatmungsdauer in der kontrolliert/assistiert beatmeten Gruppe mit 11,5 h signifikant kürzer als in der SIMV/ASB-Gruppe. Es muß somit vermutet werden, daß die Toleranz der Patienten gegenüber den starren

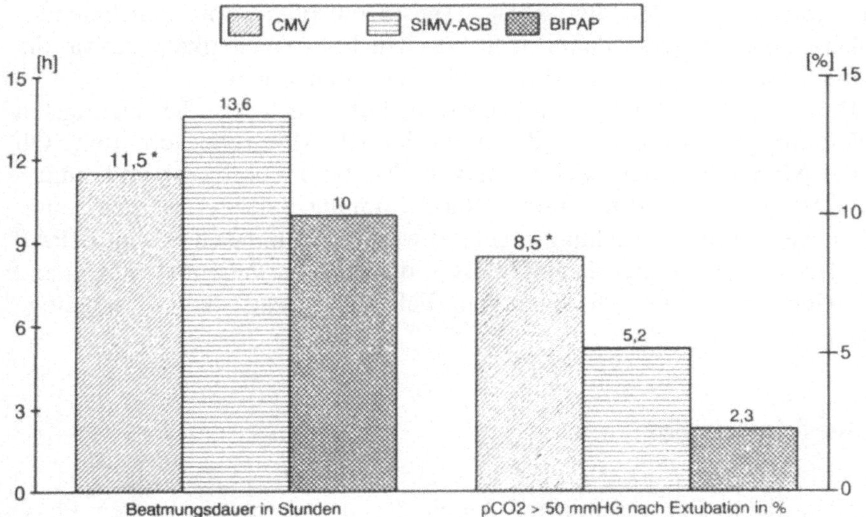

Abb. 8. Nachbeatmungsdauer und prozentualer Anteil der Patienten mit arteriellen pCO_2-Werten >50 mm Hg 15–30 min nach Extubation. Patienten am Assist/Controller wurden im Mittel zwar schneller extubiert als mit SIMV/ASB entwöhnte Patienten, erhöhte pCO_2-Werte waren jedoch signifikant häufiger (* $p > 0{,}05$)

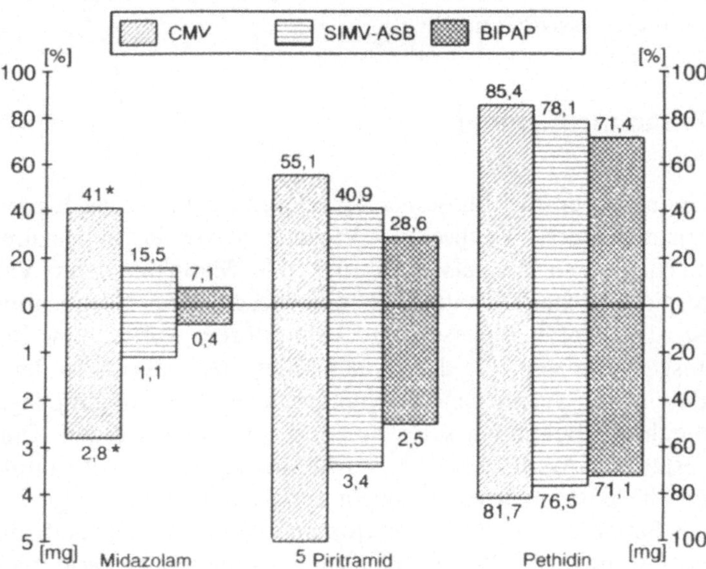

Abb. 9. Prozentualer Anteil der Patienten innerhalb der Gruppen, die ein- oder mehrmalig Analgetika/Sedativa erhielten. Der untere Teil des Diagramms zeigt den mittleren Midazolam-, Piritramid- und Pethidinverbrauch dieser Patienten (* $p > 0{,}05$)

Beatmungsformen der einfachen Assist/Controller mit zunehmender Vigilanz abnimmt und damit trotz zusätzlicher Analgetika/Sedativa die Extubationsentscheidung im Mittel früher erzwungen wird.

Der geringste Analgetika-/Sedativabedarf wie auch die niedrigsten Intubationszeiten wurden bei Patienten der BIPAP-Gruppe ermittelt. Ob mit BIPAP durch bessere Verteilung von alveolärer Ventilation und pulmonalem Blutfluß die postoperative Nachbeatmung verkürzt werden kann, muß in weiteren Untersuchungen geklärt werden. Zumindest scheint BIPAP aber den ventilatorischen Erfordernissen der meisten Patienten weitgehend zu entsprechen, wobei die niedrigen Fallzahlen bisher keine endgültige Aussage zulassen.

Schlußfolgerungen

Offenbar dient ein wesentlicher Anteil der in der postoperativen Phase verabreichten Analgetika und Sedativa nicht primär der Schmerzbekämpfung, sondern ist notwendig zur Anpassung des Patienten an ein seinen respiratorischen Erfordernissen nicht entsprechendes Beatmungsgerät. Damit ist nicht auszuschließen, daß unnötig verabreichte Analgetika nach verfrühter und vom Patienten erzwungener Extubation im weiteren Verlauf zu erneuter respiratorischer Insuffizienz führen. Für die postopeperative Nachbeatmung sind daher Respiratoren zu fordern, die den wechselnden ventilatorischen Bedürfnissen der Patienten besser gerecht werden als veraltete Assist/Controller.

Zusammenfassung

Die postoperative Phase nach größeren chirurgischen Eingriffen ist gekennzeichnet durch wechselnde Vigilanz sowie initial unzureichende Atemmechanik, so daß als überbrückende Maßnahme zur Vermeidung einer respiratorischen Insuffizienz die maschinelle Nachbeatmung notwendig ist. Die dafür eingesetzten Respiratoren sollten mit Beatmungsformen ausgestattet sein, die den dynamischen Veränderungen der ventilatorischen Bedürfnisse ausreichend Rechnung tragen: Beeinträchtigungen des Patienten durch die Beatmung selbst müssen vermieden werden. Einfache volumengesteuerte Assist/Controller sowie druckgesteuerte Respiratoren sind daher für die postoperative Nachbeatmung nur bedingt geeignet: zur Anpassung des Patienten an den Respirator sind häufig zusätzliche Sedativa/Analgetika erforderlich, die nach Extubation zur erneuten respiratorischen Insuffizienz führen können. SIMV mit oder ohne inspiratorische Druckunterstützung bietet demgegenüber deutliche Vorteile, da sie dem Patienten die Möglichkeit zur additiven Spontanatmung erlaubt. Dadurch besteht im Vergleich zu volumenkontrollierter Beatmung ein signifikant geringerer Bedarf an Sedativa/Analgetika, wie anhand einer retrospektiven Studie an 1202 Patienten ermittelt werden konnte. Erste Erfahrungen mit BIPAP in der kurzfristigen postoperativen Nachbeatmung sind ermutigend; niedriger Sedativa-/Analgetikaverbrauch sowie hohe Akzeptanz bei Patienten und Anwendern läßt dieses Konzept als gute Alternative zu herkömmlichen Beatmungsformen in der postoperativen Nachbeatmung erscheinen.

Literatur

1. Ackern K von (1986) Gestörte Lungenfunktion unter Narkosebeatmung. In: Lawin P (Hrsg) Aktuelle Aspekte und Trends der respiratorischen Therapie. Springer, Berlin Heidelberg New York, S 1–15
2. Baum M (1991) Technische Grundlagen der Beatmung. In: Kilian J, Benzer H, Ahnefeld FW (Hrsg) Grundzüge der Beatmung. Springer, Berlin Heidelberg New York (Klinische Anästhesiologie und Intensivmedizin, Bd 39, S 185–200)
3. Baum M, Benzer H, Putensen C, Koller W, Putz G (1989) Biphasic Positive Airway Pressure (BIPAP) – eine neue Form der augmentierenden Beatmung. Anaesthesist 38: 425–458
4. Benzer H (1991) Therapie der respiratorischen Insuffizienz. In: Kilian J, Benzer H, Ahnefeld FW (Hrsg) Grundzüge der Beatmung. Springer, Berlin Heidelberg New York (Klinische Amästhesiologie und Intensivmedizin, Bd 39, S 216–278)
5. Burchardi H (1991) Äthiologie und Pathophysiologie der akuten respiratorischen Insuffizienz (ARI). In: Kilian J, Benzer H, Ahnefeld FW (Hrsg) Grundzüge der Beatmung. Springer, Berlin Heidelberg New York (Klinische Amästhesiologie und Intensivmedizin, Bd 39, S 49–94)
6. Cane RD, Peruzzi WT, Shapiro BA (1991) Airway pressure release ventilation in severe acute respiratory failure. Chest 100: 460–463
7. Hedenstierna G, Strandberg A, Brismar B, Lundquist H, Svensson L, Tocics L (1985) Functional residual capacity, thoracoabdominal dimensions, central blood volume during general anaesthesia with muscle paralysis and mechanical ventilation. Anaesthesiology 62: 247–256
8. Kacmarek RM (1988) The role of pressure support ventilation in reducing work of breathing. Resp Care 33: 99–120
9. Kanak R, Fahey PJ, Vanderwarf C (1985) Oxygen cost of breathing. Changes dependent upon mode of mechanical ventilation. Chest 87: 127–127
10. Kilian J (1986) Postoperative Beatmung. In: Lawin P (Hrsg) Aktuelle Aspekte und Trends der respiratorischen Therapie. Springer, Berlin Heidelberg New York, S 16–22
11. Rathgeber J (1990) Praxis der maschinellen Beatmung. MCN, Nürnberg
12. Rathgeber J, Schorn B, Autschbach R, Falk V, Kazmaier S, Spiegel T von, Burchardi H (1995) Biphasic intermittent positive airway pressure (BIPAP) ventilation reduces duration of intubation and consumption of analgesics and sedatives following adult cardiac surgery. A retrospective analysis in 596 patients. Intensiv Care Med (submitted)
13. Santak B, Rademacher P, Sandmann W, Falke KJ (1991) Influence of SIMV plus inspiratory pressure support on VA/Q distributions during postoperative weaning. Intensive Care Med 17: 136–140
14. Suter PM, Baum M, Luger TJ (1991) Beatmungsformen. Springer, Berlin Heidelberg New York
15. Weiler N, Heinrichs W (1993) Moderne Beatmungsformen. Anaesthesist 42: 813–832

Neue Entwicklungen bei Respiratoren in der Intensivmedizin*

E. Konecny

Der Plural im Titel ist bezeichnend. Er ist deswegen gewählt, weil es *die* Neuerung bei der Intensivbeatmung nicht gibt. Vielmehr gibt es eine Vielzahl mehr oder minder gewichtiger gerätetechnischer Verbesserungen, die die Atmung eines in Intensivpflege befindlichen Patienten ermöglichen bzw. erleichtern sollen.

Erinnern wir uns dabei an den Zweck der Beatmung. Sie soll den zeitweiligen Ausfall der Atemmuskulatur kompensieren bzw. einer vorübergehenden Störung des Gasaustausches durch krankhafte Veränderungen in der Lunge entgegenwirken, den ausreichenden Transport von Sauerstoff in die Lunge und den Abtransport von CO_2 von dort sicherstellen. Als wichtige Nebenbedingung soll sie die Funktion des Kreislaufs und andere Organfunktionen nicht negativ beeinflussen. Das Mittel der Wahl ist die Erzeugung eines äußeren Überdrucks gegenüber der die Lunge umgebenden Pleura, unter dessen Einfluß die Inspirationsluft in die Alveolen strömt und dort am Gasaustausch mit dem Blut teilnimmt. Dabei ist es vom strömungsmechanischen Standpunkt in erster Näherung gleich, ob der Gasdruck außerhalb der Lunge erhöht oder der vom Außenraum auf die Pleura übertragene Druck gesenkt wird wie in der "eisernen Lunge".

Erst in zweiter Näherung, die Durchblutung einzelner Organe betreffend, gibt es wichtige Unterschiede. Wegen der sehr viel besseren Zugänglichkeit zum Patienten hat sich, bis auf spezielle Indikationen, allgemein das Überdruckverfahren ("intermittent positive pressure ventilation", IPPV) durchgesetzt, in dem in der Inspirationsphase die Patientenlunge quasi von einer Luftpumpe aufgebläht wird. Die Exspiration geschieht durch elastische Rückstellkräfte selbsttätig, sobald das Exspirationsventil geöffnet wird.

Seit der Einführung der IPPV-Beatmung hat es keine grundlegende Änderung des Beatmungsverfahrens gegeben. Zu Ende der 70er Jahre sah es so aus, als könnte eine gänzlich andersartige Beatmungsform, die Jet-Beatmung (Klain 1983), bzw. dasselbe Ziel etwas anders verfolgend, die Hochfrequenzbeatmung (Lunkenheimer et al. 1985; Sjöstrand et al. 1983)

* Für wichtige Anregungen und fruchtbare Diskussionen und für die Überlassung unveröffentlichter Simulationsergebnisse möchte ich meinem sehr geschätzten früheren Mitarbeiter, Herrn Dr. Dieter Weismann, Drägerwerk AG, sehr herzlich danken.

sich durchsetzen, doch – wiederum abgesehen von speziellen Indikationen – blieb ihr der durchschlagende Erfolg versagt, u. a. wohl begründet in der Tatsache, daß eine adäquate Beatmung des Patienten mit diesem Verfahren schwieriger zu überwachen und eine Patientengefährdung bei fehlerbehaftetem Gerät schwieriger auszuschließen ist.

Im Vergleich zu Beatmungsgeräten zu Ende der 70er Jahre weist ein Respirator heute 2 Unterschiede auf – dargestellt an der EVITA von Dräger (Abb. 1):

- heute ist ein Bildschirm integriert,
- heute ist die Zahl der Bedienungselemente enorm gewachsen.

Beide Veränderungen möchte ich kurz kommentieren. Seit Dräger in der EVA 1980 Atemwegsdruck und Flow als kontinuierliche Kurven dargestellt hat, ist diese Darstellungsform Allgemeingut geworden; obwohl die Darstellung per se keinen therapeutischen Wert hat, vermittelt sie dem behandelnden Arzt doch sehr anschaulich die Veränderungen in der Atemmechanik des Patienten, die er selbst durch Veränderung der Einstellparameter hervorgerufen hat, und verdeutlicht so insbesondere die Kopplung des Patienten an die Maschine. Diese Veranschaulichung ist von

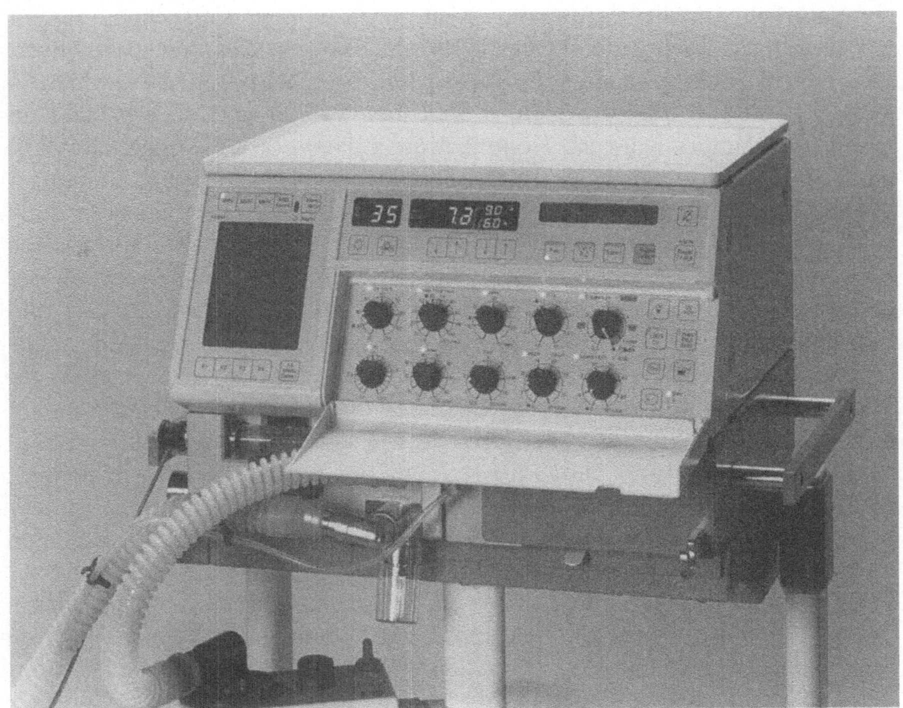

Abb. 1. Das Dräger-Beatmungsgerät EVITA

den Ärzten grundsätzlich willkommen geheißen worden und allgemeiner Bestandteil eines Beatmungsgerätes der höheren Anspruchsklasse geworden.

Der 2. Punkt, die Vielzahl der Einstellelemente betreffend, bedarf einer differenzierten Betrachtung. Die Gründe dafür sind komplizierter. Zunächst ist festzustellen, daß eine Wandlung der Philosophie der Beatmung eingetreten ist: Außer der Sicherstellung einer suffizienten Versorgung der Lungen mit O_2 und der Entsorgung von CO_2 wird heute allgemein von Beginn der Beatmung an das Ziel verfolgt, den Patienten wieder möglichst rasch von der Beatmungsmaschine zu entwöhnen. Sofern eine Mitwirkung des Patienten nach dem Krankheitsbild überhaupt erwartet werden kann, wird der Patient nicht sediert, sondern es werden alle seine Versuche unterstützt, die Atmung selbst wieder aufzunehmen. Das Fighting des Patienten gegen die Maschine soll dabei soweit wie möglich unterdrückt werden. Es wird immer dann sichtbar, wenn die Maschine nicht in der Lage ist, sich an die Anstrengungen des Patienten zu adaptieren. Insofern ist Fighting eigentlich kein besonders zutreffender Ausdruck, weil er suggeriert, daß der widerspenstige Patient der verordneten Therapie störrischen Widerstand entgegensetzt und nicht den eigentlichen Sachverhalt wiedergibt, daß nämlich die Ingenieure es nicht hinreichend gut verstanden haben, die eigenen Atembemühungen des Patienten zu erkennen und die Maschine so einzurichten, daß sie diese Bemühungen synchronisiert unterstützt.

Natürlich ist diese Aufgabe nicht einfach. An Versuchen, sie zu meistern, hat es nicht gefehlt. Aus IPPV entwickelten sich eine Vielzahl von Beatmungsformen, die durch die Akronyme IMV, MMV, SIMV, IAV bzw. CPAP, PSV, ISP oder ASB etc. bezeichnet werden und die ich nicht im einzelnen erläutern will, und Kombinationen davon (z. B. Rathgeber 1990). Stand dabei ursprünglich als Kontrollgröße das verabreichte Volumen im Vordergrund, haben neuerdings druckkontrollierte Verfahren an Bedeutung gewonnen, und es wird versucht, Eigenschaften beider Verfahrensarten zu kombinieren. Grund für diese Vielfalt waren zum einen die enorm gestiegenen technischen Möglichkeiten im Erkennen von Druck- und Flowänderungen durch sehr feinfühlige Sensoren und die schnelle, sehr präzise Steuerungsmöglichkeit von Gasflüssen durch elektrisch ansteuerbare Ventile und – vor allem – die Möglichkeit zu intelligenter Signalverknüpfung durch in das Beatmungsgerät integrierte Mikroprozessoren. Zum anderen, begünstigt und getriggert durch die gewachsenen technischen Möglichkeiten, werden in der Intensivtherapie heute kompliziertere Krankheitsbilder behandelbar. Da eindeutige Antworten für das Wie einer optimalen therapeutischen Behandlung i. allg. nicht vorliegen, führt das zur Forderung nach möglichst viel Flexibilität der Maschine für den forschenden Therapeuten. Begeistert von den ihm zur Verfügung stehenden technischen Möglichkeiten geht der Ingenieur darauf nur zu willig ein. Das führt dann in praxi zu einer Vielfalt, die durch Mehrfachbelegung sehr vieler Einstellknöpfe gekennzeichnet ist, und die durch eine sehr komplizierte Benutzerführung zu beherrschen versucht wird.

Die für den Forscher erstrebenswerte Vielfalt ist für den klinischen Betrieb i.allg. verwirrend. Im Klartext heißt dies, daß die Aufgabe, die Beatmung so zu gestalten, daß sie unauffällig den Patienten zur Spontanatmung zurückführt, noch nicht hinreichend gelöst wird. Hier Ordnung zu schaffen ist eine Aufgabe, der sich Arzt *und* Ingenieur werden stellen müssen. Was das Resultat sein wird, wird die Zukunft zeigen. Immerhin zeichnen sich Trends ab, die rational verständlich scheinen und die in modernen Beatmungsgeräten bereits realisiert sind:

1) Die Möglichkeit zur Steuerung der Maschine durch die eigenen Atemanstrengungen des Patienten ist unverzichtbar. Mischformen von maschineller und spontaner Atmung müssen möglich sein.
2) Ebenso selbstverständlich ist die Notwendigkeit, auch bei Ende der Exspiration einen positiven Druck aufrechterhalten zu können, also PEEP bzw. CPAP, um die Alveolen am Kollabieren zu hindern.
3) Für die Steuerung der maschinellen Komponente der Beatmung kommen prinzipiell die Parameter: verabreichtes Volumen, verabreichter Flow, Beatmungsdrücke bei Inspiration und Exspiration und Zeit bzw. Frequenz eines Atemzugs in Frage. Gegenüber der früher üblichen volumenkonstanten Beatmung vermeidet die druckkontrollierte Beatmung hohe Spitzendrücke unter Verminderung des Risikos eines Barotraumas in den funktionsfähigen Lungenteilen.
4) Es gibt Fälle, bei denen hohe Atemzugvolumina bei niedriger Frequenz Vorteile bieten, um die funktionelle Residualkapazität in einem Bereich zu halten, der eine optimale Compliance der Lunge ermöglicht.
5) Wenn auch die Frage nach der exakten Wirkungsweise der "inversed ratio ventilation" (IRV) mit verlängerter Inspirationszeit nicht eindeutig zu beantworten ist, sind therapeutische Erfolge in bestimmten Fällen offensichtlich. Die Möglichkeit zu IRV ist daher vorzusehen.

Ein Beatmungsverfahren, das den gestellten Anforderungen nahekommt, ist PSV ("pressure support ventilation") oder – in der Bezeichnung von Dräger – ASB ("assisted spontaneous breathing"). Exspiration und Inspiration erfolgen ohne externes Zutun des Arztes automatisch nahezu synchron mit den Atembemühungen des Patienten. Abbildung 2 zeigt dies in einem Bild, das einer Simulation nach einem Verfahren von Weismann (zur Veröffentlichung eingereicht) entnommen ist. Als relatives Maß für die Synchronisation mit dem Patienten ist "PTP wasted" angegeben ("pressure time product"), das Integral aus Druck und Zeit in Phasen, in denen der Respirator nicht auf Patientenbemühungen reagiert oder ihnen gar entgegenarbeitet. Ist "PTP wasted" klein, ist alles in Ordnung. Doch eine simple Verlängerung der für die Atmung charakteristischen Zeitkonstante, dem Produkt aus Resistance und Compliance, ergibt, daß die Synchronisation vollkommen außer Phase gerät (Abb. 3). Insbesondere für relativ hochfrequente Spontanatmung treten Probleme auf.

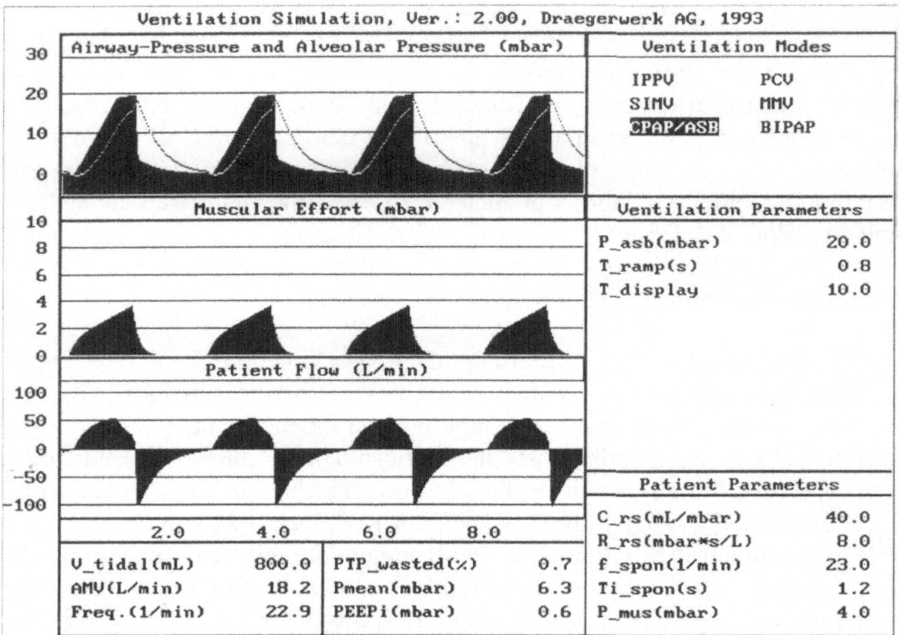

Abb. 2. Beatmungssimulation im ASB-Modus. RC = 0,32 s. Das "PTPwasted" als Maß für die Dissynchronisation ist gering

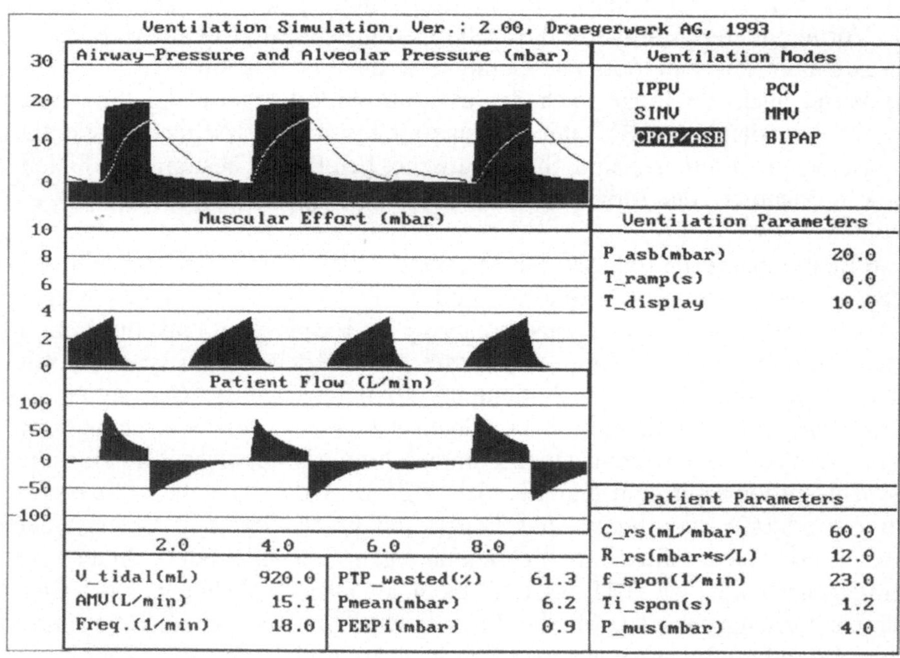

Abb. 3. Beatmungssimulation im ASB-Modus. Einstellungen wie bei Abb. 2, nur ist hier RC = 0,72 s. Das "PTPwasted" als Maß für die Dissynchronisation ist beachtlich

Das Problem erscheint nicht lösbar. Wählt man eine niedrige Unterstützung, der der Patient bei jedem Atemhub folgen kann, wird die Atmung zu flach. Eine größere Unterstützung, die zu suffizienter Beatmung führt, führt zu einem Verlust der Synchronisation.

Als ein möglicher Ausweg daraus erscheint BIPAP ("biphasic positive airway pressure"), eine von der Innsbrucker Schule um Prof. Benzer zusammen mit Dräger in der EVITA realisierte Beatmungsform (Baum et al. 1989). BIPAP kann als Überlagerung von Spontanatmung und maschineller zeitgesteuerter, druckbegrenzter Beatmung angesehen werden. Im eigentlichen Sinn ist BIPAP keine einfache Beatmungsform, sondern ein ganzes Schema von Beatmungsformen, das den stufenlosen Übergang von rein kontrollierter Beatmung zu rein spontaner Atmung erlaubt. Bewirkt wird diese Eigenschaft durch die Möglichkeit zu freiem Atmen auf 2 verschieden hohen, an der Maschine einstellbaren CPAP-Niveaus. Realisiert wird dieses Verhalten durch ein ansteuerbares Demand-Ventil, das den Flow abhängig von der Druckdifferenz zwischen dem aktuell gemessenen Druck und einem Referenzdruck an den Patienten abgibt. Dieser einstellbare Referenzdruck wechselt periodisch zwischen den genannten beiden CPAP-Werten hin und her (Baum et al. 1993). Bei Wegfall der Spontanatmung entspricht das höhere Druckniveau der Inspiration, das niedrigere der

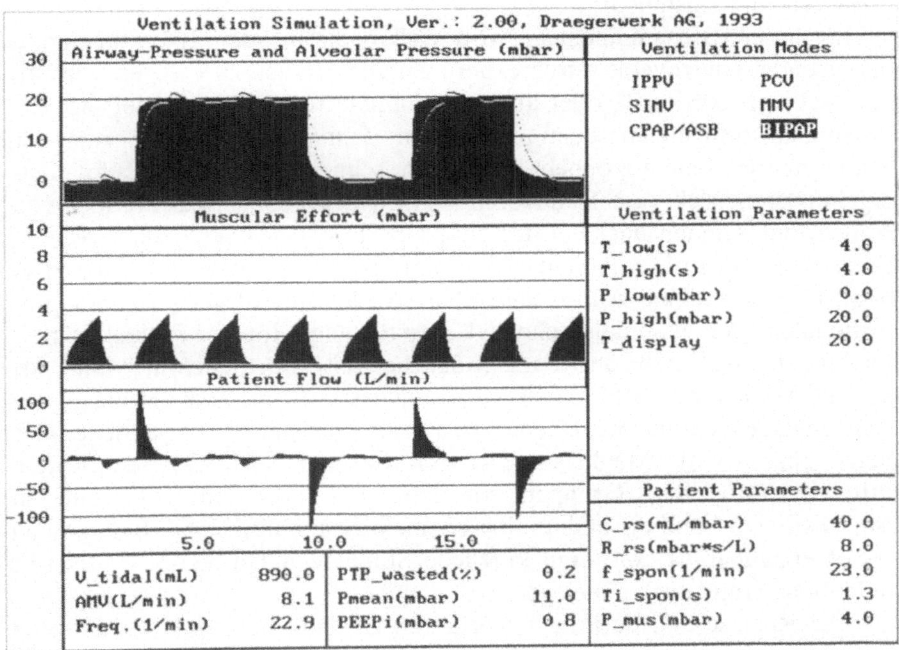

Abb. 4. BIPAP-Modus. Der Patient atmet frei auf 2 verschieden hohen positiven Druckniveaus. Das "PTPwasted" ist verschwindend gering

Exspiration bei kontrollierter Beatmung. Wie Abb. 4 zeigt, fightet der Patient nicht mehr, weil er ja selbst während der maschinellen Inspirationsphase frei ausatmen kann.

BIPAP verspricht darüber hinaus einen Ausweg aus einem Dilemma bei der Behandlung kranker Lungen mit Verteilungsstörungen. Für diese sollte die Inspirationszeit möglichst groß gewählt werden, um einen Gasaustausch im Gros der Alveolen zu erreichen. Diese Bedingung verträgt sich mit hoher Spontanatemfrequenz überhaupt nicht. In klassischer zeitgesteuerter Beatmung kann der Patient während der maschinellen Inspiration nicht ausatmen und fightet gegen das Gerät, in ASB beendet er die Inspiration, bevor eine ausreichende Gasverteilung in der Lunge erreicht ist. In BIPAP kann der Patient auf beiden Druckniveaus ein- und ausatmen ohne Fighting gegen die Maschine.

Sehr wahrscheinlich ist BIPAP, wie wir es heute kennen, noch weiter entwickelbar. Insbesondere erwarte ich, daß weitere Schritte folgen, die auf verschiedene Krankheitsbilder der Patienten und auch auf deren individuelle Konstitution Bezug nehmen. Immerhin scheint mir BIPAP aber ein sehr interessanter Beitrag zu sein in der Entwicklung hin zu einer Vereinfachung der Einstellphilosophie des Respirators. Mit nur 4 Einstellparametern, den beiden Druckwerten p_{HIGH} und p_{LOW} und den entsprechenden Zeiten t_{HIGH} und t_{LOW} ist eine ganze Schar von Beatmungsformen von total kontrollierter Beatmung bis hin zu kompletter Spontanatmung charakterisierbar und einstellbar.

In diesem Zusammenhang wird sicher die in der Literatur heute anklingende Kontroverse durch experimentelle Studien zu belegen sein, ob eine mehr proportionale oder antiproportionale Unterstützung der eigenen Patientenanstrengungen beim Ziel, den Patienten schneller von der Beatmungsmaschine abkoppeln zu können, schneller zum Erfolg führt. Das Ergebnis stellt sich, wie in anderen Dingen des Lebens, als Produkt von Wollen und Können dar. Bei der antiproportionalen, der "sozialistischen" Unterstützung wird der Patient stärker unterstützt, der weniger kann und so möglicherweise seinen Anreiz zum Mehr-Wollen unterdrückt. Bei der proportionalen, der "kapitalistischen" Unterstützung wird der Patient stärker belohnt, der sich mehr anstrengt. Möglicherweise wäre auch hier eine Art "soziale Marktwirtschaft" die beste Lösung des Problems, bei der die eigene Anstrengung belohnt wird, aber quasi als Sozialhilfe ein absicherndes Netz gebaut wird. Möglicherweise gibt es aber auch eine deutlichere Differenzierung in 2 Gruppen von Patienten, von denen die eine in "sozialistischer" und die andere, die bei mehr "kapitalistischer" Behandlung besser erziehbar ist, wie eine kürzliche Studie von Hörmann, Baum und anderen aus Innsbruck nahelegt.

Die Realisierung derartiger Verfahren ist dank der stark verbesserten Sensoren und Aktuatoren und dem Einsatz von Mikroprozessoren bei der Signalauswertung und Steuerung bei allen modernen rechnergesteuerten Ventilatoren kein technisches Problem. Der Aufgabe, das technisch Mögliche auf das für den Kliniker Überschaubare, therapeutisch Sinnvolle zu reduzieren, werden sich Arzt und Ingenieur gemeinsam stellen müssen.

Literatur

Baum M, Benzer H, Potensen C, Koller W, Putz G (1989) Biphasic Positive Airway Pressure (BIPAP) – eine neue Form der augmentierenden Beatmung. Anaesthesist 38: 452–458

Baum M, Mutz NJ, Hörmann C (1993) BIPAP, APRV, IMPRV: Methodological concept and clinical impact. In: Vincent JL (ed) Yearbook of intensive care and emergency medicine 1993. Springer, Berlin Heidelberg New York, p 514

Klain M (1983) Gas exchange in high frequency ventilation: an experimental study. In: Scheck PA, Sjöstrand UH, Smith RB (eds) Perspectives in high frequency ventilation. Martinus Nijhoff, Boston The Hague Dordrecht Lancaster, p 59

Lunkenheimer PP, Niederer P, Whimster WF, Stroh N, Aken H van (1985) What is high frequency ventilation really about? In: van der Walle (ed) Pulmonary problems in intensive care medicine. Inpharzam Medical Forum, pp 76–82

Rathgeber J (1990) Praxis der maschinellen Beatmung. In: Zürchner K (Hrsg) Medizinische Congressorganisation Nürnberg, S 25

Sjöstrand UH, Bunegin L, Smith RB, Babinski MF (1983) Development and clinical application of high frequency ventilation. In: Scheck PA, Sjöstrand UH, Smith RB (eds) Perspectives in high frequency ventilation. Martinus Nijhoff, Boston The Hague Dordrecht Lancaster, p 13

Neue Entwicklung bei Kinderbeatmungsgeräten

J. Schäffer und *J. Seidenberg*

Physiologische Voraussetzungen

Hohe Atemfrequenzen und kleine Atemzugvolumina sind die physiologischen Besonderheiten des Neugeborenen. Es kann nur eine geringe Atemarbeit aufbringen und hat ein äußerst verletzliches Lungengewebe [4]. Weitere spirometrische Besonderheiten, die auch bei der Entwicklung von Neugeborenenbeatmungsgeräten berücksichtigt werden müssen, sind eine niedrige Residualkapazität und Compliance des respiratorischen Systems (Lunge und Thoraxwand) sowie eine hohe pulmonale Resistance infolge der kleinen Bronchiolen.

Neugeborenenrespiratoren – Funktionsmerkmale

Hieraus ergeben sich die Anforderungen an einen Respirator für die Neugeborenenbeatmung. Die Abgabe extrem kleiner Atemzugvolumina bei hohen Atemfrequenzen ist technisch heute relativ leicht zu verwirklichen. Es muß jedoch aber auch garantiert werden, daß diese kleinen Atemzugvolumina in der Lunge der Patienten ankommen. Würde man Erwachsenenbeatmungsgeräte verwenden, so würden diese Volumina allein durch die Gerätecompliance, also die Dehnbarkeit der lufthaltigen Systeme des Beatmungsgerätes, aufgefangen werden. Die Gerätecompliance eines Kinderbeatmungsgerätes muß also gering sein, was z. B. durch spezielle wenig kompressible Beatmungsschläuche erreicht wird.

Wie in der Erwachsenenmedizin soll auch beim Neugeborenen und Kleinkind eine Beatmungsform mit einer Mischung aus maschineller und Spontanatmung möglich sein. Zumeist werden Constant-flow-Generatoren mit zeitgesteuerter, druckbegrenzter Arbeitsweise eingesetzt.

Bei diesen Beatmungsgeräten fließt im Gegensatz zum Erwachsenenrespirator permanent Luft zum T-Stück zwischen In- und Exspirationsschenkel und der Lunge. In der Inspiration wird das Exspirationsventil geschlossen, so daß die Luft in die Lunge strömt. Ist die Druckbegrenzung erreicht, so wird das Exspirationsventil so weit geöffnet, daß im System und damit auch in der Lunge der eingestellte Druck gehalten wird, es kommt zu einem Stillstand der Luftbewegung in der Lunge, bei der Exspiration wird das Exspirationsventil so weit geöffnet, daß sowohl die permanent zufließende Luft aus dem Beatmungsgerät als auch die Luft aus der Lunge abströmen kann.

Die Vorteile dieser Constant-flow-Generatoren liegen darin, daß eine sensible Druckbegrenzung im Beatmungssystem möglich ist und darüber hinaus der eingestellte Druck trotz einer Leckage am ungeblockten Tubus gehalten wird. Als Nachteil ist anzusehen, daß diese Geräte nicht volumenkonstant arbeiten und eine Messung der Atemzugvolumina ähnlich wie beim Spülgassystem in der Anästhesie nicht zulassen.

Neue Entwicklungen

Neue Entwicklungen bei der Konstruktion von Kinder- bzw. Neugeborenenbeatmungsgeräten betreffen die Möglichkeit der Hochfrequenzventilation, die Verbesserung des Triggermechanismus und die Entwicklung von Möglichkeiten zur Messung der Atemzugvolumina, eine Entwicklung, die mit der Einführung intelligenter Alarme auch in der Neonatologie zum vollelektronischen Beatmungsgerät führt.

Hochfrequenzventilation (-oszillation)

Von Hochfrequenzventilation bzw. -oszillation spricht man wie in der Erwachsenenmedizin bei Atemfrequenzen zwischen 2000 und 3000 Atemzügen/min. Hier ist ein Gasaustausch von Sauerstoff und Kohlendioxyd ohne nennenswerte Druckschwankung möglich, wobei in der Regel die Hochfrequenzventilation auf eine normofrequente maschinelle oder spontane Atmungsform überlagert wird. Das Problem einer aktiven Exspiration gegen den Ventilator stellt sich bei diesen hohen Atemfrequenzen nicht [5]. Diese Beatmungsform findet in der Neonatologie immer weitere Verbreitung [3]. Auf die Vor- und Nachteile und die mit dieser Beatmungsform verbundene Problematik wird an anderer Stelle dieses Symposiumbandes eingegangen. Wenn diese Darstellungen auch den Bereich der Erwachsenenmedizin betreffen, so sind wir der Meinung, daß die dort dargestellte Problematik mit einer gewissen Einschränkung auch für die pädiatrische Beatmung gilt. Beispiele für Hochfrequenzrespiratoren, die auf dem mitteleuropäischen Markt angeboten werden, sind der Stephan super highfrequency generator SHF 3000 (Fa. Stephan) und das optionale Modul für den Infantstar (Vertrieb: Fa. Hoyer Medizintechnik, Bremen).

Triggersensoren

Bei einer Beatmungsform mit Spontanatmung und maschineller Atmung besteht die Gefahr, daß es zu einer unkoordinierten gleichzeitigen In- und Exspiration des Ventilators und des Patienten kommt. Übermäßige Druckerhöhungen oder Erniedrigungen im System sind die Folge, es kann vor allen Dingen bei Neonaten mit ihrem vulnerablen Lungengewebe zum Barotrauma kommen [4]. Aus diesem Grunde ist eine Synchronisation über einen Triggermechanismus wie in der Erwachsenenmedizin unerläßlich, zumal die Oxygenierung v. a. in der Entwöhnung auch bei Neugeborenen verbessert werden kann [8].

Triggermechanismen, die auf Veränderungen des Atemwegdrucks reagieren, sind in der Erwachsenenmedizin, aber auch in der Neonatologie wegen ihrer einfachen Technologie weit verbreitet [2]. Das Problem in der neonatologischen Beatmung ist jedoch, daß die kleinen Patienten keine ausreichende Kraft aufbringen können, einen ausreichenden negativen Druck aufzubringen, um den Triggermechanismus auszulösen. Daher sind verschiedene Versuche unternommen worden, anders als über eine Veränderung des Atemwegsdruckes den Trigger auszulösen.

Mechanoelektrische Sensoren

Eine andere Möglichkeit besteht darin, mechano- oder pneumoelektrische Sensoren auf der Thoraxwand des beatmeten Kindes anzubringen. Dieses Prinzip wird im Star sinc SIMV-Modul des Infantstars von Infrasonic (Vertrieb: Fa. Hoyer Medizintechnik, Bremen) angewendet.

Hier wird ein kleines, in eine luftdichte Kammer eingeschlossenes Schaumgummiplättchen auf das Abdomen des Kindes geklebt. Jede Bewegung des Zwerchfells und damit des Abdomens verursacht eine Änderung des Volumens und damit des Drucks in der Kammer. Die Druckänderung wird über einen Schlauch zur Triggereinheit übertragen und dort in ein elektrisches Signal umgewandelt. Da die Triggerlatenz nur 45 ms beträgt, ist es auch für hohe Atemfrequenzen und damit kurze Inspirationszeiten von Frühgeborenen geeignet.

Hitzdrahtanemometer

Ein Hitzdrahtanemometer mißt über eine Wheatstone-Brücke den Gasflow und dessen Richtung. Dieses Prinzip wird im Beatmungsgerät Babylog 8000 (Fa. Dräger, Lübeck) zur Auslösung des Triggers herangezogen. Hierzu ist das Hitzdrahtanemometer im Y-Stück tubusnah untergebracht [6]. Bei sensibelster Einstellung kann schon eine Bewegung von 0,3 ml Luft im Atemsystem eine Bewegung des Respirators auslösen. Dabei beträgt die Triggerverzögerung lediglich 80–100 ms. Ein anfänglicher Nachteil dieses Sensors, seine erhebliche Größe und damit die Gefahr der Tubusdislokation, konnte durch Verkleinerung der Bauteile fast völlig behoben werden. Allerdings sind die tubusnah in das System eingebrachten Hitzdrahtanemometer anfällig gegen Sekret und Feuchtigkeit, so daß es daher zu Funktionsstörungen kommen kann.

Mit dem Hitzdrahtanemometer läßt sich durch Verrechnung mit der Zeit auch jedes einzelne In- bzw. Exspiratonsvolumen messen. Aus der Differenz errechnet der Rechner des Beatmungsgeräts die distal des Y-Stücks auftretenden Leckagen, also hauptsächlich die Leckage am ungeblockten Endotrachealtubus. Zusammen mit dem Inspirationsdruck kann damit kontinuierlich während der Beatmung die dynamische Compliance bestimmt werden [1]. Da hierbei aber der Druck vor dem Tubus in die Berechnung eingeht, ist insbesondere bei hohen Atemfrequenzen und hohem Atemwegswiderstand mit falsch-niedrigen Werten zu rechnen. Besser eignet sich die Bestimmung der statischen Compliance mittels der Okklusionstechnik [7].

Aus der Differenz zwischen eingestelltem und gemessenem Atemzugvolumen ist es möglich, den Flow so zu steuern, daß der Patient das eingestellte Atemzugvolumen erhält. Dieses ist beim Babylog 8000 über einen elektronisch gesteuerten Gasmischer möglich. Dabei handelt es sich um eine Steuereinheit, bei der eine unterschiedliche Zahl von Ventilen, die in Reihe geschaltet sind, elektromechanisch geöffnet werden. Aus der Zahl und der Größe der geöffneten Ventile ergibt sich dann der entsprechende Gasfluß.

Intelligente Alarme

Eine gestufte Alarmphilosophie, sog. "smart alarms", unterscheidet optisch und akustisch zwischen Hinweisen, Achtungsignalen und echten Alarmen. Die Verwendung eines Displays zur graphischen Aufarbeitung des Beatmungsmusters und der Alarmgründe erleichtert visuell das Auffinden der Störquelle.

Eine weitere Entwicklungstendenz geht dahin, Erwachsenen- und Kinderbeatmungsgeräte in einem Beatmungsgerät zu vereinen. Der Vorteil ist, daß bei gemischten Intensivstationen Kinder und Jugendliche mit dem gleichen Beatmungsgerät beatmet werden können. Ein erster Schritt in diese Richtung ist das Beatmungsgerät EVITA 2 (Fa. Drägerwerk AG, Lübeck), das über eine Ausrüstung mit einem speziellen Kindersystem Atemzugvolumina bis zu 10 ml, aber auch die Beatmung mit "biphasic intermittend positive airway pressure" (BIPAP) zuläßt. Inwieweit diese Gerätekonfiguration auch bei Neonaten und Säuglingen einsetzbar ist, muß die Praxis zeigen.

Literatur

1. Bahar M, Dundee J, O'Neill M, Briggs L, Moore J, Merret J (1982) Recovery from intravenous anaesthesia. Anaesthesia 37: 1171–1175
2. Chan V, Greenough A (1992) Evaluation of triggering systems for patient triggered ventilation for neonates ventilator-dependent beyond 10 days of age. Eur J Pediat 151: 842–845
3. Gerstmann DR, deLemos RA, Clark RH (1991) High-frequency ventilation: issues of strategy. Clin Perinatol 18: 563–580
4. Greenough A, Moorley C, Davis J (1984) Pancuronium prevents pneumothoraces in ventilated premature babies who actively expire against positive pressure ventilation. Lancet I: 1–3
5. Greenough A, Morley C, Davis J (1983) Interaction of spontaneous respiration with arteficial ventilation in preterm babies. Pediatrics 12: 769–773
6. Hird M, Greenough A (1990) Gestional age: an important influence on the success of patient triggered ventilation. Clin Phys Physiol Meas 11: 307–312
7. Hultzsch W, Lipowsky G (1992) Intrapulmonary pressure measurements in high frequency ventilation of extremely small premature infants. The triggered airway occlusion method. Monatsschr Kinderheilkd 140: 476–482
8. Mehta A, Wright B, Callan K (1989) Patient triggered ventilation in the newborn. Lancet II: 17–19

Technische Realisierung der Ventilationsformen und deren kritische Bewertung

A. Obermayer

Praxisprobleme

Aufbauend auf neuen Erkenntnissen der medizinischen Forschung und der Notwendigkeit einer Erweiterung der Respiratortherapie hat auf dem Gebiet der dazugehörenden Gerätetechnik in den letzten 10 Jahren eine rasante Entwicklung stattgefunden. Neben der rein technischen Verbesserung der Gasdosier- und Antriebsysteme hatte diese Entwicklung auch die Einführung einer Vielzahl von neuen Ventilationsformen, Alarm- und Monitorfunktionen zur Folge, so daß selbst dem Fachmann der Überblick verloren gegangen ist. Für den täglichen Routinebetrieb in der Anästhesie und Intensivstation ergeben sich hieraus kaum mehr überblickbare Probleme für den Geräteanwender, da er im Rahmen seiner Sorgfaltspflichten aus dem vorhandenen Gerätepool den für den jeweiligen Patienten geeignetsten Respirator aussuchen und die angebotenen Respiratorfunktionen am Patienten möglichst schonend und optimal einsetzen muß [1].

Darüber hinaus müssen die sehr umfangreichen Anforderungen der Medizingeräteverordnung, insbesondere die Gewähr für eine sachgerechte Handhabung und der sog. bestimmungsgemäße Gebrauch medizinisch-technischer Geräte erfüllt werden [2].

Neben der Anwendungsproblematik im klinischen Alltagsbetrieb treten im Rahmen von Neu- und Ersatzbeschaffungen immer wieder 2 Standardfragen auf:

1) Welches Gerät ist für die vorgesehene oder zu erwartende Respiratortherapie am besten geeignet?
2) Welches Gerät ist noch finanzierbar?

In Zeiten der knappen Finanzmittel hat daher die Respiratorauswahl bei Neu- und Ersatzbeschaffungen ausschließlich unter dem Gesichtspunkt des optimalen Kosten-Nutzen-Verhältnisses zu erfolgen, was eine gründliche Erforschung des jeweiligen klinischen Bedarfs und eine kritische Bewertung der dafür angebotenen Funktionen erforderlich macht.

Bewertungskriterien

Ein Respiratorvergleich mit dem Ziel einer kritischen Bewertung ist nicht mit den allseits bekannten Vergleichsuntersuchungen von Haushaltsgeräten der Stiftung Warentest vergleichbar. Dies liegt insbesondere daran, daß das Produkt eines Respirators, nämlich die adäquate Ventilation des angeschlossenen Patienten, von vielerlei Faktoren abhängig ist (s. Übersicht).

Kriterien für die Bewertung von Respiratoren
- Ventilationsformen
- Zusatzfunktionen
- technische Qualität der Ventilationsformen
- Einstellbereiche
- Ergonomie
- klinische Relevanz der Ventilationsformen
- klinische Relevanz der Einstellbereiche
- Patientengut
- Anschaffungs- und Unterhaltskosten

Was die Kriterien für eine Bewertung von Respiratoren betrifft, so ist eine Zusammenstellung der Ventilationsformen und Zusatzfunktionen mit den üblichen praktischen Erfahrungen im Rahmen einer Fleißaufgabe gerade noch zu bewältigen, wogegen die Ermittlung der technischen Qualität der Ventilationsformen bereits einen erheblichen personellen und meßtechnischen Aufwand erfordert.

Zu einer kritischen Bewertung gehören neben der gut faßbaren technischen Qualität und dem rein zahlenmäßigen Vergleich der Funktionen nur sehr schwer, teilweise überhaupt nicht abschätzbare Bewertungskriterien wie z. B. die Ergonomie, die klinische Relevanz der Ventilationsformen und der Einstellbereiche sowie das jeweils zu betreuende Patientengut.

Die bisherigen Ausführungen zeigen bereits, daß ein Respiratorvergleich – sei er auch noch so umfangreich und technisch perfekt – die Frage nach dem besten Respirator nicht beantworten kann. Die Ergebnisse eines technischen Respiratorvergleichs können daher nur ein Hilfsmittel für die Auswahl des geeignetsten Gerätes im täglichen Klinikbetrieb bzw. ein Instrument zur Bestimmung des optimalen Kosten-Nutzen-Verhältnisses bei Neu- und Ersatzbeschaffungen sein.

Probleme von Respiratorvergleichen

Wagt man sich an die Aufgabe eines Respiratorvergleichs heran, dann wird man mit einer Reihe von Problemen konfrontiert (s. Übersicht).

Probleme von Respiratorvergleichen
- Babylonische Vielfalt:
  - Begriffe
  - Definitionen
- Untersuchungsbereich:
  - Funktionen
  - Ventilationsparameter
  - Patientenparameter
- Untersuchungstechnik:
  - Meßverfahren
  - Meßgeräte
  - Simulatoren
- Auswertungsbasis:
  - Herstellerangaben
  - Theorie
- Bewertung:
  - technisch
  - klinisch

Die Probleme beginnen bei einer babylonischen Vielfalt von Begriffen und Definitionen und enden bei den auszuwählenden Kriterien für eine sachgerechte Bewertung. Der Untersuchungsbereich ist bezüglich des Standes der Technik, der Funktionen und der Ventilationsparameter durch die am Markt befindlichen Geräte festgelegt. Die Patientendaten wie Compliance, Resistance, inspiratorische und exspiratorische Flußgeschwindigkeit sind dagegen aus klinischen Fragestellungen hinreichend bekannt.

Weitere Problempunkte aus dem Bereich der Untersuchungstechnik sind die Auswahl geeigneter Simulatoren, ferner die Auswertung der Messungen sowie die bereits angesprochene klinisch-technische Bewertung.

Stand der Technik

Was die babylonische Begriffs- und Definitionsvielfalt betrifft, so lassen sich die Funktionsprinzipien der verschiedensten Respiratortypen noch am übersichtlichsten darstellen (s. Übersicht).

Funktionsprinzipien
- Respiratoren mit direktem Antrieb (Kolben-/Zylinderbauweise)
- Respiratoren mit indirektem Antrieb (Bag-/Below-in-the-bottle-Systeme)
- Respiratoren mit Druckgasspeicher und ansteuerbarem Einlaßventil
- Flowzerhacker
- Respiratoren mit ansteuerbaren Hochdruckeinlaßventilen

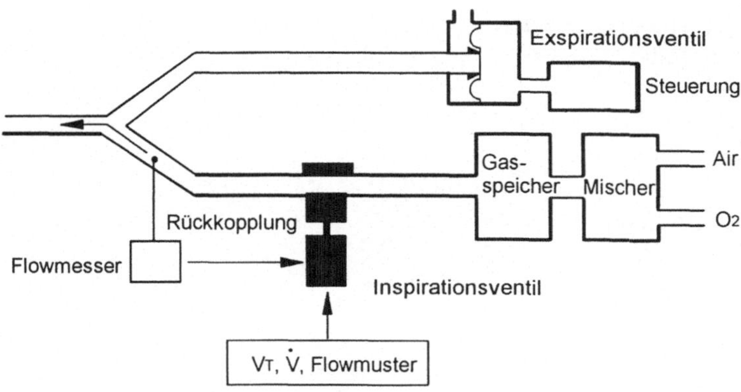

Abb. 1. Respirator mit ansteuerbarem Einlaßventil

Unter dem Begriff Funktionsprinzip oder Antriebssysstem eines Respirators versteht man die Art und Weise, wie das Atemgas für die Inspirationsphase bereitgestellt bzw. wie der notwendige Überdruck erzeugt wird. Nach dem derzeitigen Kenntnisstand beschränkt sich deren Anzahl auf 5 Systeme, wobei ein Blick auf die für den Intensivbereich angebotenen Respiratoren zeigt, daß nur noch 2 Funktionsprinzipien, nämlich

- Respiratoren mit Druckgasspeicher und ansteuerbarem Einlaßventil (Abb. 1) und
- Respiratoren mit ansteuerbaren Hochdruckeinlaßventilen (Abb. 2)

eine Rolle spielen. Längerfristig gesehen wird zur Realisierung der modernen Ventilationsformen wohl nur das letztere Funktionsprinzip am Markt Bestand haben.

Bei Respiratoren mit Druckgasspeicher wird der Druck der zentralen Gasversorgung für Sauerstoff und Luft für die inspiratorische Gaslieferung ausgenutzt, indem nach der Gasmischung in einem vorgeschalteten Gasmischer das Mischgas unter Druck in einem separaten Gasspeicher bevorratet wird. Das Inspirationsventil wird nur während der inspiratorischen Flowphase geöffnet. Der Öffnungsgrad hängt bei den Beatmungsverfahren nur von den eingestellten Beatmungsparametern, insbesondere vom eingestellten Flowmuster und dem im Gasspeicher herrschenden Arbeitsdruck ab. Bei niedrigen Speicherdrücken muß der sich inspiratorisch aufbauende Atemwegsdruck z. B. über eine zusätzliche inspiratorische Flowmessung und eine Nachregelung des Inspirationsventils kompensiert werden.

Während einer spontanen Inspiration durch den Patienten wird die Öffnung des Inspirationsventils dagegen mit Hilfe der Triggereinrichtung so ausgeregelt, daß zumindest theoretisch der durch das Inspirationsventil gelieferte Gasfluß dem inspiratorischen Sog des Patienten entspricht und das eingestellte CPAP-Niveau dadurch konstant gehalten wird.

Nach dem Prinzip des Druckgasspeichers arbeiten die Siemens-Servoventilatoren der Serie 900, der Hamilton Veolar und die Dräger EVA.

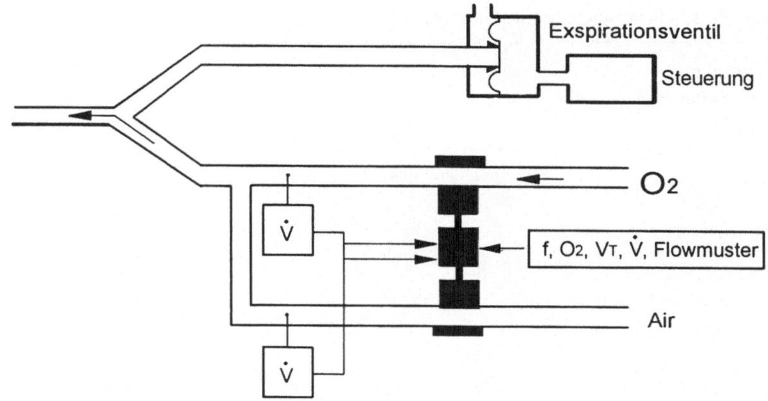

Abb. 2. Respirator mit 2 ansteuerbar Einlaßventilen

Respiratoren mit 2 ansteuerbaren Hochdruckeinlaßventilen (Abb. 2) im inspiratorischen Schenkel unterscheiden sich von dem vorher gezeigten Funktionsprinzip dadurch, daß die inspiratorischen Ventile neben der Steuerung oder Regelung des inspiratorischen Gasflusses auch noch die Gasmischung entsprechend der eingestellten O_2-Konzentration übernehmen. Die Schnelligkeit dieser Ventile liegt heute im Bereich von weniger als 10 ms und gestattet daher insbesondere für die Spontanatmung sehr kurze Ansprechzeiten und Gasflüsse bis 180 l/min. Neben den Vorteilen für die Spontanatmung müssen hier noch die Möglichkeit der kompakten Bauweise und der Änderung oder Neueinführung von Ventilationsformen ohne mechanische Umbauten allein durch eine Umprogrammierung des integrierten Rechners angeführt werden. Nach dem Prinzip der Doppelventiltechnik arbeiten der Servoventilator 300, die Dräger EVITA und der Bennett 7200.

Qualitativer Vergleich

Funktionsvergleich Beatmungsformen

Die eigentliche babylonische Vielfalt an Begriffen und Definitionen und damit schlichtweg das Chaos beginnt bei der Zusammenstellung der von den einzelnen Herstellern angebotenen Beatmungsformen (Tabelle 1).

Als Basismodell bieten alle Hersteller die volumen-/zeitgesteuerte Beatmung an, wobei die Funktionsbezeichnungen keinerlei Systematik erkennen lassen. Als weitere Standardfunktion findet man bei den 4 technologisch neueren Respiratoren Bennett 7200, Dräger EVITA, Hamilton Veolar und Siemens Servoventilator 300 die druck-/zeitgesteuerte Beatmung entweder als druckgesteuerte Ventilation oder als BIPAP-IPPV, als "pres-

Tabelle 1. Zusammenstellung der angebotenen Beatmungsformen

	Benett 7200 A	Dräger EVTA 2	Engström Elvira	Hamilton Veolar	Siemens Servo-ventilator 300
Volumen-/ zeitgesteuertiert Ventile	CMV	IPPV	CMV	(S)CMV	Volumenkontrolliert
Druckbegrenzte, volumen-/zeitgesteuerte Ventile	–	IPPV	–	–	–
Druckgeregelte volumen-/zeitgesteuerte Ventile	–	–	–	–	Druckgeregelt, volumenkonstant
Druck-/zeitgesteuerte Ventile	DGV	BIPAP IPPV	–	PCV	Druckkontrolliert

sure controlled ventilation" oder druckkontrollierte Beatmung. Daneben bietet die Firma Dräger noch eine druckbegrenzte volumen-/zeitgesteuerte Ventilation und die Firma Siemens eine druckgeregelte, ebenfalls volumen-/zeitgesteuerte Beatmung.

Funktionsvergleich Spontanatmung

Die Unübersichtlichkeit und Verwirrung geht bei der Zusammenstellung der Spontanatmungsfunktionen weiter (Tabelle 2).

Standard ist bei allen Herstellern die spontane Ventilation, abgekürzt SV, die mit einem CPAP und/oder einer Druckunterstützung (PSV*) kombiniert werden kann. Darüber hinaus findet man bei der Firma Dräger den BIPAP mit wechselnden Druckniveaus, bei den Firmen Bennett und Hamilton eine Flowunterstützung und bei der Firma Siemens noch eine Volumenunterstützung des spontanatmenden Patienten.

Funktionsvergleich Mischformen

Auch die Auflistung der sog. Mischformen aus Spontanatmung und Beatmung bzw. assistierter Beatmung paßt in das verworrene Bild der bereits gezeigten Tabellen für die Beatmung und Spontanatmung.

Aus der Tabelle 3 wird wiederum das Standardangebot an Funktionen, hier die SIMV-Funktion mit volumen-/zeitgesteuertem Beatmungshub,

Tabelle 2. Zusammenstellung der angebotenen Spontanatmungsformen

	Bennett 7200 A	Dräger EVITA 2	Engström Elvira	Hamilton Veolar	Siemens Servo-ventilator 300
Spontane Ventilation	CPAP	ASB, Spontan	Spontan	Spontan	PSV*/CPAP
SV + CPAP	CPAP + PEEP/CPAP	ASB + Spontan + PEEP/CPAP	Spontan + PEEP/CPAP	Spontan + PEEP/CPAP	PSV*/CPAP + PEEP
SV + 2fach CPAP	–	BIPAP (APRV)	–	–	–
SV + druckunterstützt	CPAP + Hilfsdruck	Spontan + ASB	Spontan + IHS	Spontan + p_{insp}	PSV*/CPAP + druckunterstützt
SV + flowunterstützt	Flow by	–	–	Spontan + exspiratorischer Flow	–
SV + volumenunterstützt	–	–	–	–	Volumenunterstützt

Tabelle 3. Zusammenstellung der angebotenen Ventilationsmischformen

SIMV volumen-/zeitgesteuert	SIMV	SIMV	SIMV	SIMV	SIMV (volumenkontrolliert)
SIMV druck-/zeitgesteuert	SIMV + DGV	BIPAP/SIMV	–	PCV/SIMV	SIMV (druckkontrolliert)
SIMV + volumen-/zeitgesteuert + druckunterstützt	SIMV + Hilfsdruck	SIMV + ASB	SIMV + IHS	SIMV + P_{insp}	SIMV + (volumenkontrolliert) + P_{insp}
SIMV + volumen-/zeitgesteuert + flowunterstützt	SIMV + Flow by	–	–	SIMV + exspiratorischer Flow	–
SIMV + druck-/zeitgesteuert + druckunterstützt	SIMV + DGV + Hilfsdruck	BIPAP/SIMV + ASB	–	PCV/SIMV + P_{insp}	SIMV (druckkontrolliert) + P_{insp}
SIMV + druck-/zeitgesteuert + flowunterstützt	SIMV + DGV + Flow by	–	–	PCV/SIMV + exspiratorischer Flow	–
	Bennett 7200 A	Dräger EVITA 2	Engström Elvira	Hamilton Veolar	Siemens Servo-ventilator 300

kombinierbar mit PEEP bzw. CPAP und druckunterstützter Spontanatmung ersichtlich.

Vier Respiratoren verfügen zusätzlich über eine SIMV-Funktion mit druck-/zeitgesteuertem Beatmungshub, wiederum kombinierbar mit PEEP bzw. CPAP und druckunterstützter Spontanatmung. Neben der bereits bestehenden Begriffsvielfalt wird für die SIMV mit druck-/zeitgesteuertem Beatmungshub inzwischen auch die Bezeichnung TRIPAP gehandelt. Der Bennett 7200 und der Hamilton Veolar verfügen im Gegensatz zur EVITA und zum Servoventilator 300 über die flowunterstützte Spontanatmung, so daß bei diesen Geräten 2 zusätzliche SIMV-Modi möglich sind. Ohne Berücksichtigung technischer Feinheiten stehen somit allein 2, 4 oder 6 SIMV-Varianten zur Verfügung!

Funktionsvergleich Zusatzfunktionen

Eine weitere Steigerung der Konfusion bzw. den völligen Verlust des gerade gewonnenen Überblickes erreicht man dadurch, daß die in den vorhergehenden Tabellen gezeigten Hauptventilationsformen um die von Respirator zu Respirator sehr unterschiedlichen Zusatzfunktionen ergänzt werden (s. Übersicht).

Zusammenstellung der Zusatzfunktionen von Respiratoren

Einstellparameter (Ventilation):

- Beatmung:
Beatmungsform
(z. B. CMV)
  + Trigger (Flow und/oder Druck)
  + PEEP
  + Seufzer
  + Flowmuster
  + Druckanstieg
  + Flowanstieg
- Mischformen:
SIMV
  + PEEP/CPAP
  + Erwartungsfenster (absolut oder relativ)
  + Trigger
- Spontanatmung:
SV
  + Trigger (Flow und/oder Druck)

Alarmparameter (Alarmsysteme):
- Anzahl
- Intelligenz

Anzeigeparameter (Monitoring):
- analog/digital
- Bildschirm

So können die Beatmungsformen beispielsweise mit fest oder variabel einstellbarem Druck- und/oder Flowtrigger, der PEEP- und Seufzerfunktion ergänzt werden. Weitere Sonderfunktionen sind unterschiedliche Flowmuster, variable Druck- und Flowanstiegszeiten für die Startphase der maschinellen Inspiration.

Bei den SIMV-Funktionen findet man neben der immer möglichen PEEP/CPAP-Einstellung je 2 unterschiedliche Ausführungen des Erwartungsfensters, der SIMV-Frequenz und der Triggerung. Trivial ausgedrückt bedeutet dies, SIMV ist nicht gleich SIMV, wobei die technische Ausführung der Funktion sogar von Softwarestand zu Softwarestand wechseln kann.

Weitere wesentliche Unterschiede zwischen den Respiratoren bestehen bezüglich der Alarmsysteme und Sicherheitseinrichtungen sowie des angebotenen Monitorings. Aufgrund der Vielzahl der angebotenen Zusatzfunktionen und Kombinationsmöglichkeiten wird im Gegensatz zu den Ventilationsformen auf eine vergleichende Zusammenstellung verzichtet.

Vergleich der Einstellbereiche

Was die Einstellbereiche der einzelnen Ventilationsprameter betrifft, so findet man ebenfalls erhebliche Unterschiede von Respirator zu Respirator. Aus Gründen der Übersichtlichtlichkeit sind in Tabelle 4 nur die wichtigsten Einstellbereiche der vorher gezeigten Beatmungsmodi, der SIMV-Funktion und der Spontanatmungsformen zusammengefaßt.

Tabelle 4. Einstellbereiche der Ventilationsparameter

	Bennett 7200 A	Dräger EVITA 2	Engström Elvira	Hamilton Veolar	Siemens Servoventilator 300
V_T [l]	0,1–2,5	0,04–2,0	0,11–2,0	0,02–2,0	0,002–4,0
V_{Spont} [ml]	180	180	120	180	180
f_{CMV} [1/min]	0,5–70	5–100	1–60	0,5–120	5–150
PEEP/CPAP [mbar]	0–45	0–35	0–30	0–50	0–50
P_{insp} [mbar]	5–100	0–100	–	5–99	0–100
f_{SIMV} [1/min]	0,5–70	0–60	1–60	0,5–120	0,5–40
Flowunterstützung	5–20		–	4–30	–
Flowtrigger [l/min]	1–10	1–15	0,6–12	3–15	0,15–2
Drucktrigger [mbar]	0,5–20	0,7 fest	3 fest	1–10	0–17
Flowmuster	3	–	3	7	–
Druckunterstützung [mbar]	1–50	3–80	0–30	0–100	0–100

Frappierend sind die Unterschiede insbesondere für das unterste einstellbare Atemhubvolumen zwischen 2 und 100 ml und die Einstellung der Flowtrigger zwischen 0,15 l/min und 3 l/min.

Die Variationsbreite der Geräteeinstellungen verdeutlicht noch einmal, daß ein rein technischer Vergleich der Respiratoren, ohne Berücksichtigung der klinischen Anforderungen und Notwendigkeiten, unweigerlich in die Irre führen muß.

Quantitativer Vergleich der Beatmungsformen

Beatmungsfunktionen

Für die Bewertung der angebotenen Beatmungsformen wurde ein Lungensimulator LS 800 der Firma Dräger verwendet. Neben der großen Variationsbreite der Compliance- (C_1, C_2, C_3, C_4) und Resistanceeinstellungen (R_1, R_2, R_3, R_4) ist für diesen Simulator ein Rechenprogramm vorhanden, das eine theoretische Vorausberechnung der zu erwartenden Ergebnisse zuläßt [3, 4, 5].

Zur Durchführung der Versuche wurden die hier zu untersuchenden Respiratoren an den LS 800 angeschlossen und bei je 4 verschiedenen Compliance- und Resistanceeinstellungen mit Hilfe eines Meßwerterfassungsprogramms die sich ergebenden Druck- und Flowkurven aufgenommen (Tabelle 5).

Für die quantitative Bewertung wurden – ebenfalls mit einem PC-Auswertungsprogramm – die Abweichungen zwischen der theoretisch zu erwartenden Idealkurve und dem gemessenen Druck- und Flowverlauf gemäß Abb. 3 ermittelt.

Tabelle 5. Versuchsumfang, Beatmung

Gerät:								
Eingestellt:	V_T = ml			Flow = l/min			Flowform:	
	C_1		C_2		C_3		C_4	
	Flow [l/h]	V_T [ml]	Flow [l/h]	V_T [ml]	Flow [l/h]	V_T [ml]	Flow [l/h]	V_T [ml]
R_1								
R_2								
R_3								
R_4								

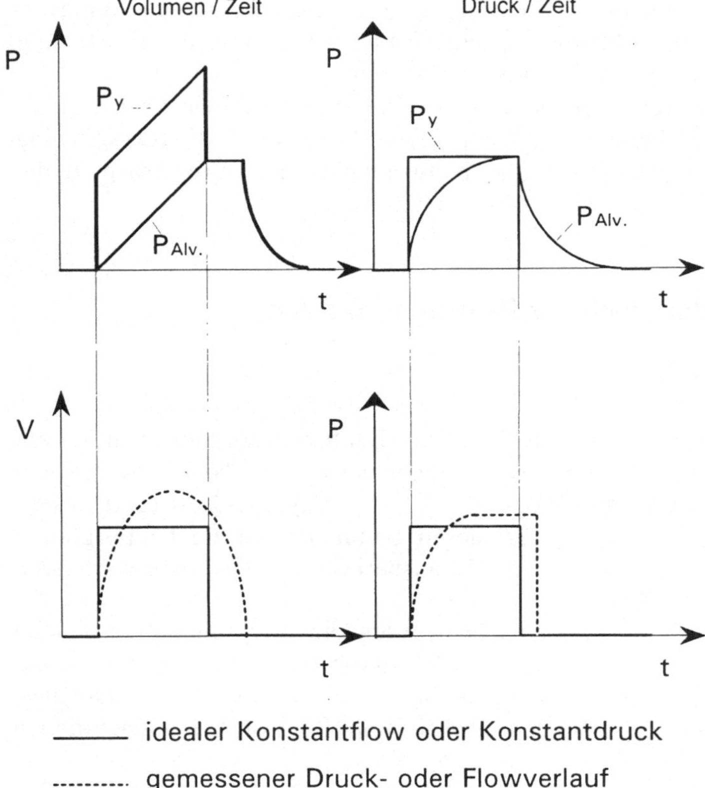

Abb. 3. Auswertung der Beatmungsversuche

Spontanatmungsfunktionen

Für die Bewertung der Spontanatmungsversuche wurde ebenfalls ein Lungensimulator LS 800 der Firma Dräger in Verbindung mit einem speziellen Balgantrieb zur Simulation der Spontanatmung verwendet (Abb. 4).

Durch die Verwendung eines pneumatischen Kolben-/Zylinderantriebs wird die Erzeugung des inspiratorischen Sogs zur Simulation der spontanen Einatemgeschwindigkeit unabhängig von der Spontanatemfunktion des angeschlossenen Respirators. Dies bedeutet, daß die Nichteinhaltung der für einen idealen Respirator geltenden Grundbedingung – inspiratorischer Sog des Patienten gleich Gaslieferung durch den Respirator – zu Druckschwankungen um den eingestellten CPAP-Druck führt. Diese können wiederum gemäß Abb. 5 als Qualitätsmerkmal zur Bewertung der jeweiligen Spontanatmungsfunktion herangezogen werden.

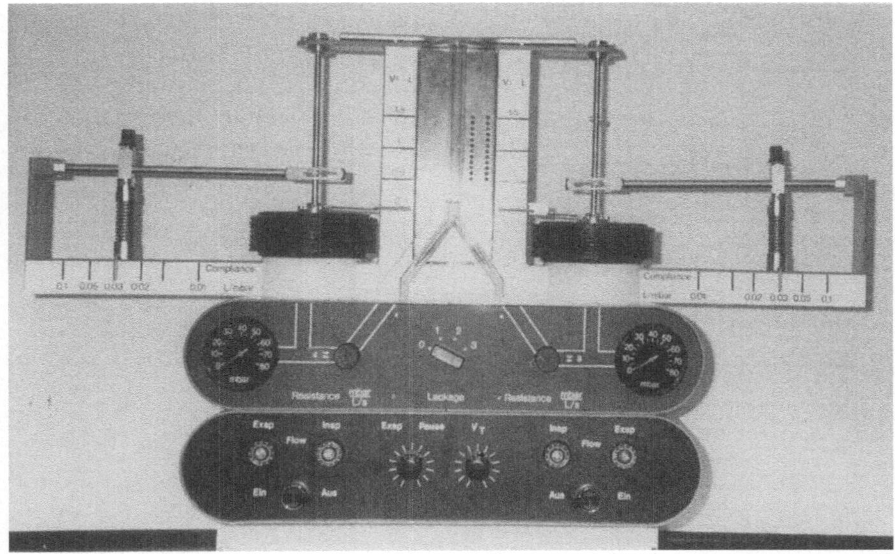

Abb. 4. Lungensimulator mit Spontanatmungsfunktion

Technische Bewertung

Wie die bisherigen Ausführungen zeigen, setzt sich die Bewertung eines Respirators aus einer Vielzahl einzelner, teilweise nicht exakt quantifizierbarer Kriterien zusammen, so daß die vorliegende Untersuchung auf eine vergleichende Zusammenfassung der angebotenen Ventilationsformen und Einstellbereiche und eine Vermessung der Beatmungs- und Spontanatmungsformen mit Hilfe von Simulatoren beschränkt wurde.

Die Ergebnisse dieser Untersuchungen lassen somit streng genommen auch nur eine technische Beurteilung der einzelnen Respiratoren zu. Bei den Schwierigkeiten der klinischen Bewertung dürfte aber eine rein technische Beurteilung der Qualität der angebotenen Atmungs- und Beatmungsformen für die klinische Forschung und auch für den täglichen Routinebetrieb von großem Nutzen sein, so daß anhand eines Beispiels die prinzipielle Vorgehensweise aufgezeigt werden soll.

Aus der Zusammenstellung der Beatmungsformen leitet sich die maximal erzielbare Punktezahl aus der angebotenen Zahl der Beatmungsformen pro Respirator ab. Für die Dräger EVITA und den Siemens Servoventilator ergeben sich je 3 Punkte, für den Bennett 7200 und den Hamilton Veolar je 2 Punkte. Das Schlußlicht bildet die Elvira von der Firma Engström mit 1 Punkt (s. Tabelle 6).

Die Qualität der Beatmungsformen wurde aus der Volumen- bzw. Druckkonstanz in einem weiten Bereich der Compliance und Resistance

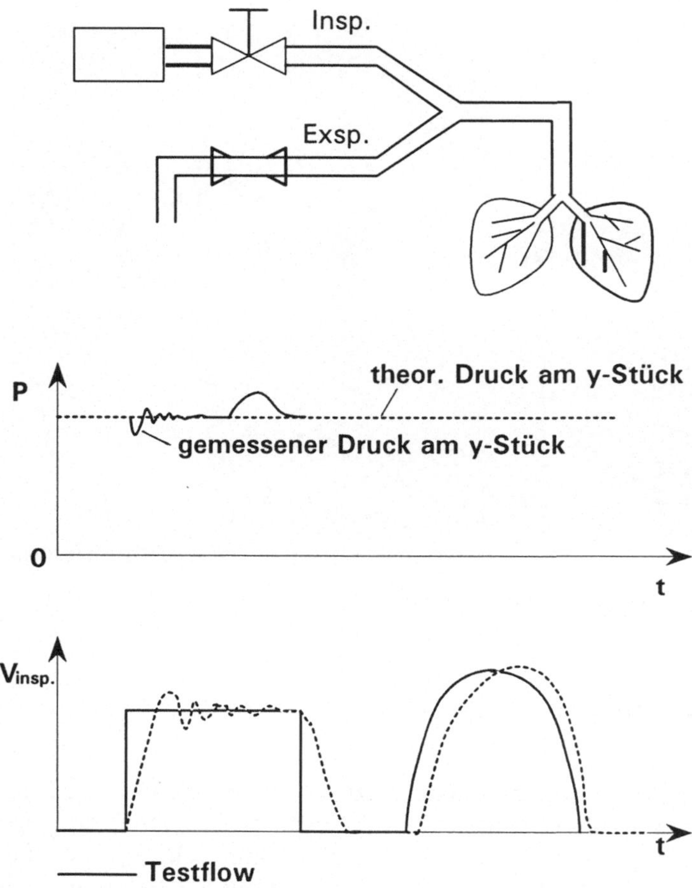

Abb. 5. Auswertung der Spontanatmungsversuche

bestimmt. Die Bewertung ist nahezu übereinstimmend und war aufgrund der modernen Ein- und Zweiventiltechnik zu erwarten. Das Schlußlicht bildet wiederum die Engström Elvira, was durch das bei dieser Maschine nach wie vor verwendete, insgesamt jedoch veraltete Bag-in-the-bottle-System bedingt ist.

Bei den Mischformen aus Spontanatmung und Beatmung bzw. der assistierten Beatmung wurde die Punktezahl wie bei der kontrollierten Beatmung aus der Zahl der angebotenen Funktionen nach Tabelle 3 bestimmt, eine Qualitätsbeurteilung wurde nicht durchgeführt.

Bei den Spontanatmungsformen entspricht die Vorgehensweise wiederum der der Beatmung. Die Punktezahlen wurden aus der Maximalmenge der angebotenen Funktion und für die Qualitätsbewertung aus dem Flächen-

Tabelle 6. Technische Bewertung

	Bennet 7200 A	Dräger EVITA 2	Engström Elvira	Hamilton Veolar	Siemens Servo-ventilator 300
Funktionen CMV	2	3	1	2	3
Qualität CMV	5	4	3	5	5
Funktionen Mischformen	6	4	2	6	4
Qualität Mischformen	–	–	–	–	–
Funktionen SV	4	4	3	4	4
Qualität SV	4	5	2	3	5
Einstellbereiche	27	27	16	32	36

verhältnis des inspiratorischen Unterdrucks und des exspiratorischen Überdrucks bezüglich des CPAP-Niveaus berechnet.

Mit Absicht fehlt in der Tabelle 6 die Aufsummierung der jeweils erreichten Punktezahl, da die kritische Bewertung von Respiratoren von einer ganzen Reihe klinischer, durch harte Zahlenangaben nicht erfaßbarer Einflußfaktoren abhängt. Selbst die technische Bewertung stößt auf Schwierigkeiten und zeigt völlig unterschiedliche Ergebnisse, wenn beispielsweise die Zahl oder die Funktionsarten aufgrund spezifischer klinisch-praktischer Erfahrungen unterschiedlich gewichtet werden.

Von daher kommt es in erster Linie darauf an, welche besonderen Anforderungen in der jeweiligen Klinik an einen Respirator gestellt werden müssen, sei es im Hinblick auf das Patientengut oder auf die personelle und finanzielle Ausstattung. Erst nach Festlegung dieser Parameter kann ein sinnvoller Selektionsprozeß unter den am Markt angebotenen Geräten stattfinden.

Zusammenfassung

Der vorliegende Beitrag zur technischen Realisierung der Ventilationsformen und deren kritischer Bewertung soll für den klinisch tätigen Praktiker eine Hilfestellung bei der Auswahl von Respiratoren sein. Bei der vergleichenden Zusammenstellung der Ventilationsformen, der Einstellparameter und -bereiche und der Zusatzfunktionen zeigte sich eine nicht mehr überschaubare Vielfalt an Begriffen, Definitionen und Funktionen. Wie die Erfahrungen in der Aus- und Weiterbildung von ärztlichem, pflegerischem und technischem Personal zeigen, wird dadurch ein optimaler Einsatz von Respiratoren außerordentlich erschwert, wenn nicht sogar verhindert.

Zur Normalisierung des derzeitigen Wildwuchses an Ventilationsformen und Einstellparametern ist bei allen Beteiligten kritisch zu hinterfragen:

1) Ist diese Vielfalt an Funktionen und Einstellmöglichkeiten klinisch notwendig?
2) Welcher Anwender ist heute überhaupt noch in der Lage, diese Vielfalt zu überblicken und in der vollen Breite in der klinischen Routine einzusetzen, oder beschränkt sich die geforderte Anwendungsoptimierung nicht schon häufig auf die allseits bekannte "Grüne-Punkte-Einstellung"?
3) Soll die Begriffsvielfalt und die uneinheitliche Beschriftung der Respiratoren durch eine Normung eingeschränkt werden?
4) An die Industrie muß in diesem Zusammenhang die Frage gestellt werden, ob es wirklich sinnvoll und notwendig ist, die neuesten Erkenntnisse der Wissenschaft in immer mehr Gerätefunktionen umzusetzen, insbesondere dann, wenn die jeweilige klinische Relevanz allenfalls erahnt werden kann.

Literatur

1. Deutsch E (1980) Der Umgang mit medizinisch-technischen Geräten – straf- und zivilrechtliche Konsequenzen. In: Anna O, Hartung C, Klie H (Hrsg) Medizintechnische Geräte im Krankenhaus. Hannover, S 34–42
2. Obermayer A (Hrsg) (1993) Geräteschulung in Anästhesie und Intensivmedizin. Verlag TÜV Rheinland
3. Obermayer A (Hrsg) (1991) Simulation in Anästhesie und Intensivmedizin. Springer, Berlin Heidelberg New York
4. Lang S (1992) Entwicklung eines mathematischen Modells zur Simulation der künstlichen Beatmung. Studienarbeit im Fach Informatik. Friedrich-Alexander-Universität, Erlangen Nürnberg
5. Obermayer A (1987) Klassifizierung der Ventilationsformen. Medizintechnik 107: 130–134

Performance of Computerized Protocols for the Management of Arterial Oxygenation in an Intensive Care Unit*

S. Henderson, R.O. Crapo, C.J. Wallace, T.D. East, A.H. Morris and *R.M. Gardner*

Introduction

Adult respiratory distress syndrome (ARDS) is a form of respiratory failure characterized clinically by severe hypoxemia, diffuse infiltrates on chest radiograph, and decreased lung compliance. In its most severe form it has a survival of about 10%. In 1984, Gattinoni et al. reported a 77% survival in this subset of ARDS patients using a new form of therapy [1]. The new therapy included pressure controlled inverse ratio ventilation (PCIRV) and low-frequency positive pressure ventilation with extracorporeal CO_2 removal ($ECCO_2R$). Its goal was to reduce the peak and average pressures applied to the lungs by mechanical ventilators. The extraordinary survival reported with this new therapy and the fact that it was the result of an uncontrolled trial led to the design of a prospective randomized controlled clinical trial comparing PCIRV and $ECCO_2R$ with traditional positive pressure ventilatory support. The trial was executed at the LDS Hospital from 1987 to 1991. During the design phase of this trial it became obvious that the novelty of extracorporeal support could cause increased interest among the clinical staff, resulting in a difference in the intensity of care between patients receiving $ECCO_2R$ and patients receiving traditional ventilatory care. This created the possibility that differences in the intensity of therapy would bias the outcome of the study. To assure equivalency of care in both the control and new therapy limbs of the study, protocols were developed to control the management of arterial oxygenation in all study patients [2–4].

The protocols were first developed and tested as paper flow diagrams. The tested and refined protocols were then computerized, taking advantage of a large, centralized computerized patient data base at the LDS Hospital (HELP system) [2, 5–7]. Clinical data is routinely stored in this data base; as a result, manual entry of data specifically needed to operate the protocols was minimized. The computerized protocols assessed elements of the patients' clinical status and laboratory data and automatically generated therapy instructions which were then displayed on bedside computer

* Previously published in *International Journal of Clinical Monitoring and Computing* **8**: 271–280, 1992.

terminals. The protocols were used to care for patients 24h a day in a clinical intensive care unit (ICU) by the routine clinical staff and not by a research team. Once introduced into the clinical setting, the protocols have continually evolved in response to (a) the identification of errors in logic and programming, (b) unanticipated clinical circumstances, (c) disagreement between the clinical staff and the protocol instructions, and (d) an increase in the number of aspects of clinical care covered by the protocols. As expected, protocol evolution was most rapid in the start up phase (first eight patients) when the computerized protocols were untested, and the clinical staff was adjusting to computerized protocol care. Thus, the logic used for the first patient was not identical to that used for the last patient. The changes in logic were, however, applied in parallel to both the control, and new therapy groups ensuring the equivalency of care in the two groups.

Indices of computerized protocol performance for the first 16 patients were analyzed and reported in 1989 [3]. The clinical staff followed computerized protocol instructions 63.9% of the time for the first eight (start-up) patients, and 91.8% of the time for the remaining eight [3]. The major problem in creating the protocols was obtaining physician agreement on a standard protocol. This meant the physicians had to give up approaches to therapy that were a matter of style and agree on a detailed, standard approach to patient care. This paper reports on the performance of the computerized protocols on all patients in whom they were used. We use information, with permission, from two earlier reports [3, 4].

Methods

HELP System

The HELP information system at LDS Hospital runs on a network of ten Tandem fault tolerant computer processors using the Guardian Operating System with 3.4 Gbyte of disk storage distributed over 14 disk drives [5–7]. The eight drives handling clinical data are mirrored to reduce the possibility of data loss. Eighteen Charles River Data Systems (CRDS) minicomputers are interfaced to the Tandem serving as multiplexers and preprocessors. All clinical and laboratory information on each patient is stored in the integrated data base and is therefore available for review, report generation, and computer decision making.

The data dictionary of the HELP system is a hierarchial representation of data elements known as PTXT. Patient demographic and clinical data are stored in coded form in a variety of active and archived files. Most of the programs which manipulate the data base are written in PTXT Application Language (PAL) [6], a structured programming language similar to PASCAL. A few of the programs that require access to more fundamental operating systems functions (such as interprocess communication) are written in the Tandem Application Language (TAL), a structured programming language similar to C.

Protocol Implementation

Paper-based protocols were developed by a team of 14 physicians and nurses from the pulmonary, critical care, and anesthesiology departments. The current protocols cover about 25 pages of flow diagrams and the computerized version has approximately 12000 lines of PAL code.

Discrete values of arterial oxygen pressure (or, alternatively, bedside pulse oximetry data) trigger protocol execution, resulting in the generation of a specific instruction for therapy (Fig. 1). An example of a specific instruction is "increase the inspired oxygen fraction (FIO_2) by 10% from 50% to 60%." The instructions are based on patient data (e.g., vital signs, respiratory care parameters, and blood gas data) stored in the centralized data base. Protocol instructions, which are also stored in the data base, are reviewed at the patient's bedside terminal through the use of menus. These menus also allow the clinical care user to review data, to manually activate the protocols and generate new instructions for therapy using the most recent patient data base, and to suspend protocol use when medical problems not addressed by the protocols demand attention. The protocol logic

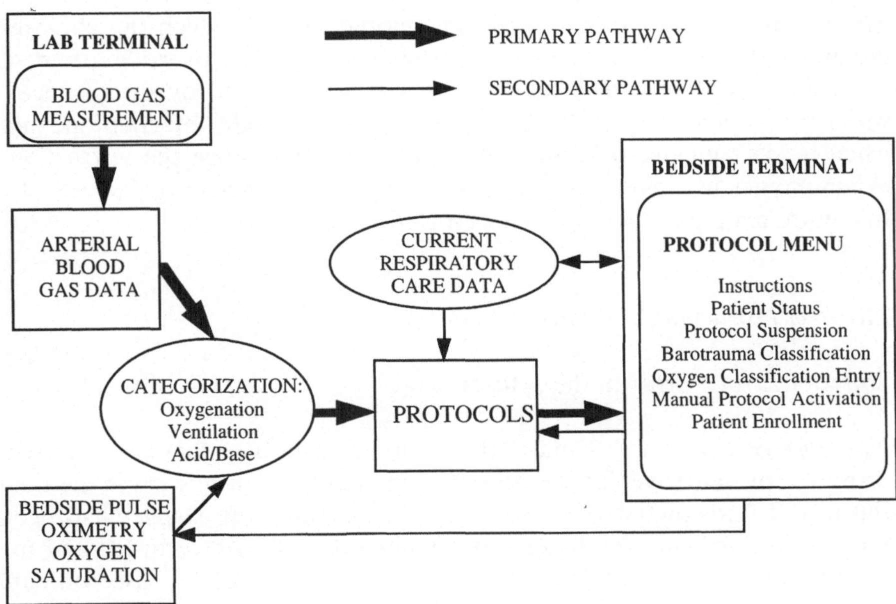

Fig. 1. Basic organization of the computerized protocols. (From [3])

operates in the background and does not interfere with use of the bedside terminal for other tasks such as nurse and respiratory care charting.

Performance Evaluation

The protocols were used in an intensive care unit by the routine clinical staff, who would either follow or not follow an instruction. All instructions for 80 consecutive patients managed with the computerized protocols were reviewed and were categorized as to (a) whether or not the instruction was correct, and (b) whether or not the instruction was followed. Since the paper based protocols created by the clinical team represented the desired medical logic, the therapy instructions derived from the paper diagrams were considered to be the "correct" instructions. When the computer instruction differed from the paper protocol instructions they were classified as "incorrect."

Instructions classified as "incorrect" and all clinical actions which differed from computerized protocol instructions (correct instructions not followed) were examined by two individuals (S.E.H. and C.J.W.) and classified into one of the following categories:

Correct Instructions (Not Followed by the Clinical Staff)

Clinical Staff Digressions From the Protocol. Correct protocol instruction which were interpreted incorrectly or ignored or with which the clinicans disagreed. Clinicians at the bedside were allowed to override protocol instructions when the medical problem was not covered by the protocol, when the patient was unstable and required immediate intervention, and when it was thought to be medically justified to challenge the instruction. When physicians challenged the protocol logic, the issues were discussed by the entire team and the objection resolved.

Incorrect Instructions (Followed or Not Followed)

Software Error. Error in the software code.

Nonrepresentative Data. Data in the computer data base that was incorrect or not "representative" of the patient's lung function, or missing at the time the protocol instruction was generated. For example, if changes had been made in the patients ventilator settings but had not been recorded and the protocols were activated, the instruction generated would be based on data that was not current and would be classified as "incorrect" because of nonrepresentative data.

Undefined Protocol Logic (Undefined Logic). Decisions made in sections of the protocols that were in development or which had been instituted in the paper based protocols but had not yet been computerized.

Cascade Errors. Errors that occurred because a previous error had not been corrected before the next instruction was issued.

Other. Incorrect instructions caused by computer system problems or incorrect use of the computer protocols. Instructions where reasons for the error could not be identified were also included. Computer system issues included computer down time, and problems with the data drive mechanism. The data drive is a system tool which initiates a particular process whenever a specific data item is stored in the data base. This tool was originally used to activate the computer protocols whenever arterial blood gas data were stored for a protocol controlled patient. The tool proved to be unreliable and an alternate method of protocol initiation was developed and implemented after patient number 3.

We also report data from a subset of the study population (12 patients, numbers 25–36) that were reported previously [4] wherein we addressed the issues of whether compliance with the protocol instructions was affected by whether the instruction was correct, the direction of therapy (whether therapy intensity was increased or decreased or left unchanged) or the mode of ventilatory support. The term compliance is used only to indicate whether or not instructions were followed. The ventilatory support modes used in this clinical trial were: continuous positive pressure ventilation (CPPV), continuous positive airway pressure (CPAP), pressure-control inverse ratio ventilation (PCIRV), and low-frequency positive pressure ventilation with extracorporeal CO_2 removal ($ECCO_2R$). Instructions in each of these modes were analyzed to determine whether the mode of ventilation affected compliance with the computerized instructions. Individual patients may have been supported with more than one mode of ventilatory support.

Statistical Analysis

A chi-square test of independence was used to evaluate the frequency with which protocol instructions were followed or not followed as a function of instruction accuracy, direction of therapy, or the mode of ventilatory support. Significance was set at $p < 0.01$ because multiple comparisons were made. Mantel-Haenszel chi-square analysis was used to evaluate compliance with protocol instructions as a function of time.

Results

Computerized protocols were used to manage arterial oxygenation in 80 ICU patients between September 1987 and May 1991. Fifty of these patients were not enrolled in the clinical trial comparing new and traditional ARDS therapy. Of 21347 instructions issued on these 80 patients, 90.2% were classified as "correct" and 89.7% were followed by the clinical staff (Table 1). Computerized protocols were used simultaneously with the paper based protocols for the first 16 patients (9/87 to 7/89) [3, 4]. After July 1989 the computerized protocols were used exclusively with the paper based protocols being used only when the computer was unavailable or as a reference. Protocol performance for the first eight patients in the study differed, as a group, from the following 72 patients. Of 1892 instructions in the first eight patients, 1352 instructions (71.5%) were classified as correct and only 1208 instructions (63.8%) were followed (correct instructions and instructions followed were not always the same; Table 1). In the subsequent 72 patients 92.3% of 19455 instructions were followed and 92.8% were correct (Table 1). There were 243 digressions from the protocols by the clinical staff over half of which occurred with the first eight patients.

There were 540 "incorrect" instructions with the first eight patients. Of these incorrect instructions 25% were caused by software errors and 26% by nonrepresentative data. For the subsequent 72 patients there were 1399 "incorrect" instructions; 11% were due to software errors and 58% to nonrepresentative data. The number of software errors expressed as a percent of total instructions decreased from 7.2% in the first eight patients to 0.8% for subsequent patients. The percentage of incorrect instructions caused by nonrepresentative data decreased from 7.5% of total instructions for the first eight patients to 4.2% for the remaining 72 patients (Table 1).

Figure 2 illustrates the percentage of instructions that were followed by the clinical staff for each individual patient in sequence. There was a highly significant increase in compliance with protocol instructions with time ($p < 0.00001$).

Results of the expanded analysis for the subset of 12 patients are summarized in Tables 2 and 3. The clinical staff was slightly more likely to follow an instruction to wait (make no change in therapy) than to increase or decrease the intensity of therapy (Table 2). There was a trend suggesting they would be more likely to follow an instruction to increase therapy over one to decrease it, but this was not statistically significant. The mode of ventilatory support did not affect the likelihood that the clinician would follow an instruction (Table 2). As expected, instruction accuracy had the dominant effect. The clinical staff was clearly more likely to follow a "correct" instruction (97.5% followed) than an "incorrect" one (27.3% followed). Because of the strong effect of instruction accuracy on compliance with the protocols we also examined the effect of the direction of therapy instructions and the mode of ventilatory support using only the "accurate"

Table 1. Protocol performance summary

Patients	Total instructions	Number followed	Number "correct"	Causes of incorrect instructions: Clinical staff digressions	Software errors	Nonrepresentative data	Undefined logic	Cascade errors	Other
1–8	1892	1208	1352	144	136	141	91	Unknown	172
(% total instructions)		(63.8)	(71.5)	(7.6)	(7.2)	(7.5)	(4.8)		(9.1)
9–80	19455	17949	18056	99	154	813	20	314	98
(% total instructions)		(92.3)	(92.8)	(0.5)	(0.8)	(4.2)	(0.1)	(1.6)	(0.5)
All patients	21347	19157	19408	243	290	954	111	Unknown	270
(% total instructions)		(89.7)	(90.2)	(1.1)	(1.4)	(4.5)	(0.5)		(1.3)

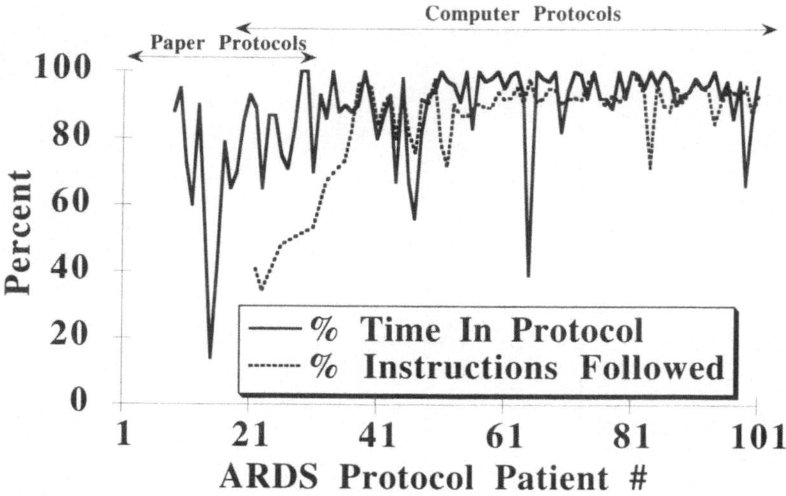

Fig. 2. Percentage of computerized protocol instructions followed by the clinical staff calculated and displayed for each individual patient. Twenty-one patients were treated using paper based protocols before computerized protocols were instituted. Patient number one in this figure is the first patient in whom the computerized protocols were followed, and the twenty-second patient treated with protocols

Table 2. Effect of instruction accuracy, type of therapy instruction and mode of therapy on whether instructions are followed (12 patients all instructions; from [4])

	Total instructions *n*	Instructions followed *n*	%	Instructions not followed *n*	%
Effect of instruction accuracy*					
Instruction "correct"	2337	2278	97.5	59	2.5
Instruction "incorrect"	300	82	27.3	218	72.7
Effect of therapy**					
Intensity increased	829	741	89.4	88	10.6
Intensity decreased	1284	1111	86.5	173	13.5
No change – wait	524	508	96.9	16	3.1
Effect of mode of therapy***					
CPPV	1914	1705	89.1	209	10.9
CPAP	349	313	89.7	36	10.3
PCIRV	128	125	97.7	3	2.3
$ECCO_2R$	246	217	88.2	29	11.8

*$p < 0.001$ by chi-square test of independence. **$p < 0.001$ by chi-square test of independence. An instruction to make no change – wait is statistically different from the other two instructions ($p < 0.02$). The difference between increasing and decreasing therapy was not significant ($p = 0.06$). ***$p = 0.02$.

Table 3. Effect of type of therapy and mode of therapy on compliance with "accurate" protocol instructions (12 patients, "accurate" instructions only; from [4])

	Total instructions *n*	Instructions followed *n*	%	Instructions not followed *n*	%
Effect of therapy*					
Intensity increased	742	723	97.4	19	2.6
Intensity decreased	1102	1062	96.4	40	3.6
No change – wait	493	493	100.0	0	0.0*
Effect of mode of therapy**					
CPPV	1705	1657	97.2	48	2.8
CPAP	303	298	98.3	5	1.7
PCIRV	123	121	98.4	2	1.6
$ECCO_2R$	206	202	98.1	4	1.9

*$p < 0.001$ by chi-square test of independence. The no change – wait instruction is significantly different from the other two instructions. **$p = 0.52$ by chi-square test of independence.

instructions (Table 3). The clinical staff was still statistically more likely to follow an instruction to "wait" than to increase or decrease therapy intensity. Though the difference for a wait instruction was statistically significant, the differences between the wait instructions and instructions to increase or decrease therapy were clinically insignificant. Compliance with the protocols did not change with the mode of ventilatory support when only accurate instructions were analyzed.

Discussion

Issues Relating to Whether or Not Instructions Were "Correct"

Protocol therapy instructions were classified as correct 90.2% of the time in the eighty patients (Table 1) and incorrect 9.8% of the time. The term incorrect is used only to indicate that a computerized instruction differed from what was intended based on the paper-based protocols; such instructions were not necessarily clinically inappropriate. The most common reason for an incorrect instruction was nonrepresentative data and the primary reason for nonrepresentative data was delayed computer data entry by the clinical staff. Delayed data entry resulted in a data base that was not likely to be representative of the patient's true clinical state at the time the protocols were activated. Other causes of nonrepresentative data included data that was missing or incorrectly entered and data associated with transient instability of the patient. An interesting side effect of computer protocol use was an improvement in the accuracy of the patient's computerized medical record. Although the protocols were complex, the clinical staff learned to anticipate protocol instructions quite accurately, making it possible for them to recognize that a protocol instruction was based on erroneous data. It became common for the clinical staff to return to the patient's computerized medical record, edit the bad data, and generate a new protocol instruction using corrected data.

Occasionally a computer protocol instruction would be generated during a brief period of instability where the clinical data, though accurate, were not representative of the patient's steady-state conditions. For example, minor manipulations such as suctioning or turning the patient can cause transient drops in arterial oxygen saturation. Protocol instructions based on the transient data were considered incorrect. The clinical staff was instructed to ignore them and to generate a new therapy instruction by bedside activation of the protocols once the patient had stabilized. The problem of nonrepresentative data was recognized early in the use of the protocols and training programs were instituted to correct the problem. While improvement in the timely and accurate entry of data was achieved, the problem persists and, we expect the effect of training alone to be limited. In the complex and stressful setting of an ICU, patient care must retain the highest priority. Data entry of patient parameters may be delayed by urgent patient care needs. Automated data collection and recording is currently being tested in the ICU using a Medical Information Bus (MIB) system [8–10]. Implementation of the MIB may minimize this category of error. It will also alter the data collection environment, raising new possibilities and problems.

After the testing and debugging process that occurred primarily in the first eight patients, software errors proved to be insignificant. Software errors were associated with 7.2% of all instructions in the first eight patients and with only 0.8% of the instructions in subsequent patients. During the care of the first eight patients the software was being updated to correspond with the current versions of the paper based protocols and, at the same time, was being tested, corrected, and refined. For the first eight patients the clinical staff was actively using both the paper and computer versions of the protocol with the understanding that the paper protocol was to have precedence when conflicts were encountered. By the ninth patient the computerized protocols were sufficiently accurate to be used clinically and precedence was then given to the computerized protocol instructions. As new decision logic was added to the existing protocols, this process of testing and debugging the software was repeated.

Incorrect instructions which occurred because of undefined protocol logic were associated with 4.8% of all instructions in the first eight patients declining to 0.5% for the entire study group. Undefined logic refers to those areas of protocol logic that were not explicitly defined. For example, the current protocol logic contains the simple clinical question. "Is paralysis needed?" The patient parameters used and the clinical assumptions involved in answering this question have not been explicitly defined. Therefore we have been unable to develop logic that would allow the computer to determine a patient's need for paralysis. One advantage of computerizing protocol logic is that it forces the careful examination of the factual and logical basis for every decision. In doing so it forces the identification of underlying assumptions and deficiencies and becomes an effective method of clarifying the process of medical decision making.

Cascade errors were incorrect instructions which occurred because a previously counted error had not been corrected before another instruction was generated. For example: if the most recent value of PEEP was 25 cmH_2O, but the therapist erroneously charted 5 cmH_2O, an incorrect instruction would be generated. Additional incorrect instructions generated before the erroneous PEEP entry was corrected were counted as cascade errors. We did not isolate this category in the first eight patients, but in the subsequent patients it accounted for 22% of the incorrect instructions. We believe that the majority of the cascade errors occurred as a function of nonrepresentative data with fewer errors a result of software problems. We do not, however, know the exact breakdown of the cascade errors as a function of the original error.

The incorrect instructions categorized as "other" included computer system problems, incorrect use of the computer protocols and instructions which could not be categorized elsewhere. Incorrect use of the protocols included occurrences when the clinical staff incorrectly suspended or terminated suspension of the computer protocols. Protocol control is suspended for situations or processes which are outside the scope of protocol logic, such as patient transport, surgical procedures, dialysis, etc. We were able to find an explanation for all but 1.5% of the incorrect instructions.

The category "clinical staff digressions" does not refer to incorrect instructions, but rather to correct instructions that were not followed. There were 144 (7.6%) such instances for the first eight patients, 99 (0.5%) in the subsequent patients, and 243 (1.1%) for the total population of 80 patients. Disagreements with protocol instructions and unexplained failure to follow instructions were considered to be a function of the clinicians' treatment preference or style; such instances decreased as confidence in the protocols grew. Increases in digressions would occur when new logic was computerized, and when new staff members rotated into the ICU and were introduced to protocol controlled patient care.

The major problems currently confronting use of computerized protocols are logistical: (a) inaccurate and delayed data entry, (b) misunderstandings by the clinical staff of the elements of therapy covered by the protocols, and (c) failure to master the technical aspects of operating the protocols. Correction of these problems would eliminate practically all of the remaining incorrect instructions.

Clinical Staff Adherence to Protocols

Compliance with the protocols was evaluated by measuring how often the instructions were followed by the clinical staff. The percent of protocol instructions followed improved with time (Fig. 2, Table 1). The transient drops in compliance seen in Fig. 2 are primarily a result of the introduction of new logic, rotation of new clinical staff into the ICU, and identification of previously unencountered clinical problems. They also occasionally occurred as a result of a small total number of instructions for a given patient. For example, patient 15 was under protocol care for only a short time, receiving only five protocol instructions, of which four instructions (80%) were followed.

In the subset of 12 patients (patients 25–36), 89% of all instructions were followed. Instruction accuracy was the most important factor associated with protocol compliance (Tables 2, 3). Instructions directing an increase in therapy intensity were followed 89.4% of the time and instructions directing a decrease in therapy were followed 86.5% of the time (Table 2). This difference was close to statistical significance ($p = 0.06$). Further data might confirm a slight preference by clinicians to increase therapy intensity over reducing it. When the clinician was instructed to remain at the current level of therapy (a wait instruction) compliance increased to 96.9% (Table 2).

Since the effect of accuracy on compliance was so strong, we also analyzed the data using only the accurate instructions. When the instructions were accurate, when there were no software errors, and the data were current and correct, the percentage of instructions followed increased from 89.5% to 97.5% (Table 2). Analyzing only the accurate instructions, the pattern of compliance as a function of therapy intensity was unchanged (Table 3). The finding that wait instructions were followed more frequently than instructions to increase or decrease therapy is consistent with the feelings of the clinical staff that an instruction to wait is easier to follow than one to change therapy.

There was no difference in the degree of compliance with the protocols as a function of ventilatory support mode whether all instructions or only accurate instructions were analyzed [4] (Tables 2, 3). There were slight differences among the modes in the distributions of the directions of therapy instructions, but the differences were small and should not affect the preliminary conclusion that compliance with the protocols was unaffected by ventilatory support mode [4]. The sample size is too small, however, to be certain of this conclusion.

Of the 300 instructions (11.4% of the total) classified as incorrect (Table 2), 82 (27.3%) were followed by the clinical staff. This could be interpreted to suggest that the clinical staff blindly followed protocol instructions. We think this is not the case for the following reasons: (a) since our protocols represent only one way of approaching therapy a computerized instruction that differed from the intended instruction may still have been clinically appropriate, (b) the therapeutic steps suggested by the protocol are small, for example, "increase PEEP by 2 cmH_2O," and, thus, are unlikely to cause objections by the clinical staff, (c) no clinical errors as a result of protocol use were reported, (d) the clinical staff is sophisticated and unlikely to follow an instruction that violates good clinical judgement, and (e) the clinical outcomes were go ' (survival for the clinical trial patients was four times that of historical controls (39% vs. 9%) [11]).

In summary, the development of protocol logic and the subsequent computerization requires the medical care provider to carefully examine the assumptions, preferences, biases, deficiencies, and information involved in the decision making process. The systematic and careful development of protocol logic and its acceptance by consensus are the most important factors in the success of our medical protocols. We believe that the most significant implication of this study is that protocol controlled care of critically ill patients is possible in spite of the complexity of the environment and the differing clinical styles of the clinicians.

Acknowledgements. Supported by NIH grant HL36787, the LDS Hospital Deseret Foundation, and the Respiratory Distress Syndrome Foundation.

References

1. Gattinoni L, Pesenti A, Caspani ML, Pelizzola A, Mascheroni D et al. (1984) The role of total static lung compliance in the management of severe ARDS unresponsive to conventional treatment. Intensive Care Med 10: 121–126
2. Sittig DF, Pace NL, Gardner RM, Beck E, Morris AH (1989) Implementation of a computerized patient advice system using the HELP clinical information system. Comp Biomed Res 22: 474–487
3. Henderson S, East TD, Morris AH, Gardner RM (1989) Performance evaluation of computerized clinical protocols for management of arterial hypoxemia in ARDS patients. Proc Thirteenth Symp Comput Appl Med Care. IEEE Comput Soc Press 588–592
4. Henderson S, Crapo RO, East TD, Morris AH, Gardner RM (1990) Computerized clinical protocols in an intensive care unit: How well are they followed? Proc Fourteenth Annual Symp Comput Appl Med Care. IEEE Comput Soc Press 284–288
5. Gardner RM (1986) Computerized management of intensive care patients. MD Comput 3/1: 36–51
6. Pryor TA (1988) The HELP medical research system. MD Comput 5/5: 22–23
7. Pryor TA, Gardner RM, Clayton PD, Warner HR (1983) The HELP system. J Med Syst 7: 87–102
8. Hawley WL, Tariq H, Gardner RM (1988) Clinical implementation of automated Medical Information Bus in an intensive care unit. SCAMC 12: 621–624
9. Gardner RM, Tariq H, Hawley WL, East TD (1989) Medical Information Bus: the key to future integrated monitoring [editorial]. Int J Clin Monit Comput 6: 205–209
10. Shabot MM (1989) Standardized acquisition of bedside data: the IEEE P1073 Medical Information Bus. Int J Clin Monit Comput 6: 197–204
11. Morris AH, Wallace CJ, Clemmer TP, Orme JF Jr, Weaver LK et al. (1990) Extracorporeal CO_2 removal therapy for adult respiratory distress syndrome patients. Resp Care 35: 224–237

Die automatische Einstellung der Beatmungsparameter während der Anfangsphase der künstlichen Beatmung

T.P. Laubscher, A. Frutiger, S. Fanconi, H. Jutzi und *J.X. Brunner*

Die Ventilation von Patienten wird in 3 Phasen durchgeführt, die vergleichbar mit den Phasen einer Flugreise sind, nämlich dem Start, dem eigentlichen Flug und der Landung.

In der mechanischen Ventilation entsprechen diese Phasen dem Anschließen des Patienten an den Respirator und dem Beginn der Ventilation, der Aufrechterhaltung einer möglichst optimalen Ventilation und schließlich der Entwöhnung des Patienten vom Respirator. In der 2. und 3. Phase werden die Respiratoreinstellungen normalerweise aufgrund von Blutgaswerten, der Lungenmechanik und der Lungenpathologie vorgenommen.

In der 1. Phase hingegen, beim Anschließen des Patienten an den Respirator, muß man die Ventilationsparameter ohne eine genaue Kenntniss der Bedürfnisse des Patienten einstellen. Ärzte und Pflegepersonal verlassen sich dabei normalerweise auf grobe Schätzungen und ihre klinische Erfahrung (Kacmarek u. Venegas 1987).

Die automatische Regelung der mechanischen Ventilation wurde schon mehrmals erfolgreich durchgeführt (Frumin 1975; Frumin et al. 1959; Mitamura et al. 1971, 1975; Coles et al. 1973; Ohlson et al. 1982; Chapman et al. 1985; East et al. 1982, 1986; Ritchie et al. 1987; Coon et al. 1978). Dem Problem der automatischen Bestimmung der Anfangsparameter der Ventilation für einen gegebenen Patienten wurde hingegen keine oder wenig Beachtung geschenkt. Damit die geregelte Beatmung klinisch brauchbar ist, sollte sie von dem Augenblick an funktionieren, in dem der Patient an den Respirator angeschlossen wird. Dies bedeutet, daß die Anfangseinstellung automatisch vom Rechner ermittelt werden muß. Der vorliegende Artikel beschreibt eine Methode, dies zu tun, und ihre Realisierbarkeit in intubierten Patienten.

Patienten und Methoden

Methode

25 schwerstkranke Erwachsene und 17 schwerstkranke Kinder vom Kantonsspital Chur, dem Triemlispital in Zürich und dem Universitätskinderspital in Zürich wurden untersucht (Tabelle 1). Alle Patienten waren intubiert

Tabelle 1. Beschreibung der Patienten

Patient	Größe [cm]	Gewicht [kg]	Alter (Jahre)	F_IO_2	PEEP [cm H_2O]	Klinische Information
1	113	20,5	4	0,26	4	Schwere Kopfverletzung[a]
2	170	65,0	70	0,30	2	COPD[b]
3	165	70,0	82	0,49	8	Ateminsuffizienz nach Operation bei Dünndarmileus
4	175	65,0	82	0,40	5	Respiratorische Insuffizienz
5	160	60,0	39	0,40	5	Schädel-Hirn-Trauma und Thoraxtrauma[a]
6	180	80,0	37	0,30	3	Schädel-Hirn-Trauma; tracheotomiert[a]
7	58	5,8	0,3	0,35	5	Fallot-Tetralogie, totalkorrigiert
8	160	45,0	26	0,30	3	Schädel-Hirn-Trauma; tracheotomierl[a]
9	79	9,4	1,0	0,35	2	Fallot-Tetralogie, totalkorrigiert
10	180	68,0	18	0,30	3	Schädel-Hirn-Trauma[a]
11	168	53,0	76	0,34	3	Ateminsuffizienz bei Myasthenia gravis
12	170	75,0	76	0,30	5	Ruptiertes Bauchaortenaneurysma; postoperative Beatmung
13	170	68,0	34	0,30	4	Nekrotisierende Pankreatitis
14	170	70,0	81	0,38	5	Polytrauma; tracheotomiert
15	120	20,5	8	0,33	6	Schädel-Hirn-Trauma[a]
16	120	24,0	6	0,40	6	Status epilepticus
17	170	50,0	15	0,30	3	Schädel-Hirn-Trauma[a]
18	70	7,7	0,6	0,60	8	Pneumonie
19	134	31,0	7	0,28	5	Schädel-Hirn-Trauma[a]
20	65	5,1	1,0	0,80	8	ARDS
21	80	9,5	2	0,40	5	Pulmonare Stenose, totalkorrigiert

Tabelle 1. (Fortsetzung)

Patient	Größe [cm]	Gewicht [kg]	Alter (Jahre)	F_IO_2	PEEP [cm H_2O]	Klinische Information
22	176	80,0	52	0,30	3	Schädel-Hirn-Trauma[a]
23	175	65,0	23	0,30	5	Insulinüberdosis, hypoxischer Hirnschaden
24	180	80,0	55	0,30	5	Intoxikation
25	183	89,0	51	0,40	5	Aortokoronarer Bypass
26	158	42,0	39	0,30	4	Lungenoperation
27	175	92,0	74	0,40	4	Septischer Schock
28	175	80,0	47	0,30	3	Hirnblutung
29	145	50,0	67	0,40	6	Pneumonie, Kyphoskoliose
30	176	80,0	34	0,40	3	Schädel-Hirn-Trauma[a]
31	165	58,0	49	0,30	5	Polytrauma
32	161	70,0	61	0,50	3	Hirntumor
33	63	6,2	0,5	0,30	2	Fallot-Tetralogie, totalkorrigiert
34	170	70,0	69	0,30	3	Schwerste Beckenfraktur, schwere Gerinnungsstörung
35	182	84,0	27	0,50	10	Pankreatitis mit ARDS
36	93	12,5	2	0,33	4	Epiglottitis
37	85	11,4	1,7	0,40	5	Epiglottitis
38	65	6,1	0,6	0,30	3	Pulmonare Stenose, totalkorrigiert
39	125	26,0	8	0,45	4	Schädel-Hirn-Trauma[a]
40	89	10,0	3	0,40	4	Fallot-Tetralogie, totalkorrigiert
41	76	7,8	0,7	0,35	4	Fallot-Tetralogie, totalkorrigiert
42	59	4,7	0,2	0,35	5	Aortenisthmusstenose, totalkorrigiert
$\bar{x} \pm SD$	137 ± 44	46 ± 30	32 ± 30	0,37 ± 0,10	4,5 ± 1,7	

[a] Absichtlich hyperventiliert.
[b] Absichtlich hypoventiliert.

und vor der Untersuchung entweder an einen Hamilton VEOLAR oder Siemens-900C-Respirator angeschlossen. Auswahlkriterien waren hämodynamische und respiratorische Stabilität. Als hämodynamisch stabil wurden Patienten betrachtet, die nicht im Schockzustand waren und keine vasoaktiven Medikamente benötigten. Als respiratorisch stabil wurden Patienten betrachtet, deren Gasaustausch und alveoläre Ventilation in den letzten 8 h stabil war. In pädiatrischen Patienten mit Tuben ohne Manschette wurde die Dichtigkeit mit einem Druck von 30 cm H_2O geprüft. Falls der Druck nach einigen Sekunden Wartezeit höchstens um wenige cm H_2O fiel, wurde angenommen, daß der Tubus dicht war. Es wurde kein Unterschied zwischen oral und nasal intubierten Patienten sowie tracheotomierten Patienten gemacht. Der Ventilationsmodus spielte keine Rolle als Einschlußkriterium. Es wurden Patienten untersucht, die im synchronisiert intermittierenden volumenkontrollierten Modus mit Druckunterstützung (SIMV), volumenkontrollierten Modus (CMV), druckkontrollierten Modus (PCV), druckunterstützten Spontanatmungsmodus (PSV) und druckkontrollierten Modus mit kontinuierlichem Fluß (IMV) beatmet waren.

Für die Untersuchung selbst wurden die Patienten von ihrem Respirator diskonnektiert und vorübergehend an einen modifizierten Hamilton AMADEUS für ungefähr 1 min angeschlossen. Der Respirator beatmete die Patienten mit spezifischen Testatemzügen. Die Testatemzüge wurden analysiert, und aufgrund der Resultate wurde die Anfangseinstellung des Respirators berechnet. Anschließend wurden die Patienten wieder mit ihrem ursprünglichen Respirator verbunden. Das Protokoll wurde von den ethischen Kommissionen der beteiligten Spitäler genehmigt.

Die Testatemzüge basieren auf dem PCSIMV-Modus. Dieser Modus ähnelt dem SIMV-Modus mit dem Unterschied, daß die von der Maschine ausgelösten Atemzüge druckkontrolliert und nicht volumenkontrolliert sind. Die genauen Spezifikationen sind in Tabelle 2 dargestellt. Der inspiratorische Druck wurde auf 15 cm H_2O über PEEP eingestellt. Die SIMV-Frequenz wurde auf 6 Atemzüge/min für Erwachsene resp. 15 Atemzüge/min für Kinder eingestellt. Ein völlig passiver Patient erhält demnach 6 resp. 15 Atemzüge/min mit 15 cm H_2O über PEEP und einer Inspirationsdauer

Tabelle 2. Spezifikationen des Testatemmusters (*AZ* Atemzug)

Ventilationsmodus	PCSIMV
Frequenz	6 AZ/min (10–15 AZ/min bei Kindern)
Inspiratorischer Druck über PEEP	15 cm H_2O
Druckunterstützung über PEEP	15 cm H_2O
Insufflationszeit	1 s
Triggerempfindlichkeit	−3 cm H_2O
F_IO_2	Nicht spezifiziert
PEEP	Nicht spezifiziert

von 1 s. Das Tidalvolumen hängt von der Lungenimpedanz, d.h. der Dehnbarkeit der Lunge und des Brustkorbs und des Widerstands der Luftwege des Patienten, ab.

Bei einem spontanatmenden Patienten hingegen erzeugt die Maschine druckunterstützte Atemzüge mit 15 cm H_2O über PEEP mit eingestreuten von der Maschine ausgelösten Atemzügen. Da diese Atemzüge druckkontrolliert sind, hängt der resultierende inspiratorische Spitzenfluß von der Atemaktivität des Patienten und seiner Lungenimpedanz ab. Dasselbe trifft für die spontanen Atemzüge zu. Abbildung 1 zeigt das PĊSIMV-Atemmuster für einen passiven und einen spontanatmenden Patienten. Es

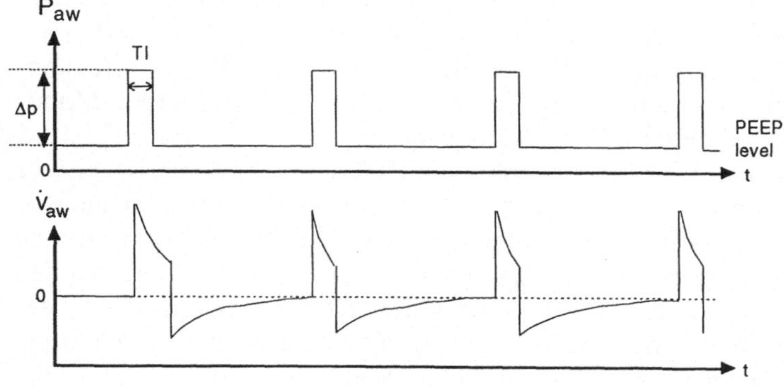

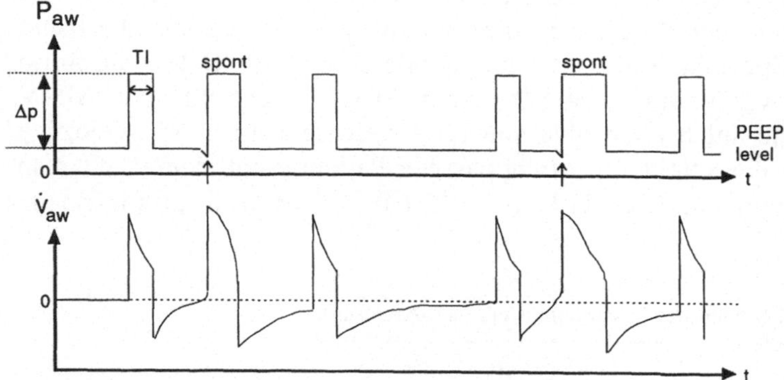

Abb. 1. "Pressure controlled synchronized intermittent mandatory ventilation" (PCSIMV). *Oben*: idealisierter Druck (Paw) und Fluß (V_{aw}) vs. Zeit. Kurven während den Testatemzügen in völlig passiven Patienten. Die Insufflationszeit ist durch den Respirator gegeben und gleich für alle Atemzüge. Vom Patienten werden keine Alemzüge erzeugt. *Unten*: dieselben Kurven, wenn die Testatemzüge an einem spontanatmenden Patienten appliziert werden. Beachte zusätzliche Atemzüge mit unterschiedlichen Insufflationszeiten, die vom Patienten ausgelöst wurden (*Pfeile*). Inspiratorischer Fluß ist positiv. Der inspiratorische Druck über PEEP (Δp) ist der gleiche für die vom Respirator und die vom Patienten ausgelösten Atemzüge

wurde angenommen, daß dieses Testatemzugmuster annehmbare Tidalvolumina in allen Patienten unabhängig von ihrem Ventilationsmodus erzeugen würde. Studien an einem Lungenmodell und eine Pilotstudie an 62 gesunden Probanden bestätigten dies.

Messungen

Das Tidalvolumen (V_T-aktuell), die respiratorische Frequenz (f-aktuell) und der Mittelwert zwischen inspiriertem und exspiriertem Minutenvolumen, im folgenden Minutenvolumen genannt (MV-aktuell), wurden notiert, bevor die Patienten an den modifizierten AMADEUS-Respirator angeschlossen wurden, und dienten als Referenzdaten.

Während der Testatemzüge wurden der Fluß, der Druck und die momentane CO_2-Konzentration in der ausgeatmeten Luft gemessen. Zu diesem Zweck wurden ein geheizter Jäger-Baby-Pneumotachograph und die Meßzelle eines Novametrix 1260 CO_2 Analyzers zwischen das Y-Stück und das Tubusende eingefügt. Alle Daten wurden mit einem 25-Hz-Bessel-Filter 2. Ordnung tiefpassgefiltert und mit 60 Hz abgetastet. Viskositätsänderungen des Gases und Verzögerungen des CO_2-Meßgerätes wurden bei der Auswertung der Daten berücksichtigt (Brunner 1988). Aus den Fluß- und CO_2-Signalen wurde der serielle Totraum bestimmt (Brunner u. Wolff 1985). Das endtidale CO_2 wurde nicht als Parameter benutzt. Die Sensoren wurden vor jeder Messungen kalibriert.

Vom 2. bis zum 6. Atemzug wurden das Tidalvolumen (V_T), die exspiratorische Zeitkonstante (RC) und der serielle Totraum (V_{ds}) bestimmt. Die Bestimmung von RC ist im Anhang genauer beschrieben; es wurde kein Unterschied zwischen mechanischen und spontanen Atemzügen gemacht. Es wurde der Median von diesen Werten für alle weiteren Berechnungen genommen. Die Testatemzüge wurden als erfolgreich bewertet, wenn V_T zwischen dem Doppelten und 10fachen von V_{ds} lag.

Automatisch vorgeschlagen: Tidalvolumen, Rate und Minutenvolumen

Das automatisch errechnete (^{C}) Tidalvolumen ($V_T{}^C$) und die automatisch errechnete Atemfrequenz (f^C) und die Minutenventilation (MV^C) wurden aus V_{ds} und RC berechnet. Dabei diente V_{ds}, ein Maß für das Volumen der Luftwege, zur Abschätzung der Größe des Patienten. Aus diesem Wert wurde schließlich $V_T{}^C$ berechnet. f^C wurde mittels eines Ansatzes, der auf der minimalen Atemarbeit beruht (Otis et al. 1950; Mead 1960), aus RC und V_{ds} berechnet. Schließlich wurde MV^C aus $f^C \cdot V_T{}^C$ berechnet. Zu Vergleichszwecken wurde das Anfangsatemmuster auch aufgrund von "Hausregeln" (^{H}) bestimmt. Diese Regeln werden verbreitet in den erwähnten Krankenhäusern verwendet, um die Respiratoren bei neuen Patienten einzustellen; sie wurden in dieser Studie zur Berechnung von V_T^H, f^H und MV^H benutzt. Die genauen Formeln sind im Anhang angegeben. Der Unterschied zwischen den automatisch berechneten Parametern V_T^C, f^C, MV^C und dem Atemmuster vor der Untersuchung V_T-aktuell, f-aktuell und MV-aktuell wurde mittels eines zweiseitigen gepaarten t-Tests analysiert. Zudem wurde untersucht, ob eine Abhängigkeit zwischen der Differenz und dem Mittelwert der beiden verglichenen Werte besteht (Bland u. Altman 1986). Dieselben Vergleiche wurden mit den Atemmustern gemäß den Hausregeln gemacht.

Resultate

42 Patienten wurden mit den Testatemzügen untersucht. Alle 42 Patienten tolerierten die Testatemzüge. In 41 Patienten konnte aufgrund der Testatemzüge ein serieller Totraum gemessen werden. Bei einem 2 Monate alten Säugling war das jedoch nicht möglich (Patient 42, 4,7 kg schwer). Bei 2 Kindern war V_T kleiner als $2 \cdot V_{ds}$, aber größer als $1{,}5 \cdot V_{ds}$ (Patienten 40 und 41). Die übrigen 39 Patienten erfüllten die Plausibilitätskriterien für V_{ds}. Das waren alle Patienten, die älter als 3 Jahre waren.

Das vom Rechner vorgeschlagene Atemmuster und das Atemmuster, das die Hausregeln vorschlugen, wurde mit dem aktuellen Atemmuster verglichen (Tabelle 3). Tabelle 4 und Abb. 2 zeigen die Resultate der statistischen Auswertung. Das vom Rechner vorgeschlagene Atemmuster unterschied sich nicht signifikant vom tatsächlichen Atemmuster. Bei 34 der 39 Patienten lag die Differenz zwischen der vom Rechner vorgeschlagenen Minutenventilation MV^C und der aktuellen Minutenventilation im Bereich von ±50 % vom Durchschnitt der beiden Werte. Hingegen unterschieden sich das durch die Hausregeln vorgeschlagene Tidalvolumen, die von den Hausregeln vorgeschlagene Atemfrequenz und das resultierende Minutenvolumen signifikant ($p < 0{,}05$) von den aktuellen Werten. Bei 38 der 39 Patienten lag die Differenz zwischen der von den Hausregeln vorgeschlagenen Minutenventilation MV^H und der aktuellen Minutenventilation im Bereich von ±50 % vom Durchschnitt der beiden Werte.

Diskussion

Wir haben eine automatische, nicht-invasive Methode geprüft, um die Anfangseinstellung eines Respirators bei Schwerstkranken zu ermitteln. Diese Methode soll schlußendlich als Startprozedur für Algoritmen für die geregelte Beatmung dienen. Zu diesem Zweck verwendeten wir ein standardisiertes Atemmuster, das auf dem PCSIMV-Modus basierte. Die Prozedur wurde

Tabelle 3. Resultate aller 39 Patienten, bei denen das Testatemmuster erfolgreich war

	Medianwerte aus den Testatemzügen			Vom Rechner vorgeschlagene Einstellung			Einatellung nach den Hausregeln			Tatsächlich gemessenes Atemmuster			
Patient	V_{ds} [ml]	RC [s]	V_T [ml]	V_T^C [ml]	f^C [AZ/min]	MV^C [l/min]	V_T^H [ml]	f^H [AZ/min]	MV^H [l/min]	V_T [ml]	f [AZ/min]	MV [l/min]	Modus
1	23	0,71	61	123	20,9	2,6	246	15	3,7	96	27	2,6	IMV
2	123	0,97	549	665	13,1	8,7	780	10	7,8	369	16	5,9	PSV
3	125	0,94	542	676	13,3	9,0	840	10	8,4	609	11	6,7	SIMV
4	156	0,91	709	843	13,4	11,3	780	10	7,8	700	8	5,6	SIMV
5	75	0,83	375	402	16,0	6,4	720	10	7,2	700	10	7,0	SIMV
6	133	0,85	689	719	13,8	9,9	960	10	9,6	750	10	7,5	CMV
7	14	0,45	34	77	25,8	2,0	70	20	1,4	60[c]	20	1,2[c]	IMV
8	74	0,80	499	399	16,3	6,5	540	10	5,4	200	25	5,0	PSV
9	8	0,26	43	45	32,5	1,5	113	20	2,3	90	20	1,8	IMV
10	70	0,71	527	376	17,4	6,6	816	10	8,2	800	10	8,0	SIMV
11	89	0,47	294	480	18,5	8,9	636	10	6,4	210	29	6,1	PSV
12	127	1,05	706	687	12,7	8,7	900	10	9,0	464	14	6,5	PSV
13	71	0,76	512	385	16,8	6,5	816	10	8,2	452	25	11,3	PSV
14	109	0,93	610	588	13,3	7,8	840	10	8,4	467	15	7,0	SIMV
15	48	0,58	239	258	20,7	5,3	246	15	3,7	200	24	4,8	IMV
16	46	0,39	207	249	24,3	6,1	288	15	4,3	250	12	3,0	PCV
17	75	1,82	545	403	11,5	4,6	600	10	6,0	600	10	6,0	CMV
18	15	0,29	47	79	30,5	2,4	92	20	1,8	75	20	1,5	IMV

Tabelle 3. (Fortetzung)

Patient	Medianwerte aus den Testatemzügen			Vom Rechner vorgeschlagene Einstellung			Einatellung nach den Hausregeln			Tatsächlich gemessenes Atemmuster			
	V_{ds} [ml]	RC [s]	V_T [ml]	V_T^C [ml]	f^C [AZ/min]	MV^C [l/min]	V_T^H [ml]	f^H [AZ/min]	MV^H [l/min]	V_T [ml]	f [AZ/min]	MV [l/min]	Modus
19	37	0,63	290	202	20,8	4,2	372	10	3,7	329	14	4,6	CMV
20	5	0,36	37	28	29,0	0,8	61	20	1,2	80	15	1,2	PCV
21	30	0,35	95	160	27,0	4,3	114	20	2,3	133	12	1,6	PCV
22	159	1,29	789	858	11,7	10,0	960	10	9,6	850	12	10,2	SIMV
23	90	0,84	579	484	14,7	7,1	780	10	7,8	350	24	8,4	PSV
24	72	1,12	615	387	14,3	5,5	960	10	9,6	310	20	6,2	PSV
25	128	1,03	660	689	12,8	8,8	1068	10	10,7	900	10	9,0	CMV
26	81	0,57	339	438	17,9	7,9	504	10	5,0	504	10	5,0	PSV
27	76	0,36	293	408	21,9	8,9	1104	10	11,0	336	25	8,4	SIMV
28	80	0,57	749	432	18,1	7,8	696	10	9,6	339	23	7,8	PSV
29	55	0,38	232	299	23,6	7,1	600	10	6,0	309	22	6,8	SIMV
30	124	0,82	743	669	14,0	9,4	960	10	9,6	417	18	7,5	PSV
31	80	0,55	473	429	18,3	7,9	696	10	7,0	453	15	6,8	PSV
32	113	1,31	766	613	11,6	7,1	840	10	8,4	437	19	8,3	PSV
33	7	0,36	18	38	28,8	1,1	74	20	1,5	80[a]	25	2,0[a]	IMV
34	81	0,81	576	437	15,6	6,8	840	10	8,4	486	14	6,8	PSV
35	97	0,53	468	525	16,8	8,8	1008	10	10,1	465	20	9,3	SIMV
36	22	0,37	98	120	27,1	3,3	150	15	2,3	230	12	2,8	IMV
37	23	0,51	92	123	23,9	2,9	137	15	2,1	113	30	3,4	IMV
38	21	0,46	48	111	25,1	2,8	73	20	1,5	70	33	2,3	IMV
39	40	0,45	243	218	23,6	5,1	312	10	6,2	379	14	5,3	CMV
$\bar{x} \pm SD$	72	0,70	394	388	19,2	6,2	586	12,4	6,2	376	17,8	5,7	
	44	0,33	255	235	6,0	2,8	347	4,0	3,1	235	6,6	2,7	

[a] Werte geschätzt, weder V_T noch MV wurden gemessen.

Tabelle 4. Abweichung der vorgeschlagenen vom tatsächlichen Atemmuster absolut und relativ zum Mittel der beiden Werte

	Differenz ± SD	% vom Mittel
V_T^C – V_T-aktuell	12 ± 150 ml	0
f^C – f-aktuell	1,4 ± 7,4 /min	9
MV^C – MV-aktuell	0,5 ± 1,8 l/min	9
V_T^H – V_T-aktuell	210 ± 229 ml[a]	35[b]
f^H – f-aktuell	−5,3 ± 6,7 /min[a]	−32[b]
MV^H – MV-aktuell	0,5 ± 1,4 l/min[a]	5[b]

[a] Signifikant verschieden von 0 ($p < 0,05$).
[b] Differenz hängt ab vom Mittelwert.

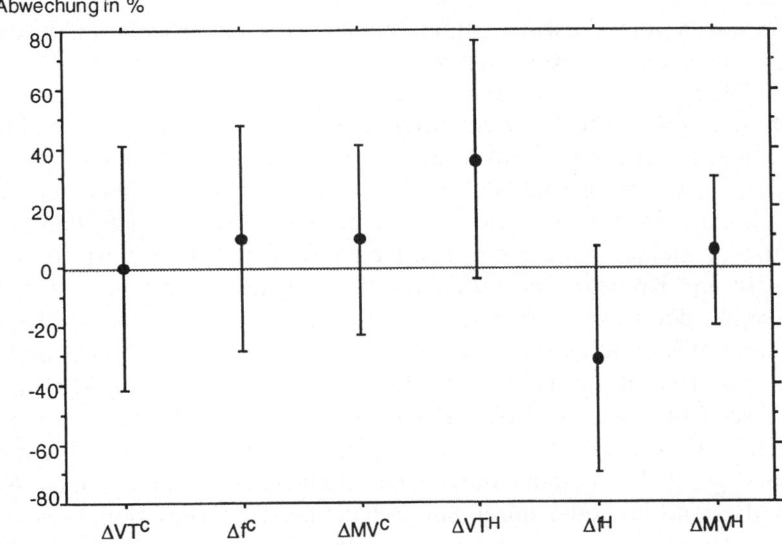

Abb. 2. Abweichung des automatisch vorgeschlagenen Atemmusters vom aktuellen Atemmuster in % des Mittelwertes des automatisch vorgeschlagenen und des aktuellen Atemmusters (ΔV_T^C, Δf^C, ΔMV^C) sowie Abweichung des von den Hausregeln vorgeschlagenen Atemmusters vom aktuellen Atemmuster in % des Mittelwertes des von den Hausregeln vorgeschlagenen und des aktuellen Atemmusters (ΔV_T^H, Δ^H, ΔMV^H). Die Fehlerbalken geben die Standardabweichung an

von allen Patienten gut toleriert. In allen Patienten über 3 Jahren konnte ein plausibler Vorschlag für das Atemmuster des Patienten aufgrund der Testatemzüge ermittelt werden. In 75 % (9 von 12) der Kinder, die weniger als 3 Jahre alt waren, funktionierte die Methode ebenfalls erfolgreich.

Es ist zu beachten, daß in dieser Studie das berechnete Atemmuster nicht am Patienten getestet wurde. Folglich sind alle Vergleiche theoretischer Natur. In einer zweiten Studie (noch nicht publiziert) hingegen wurde das automatisch ermittelte Atemmuster tatsächlich an 29 Patienten getestet. Bei dieser Studie ergab sich keine signifikante Veränderung der Blutgaswerte gegenüber dem Wert, der nach einer Einstellung des Respirators mit den vorher bestehenden Parametern ermittelt worden war.

Mehrere Forscher haben Algoritmen für die geregelte Beatmung aufgrund vom exspirierten oder arteriellen pCO_2 oder dem arteriellen pH enwickelt. Die ersten Regler wurden erfolgreich während der Anästhesie und in Patienten mit gesunden Lungen getestet (Frumin 1957; Frumin et al. 1959). Nachfolgende Regelalgoritmen wurden erfolgreich an Tieren getestet. Sie basierten auf mittlerem exspiriertem CO_2 (Mitamura et al. 1971, 1975), endtidalem CO_2 (Coles et al. 1973; Ohlson et al. 1982; Chapman et al. 1985; East et al. 1986; Ritchie et al. 1987), arteriellem CO_2 (East et al. 1982) oder arteriellem pH (Coon et al. 1978). In allen Untersuchungen wurde die Angfangseinstellung des Tidalvolumens, der Frequenz und des Minutenvolumens vom Forscher vorgenommen. Erst danach übernahm der Regler die Steuerung des Respirators.

Wenig Aufmerksamkeit wurde dem Problem der automatischen Ersteinstellung geschenkt. Für einen Menschen ist es relativ einfach, eine brauchbare initiale Frequenz und ein brauchbares initiales Tidalvolumen zu ermitteln. Damit ist nicht gesagt, daß es leicht ist, die für den jeweiligen Patienten optimalen Werte zu bestimmen. Aber es ist offensichtlich, daß z. B. 600 ml für ein kleines Kind nicht das geeignete Tidalvolumen ist. Es ist es aber nicht im Kontext der automatisch geregelten Beatmung. Als Maschine "weiß" der Respirator nur wenig über den Patienten, den er beatmet. All dieses Wissen folgt aus Messungen des Gasflusses, des Drucks und der CO_2-Konzentration am Tubusende. Ohne Weiterverarbeitung können aufgrund dieser Daten weder Größe, Pathologie noch Aktivität der Atemmuskulatur ermittelt werden. Bei einem gegebenen inspiratorischen Druck können niedrige Tidalvolumina durch eine steife Lunge, einen hohen Atemwegswiderstand und/oder durch eine schlechte Synchronisation zwischen Patient und Respirator verursacht werden. Der Patient kann jedoch auch einfach ein kleines Kind ohne Lungenpathologie sein. Das erste Problem ist also, ein Atemmuster zu finden, das für alle Patienten unabhängig von deren Größe, Pathologie oder Atemaktivität verträglich ist. Das zweite Problem ist es, einen Algoritmus zu finden, der zwischen Patienten von unterschiedlicher Größe aufgrund von Messungen von Fluß, Druck und CO_2-Konzentration unterscheiden kann. Das dritte Problem ist, die mechanischen Eigenschaften der Lunge und des Brustkorbs mit diesem Algoritmus zu bestimmen. Schließlich muß aufgrund dieser Messungen ein Atemmuster errechnet werden, das den Patient während der Anfangsphase ausreichend beatmet. Alle diese Probleme werden in diesem Artikel behandelt.

Für die Testatemzüge wurde ein neuer Beatmungsmodus, druckkontrolliertes SIMV, verwendet. Es sollte der gleiche Inspirationsdruck einerseits Erwachsene und Kinder und andererseits für die spontanen und maschinengetriggerten Atemzüge möglich sein. Das Tidalvolumen, das mit diesem Druck erreicht werden kann, hängt von der Dehnbarkeit des respiratorischen Systems ab. Da die Dehnbarkeit bei Kindern kleiner ist als bei Erwachsenen, sind auch die resultierenden Tidalvolumina bei den Kindern kleiner als bei den Erwachsenen. Ein weiteres Argument für die druckkontrollierte Beatmung war, daß der Spitzendruck voraussehbar ist, so daß kein Risiko für ein unbeabsichtigtes Barotrauma bestand.

Wegen der Kombination von druckkontrollierter Ventilation mit SIMV läßt sich dieser Modus sowohl beim spontanatmenden als auch beim passiven Patienten verwenden. Der inspiratorische Druck über PEEP (Δp) wurde für die Testatemzüge auf 15 cm H_2O festgelegt. Erste Versuche an Probanden wurden mit 20 cm H_2O (kein PEEP) gemacht. Da mehrere Probanden dies als unangenehm empfanden, wurde in der Pilotstudie der Druck auf 10 cm H_2O über PEEP festgelegt. Um den Widerstand des Tubus zu kompensieren, wurde für die eigentliche Studie schließlich ein Druck von 15 cm H_2O über PEEP gewählt.

Die IMV-Frequenz wurde so gewählt, daß spontane Atmung möglich war, ohne daß der Patient im Falle einer Apnoe übermäßig hypoventiliert wurde. Sie wurde aufgrund dieser Überlegungen auf 6 Atemzüge/min festgelegt. Bei kleinen Kindern, die relaxiert sind, würde diese Frequenz jedoch eine untolerierbare Hypoxämie verursachen. Für diese Patienten wurde eine IMV-Frequenz von 10–15 Atemzügen/min gewählt.

Die Insufflationszeit (t_I) der maschinengetriggerten Atemzüge wurde auf 1 festgelegt. Mit dieser Insufflationszeit kann ein inspiratorischer Druck von 15 cm H_2O über PEEP sogar bei obstruktiven Patienten ein substantielles Tidalvolumen erzeugen (Marini et al. 1989).

Um das Atemmuster automatisch zu errechnen, ist eine Abschätzung des Gewichts des Patienten nötig. Radfords Korrelation zwischen Totraum und Gewicht wurde dazu verwendet (Radford 1954). Radford hat den Totraum mit der Formel von Bohr gemessen, was den "respiratorischen Totraum" (VD_{resp}), eine Schätzung des physiologischen Totraumes, ergab. Der serielle Totraum wurde während der ganzen Studie als ein Maß für den anatomischen Totraum verwendet, er ist also kleiner als VD_{resp}. Dieser Unterschied ist beim Gesunden jedoch klein. Unter der Annahme, daß der Totraum, der v. a. von der Morphologie des Patienten abhängt, sich nicht mit der Pathologie ändert, kann man sagen, daß V_{ds} eine brauchbare Approximation für den physiologischen Totraum des Patienten in Abwesenheit einer Lungenpathologie ist. V_{ds} wird hingegen von Länge und Durchmesser des Tubus beeinflußt. Das kann zu Abweichungen vom wahren V_{ds} führen. Die Korrelation zwischen V_{ds} und der Größe des Patienten und dessen Gewicht sollte jedoch bestehen bleiben, da kleinere Patienten kleinere Tuben benötigen. Eine Ausnahme können tracheotomierte Patienten sein. Drei tracheotomierte Patienten wurden in unserer Studie untersucht. Bei ihnen unterschied sich die Abweichung des automatisch ermittelten Atemmusters vom aktuellen Atemmuster nicht signifikant ($p > 0{,}05$) von der Abweichung, die bei den übrigen Patienten ermittelt wurde. V_{dS} sollte also bei allen Patienten eine grobe Schätzung des Gewichtes ermöglichen.

f^C wird aufgrund der Gleichung von Otis für die minimale Atemarbeit berechnet. In dieser Gleichung hängt die Respirationsrate von RC, der alveolarcn Ventilation V'_A und einem "Totraumanteil" des Tidalvolumens (V_D) ab (Otis et al. 1950). Die Arbeit von Otis wurde offensichtlich im Hinblick auf Spontanatmende durchgeführt. Es stellt sich also die Frage, ob ein Atemmuster, das auf einer modifizierten Version der Otis-Formel basiert, brauchbar ist für einen relaxierten Patienten. Ein guter Grund für die Wahl eines solchen Atemmusters ist der Wunsch, den Patienten möglichst bald vom Respirator entwöhnen zu können. Unter diesem Aspekt ist die Wahl eines Atemmusters, das für Spontanatmende gedacht ist, eine rationale Wahl.

V_{dS} ersetzte in dieser Studie V_D in der Otis-Gleichung. V_D ist der totale ventilierte Totraum, er beinhaltet also den anatomischen Totraum, für den V_{dS} eine Approximation ist. Das bedeutet, daß V_{dS} stets kleiner ist als der Wert, der in der Otis-Gleichung verwendet wird.Demzufolge wird die automatisch vorgeschlagene Frequenz f^c größer, was zu einer Vergrößerung der Ventilation führt.

Bei der automatischen Methode basierte die Berechnung von V'_A auf einer groben Abschätzung der CO_2-Produktion (V'_{CO^2}), wobei eine alveoläre CO_2-Konzentration von 5 Vol.-% angenommen wurde, was in Abwesenheit eines alveolären Totraumes auf Meereshöhe einem p_aCO_2 von 38 mm Hg entspricht. V'_{CO_2} wurde auf 6 ml/min/kg KG für Kinder und auf 3 ml/min/kg KG für Erwachsene (Gewicht über 45 kg) geschätzt (Niemer u. Nemes 1979). In der hier beschriebenen Studie wurde angenommen, daß V'_{CO_2} pro kg KG vom Wert für Kinder linear mit zunehmendem Körpergewicht bis auf den Wert für Erwachsene abnimmt. Ohne die Annahme einer erhöhten spezifischen CO_2-Produktion bei Kindern würde ein untolerierbares Risiko für eine Hypoventilation bei diesen Patienten entstehen. Um Situationen zu berücksichtigen, bei denen eine erhöhte Ventilation nötig ist, wurde die so berechnete V'_A um 50% erhöht. Das entspricht der Zunahme der metabolischen Aktivität, die bei septischen Patienten gemessen wurde (Giovannini et al. 1983). Aufgrund dieser Korrekturen kann die automatisch ermittelte Ventilation sich zusätzlich erhöhen. Die Haupteffekte einer Hyperventilation sind eine Abnahme des arteriellen CO_2-Drucks und eine Zunahme des pH. Andererseits kann eine starke Hypoventilation neben den obigen Effekten in umgekehrter Richtung auch eine Hypoxie zur Folge haben. Während Änderungen des pH recht gut vom Patienten toleriert werden (Hickling et al. 1990), kann eine Abnahme des arteriellen O_2-Drucks schwerwiegende Konsequenzen haben.

Die Methode zur Bestimmung von RC führt zu exakten Werten für eine Einkompartimentenlunge eines völlig passiven Patienten mit vollständiger Ausatmung. Die meisten hier untersuchten Patienten waren jedoch zum mindesten teilweise spontanatmend. Das stellt die Zuverlässigkeit der Messung von RC in Frage. Iotti hat RC mit unserer Methode in 8 spontanatmenden Patienten bei verschieden großer Druckunterstützung gemessen (Iotti et al. 1992). Zum Vergleich wurden die Patienten relaxiert und der Widerstand und die Dehnbarkeit separat gemessen. Die beiden Methoden korrelierten mit einem r von 0,752, wobei die in dieser Studie verwendete Methode die Zeitkonstanten unter 1 s überschätzte und diejenigen über 1 s unterschätzte. Die Korrelation zeigt, daß diese Meßmethode zwar keine exakte Messung der exspiratorischen Zeitkonstante erlaubt, aber daß der Wert doch einen Index für die Zeit, die nötig ist für eine vollständige Exspiration, darstellt. Ein Unterschied zwischen der inspiratorischen und exspiratorischen Zeitkonstante kann eine Abweichung von f^C von dem theoretisch idealen Wert bewirken. Eine ausreichende Inspiration kann aber immer durch eine Anpassung des inspiratorischen Drucks erreicht werden, während die Exspiration vorwiegend passiv ist und nur durch eine genügend tiefe Atemfrequenz oder ein tiefes Inspirations-Exspirations-Verhältnis erreicht werden kann (Marini et al. 1989).

Das automatisch vorgeschlagene Atemmuster unterschied sich nicht signifikant von dem tatsächlichen Atemmuster. V_T^C lag unter 12 ml/kgKG bei 34 der 39 Patienten, das Maximum war 18 ml/kgKG. Dies war tiefer als die von Kacmarek vorgeschlagenen Anfangstidalvolumina (Kacmarek u. Venegas 1987). Das Risiko eines überhöhten Atemwegsdruckes sollte also klein sein. Die vom Rechner vorgeschlagenen Frequenzen lagen mit Werten zwischen 12 und 33 Atemzügen/min im gleichen Bereich wie beim tatsächlich eingestellten Atemmuster, wobei die Werte bei den Kindern höher waren als bei den Erwachsenen. Bei 5 Patienten war die Abweichung der Differenz der beiden Werte größer als 50 % vom Durchschnitt der beiden Werte. Unter der Annahme, daß alle Patienten normoventiliert waren, hätte dies für einige Patienten im Falle einer tatsächlichen Anwendung der automatisch vorgeschlagenen Respiratoreinstellung eine grobe Abweichung von der Normoventilation bedeutet. Man kann nicht sagen, ob diese Abweichungen negative Effekte auf den Patienten gehabt hätten, da sie nur während der Anfangsphase der Beatmung angewendet wurden und nach einer Blutgasmessung angepaßt wurden. Weitere Studien und eine tatsächliche Anwendung der vom Rechner vorgeschlagenen Respiratoreinstellung sind nötig, um eine Antwort auf diese Frage zu finden.

V_T^H lag im Schnitt 18 % über dem Mittelwert von V_T^H und V_T-aktuell. Dagegen lag f^H im Schnitt 16 % unter dem Mittelwert von f^H und f-aktuell. Das resultierende MV^H lag im Schnitt 2,6 % über dem Mittelwert von MV^H und MV-aktuell. Das ist besonders beachtenswert, wenn man berücksichtigt, daß 10 Patienten aus therapeutischen Gründen hyperventiliert waren. Obwohl MV^H für die meisten Patienten ausreichend gewesen wäre, waren die Unterschiede zwischen f^H und f-aktuell sowie zwischen V_T^H und V_T-aktuell z. T. recht groß, dies v. a. bei den spontanatmenden Patienten. Das weist darauf hin, daß das von den Hausregeln vorgeschlagene Atemmuster nur schlecht mit dem Atemmuster, das der Patient selbst wählt, übereinstimmt. Es bleibt natürlich die Frage bestehen, ob ein Schwerstkranker immer das für ihn am besten geeignete Atemmuster wählt.

Verglichen mit dem automatisch vorgeschlagenen Atemmuster schlugen also die Hausregeln im Durchschnitt ein ähnliches Minutenvolumen vor, aber signifikant höhere Tidalvolumina und tiefere Respirationsraten. Diese Studie zeigt jedoch nicht, welches Atemmuster für die Anfangseinstellung des Respirators geeigneter wäre.

Schlußfolgerung

Unsere Studie zeigt, daß es möglich ist, automatisch eine Anfangseinstellung des Respirators für viele verschiedene Patienten zu bestimmen. Es müssen keine Werte von Hand eingegeben werden. Offensichtlich kann der serielle Totraum (V_{ds}) als ein grobes, aber zuverlässiges Maß für die Körpermaße des Patienten genommen werden, dies unabhängig von seinem pathologischen Zustand und vorausgesetzt, daß er unter den in dieser Studie verwendeten Standardbedingungen gemessen wird. Die Daten lassen vermuten, daß die vom Rechner vorgeschlagenen Respiratoreinstellungen geeignet sein können, um einen Patienten beim Beginn einer geregelten Beatmung für eine beschränkte Zeit zu beatmen.

Die Studie zeigt die theoretische Machbarkeit. Es sind aber sicherlich weitere Studien nötig, um die Effekte der automatisch vorgeschlagenen Ersteinstellung auf die Blutgase zu untersuchen, wenn der Patient tatsächlich mit diesem Atemmuster beatmet werden würde.

Anhang

Berechung der Lungenfunktionsindizes

Die Berechnung des seriellen Totraums (eines Maßes für den anatomischen Totraum) V_{ds} basiert auf der Analyse des F_{CO_2}-vs.-V_E-Diagramms (V_E = exspiriertes Volumen). V_{ds} gibt die Postition des ersten markanten Anstiegs (Phase 2) der CO_2-Kurve an (Brunner u. Wolff 1985).

RC, ein Maß für die exspiratorische Zeitkonstante, berechnet sich nach der Formel

$$RC = 0{,}001 \cdot V_E/V'_{Emax}, \qquad (1)$$

wobei V_E das exspirierte Volumen in ml, V'_{Emax} der maximale exspiratorische Fluß in l/s, und RC in s gemessen wird. Diese Formel ergibt die exakte Zeitkonstante, wenn der Fluß exponentiell abfällt und die Exspiration vollständig ist. Dies ist der Fall, wenn der Widerstand unabhängig vom Fluß ist und die Dehnbarkeit der Lunge und des Brustkorbs volumenunabhängig ist. In Wirklichkeit verursachen unvollständige Ausatmung, ein flußabhängiger Widerstand und Patientenaktivität Fehler in der Bestimmung von RC. Zeitkonstanten unter 1 s werden überschätzt, solche über 1 s werden unterschätzt (Iotti et al. 1992).

Herleitung der Anfangseinstellung aus den Testatemzügen

Es besteht eine gute Korrelation zwischen dem anatomischen Totraum, der durch die Fowler-Methode bestimmt wurde, und der Körpergröße des Patienten (Hart et al. 1963). Die Korrelation zwischen dem mittels der Bohr-Formel ermittelten respiratorischen Totraums (VD_{Bohr}) und dem Gewicht des Patienten ist auch offensichtlich (Radford 1954). Aus dem Gewicht kann das nötige Tidalvolumen (Radford 1954) und die CO_2-Produktion (Niemer u. Nemes 1979) geschätzt werden. VD_{Bohr} kann also zur Abschätzung des für den Patienten nötigen Tidalvolumens und seiner alveolären Ventilation verwendet werden. Der serielle Totraum (V_{dS}), der das Volumen der leitenden Atemwege repräsentiert, stimmt normalerweise gut mit VD_{Bohr} überein. Man muß also ein standardisiertes Atemmuster verwenden, um V_{dS} als ein zuverlässiges Maß für VD_{Bohr} zu verwenden.

Das Gewicht des Patienten wird mittels der Radford-Formel (Radford 1954) aus dem seriellen Totraum bestimmt:

$$\text{Gewicht} = V_{dS} \cdot 0{,}45, \tag{2}$$

wobei das Gewicht in kg und der Totraum in ml gemessen wird.

V_T wird aus dem Gewicht mit der Formel

$$V_T = 12 \cdot \text{Gewicht} \tag{3}$$

hergeleitet, wobei V_T in ml angegeben ist. Also ergibt ein Einsetzen von Gl. 2 für das Gewicht in Gl. 3 den folgenden Ausdruck für das vom Rechner vorgeschlagene Tidalvolumen ${V_T}^C$ (alle Werte in ml):

$${V_T}^C = 5{,}4 \cdot V_{dS}. \tag{4}$$

Die CO_2-Produktion wird auf 3 ml/min/kg KG für Erwachsene und 6 ml/min/kg KG für kleine Kinder geschätzt (Niemer u. Nemes 1979). Wenn das Gewicht über 45 kg liegt (V_{dS} über 100 ml), wird angenommen, daß der Patient erwachsen ist. Für Patienten mit einem niedrigeren Gewicht wird die angenommene CO_2-Produktion linear mit abnehmendem Körpergewicht erhöht bis zu einem Wert von 6 ml/min/kg KG für ein Gewicht von 0. Mittels Radfords Beziehung zwischen Gewicht und Totraum kann also $V'CO_2$ wie folgt ausgedrückt werden.

$$V'CO_2 = \begin{cases} V_{dS} \cdot [1{,}35 + (100 - V_{dS}) \cdot 0{,}0135], \text{ falls } V_{dS} < 100\,\text{ml} \\ V_{dS} \cdot 1{,}35 \text{ sonst,} \end{cases} \tag{5}$$

wobei $V'CO_2$ in ml/min BTPS ist.

Die alveoläre Ventilation (V'_A) kann als Funktion der CO_2-Produktion ($V'CO_2$) und der alveolären CO_2-Konzentration ($FACO_2$) dargestellt werden. Unter der Annahme einer alveloären CO_2-Konzentration von 5 % kann V'_A mit der Gleichung

$$V'_A = \frac{V'CO_2}{0{,}05} \tag{6}$$

errechnet werden. Dies ist die alveloäre Ventilation, die nötig ist, um das CO_2 bei einer alveolären Konzentration von 5 % zu eliminieren. Um einen verstärkten Stoffwechsel wegen Sepsis zu berücksichtigen, wird nun die so errechnete V'd2A um 50 % erhöht (Giovannini et al. 1983). Die Bestimmung

der optimalen Atemfrequenz basiert nun auf der Annahme, daß die Atemarbeit minimal sein soll. Otis und Mead haben vorgeschlagen, daß die Atemfrequenz von der alveloären Ventilation (V'_A), der exspiratorischen Zeitkonstante (RC) und einem "Totraumanteil" (V_D) abhängt (Otis et al. 1950; Mead 1960). Unter Gleichsetzung von V_{ds} und V_D erhält man folgenden Ausdruck für die automatisch vorgeschlagene Atemfrequenz f^c:

$$f^c = 30 \cdot \frac{\sqrt{1 + \frac{200}{3}\pi^2 \cdot RC \frac{V'_A}{V_{ds}}} - 1}{\pi^2 \cdot RC}. \tag{7}$$

Hierbei wird f^C in Atemzügen/min, RC in s, V'_A in l/min und V_{ds} in ml angegeben.

Schließlich ist MV^C das Produkt von f^C and $V_T{}^C$:

$$MV^C = f^C \cdot V_T{}^C. \tag{8}$$

Das Atemmuster nach den Hausregeln

$V_T{}^H$ f^H und MV^H werden folgendermaßen berechnet:

$$V_T{}^H = 12 \cdot \text{Gewicht}, \tag{9}$$

wobei $V_T{}^H$ in ml und das Gewicht des Patienten zum Zeitpunkt der Studie in kg angegeben ist:

$$f^H = \begin{cases} 20/\text{min, falls das Gewicht} < 10\,\text{kg} \\ 15/\text{min, falls } 10\,\text{kg} \leqslant \text{Gewicht} \leqslant 25\,\text{kg} \\ 10/\text{min, falls das Gewicht} > 25\,\text{kg} \end{cases} \tag{10}$$

$$MV^H = f^H \cdot V_T{}^H. \tag{11}$$

Literatur

Bland JM, Altman DG (1986) Statistical Methods for assessing agreement between two methods of clinical measurement. Lancet I: 307–310

Brunner JX (1988) Pulmonary function indices in critical care patients, 1st edn. Springer, Berlin Heidelberg New York

Brunner JX, Wolff G (1985) Reliable estimation of series dead space in ventilate patients. Clin Physiol 5 (Suppl 3): 65–68

Chapman FW, Newell JC, Roy RJ (1985) A feedback controller for ventilatory therapy. Ann Biomed Eng 13: 359–372

Coles JR, Brown WA, Lampard DG (1973) Computer control of respiration and anesthesia. Med Biol Eng (May): 262–267

Coon RL, Zuperku EJ, Kampine JP (1978) Systemic arterial blood pH servocontrol of mechanical ventilation. Anesthesiology 49: 201–204

East TD, Westenskow DR, Pace NL, Nelson LD (1982) A microcomputer-based differential lung ventilation system. IEEE Trans Biom Eng 11: 736–740

East TD, Adriano KP, Pace NL (1986) Computer-controlled optimzation of positive end-expiratory pressure. Crit Care Med 14(9): 792–797

Frumin MJ (1957) Clinical use of a physiological respirator producing N_2O amnesia/analgesia. Anesthesiology 18: 290–299

Frumin MJ, Bergman NA, Holaday DA (1959) Carbon dioxide and oxygen blood levels with a carbon dioxide controlled artificial respirator. Anesthesiology 20: 313–320

Giovannini I, Boldrini G, Castagneto M et al. (1983) Respiratory quotient and patterns of substrate utilization in human sepsis and trauma. JPEN 7: 226–230

Hart MC, Orzalesi MM, Cook CD (1963) Relation between anatomic respiratory dead space and body size and lung volume. J Appl Physiol 18(3): 519–522

Hickling KG, Henderson SJ, Jackson R (1990) Low mortality associated with low pressure limited ventilation with permissive hypercapnia in severe adult respiratory distress syndrome. Intensive Care Med 16: 372–377

Iotti G, Braschi A, Brunner JX, Smits T, SalaGallini G, Rodi G, Bianchi T (1992) Evaluation non invasive et continue de la constante de temps expiratoire en ventilation artificielle (VA). Abstr Rean Soins Intens Med Urg 1(1): 129

Kacmarek RM, Venegas J (1987) Mechanical ventilatory rates and tidal volumes. Resp Care 32: 466

Marini JJ, Crooke PS, Truwit JD (1989) Determinants and limits of pressure-preset ventilation: a mathematical model of pressure control. J Appl Physiol 67(3): 1081–1092

Mead J (1960) Control of respiratory frequency. J Appl Physiol 15(3): 325–336

Mitamura Y, Mikami T, Sugawara H, Yoshimoto C (1971) An optimally controlled respirator. IEEE Trans Biomed Eng, BME 18(5): 330–337

Mitamura Y, Mikami T, Yamamoto K (1975) A dual control system for assisting respiration. Med Biol Eng (November): 846–853

Niemer M, Nemes C (1979) Datenbuch Intensivmedizin. Fischer, Stuttgart New York, p 5

Ohlson KB, Westenskow DR, Jordan WS (1982) A microprocessor based feedback controller for mechanical ventilation. Ann Biomed Eng 10: 35–48

Otis AB, Fenn WO, Rahn H (1950) Mechanics of breathing in man. J Appl Physiol 2: 592–607

Radford EP Jr (1954) Ventilation standards for use in artificial respiration. N Engl J Med 251: 877–883

Ritchie RG, Ernst EA, Pate BL, Pearson JD, Sheppard LC (1987) Closed-loop control of an anesthesia delivery system: development and animal testing. IEEE Trans Biomed Eng, BME-34-(6): 437–443

Closed-loop-Kontrolle des Trachealdrucks intubierter Patienten bei druckunterstützter Spontanatmung

G. Wolff, B. Fabry, J. Guttmann, L. Eberhard und *J. Habicht*

Wir kennen keine intensivmedizinische Arbeit über Spontanatmung, druckunterstützte Spontanatmung, Weaning oder Beatmung, in der die Kenntnis der mechanischen Eigenschaften der Lunge und des respiratorischen Systems zwecks klinischer Beurteilung von Zustand und Verlauf nicht als wichtig eingestuft würde (Behrakis et al. 1983; Gattinoni et al. 1984; Bates et al. 1985; Gottfried et al. 1985; Rossi et al. 1985; Milic-Emili et al. 1987; Bernasconi et al. 1988; Broseghini et al. 1988; Bertschmann et al. 1989; D'Angelo et al. 1989; Eissa et al. 1991; Eberhard et al. 1992; Guttmann et al. 1992; Tantucci et al. 1992). Wir teilen diese Meinung; für besonders wichtig halten wir die Kenntnis der mechanischen Zusammenhänge, wenn der Atemwegsdruck – wie bei der druckunterstützten Spontanatmung – in therapeutischer Absicht manipuliert wird (Dittmann et al. 1977; Anderes et al. 1979; MacIntyre 1986; Brochard et al. 1987; Brochard et al. 1989; Hursh et al. 1991). Aus diesem Grund soll im folgenden die Situation der intubierten, druckunterstützt spontanatmenden Patienten genauer untersucht werden.

Unumgängliche physikalische Zusammenhänge

Gasfluß und Druckabfall

Die Inspiration ist definiert als diejenige Phase des Atemzyklus, in der das Gasvolumen der Lungen zunimmt, d. h. Atemgas fließt von der Atmosphäre oder vom Ventilator zum Patienten, genauer: durch Befeuchter und Schläuche, durch Y-Stück und Trachealtubus über die Atemwege in den Alveolarraum. Der Transportmechanismus "Konvektion" läßt das Atemgas ausschließlich vom Ort des höheren Drucks zum Ort des niedrigeren Drucks strömen. Infolge von Reibungsverlusten muß während der Inspiration der Druck entlang dieser Transportstrecke unentwegt sinken (Abb. 1). Somit ist während Inspiration entlang des Strömungsweges immer dasselbe, gesetzmäßige Druckgefälle festzustellen. Unter Beatmung findet sich zu jedem Zeitpunkt der Inspiration der höchste Druck am Inspirationsventil des Ventilators; bereits etwas niedriger ist der Druck an der sichtbaren

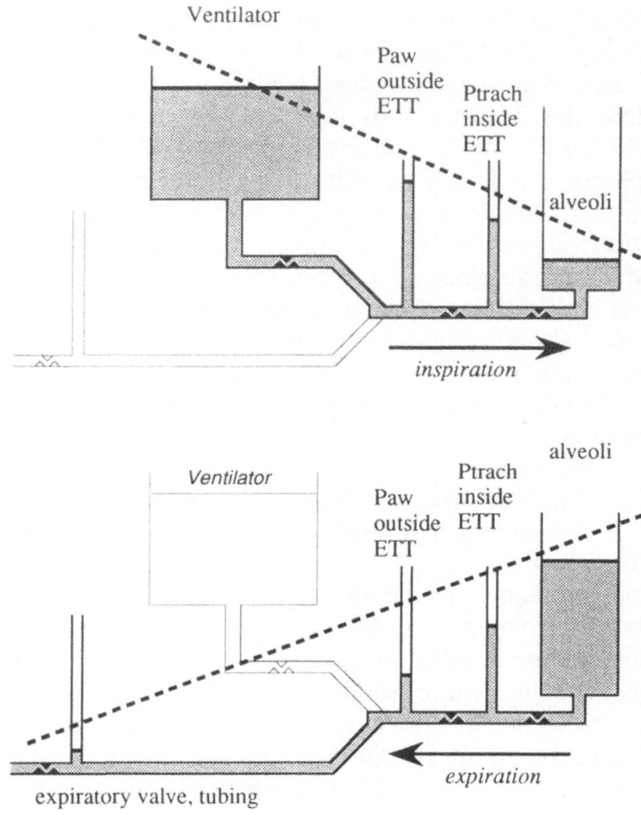

Abb. 1. Schematische Skizze der pneumatischen Einheit von Ventilator und Patient (kommunizierende Röhren). Die *gestrichelten Linien* veranschaulichen die Druckgradienten zwischen Vertilator und Alveolarraum in Inspiration (*oben*) und in Exspiration (*unten*, s. Text)

"Nahtstelle" zwischen Maschine und Patient, d. h. am Swivel-Konnektor, der die Beatmungsschläuche mit dem äußeren Ende des Trachealtubus verbindet; noch niedriger ist der Druck innerhalb des Brustraums, d. h. am inneren (intratrachealen) Ende des Trachealtubus, und am niedrigsten ist er im Alveolarraum. Worin unterscheidet sich davon Spontanatmung? Unter der natürlichen Spontanatmung leistet der Patient die inspiratorische Atemarbeit selbst; die Inspirationsmuskeln kontrahieren sich, senken das Zwerchfell und bewegen die Rippenbögen nach außen; dadurch wird der intrathorakale Raum vergrößert, Pleuradruck und Alveolardruck sinken. Sinkt der Alveolardruck unter den atmosphärischen Druck, d. h. auf (gegenüber der Atmosphäre) negative Werte, so strömt Gas von der Atmosphäre zum Alveolarraum. Die vom Patienten erbrachte inspiratorische Atemarbeit wird somit über den Pleuraspalt in die Lunge "eingekoppelt". Der niedrigste inspiratorische Druck unter Spontanatmung findet sich folglich im Alveolarraum (oder in der Pleurahöhle). Bereits etwas weniger niedrig – also höher – ist der Druck am inneren (intratrachealen) Ende des Trachealtubus, noch weniger niedrig – also noch höher – ist er am äußeren Ende des Trachealtubus, d.h. am Swivel-Konnektor und am höchsten – nämlich 0 – ist er am Inspirationsventil, wo das Atemgas unter atmosphärischem Druck zur Einatmung bereitgestellt wird. Somit strömt auch unter Spontanatmung in Inspiration das Atemgas von einem Ort mit hohem Druck zu einem Ort mit niedrigem Druck, nämlich von einem Ort mit Nulldruck zu einem Ort mit negativem Druck. Die Quintessenz ist, daß in Inspiration unter Spontanatmung wie auch unter Beatmung der Druck außerhalb des Tubus, der sog. Atemwegsdruck (p_{AW}) höher ist als der Druck innerhalb des Tubus, der sog. Trachealdruck (p_{Trach}).

Die Energie für die Exspiration stammt vom Patienten, nämlich von der inspiratorischen elastischen Dehnung des respiratorischen Systems (Lunge und Brustwand) und/oder von der Kontraktion der Exspirationsmuskeln. Zu jedem Zeitpunkt der Exspiration findet sich deshalb der höchste Druck je nach Dehnung und Muskelaktivität im Alveolarraum oder im Pleuraspalt. Folglich fließt das Gas in Exspiration vom Alveolarraum über eine Reihe von Strömungswiderständen nach außen. Sobald Gas fließt, entsteht über jedem Strömungswiderstand ein Druckabfall, und die Richtung sämtlicher Druckdifferenzen ist umgekehrt wie in Inspiration. Folglich ist der Druck im Alveolarraum gegenüber dem Druck im Pleuraspalt erniedrigt, noch niedriger in der Trachea, d.h. am inneren (intratrachealen) Ende des Trachealtubus und noch niedriger am äußeren Ende des Trachealtubus; und, da auch die Exspirationsschläuche und das Exspirationsventil einen Strömungswiderstand haben, fällt der Druck exspiratorisch vom Y-Stück bis zur Öffnung des Ventilators in die Athmosphäre ebenfalls ab. Folglich ist der am Y-Stück gemessene Atemwegsdruck – solange Gas fließt – immer höher als der atmosphärische Druck. Die Quintessenz ist, daß in Exspiration unter Spontanatmung wie unter Beatmung der Atemwegsdruck (p_{AW}) jeweils niedriger ist als der Trachealdruck (p_{Trach}).

Elektrisches Ersatzschaltbild

Das Zusammenspiel des Ventilators mit dem respiratorischen System des intubierten Patienten ist sehr komplex; es kann am elektrischen Ersatzschaltbild relativ übersichtlich dargestellt werden (Abb. 2). Das Ersatzschaltbild zeigt, daß der endotracheale Tubus (ETT) den Patienten mit dem Ventilator verbindet. Diese Aussage ist trivial, und es ist auch jederman bekannt, dass der ETT in der Trachea, also tief im Thorax endet. Das elektrische Ersatzschaltbild macht außerdem aber 3 Besonderheiten deutlich: 1) Solange Gas vom Ventilator zum Patienten oder vom Patienten zum Ventilator fließt, erzeugt der ETT zufolge seines Strömungswiderstands (R_{ETT}) ein Druckgefälle, so daß der Druck am äußeren Ende des ETT

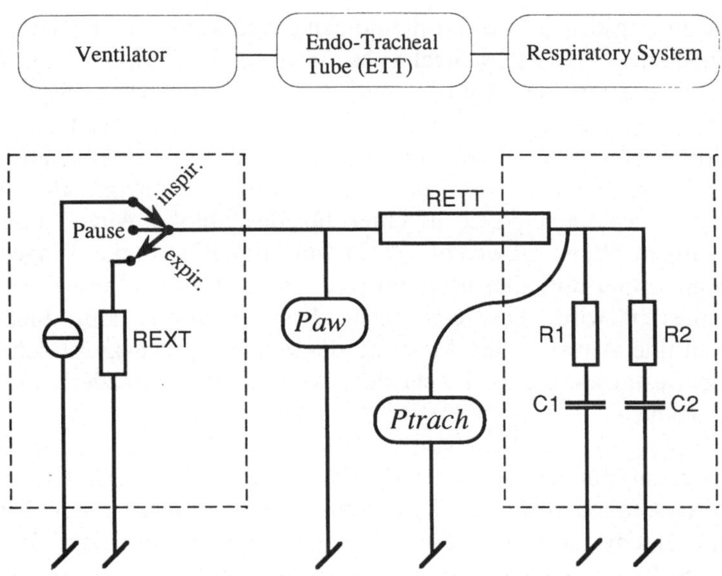

Abb. 2. Elektrisches Ersatzschaltbild von Ventilator und respiratorischem System des intubierten Patienten. Der Ventilator (*links*) ist durch eine Stromquelle (Gasquelle) dargestellt, die durch einen Umschalter (Ventilatorventile) mit dem endotrachealen Tubus (*ETT*) verbunden ist. Das inhomogene respiratorische System des Patienten (*rechts*) ist mit 2 unterschiedlichen, parallel geschalteten RC-Gliedern angedeutet. Die *gestrichelte Linie* deutet sozusagen die Haut des Patienten an, d. h. innerhalb dieser gestrichelten Linie sind keine direkten, d. h. keine nicht-invasiven Messungen durchführbar. Der endotracheale Tubus (ETT) ist ein Widerstandselement (R_{ETT}), welches den Ventilator mit dem Patienten verbindet und mit dessen Widerstandselementen in Reihe geschaltet ist (der inspiratorische Strömungswiderstand von Befeuchter, Schläuchen und Y-Stück ist im Ersatzschaltbild vernachlässigt). Steht das Ventilatorventil in der Stellung "Inspiration", so strömt Gas vom Ventilator durch den ETT zum Patienten; dabei führt der Strömungswiderstand des ETT zu einem Druckabfall, d. h. der Druck vor dem ETT ist höher als derjenige nach dem ETT, mit anderen Worten: in Inspiration ist der Atemwegsdruck (p_{AW}) höher als der Trachealdruck (p_{Trach}). Steht das Ventilatorventil in der Stellung "Exspiration", so fließt Gas vom Patienten durch den ETT zum Ventilator, und der Strömungswiderstand des ETT führt zu einem entgegengesetzten Druckabfall, d. h. der Druck innerhalb des ETT ist höher als derjenige außerhalb des ETT, mit anderen Worten: in Exspiration ist der Trachealdruck (p_{Trach}) höher als der Atemwegsdruck (p_{AW}) Außerdem verursachen in Exspiration die exspiratorischen Schläuche und das Exspirationsventil einen zusätzlichen, in Reihe geschalteten "externen" Strömungswiderstand (R_{EXT}), der zu einem flußabhängigen Anstieg aller "weiter innen" gemessenen Druckwerte führt. Steht das Ventilatorventil in der Stellung "Pause" (endinspiratorische Pause), so fließt kein Gas; nach minimaler Zeit sind p_{Trach} und p_{AW} identisch (Plateaudruck). Endexspiratorisch sind – bei ausreichender Exspirationszeit – auch p_{Trach} und Alveolardruck (p_{alv}) identisch. Ist aber am Ende der Exspiration der Gasfluß noch nicht auf 0 gesunken und wird jetzt das Ventilatorventil in die Stellung "Pause" gedreht, so kann in der folgenden – die normale Exspirationszeit überdauernden – Periode ein Ausgleich der intrapulmonalen Gasverteilung erfolgen, so daß nach einer gewissen Zeit ein Druckausgleich zwischen p_{alv} und p_{AW} stattgefunden hat: jetzt kann der endexspiratorisch erhöhte Alveolardruck – der sog. intrinsic PEEP" – als endexspiratorischer p_{AW} abgelesen werden. tatsächlich wird der "intrinsic PEEP" üblicherweise auf diese Weise mit diesem sog. "occlusion-manoeuvre" gemessen

(Atemwegsdruck = p_{AW}) nie derselbe sein kann wie der Druck am inneren Ende des ETT (Trachealdruck = p_{Trach}). 2) Über die mechanischen Eigenschaften der Lunge und des respiratorischen Systems kann nur der Trachealdruck Auskunft geben; der maschinenseitige p_{AW} kann der Überwachung des Ventilators dienen, ist aber zur Beurteilung des Patienten völlig ungeeignet, weil er infolge Tubuswiderstand und Gasfluß vom patientenseitigen p_{Trach} in einer für das "bloße Auge" nahezu undurchsichtigen Weise abweicht. 3) Damit drängt sich die Frage auf, weshalb denn immer und allerorten der p_{AW} und fast nie und fast nirgends der p_{Trach} gemessen wird. Das elektrische Ersatzschaltbild gibt auch darauf eine plausible Antwort: die Messung des Atemwegsdrucks ist sehr einfach, und die Bestimmung des Trachealdrucks scheint kompliziert und ist uns nicht vertraut.

p_{Trach} kann also "von außen" nicht direkt gemessen werden. Wird aber ein dünner Katheter durch den ETT hindurch bis in die Trachea vorgeschoben (der Katheter muß am intratrachealen Ende entweder mit einem kleinen Ballon oder mit einigen seitlichen Öffnungen ohne Endöffnung versehen sein), so kann damit p_{Trach} scheinbar problemlos direkt gemessen werden. Tatsächlich ist aber diese direkte Messung des p_{Trach} keineswegs einfach, sie ist vielmehr schwierig und umständlich. Außerdem muß der Meßkatheter vor jeder tracheobronchialen Aspiration entfernt und anschließend jeweils wieder aseptisch eingeführt werden; so steht man vor der Wahl, nach jeder Aspiration einen frischen Meßkatheter zu verwenden oder den benützten Meßkatheter erneut einzuführen, was entweder den Materialaufwand erheblich vermehrt oder die Manipulationen für das Pflegepersonal derart verkompliziert, daß – falls eine bakterielle Kontamination nicht nur symbolisch vermieden werden soll – eine Person allein die tracheobronchiale Aspiration gar nicht mehr durchführen kann. Es schien uns deshalb nützlich, eine Methode zu entwickeln, mit der die Messung des Trachealdrucks durch seine Berechnung ersetzt werden kann.

Flußabhängiger Strömungswiderstand des Trachealtubus

Die Druckdifferenz zwischen 2 Punkten ($\Delta p = p_1 - p_2$) in einem geraden Rohr ist bei laminarer, stationärer Strömung proportional zur Strömungsgeschwindigkeit des Gases und zur Distanz zwischen den beiden Punkten (Hagen-Poiseuille-Gesetz). Der Gasfluß (V') ist das Produkt von Strömungsgeschwindigkeit und Querschnittsfläche des Rohres; folglich ist Δp (im Rohrabschnitt zwischen p_1 und p_2) ebenfalls proportional zu V'. Der Quotient $\Delta p/V'$ ist der Strömungswiderstand des Rohrabschnittes (R). Dieser lineare Zusammenhang gilt bei stationärer und laminarer Strömung. Überschreitet jedoch die Strömungsgeschwindigkeit eine kritische Grenze, so treten zuerst einzelne Wirbel auf, und bei weiter ansteigender Strömungsgeschwindigkeit tritt vollständig turbulente Strömung auf.

Die Wahrscheinlichkeit für das Auftreten von turbulenter Strömung kann mit der Reynolds-Zahl abgeschätzt werden. Die Reynolds-Zahl entspricht dem Verhältnis vom Einfluß der Trägheit (Staudruck) zum Einfluß der Reibung (Newton-Reibungsgesetz). Dominiert der Trägheitseinfluß, so ist die Strömung turbulent. Abhängig von Geometrie und Oberflächenrauhigkeit der Rohrwand und von der Viskosität und Dichte des strömenden Mediums ist die Strömung in Rohren ab einer Reynolds-Zahl von etwa 2000 turbulent. In einem ETT von 8,0 mm Innendurchmesser ist ab einem konstanten Fluß von 190 ml/s die kritische Reynolds-Zahl von 2000 bereits überschritten (die entsprechenden kritischen Flüsse für ETT mit Innendurchmessern von 7,0–9,0 mm liegen zwischen 166 ml/s und 213 ml/s). Niedrigere Viskosität des Gases, sich rasch ändernde Strömungsgeschwindigkeiten, Unregelmäßigkeiten der inneren Oberfläche des Rohres, Biegungen des Rohres und abrupte Änderungen des Rohrdurchmessers begünstigen das Auftreten von Turbulenzen bereits bei niedrigeren Strömungsgeschwindigkeiten, d. h. bereits bei Reynold-Zahlen unter 2000.

Eine kleine Rechnung soll zeigen, ob diese Grenze klinisch relevant ist. Bei einem nicht ungewöhnlichen Atemminutenvolumen von 8 l/min, bei einem Inspirations-Exspirations-Verhältnis von 1 : 1 und einer Beatmungsfrequenz von 12/min beträgt das Tidalvolumen 667 ml, die Inspirationszeit 2,5 s und der (konstante) inspiratorische Gasfluß 267 ml/s, und (bei unauffälliger Compliance und Resistance) in Exspiration dürfte der Spitzenfluß 1000 ml/s erreichen. Ist der Patient mit einem Tubus mit 7 (respektive 8) mm Innendurchmesser intubiert, so beträgt die Querschnittsfläche 0,38 (respektive 0,5) cm^2; folglich beträgt die mittlere Strömungsgeschwindigkeit bei unserem Patienten in Inspiration 7 (respektive 5,3) m/s und erreicht in Exspiration 26 (respektive 20) m/s oder 95 (respektive 72) km/h. Da die kritische Reynold-Zahl bereits bei einem Gasfluß von 166 (respektive 190) ml/s überschritten wird, ist die Strömung im Tubus unseres Patienten während der gesamten Inspiration turbulent. Geht man in Exspiration von einer monoexponentiellen Flußkurve mit einer Zeitkonstanten von 700 ms aus, so werden die ersten 88 % (respektive 85 %) des Tidalvolumens mit turbulentem Gasfluß exspiriert. Erst am Ende der Exspiration ist die Flußgeschwindigkeit so niedrig, daß die kritische Reynold-Zahl unterschritten wird, d. h. nur die letzten 12 % (respektive 15 %) von V_T werden mit laminarem Fluß ausgeatmet. Auch für Spontanatmung führt eine Abschätzung zu ähnlichen Ergebnissen. Wir nehmen dazu an, unser Patient habe wiederum ein Atemminutenvolumen von 8 l/min, eine Frequenz von 15/min und somit ein Tidalvolumen von 533 ml mit sinusartigem Flußmuster; damit wird sowohl inspiratorisch als auch exspiratorisch der Spitzenfluß 420 ml/s betragen, was bei unserem spontanatmenden Patienten im Tubus von 7 (respektive 8) mm Innendurchmesser zu einer maximalen Strömungsgeschwindigkeit von 11 (respektive 8,4) m/s führt; somit wird unser Patient 92 % (respektive 89 %) sowohl des inspiratorischen als auch des exspiratorischen Tidalvolumens mit turbulenter Strömung im Tubus ein- und ausatmen.

Die klinische Bedeutung des Auftretens von turbulenter Strömung liegt nun darin, daß der Widerstand nicht mehr konstant ist, sondern mit dem Gasfluß ansteigt, mit anderen Worten: bei turbulenter Strömung ist R (d. h. der Quotient $\Delta p/\Delta V'$) flußabhängig, und wenn V' nicht konstant ist, sondern – wie bei der Atmung – zu jedem Zeitpunkt t anders, so ist auch R zu jedem Zeitpunkt t anders: $R=f[V'(t)]$. Bei turbulenter Strömung besteht ein annähernd linearer Zusammenhang zwischen dem Strömungswiderstand des ETT (R_{ETT}) und dem Fluß $[V'(t)]$, d. h. zwischen dem Druckabfall über dem ETT $[\Delta p_{ETT}\ (V')]$ und dem Fluß $[V'(t)]$ besteht ein exponentieller Zusammenhang. Folglich nimmt der Druckabfall über dem ETT bereits bei geringfügigem Flußanstieg überproportional stark zu. Dies hat folgende Konsequenz: würde der Patient seine Inspirationsanstrengung verstärken und dadurch den Fluß erhöhen, so würde mit dem Anstieg des Flusses der Tubuswiderstand überproportional ansteigen, ein weiterer Flußanstieg würde immer mehr erschwert, und der Löwenanteil der Inspirationsanstrengung würde ohne Gewinn für den Patienten aufgezehrt. Der Flußwert, bei dessen Überschreiten laminare Strömung in turbulente übergeht, wird deshalb – auch im klinischen Sinne – zu Recht als "kritisch" bezeichnet.

Aus dem Besprochenen geht hervor, daß für eine genaue Laboruntersuchung des Zusammenhangs zwischen dem Druckabfall über dem Tubus und dem Gasfluß 2 Besonderheiten sehr genau berücksichtigt werden müssen. Erstens muß man davon ausgehen, daß der Widerstand über dem Trachealtubus wesentlich von dessen Geometrie, d. h. von seinem Innendurchmesser, seiner Länge und seiner Form und auch von der Geometrie der Übergänge einerseits vom Tubus zur Trachea und andererseits vom Tubus zum Schlauchsystem des Ventilators abhängt. Zweitens kann sich der Gasfluß von Millisekunde zu Millisekunde verändern, wobei unter Spontanatmung kurzdauernde Flußraten bis 1500 ml/s und bei kontrolliert beatmeten Patienten mit erniedrigter Compliance (z. B. bei ARDS) frühexspiratorische Flußpitzen von 2500 ml/s durchaus vorkommen.

Abbildung 3 zeigt unsere Meßanordnung zur Widerstandsbestimmung von Endotrachealtuben. Mit ihr wurde eine große Zahl von ETTs untersucht (mit allen bei Erwachsenen gebräuchlichen Innendurchmessern von 7–9 mm und in allen sinnvollen Längen: von Originallänge bis auf 22 cm gekürzt). Der Tubus wurde jeweils in der Form fixiert, die in flacher Rückenlage festgestellt werden kann; außerdem war der Tubus einerseits mit dem üblichen rechtwinkligen Swivel-Konnektor verbunden und öffnete sich andererseits in ein rohrförmiges Trachealmodell von 22 mm Innendurchmesser. p_1 wurde außerhalb des Swivel-Konnektors und p_2 innerhalb des Trachealmodells in einer Distanz von 60 mm zur Tubusspitze gemessen; das Trachealmodell öffnet sich erst nach einer Auslaufstrecke von 50 mm gegen Atmosphäre.

Eine elektronisch gesteuerte Pumpe erzeugte mit einer Frequenz von 12/min einen sich sinusförmig ändernden Gasfluß mit einem inspiratorischen Spitzenfluß von + 2000 ml/s und einem exspiratorischen Spitzenfluß von –

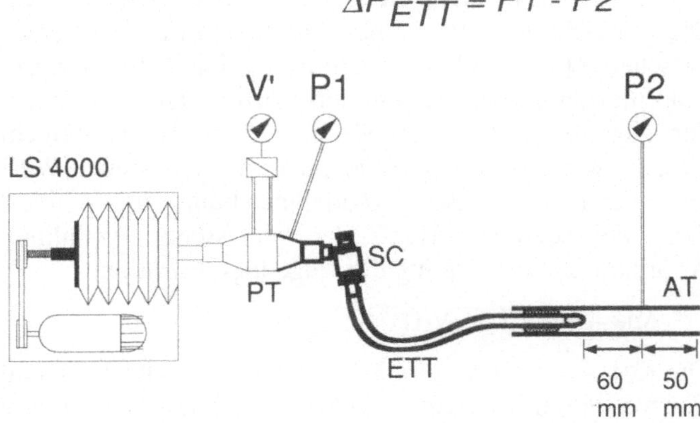

Abb. 3. Meßanordnung zur Bestimmung des flußabhängigen Druckabfalls über dem endotrachealen Tubus (*ETT*). Die elektronisch gesteuerte Pumpe (LS 4000, Drägerwerk AG, Lübeck) erzeugt mit einer Frequenz von 15/min einen sinusförmigen Gasfluß mit einer Amplitude von +2000 ml/s (inspiratorisch) und −2000 ml/s (exspiratorisch). Der Gasfluß wird mit einem Fleisch-Pneumotachographen Nr. 2 (*PT*) gemessen. Die gesamte Meßstrecke, die die Situation des intubierten Patienten möglichst realistisch simulieren soll, umfaßt den rechtwinkligen Swivel-Konnektor (*SC*), den der anatomischen Situation entsprechend gekrümmten endotrachealen Tubus (ETT) und die künstliche Trachea (*AT*), die als Plexiglasrohr mit 22 mm Innendurchmesser modelliert ist. Beim Übergang des ETT auf die Trachea findet eine abrupte Querschnittserweiterung statt (bei einem ETT mit 7/8 mm Innendurchmesser und einem Trachealmodell mit 22 mm Innendurchmesser vergrößert sich der Querschnitt von 38/50 mm^2 auf 380 mm^2, d. h. im Verhältnis von 1 : 10/1 : 7,6). Diese abrupte Querschnittserweiterung führt zu Turbulenzen mit Dissipation von Energie und verursacht in der Trachea einen zusätzlichen Druckgradienten (also außerhalb des ETT!). Nach einer Strecke von 60 mm (vom Tubusende bis zur Druckmeßstelle *P2*) hat sich wieder ein weitgehend stationärer Flußzustand ausgebildet, und P2 kann zuverlässig gemessen werden (Details s. Guttmann et al. 1993)

2000 ml/s, d. h. mit dieser Anordnung wurden somit 12mal/min "sämtliche Flüsse" zwischen + 2000 ml/s und − 2000 ml/s erzeugt und die dabei über dem endotrachealen Tubus (in natürlicher Form und unter realistischen Bedingungen) auftretenden Druckdifferenzen kontinuierlich gemessen, mit 60 Hz digitalisiert und gespeichert.

Flußabhängiger Druckabfall über dem Trachealtubus

Mit der oben beschriebenen Meßanordnung wurde der Zusammenhang zwischen Druckabfall über dem Tubus (Δp_{ETT}) und Gasfluß (V′) gemessen. Es wurden Tubuskennlinien aller gängigen Größen und Längen von Tuben für Erwachsene bestimmt. Gemeinsames Merkmal aller Tubuskennlinien ist deren nichtlinearer Verlauf. Der im Labor gemessene Zusammenhang zwischen Δp_{ETT} und V′ kann nun auf 3 verschiedene Arten beschrieben werden, 1) als Wertetabelle, 2) als Grafik, 3) als mathematische Gleichung. Die Gleichung, die einen mathematischen Funktionszusammenhang zwischen Δp_{ETT} und V' beschreibt, erlaubt die komprimierteste Form der Präsentation und hat zudem den Vorteil, daß zu jedem bekannten Flußwert der zugehörige Druckabfall über dem Tubus berechnet werden kann. Üblicherweise geht man so vor, daß die gemessenen Wertepaare ($\Delta p_{ETT}/V'$) an eine mathematische Modellgleichung approximiert werden. Wegen des nichtlinearen Verlaufs der gemessenen Kennlinien bietet sich eine Approximationsgleichung der folgenden Form an:

$$\Delta p_{ETT}(t) = K1 \cdot V'(t)^{K2}. \tag{1}$$

Die Koeffizienten K1 und K2 werden durch ein mathematisches Approximationsverfahren bestimmt. Ein sehr taugliches Verfahren ist die Methode der Minimierung der Summe der Abweichungsquadrate ("least-squares fit"). In einer Offline-Analyse wurden die Meßwertpaare von Fluß und Druck nach Inspiration und Exspiration getrennt und mit den Koeffizienten der Gleichung [1] approximiert; dabei zeigte sich, daß die Meßdaten in Inspiration und in Exspiration nicht mit denselben Koeffizienten approximiert werden können. Zur Beschreibung der Widerstandskennlinie eines bestimmten Tubus (inklusive rechtwinkliger Swivel-Konnektor und Öffnung in die Trachea) werden somit 4 Koeffizienten benötigt (Inspiration: K1 und K2; Exspiration: K3 und K4; Guttmann et al. 1993). Abbildung 4 zeigt den

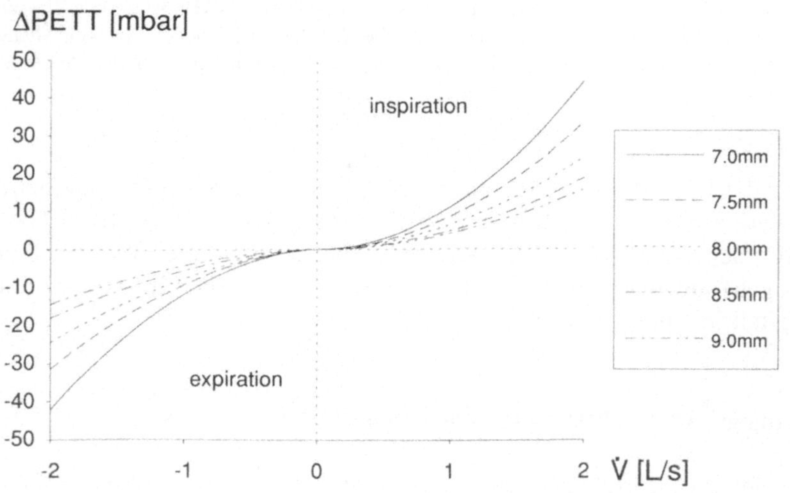

Abb. 4. Tubuskennlinien von Endotrachealtuben (Länge: 30 cm) mit Innendurchmessern von 7,0–9,0 mm. Die Tubuskennlinien beschreiben den Zusammenhang zwischen Druckabfall Δp_{ETT} und Fluß V'. Die dargestellten Kennlinien sind bereits die nach Gl. (1) mathematisch approximierten Kurven, die durch die Koeffizienten K1 und K2 (Inspiration) sowie K3 und K4 (Exspiration) vollständig beschrieben sind (s. Text)

Zusammenhang zwischen Δp_{ETT} und V′ für Endotrachealtuben mit 7,0–9,0 mm Innendurchmesser.

Ist bekannt, mit welchem Tubus der Patient intubiert ist, so können die entsprechenden Tubuskoeffizienten in der Tabelle nachgesehen werden. Wird nun am Patienten der Fluß kontinuierlich gemessen und digitalisiert, so kann nach Gl. (1) für jeden digitalen Flußwert Δp_{ETT} berechnet werden.

Lektion des intratrachealen Drucks

Am intubierten Patienten können der zeitliche Verlauf des Drucks am äußeren Ende des endotrachealen Tubus [des sog. Atemwegsdrucks = $p_{AW}(t)$] wie auch Flusses [V′(t)] kontinuierlich, technisch sehr einfach und auch sehr genau gemessen werden. Ebenfalls mit einfachen Mitteln kann V′(t) zur kontinuierlichen Volumenkurve [V(t)] integriert werden, so daß der fortschrittliche Kliniker heute das bekannte Druck-Volumen-Diagramm Atemzug für Atemzug am Patienten auf dem Bildschirm betrachten kann. Damit steht an und für sich eine Fülle von Information zur Verfügung, doch müssen wir uns fragen, ob diese Information etwas beschreibt, was für den Patienten tatsächlich nützlich ist. Man kann sich ja kaum vorstellen, daß der Druck am äußeren Ende des Tubus, d. h. der Atemwegsdruck die Lunge unmittelbar beeinflußt, denn auf die intrathorakalen Organe wirkt einzig und allein der Druck am inneren Ende des Tubus, d. h. der Trachealdruck. Deshalb ist das Atemwegsdruck-Volumen-Diagramm (p_{AW}/V_{loop}) für das Behandlungsteam auch nur dann hilfreich, wenn es gelingt, vom $p_{AW}(t)$ fortlaufend auf den $p_{Trach}(t)$ zu schließen.

Bestimmung des intratrachealen Druckverlaufs

Glücklicherweise eröffnen heute moderne Technologien einen neuen Ansatz. Einerseits kann $p_{Trach}(t)$ direkt gemessen werden, indem ein Meßkatheter durch den Endotrachealtubus hindurch in die Trachea vorgeschoben wird. Andererseits kann aber $p_{Trach}(t)$ auch kontinuierlich berechnet werden. Kennen wir nämlich den Innendurchmesser und die nach Kürzung verbliebene Länge des Tubus unseres Patienten, so können wir uns der zuvor im Labor bestimmten Koeffizienten (K1–K4) bedienen und unter fortlaufender Messung des Gasflusses am Tubus (V′) nach der bereits dargestellten Gleichung (1) den Druckgradienten über dem ETT nach Gleichung (4) fortlaufend berechnen (inspiratorisch: $\Delta p_{ETT}(t) = K1 \cdot V'(t)^{K2}$; exspiratorisch: $\Delta p_{ETT}(t) = K3 \cdot V'(t)^{K4}$). Wird zusätzlich zum Gasfluß (V′) am äußeren Ende des Tubus der Atemwegsdruck $p_{AW}(t)$ gemessen, so kann nach Gleichung (2) auch der Trachealdruck fortlaufend berechnet werden:

$$p_{Trach}(t) = p_{AW}(t) - \Delta p_{ETT} \cdot [V'(t)]. \quad (2)$$

Durch Einsetzen von Gl. (1) in Gl. (2) führt zu den sehr einfachen und "real-time" anwendbaren Gleichungen (3a und 3b):

$$p_{Trach}(t) = p_{AW}(t) - K1 \cdot V'(t)^{K2} \text{ in Inspiration} \quad (3a),$$

$$p_{Trach}(t) = p_{AW}(t) - K3 \cdot V'(t)^{K4} \text{ in Exspiration} \quad (3b).$$

Werden am Patienten Atemwegsdruck und Fluß kontinuierlich gemessen und digitalisiert, so kann der Trachealdruck – nach Gl. (3a und 3b) – für jeden digitalen Druck- und Flußwert berechnet werden; dabei entsteht bereits bei einer Digitalisierungsfrequenz von 60 Hz ein zeitlicher Verlauf von $p_{Trach}(t)$, der – für unsere Zwecke – als "kontinuierlich" bezeichnet werden darf.

Damit stellt sich die Frage, ob diese mathematische Methode zur fortlaufenden nicht-invasiven Bestimmung des Trachealdrucks ohne Verwendung eines intratrachealen Meßkatheters in der Praxis taugt. In einer größeren Studie wurden der gemessene p_{Trach} ($p_{Trach,meas}$) und der errechnete p_{Trach} ($p_{Trach,calc}$) unter einer Vielzahl von klinischen Bedingungen an 15 Patienten verglichen. Die Untersuchungen wurden 1–53 h nach Einlegen des Trachealtubus durchgeführt. $p_{Trach,calc}$ wurde mit Koeffizienten berechnet, die den Druckabfall über dem ETT mit eingelegtem Meßkatheter beschreiben. Zum Methodenvergleich wurden alle mit einer Frequenz von 60 Hz gespeicherten Datenpaare ($p_{Trach,meas}$; $p_{Trach,calc}$) aus einer zusammenhängenden Datensequenz von 2 min Dauer analysiert. Mit einer mittleren quadratischen Abweichung von 0,6 ± 0,3 mbar (X± SD) konnte eine ausgezeichnete Übereinstimmung nachgewiesen werden (Guttmann et al. 1993). Die Untersuchung zeigt, daß der Trachealdruck nicht nur gemessen werden kann, er kann auch über längere Zeit zuverlässig und fortlaufend berechnet werden.

Es drängt sich also die Frage auf, ob im klinischen Alltag der Trachealdruck durch Messung oder durch Berechnung bestimmt werden soll. Nachdem wir mit beiden Methoden über eine gewisse Erfahrung verfügen, sind wir der Meinung, daß diese Frage so nicht sinnvoll gestellt ist, daß vielmehr beide Methoden spezifische Vor- und Nachteile haben. Soll nämlich der Trachealdruck über längere Zeit verfolgt werden – also über viele Stunden oder Tage –, so ist die Berechnung einfacher und zuverlässiger und verursacht für das Pflegepersonal weniger Arbeit; allerdings müssen am äußeren Ende des Tubus nicht nur der Atemwegsdruck, sondern auch der Fluß gemessen werden, und die fortlaufende Datenverarbeitung ist an einen Computer gebunden. Soll jedoch der Trachealdruck nur während kurzer Zeit verfolgt werden – also während einiger Minuten oder höchstens während Stunden –, so ist die Messung auch ohne Computer durchführbar; allerdings wird dafür ein zusätzlicher Drucksensor benötigt, und es muß ein Meßkatheter durch den Tubus hindurch bis in die Trachea vorgeschoben werden, wobei der Messkatheter am Ende einige seitliche Öffnungen aufweisen muß, die zentrale Öffnung muß verschlossen sein; auch ein Katheter mit einem kleinen endständigen Ballon ist tauglich. Wir müssen aber betonen, daß die Messung wesentlich anspruchsvoller ist, als man annehmen könnte. So verhindern schon geringe Sekretauflagerungen eine zuverlässige Druckmessung. Auch müssen die seitlichen Öffnungen oder der Ballon mindestens 2 cm über das Tubusende hinaus in der freien Trachea liegen – eine Positionierung, deren Schwierigkeit nur der Geübte richig einschätzt. Außerdem darf nicht vernachlässigt werden, daß der Meßkatheter den Tubus bis zu einem gewissen Grade obstruiert, weshalb bei Kleinkindern oder gar bei Neugeborenen die direkte Messung des Trachealdrucks gar nicht möglich ist.

Selbstverständlich sind die im Labor bestimmten Tubuskoeffizienten an fabrikneuen Tuben gemessen worden; bei Berechnung des Trachealdrucks am Patienten wird somit vorausgesetzt, daß die Tubuskoeffizienten immer noch Gültigkeit haben, daß sich also der Tubus durch die Intubation und den anschließenden Gebrauch nicht verändert hat. Sicher ist aber nur, daß der Widerstand des Tubus durch die Intubation und die Dauer des Gebrauchs nicht kleiner geworden sein kann. Δp_{ETT} wird deshalb keinesfalls zu groß berechnet, und folglich wird der Trachealdruck – unter Beatmung und während Inspiration – keinesfalls zu niedrig berechnet. Inzwischen ist aber der Tubus durch Verformung und Sekretablagerung möglicherweise bereits obstruiert; in diesem Fall wäre sein Widerstand angestiegen, Δp_{ETT} wäre in Wirklichkeit größer, und der Trachealdruck – unter Beatmung und während Inspiration – wäre niedriger als berechnet. Auch wenn dieser Fehler keine klinischen Gefahren nach sich zieht, kann er dennoch nicht in jeder Situation hingenommen werden, denn es könnten falsche diagnostische Schlüsse gezogen werden.

Aus diesem Grunde hat sich bei uns folgendes Vorgehen bewährt. Primär wird der Trachealdruck berechnet. Entsteht ein Verdacht auf Tubusobstruktion und kann sie durch Fiberbronchoskopie nicht ausgeschlossen werden, wird eine Kontrollmessung des Trachealdrucks vorgenommen; der Vergleich der auf dem Bildschirm überlagerten Druck-Volumen-Schleifen des berechneten und des gemessenen Trachealdrucks zeigt dann das Ausmaß der Obstruktion. Diese Indikation zur Messung des Trachealdrucks – Verdacht auf Tubusobstruktion – ist generell akzeptiert. Die Frage, ob dann das ggf. nachgewiesene Ausmaß an Obstruktion hingenommen werden darf oder ob eher der Tubus gewechselt werden soll, kann nicht mit quantitativen Angaben entschieden werden; diese Entscheidung kann nur vom verantwortlichen Kliniker in Erwägung des ganzen klinischen Bildes und des wahrscheinlichen Verlaufs sinnvoll getroffen werden.

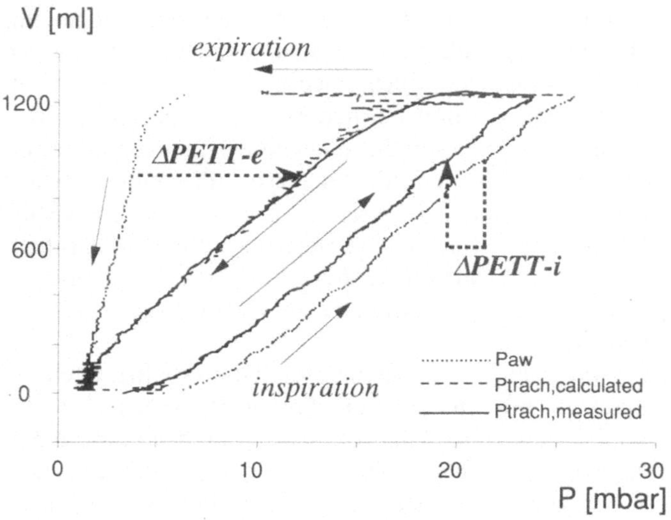

Abb. 5. Druck-Volumen-Schleife eines intubierten, volumenkontrolliert beatmeten Patienten mit nahezu normaler Lungenmechanik nach Operation am offenen Herzen. Beatmung mit konstantem inspiratorischem Fluß. Wie bei jeder Form der Überdruckbeatmung liegt die p_{Trach}-V-Schleife innerhalb der p_{AW}-V-Schleife. In Inspiration verursacht der konstante inspiratorische Fluß eine konstante Druckdifferenz zwischen p_{AW} und p_{Trach}, so daß der inspiratorische p_{Trach}-Schenkel gegenüber dem inspiratorischen p_{AW}-Schenkel lediglich parallel (nach links) verschoben ist. In Exspiration verursacht die frühexspiratorische Flußspitze, daß der flußabhängige Tubuswiderstand frühexspiratorisch über dem Tubus eine besonders große Druckdifferenz erzeugt; gegen Ende der Exspiration sinkt der Fluß, weshalb sich p_{AW} und p_{Trach} mehr und mehr annähern. Als Folge verlaufen die in- und exspiratorischen Schenkel der p_{Trach}-V-Schleife fast parallel (Details s. Guttmann et al. 1993)

Verlauf des Trachealdrucks unter mechanischer Beatmung

Abbildung 5 zeigt die Druck-Volumen-Schleife eines volumenkontrolliert beatmeten Patienten. Von demselben Atemzug wurden 3 Schleifen aufgezeichnet und in der Graphik übereinandergelegt. Die äußere Schleife (gepunktete Linie) zeigt den bekannten Verlauf des Atemwegsdrucks (p_{AW}). Die beiden inneren Schleifen verlaufen sehr ähnlich. Die durchgezogene innere Schleife zeigt den Verlauf des Trachealdrucks, der mit einem durch den Tubus geschobenen Katheter gemessenen wurde ($p_{Trach,meas}$); die gestrichelte innere Schleife zeigt den Verlauf des Trachealdrucks, der nach Gl. (3) fortlaufend berechnet wurde ($p_{Trach,calc}$). Offensichtlich sind die Verläufe von $p_{Trach,meas}$ und $p_{Trach,calc}$ nahezu identisch.

Welche Informationen enthält nun die Schleife des Trachealdrucks [$p_{Trach}(t)$] – sei er gemessen oder berechnet – über dem Volumen [$V(t)$] verglichen mit der Schleife des Atemwegsdrucks über dem Volumen [$p_{AW}(t)/V(t)$]? Der herzoperierte Patient (Abb. 5) wurde im elastischen

Bereich seiner nahezu gesunden Lunge mit konstantem inspiratorischem Fluß beatmet.; der p_{AW} steigt deshalb mit dem Volumen geradlinig an, d. h. der Druck steigt linear proportional zum Volumen. Da mit konstantem inspiratorischem Gasfluß beatmet wurde, blieb der Strömungswiderstand des Tubus während der ganzen Inspiration konstant und folglich auch der Druckabfall über dem ETT (Δp_{ETT}-i); folglich ist der inspiratorische Schenkel des Trachealdrucks gegenüber dem inspiratorischen Schenkel des Atemwegsdrucks nur parallel (nach links) verschoben.

Wir erinnern uns, daß der Fluß frühexspiratorisch ein auffälliges Maximum zeigt. Während dieser Flußspitze ist der flußabhängige Tubuswiderstand unverhältnismäßig hoch; folglich entsteht frühexspiratorisch ein dramatischer Druckabfall über dem ETT (Δp_{ETT}-e), und der Atemwegsdruck fällt viel rascher ab als das Volumen. Somit fällt frühexspiratorisch der p_{AW} auch viel rascher als der p_{Trach} (die Kurve verläuft frühexspiratorisch nahezu horizontal nach links). Als Konsequenz fällt p_{Trach} im Verlauf der ganzen Exspiration sehr gleichmäßig, d. h. volumenproportional ab. Der exspiratorische und der inspiratorische Schenkel des Trachealdrucks verlaufen somit parallel.

Unter volumenkontrollierter Beatmung führen die Vernachlässigung des Tubuswiderstands und die Auswertung des p_{AW} anstelle des p_{Trach} in erster Linie zu falschen physiologischen Vorstellungen, nur selten aber zu gefährlichen Behandlungsfehlern: inspiratorisch wird der auf die Lunge wirkende Druck überschätzt. Immerhin verursacht der flußabhängige Tubuswiderstand exspiratorisch eine technisch bedingte zusätzliche Flußlimitierung; liegt, z. B. infolge einer chronisch obstruktiven Lungenerkrankung (COPD), bereits eine bronchiale Ausatmungsbehinderung vor, so kann durch zusätzliches Auftreten einer tubusbedingten Ausatmungsbehinderung eine dynamische Hyperinflation von gefährlichem Ausmaß verursacht werden.

Die Druckdifferenz zwischen inspiratorischem und exspiratorischem Schenkel der Trachealdruck-Volumen-Schleife ist aus 2 Komponenten zusammengesetzt: Die eine Komponente ist die durch den intrapulmonal lokalisierten Strömungswiderstand (R_{Lung}) verursachte Druckdifferenz zwischen Trachealdruck und Alveolardruck ($\Delta p = V' \cdot R_{Lung}$). Die andere Komponente wird durch Mechanismen mit zeitkonsumierenden Prozessen (wie z. B. Viskosität) verursacht, Mechanismen also, die eine zeitabhängige Divergenz zwischen inspiratorischem und exspiratorischem Druckverlauf verursachen.

Gelegentlich wird ein solches Verhalten tiefsinnig mit dem Begriff "Hysterese" belegt; diese Bezeichnung ist jedoch rein deskriptiv und sagt über den zugrundeliegenden Mechanismus nichts aus. Jedoch ist folgende Überlegung interessant: Solange Gas fließt, ist in Inspiration der Trachealdruck höher als der Alveolardruck, und in Exspiration ist der Alveolardruck höher als der Trachealdruck. Nehmen wir nun an, der normale intrapulmonal lokalisierte Flußwiderstand (R_{Lung}) betrage etwa 3 mbar · s/l und der mittlere Gasfluß ungefähr 1 l/s, so beträgt die Druckdifferenz zwischen Alveolardruck und Trachealdruck in Inspiration und in Exspiration je ungefähr 3 mbar. In unserem Beispiel (s. Abb. 5) ist der inspiratorische Trachealdruckschenkel vom exspiratorischen um etwa 6 mbar verschoben, der inspiratorische und der exspiratorische Alveolardruckschenkel verlaufen somit nahezu auf derselben Linie. Obschon wir hier nur die Größenordnung des Alveolardrucks schätzen können, zeigt die Schätzung, daß der inspiratorische und der exspiratorische Alveolardruckschenkel so nahe beieinander verlaufen, daß keine relevante Druckdifferenz mehr übrig bleibt, die zu hochfliegenden Diskussionen über eine eigentliche Hysterese Anlaß geben könnte. Man wird also zu der Vermutung genötigt, daß zeitkonsumierende Mechanismen, die einen hystereseartigen Verlauf verursachen könnten, im Druck-Volumen-Diagramm nicht zu erkennen sind – jedenfalls nicht beim volumenkontrolliert beatmeten Patienten nach Operation am extrakorporalen Kreislauf.

Verlauf des Trachealdrucks unter Spontanatmung mit CPAP

Abbildung 6 zeigt die Druck-Volumen-Schleifen eines spontanatmenden Patienten mit nahezu normaler Lungenmechanik; die mechanische Druckunterstützung besteht einzig in "continuous positive airway pressure" (CPAP) von 4 mbar verabreicht mit einem Demand-Flow-Gerät. Ausgehend vom endexspiratorischen Wert von 3,5 mbar fällt der p_{AW} (gepunktete Linie) zu Beginn der Inspiration um etwa 2 mbar ab, ohne daß das Volumen wesentlich ansteigt. Dieser kleine Druckabfall entsteht als Folge der Inspirationsbemühung des Patienten, da das Demand-Ventil den Gasfluß nicht sofort, sondern nur mit leichter Verzögerung zur Verfügung stellen kann. Anschließend bleibt der p_{AW} während des ganzen Atemzugs nahezu konstant, d. h. er steigt geringfügig und gleichmäßig um insgesamt kaum 2 mbar. Nachdem die Inspiration durch einen abrupten, nahezu volumenkonstanten Anstieg des p_{AW} um weitere 2 mbar beendet worden ist, beginnt die Exspiration mit sehr gleichmäßigem Druckabfall von kaum 2 mbar, d. h. Inspirations- und Exspirationsschenkel sind nahezu parallel und nur um 2 mbar gegeneinander verschoben. Der p_{AW} ist also (nahezu) sowohl konstant als auch positiv, d. h. das Gerät erfüllt die gestellten Anforderungen und erzeugt tatsächlich einen "continuous positive airway pressure", was der Herstellerfirma ein sehr gutes Zeugnis ausstellt. Demgegenüber nimmt der Trachealdruck (p_{Trach}) unter Spontanatmung einen völlig anderen Verlauf. Der Patient muß nämlich infolge des Tubuswiderstands den p_{Trach} bis auf negative Werte (−4 mbar) "hinunterziehen", damit er, nach Luft ringend, überhaupt einatmen kann, und er muß in Exspiration infolge des Tubuswiderstands den p_{Trach} bis auf 9 mbar hinaufpressen, damit er das Gas mit Anstrengung wieder loswird (Fabry et al. 1992b). Den Kliniker muß erschrecken, daß diese zusätzliche Atemarbeit,

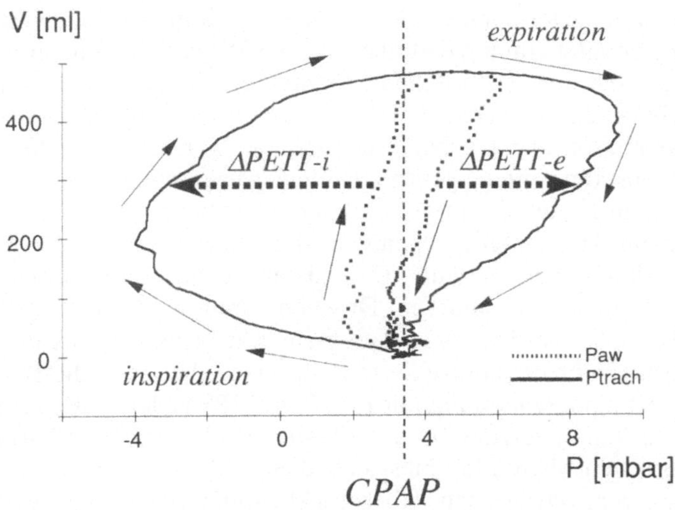

Abb. 6. Druck-Volumen-Schleifen eines intubierten, spontanatmenden Patienten mit praktisch normaler Lungenmechanik nach Operation am offenen Herzen. Wie bei jeder Form der Spontanatmung ohne Tubuskompensation liegt die p_{Trach}-V-Schleife ausserhalb der p_{AW}-V-Schleife. Die mechanische Druckunterstützung besteht nur in "continuous positive airway pressure" (CPAP) von 4 mbar. p_{AW} (*gepunktete Linie*) verändert sich wenig und ist in Inspiration nur etwa 2 mbar niedriger als in Exspiration. Demgegenüber fällt der p_{Trach} (*durchgezogene Linie*) in Inspiration auf negative Werte und steigt in Exspiration bis nahezu auf 10 mbar an. Obschon der Patient mit CPAP unterstützt wird, muß er infolge des flußabhängigen Tubuswiderstands inspiratorisch den Trachealdruck aktiv erniedrigen, d. h. zusätzliche inspiratorische Arbeit leisten, um zu seinem Atemgas zu kommen, und exspiratorisch muß er einen trachealen Überdruck erzeugen, um das Gas wieder loszuwerden (s. Text)

die der Patient sowohl inspiratorisch als auch exspiratorisch ausschließlich am Tubus leisten muß, von außen, d. h. am p_{AW}, überhaupt nicht sichtbar wird (Details s. Guttmann et al. 1993).

Verlauf des Trachealdrucks unter druckunterstützter Spontanatmung (ASB oder IPS)

Wenn auch nicht in ihrem quantitativen Ausmaß, so doch prinzipiell wurde die beschriebene Atmungsbehinderung durch den trachealen Tubus schon früh erkannt, und zu ihrer Neutralisierung wurde die Technik der "inspiratorischen Druckunterstützung" oder "assisted spontaneous breathing" (ASB) entwickelt; eine mehr deskriptive und ebenfalls gebräuchliche Bezeichnung ist Spontanatmung mit "PEEP and inspiratory pressure support" (PEEP + IPS). Jede Form der inspiratorischen Druckunterstützung der Spontanatmung hat zum Ziel, dem Patienten einen bestimmten Teil seiner inspiratorischen Atemarbeit abzunehmen. Von jeder anderen

Beatmungsform unterscheidet sich die inspiratorische Druckunterstützung der Spontanatmung dadurch, daß der Patient einen quantitativ definierbaren Teil der inspiratorischen Atemarbeit immer noch selbst leisten soll. Dieses Ziel ist erreicht, wenn unter Spontanatmung mit druckunterstützter Inspiration der Trachealdruck (p_{Trach}) während der ganzen Inspiration auf einem konstanten, gegenüber dem gewünschten "constant positive airway pressure" ganz leicht erniedrigten Wert bleibt und während Exspiration auf einem konstanten, gegenüber dem gewünschten CPAP nur ganz leicht erhöhten Wert verläuft. Erst später ist die inspiratorische Druckunterstützung auch mit höheren Drücken empfohlen worden. In zunehmendem Ausmaß wurden bei Patienten mit schwerer akuter respiratorischer Insuffizienz die kontrollierte Beatmung, aber auch die Beatmung mit SIMV durch Spontanatmung mit PEEP und IPS (oder ASB) ersetzt und dabei die Druckunterstützung bis auf 20 oder 30 mbar (über PEEP) erhöht. Unausgesprochen blieb allerdings, daß dieser Mode nur eine besondere Form der patientengetriggerten Überdruckbeatmung ist. Hier wollen wir uns auf die im Weaning angewendete Spontanatmung mit niedrigem PEEP und niedrigem IPS beschränken.

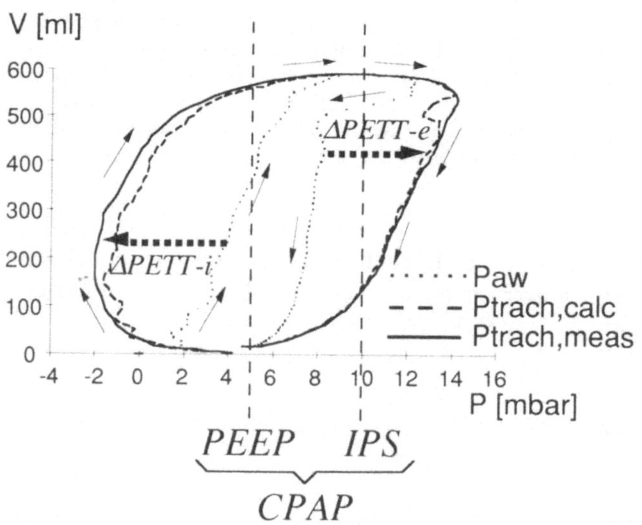

Abb. 7. Druck-Volumen-Schleifen eines intubierten spontanatmenden Patienten mit praktisch normaler Lungenmechanik im Weaning nach Operation am offenen Herzen. Die mechanische Druckunterstützung besteht in einer sehr verbreiteten Form von Atemhilfe, nämlich in der Kombination von "continuous positive airway pressure" (CPAP) und "inspiratory pressure support" (IPS) (s. Guttmann et al. 1993). Erste Botschaft: Der gemessene und der gerechnete Trachealdruck stimmen gut überein. Zweite Botschaft: Trotz inspiratorischer Druckunterstützung (IPS) muß der Patient infolge des flußabhängigen Tubuswiderstands inspiratorisch den Trachealdruck aktiv erniedrigen, d. h. zusätzliche inspiratorische Arbeit leisten und exspiratorisch den trachealen Druck aktiv erhöhen.

Auch in Abb. 7 wurden – wie in Abb. 5 – im selben Atemzug 2 Tracheldruckschleifen übereinandergelegt. Die durchgezogene äußere Schleife zeigt den Verlauf des Trachealdrucks, der mit Hilfe eines durch den Tubus geschobenen Meßkatheters gemessen wurde ($p_{Trach,meas}$); die gestrichelte äußere Schleife zeigt den Verlauf des nach Gl. (3) fortlaufend berechneten Trachealdruckes ($p_{Trach,calc}$). Offensichtlich sind auch unter druckunterstützter Spontanatmung $p_{Trach,meas}$ und $p_{Trach,calc}$ nahezu identisch (Guttmann et al. 1993).

Während des weitaus größten Teils zeigt in Abb. 7 die Atemschleife des Atemwegsdrucks (p_{AW}) nur geringfügige Veränderungen (innere Schleife, gepunktete Linie). In Inspiration steigt p_{AW} gleichmäßig um etwa 3 mbar an, und in Exspiration fällt er gleichmäßig um etwa 3 mbar ab; der weitaus größte Teil des inspiratorischen und des exspiratorischen Schenkels verlaufen also praktisch parallel. Bei genauerer Betrachtung erkennen wir zusätzlich, daß der inspiratorische Schenkel beim eingstellten PEEP von 5 mbar beginnt, wonach der Druck praktisch ohne Volumenzunahme auf 2 mbar fällt. Diese Druckerniedrigung hat der Patient mit einer Inspirationsanstrengung geleistet und damit die Inspiration der Maschine getriggert; erst jetzt beginnt der schon beschriebene gleichmäßige Volumen- und Druckanstieg. Am Ende der Inspiration steigt der p_{AW} bis auf 12 mbar an, bevor das Volumen zu sinken beginnt. Diese Druckerhöhung hat der Patient mit einer Exspirationsanstrengung hervorgebracht, damit den inspiratorischen Fluß bis auf den als Abbruchkriterium festgelegten Wert reduziert und so die Inspiration der Maschine beendet, respektive die Exspiration getriggert. Jetzt bleibt der p_{AW} während der Ausatmung der ersten 100 ml praktisch konstant und fällt anschließend schlagartig auf 7 mbar, d. h. erst jetzt beendet der Patient die aktive Exspirationsbemühung und überläßt den überwiegenden Rest des auszuatmenden Volumens der passiven Exspiration, womit der schon beschriebene exspiratorische gleichmäßige Volumen- und Druckabfall beginnt. Abbildung 8 zeigt die Druck-Volumen-Schleifen eines sponatanatmenden Patienten unter CPAP mit IPS, in der auch der Ösophagusdruck dargestellt ist: der frühinspiratorische Abfall des Ösophagusdrucks p_{oes} zeigt die inspiratorische Atemarbeit deutlich. Während der inspiratorischen Triggerung fallen Trachealdruck und Ösophagusdruck gemeinsam. Sobald das Volumen anzusteigen beginnt, d. h. sobald Gas fließt, bleibt der Ösophagusdruck infolge einer markanten inspiratorischen Arbeitsleistung des Patienten erniedrigt.

Initial ist der inspiratorische Schenkel des Trachealdrucks – sei er berechnet oder gemessen – identisch mit dem p_{AW}, solange also kein Gas fließt (Abb. 7). Sobald aber bei einem Druck von 2 mbar das Volumen zu steigen beginnt, d. h. sobald Gas fließt, fällt p_{Trach} bis auf -2 mbar. Offensichtlich ist der Patient gezwungen, eine ausschließlich durch den Tubus verursachte zusätzliche Atemarbeit zu leisten, obwohl er im Genuß der inspiratorischen Druckunterstützung ist; der flußabhängige Druckabfall über dem Tubus von ca. 6 mbar wird somit durch die inspiratorische

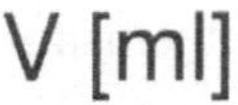

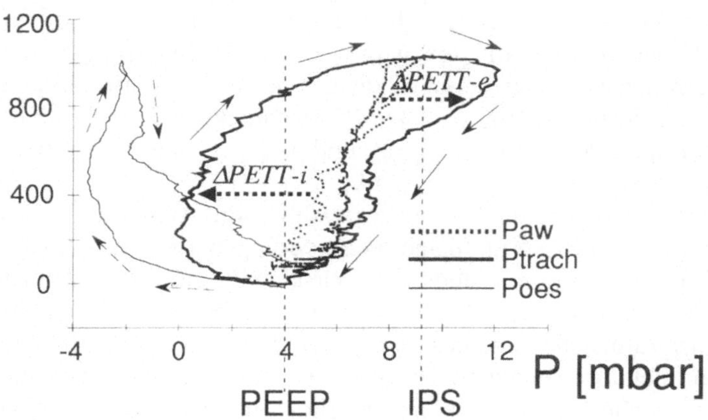

Abb. 8. Druck-Volumen-Schleifen eines intubierten spontanatmenden Patienten unter der Kombination von "continuous positive airway pressure" (CPAP) mit "inspiratory pressure support" (IPS) (vgl. Abb. 7). Der frühinspiratorische Abfall des Ösophagusdruckes (p_{Oes}) und des Trachealdruckes (p_{Trach}) zeigen, daß eine inspiratorische Anstrengung ("inspiratory effort") zur Triggerung der Inspiration führt. Während dieser inspiratorischen Triggerung fallen Trachealdruck und Ösophagusdruck gemeinsam. Sobald das Volumen anzusteigen beginnt, d. h. sobald Gas fließt, trennt sich der Ösophagusdruck vom Trachealdruck: der weitere starke Abfall des Ösophagusdrucks bei zunächst langsam, dann aber rasch steigendem Trachealdruck zeigt die markante inspiratorische Arbeit, die der Patient leisten muß (s. Text)

Druckunterstützung nicht kompensiert. Erst gegen Ende der Inspiration, während der Fluß abfällt und folglich das Volumen kaum mehr zunimmt, steigt der Trachealdruck und erreicht endinspiratorisch den druckunterstützten p_{AW}. In Exspiration bleibt der p_{AW} zunächst erhöht und fällt erst bei Ausatmung der letzten 100 ml auf den PEEP-Wert; der Patient leistet also nahezu während der ganzen Dauer der Exspiration eine zusätzliche Arbeit am Tubus.

Nun kann bei einigen Beatmungsgeräten neben der Höhe der inspiratorischen Druckunterstützung auch die Zeit beeinflußt werden, in der die gewählte Druckunterstützung tatsächlich erreicht werden soll ("pressure rise time", PRT); wird also die PRT verkürzt, so wird der eingestellte Wert der inspiratorischen Druckunterstützung des Atemwegsdrucks rascher erreicht. Deshalb wirkt sich die inspiratorische Druckunterstützung auf den aktiven, respektive den passiven Patienten ganz anders aus. Der aktive Patient leistet inspiratorische Atemarbeit, erhöht damit die Flußrate, wobei Δp_{ETT} steigt und der Tracheldruck fällt, so daß die zusätzlich erbrachte Atemarbeit vom Tubus aufgezehrt wird.

Demgegenüber sistiert der passive Patient seine inspiratorische Atemarbeit, sobald er die Maschine erfolgreich getriggert hat; die Flußrate und damit Δp_{ETT} sinken, der Atemwegsdruck erreicht bei kurz eingestellter "pressure rise time" den gewählten IPS-Wert sehr rasch, und der Patient wird augenblicklich beatmet, bis der Fluß gedrosselt wird und nach Erreichen des Abbruchkriteriums die Exspiration beginnt. Anders ausgedrückt: de facto ist die Spontanatmung durch eine patientengetriggerte druckgeregelte Beatmung ersetzt.

Wird aber die "pressure rise time" verlängert, so steigt beim aktiven Patienten die am Tubus zusätzlich geleistete Atemarbeit, während beim passiven Patienten das Tidalvolumen fällt. Wird die Einstellung der druckunterstützten Spontanatmung nur mit Hilfe der Verläufe von Atemwegsdruck und Fluß beurteilt, werden derartige Störungen gar nicht erkannt. Ist das Flußmuster uniform, d. h. verändert es sich von Atemzug zu Atemzug nicht, so kann der Verlauf des p_{AW} durch Anpassung von IPS und PRT und unter Beachtung des Trachealdrucks und/oder des Ösophagusdrucks gelegentlich soweit optimiert werden, daß der Tubus keine große zusätzliche Arbeit verursacht.

Jedoch kann die Einstellung von IPS und PRT selbst in Kenntnis des Trachealdrucks und/oder des Ösophagusdrucks nicht optimiert werden, wenn das spontane Flußmuster des Patienten sich nicht bei jedem Atemzug einfach wiederholt, sondern sich von Atemzug zu Atemzug ändert. Da bei diesen Patienten der Flußverlauf nicht im voraus bekannt ist, ist auch der Verlauf des Druckabfalls über dem Tubus nicht im voraus bekannt, und demzufolge kann auch der Verlauf der Druckunterstützung, die den Druckabfall über dem Tubus kompensieren soll, nicht ein für allemal fest eingestellt werden und schon gar nicht im voraus.

Quintessenz: Von einer dem Patienten wirklich dienenden druckunterstützten Spontanatmung kann nur gesprochen werden, wenn die Druckunterstützung das vom Patienten spontan generierte Flußmuster nicht wesentlich beeinträchtigt. Da der Druckabfall über dem Tubus flußabhängig ist, wird auch Δp_{ETT} einen vom Flußverlauf abhängigen zeitlichen Verlauf zeigen. Folglich muß auch die Druckunterstützung, die ja den Druckabfall über dem Tubus kompensieren soll, einen vom Fluß abhängigen zeitlichen Verlauf aufweisen. Da aber der spontane Flußverlauf vom Patienten bestimmt wird, kann er nicht vorausgesehen werden. Somit ist es solange prinzipiell nicht möglich, die druckunterstützte Spontanatmung zu optimieren, als die beiden Ventilatorvariablen IPS und PRT auch nur für kurze Zeit fest eingestellt werden müssen.

Automatische Steuerung des intratrachealen Druckverlaufs

"Volume Proportional Assist" (VPA) des Atemwegsdrucks während Inspiration (nach Younes)

Bei der volumenproportionalen Druckunterstützung nach Younes ("proportional assist ventilation", PAV) wird innerhalb eines jeden Atemzuges das vom Patienten bisher spontan eingeatmete Volumen fortlaufend gemessen und die Druckunterstützung proportional zum Volumen fortlaufend erhöht. Das einstellbare Verhältnis von Druckunterstützung zu Volumen (mbar/l) entspricht einer negativen Compliance, d. h. einer Dehnungsarbeit, von der der Patient mit dieser Druckunterstützung entlastet wird. Außerdem wird die flußbedingte resistive Druckkomponente unter Annahme eines konstanten, d. h. flußunabhängigen Strömungswiderstandes fortlaufend kompensiert (Younes et al. 1987, 1992a,b). Der flußabhängige Tubuswiderstand wird nicht kompensiert.

Abbildung 9 zeigt die Druck-Volumen-Schleife eines unter volumenproportionaler Druckunterstützung nach Younes (PAV) spontanatmenden Patienten. Obwohl nun die Druckunterstützung des Atemwegsdrucks nicht konstant ist, sondern frühinspiratorisch deutlich erhöht wird, fällt der

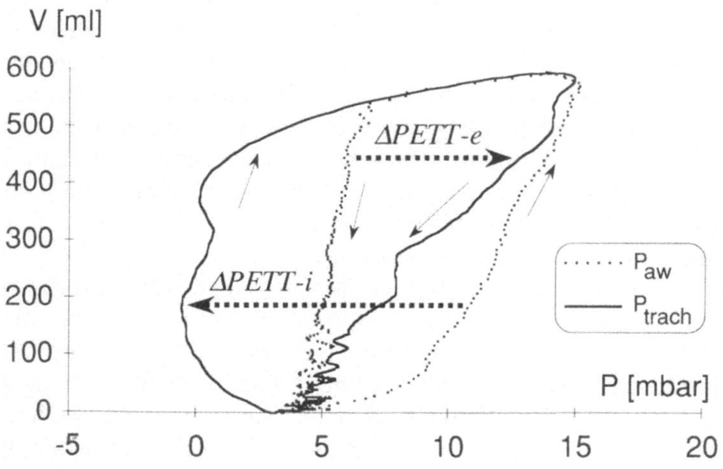

Abb. 9. "Proportional assist ventilation", PAV nach Younes. Druck-Volumen-Schleifen eines intubierten Patienten mit nahezu normaler Lungenmechanik nach Operation am offenen Herzen. Die mechanische Atemhilfe besteht in einer volumenproportionalen Druckunterstützung des Atemwegsdrucks. In Inspiration (*nach oben gerichtete Pfeile*) wird der Atemwegsdruck proportional zu dem spontan eingeatmeten und fortlaufend gemessenen Volumen fortlaufend erhöht. Außerdem wird die flußbedingte resistive Arbeit unter Annahme eines konstanten Strömungswiderstands fortlaufend kompensiert. Da der flußabhängige Tubuswiderstand nicht kompensiert wird, wird inspiratorisch nur der Atemwegsdruck volumenproportional unterstützt: bei hohem Atemwegsdruck bleibt der Trachealdruck niedrig, der Patient muß also trotz der Druckunterstützung Atemarbeit leisten. In Expiration (*nach unten gerichtete Pfeile*) verursacht der nicht kompensierte Tubuswiderstand eine flußabhängige Druckdifferenz: bei sinngemäß nahe bei PEEP verlaufendem Atemwegsdruck bleibt der Trachealdruck massiv erhöht, die (passive oder aktive) Exspiration wird also behindert. Diese Form der druckunterstützten Spontanatmung trägt somit zu "dynamic hyperinflation" mit "intrinsic PEEP" bei. Unter volumenproportionaler Druckunterstützung ohne Kompensation des flußabhängigen Tubuswiderstands kann also weder inspiratorisch noch exspiratorisch eine befriedigende Trachealdruckkurve erzielt werden (s. Text)

Trachealdruck zunächst stark ab, d.h. der Patient leistet – infolge ungenügender Druckunterstützung – inspiratorische Arbeit am Tubus. Im Gegensatz zu der Situation unter konstanter inspiratorischer Druckunterstützung steigt der Trachealdruck aber nicht erst am Ende der Inspiration auf Werte mit effektiver Assistenz, sondern bereits, nachdem etwas mehr als das halbe Atemzugvolumen eingeatmet worden ist. Da der flußabhängige Tubuswiderstand nicht berücksichtigt wird, kann aber weder inspiratorisch noch exspiratorisch eine befriedigende Trachealdruckkurve erzielt werden. Bei Patienten ohne Tubus ist die volumenproportionale Druckunterstützung nach Younes jedoch als ideales Verfahren zu bezeichnen; deshalb sollte die Beatmungsmaschine ausschließlich über eine Gesichtsmaske oder über ein weites Mundstück mit dem Patienten verbunden werden. Ob in bestimmten Situationen zusätzlich zur volumenproportionalen Druckunterstützung auch ein konstanter Strömungswiderstand kompensiert werden muß, wird erst nach Vorliegen ausgedehnter, multizentrisch gewonnener klinischer Erfahrung beurteilt werden können.

Realisierung der Closed-Loop-Kontrolle des Trachealdrucks

Die fortlaufende Bestimmung des $p_{Trach}(t)$ in der Praxis hat gezeigt, daß die Bedeutung des flußabhängigen Strömungswiderstands des ETT bisher ganz erheblich unterschätzt worden ist. Die fortlaufende Berechnung von $\Delta p_{ETT}(t)$ erlaubt nun, die Beatmungsmaschine so anzusteuern, daß derjenige $p_{AW}(t)$ generiert wird, der den gewünschten $p_{Trach}(t)$ jeweils um den Betrag von $\Delta p_{ETT}(t)$ übersteigt, so daß tatsächlich der gewünschte $p_{Trach}(t)$ entsteht. Zur Anwendung am Patienten müssen die Tubuskoeffizienten bekannt sein und $p_{AW}(t)$ und $V'(t)$ fortlaufend gemessen werden. Mit einem elektronisch ansteuerbaren Respirator kann dann jeder gewünschte Verlauf von $p_{AW}(t)$ erzeugt werden.

Abbildung 10 zeigt schematisch die von uns entwickelte Anordnung (Fabry et al. 1992, 1993a, 1993b, Wolff et al. 1993). Als Demand-Flowventilator verwenden wir den EVITA-1 (Drägerwerk-AG, Lübeck) in CPAP-mode. Außerhalb des endotrachealen Tubus, d.h. zwischen dem rechtwinkligen Swivel-Konnektor und dem Y-Stück, werden Fluß und Atemwegsdruck kontinuierlich gemessen. Mit einem externen Controller wird nach den Gleichungen (3a) und (3b) fortlaufend die Druckdifferenz über dem Tubus und der gewünschte Atemwegssolldruck berechnet [$p_{AW,targ}(t)$ = "target airway pressure"]. $p_{AW,targ}(t)$ wird fortlaufend mit dem gemessenen Atemwegsdruck ($p_{AW,actual}(t)$ = "actual airway pressure") verglichen. Je nach Größe der Regelabweichung [$p_{AW,actual}(t) - p_{AW,targ}(t)$] wird der Fluß geregelt. Als Qualitätskontrolle und für die Bilddarstellung wird der Trachealdruck aber nicht nur berechnet ($p_{Trach,calc}$), sondern auch mit einem durch den Tubus in die Trachea geschobenen Meßkatheter direkt gemessen ($p_{Trach,meas}$).

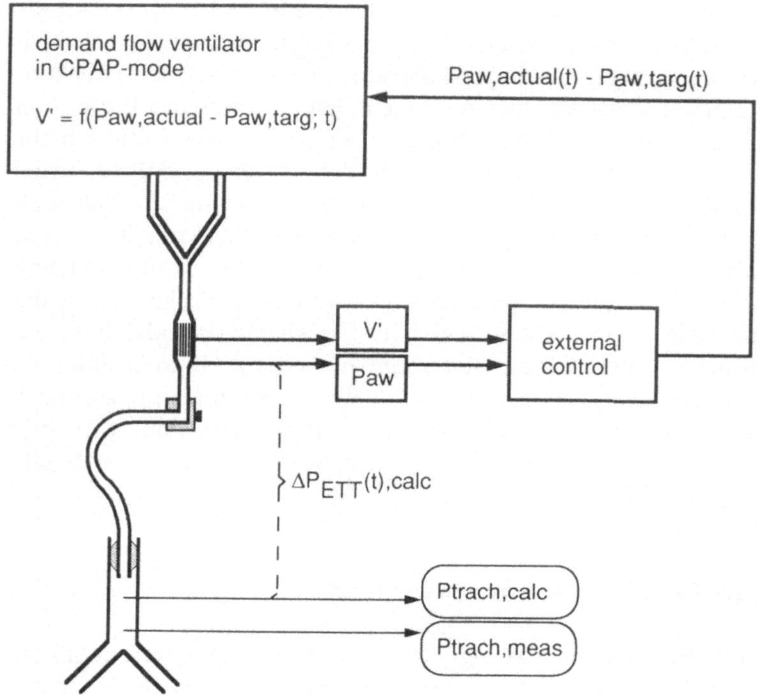

Abb. 10. Schematische Darstellung unserer Anordnung zur automatischen inspiratorischen und exspiratorischen Kompensation des flußabhängigen Tubuswiderstands ("automatic tube control", ATC) und der inspiratorischen volumenproportionalen Druckunterstützung des Trachealdrucks ("volume proportional pressure support", VPPS) (s. Text)

Der Verlauf des Atemwegssolldrucks [$p_{AW,targ}(t)$] wird wie folgt kontinuierlich berechnet:

in Inspiration

$$p_{AW,targ}(t) = PEEP + \Delta p_{ETT}(t) + V(t) \cdot VPPS \text{ [mbar/l]}, \tag{3a}$$

in Exspiration

$$p_{AW,targ}(t) = PEEP + \Delta p_{ETT}(t) + \Delta p_{valve}(t) + \Delta p_{exp.tub.}(t). \tag{3b}$$

Wobei $\Delta p_{valve}(t)$ für den Druckabfall über dem Exspirationsventil und $\Delta p_{exp.tub.}(t)$ für den Druckabfall über den exspiratorischen Beatmungsschläuchen stehen.

Die Methode erlaubt somit die automatische kontinuierliche, d.h. inspiratorische und exspiratorische Kompensation des flußabhängigen Tubuswiderstandes ("automatic tube control" = ATC) und die inspiratorische volumenproprtionale Druckunterstützung des Trachealdrucks ("volume proportional pressure support" = VPPS).

Bisher wurde "closed loop control" der Beatmung v. a. atemzugsweise realisiert. Dazu werden während des Atemzugs n bestimmte Messungen durchgeführt, aus denen während des Atemzugs n + 1 Größen berechnet werden, um mit ihnen den Atemzug n + 2 zu konfigurieren. Während des Atemzugs n + 1 wird somit der Atemzug n + 2 irreversibel definiert und dem Ventilator diese Definition mit einem Steuerbefehl übermittelt. Der Ventilator führt dann den Atemzug n + 2 als starre, unabänderliche Befehlskette aus. Der Atemzug basiert somit trotz "closed loop control" auf Informationen, die um 2 Atemzüge veraltet sind. Demgegenüber ist "closed loop control" zur Realisierung von VPPS mit ATC völlig anders. Es werden zur Realisierung des hier beschriebenen Konzeptes sämtliche Messungen und Berechnungen 125mal/s durchgeführ. Der aktuelle Atemwegsdruck wird somit mit einer Frequenz von 125 Hz geregelt. Die Korrekturen werden innerhalb desselben Atemzuges fortlaufend nachgeführt und zeigen eine Verspätung von höchstens <100 ms.

"Volume Proportional Inspiratory Pressure Support" des Trachealdrucks am Patienten (VPPS mit ATC)

Abbildung 11 zeigt 2 Druck-Volumen-Schleifen eines mit VPPS und ATC spontanatmenden Patienten im Weaning nach Operation am offenen Herzen. Der PEEP ist mit rund 4 mbar relativ niedrig gewählt. Die

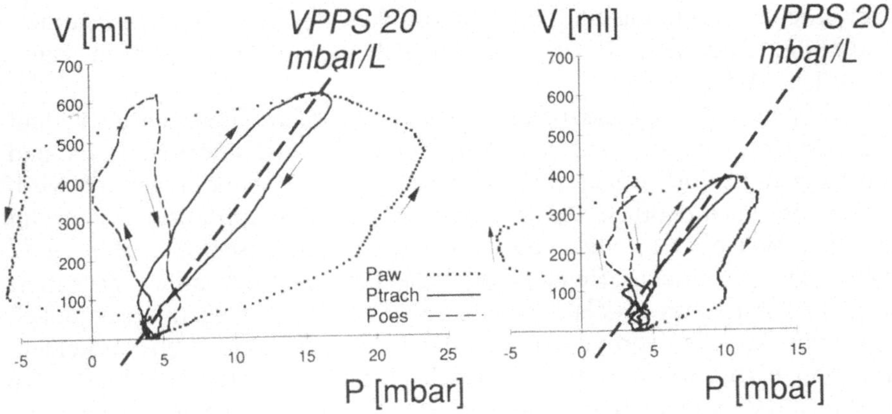

Abb. 11. Druck-Volumen-Schleifen eines im Weaning mit "volume proportional pressure support with automatic tube compensation" (VPPS mit ATC) spontanatmenden intubierten Patienten. Der PEEP beträgt rund 4 mbar. Die volumenproportionale Druckunterstützung des Trachealdrucks ist auf 20 mbar/l eingestellt. Dies gibt dem intubierten Patienten die Freiheit, nach eigenem Belieben ein großes Atemzugsvolumen (*links*) oder kleines Atemzugsvolumen (*rechts*) einzuatmen, ohne daß die Proportionalität der Druckunterstützung, das spontane Flußmuster oder die spontane Atemfrequenz qualitativ verändert würden (s. Text)

volumenproportionale Druckunterstützung des Trachealdrucks beträgt 20 mbar/l. Hat der Patient das Bedürfnis, 600 ml einzuatmen (links), so wird folglich der Trachealdruck endinspiratorisch automatisch mit einem Druck von 12 mbar (über PEEP) unterstützt; wünscht hingegen der Patient beim nächsten Atemzug nur 350 ml einzuatmen (rechts), so wird der Trachealdruck endinspiratorisch automatisch nur mit einem Druck von 7 mbar (über PEEP) unterstützt. Der Patient behält somit die Freiheit, spontan und nach eigenem Bedürfnis große oder kleine Atemzugsvolumina einzuatmen. Seine Atemfrequenz wird mechanisch nicht beeinflußt, sein Atemmuster nicht verändert, lediglich seine Atemanstrengung wird mit einem definierten Proportionalitätsfaktor unterstützt, nämlich mit dem z. Z. eingestellten Wert für "VPPS". Muß unter der derzeit gewählten volumenproportionalen Druckunterstützung eine ungenügende alveoläre Ventilation festgestellt werden, so wird der Proportionalitätsfaktor VPPS erhöht; zeigt sich eine unnötig große alveoläre Ventilation, so wird der Proportionalitätsfaktor VPPS erniedrigt. Während der ganzen Inspiration steigt der Trachealdruck linear proportional zum Volumen. Da aber jeder inspiratorisch "befohlene" Druckwert erst nach der unvermeidlichen Verzögerung von <100 ms ausgeführt und gemessen werden kann, ist – bei gleichzeitiger Ablesung – der de facto erreichte Druckwert gegenüber der eingestellten Soll-Linie des VPPS (gestrichelte Linie) um 1–2 mbar erniedrigt. Inspiratorisch ist somit der tracheale Ist-Druck gegenüber dem trachealen Soll-Druck geringfügig, aber systematisch erniedrigt und exspiratorisch systematisch geringfügig erhöht. Wir unternehmen bewußt keine Anstrengung, um diese kleinen Abweichungen noch weiter zu reduzieren, denn diese systematischen kleinen Abweichungen gehen in die "gewünschte" Richtung und sind im Hinblick auf die Patientensicherheit erwünscht. Entscheidend ist, daß der Patient am Tubus nahezu keine zusätzliche Arbeit leistet.

Abbildung 11 zeigt außerdem, daß der gewünschte Trachealdruckverlauf nur zustande kommt, weil der Atemwegsdruck inspiratorisch rasch und stark angehoben und exspiratorisch ebenso rasch und markant gesenkt wird. Dabei wird auch deutlich, daß der Atemwegsdruck exspiratorisch sogar auf negative Werte. d. h. unter den Barometerdruck gesenkt werden muß, damit der gewünschte (immer positive) Trachealdruckverlauf garantiert werden kann. Das System muß also mit einer "Negativdruckquelle" (Unterdruckquelle) verbunden sein. Um Mißverständnisse zu vermeiden, muß hier betont werden, daß der Trachealdruck nie unter PEEP fällt, daß aber das System einer Negativdruckquelle (Unterdruck) bedarf, um den exspiratorischen Tubuswiderstand und auch den Widerstand der expiratorischen Schläuche und des Exspirationsventils kompensieren zu können. Könnte in Exspiration das System nur gegen Atmosphäre geöffnet werden, so müßten exspiratorisch (flußabhängig) stark erhöhte Trachealdrücke auftreten ("expiratory flow limitation"). Abbildung 11 zeigt weiterhin, daß der Ösophagusdruck, der für den Pleuradruck als richtungsweisend interpretiert

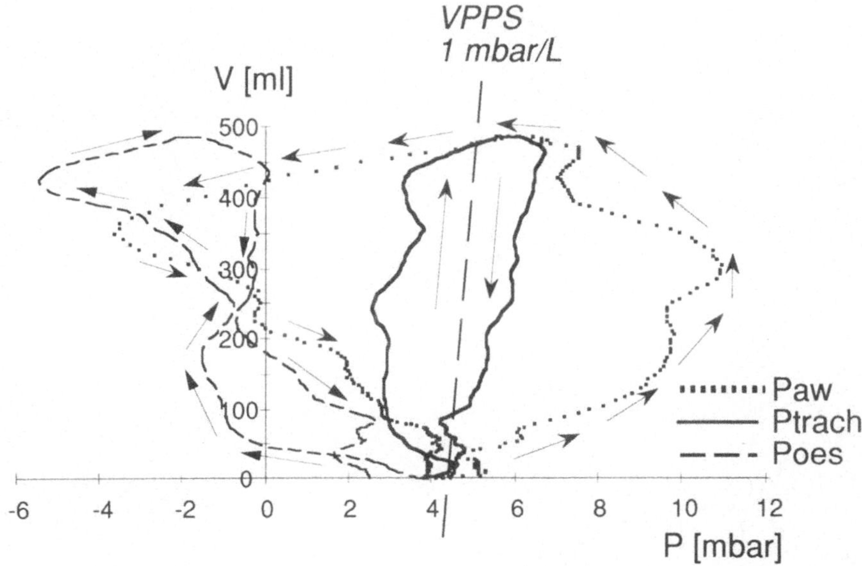

Abb. 12. Druck-Volumen-Schleifen eines mit "volume proportional pressure support with automatic tube compensation" (VPPS mit ATC) spontanatmenden intubierten Patienten. Das Weaning erfolgte durch schrittweise Reduktion des Druckunterstützungsfaktors VPPS bis auf 1 mbar/l. Der intubierte Patient armet jetzt ohne Druckunterstützung, er leistet Atemarbeit an seinem respiratorischen System (s. p_{Oes}-V-Schleife), aber keine zusätzliche Atemarbeit am Tubus (s. p_{Trach}-V-Schleife). Der Patient ist somit in demselben funktionellen Zustand, als wenn er extubiert wäre, und der weitere Verlauf kann beobachtet werden, als wäre er tatsächlich extubiert ("elektronische Extubation", s. Text)

werden darf, eine nahezu senkrechte Druck-Volumen-Schleife aufweist; der Ösophagusdruckverlauf zeigt somit, daß der Patient in Inspiration den Pleuradruck nur sehr geringfügig erniedrigen und in Exspiration nur sehr geringfügig erhöhen muß. Der Patient ist folglich von seiner Atemarbeit soweit entlastet, daß er weder inspiratorisch noch exspiratorisch eine nennenswerte Atemarbeit leistet.

Weaning mit Hilfe von ATC mit VPPS ("elektronische Extubation")

Wie schon ausgeführt, wird der Proportionalitätsfaktor VPPS erniedrigt, wenn der Patient weniger Druckunterstützung benötigt. Auch das Weaning vom Respirator wird durch Reduktion des VPPS in kleinen Schritten durchgeführt; VPPS wird z. B. alle 5 min um 1 mbar/l erniedrigt. Dies wird fortgesetzt, solange keine ungünstigen Wirkungen sichtbar werden. Konnte VPPS – bei einem PEEP von rund 4 mbar – auf 1 mbar/l erniedrigt werden, so bleibt der Trachealdruck in Inspiration nahezu konstant ca. 3 mbar und in Exspiration nahezu konstant ca. 5 mbar. Jetzt ist der Patient anatomisch

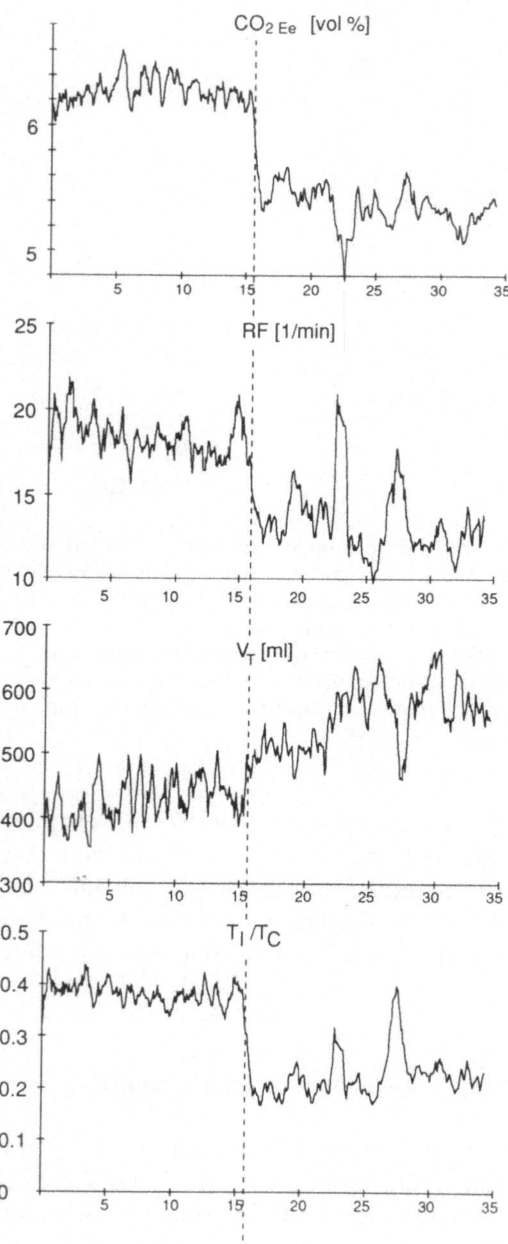

Abb. 13. Beginn des Weanings bei einem Patienten nach offener Herzoperation. *Links*: Unter "Spontanatmung mit konstanter Druckunterstützung" [PEEP = 4 mbar; IPS (auch ASB genannt) = 8 mbar]. *Rechts*: Unmittelbar anschließend unter Spontanatmung mit "volume proportional pressure support" mit "automatic tube compensation" (PEEP = 4 mbar; VPPS = 10 mbar/l, s. Text). Endtidale CO_2-Fraktion (CO_{2Ee}), Atemfrequenz (RF), Tidalvolumen (V_T) und Quotient von Inspirationszeit zu Atemzykluszeit (T_I/T_C)

zwar immer noch intubiert, atmet aber funktionell mit einer Atemmechanik, als wäre er bereits extubiert ("elektronische Extubation", Abb. 12). Der Patient ist sozusagen "elektronisch extubiert" und kann in diesem Funktionszustand im Hinblick auf eine evtl. auftretende klinische Verschlechterung beobachtet werden; ist der Zustand 30 min nach "elektronischer Extubation" weiterhin befriedigend, so ist auch nach tatsächlicher Extubation weder mit einer respiratorischen noch einer zirkulatorischen Verschlechterung zu rechnen.

Klinischer Vergleich von CPAP mit ASB vs. VPPS mit ATC und Weaning mit VPPS mit ATC

Wir haben die Druckunterstützung des Trachealdrucks mit "volume proportional pressure support with automatic tube compensation" (VPPS mit ATC) bisher bei 8 Patienten nach Herzoperation am extrakorporalen Kreislauf angewendet (Abb. 12 und 13). Unmittelbar nach der Operation wurden diese Patienten volumenkontrolliert beatmet. Sobald die zentrale Temperatur normalisiert war, wurde die intravenöse Sedation nicht mehr aufrechterhalten. Sobald sich wenigstens andeutungsweise Sponatantmung zeigte, wurde mit SIMV beatmet. Sobald die spontane Atemfrequenz mehr als 6 Atemzüge/min betrug, wurde unabhängig vom zuvor beobachteten Atemzugvolumen auf Spontanatmung mit konstanter Druckunterstützung (ASB) übergegangen. Der PEEP wurde dabei nicht geändert (zwischen 3 und 5 mbar), und die konstante Druckunterstützung war zwischen 5 und 12 mbar (über PEEP) eingestellt. Nach Dokumentation dieser Spontanatmungsform zwecks detaillierter Offline-Analyse durch Speicherung (100 Hz, 12 bit) der Rohdaten von Fluß, Atemwegsdruck, direkt gemessenem Trachealdruck, Ösophagusballondruck und FCO_2 während 10 min wurde von ASB auf VPPS mit ATC gewechselt. Der PEEP wurde dabei nicht geändert. Beim Wechsel wurde zunächst ein VPPS-Faktor von 15 mbar/l eingestellt. Jedoch waren bei allen Patienten die ersten Atemzugsvolumina deutlich größer, weshalb der VPPS-Faktor – unter Beobachtung des Tidalvolumens und des endtidalen FCO_2 – sofort auf 12–10 mbar/l reduziert werden konnte. Auch diese Situation wurde durch Speicherung der Rohdaten während 10 min dokumentiert. In Bezug auf Tidalvolumen und Frequenz war die Atmung unter VPPS mit ATC mehrheitlich weniger regelmäßig als unter ASB. Es scheint, daß der Patient das in ihm vorgegebene natürliche, also unregelmäßige Atemmuster unter VPPS mit ATC eher realisieren kann als unter ASB. Anschließend wurden alle Patienten durch Erniedrigung des VPPS-Faktors in Schritten von 1–2 mbar/l entwöhnt. Die Entwöhnung dauerte zwischen 30 und 60 min und zeigte keine Probleme. Der Entzug des VPPS (Erniedrigung von 10 auf 1 mbar/l) ist von keinem Patienten in einer uns erkennbaren Weise wahrgenommen worden. So wie die Unterstützung langsam reduziert wurde, nahm die Eigenarbeit langsam zu. Der Zustand mit VPPS von 1 mbar/l ("Zustand nach elektronischer Extubation") wurde wiederum durch Speicherung der Rohdaten während 10 min festgehalten; anschließend wurde tatsächlich extubiert. In keinem Fall mußte reintubiert werden. Postoperativ wurde keine Komplikation beobachtet; bei allen Patienten war der Verlauf unproblematisch, alle wurden aus dem Krankenhaus nach Hause entlassen.

Resultate

Die Untersuchungen an bisher 8 Patienten nach Herzoperationen ergaben:

1) Bei jeder atemzugsweise konstant gehaltenen Druckunterstützung (konventioneller CPAP und/oder. ASB) entstehen am Tubus Strömungswiderstände, die mehr als 50 % der gesamten Atemarbeit verursachen können.
2) Die Messung von $p_{AW}(t)$ allein läßt nicht erkennen, ob der Patient vom Konzept des konventionellen CPAP und/oder ASB wirklich profitiert oder ob er in Inspiration am Tubus Schwerarbeit leistet, um den $p_{Trach}(t)$ soweit hinunter zu ziehen, daß er "Luft bekommt", und in Exspiration kämpfen muß, um $p_{Trach}(t)$ soweit zu heben, daß er in nützlicher Frist "die Luft wieder loswird".
3) Das Konzept der automatischen Kompensation des flußabhängigen Tubuswiderstands während Inspiration und Exspiration (ATC) und der volumenproportionalen Druckunterstützung des daraus berechneten Trachealdrucks in Inspiration (VPPS) ist technisch realisierbar.
4) Die Kombination von ATC mit VPPS ist klinisch routinefähig.
5) Unter ATC mit VPPS kann die Atemarbeit einfach und quantitativ dosierbar reduziert werden. ATC mit VPPS erlaubt deshalb ein Weaning in kleinen Schritten ohne zusätzliche Belastung des Patienten durch den Tubuswiderstand bis zur "elektronischen Extubation".
6) Bei jeder atemzugsweise konstant gehaltenen Druckunterstützung (konventioneller CPAP und/oder ASB) wird das spontane Flußmuster verändert und die exspiratorische Zeitkonstante verlängert. Bei Anstieg der Atemfrequenz über 20/min tritt eine Phasenverschiebung zwischen Patient und Maschine auf, und die Synchronisation von Patient und Maschine wird schwierig. Bei einer Atemfrequenz von über 30/min tritt eine starke Phasenverschiebung mit völliger Desynchronisation von Patient und Maschine auf.
7) Unter ATC mit VPPS wird das Atemmuster des Patienten erhalten; deshalb treten die Synchronisations- und Funktionsstörungen der mit Demand-Ventilen arbeitenden Geräte bis zu Atemfrequenzen von mehr als 40/min nicht auf, d. h. diese technischen Störungen müssen heute nicht mehr hingenommen werden.
8) Unter ATC mit VPPS wird die exspiratorische Zeitkonstante verkürzt und die unvollständige Exspiration ("dynamic hyperinflation") reduziert.

9) Der subjektive Komfort des Patienten ist unter ATC mit VPPS wahrscheinlich größer ist als unter ASB.
10) Beim Wechsel von CPAP mit ASB auf ATC mit VPPS sinkt das endtidale F_{CO_2}.
11) Wird der Patient unter ATC mit VPPS durch Reduktion des VPPS-Faktors in kleinen Schritten entwöhnt, treten keine ungünstigen Kreislaufveränderungen auf.

Zusammenfassung

Auch wenn die bisher verwendeten Formen von druckkonstanter inspiratorischer Druckunterstützung (des Atemwegsdrucks) bei niedrigen Atemfrequenzen im großen und ganzen klinisch erfolgreich waren, sind immer wieder Verläufe beobachtet worden, bei denen das Weaning vom Ventilator über viele Tage mißlang. Erst die genaueren Untersuchungen über die Flußabhängigkeit des Druckabfalls über dem endotrachealen Tubus haben gezeigt, wie weitgehend der "unsichtbare" Trachealdruck vom "sichtbaren" Atemwegsdruck abweichen kann und wie groß die am Tubus zusätzlich geleistete, bisher aber nicht erkannte Atemarbeit werden kann. Diese zusätzliche Atemarbeit wirkt sich nicht nur verzögernd auf das Weaning aus; wesentlich einschneidendere ungünstige Wirkungen wird sie haben, wenn – wie heute zunehmend angewendet – die inspiratorische druckkonstante Druckunterstützung (des Atemwegsdrucks) auf höhere Werte (mehr als 5 mbar über PEEP) eingestellt wird und als Ersatz für die bisher übliche volumen-oder druckkontrollierte Beatmung bereits in frühen Stadien der akuten respiratorischen Insuffizienz eingesetzt wird. Der flußabhängige Strömungswiderstand des endotrachealen Tubus belastet jedoch nicht nur den meist noch geschwächten Patienten, er verändert auch das spontane Flußmuster in einer Weise, die die Synchronisation des Ventilators mit dem Patienten schon bei Atemfrequenzen von nur wenig mehr als 20/min verheerend stört. Auch diese Synchronisationsstörung kann am Atemwegsdruck nicht entschlüsselt werden (Fabry et al. 1992c).

Das vorliegende Konzept besteht darin,
- daß *Atemwegsdruck und Gasfluß* außerhalb des Tubus kontinuierlich *gemessen* werden, und – unter Anwendung der zuvor im Labor bestimmten Tubuskennlinien – der *Trachealdruck* kontinuierlich (500 Hz) *berechnet* wird,
- daß der *Ventilator* mit einem externen Controller kontinuierlich (125 Hz) *angesteuert* und der Gasfluß in der Weise adaptiert wird,
- daß der *Trachealdruck* (mit einer Verzögerung von weniger als 100 ms) *inspiratorisch* mit einem einstellbaren Faktor *volumenproportional unterstützt* und *exspiratorisch* relativ rasch auf den *PEEP-Wert* gesenkt wird.

Unser Konzept ("volume proportional pressure support during inspiration with automatic tube compensation during inspiration and expiration", abgekürzt ATC with VPPS) ist realisierbar und klinisch anwendbar (Wolff et al. 1993). Bei Patienten mit nur geringgradig veränderter Lungenmechanik (nach Herzoperationen am ECC) hat sich ATC mit VPPS sowohl als Form der druckunterstützten Spontanatmung als auch im Weaning sehr gut bewährt; die Vorteile gegenüber der mit konstantem Druck unterstützten Spontanatmung sind markant: die zusätzliche Atemarbeit, die der Patient bei Druckunterstützung mit konstantem Druck (trotz Demand-Flow-Ventilator) am Tubus erbringen muß, entfällt, und die Synchronisation von Ventilator und Patient gelingt bis zu Atemfrequenzen von über 40/min störungsfrei. In unserem Krankengut überwiegt der tubusverursachte Strömungswiderstand den patientenverursachten Widerstand um ein Vielfaches; bei Patienten mit extrem stark erhöhtem Bronchialwiderstand mag es allerdings vorteilhaft sein, (zusätzlich zu ATC und VPPS) auch den flußabhängigen – also widerstandsbedingten – Druckabfall zu kompensieren ("flow proportional pressure support", FPPS), wobei die Kombination ATC mit VPPS und FPPS technisch keine Probleme bereitet. Ob diese logisch konsequente Methode der sich dem Volumen (und in ausgewählten Fällen auch dem Fluß) automatisch anpassenden Duckunterstützung des Trachealdrucks gegenüber der konventionellen Druckunterstützung des Atemwegsdrucks mit konstantem Druck auch bei schwerer respiratorischer Insuffizienz überlegen ist, können nur ausgedehnte klinische Untersuchungen zeigen; diese müssen jetzt multizentrisch an einem weitgefächerten Krankengut durchgeführt werden.

Literatur

Anderes C, Anderes U, Gasser D, Dittmann M, Turner J, Brennwald J, Keller R, Ferstl A, Wolff G (1979) Postoperative spontaneous breathing with CPAP to normalize late postoperative oxygenation. Intensive Care Med 5: 15–21

Bates JHT, Rossi A, Milic-Emili J (1985) Analysis of the behavior of the respiratory system with constant inspiratory flow. J Appl Physiol 58: 1840–1848

Behrakis PK, Higgs BD, Baydur A, Zin WA, Milic-Emili J (1983) Respiratory mechanics during halothane anesthesia and anesthesia-paralysis in humans. J Appl Physiol 55: 1085–1092

Bernasconi M, Ploysongsang Y, Gottfried SB, Milic-Emili J, Rossi A. Respiratory (1988) Compliance and resistance in mechanically ventilated patients with acute respiratory failure. Intensive Care Med 14: 547–553

Bertschmann W, Guttmann J, Zeravik J, Eberhard L, Adolph M, Wolff G (1989) Atemzugsweise Bestimmung von Compliance und Resistance am Beatmeten. Intensivmedizin 27: 42–47

Brochard L, Rus F, Lorino H, Lemaire F, Harf A (1987) The extrawork of brathing due to endotracheal tube is abolished during inspiratory pressure support breathing. Am Rev Resp Dis 137: 64–73

Brochard L, Harf A, Lorino H, Lemaire F (1989) Inspiratory pressure support prevents diaphragmatic fatigue during weaning from mechanical ventilation. Am Rev Resp Dis 139: 513–521

Broseghini C, Brandolese R, Poggi R, Bernasconi M, Manzin E, Rossi A (1988) Respiratory resistance and intrinsic positive end-expiratory pressure (PEEPi) in patients with the adult respiratory distress syndrome (ARDS). Eur Resp J 1: 726–731

D'Angelo E, Calderini E, Torri G, Robatto F, Bono D, Milic-Emili J (1989) Respiratory mechanics in anesthetized paralyzed humans: effect of flow, volume, and time. J Appl Physiol 67: 2556–2564

Dittmann M, Pike PMH, Wolff G (1977) The Basle PEEP-Weaner – A Versatile Device for Respiratory Assistance. Anaesthesia 32: 559–312

Eberhard L, Guttmann J, Wolff G, Bertschmann W, Minzer A, Kohl H-J, Zeravik J, Adolph M, Eckart J (1992) Intrinsic PEEP monitored in the ventilated ARDS patient using a mathematical method. J Appl Physiol 73: 479–485

Eissa NT, Ranieri VM, Corbeil C, Chassé M, Robatto M, Braidy J, Milic-Emili J (1991) Analysis of behavior of the respiratory system in ARDS patients: effects of flow, volume, and time. J Appl Physiol 70: 2719–2729

Fabry B, Guttmann J, Eberhard L, Bertschmann W, Wolff G (1992a) Automatic compensation of tube resistance in CPAP and IPS (Abstr). Intensive Care Med 18 (Suppl 2): 112

Fabry B, Guttmann J, Eberhard L, Wolff G (1992b) Der Einfluß des Endotrachealtubus auf Ventilationsarbeit und Ventilationsmuster bei druckassistierter Spontanatmung (Abstr). Schweiz Med Wochenschr 123: 509

Fabry B, Guttmann J, Eberhard L, Bertschmann W, Wolff G (1992c) Automatic compensation of tube resistance in CPAP and IPS (Abstr). Intensive Care Med 18 (Suppl 2): S 112, 295

Fabry B, Guttmann J, Eberhard L, Wolff G (1993) Störung der Synchronisation zwischen Patient und Ventilator als Ursache von Weaningproblemen. Schweiz Med Wochenschr 123 (Suppl 53): 10

Fabry B, Guttmann J, Eberhard L, Wolff G (1993a) Compensation automatique de la résistance du tube endotrachéal sous CPAP et assistance inspiratoire (Abstr). Reanim Urg 1/6

Fabry B, Guttmann J, Eberhard L, Wolff G (1993b) Der Einfluß des Endotrachealtubus auf Ventilationsarbeit und Ventilationsmuster bei druckassistierter Spontanatmung (Abstr 24). Schweiz Med Wochenschr 123/11: 509

Fabry B, Guttmann J, Eberhard L, Wolff G (1993c) Störung der Synchronisation zwischen Patient und Ventilator als Ursache von Weaningproblemen (Abstr. 37). Schweiz Med Wochenschr 123/10 (Suppl 53)

Gattinoni L, Pesenti A, Caspani ML, Pelizzola A, Mascheroni D, Marcolin R, Iapichino G, Langer M, Agostoni A, Kolobow T, Melrose DG, Damia G (1984) The role of static lung compliance in the management of severe ARDS unresponsive to conventional treatment. Intensive Care Med 10: 121–126

Gottfried SB, Rossi A, Higgs BD, Calverly PMA, Zocchi L, Bozic C, Milic-Emili J (1985) Noninvasive determination of respiratory system mechanics during mechanical ventilation for acute respiratory failure. Am Rev Resp Dis 131: 414–420

Guttmann J, Eberhard L, Wolff G, Bertschmann W, Zeravik J, Adolph M (1992) Maneuver-free determination of compliance and resistance in ventilated ARDS patients. Chest 102: 1235–1242

Guttmann J, Eberhard L, Fabry B, Bertschmann W, Wolff G (1993) Continuous calculation of intratracheal pressure in tracheally intubated patients. Anesthesiology 79: 503–513

Hursh C, Kacmarek RM, Stanek K (1991) Work of breathing during CPAP and PSV imposed by the new generation mechanical ventilators. Resp Care 36: 815–826

Maclntyre NR (1986) Respiratory function during pressure support ventilation. Chest 89: 677–683

Milic-Emili J, Gottfried SB, Rossi A (1987) Non-invasive measurement of respiratory mechanics in ICU patients. Int J Clin Monit Comput 4: 11–20

Rossi A, Gottfried SB, Higgs BD, Zocchi L, Grassino A, Milic-Emili J (1985) Respiratory mechanics in mechanically ventilated patients with respiratory failure. J Appl Physiol 58: 1849–1858

Tantucci C, Corbeil C, Chassé M, Robatto FM, Nava S, Braidy J, Matar N, Milic-Emili J (1992) Flow and volume dependence of respiratory system flow resistance in patients with adult respiratory distress syndrome. Am Rev Resp Dis 145: 355–360

Wolff G, Guttmann J, Eberhard L, Farbry B (1993) Endotracheal tube in mechanical ventilation. Funktionsanalyse biologischer Systeme 23 Fischer, Stuttgart, S 197–209

Younes M, Bilan D, Jung D, Kroker H (1987) An apparatus for altering the mechanical load of the respirarory system. J Appl Physiol 62: 2491–2499

Younes M (1992a) Proportional Assist Ventilation, a new approach to ventilatory support. Theory. Am Rev Resp Dis 145: 114–120

Younes M, Puddy A, Roberts D, Light RB, Quesada A, Taylor K, Oppenhimer L, Cramp H (1992b) Proportional Assist Ventilation, results of an clinical trial. Am Rev Resp Dis 145: 121–129

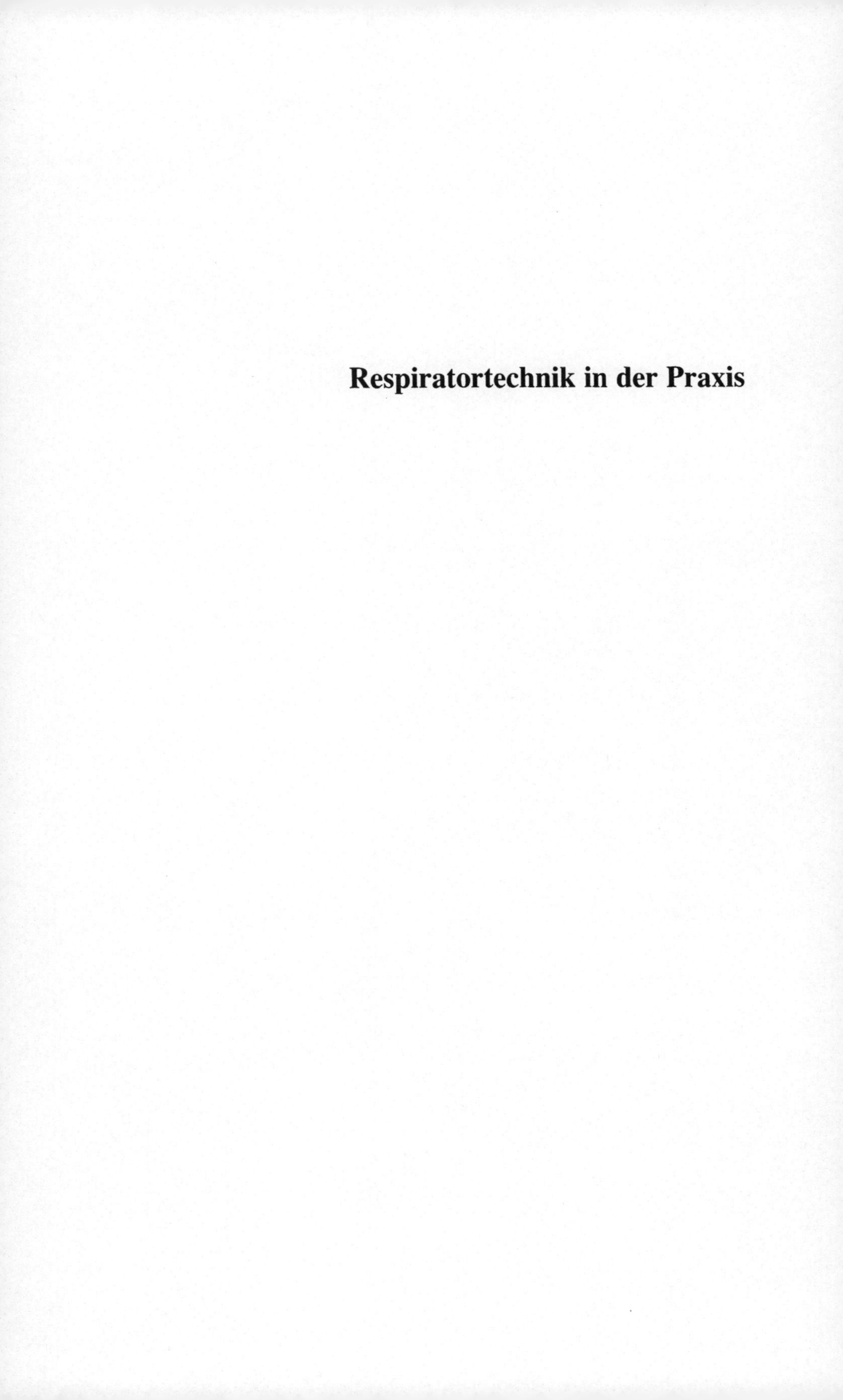

Respiratortechnik in der Praxis

Therapiebezogene Wahl des Respirators

W. Heinrichs

Die apparative Beatmung begann 1864 mit der Entwicklung der eisernen Lunge durch Jones. 1911 folgte von Dräger der Pulmotor, der erstmals eine operative Überdruckbeatmung ermöglichte. Die eigentliche moderne Beatmung begann aber in den 50er Jahren im Rahmen der großen Polioepidemien in den skandinavischen Ländern. Zunächst setzte man dort als Respiratoren Medizinstudenten ein, die die Erkrankten in 8stündigen Schichten manuell mit einem einfachen Magillsystem beatmeten. 1954 kamen dann von verschiedenen Firmen Überdruckbeatmungsgeräte auf den Markt, die die manuelle Tätigkeit weitgehend überflüssig machten [2]. Letztendlich haben sich von damals bis heute die Beatmungsformen nur unwesentlich verändert. Waren doch durch die Hand des Geübten die heutigen Beatmungsformen von CMV bis hin zu den augmentierten Beatmungsmodi möglich.

Die technische Entwicklung der modernen Respiratoren ermöglicht heute eine Vielzahl differenzierter Beatmungsmuster und reicht in letzter Zeit bis hin zu adaptiven Beatmungsformen. Die Wahl des Respirators kann nur indirekt therapiebezogen erfolgen, da primär die Indikation der gewünschten Beatmungsform zu stellen ist. Erst sekundär wird man sich überlegen, welches Gerät hierzu eingesetzt werden kann. Folgt man der klassischen Einteilung von Respiratoren nach Art der Steuerung bzw. nach Art des Antriebsystems, so gelten solche Unterscheidungskriterien eigentlich nur noch für ältere Beatmungsgeräte. Jeder moderne Respirator ist heute mit einem Grundspektrum von Beatmungsformen ausgestattet. Hierzu zählen die volumenkonstante Beatmung mit variablem Zeitverhältnis (CMV einschließlich IRV), Assistierung, PEEP, intermittierende Beatmung (SIMV), Spontanventilation (CPAP) und augmentierte Spontanatmung (PSV, ASB). Ferner können mit modernen Respiratoren Patienten der verschiedenen Altersklassen beatmet werden, lediglich für spezielle Beatmungsaufgaben bei Früh- bzw. Neugeborenen fällt die Wahl auf spezielle Säuglingsrespiratoren [3].

Auch die technische Ausstattung von Respiratoren im Sinne der Bedienung und der Sicherheitsaspekte ist heutzutage durch die Medizingeräteverordnung weitgehend genormt. Die sog. kleineren Respiratoren älterer Bauart werden durch die Anforderungen der MedGV mehr oder weniger disqualifiziert und höchstens noch zur Überdruckinhalationstherapie eingesetzt. Eine Anwendung im Rahmen der Langzeitbeatmung verbietet sich [1].

Auch die Grundfunktionen des Monitorings und der Alarme erlauben kaum eine Unterscheidung der verschiedenen Respiratoren. So bleibt zunächst als ein wesentliches Wahlkriterium auf der Intensivtherapiestation das logistische. Man wird also denjenigen Respirator für eine Therapie erfolgreich einsetzen können, der zum Zeitpunkt gerade aufgerüstet und getestet zur Verfügung steht. Jeder Respirator neuerer Generation ist dann in der Lage, die Grundbeatmungsformen an den Patienten sicher zu liefern.

Geht man über diese Grundbeatmungsformen hinaus, z. B. aufgrund einer speziellen pulmonalen Pathologie, so werden Respiratoren mit einem erweiterten Spektrum von Beatmungsmöglichkeiten erforderlich. Hierbei ist zu nennen:

- die Möglichkeit der seitengetrennten Beamtung durch 2 miteinander synchronisierte Geräte,
- die Überlagerung der CMV durch Hochfrequenzbeatmung,
- Beatmungsformen mit variablem PEEP,
- die Unterstützung extrakorporaler Verfahren und
- erweiterte diagnostische Möglichkeiten, die die Atmungsmechanik und den pulmonalen Gasaustausch durch in das Beatmungsgerät integrierte Monitore betreffen.

Auch die Qualität, mit der ein Beatmungsgerät bestimmte Beatmungsmodi applizieren kann, spielt in schwierigen Beatmungssituationen unter Umständen eine Rolle. So ist etwa die Qualität des PEEP-erzeugenden Systems bei manchen Beatmungsgeräten sehr unterschiedlich. Flußventile reagieren zu langsam und liefern nicht einen dem Patienten angepaßten Spitzenfluß bei augmentierten Beatmungsmodi. Die Triggerqualiät kann eingeschränkt sein, besonders wenn druckkontrollierte Trigger mit großem Schlauchsystem Verwendung finden. In diesen Fällen muß der Patient bei allen Spontanventilationsformen eine nicht unerhebliche inspiratorische Atmungsarbeit leisten. Weist das PEEP-Ventil eine ungünstige Kennlinie auf, d. h. daß bei hohem exspiratorischem Fluß der Widerstand des Ventils merkbar wird, so leistet der Patient zusätzlich auch noch exspiratorische Atmungsarbeit.

Ein weiters Auswahlkriterium in der Praxis kann in der zusätzlichen Ausstattung des Beatmungsgerätes gesehen werden. So sind heutzutage insbesondere Monitore zu fordern, die eine Kurvendarstellung des Beatmungsdrucks und des Beatmungsflusses erlauben. Aus der Art der Kurven können konkrete Rückschlüsse auf die Beatmungssituation (z. B. das ungewünschte Auftreten von "intrinsic PEEP") gewonnen werden. Differenziertere diagnostische Möglichkeiten sind dann gegeben, wenn zusätzlich auch Druck-Volumen-Schleifen oder Druck-Fluß-Schleifen auf dem Monitor dargestellt werden können. So wird z. B. eine Dislokation des Tubus bei der Einlungenbeatmung oder ein beginnender Bronchospasmus durch eine typische Formänderung der Druck-Volumen- oder Druck-Fluß-Schleife sofort erkennbar.

Zukünftige Auswahlkriterien eines Beatmungsgerätes werden v. a. die Möglichkeit der druckkontrollierten Beatmung (PCV) und die Möglichkeit von automatischen Closed-loop-Beatmungsformen betreffen. Allerdings wird in Deutschland die Erprobung neuer Beatmungsmodi durch die restriktive Handhabung der MedGV stark eingeschränkt. In der Tat finden Erprobungen solcher Modi durch die Industrie praktisch nur noch im europäischen Ausland statt.

Abschließend sei der Versuch unternommen, Beatmungsgeräte nach 4 verschiedenen Therapieformen zu klassifizieren:

Die *Grundformen* der Beatmung liefern Bennet 7200, Bennet MA2B, Bird 6400ST, Dräger EVITA, Engström Erika, Hamilton Amadeus, Hamilton Veolar, Ohmeda CPU1, Siemens Servo 900 und Siemens Servo 300.

Erweiterte Formen der Beatmung im Sinne eines variablen PEEP, druckkontrollierter Beatmung und erweiterten diagnostischen Möglichkeiten bieten Bennet 7200, Dräger EVITA, Hamilton Veolar, Siemens Servo 900 C sowie Siemens Servo 300. *Nur für spezielle Beatmungsformen einsetzbar*

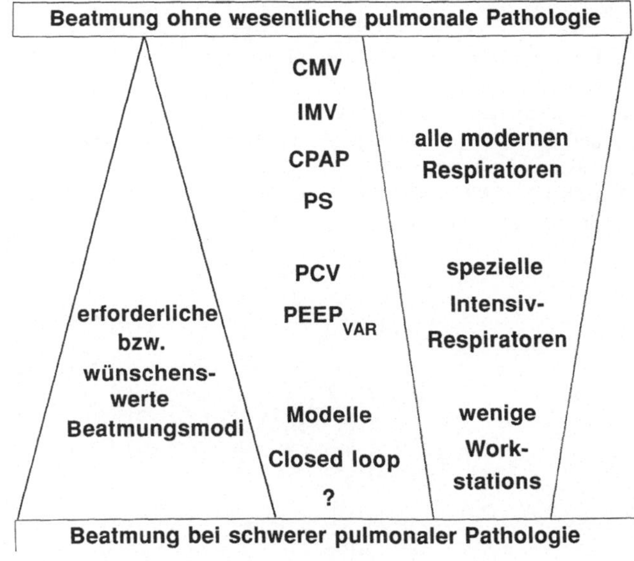

Abb. 1. Schematische Darstellung der Zuordnung der heutigen modernen Respiratoren zur Therapiesituation. Erfolgt die Beatmung in einer Situation ohne wesentliche pulmonale Pathologie, so sind alle modernen Respiratoren gleichermaßen geeignet. Mit dem Auftreten und der Zunahme von pathologischen pulmonalen Veränderungen wächst die Erfordernis an besonderen Beatmungsmodi, die von speziellen Intensivrespiratoren geliefert werden können. High-end-Beatmungsgeräte stehen derzeit nur im Rahmen der Beatmungsforschung zur Verfügung. Hier sind modellgestützte und Closed-loop-Beatmungsmodi zu erwarten, die sich an die Beatmungssituation des Patienten noch differenzierter adaptieren lassen bzw. selbst adaptieren werden

sind Respiratoren wie Bird Mark 7 und Bird Mark 8. Diese Geräte werden praktisch nur noch zur Überdruckinhalationstherapie eingesetzt.

Weiterhin gibt es verschiedene Geräte, die nur für die *CPAP-Beatmung* konstruiert wurden. Hierbei handelt es sich u. a. um Dräger CF800, den Galacchi Turbo-PEEP-Weaner und den Salvia Lifetec CPAP BETA 100.

Eine letzte Klasse von Respiratoren sind sog. *Transportrespiratoren*. Hier sind zu nennen Ambu-Matic, Dräger Oxylog, Hamilton Max, Penlon Nuffiiled Ventilator 200, Weinmann Medumat und Weinmann Medumat-Elektronik. Der an technischen Details der genannten Geräte interessierte Leser sei auf das von Dittmann herausgegebene Werk verwiesen [1].

Die therapiebezogene Wahl des Respirators ist in Abb. 1 schematisch dargestellt.

Zusammenfassend erfolgt die therapiebezogene Wahl des Respirators anhand der Beatmungsindikation, der Beatmungssituation, dem Ausmaß der pulmonalen Pathologie und letztendlich anhand von logistischen Möglichkeiten der Station.

Literatur

1. Dittmann M (Hrsg) (1993) Respiratoren in der klinischen Praxis, 2. Aufl. Springer, Berlin Heidelberg New York Tokyo
2. Gerstenberger L (1978) Die Beatmungsgeräte. In: Meyer J, Nolte H (Hrsg) Respiratoren und künstliche Beatmung (4. Symp Krankenschwestern und -pfleger in Minden 1977). Thieme, Stuttgart, S 1–4
3. Heller K (1986) Zur Optimierung der Beatmungsbehandlung bei Früh- und Neugeborenen. Springer, Berlin Heidelberg New York Tokyo

Computersimulation – Spielzeug oder nützliche Hilfe?

S. Lang, J. Wittmann und *A. Obermayer*

Die vorliegende Arbeit beschreibt ein mathematisches Modell zur Simulation künstlicher Beatmung, beschränkt auf die Werte von Luftdruck und Luftstrom zwischen Beatmungsgerät und Lunge.

Nach einführenden methodologischen Überlegungen kann die Modellierung des Systems auf ein Ersatzschaltbild, welches ausschließlich aus Widerständen und Kapazitäten besteht, reduziert werden. Der Modellaufbau orientiert sich an den realen Elementen der Beatmungskette und ist daher aufgrund seiner Modularität leicht an andere Gegebenheiten anpaßbar.

Besonderer Wert wird auf die korrekte Parametrisierung des Modells mit Hilfe von selbst ermittelten Labordaten gelegt. Abschließend sind einige ausgewählte Modelläufe aufgeführt, die den Gültigkeitsbereich und die Genauigkeit des vorgestellten Modells demonstrieren.

Methodik der Simulationstechnik

Veranschaulicht man sich die Problematik der künstlichen Beatmung als Black-Box-Modell, so ergibt sich eine Situation wie in Abb. 1 dargestellt.

Am Beatmungsgerät ist zunächst eine Vielzahl von Beatmungsparametern einstellbar. Das Gerät selbst erzeugt daraus ein Beatmungsmuster in Form einer Zeitfunktion für Luftdruck und -fluß an seinem Ausgang.

Das Gasgemisch wird entsprechend den vorliegenden Druckdifferenzen über Schlauchsystem, Tubus und Bronchialsystem zu den Alveolen der Lunge transportiert. Dabei ist insbesondere zu beachten, daß dabei das am Geräteausgang vorliegende Beatmungsmuster durch die physikalischen Eigenschaften des Transportsystems (Schläuche, Bronchien) nicht unerheblich transformiert wird. Somit liegen an der Alveolenwand, an der der eigentliche Gasaustausch stattfindet, gänzlich andere Verhältnisse vor, als etwa die am Gerät eingestellten Druck/Fluß-Größen vermuten lassen.

Es erfolgt nun der Gasaustausch ins Kapillarsystem und anschließend der Weitertransport über die Blutbahn. Erst in der Blutbahn ist wieder eine Messung der Gaskonzentrationen möglich.

Das vorgestellte Modell versucht daher, Druck- und Flußvorgänge im Schlauchsystem und in den Luftwegen nachzubilden und erlaubt so,

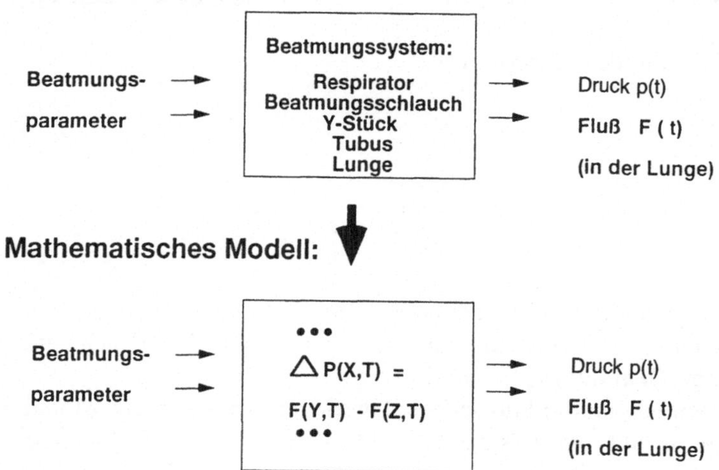

Abb. 1. Modellierungsarten

in Abhängigkeit von den Beatmungparametern am Respirator, die Verhältnisse bis zum Übergang ins Bronchialsystem abzuleiten. Die Modellierung des Bronchialsystems selbst ist nicht Aufgabe dieser Untersuchungen, sollte jedoch mit der hier entwickelten Methodologie in analoger Weise zu bewältigen sein.

Neben dem Ziel, fundiertes Datenmaterial für die physiologische Forschung zu liefern, ist beabsichtigt, das entstandene Simulationsmodell von Respirator und Schlauchsystem auch für eine effiziente Schulung des Klinikpersonals zu nutzen. Weiterhin sollte das Modell um die anschließenden Bereiche Bronchien und Alveolen erweiterungsfähig sein, ein Ziel das durch die Modellierungstechnik und die Wahl des verwendeten Simulators erreicht wird.

Um diese Vorgaben zu erfüllen, genügt es offensichtlich nicht, die Aufgabe durch ein reines Black-Box-Modell zu lösen. Ein solches Black-Box-Modell stellt die Werte der Ausgangsgrößen (in unserem Fall Luftdruck und -fluß in der Lunge) als Funktion der Eingangsgrößen (Beatmungsparameter) dar (Abb. 1, oben). Diese Funktion wird durch das Beatmungssystem, welches beispielsweise aus Respirator, Beatmungsschlauch, Y-Stück, Tubus und Lunge besteht, festgelegt.

Zur Durchführung einfacher Berechnungen wird die Systemfunktion in der Regel konstruiert, indem ein Funktionstyp (z. B. e-Funktion, Polynom etc.) vorgegeben wird, dessen Parameter anschließend so eingestellt werden, daß die Funktionswerte mit real gemessenen Experimentdaten möglichst gut übereinstimmen. Es ist klar, daß ein solches Modell zwar das Input-Output-Verhalten eines Systems nachbilden kann, aber keinerlei Hinweise auf die

Kausalzusammenhänge, geschweige denn auf die Struktur des Systems liefert.

Insbesondere ist zu beachten, daß bereits kleine Änderungen am Aufbau des Systems (z. B. Einsetzen eines anderen Tubus, Änderungen der Beatmungsform etc.) eine neue Parametrisierung der Systemfunktion notwendig machen. Eventuelle Modellerweiterungen sind noch aufwendiger, sie erfordern im Prinzip eine vollständige Neukonzeption der Systemfunktion mit anschließender Parametrisierung.

Ein Modell dieses Typs *erklärt* das simulierte reale System also nicht, es zeigt lediglich gleiches Verhalten an seinem Ausgang. Gerade zu Ausbildungszwecken stellt sich dies als deutlicher Mangel heraus.

Aus diesen Gründen wurde für diese Studie ein anderer Ansatz gewählt. Es wurde versucht, die Vorgänge im System mit Hilfe bekannter physikalischer Gesetze zu beschreiben und damit auch zu erklären. Für die Beschreibung wurde das System in kleinere, einfacher zu behandelnde Teile oder Module zerlegt. Durch Verknüpfung dieser Teilmodelle analog der Verschaltung des realen Schlauchsystems entsteht ein mathematisches Modell, dessen Verhalten aus dem Zusammenwirken der Module resultiert (Abb. 1, oben).

Es liegt auf der Hand, daß ein solches Modell durch Auswechseln von Modulen leicht modifiziert werden kann und durch die Modellierung der zugrundeliegenden physikalischen Vorgänge in den Modulen die für Ausbildungszwecke unabdingbaren Kausalzusammenhänge beinhaltet. Die Black Box wird damit transparent: Systemstruktur und Beschreibung der Systemdynamik werden sichtbar.

Modellbildung

Das im folgenden beschriebene Modell beschränkt sich ausschließlich auf die Größen Atemgasdruck und Atemgasfluß im Röhrensystem und erlaubt es, deren Funktionsverlauf allerdings an allen relevanten Punkten abzuleiten.

Neben dem Zeitverlauf dieser Größen während eines Ventilationszyklus soll auch der Einfluß unterschiedlicher Respiratoreinstellungen und physiologischer Lungeneigenschaften auf das Systemverhalten aus der Modelldynamik erkenntlich werden. Die wichtigsten, auch im Modell zu realisierenden Einstellungsparameter des Respirators sind das Atemminutenvolumen (AMV), die Atemfrequenz, der Anteil der Inspiration und der Beatmungspause am Ventilationszyklus sowie das gewählte Beatmungsmuster.

Die Lunge soll im Modell durch die physiologischen Kennwerte Resistance und Compliance, die für die beiden Lungenflügel separat zu wählen sind, charakterisiert werden, wodurch unterschiedliche mechanische Lungenverhältnisse berücksichtigt werden können.

Modellierungsansätze

Abstrahiert man von allen technischen Details und beschränkt man sich ausschließlich auf die oben beschriebene Aufgabenstellung, so läßt sich die gesamte Struktur des Beatmungssystems zu einem System von Speichern (Atemgasreservoir des Respirators, Lungenflügel) und Verbindungsrohren (Schenkel, Y-Stück, Tubus) vereinfachen (Abb. 2, oben).

Bezogen auf die Fragestellung sind die bei den Atemgasbewegungen auftretenden Strömungen, im wesentlichen vom Respirator in die Lunge bzw. von der Lunge zur Umgebung, interessant. Die Eigenschaften der Strömung (turbulent, kompressibel) und die Einflußgrößen, die das Strömungsbild im System beeinflussen (Durchmesser der Leitungen, Länge, Wandrauhigkeit), bestimmen die Druck-, Fluß- und Volumenverläufe $p(T)$, $F(T)$ und $V(T)$ an jedem Ort des Schlauchsystems.

Für einen strömungsmechanischen Modellansatz existieren zwar sowohl für die turbulente wie auch für die kompressible Strömungsform physikalische Formeln, jedoch nur für den stationären Fall. Geeignete Gleichungen, die neben der Turbulenz und der Kompressibilität auch noch das stark instationäre Verhalten des Systems berücksichtigen, sind bereits für den einfachsten Fall des geraden Rohres sehr komplex (Navier-Stokes-Gleichungen). Deswegen erschien diese Möglichkeit der Modellierung als nicht geeignet und wurde fallengelassen.

Ein alternativer Modellansatz basiert auf der Überlegung, diejenigen physikalischen Eigenschaften des Beatmungssystems herauszukristallisieren, die einen Einfluß auf die gesuchten Druck- und Flußkurven ausüben.

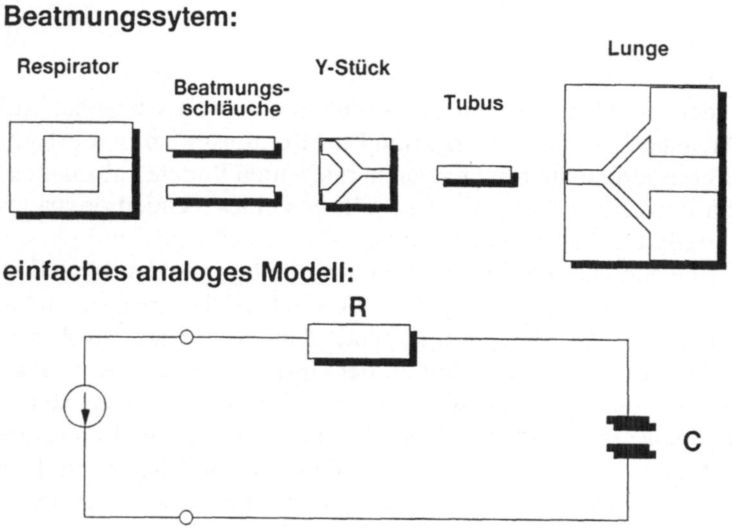

Abb. 2. R-C-Glied der Elektrotechnik als einfaches Beatmungsmodell

Dazu betrachten wir ein einfaches analoges Modell, eine R-C-Kombination, um die Beatmungskette darzustellen (Abb. 2, unten). Dieses Modell entsteht, indem man den gesamten Strömungswiderstand (R), der entlang der Leitungen und der Atemwege auftritt, in einem elektrischen Widerstand vereint und die Speicherkapazität (C), welche zum Großteil aus dem Lungenvolumen resultiert, in einem Kondensator zusammenfaßt.

Die Analogie der Grundgleichungen beruht auf der Äquivalenz zwischen den folgenden physikalischen und elektrotechnischen Größen:

Druck ↔ Spannung,
Fluß ↔ Strom,
Volumen ↔ Ladung,
Strömungswiderstand ↔ ohmscher Widerstand,
Speicherkapazität ↔ elektrische Kapazität.

Bereits dieses simple Modell liefert die 2 wichtigsten Grundeigenschaften, durch die jedes Teilstück der Beatmungskette charakterisiert werden kann:

- Strömungswiderstand R(F, l, d, k, Re etc.)
  R hängt hauptsächlich von der Größe des Flusses F, der Länge l, dem Rohrdurchmesser d, der Wandrauhigkeit des Rohres k, der Reynold'schen Zahl Re ab. Die Größe des Widerstandes setzt sich aus der Wandreibung und der inneren Reibung des strömenden Mediums zusammen.
- Speicherkapazität C(P, K, E, V etc.)
  Die Speicherkapazität ist eine Funktion des Druckes p, des Kompressibilitätsmoduls K, des Elastizitätsmoduls E sowie des Volumenfassungsvermögens des betrachteten Teilstücks V. Im wesentlichen basiert der Speichereffekt auf der Druckerhöhung, aus der die Kompression des Atemgases und die Materialdehnung des Rohrstücks resultiert.

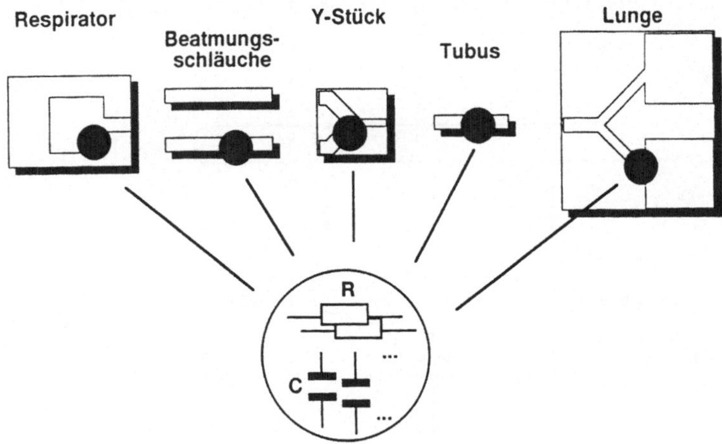

Abb. 3. Wesentliche Systemeigenschaften – Strömungswiderstand und Speicherkapazität

Rein funktional ist jedes beliebig kleine Rohrstück somit als Strömungswiderstand und aufgrund des beinhalteten Volumens auch als Speicher charakterisierbar (Abb. 3).

Eine Modellierung des gesamten Beatmungssystems erfordert noch eine Ausweitung des Analogiekonzeptes auf alle Komponenten. Das bedingt die Darstellung der einzelnen Elemente als Kombinationen von Widerständen und Kapazitäten. Durch deren Verschaltung entsteht ein Ersatzschaltbild, welches im Analogon dem realen Beatmungssystem entspricht. Durch die Abstraktion eines Rohrsegments zu einem R-C-Glied ist die Anwendung der Verfahren der Netzwerktheorie zur Analyse und Bestimmung der Netzwerkgleichungen möglich. Aufgrund der Analogie beschreiben die Modellgleichungen des Netzwerks auch die Systemdynamik der Beatmungskette.

Die Vorgehensweise bei der Modellbildung soll nun anhand der Entwicklung zweier Module im Detail erläutert werden:

- dem Modul, das den inspiratorischen Schenkel modelliert, und
- dem Modul, das die Struktur der Beatmungskette bestimmt und somit festlegt, welche einzelnen Teile (Respirator, Tubus etc.) das Beatmungssystem bilden und wie diese Teile angeordnet sind.

Das Modul des inspiratorischen Schenkels

Das Modul des Schenkels modelliert den Schenkel in einer festgelegten Krümmung. Es wird, ausgehend von Fluß und Druck am Schenkeleingang, der Fluß und der Druck am Schenkelausgang, sowie das im Schenkel gespeicherte Volumen in Abhängigkeit von der Zeit bestimmt.

Da die Strömungsgeschwindigkeit im Schenkel als konstant angenommen wird, kann man von einer gleichmäßigen Verteilung des Widerstandes entlang des Schenkels ausgehen. Dies erlaubt die Aufteilung des Schenkels in n Teilstücke mit jeweils $1/n$ des Gesamtwiderstandes des Schenkels. In

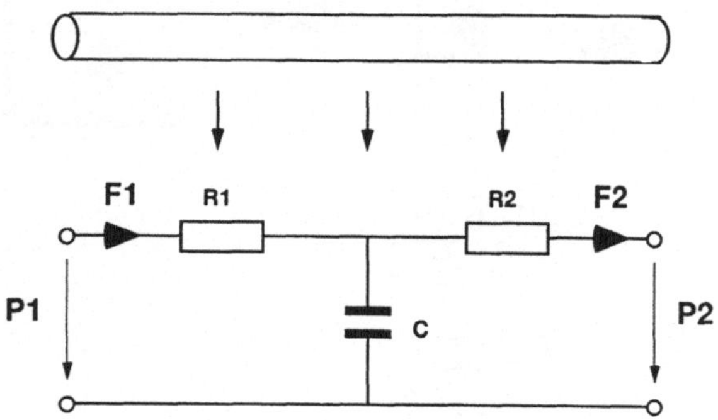

Abb. 4. Ersatzschaltbild des inspiratorischen Schenkels

dieser Komponente wurde eine Aufteilung in 2 Teilstücke vorgenommen. Zwischen beiden Teilstücken herrscht der mittlere Druck (bezüglich eines linearen Druckgefälles) im Schenkel. Dieser Druck eignet sich am besten zur Berechnung des gesamten im Schenkel gespeicherten Volumens. Somit liegt nahe, die gesamte Kapazität in der Mitte des Schenkels konzentriert anzunehmen. Abbildung 4 zeigt die Umsetzung des inspiratorischen Schenkels in seine Modellkomponente.

Die Gleichungen des Moduls können aus dem Schaltbild durch Ausnutzung der Strom-Spannungs-Beziehungen an den Bauelementen (Widerstände, Kondensatoren) abgeleitet werden. Dies ergibt zur Berechung des auftretenden Atemgasflusses in den Schenkel (F_1) und aus dem Schenkel (F_2):

$$F_1 = \frac{p_1 - p_c}{R_1},$$

$$F_2 = \frac{p_c - p_2}{R_2}.$$

Für die Änderung des mittleren (kapazitiven) Druckes (p_c) pro Zeiteinheit gilt

$$\frac{\Delta p_c}{\Delta T} = \frac{F_1 - F_2}{C}.$$

Des weiteren kann man mittels der Flüsse im Schenkel sowohl das im Schenkel komprimierte Volumen (V_C) als auch das durch den Schenkel fließende Volumen (V_2) durch Integralbildung errechnen:

$$\frac{\Delta V_C}{\Delta T} = F_1 - F_2,$$

$$\frac{\Delta V_2}{\Delta T} = F_2.$$

Zur Bestimmung der 2 Widerstände in der 1. und der 2. Schenkelhälfte wird der Druckdifferenz zwischen entsprechenden Orten im Schenkel der zugehörige Strömungwiderstand (R_1 bzw. R_2) zugeordnet:

$$R_1 = R_{Tab1}\left[\frac{2ABS(p_1 - p_C)}{2}\right],$$

$$R_2 = R_{Tab2}\left[\frac{2ABS(p_C - p_2)}{2}\right]$$

(R_{Tab1} = Strömungswiderstand bei der Inspiration im 1. Schenkel aus einer Wertetabelle, R_{Tab2} = dto. im 2. Schenkel, ABS = Absolutbetrag).

Das Modul zur Beschreibung der Beatmungskette

Dieses übergeordnete Modul legt fest, welche Basismodule im Simulationsmodell enthalten sind. Weiterhin wird hier die genaue Verschaltung der Module bestimmt, d. h. die Größen, die in einem Modul berechnet und in einem anderen (benachbarten) benötigt werden, werden einander zugeordnet.

Der Aufbau ermöglicht es, verschiedene Beatmungsketten zu erstellen und deren Verhalten zu testen, wenn beispielsweise unterschiedliche Tubus- oder Respiratormodule entwickelt werden. Folgende Module werden verschaltet:

- *Respirat*: Siemens Servoventilator 900 C,
- *ModLunge*: physikalischer Zweikompartimentlungensimulator LS 800 V, Dräger,
- *InspSche*: inspiratorischer Schenkel, Siemens-Elema,
- *Y-Stueck*: Y-Stück, Siemens-Elema,
- *ExspSche*: exspiratorischer Schenkel, Siemens-Elema,
- *Umgebung*: Umgebungsraum der Beatmungskette,
- *Tubus8mm*: Tubus I.D. 8,0 mit Adapter, Mallinckrodt,
- *ReIn Vbdg*, *In Ys Vbdg*, *YsExVbdg*, *ExReVbdg*, *YsTuVbdg*, *TuLuVbdg*: Verbindungskomponenten zur Kopplung der einzelnen Elemente.

Die Struktur des Gesamtmodells sowie die Verschaltung der Einzelkomponenten ist Abb. 5 zu entnehmen.

Verwendete Simulationssoftware

Für die Durchführung der Studie fand das Simulationssystem SIMPLEX-II Verwendung. Die in diesem System zur Verfügung gestellte Modellbeschrei-

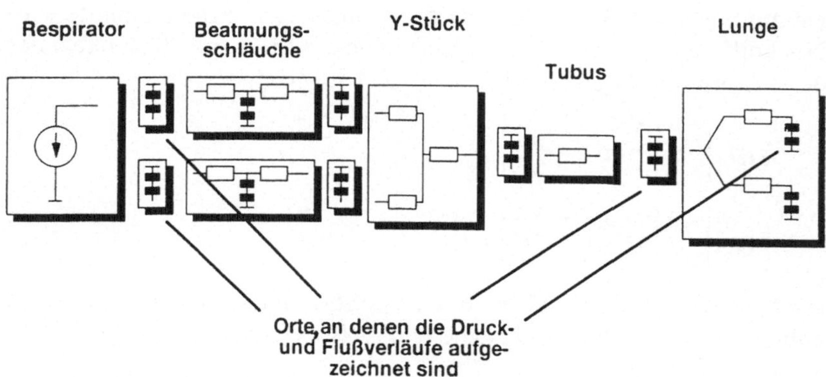

Abb. 5. Struktur und Verschaltung des Gesamtmodells mit eingezeichneten Meßstellen

bungssprache ermöglichte die Formulierung des Grundmodells in sehr problemnaher Form. Der einprogrammierte Code entspricht im wesentlichen den in diesem Text gezeigten Gleichungen.

Das Grundmodell, das ein einziges Rohrsegment repräsentiert, kann beliebig oft bei der Bildung des Gesamtmodells verwendet und eingebunden werden. Ein hierarchischer Modellaufbau nach dem Baukastenprinzip ist somit möglich.

Die Experimentierumgebung von SIMPLEX-II entbindet den Anwender schließlich von allen betriebssystemspezifischen und programmiertechnischen Schwierigkeiten. Sie ermöglicht eine einfache, problemorientierte Experimentdurchführung und hilft bei der Verwaltung der entstandenen Modelldaten.

Parametrisierung des Modells

In der vorangegangenen Modellbeschreibung wurden die beteiligten Systemkomponenten jeweils auf ihre Eigenschaften Strömungswiderstand und Fähigkeit zur Speicherung des Luftgemisches reduziert. Damit war eine Beschreibung der Systemdynamik über physikalische Gesetze möglich.

Für die Durchführung von Modellexperimenten sind allerdings nicht nur die allgemeine Gesetzmäßigkeit notwendig, sondern auch die konkreten Werte für die Größen R und C jedes Moduls. Diese Werte müssen durch Vermessen des realen Systems gewonnen werden, d. h. die Parameter werden durch Messungen von Luftwiderstand und Kapazität im Labor bestimmt. Sie repräsentieren die physikalischen Eigenschaften der Systemkomponente und können daher nicht durch mathematische Parameterschätzverfahren, wie dies bei Black-Box-Modellen üblich ist, ermittelt werden.

Die Messung der physikalischen Größen erfolgte im statischen Strömungszustand, d. h. vor dem Ablesen des jeweiligen Meßwertes wurde dessen eingeschwungener Zustand abgewartet. Für die Berechnung von Resistance und Compliance dienten dabei folgende Meßverfahren:

1. Zur Bestimmung der Resistance:
   Druck-Fluß-Messungen.
2. Zur Bestimmung der Compliance:
   Druck-Volumen-Messungen.

Resistancemessungen

Durch das auszumessende Objekt hindurch wurde für jeden Meßpunkt ein Fluß bestimmter und konstanter Größe mit Hilfe eines Flußgenerators erzeugt. Dazu mußte der sich bei dem jeweiligen Fluß einstellende Druck am Eingang des Objekts gemessen werden. Dieser Druck entspricht gleichzeitig der relativen Druckdifferenz zwischen Eingang und Ausgang. Somit läßt sich aus diesen beiden Werten der entsprechende Resistancewert R nach folgender Formel berechnen:

$$R = \frac{\text{gemessene Druckdifferenz } \Delta p}{\text{erzeugter Fluß } F} \left[\frac{mbar}{\frac{l}{s}} \right].$$

Für die Messungen diente Preßluft aus dem Hochdrucksystem des Labors. Alle Bestandteile des Simulators, die beim Beatmungsvorgang einen Strömungswiderstand besitzen, wurden anhand des dargestellten Verfahrens einzeln ausgemessen.

Compliancemessungen

Um die Compliance zu bestimmen, fand eine Abdichtung des auszumessenden Teils bis auf 2 Anschlußöffnungen statt. Durch die eine wurde mittels einer Spritze ein bestimmtes Volumen in das Objekt gepreßt, an der anderen anschließend der dazugehörige Druck gemessen. Die entsprechende Compliance ergibt sich aus der Formel:

$$C = \frac{\text{zugeführte Volumendifferenz } \Delta V}{\text{gemessene Druckdifferenz } \Delta p} \left[\frac{l}{mbar} \right].$$

Bezüglich ihrer Kapazität wurden der linke Lungenbalg für alle Complianceeinstellungen und der inspiratorische Schenkel ausgemessen.

Die übrigen Kapazitäten (im Tubus, Y-Stück etc.) erwiesen sich bei den Vormessungen als so klein, daß enorme Meßfehler zu erwarten waren. So wurden diese Kapazitäten nicht gemessen, sondern aus der Kapazität des Schenkels berechnet. Dazu wurde jeweils das Innenvolumen der Einzelteile bestimmt und anhand dieser Volumina der Kapazitätswert des Schenkels auf den zu bestimmenden Kapazitätswert mittels Dreisatz umgerechnet. Dies setzt die plausible Annahme voraus, daß diese Teile ein ähnliches Kapazitätsverhalten besitzen.

Messungen am Gesamtsystem

Um Daten über das dynamische Verhalten des Beatmungssystems zu erhalten, wurden Messungen während des Beatmungsvorgangs durchgeführt. Hierzu wurde allerdings nicht auf Experimente am Patienten zurückgegriffen, vielmehr konnte ein physikalischer Simulator (LS 800 V) verwendet werden, der 2 bezüglich Resistance und Compliance getrennt einstellbare Kompartimente besitzt. Der Grund hierfür lag nicht darin, anhand der gewonnenen Meßwerte das Systemverhalten weiter zu analysieren, das Ziel war vielmehr, mit diesen Daten eine fundierte Validierung des Modells zu ermöglichen. Durch den Vergleich der am Beatmungssystem gemessenen Werte mit den im Modell errechneten Werten kann das Simulationsmodell in sehr direkter Form validiert werden.

Deswegen wurden die Messungen mit denselben Einstellungsparametern, die bei den Simulationsexperimenten Verwendung fanden, erstellt und die Werte an den gleichen Orten wie im Simulationsmodell aufgezeichnet.

Als geeignete Meßgröße zeigte sich der Druckverlauf im System während des Beatmungsvorgangs. Abbildung 6 zeigt das Ergebnis einer solchen Messung für den Standardfall einer Beatmung mit konstantem Fluß aus dem Respirator (Servo Ventilator 900 C, Siemens) und Timecycling.

Um die 4 Druckverlaufskurven an den verschiedenen Orten (s. Abb. 5) aufzuzeichnen, wurde der dort anliegende Druck in ein analoges Signal mittels Druckwandler transformiert. Ein Meßverstärker wandelte dieses analoge in ein digitales Signal um, welches dann mittels Meßdatenerfassungsprogramm im PC gespeichert wurde.

Neben Daten bei der Beatmung mit konstantem Fluß wurden auch Druckmessungen bei Beatmung mit abfallendem Dreieckfluß wie auch mit Sinusfluß (PB 7200a microprozessor ventilator, Puritan/Bennett) durchgeführt.

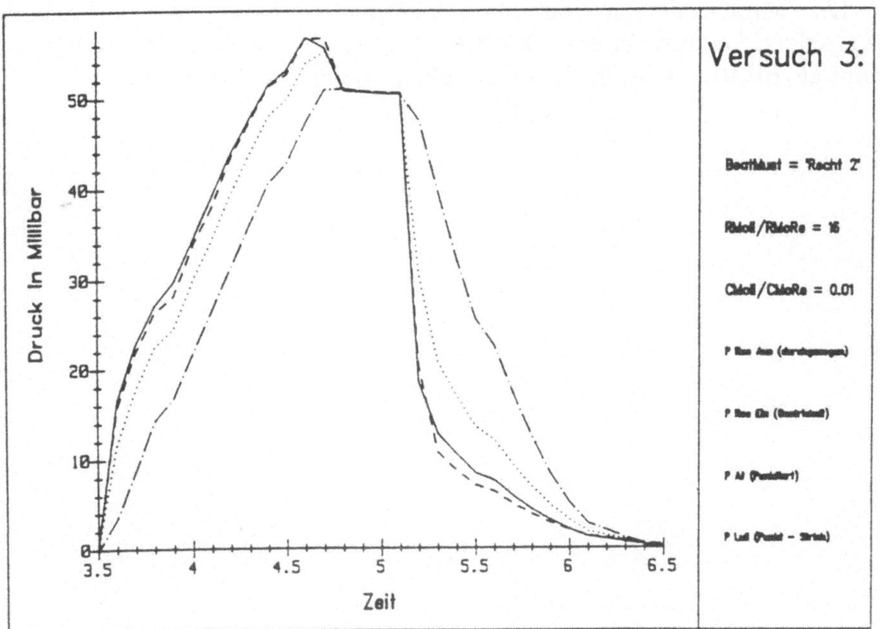

Abb. 6. Druckkurvenverläufe von Messung 3; Aufzeichnungsgrößen — p_{ResAus}, --- p_{ResEin}, · · · p_{AtEin}, – · – p_{LuLi}; Erklärung der Abkürzungen s. S. 615

Validierung des Modells

Als sinnvoller Ansatzpunkt für die Validierung des Beatmungsmodells erschien der Vergleich der Druckverlaufskurven von Modellexperiment und Messung. Hierbei wurden einander entsprechende Druckwerte und Zeitwerte charakteristischer Kurvenstellen (inspiratorischer Maximaldruck, Plateaudruck der Pause etc.) gegenübergestellt und ihre Abweichung berechnet.

Dies ergab eine Liste von Kriterien, anhand derer die Druckkurven zu bewerten waren. Zur besseren Übersicht wurden die Daten, die aus den Experimenten gewonnen wurden, in Tabellen zusammengefaßt. Die prozentuale Abweichung wurde nach der Formel

$$Prozentwert\,[\%] = \frac{|Meßwert - Simulationswert|}{Meßwert}$$

berechnet.

Als Beispiel soll hier nur die Vergleichstabelle für die gemessenen und die mittels Simulation errechneten Werte von Experiment 3 (Abb. 7) und Messung 3 (Abb. 6) aufgeführt werden (Tabelle 1).

Diese und andere Ergebnisse zeigen die Gültigkeit des entwickelten Modells in weiten Bereichen der Einstellparameter. Bestehende Abweichungen lassen sich durch den bewußten Verzicht auf weitere Detailtreue bei der Modellierung oder durch Ungenauigkeiten bei der Messung am realen System erklären.

Dies schränkt die Anwendbarkeit des Modells in bezug auf die Fragestellung jedoch keineswegs ein. Das Modell erweist sich als valide und kann damit als Ersatzsystem für die beschriebene Beatmungskette gelten.

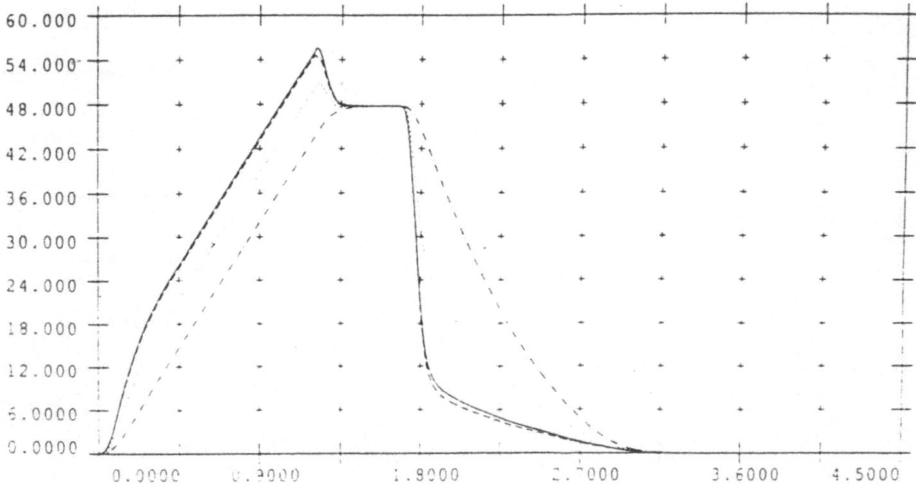

Abb. 7. Druckkurvenverläufe von Experiment 3; Aufzeichnungsgrößen — p_{ResAus}, --- p_{ResEin}, · · · p_{AtEin}, – · – p_{LuLi}

Tabelle 1. Analyse der Druckverlaufskurven zu Abb. 6 und Abb. 7

Kriterium	Meßwert	Simulationswert	Abweichung [%]
Anstieg von p_{ResAus} in Inspiration $\frac{\Delta p}{\Delta T}$ [mbar/s]	54,5	39,5	27,5
Druckdifferenz von p_{ResAus} und p_{LuLi} bei t = 0,9 s [mbar]	11,9	11,2	5,8
Druckmaximum in Inspiration von			
p_{ResAus} [mbar]	57,0	55,6	2,5
p_{ResEin} [mbar]	57,0	54,6	4,2
p_{Atein} [mbar]	55,5	50,8	4,7
jeweils bei t [s]	1,11	1,22	9,9
Plateaudruck in der Pause [mbar]	50,6	47,8	5,5
ab t [s]	1,39	1,46	5,0
Exspirationsbeginn bei t [s]	1,60	1,69	5,6
Schnittpunkt der verlängerten Abfallkurve von p_{ResAus} mit der Zeitachse bei t[s]	1,77	1,87	5,7
Exspirationsende bei t [s]	3,0	3,06	2,0

Ausgewählte Modellergebnisse

Abschließend werden nun die Ergebisse von 3 exemplarisch ausgewählten Experimenten vorgestellt.

Zur Darstellung der Modellergebnisse werden die Druck- und Flußverlaufskurven für jeweils 4 charakteristische Orte der Beatmungskette gezeigt. Die Orte sind in Abb. 5 eingezeichnet. In Abb. 7 und in Abb. 8 sind die zum jeweiligen Experiment gehörigen Druckverläufe, in Abb. 9 dagegen die Flußverlaufskurven an den jeweiligen Orten dargestellt.

Die Orte, an denen die Druck- und Flußwerte errechnet wurden, sind Respiratorausgang (p_{ResAus}), Respiratoreingang (p_{ResEin}, F_{ResEin}), der Eingang zu den Atemwegen (p_{AtEin}, F_{AtEin}) und die Lungenflügel (p_{LuLi}, F_{LuLi}, F_{LuRe}).

Abbildung 7 zeigt den Standardfall einer Beatmung mit Constant-Flow und durchschnittlichen Werten für AMV und Frequenz. Der Atemwegs-

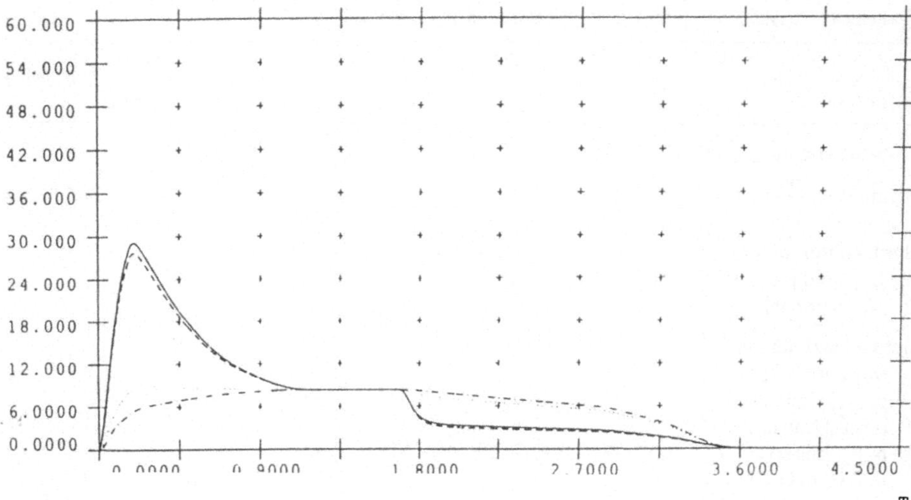

Abb. 8. Druckkurvenverläufe von Experiment 7; Aufzeichnungsgrößen — p_{ResAus}, --- p_{ResEin}, . . . p_{AtEin}, – · – p_{LuLi}

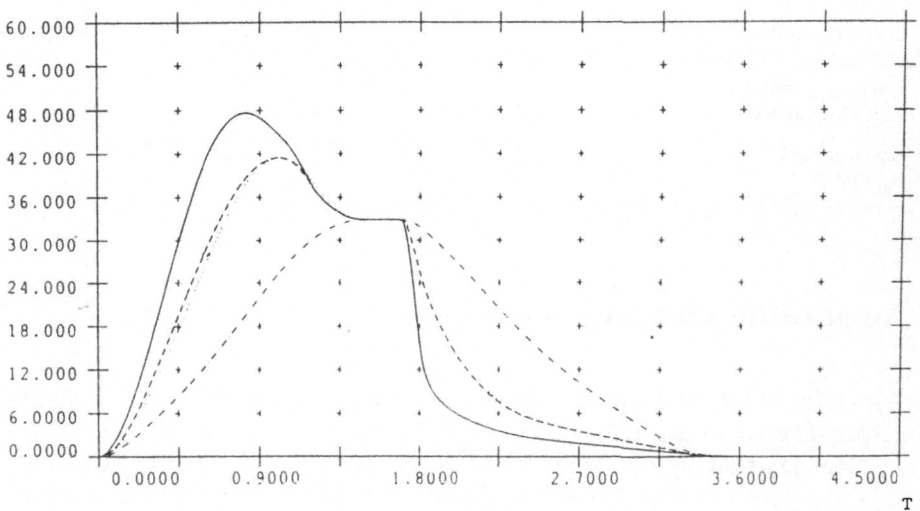

Abb. 9. Flußkurvenverläufe von Experiment 15; Aufzeichnungsgrößen — F_{ResEin}, --- F_{AtEin}, . . . F_{LuLi}, – · – F_{LuRe}

widerstand und die Lungenkapzität sind bei beiden Lungenflügeln äquivalent parametrisiert.

In Abb. 8 wurde ein abfallender Dreieckfluß als Beatmungmuster gewählt, dies zeigt sich in dem spitzen Druckverlauf am Respiratorausgang. Auch in diesem Experiment wurden die Lungenflügel mit gleichen Werten versehen. Die geringeren Atemwegswiderstände und die größeren Lungenkapazitäten bewirken, daß der gesamte Beatmungsvorgang auf einem wesentlich niedrigeren Druckniveau stattfindet.

Der Flußverlauf in Abb. 9 entsteht durch die Beatmung mit Sinusflow. Die Lungenflügel erhielten in diesem Experiment unterschiedliche Parametrisierung. Dies begründet den schon am Ende der Inspirationsphase einsetzenden Volumenfluß vom linken in den rechten Lungenflügel.

Die vorgestellten Experimente wurden mit gleichen Werten für AMV 12 l/min, Frequenz 12,5 bpm, inspiratorischen Prozentanteil 25 % und Prozentanteil der Pause 10 % (am Beatmungszyklus) durchgeführt.

Literatur

Mangels spezieller Werke in diesem Bereich der Beatmungssimulation wird auf die Studienarbeit zu diesem Artikel verwiesen:

Lang S (1992) Entwicklung eines mathematischen Modells zur Simulation künstlicher Beatmung. Studienarbeit, Univ Erlangen-Nürnberg

Anwenderschulung an Respiratoren

H. Strauss

Die Schulung von Anwendern an medizintechnischen Geräten, insbesondere Respiratoren, ist kein Selbstzweck oder gar akademischer Luxus, sondern der entscheidende Schlüssel zur Steigerung der Sicherheit unserer Patienten. Definiert man Sicherheit als Abwesenheit von Gefahren, so muß man in der Arbeit von Ahnefeld, der Zwischenfälle im Zusammenhang mit Anästhesiegeräten untersucht hat, feststellen, daß 60 %, d. h. knapp 2/3 aller Zwischenfälle durch menschliche Fehlbedienung zustandegekommen sind. Addiert man hierzu Umgebung, Anschlüsse (20 %) und Instandhaltung (10 %), also 3 Komponenten, die auch durch den Anwender beeinflußbar sind, so muß man erkennen, daß 90 % aller Zwischenfälle durch den Menschen verursacht werden und damit auch potentiell verhinderbar wären und nur 8 % bzw. 2 % der Zwischenfälle unvorhersehbar oder konstruktionsbedingt, also am Hersteller liegend, sind. Wenn daher der Anwender sorgfältig geschult wird, so mindert sich die Rate an Fehlbedienungen, die Sicherheit nimmt zu, und die Gefahren für den Patienten reduzieren sich. Diese banale Erkenntnis hat auch den Gesetzgeber dazu veranlaßt, in der Medizingeräteverordnung (MedGV) vorzuschreiben, daß technische Geräte nur von den Personen angewendet werden dürfen, die aufgrund ihrer Ausbildung oder ihrer Kenntnisse auch eine Gewähr für die fachgerechte Handhabung bieten. Nicht "learning by doing", sondern "learning for doing" ist gefordert.

Der Anwender selbst hat sich vor Anwendung eines Gerätes von der Funktionssicherheit und dem ordnungsgemäßen Zustand zu überzeugen, was er aber nur kann, wenn er entsprechend ausgebildet wurde. § 6 Abs. 3 der MedGV verlangt Kenntnisse über theoretische Grundlagen, über die Bedienungselemente und die Funktionen des Gerätes, die Möglichkeit zur Überprüfung des ordnungsgemäßen Zustands, die wichtigsten Funktionsprüfungen, grundlegende Anwendungsregeln, korrekte Bedienung sowie letztendlich eine patientengerechte Einstellung.

Die MedGV bezieht sich in erster Linie auf den Anwender und den Betreiber, aber auch die Berufsgenossenschaften als Leistungsträger haben in ihre Unfallverhütungsvorschriften derartige Regeln aufgenommen. Der Unternehmer, also in unserem Fall der Betreiber der Klinik, darf mit der Bedienung von medizintechnischen Geräten nur solche Personen beauftragen, die entsprechend ausgebildet und auf die möglichen Gefahren hingewiesen wurden. Diese Unterweisung schließt nicht nur die Theorie, sondern auch praktische Übungen und die Handhabung sowie das Vermitteln von Kenntnissen über die Wirkungsweise des Gerätes samt seinen Gefahren ein.

Der Patient befindet sich dabei in einem Spannungsfeld: auf der einen Seite stehen Geräte und Technik, deren Zunahme und ansteigende Komplexität hohe Anforderungen stellt, auf der anderen Seite steht das Wissen und das Verständnis um die Gefahren dieser Systeme bei den Anwendern und Bedienern. Unglücklicherweise verhalten sich diese Faktoren genau umgekehrt proportional; je komplizierter und aufwendiger die Technik wird, um so geringer werden das Wissen und die Kenntnisse über die eingesetzten Geräte. Damit der Patient zwischen diesen Mühlsteinen nicht zerrieben wird, bedarf es einer sorgfältigen Ausbildung, die das Bindeglied darstellt zwischen der Technik, auf die wir nicht verzichten können, und dem Wissen, das den Schlüssel für die sichere Bedienung der Geräte darstellt.

Aus unserer Erfahrung hat sich bei der Ausbildung von Mitarbeitern an medizintechnischen Geräten ein Stufenschema bewährt, das im wesentlichen 4 Abschnitte umfaßt.

Stufenkonzept der Schulung
Phase 1: technisch-konstruktive Phase,
Phase 2: praktisch-simulatororientierte Phase,
Phase 3: medizinisch-patientenorientierte Phase,
Phase 4: begleitend-problemorientierte Phase.

Es beginnt zunächst mit der technisch-konstruktiven Phase, als zweites folgt die praktisch-simulatororientierte Phase, die dann nahtlos übergeht in die klinisch-patientenorientierte Phase und überleitet zur begleitend-problemorientierten Phase, die eigentlich ein Arbeitsleben lang bestehen bleibt. Im folgenden sollen die 4 Phasen in ihrem theoretischen Anspruch und in ihrer praktischen Verwirklichung dargestellt werden.

Phase 1: Die *technisch-konstruktive Phase* muß dem Anwender physiologische Grundlagen des betreffenden Organsystems nahebringen, er muß das technische Grundprinzip des verwendeten Geräts kennenlernen, und er muß auch verstehen, wie die technische Realisation der theoretischen Anforderung stattgefunden hat. Damit ist es möglich, Querbeeinflussungen und Störeinflüsse zu erkennen, zu gewichten und auszuschalten. Praxisbezogen bedeutet dies, daß im Eigenstudium sowie durch die Unterrichtung durch einen geeigneten Medizintechniker die Anatomie und Physiologie des Respirationstrakts – speziell für das Problem der Respiratortherapie-wiederholt und vertieft wird. Die Physiologie und die Pathophysiologie des Gasaustauschs unter verschiedenen Krankheitsbildern muß beherrscht werden, ein besonderes Augenmerk verdienen dabei gegenseitige Beeinflussungen von Respiration und Zirkulation. Auf dem technischen Gebiet müssen Grundlagen der Mechanik, der Strömungslehre und der Steuerungssysteme erarbeitet werden. Funktionsprinzipien der Meß- und Warneinrichtungen sind von fundamentaler Bedeutung, da nur so Störeinflüsse erkannt, bewertet und ausgeschaltet werden können. Ein typisches Beispiel wäre die Kapnometrie, wo durch kondensierenden Wasserdampf Störungen der Meßwertbildung eintreten.

Die Gerätebedienung – das Handling – muß natürlich im Vordergrund stehen, aber es müssen auch technische Grenzen und Störeinflüsse für das betreffende Gerät erkannt werden. In dieser frühen Phase ist der Personalbedarf der Ausbildung vergleichsweise gering, da zum großen Teil Eigenstudium möglich ist und Teile des technischen Unterrichts im Vorlesungsbetrieb ("Frontalunterricht") durch einen Referenten einer großen Zahl von Zuhörern vermittelt werden können.

Phase 2: Deutlich schwieriger wird die Situation in der *praktisch-simulatororientierten Phase*. Hier muß der zukünftige Anwender unter Laborbedingungen, also ohne die Angst, durch einen Fehler den Patienten zu schädigen, seine später üblichen Maßnahmen und Tätigkeiten durchführen. Er soll dabei routinemäßige Abläufe und Einstellungen – z. B. das Aufrüsten des Geräts, die Funktionskontrolle, den Anschluß des Patienten, das Einstellen eines besonderen Beatmungsmusters – durchspielen, ohne befürchten zu müssen, daß bei Problemen der Patient Schaden nimmt. Es gehört aber auch dazu, technische und medizinische Notfälle zu simulieren in einer Phase, wo der Patient noch nicht involviert ist.

An dieser Stelle kommt eine Komponente ins Spiel, die allgemein unbeliebt, aber von fundamentaler Wichtigkeit ist: das "drillmäßige" Einüben von Notfallverfahren. So wie in der Luftfahrt jeder Pilot seine "procedures" beim Ausfall eines Systems blind, ohne nachzudenken – subkortikal – ablaufen lassen muß, so muß auch der Anwender am Respirator bei den Standardnotfallsituationen (z. B. Respiratorausfall, Stromausfall, Anstieg des Beatmungsdruckes etc.) automatisch in der Lage sein, zu erkennen, welcher Fehler vorliegt und welche Maßnahmen schnell und ohne weitere Patientengefährdung zum Ziel führen. In der Praxis bedeutet dies, daß der Medizintechniker und der Mediziner in kleinen Gruppen die Anwender schulen. Hier muß das Verhältnis Anwender zu Ausbilder etwa in der Größenordnung 3:1 bis 4:1 liegen; es handelt sich also um eine sehr personalintensive Phase.

Es müssen die verschiedenen Beatmungsmuster an passiven und aktiven Lungensimulatoren unterschiedlicher Komplexität geübt werden, also nicht nur die kontrollierte Beatmung, sondern v. a. die unterstützenden und assistierenden Beatmungsformen. Der Anwender muß erkennen können, welche technischen Störungen vorliegen (z. B. Diskonnektion, Ausfall eines Betriebsgases, Obstruktion etc.) und wie er sie schnell beseitigten oder umgehen kann. Die improvisierende Überbrückung von Gefahrensituationen muß in Fleisch und Blut übergehen.

Die Erkennung und Therapie respiratorischer Störungen des Patienten, insbesondere hinsichtlich Compliance und Resistance, müssen simuliert und in ihren Auswirkungen für das Beatmungsmuster evaluiert werden. Hier ist die Domäne komplizierterer Lungensimulatoren, die eine Druckmessung am Respirator, am Y-Stück, am Tubusende sowie im Lungenkompartiment erlauben und alle Parameter variieren können. Einflüsse ventilatorischer Faktoren auf das Druck- und Flowmuster wie z. B. das Inspirations-Exspirations-Verhältnis, Flow- und Druckänderungen usw. müssen in Form eines Diagramms, etwa auf einem Monitor, erarbeitet und bewertet werden. Letztendlich geht es darum, gerätespezifische Vor- und Nachteile nahezubringen, um den gezielten Einsatz am Beatmungspatienten zu erleichtern.

Phase 3: In dieser Phase kommt der so technisch gut Ausgebildete zum ersten Mal mit dem Patienten in Kontakt und muß unter den realen Bedingungen des Operationssaals oder der Intensivstation mit den Geräten umgehen. Diese Umgebung unterscheidet sich dabei in vielen Punkten vom Labor, in dem z. B. kein Streß herrscht und keine störenden äußeren Einwirkungen auftreten. Unter den Bedingungen der Klinik geht es plötzlich darum, auf der Intensivstation gleichzeitig mehrere Patienten zu betreuen, einen erhöhten Störgeräuschpegel zu tolerieren und die vielfältigen weiteren Anforderungen aus medizinischer Sicht zu erfüllen. Deshalb ist die unmittelbare und ständige Anwesenheit eines erfahrenen Kollegen erforderlich, der als Überwacher dienen kann. Es muß gelernt werden, einen gewichteten Einsatz verschiedener Respiratoren nicht nur unter dem Aspekt der medizinischen Erfordernisse, sondern auch unter dem Druck der ökonomischen Handlungsweise, zu bewerkstelligen. Ferner müssen diverse Notfallsituationen, die im Labor trainiert wurden, unter fachkundiger Überwachung selbständig gemeistert werden. Dabei kann man durchaus darüber nachdenken, ob man derartige Situationen bewußt provoziert, um zu sehen, ob der Anwender auch rechtzeitig und richtig reagiert. Es ist leider nicht selbstverständlich, daß ein O_2-Mangelalarm in Sekunden zur richtigen Maßnahme führt.

Der wichtigste Schritt in dieser Phase ist jedoch, technische und klinische Befunde zu gewichten und zu korrelieren. An dieser Stelle muß die Gerätegläubigkeit und die Patientenbeobachtung miteinander in Einklang gebracht werden.

In der Praxis kann ein erfahrener Arzt einen oder maximal zwei Anwender intensiv betreuen und anleiten; er muß dabei die Einstellung der Ventilation überwachen und kontrollieren, bei kritisch Kranken die Auswahl differenzierter Beatmungsmuster besprechen und bewerten. Die Indikation zum Beginn einer Respiratortherapie muß ebenso angesprochen werden wie der richtige Zeitpunkt zur Beendigung.

Wertvolles Werkzeug zur Vermittlung patientenorientierter Maßnahmen ist dabei die Beatmungsvisite bei kritisch Kranken, in der die angewendeten Beatmungsmuster sowie deren Implikationen im kleinen Kreis besprochen und diskutiert werden.

Phase 4: In der begleitend-problemorientierten Phase, die jeden Anwender sein Arbeitsleben lang begleitet, muß der erfahrene Intensivmediziner in engem Kontakt mit dem Medizintechniker und mit dem

Hersteller aufgetretene Probleme erörtern. Dazu kann eine Respiratorkonferenz für Problempatienten dienen, in der im Konzil beraten wird, welches Beatmungsmuster unter welchen Bedingungen mit welchem Respirator für den Patienten das Optimum bietet. Die Entwicklung und Einführung neuer Respiratoren durch die Industrie muß ebenfalls auf dieser Stufe erfolgen, denn hier ist die einzige Schnittstelle zwischen Hersteller und Anwender. Neuerungen durch den Hersteller können hier zum Anwender gelangen, es können aber auch Wünsche vom Anwender zur Industrie gegeben werden. Dieser Dialog mit Hinweisen, die in beiden Richtungen fließen, führt dazu, daß unsere Patienten noch besser versorgt werden.

Berücksichtigt man diesen geschilderten Ausbildungsgang, so drängt sich unter dem Aspekt der Kostendämpfung die Frage nach der Finanzierbarkeit auf. Trotz der nicht unerheblichen personellen und technischen Aufwendungen läßt sich jedoch dieses Konzept kostenneutral verwirklichen.

Kosten-Nutzen-Analyse des Stufenschemas

- Verbrauch an Material
- ökonomischer Respiratoreinsatz
- Rate an Fehlbedienungen (= Gefahr!)
- Anforderungen Kundendienst
- Geräteausfälle
- Zufriedenheit der Anwender
- Sicherheit und Nutzen für den Patienten

→ Kostenneutralität

Eine gute Schulung führt zunächst dazu, daß der Verbrauch an Material abnimmt; wird erst nach der Verwendung des 3. Schlauchsets bemerkt, daß die vermeintliche Leckage durch die Fehlstellung eines Ventils bedingt ist, so sind bereits unnötig Kosten entstanden. Der ökonomische, an die Erfordernisse des Patienten angepaßte Respiratoreinsatz ist dringend nötig, da es sich wohl keine Klinik mehr leisten kann, nur die besten, vielseitigsten und neuesten Respiratoren vorzuhalten, wenn für manche Indikationen auch der preiswertere (einfachere) Respirator völlig ausreichend ist. Die Rate von Fehlbedienungen und damit die Gefahr für den Patienten nimmt ab; ein Faktor, der von allergrößter Bedeutung ist, sich allerdings kaum in Geld ausdrücken läßt. Die Anforderungshäufigkeit an den Kundendienst, der dann das falsch geschaltete Ventil zurechtrückt oder den abgeglittenen Druckmeßschlauch wieder aufsteckt, geht zurück und vermindert die Servicekosten. Dadurch vermindern sich auch die Ausfallzeiten der Geräte erheblich, und die Überschußvorhaltung kann reduziert werden.

Ein Parameter, der nur schwer in Mark und Pfennig zu fassen ist, ist die Zufriedenheit des Anwenders. Diese steigt durch eine gute Ausbildung, da er sich mit dem Gerät und dessen Funktion identifizieren kann; zu Zeiten des Pflegekräftemangels kann dieser Umstand zu einer geringeren Fluktuation und damit zu einer besseren Personalsituation führen. Wichtigster

Aspekt ist und bleibt jedoch die Zunahme der Sicherheit und des Nutzens für den Patienten, der sich allenfalls grob an den hohen Entschädigungen für Patienten nach einem Zwischenfall erahnen und quantifizieren läßt. Auf dieser Basis kann auch dieses scheinbar hochaufwendige Ausbildungskonzept kostenneutral realisiert werden.

Im folgenden soll kurz das Konzept dargestellt werden, nach dem am Institut für Anaesthesiologie der Universität Erlangen-Nürnberg die Anwender an medizintechnischen Geräten geschult werden. Die jungen Kollegen zur Weiterbildung kommen zunächst in ein bis zu 4 Monate dauerndes Propädeutikum, in dem sie die Lungenfunktionsabteilung des Instituts, die medizinische Poliklinik, die Blutbank und neuerdings auch die Schmerztherapie der Anästhesie durchlaufen. In diese Zeit kann problemlos die Phase 1 eingegliedert werden, also die Erweiterung der Kenntnisse auf dem Gebiet der Physiologie und Pathologie im Selbststudium. Daran anschließend findet ein Blockkurs in der Medizintechnik statt, in dem die Handhabung der bei uns üblichen Geräte (Respiratoren, Monitore etc.) besprochen, praktisch geübt und so erlernt wird. Dieser Kurs hat sich in den vergangenen Jahren von einer ursprünglich jeweils 2stündigen, am späten Nachmittag stattfindenden Veranstaltung auf ein nunmehr knapp 3wöchiges ganztägiges Seminar erweitert. Am Abschluß steht jetzt eine theoretische und praktische Prüfung, wodurch der Betreiber die juristische Absicherung erhält, weil er die ausreichende und erfolgreiche Schulung dokumentieren kann.

Anschließend kommt der junge Kollege im Rahmen eines Tutoriums für etwa 2 Monate mit einem erfahrenen Anästhesisten zusammen in den Op.-Routinebetrieb, wo er die Geräte zum ersten Mal selbst am Patienten einsetzt. Mit zunehmender Sicherheit und Vertrautheit am Respirator zieht sich der Tutor stufenweise zurück und überträgt mehr und mehr Aufgaben auf den Neuling, bis dieser nahezu selbständig arbeitet und nur noch einer Überwachung bedarf.

Neben dieser Standardausbildung wird bei Bedarf zusätzlich in Absprache mit der Medizintechnik ein Refresherkurs angeboten, der sich besonders an die ärztlichen Mitarbeiter wendet, die etwa im 4. Weiterbildungsjahr auf die Intensivstation wechseln werden. Hier wird besonderer Wert auf die Respiratoren der Intensivmedizin und deren Möglichkeiten gelegt. Weitere 2tägige Wochenendkurse, die auch öffentlich angeboten werden, stehen insbesondere den Kollegen offen, die sich zur Facharztprüfung gemeldet haben und ihre Kenntnisse auf dem Gebiet der Medizintechnik auffrischen wollen. Nach der Qualifikation zum Anästhesisten stehen unseren Mitarbeitern weiterhin mehrere Möglichkeiten zur Verfügung, die Kenntnisse auf dem aktuellen Stand zu halten. Im wöchentlichen Kolloquium des Instituts werden neben aktuellen Themen auch regelmäßig Neuerungen auf dem Gebiet der Respiratortherapie besprochen und diskutiert. Zusätzlich finden nach Bedarf Einweisungen statt, wenn neue Geräte oder Respiratoren in Betrieb genommen werden.

Diese Einweisungen umfassen prinzipiell immer theoretische Kenntnisse sowie die praktische Anwendung. Bei entsprechender Nachfrage kann jederzeit ein bedarfsorientierter Refresher-Kurs in der Medizintechnik in kleinen Gruppen vereinbart werden.

Wichtigster Punkt für die Phase 4 ist jedoch, daß ständig kompetente Ansprechpartner aus dem Bereich der Medizintechnik, der Intensivmedizin und auch der Hersteller erreichbar sind. Nur so kann man sich bei Problemen der Respiratortherapie schnell und kompetent Auskunft und Hilfe erwarten.

Ziel unserer Anwenderschulung ist, den verantwortungsbewußten und überlegten Einsatz von Respiratoren zu gewährleisten, wobei eine optimale Therapie und größtmögliche Sicherheit für den Patienten angestrebt werden muß. Denn trotz aller Technik, auf die wir nicht mehr verzichten können und wollen, müssen wir uns darüber im klaren sein: "Der Mensch steht im Mittelpunkt!"

Hygienische Aspekte der Respiratoranwendung: Was ist zwingend, was ist sinnvoll?

H.-D. Stober

Die Rate nosokomialer Infektionen beträgt in Krankenhäusern allgemein 5–10 %, auf Intensivtherapiestationen erhöht sie sich auf mindestens 30 %. Ursachen sind u. a. die Immunschwäche der Patienten nach schweren Erkrankungen oder Verletzungen, d. h. Risikopatienten weisen eine erhöhte Infektiosität auf. Eine Vielzahl von Patienten ist durch Läsionen von Kanülen, Kathetern, Drainagen oder durch Wunden nach Operationen, durch Tuben, Sonden oder Meßfühler in infektionsempfänglichen Hohlräumen infektionsgefährdet. Auch unzureichend entwickeltes Hygienebewußtsein, Unkenntnis und Verantwortungslosigkeit gelten als Ursache, weniger dagegen mangelhafte technische Ausstattung, Personalmangel oder fehlende Mittelbereitstellung. Erfolgt die Keimverbreitung durch Instrumente oder Geräte, spricht man von apparativem Hospitalismus.

Nach der gültigen Rechtsauffassung verabredet der Patient mit dem Arzt einen Dienstvertrag, bei dem der Arzt sich verpflichtet, die anerkannten Normen ärztlicher Pflichterfüllung einzuhalten – eine mangelhafte Hygienesituation widerspricht diesem Vertrag und bedeutet Sorgfaltspflichtverletzung mit den sich daraus möglicherweise ergebenden rechtlichen Konsequenzen. Folgerichtig muß der Arzt Möglichkeiten der iatrogenen Infektion ausschließen durch Analysen sowie Festlegungen von Maßnahmen und Verantwortlichkeiten.

Von den Instrumenten und Geräten auf der Intensivtherapiestation kommt den Respiratoren wegen ihrer direkten Konnektion mit dem Patienten eine besondere Bedeutung zu. Diese Bedeutung bezieht sich jedoch, wie gezeigt werden wird, weniger auf hygienische als vielmehr auf funktionelle Belange.

Schon nach 24 h weisen 50 % der intubierten, beatmeten Patienten eine endobronchiale Keimbesiedelung auf, nach 3 Tagen >70 % und nach 5 Tagen sind mindestens 85 % der Beatmungspatienten infiziert. Es sind inzwischen die wesentlichen Ursachen für nosokomiale Pneumonien bekannt. So wurden Mikroaspirationen aus dem Oropharynx oder der Nase der Patienten nachgewiesen. Bei liegenden Patienten beträgt die Aspirationsrate etwa 40 %, bei bewußtlosen Patienten wird sie mit 70 % angegeben. Zur Streßprophylaxe erhalten Intensivtherapiepatienten, insbesondere Beatmungspatienten H_2-Blocker appliziert. Durch die Medikamente wird der pH-Wert des Magensaftes so verändert, daß eine mikrobielle Besiedelung des Magens möglich wird. Als Folge einer allgemein unbemerkten Regurgitation gelangen diese Keime in den Endobronchialtrakt, d.h. in die tieferen Luftwege, und führen bei reduzierter Immunabwehr zur Pneumonie. Eine weitere Keimpropagation kann durch notwendige Maßnahmen wie Absaugen erfolgen. In dem Innenlumen des Endotrachealtubus bilden Sekrete, Zelldetritus und Keime einen sog. Biofilm, und beim Passieren des Absaugkatheters gelangen Teile davon in die tieferen Atemwege.

Aber auch die atemgasführenden Teile von Beatmungsgeräten können mit Keimen von Patienten kontaminiert sein. Die Mikroben sind dabei fähig, innerhalb von 24 h das gesamte Faltenschlauchsystem, auch entgegen der Gasflußrichtung, zu bewachsen. Mit der Dauer der Beatmungstherapie steigt, wie nachgewiesen werden konnte, der Grad der mikrobiellen Kontamination der Ventilatoren. Bis zum 7. Tag wird ein fast linearer Anstieg beobachtet, nach dem 7. Tag sind etwa 85% der Geräte mit Mikroben behaftet, danach bleibt die Kontaminationsrate konstant (Abb. 1 aus Soltau 1989). An Meßsonden oder Pneumatikteilen lassen sich kaum Keime nachweisen.

Die mikrobielle Gerätekontamination ist allgemein Folge der stattgehabten Infektion des Patienten. Gefahren drohen auch durch Kreuzinfektionen zwischen Beatmungspatienten, dabei ist immer das Personal mit ungenügendem Hygienebewußtsein Auslöser der nosokomialen Infektion. Aus der Kinderintensivtherapie liegen dazu Berichte vor. Die Gefahr einer Infektion ist insbesondere bei Intensivtherapiepatienten durch die allgemeine Reduzierung der zellulären und humoralen Immunabwehr gegeben, dazu sind wichtige Funktionen wie Husten, Ziliarclearence oder Schleimsekretion gerade bei beatmeten Patienten aufgehoben. Der Keimübertritt aus dem

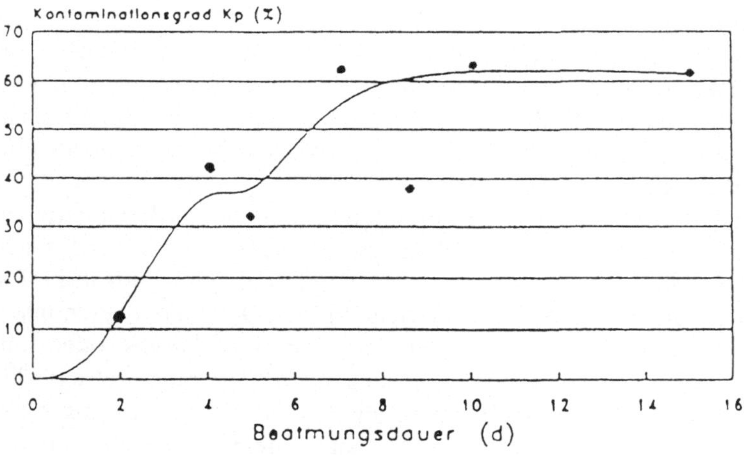

Abb. 1. Kontaminationsgrad pathogener Keime an 22 Respiratoren in Abhängigkeit von der Beatmungsdauer

Darm in das Blut, als Translokation bezeichnet, wird als weitere Möglichkeit der Keimverbreitung diskutiert.

Die Keimverbreitung durch Luft oder Gase ist möglich, aber nicht hygienisch relevant. Es fanden sich in 37 % der untersuchten Druckgasbehälter apathogene Keime. Auch andere Untersucher kamen zu ähnlichen Ergebnissen, wahrscheinlich stammen die Keime aus dem Ventilbereich der Gasflaschen. Aus der Literatur ist kein Fall bekannt, in dem durch keimhaltige medizinische Gase eine Infektion ausgelöst worden ist. Dazu müßten die Keime flugfähig, also trocken, sein oder an Partikel gebunden und mit hoher Beschleunigung, z. B. durch den Gasfluß, transportiert werden. Bei dem Gebrauch von Klimaanlagen liegt eine andere, nicht vergleichbare Situation vor. Eine Ausnahme stellt das Husten oder Niesen durch Patienten dar. Bei Beschleunigungen der 1–4 µm großen Aerosole bis zu 50 m/s^2 werden die keimtragenden Partikel in die Umgebung des Patienten verbracht. Besonders deutlich wird dieser Vorgang bei tracheotomierten Patienten.

Zusammengefaßt scheinen nosokomiale Infektionen bei Beatmungspatienten eher endogenen Ursprungs und werden weniger durch exogene Keimquellen, z. B. den kontaminierten Respirator verursacht. Pneumonieverursachende Keime sind, wie auch aus dem eigenen umfangreichen Patientengut ermittelt,

- Pseudomonas aeruginosa,
- Klebsiella pneumoniae,
- Staphylococcos aureus und
- Enterobacter

mit einem Anteil von jeweils etwa 15 %.

Eine Reihe von Maßnahmen verbessert die hygienische Situation und stellt eine wirksame Pneumonieprophylaxe dar. Dazu gehört die Bevorzugung der oralen Intubation gegenüber der nasalen Intubation, deren Folgen auch in Verletzungen mit Keimverbreitung und Sinusitis bestehen können.

Ein engmaschiges mikrobielles Monitoring mindestens alle 3 Tage mit Antibiogramm und der Auswertung von Resistenzentwicklungen garantiert die gezielte Applikation von effektiven Antibiotika. Eine routinemäßige Prophylaxe mit Antibiotika wird allgemein abgelehnt. Ein Keimnachweis im endobronchialen Abstrich bedeutet aber noch keine Infektion des Respirationstraktes.

Eine wesentliche intensivtherapeutische Maßnahme ist die gezielte bronchoskopische Absaugung, sie führt bei entsprechendem klinischem Bild zur Keimverminderung und Atelektasenprophylaxe, die Indikation ist daher eher großzügig zu stellen.

Eine sorgfältige Mundhygiene, d. h. tägliches Austupfen der Mundhöhle mit antimikrobiellen Lösungen sowie regelmäßiges Absaugen verringert die Gefahr der schon erwähnten Keimaspiration.

Die Gabe von H_2-Blockern zur Streßulkusprophylaxe führte nachgewiesenermaßen zur Keimbesiedelung. Die Applikation lokaler Antazida vermindert das Risiko der magensaftinduzierten Pneumonie. Es gilt die Empfehlung, den pH-Wert des Magensaftes nicht über 4,0 steigen zu lassen. Die selektive Darmdekontamination vermindert zwar die Gefahr der Translokation, führt aber nachweislich zur Resistenzentwicklung und Keimselektion.

Die allgemeine Beeinflussung der zellulären und humoralen Abwehr durch physiotherapeutische Maßnahmen vermindert das Pneumonierisiko. Dazu gehören u. a. Atmungsgymnastik, Lagerungstherapie, Massagen, Expektoranziengabe oder regelmäßiges endobronchiales Absaugen, die Vermeidung aggressiver Beatmungsmuster und ein rechtzeitiges Weaningprogramm. Das endobronchiale Absaugen erfolgt mit sterilen Handschuhen und sterilem Absaugkatheter, atraumatisch und rasch. Der Katheter wird unmittelbar entsorgt, ggf. nach Abnahme eines Abstriches.

Zu den Hygienemaßnahmen im einzelnen

In Deutschland, einem Land mit einer Unzahl von Regelungen, Gesetzen und Vorschriften, sind selbstverständlich auch die hygienischen Anforderungen bei der Intubation, Tracheostomie, Beatmung oder Inhalation geregelt. Im Bundesgesundheitsblatt vom 6. Juni 1983 finden sich dazu nähere Angaben. Zusammengefaßt werden für die Beatmung desinfizierte Instrumente und Geräte gefordert. Aus unterschiedlichen Analysen ergibt sich, daß die In- und Exspirationsschläuche des Beatmungsgerätes als mikrobiologisch kontaminiert eingeschätzt werden müssen, damit ist eine regelmäßige hygienische Aufbereitung zu forden.

In verschiedenen Ländern Europas ergaben neuere Analysen zur Wechselfrequenz der Atemschläuche und Y-Stücke die relativ einheitliche Empfehlung von 48 h, d. h. von 2 Tagen.

Der Gebrauch von Einwegschläuchen als Alternative gilt als kostenintensiv, fordert Lagerflächen und ist auch aus ökologischen Gründen grundsätzlich abzulehnen.

Eine Vielzahl von Anbietern empfehlen den Gebrauch von Atemgasfiltern. Es ist nachgewiesen, daß die Einwegfilter in ihrer Abscheideleistung außerordentlich effektiv sind.

Es finden sich aber keine Studien, die die Wirksamkeit von Atemgasfiltern zur unmittelbaren Pneumonieprophylaxe nachweisen. Wohl kann der Gebrauch der Filter die Wechselfrequenz der Atemschläuche verringern, z. B. auf wöchentlichen Austausch, und die Gefahr einer Kreuzinfektion zwischen verschiedenen beatmeten Patienten vermindern.

Wie gestaltet sich die Aufbereitung der Respiratoren?

Zu den Atemschläuchen und Y-Stücken wurde schon Stellung genommen. Nach der Demontage stehen für die atemgasführenden Teile folgende Verfahren zur Verfügung:

- Tauchbaddesinfektion in Desinfektionslösungen, z. B. Gigasept oder Ethanol, Sekusept oder Helipur-H plus,
- Aufbereitung in Waschautomaten mit auf mindestens 50 °C erhitztem Wasser,
- Ethylenoxidgassterilisation,
- Autoklavierung.

Bei der chemischen Desinfektion, dem Tauchbadverfahren oder einer Wischdesinfektion dürfen nur geprüfte und zugelassene Mittel verwendet werden. Dabei ist die angegebene Konzentration der Lösungen ebenso zu garantieren wie die vollständige Benetzung der Geräteteile. Besonders ist die korrekte Aufbereitung der Hohlräume, d. h. Innenlumen zu beachten. Die Einwirkzeiten betragen bei den gängigen Desinfektionsmitteln 1 h. Empfindliche Sensoren wie der Flowmeter des Servoventilators erfordern die vom Hersteller angegebene Aufbereitung, obwohl eine aerogene Keimpropagation nicht wahrscheinlich ist.

Die Oberflächen von Respiratoren sind unterschiedlich gestaltet, es finden sich neben Folientasten auch Drehknöpfe oder Kippschalter.

Von Bedeutung ist die Möglichkeit der problemlosen hygienischen Aufbereitung, es ist den Folientasten der Vorzug zu geben. Regelmäßig, d. h. täglich, sind die Oberflächen der Respiratoren durch eine Wischdesinfektion mit einem desinfektionsmittelgetränkten Tuch zu dekontaminieren. Die Effektivität ist dabei abhängig von der Beschaffenheit der Oberflächen. Damit wird den Gefahren der Kreuzinfektion hygienisch entgegengewirkt.

Nach jeder Aufbereitung muß nachweislich eine sorgfältige Funktionskontrolle des Respirators vorgenommen und dokumentiert werden. Dazu empfehlen sich Checklisten und die Kennzeichnung mit Datum und dem Signum des Verantwortlichen für die Funktionskontrolle.

Ein Wechsel von Beatmungsgeräten in Zeitintervallen, wie bei Couveusen empfohlen, erscheint aus hygienischer Sicht nicht notwendig. Auch nicht sinnvoll ist die Forderung, die Geräteteile zu autoklavieren, d. h. zu sterilisieren. Die Anforderungen an Sterilität sind mit geplanten Verletzungen des menschlichen Integumentes oder dem Einbringen von Gegenständen in infektionsempfindliche Hohlräume im Körper verbunden, für weitere medizinische Maßnahmen ist allgemein die Verwendung desinfizierter Instrumente und Geräte ausreichend.

Ein erhebliches hygienisches Problem können kontaminierte Vernebler, sog. “humidifier”, darstellen. Vernebler dienen zur Befeuchtung der Inspirationsluft. Kondenswasser und Verneblerwasserrückstände können bei ungenügendem Hygieneregime Keime wie Pseudomonas enthalten. Vernebler sollen das sterile Wasser mindestens auf 50 °C erhitzen, um jede Keimpropagation zu verhindern. Das Wasser ist täglich steril auszutauschen, die dampfführenden Geräteteile müssen regelmäßig, mindestens einmal wöchentlich, desinfiziert werden.

Wasserfallen enthalten kontaminierte Flüssigkeit, deshalb ist bei der Entsorgung den Hygieneforderungen zu entsprechen, d.h. umsichtiges Entsorgen des Wassers, Handschuhwechsel oder Händedesinfektion.

Sogenannte Klimatisierungsfilter sind täglich zu wechseln, Gefahren bestehen aber in einer Widerstandserhöhung durch z.B. Durchfeuchten der Filterflächen. Als kritischer Wert werden 2,4 mbar angegeben. Die Notwendigkeit der Applikation dieser Filter wird konträr beurteilt, zu einer Reduzierung des Kondenswassers in den Atemschläuchen führen sie in jedem Fall.

Nichts am Respirator muß steril sein.

Die allgemeinen und bekannten Regeln der Hygiene in der Krankenbetreuung sind während der Beatmungstherapie zu beachten, d.h. nach dem Kontakt mit infektiösen Patienten ist immer eine Händedesinfektion vorzunehmen, oder die Handschuhe sind zu wechseln. Mitarbeiter mit akuten Infektionen, Pyodermien oder Erkältungen sind nicht zur Betreuung von Respiratorpatienten einzusetzen. Die Pflege von Beatmungspatienten sollte in jeder Schicht durch patientenbezogene Schwestern/Pfleger erfolgen, auch damit werden Kreuzinfektionen verhindert.

Es gilt anzumerken, daß nosokomiale Pneumonien eine Komplikation darstellen, die derzeitig nur schwer zu verhindern ist. Die vorgestellten Maßnahmen zur Reduzierung der Ursachen und ein effektives Antibiotikaregime stellen z.Z. die Möglichkeiten gegen Pneumoniekomplikationen dar.

Literatur

Bundesgesundheitsblatt (1983) Anforderungen der Krankenhaushygiene bei Intubation, Tracheotomie, Beatmung und Inhalation

Deutsche Gesellschaft für Anästhesiologie und Intensivmedizin (1984) Hygienische Maßnahmen als Bestandteil der Anwendungssicherheit medizinisch-technischer Geräte. Anästh Intensivmed 25: 79–82

Ippolito G, Dionigi R, Ceriana P, Melotti R (1992) Nosokomiale Infektionen auf Intensivstationen. Hyg Med 17: 117–123

McLedingham A, Tryba M (1992) Kann eine nosokomiale Pneumonie in der Intensivmedizin verhindert werden? 6. Eur Congr Intensive Care Medicine, 30. October 1992, Current Medical News

Soltau U (1989) Apparativer Hospitalismus und hygienische Sicherheit unter besonderer Berücksichtigung der Beatmungstherapie. Technische Hochschule Ilmenau

Soltau U, Bonell R, Kaufhold W, Baumann B (1990) Geräte für die Atemgaskonditionierung unter Hygiene-relevanten Bedingungen. Anaesthesiol Reanimat 15: 205–211

Stober H-D (1991) Hygienepraxis für Anästhesiologie, Intensivtherapie, Rettungswesen, 2. Aufl. Verlag Gesundheit, Berlin

Wille B (1989) Hygienemaßnahmen für Narkose- und Beatmungszubehör. Krankh-Hyg Infektionsverh 11: 17–21

Aufbereitung im Gerätepflegezentrum. Ein Beitrag zur Qualitätssicherung im Krankenhaus

K. Henning

In vielen anästhesiologischen Publikationen wird, wenn es um den Arbeitsplatz des Anästhesisten geht, der Vergleich mit einem Flugkapitän und seinem Cockpit bemüht: die Narkoseeinheit als Flugzeug. Käme aber ein Pilot nebst Mannschaft auf die Idee, die Maschine selbst zu pflegen bzw. Instandhaltungsmaßnahmen an ihr durchzuführen? Dafür steht im Flugbereich eine gut organisierte Bodentruppe zur Verfügung. Analog dazu könnte in der Klinik gelten: das Gerätepflegezentrum als Reinigungs- und Wartungshalle, die Mitarbeiter als fachkundiges Bodenpersonal.

Das Thema Gerätepflegezentrum begleitet die Fachliteratur seit den 70er Jahren. Sind die Konzepte der 70er Jahre noch zu gebrauchen? An den grundsätzlichen Forderungen von Ahnefeld und Mitarbeitern aus dem Jahr 1976 (Ahnefeld et al. 1976) hinsichtlich einer methodischen Geräteaufbereitung hat sich bis heute nichts geändert: eine Aufgabenkombination von Gerätepflege im Sinne von Reinigung, Desinfektion und Sterilisation auf der einen Seite und Instandhaltungsmaßnahmen auf der anderen Seite. Die Krankenhäuser müssen jedoch in Abweichung von beschriebener Ideallösung ihre Gerätepflege nach den örtlichen Gegebenheiten organisieren. In all den Jahren ist eines geblieben: die Arbeit, die getan werden muß vom Abrüsten des Patientenplatzes nach beendeter Therapie oder Narkose bis zum Aufrüsten eines Intensiv- oder Narkoseplatzes.

Viele Besucher, die in Münster im Rahmen der Klinikbesichtigung auch das Gerätepflegezentrum besuchen, äußern sich über die Vor- und Nachteile großer zentraler Einrichtungen dieser Art. Ich fasse das Spektrum dieser Äußerungen in 2 Gedanken zusammen:

Der 1. Gedanke: Es werden kleine dezentrale Geräteaufbereitungen benötigt. Es werden Einmalmaterial und -filter benutzt. Die Pflegekräfte sind weitgehend von Reinigungsarbeiten entlastet. Ihnen bleibt die Prüfung nach Aufbereitung. Warum auch die dekontaminierten Teile und Geräte durch das ganze Krankenhaus transportieren?

Der 2. Gedanke: Es werden zentrale Gerätepflegezentren mit guter Ausstattung und gutem Fachpersonal benötigt. Einheitliche hygienische Verfahren, gute Auslastung der Reinigungs-, Desinfektions- und Sterilisationseinrichtungen, Geräteprüfungen, Instandhaltungsmaßnahmen, fachgerechte Aufarbeitung der Fehlermeldungen sind die Stichworte: das Gerätepflegezentrum als eine Abteilung zur Sicherung der Qualität über die hygienischen Maßnahmen hinaus. Das Gerätepflegezentrum entlastet das Pflegepersonal erheblich. Der Trend weg vom Einmalmaterial (Müllvermeidung) wird unterstützt.

Es geht um die Frage nach dezentraler oder zentraler Aufbereitung, also allgemein um die Frage nach der Organisation von Geräte- und Materialpflege.

Ausgehend von den Aufgaben, die erledigt werden müssen, werden Aspekte der Organisationsformen und die Verfahren zur Aufbereitung und deren Kontrolle beschrieben. Ein Blick auf Münster schließt sich an. Das Gerätepflegezentrum als Abteilung für Qualitätssicherung (eingebunden in die Medizintechnikabteilung) in hygienischer, technischer und anwendungstechnischer Sicht schließen diese Ausführungen ab.

Aufgaben in der Geräte- und Materialaufbereitung

Ein Patient auf einer Intensivtherapiestation wird verlegt. Für die Neubelegung des Intensivbettes ist dekontaminiertes Material zur Verfügung zu stellen. Ein Operationstag ist vorbei. Die Arbeitsplätze des Anästhesiepersonals (Einleitung, OP, Ausleitung, Aufwachraum) müssen für den nächsten Tag hergerichtet werden. Eine Analyse der Tätigkeiten ergibt 4 Gruppen von Geräten und Materialien, die ersetzt oder aufbereitet werden müssen.

1) Materialien, die nur einmal verwendet werden dürfen. Als Beispiel seien Infusionsgeräte (im Sinne von Infusionsbesteck) oder Sets für eine Hämofiltration erwähnt. Diese Materialien werden sofort entsorgt und spielen für die Aufbereitung keine Rolle.
2) Geräte (einschließlich Zubehör), die vor Ort gereinigt werden. Es handelt sich entweder um festinstallierte oder schwer zu transportierende Anlagen, wie z. B. Monitorsysteme oder Materialien, die lediglich abgewischt werden müssen. Es liegt keine oder nur geringe Kontamination vor; es hat also kein direkter Kontakt mit dem Patienten stattgefunden. Als Beispiel seien Infusionsapparate oder EKG-Kabel erwähnt.
3) Kontaminierte Materialien in großen Mengen, die aufbereitet werden müssen, weil sie im Kontakt mit Patientenblut oder -sekreten waren, wie z. B. Sekretflaschen.
4) Geräte und Gerätezubehör, wie z. B. Beatmungsgeräte, die über die Reinigung und Desinfektion hinaus vom Fachpersonal geprüft werden müssen.

Die Arbeiten unter Punkt 1 und 2 werden vor Ort erledigt. Dazu benötigt man kein hochqualifiziertes Personal. Die Arbeiten unter Punkt 3 und 4 können ausgelagert werden, wobei die Anforderungen an die Qualifikation des Personals steigen.

Organisationsformen der Geräte- und Materialaufbereitung

Eine Betriebsorganisation ist eine Ordnung, die die Tätigkeiten von Menschen auf ein gemeinsames Ziel ausrichtet. Das Ziel kann folgendermaßen definiert werden: die Gerätepflege sorgt für den hygienischen und technischen Erfolg bei der Wiederherstellung oder dem Erhalt der Funktionsfähigkeit, damit Geräte und Materialien wieder bestimmungsgemäß eingesetzt werden können. Wir unterscheiden die Aufbau- und Ablauforganisation. Die Aufbauforganisation regelt Zuständigkeiten, Instanzen, Rangordnungen und Dienstwege. Die Ablauforganisation befaßt sich mit der Aufgabenerfüllung in der Zeit. Welche Einzelaufgaben müssen erledigt werden, um das Betriebsziel zu erreichen? Der Personal- und Sachmitteleinsatz muß wirtschaftlich gestaltet werden, um den Output der Organisationseinheit termingerecht in der nötigen Qualität zur Verfügung zu stellen.

Grundlegende Probleme zur Ablauforganisation sowohl für eine Neuorganisation als auch für die Überprüfung einer bestehenden Organisation sind:

- zentrale oder dezentrale Organisation von Räumlichkeiten, Tätigkeiten und Entscheidungen,
- Einhaltung kurzer Wege,
- Minimierung der Durchlaufzeiten von Geräten und Material,
- Einhalten des Substitutionsprinzips: fallweise Regelungen durch generelle Regelung ersetzen.

Für die Organisation eines technischen Bereiches sind die Prinzipien der Raum-, Sachmittel-, Personal- und Zeitorientierung zu beachten.

Ein wichtiger Aspekt ist die Materialfrage. Bezüglich der Wiederverwendung bzw. des Einsatzes von Einmalmaterialien spielen folgende Faktoren eine Rolle: Vorschriftenwesen, Hygiene, Abfallbeseitigung, Umweltschutz, Material- und Personalkosten. Beim Einsatz von Materialien bleiben dem Anwender einige Variationen zur Entscheidung offen. Das Vorschriftenwesen erleichtert die Entscheidung häufig nicht. Die DIN 13252 für Inhalationsnarkosegeräe z. B. verlangt lediglich, daß alle atemgasführenden Teile des Patientensystems sterilisierbar und/oder als Einmalmaterial ausgeführt sein müssen.

Bei den Überlegungen für die Organisation müssen folgende Fragen geklärt werden:

1) Werden thermolabile oder thermostabile Materialien verwendet?
2) Welche Funktionseinheiten kommen ins Gerätepflegezentrum (Verhältnis von Kleinteilen zu komplexen Geräten)?
3) Welche Mengen an Materialien hat das Gerätepflegezentrum zu bewältigen (Häufigkeit des Aufbereitungszyklus)?
4) Wie stark ist die Keimbesiedlung?

5) Welche Betreuungstiefe soll ein Gerätepflegezentrum bieten: einfache Reinigung oder Gerätebetreuung im Sinne der MedGV?

Die Frage der Zentralisierung oder Dezentralisierung ist in erster Linie abhängig von der Größe der zu versorgenden Klinik. Aber auch bei ausreichender Größe ist immer eine Kombination von zentraler und dezentraler Einheit zu wählen mit Schwerpunkt auf Zentralisierung.

Vorteile einer Zentralisierung sind:

1) die Entlastung des Pflegepersonals,
2) stärkere Auslastung der RDS-Einrichtungen,
3) größere Sicherheit hinsichtlich der Desinfektion und Sterilisation durch Großgeräte und Fachpersonal.

Nachteile der Zentralisierung sind:

1) hoher Transportaufwand sowohl zeitlich als auch personell,
2) es wird erheblich mehr Material benötigt,
3) hohe Investitionen für die zentrale Einheit,
4) es entstehen Ausbildungsdefizite hinsichtlich der Geräteaufbereitung beim Pflegepersonal.

Aufbereitungsverfahren

Die Aufbereitung soll einen Beitrag leisten zur Verhütung und Bekämpfung nosokomialer Infektion in der Intensivmedizin bzw. Bereitstellung von dekontaminiertem Material im Anästhesiebereich. Im Bereich der Geräteaufbereitung werden vorwiegend Verfahren zur Desinfektion (thermisch und chemisch) eingesetzt.

Chemische Desinfektionsverfahren

Chemische Desinfektionsverfahren werden eingesetzt zum Abwurf gebrauchter Materialien vor Ort zur Vorreinigung, zur Wischdesinfektion (Oberflächendesinfektion) bei Geräten, im Tauchbad für thermolabile Teile und bei Bronchoskopen.

Abwurf gebrauchter Materialien

Bei der desinfizierenden Vorbehandlung im Tauchverfahren werden Transportbehälter mit Deckel benutzt, die wenig Desinfektionsmittel enthalten. Ein Überschwappen des Lösungsmittels ist so nicht möglich. Die Lösung erhöht die relative Feuchtigkeit, und ein Eintrocknen der Körpersekrete kann nicht erfolgen. Gleichzeitig wird die Keimvermehrung unterdrückt.

Oberflächendesinfektion

Bei der Wischdesinfektion (Oberflächendesinfektion) von Geräten kommt es auf die richtige Konzentration an (z. B. 1%ige Tegodor-Lösung bei normaler Verschmutzung und 3%ige Tegodor-Lösung bei infektiösem Material). Wichtig ist v. a. aber mechanischer Druck beim Wischen.

Chemische Desinfektion im Tauchbad

Im Tauchbad (für thermolabile Teile) werden Thermometer, Adapter, Kleinteile u. ä. aufbereitet, alles Materialien, die bei thermischer Desinfektion Schaden nehmen würden. Zur Vorreinigung gehören die mechanische Reinigung und das Einlegen in Desinfektions- und Reinigungsmittel mit einem Eiweißlöser (z. B. 3% Gigasept und S&M Labor): Dauer ca. 1 h. Danach kommt die eigentliche Desinfektion (z. B. 10% Gigasept): Dauer ca. 1 h bei normalem, 6 h bei infektiösem Material und die Neutralisation (z. B. 0,2% Natriumdisulfit) bei einer Einwirkzeit von 15 min bei normalem und infektiösem Material. Zur Nachbereitung werden die Teile in einem Korb auf einer Heizplatte getrocknet.

Sonderfall Bronchoskope

Bronchoskope werden in Spezialwannen aufbereitet wie bei der chemischen Desinfektion im Tauchbad beschrieben. Nach dem Spülen mit Alkohol und Trocknen mit Druckluft kommt noch vor dem Einschweißen eine Funktionsprüfung nach Checkliste hinzu. Auch der Einsatz von speziellen Waschmaschinen zur Bronchoskopaufbereitung ist möglich.

Abschließend sei noch bemerkt: das Einlegen von Teilen in Desinfektionsmittel ist und bleibt nur eine Notlösung. Bei der Beschaffung sollten nur Materialien zum Zuge kommen, die thermisch aufbereitet werden können.

Thermische Desinfektionsverfahren

Diese Verfahren werden für thermostabile Teile eingesetzt (Sekretflaschen, Flaschenköpfe, Schläuche, Tuben, Atembeutel, O_2-Masken u. ä.) und stellen die Klinikroutine in der Aufbereitung von Anästhesie- und Intensivmaterialien dar. Dazu stehen Maschinen mit und ohne Trockeneinrichtung zur Verfügung. Zur Reinigung wird der Maschine ein Waschmittel zugegeben (z. B. Neodisher AN) und ein Neutralisationsmittel (z. B. Neodisher Z). Die eigentliche Desinfektion geschieht thermisch (95° über 10 min gemäß Bundesseuchengesetz). Die Laufzeiten der Maschinen betragen ca. 45 min, die Trocknungszeit nochmals 45 min, so daß es bei großem Materialanfall sinnvoll ist, auf die Trocknungsphase zu verzichten und die Teile in einer Sterilisationskammer zu trocknen. Die Durchlaufzeiten werden dadurch erheblich verkürzt.

Dampfsterilisation

Die Dampfsterilisation wird für Sonderfälle eingesetzt. In der Routine dient der Sterilisator wegen der großen Aufnahmekapazität bei hohem Materialaufkommen als Trockeneinrichtung für die Chargen aus der thermischen Desinfektion. Die Laufzeiten betragen 35 min bei 134 °C bzw. 45 min bei 120 °C.

Hygienische Kontrollen der Verfahren

Eine gesicherte Aussage über den Erfolg einer Desinfektion oder Sterilisation erhält man nur über mikrobiologische Überprüfungen. Es bleiben 2 Möglichkeiten: Stichproben am eingesetzten Material (aus der Charge heraus) oder die Kontrolle des Verfahrens selbst. Im Hygienebereich ist keine direkte Prüfung des aufbereiteten Materials möglich, weil beim Prüfen das Teil sofort wieder kontaminiert wird.

Die Kontrolle am Material wird nur in Einzelfällen beim Verdacht eines Hygienemangels vorgenommen. Es werden aus der Charge heraus Stichproben genommen.

Für die Verfahrenskontrolle gibt es 2 Stufen: 1) die interne Routinekontrolle durch das Personal im Gerätepflegezentrum als laufende Qualitätssicherung von Hygienemaßnahmen. Diese Kontrollen müssen schnell durchzuführen sein und eine sichere Aussagekraft haben. Die 2. Stufe ist die externe Kontrolle, z. B. durch ein Hygieneinstitut.

Chemische Desinfektionsverfahren

Bei Chemikalien ist auf das Verfallsdatum und die Gebrauchsanweisung des Herstellers der Desinfektionsmittel zu achten. Ebenfalls zu berücksichtigen sind die hausinteren Vorschriften der Hygienefachkräfte und die Vorschriften der Fachgesellschaften und die des Bundesgesundheitsamtes.

Thermische Desinfektionsverfahren

Die geräteinternen Überwachungen reichen in der Regel aus für die Routinekontrollen der Wasch- und Desinfektionsmaschinen. Halbjährliche Kontrollen z. B. durch ein Hygieneinstitut mit Testkeimen, die in die Maschine eingebracht werden, runden die Überwachung der thermischen Verfahren ab.

Sterilisation

Eigene Kontrollen z. B. mit Atteströhrchen (Testkeime) werden 2mal pro Woche zur Prüfung des Sterilisationserfolges durchgeführt. Zur Überprüfung des Vakuums wird einmal wöchentlich der Darttest durchgeführt. Dazu kommen 2mal im Jahr Hauptprüfungen durch das Hygieneinstitut mit Sporenpäckchen (Bioindikatorprüfung von technischen Verfahren), die an den zu sterilisierenden Teilen befestigt werden.

Gerätepflegezentrum (GPZ) in Münster

(Hartenauer et al. 1989)

Wir betreiben in Münster eine große Geräte- und Materialaufbereitung im Zentralgebäude der Universitätsklinik. Es ist sinnvoll, diese Aufgaben inklusive einer Funktionskontrolle medizinisch-technischer Geräte nach jeder Reinigung und Montage zentral zu organisieren. Dazu sind bestimmte räumliche, apparative, personelle und organisatorische Voraussetzungen geschaffen worden.

Räumliche Voraussetzung

Bei der Zentralisierung der Geräte- und Materialpflege wurde auf eine kurze und eindeutige Wegführung für den An- und Abtransport zwischen den 4 Intensivtherapiestationen der Klinik und dem Gerätepflegezentrum geachtet. Schon aus hygienischer Sicht wurde eine Wegetrennung angestrebt. Das Zentrum selbst ist geteilt in einen unreinen und einen reinen Bereich, voneinander getrennt durch Aufbereitungsgeräte, die nach dem Durchladeprinzip konzipiert sind. Stellflächen für die Zwischenlagerung für medizinisch-technische Geräte (v. a. Beatmungsgeräte) sind reichlich vorhanden.

Apparative Voraussetzungen und Einrichtungen

Auf der unreinen Seite des Gerätepflegezentrums sind Becken für Ausguß, manuelle Vorreinigung, Chemikalien und Händereinigung vorhanden. In Wand-, Hoch- und Unterschränken ist Lagerraum für die benötigten Utensilien und Reinigungsmittel. Als Abrüstplatz steht ein fahrbarer Tisch zur Verfügung. 2 Waschautomaten komplettieren die Einrichtung.

Im Trennbereich zur reinen Seite hin stehen 2 weitere Waschautomaten und ein Dampfsterilisator, die als Durchlader installiert sind. Die direkten Verbindungen zwischen der unreinen und der reinen Seite sind eine Durchreiche und eine halbhohe Tür für Geräte. Die Tür ist nur von der reinen Seite aus zu öffnen.

Die reine Seite hat 2 Hauptarbeitsbereiche: einen Montage- und Prüfplatz für medizinisch-technische Geräte und Gerätekomponenten mit den nötigen Prüfmitteln (Testlungen etc.) und einen Verpackungsplatz mit Folienschweißgeräten. Ein geräumiges Ersatzteillager und ein kleines Büro komplettieren die Ausstattung der reinen Seite.

Personelle Voraussetzungen

Die Hygieneaufsicht über das GPZ hat der hygienebeauftragte Arzt der Klinik. Das GPZ untersteht der Medizintechnikabteilung der Klinik und wird von einem diplomierten Bioingenieur geleitet. Verantwortlich beaufsichtigt wird das GPZ von einem Meister, der sich im Fach Hygiene weiterqualifiziert hat. Technisch ausgebildete Fachkräfte wie Feinmechaniker und Elektromechaniker übernehmen insbesondere die Montage- und Prüfarbeiten. Hilfskräfte, wie z. B. Zivildienstleistende, vervollständigen den Personalstand im GPZ. Eine zentrale Geräteaufbereitung entlastet das Pflegepersonal. Um einem praktischen Ausbildungsdefizit des Pflegepersonals entgegenzuwirken, sind im Rahmen der Weiterbildung zeitlich begrenzte Einsätze (3–5 Arbeitstage) im GPZ vorgesehen, zumal in kleineren Krankenhäusern die Geräteaufbereitung nach wie vor dezentral organisiert ist und weitgehend in den Händen des Pflegepersonals liegt.

Organisation

Auf der Intensivtherapiestation werden gebrauchte Geräte abgedeckt. Kleinmaterial wird in Spezialbehältern und Containern verpackt, nachdem es einer desinfizierenden Vorreinung unterzogen wurde. Geräte und Material werden auf vorgeschriebenen Transportwegen der unreinen Seite des GPZ zugeführt. Dort erfolgen Demontage, Sortierung, Vorreinigung (mit Bürsten und Reinigungsmitteln) und Verteilung auf die jeweils festgelegten Aufbereitungsverfahren. Geräte werden einer Wischdesinfektion unterzogen.

Auf der reinen Seite des GPZ wird das Kleinmaterial auf Fehler geprüft (evtl. aussortiert), eingeschweißt, in Behälter und Container verpackt und zurück zu den Stationen gesandt. Begleitzettel dienen der Kontrolle und Leistungserfassung. Thermolabile Teile werden aus dem Tauchbad heraus in Körbe gelegt und auf einer Heizplatte getrocknet.

Medizinisch-technische Geräte werden auf der reinen Seite montiert, komplettiert und einer Funktionsprüfung nach Prüfliste unterzogen. Die Prüfliste dient gleichzeitig der Protokollierung und Dokumentation. Kleinere Reparaturen werden selbst ausgeführt. Die Geräte werden abgedeckt zur Station auf festgelegten Transportwegen zurückgebracht.

Das Gerätepflegezentrum als Abteilung für hygienische und technische Qualitätssicherung

Wir betrachten in Münster das Gerätepflegezentrum als eine Fachabteilung im Rahmen der Abteilung Medizintechnik. Die Erhöhung der technischen und der hygienischen Sicherheit sowie der Sicherheit in der Anwendung medizinisch-technischer Geräte wird erreicht durch weitgehende Zentralisierung dieser Aufgaben. “Weitgehend” heißt: auch bei uns gibt es dezentrale Aufbereitungen, die aber vom zentralen Gerätepflegezentrum mitbetreut werden.

Die hygienische Sicherheit ist die gefahrlose oder risikoarme Mehrfach- bzw. Wiederverwendung eines Gerätes sowie die Durchführung notwendiger hygienischer Maßnahmen ohne Schädigung der Funktionsfähigkeit.

Technische Sicherheit ist die komplikationsfreie Anwendung einer definierten Methode und die einwandfreie Funktion eines Gerätes von der technischen Konzeption her (Ahnefeld et al. 1981).

Die Sicherheit in der Anwendung (medizinische Sicherheit) ist die sichere Applikation eingestellter Größen bzw. die rechtzeitige Alarmierung bei auftretenden Abweichungen innerhalb geforderter Leistungsgrenzen, die laufende Kontrolle der Gerätefunktion und ausreichende Schulung des Personals in der Bedienung der Geräte (Ahnefeld et al. 1981).

Betrachten wir abschließend die Gerätepflege vom Standpunkt des Betreibers eines Gerätes aus. Das Betreiben von Geräten bedeutet Bedienen, Gerätepflege und Instandhaltung.

Die Bediensicherheit wird durch Einsätze des Personals im Gerätepflegezentrum erhöht, so daß der Anwender in die Lage versetzt wird, kleinere Störungen selbst zu beheben, Fehler zu erkennen und einzuschätzen. Einweisungen im Sinne der MedGV auf den Intensivtherapiestationen und in den Operationsabteilungen kommen ergänzend hinzu.

Gerätepflege dient der Sicherung des Soll-Zustands durch hygienische Maßnahmen und Austausch von Verschleißteilen. Das geschieht direkt im Gerätepflegezentrum.

Instandhaltung besteht aus 3 Aspekten: Inspektion als Feststellen des Ist-Zustands, Wartung als Wahrung des Soll-Zustands durch vorbeugende Maßnahmen und Instandsetzung als Wiederherstellen des Soll-Zustands. Diese Aufgabe wird erfüllt in Kooperation mit den Herstellerfirmen.

Damit sind die Forderungen der MedGV einbezogen:

1) Durch das Personal festgestellte Mängel werden durch einen Reparaturzettel und das Gespräch übermittelt (§ 6.1).
2) Durch die aufwendige Prüfung nach Prüfliste kann die Funktionsprüfung vor Anwendung auf einer gesicherten Basis durchgeführt werden, evtl. sogar reduziert werden (§ 6.4).
3) Bei der Funktionsprüfung und Ersteinweisung ist die Medizintechnik und das Personal des GPZ integriert (§ 9).
4) Die Einweisung wird von der Medizintechnik organisiert und vom Personal der Medizintechnik weitgehend selbst durchgeführt in Form von regelmäßigen Schulungen bzw. durch routinemäßigen Einsatz der Anwender in der Geräteaufbereitung (§ 10).
5) Sicherheitstechnische Kontrollen (STK) werden weitgehend selbst durchgeführt (§ 11).
6) Durch die Dokumentation im GPZ werden die notwendigen Informationen in die Gerätebücher eingetragen (§§ 12 und 13).
7) Durch die Organisation (Bereitstellung und regelmäßige Überprüfung) der Aufbewahrung der Gebrauchsanweisungen durch die Medizintechnik steht dem Personal immer der komplette Satz an Gebrauchsanweisungen in dem jeweiligen Funktionsbereich zur Verfügung (§ 14).

Funktionsprüfung nach Aufbereitung, der ständige fachkundige Blick auf die Geräte, Beseitigung von Störungen, Fehleranalyse und Dokumentation der Quantität zur Leistungserfassung und der Qualität durch Protokollierung der Prüfungen von Geräten und Aufbereitungsverfahren leistet die Medizintechnikabteilung mit dem eingebundenen Gerätepflegezentrum.

Hygienische Sicherheit, technische Sicherheit und Sicherheit in der Anwendung bieten einen Beitrag zur Qualitätssicherung.

Die "Bodentruppe" wünscht für den nächsten Flug alles Gute. Die Voraussetzungen für einen Flug auf hohem Sicherheitsniveau sind gegeben.

Literatur

Ahnefeld FW, Bock KH, Dick W, Kilian J, Karrer A (1976) Das Anästhesie-Geräte-Pflegezentrum – eine Voraussetzung zur methodischen Geräteaufbereitung in der Anästhesie und Intensivmedizin. Anaesthesist 25: 294–302

Ahnefeld FW, Kilian J, Friesdorf W (1981) Sicherheit und Instandhaltung medizinisch-technischer Geräte. Anästhesiol Intensivmed 10: 291–302

Frankenberger H (1987) Zukunftsperspektiven für die Gerätepflege und Gerätewartung. Anaesthesist 36: 126–131

Hartenauer U, Lawin P, Henning K (1989) Sterilisation und Desinfektion von Geräten und Zubehör. In: Lawin P (Hrsg) Praxis der Intensivmedizin, 5. Aufl. Thieme, Stuttgart New York, S11.1–11.13

Datenmanagement und respiratorisches Monitoring – Möglichkeiten und Grenzen

P. Milewski, J. Martin, M. Messelken, J. Hiller und *D. Tabellion*

Unsere Aufgabe ist es, darzustellen, welche Möglichkeiten heute für ein EDV-gestütztes Datenmanagement in der Anästhesiologie und Intensivmedizin realisiert sind. Dabei wird ein Schwerpunkt die Einbeziehung des respiratorischen Monitorings in das Datenmanagement sein. Neben den vorhandenen Möglichkeiten sollen aber auch die Grenzen des Computereinsatzes bewußt aus der Sicht des Anwenders aufgezeigt werden.

Mit dem Begriff Datenmanagement wird zunächst einmal ein interner Kommunikationsprozeß beschrieben, bei dem die von mikroprozessorgesteuerten Monitoren empfangenen und verarbeiteten Signale registriert und nach Validierung dokumentiert und gespeichert werden.

Für uns Anästhesisten beginnen Beatmung und respiratorisches Monitoring bereits während der Narkose. Daher sollte ein übergreifendes Datenmanagement den Patienten von der Prämedikation über die Narkoseeinleitung, während der Anästhesie und der Aufwachphase, ggf. bis zur Verlegung auf die Intensivstation begleiten (Abb. 1).

Komplettiert wird ein solches System heute durch die externe Kommunikation mit Fremdgeräten wie Narkosemaschinen, Gasanalysegeräten und Patientenmonitoren.

Sinn und Zweck eines solchen patientenbegleitetenden Datenmanagements ist es, jederzeit einen schnellen Zugriff auf aktuelle und archivierte Daten zu haben, um Therapieentscheidungen zu beschleunigen, retrospektiv Daten zu analysieren, eine sinnvolle Leistungserfassung zu ermöglichen und die vom Gesetzgeber geforderte Qualitätssicherung zu gewährleisten.

Zweck des Datenmanagements im Überblick:
- Qualitätssicherung
- Leistungserfassung
- schneller Zugriff auf aktuelle Daten
- schnellere Therapieentscheidung
- retrospektive Analyse
- Speicherung *nur* relevanter Daten

Die Hersteller medizintechnischer Geräte bieten inzwischen für nahezu alle Teilbereiche Lösungen an. So existieren für den Anästhesieprozeß Online-Narkoseprotokollsysteme, im intensivmedizinischen Bereich werden Datenmanagementsysteme angeboten, die einen papierlosen Arbeitsplatz

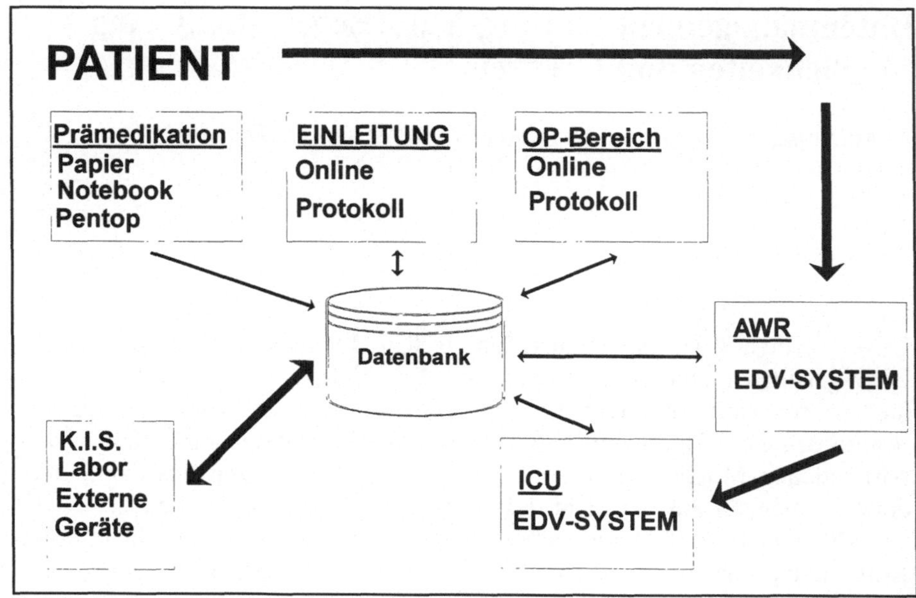

Abb. 1. Übergreifendes Patientendatenmanagement in der Anästhesie und Intensivmedizin

mit einem direkten Zugriff auf intern und extern erhobene Daten ermöglichen sollen. Auch Einplatz-PC-Systeme zum erweiterten Monitoring der Beatmung finden zunehmend Verbreitung.

Es erhebt sich also die Frage, welcher praktische Nutzen sich daraus ergibt.

Im Bereich der Anästhesiologie sind 3 Ebenen des Datenmanagements zu unterscheiden. Diese Einteilung läßt sich auch auf den intensivmedizinischen Bereich übertragen.

1) Das *explorative Datenmanagement* schließt alle Daten ein, die während der Prämedikationsvisite, Anamneseerhebung, durch Laborbefunde, Röntgenbefunde und Patientenidentifikation erfaßt werden.
2) Beim *operativen Datenmanagement* werden alle biophysikalisch meßbaren Parameter von Beginn der Einleitung bis zur Ausleitung der Narkose erfaßt und mit den Daten applizierter Medikamente und durchgeführter Leistungen bzw. Maßnahmen komplettiert.
3) Das *zusammenfassende Datenmanagement* bedeutet ein Aufbereiten und Validieren der gewonnenen Daten einschließlich der Aufwachraumdaten. Der Ausdruck erfolgt in einem überschaubaren Report, der medikolegal korrekt archiviert werden kann.

Für das explorative Datenmanagement der Prämedikation gibt es heute noch keine zeitnahe Standardlösung. Denkbar wäre hier der Einsatz von

Laptops oder Palmtops. Als Zwischenlösung bietet sich ein maschinenlesbares Prämedikationsprotokoll an.

EDV-gestützte On-line-Narkoseprotokollsysteme werden inzwischen von mehreren Firmen in unterschiedlichen Ausbaustufen angeboten und klinisch erprobt.

Bei einem von uns getesteten System im Rahmen eines Projektes erfolgt die manuelle Dateneingabe über ein Graphiktablett, wie man es von CAD ("computer aided design")-Arbeitsplätzen her kennt. Diese Eingabeform bewährt sich im OP und kann als anästhesiearbeitsplatzkonform bezeichnet werden. Über initial konfigurierte Auswahlmenüs erfolgt die Übernahme editierpflichtiger Daten. Alle Vital- und Geräteparameter werden degegen on line registriert, lassen sich aber retrospektiv bearbeiten. Dies ist notwendig, um technisch bedingte Artefakte zu markieren, damit diese beim abschließenden Report als solche erkennbar sind.

An der Benutzerschnittstelle mit der daraus resultierenden Eingabeergonomie und den Modulen der Konfigurations- und Reportgestaltung weisen die meisten Systeme aber noch erhebliche Schwächen auf, die die Akzeptanz auf Seiten der Anwender beeinträchtigen. Gerade im Hinblick auf die Schnelligkeit sind solche Systeme in der klinischen Routine der klassischen papiergestützten Dokumentation noch deutlich unterlegen. Hier ist weitere Entwicklungsarbeit erforderlich, damit die Auseinandersetzung mit der Dokumentation auch für den kurzen Eingriff nicht mehr Zeit erfordert als die Anästhesie selbst.

Um den gesetzlichen Anforderungen einer Qualitätssicherung zu genügen und um die immer wichtiger werdende Leistungserfassung durchführen zu können, ist andererseits der Einsatz von EDV-Systemen in der Anästhesie angesichts der zu bewältigenden Datenmengen unverzichtbar geworden.

Als Alternative kann für Abteilungen mit überschaubarem Leistungsangebot die Eingabe der Daten zur Qualitätssicherung und Leistungserfassung über den Bildschirmdialog erfolgen [7]. Für größere Kliniken stellt die zeit- und OP-nahe Bildschirmeingabe bzw. ein maschinenlesbares Narkoseprotokoll die heute einzig sinnvolle und praktikable Möglichkeit dar [9].

Anästhesiedokumentationssysteme:
- Bildschirmdialogeingabe
  (Andok, Leifass u. a.)
- OP-nahe Bildschirmeingabe
  (Leifass u. a.)
- maschinenlesbare Narkoseprotokolle
  (Andok; Malena u. a.)

Bei allen Programmen muß darauf geachtet werden, daß die ZEK- Liste [1] und der in Publikation befindliche Kerndatensatz der DGAI integriert sind, damit jede einzelne Abteilung an den externen qualitätssichernden Maßnahmen teilnehmen kann.

Ein funktionierendes integriertes System zur Narkosebeatmung und Überwachung der Vitalparameter können sicher nur wenige Kliniken vorweisen. Das Bild des Anästhesiearbeitsplatzes ist eher geprägt von einer bunten Zusammenstellung medizintechnischer Geräte mehrerer Hersteller, die untereinander nicht kommunizieren können.

Durch Entwicklung einer Geräteschnittstelle zwischen Monitoring und Narkosebeatmungsgerät läßt sich im ersten Schritt eine Optimierung der Arbeitsplatzergonomie für den Anästhesisten realisieren.

Wir verfügen mittlerweile über eine Applikation, bei der die Atemdruckkurve und die CO_2-Kurve eines Dräger-"Cicero" auf einen Hewlett-Packard-CMS-Monitor übertragen werden. Damit hat der narkoseführende Anästhesist alle Vital- und Beatmungsparameter in seinem unmittelbaren Blickfeld und kann durch die Interpretation der CO_2-Kurve Rückschlüsse auf seine Narkoseführung und die Beatmung ziehen [5].

Die digitale Übertragung aller eingestellten und gemessenen Parameter auf dem Patientenüberwachungsmonitor gewährleistet darüber hinaus auch die Übernahme der Beatmungsparameter in ein Datenmanagementsystem als Ausgangspunkt für eine komplette Dokumentation.

Ein großes Problem des Anästhesiearbeitsplatzes ist die Darstellung der unterschiedlichen Alarme. Die übersichtliche Veranschaulichung auf *einem* Bildschirm ist aus ergonomischen [2] und sicherheitsrelevanten Gesichtspunkten ein oft vorgebrachter Wunsch der Anwender. *Denn*: Ein koordiniertes hierarchisches Alarmsystem trägt wesentlich zur Verkürzung der Reaktionszeit und damit zur Sicherheit des Patienten bei.

Eine mögliche Darstellungsform, wie sie derzeit von W. Friesdorf und Mitarbeitern (persönliche Mitteilung) entwickelt wird, präsentiert ein physiologisches Profil in Form eines Horizonts. Alle Parameter, die über oder unter der vorher definierten Norm liegen, werden in Balken dargestellt. Mit einem Blick läßt sich feststellen, welche Parameter außerhalb des Normbereichs liegen.

Auch die moderne Intensivmedizin ist zunehmend auf leistungsfähige Kommunikations- und Informationstechnologie angewiesen [4]. Eine Vielzahl extern und intern erhobener Befunde müssen zusammengeführt werden (Abb. 2).

Auch die Forderung, daß alle therapierelevanten Befunde bettseitig zur Verfügung stehen, läßt sich ohne EDV-gestützte Systeme nicht verwirklichen. Die ideale Lösung stellt neben dem eigentlichen Patientenüberwachungsmonitor ein zweites Terminal dar, welches die Intensivkurve ersetzt.

Einige Systeme, die diese Bedingung erfüllen, werden von der Industrie bereits angeboten. Die bekanntesten sind CareVue 9000 (Hewlett-Packard), EMTEK System 2000 (Siemens), CliniComp (Marquette) und Atlantis (Hospitronics). Diese Liste basiert auf einer von Metnitz u. Lenz [6] anläßlich der Wiener Intensivmedizinischen Tage 1993 publizierten Vergleichsstudie und erhebt keinen Anspruch auf Vollständigkeit. Mit Ausnahme des Systems

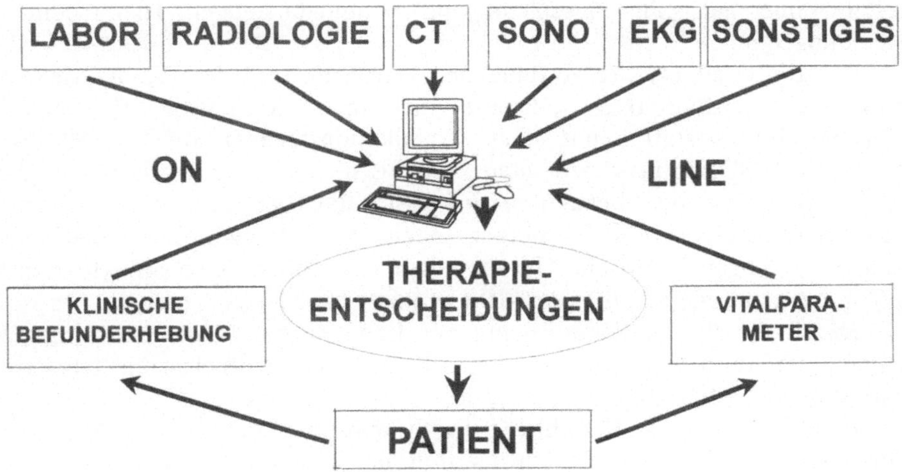

Abb. 2. Bettseitiges EDV-gestütztes Intensivdatenmanagement

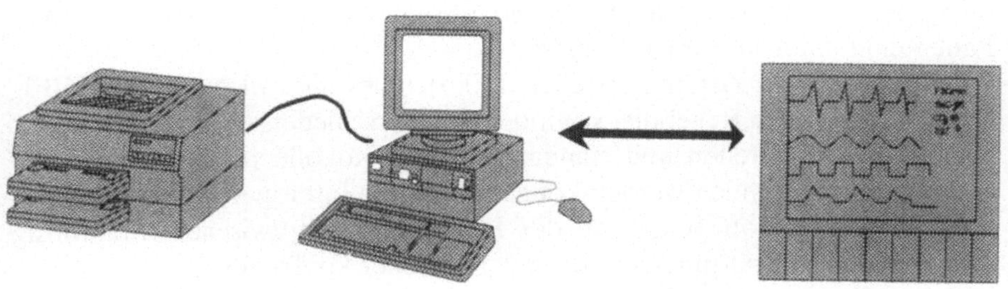

Abb. 3. Einbindung von Patientenüberwachungsmonitoren in ein Datenmanagement

Atlantis (Hospitronics) benötigen alle Anwendungen eine UNIX-Plattform. Die Kosten für ein solches System sind für eine 10-Betten-Intensivstation nicht unerheblich und bewegen sich zwischen 0,5 und 1,5 MiO. DM. Die Einarbeitungs- und Schulungszeiten für das Personal liegen zwischen 2 und 4 Wochen.

Eine demgegenüber kostengünstige Alternative (Abb. 3) kann durch die direkte Einbindung der Patientenüberwachungsmonitore in das Datenmanagement erreicht werden. Laborwerte, Arbeitslisten und andere Informationen werden in einem Fenster des bettseitigen Monitors präsentiert, ohne daß ein zweiter Bildschirm erforderlich ist.

Die Integration der Patientenmonitore in das Datenmanagement optimiert die Informationsübertragung und -verarbeitung und wirkt sich in erster Linie auf eine Beschleunigung befundabhängiger Therapieentscheidungen aus.

Die Einbeziehung der vorhandenen Hardware und der Einsatz vieler Softwarestandardprodukte reduziert die Investitionskosten für eine 12-Betten-Intensivstation mit *einem* Applikationsrechner auf DM 80000 bis DM 100000. Intuitiv bedienbare graphische Benutzeroberflächen und die Erweiterung der bekannten Funktionalität der Patientenmonitore gewährleisten eine große Akzeptanz seitens der Benutzer. Die Einarbeitungszeiten liegen bei 20 min. Gerade wegen der großen Personalfluktuation auf Intensivstationen ist dies ein nicht zu unterschätzender Vorteil.

Durch die On-line-Übertragung der Laborwerte auf die bettseitigen Patientenmonitore konnten wir darüber hinaus eine eindrucksvolle Arbeitsentlastung der Mitarbeiter nachweisen.

Benötigte man vor Einführung des Systems zur telefonischen Abfrage der Laborwerte noch 884 h/Jahr, waren nach Einführung der On-line-Übertragung nur noch 114 h/Jahr notwendig. Diese Differenz entspricht fast 1/2 Pflegestelle, ganz abgesehen vom Sicherheitsgewinn durch das Vermeiden von Übertragungsfehlern.

Die Integration des respiratorischen Monitorings in ein Datenmanagementsystem einer Intensivstation setzt allerdings voraus, daß die Beatmungsparameter und -kurven ebenso wie im Anästhesiebereich auf den Patientenmonitor übertragen werden.

Anders als in der industriellen Mikroelektronik, wie z. B. im HIFI-Bereich, wo in der Regel die Komponenten verschiedenster Hersteller über genormte Schnittstellen und standardisierte Protokolle nahezu problemlos miteinander verbunden werden können, sind der Intensivmediziner und der Medizintechniker oft genug mit der Inkompatibilität zwischen Monitoring und Beatmungsgerät unterschiedlicher Hersteller konfrontiert.

Am Beispiel der Übertragung der gemessenen und eingestellten Beatmungsparameter einer Dräger-EVITA auf einen Hewlett-Packard-CMS-Monitor kann eindrucksvoll gezeigt werden, daß die übersichtliche Darstellung der Parameter die Einstellung des Beatmungsgerätes zu erleichtern vermag. Man erkennt mit einem Blick ein Beatmungsmuster.

Erst durch die On-line-Übertragung der zur Beatmung gehörenden Parameter in Echtzeit- und Trenddarstellung wird das Intensivdatenmanagement komplettiert. So lassen sich voll automatisierte Beatmungsprotokolle unter Einbeziehung der Blutgasanalyse erstellen, damit wird eine retrospektive Aufarbeitung und Analyse des Verlaufs möglich.

Die gespeicherten Daten werden am Ende des Aufenthalts auf der Intensivstation in Form eines Reports für die Patientenakte dokumentiert. Durch die Begrenzung der zu speichernden Daten auf die eigentliche Intensivbehandlungsphase wird wertvolle Speicherkapazität nicht unnötig blockiert.

Beim Patienten mit pathologischen Lungenveränderungen ist oft ein erweitertes Beatmungsmonitoring wünschenswert [3]. Hierzu werden von verschiedenen Herstellern Entwicklungen angeboten, die durch direkte Verbindung des Beatmungsgerätes mit einem Standard-PC neben Druck- und Flowkurven auch Diagramme darstellen können:

- Veolar (Hamilton): Leonardo 1,71
- EVITA (Dräger): EvitaLink
- Servo 300 (Siemens): Projekt Siemens (klinische Erprobung)

Der geübte Anwender dieser Programme wird dadurch in die Lage versetzt, Veränderungen der Beatmungsparameter graphisch darzustellen und ggf. eine differenziertere Einstellung des Beatmungsgerätes vorzunehmen. Wenn darüber hinaus die Möglichkeit besteht, sowohl Echtzeitkurven als auch Trendverläufe zu speichern, ist auch eine ständige Verlaufskontrolle gewährleistet.

Akute Probleme, progrediente Veränderungen der Compliance, des Auto-PEEPs sowie anderer berechneter oder gemessener Werte werden dokumentiert. Die beim Einsatz dieser Geräte gewonnenen Erkenntnisse können zur Simulation und Schulung am Lungenmodell [8] praktisch vertieft werden. Inzwischen sind auch schon Einplatzsysteme zum "closed loop weaning" erfolgreich in der klinischen Erprobung.

Wegen der geringeren Kosten bei hohem Informationsgehalt sind diese Stand-alone-Anwendungen für alle Intensivstationen geeignet. Einziger Nachteil: Es existieren keine universellen Lösungen, sondern wiederum nur herstellergebundene Anwendugen. Zusammenfassend ist festzustellen, daß zwar heute schon für alle Bereiche unseres Fachgebietes EDV-gestützte Datenmanagement- und Monitorsysteme angeboten werden. Der Entwicklungsstand und die Realisierung des Routineeinsatzes in der Klinik sind aber noch sehr unterschiedlich zu beurteilen.

Ein übergreifendes Datenmanagement, welches den Patienten von der Anästhesie über den Aufwachraum und ggf. bis hin zur Wach- oder Intensivstation begleitet und sämtliche monitorisierten Parameter für die Zeit der Behandlung verfügbar hält, setzt die uneingeschränkte Kompatibilität und Kommunikation auf verschiedenen Geräteebenen voraus. Daran scheitert sicher so manches Projekt.

Auch wir können aus eigener Erfahrung berichten, daß es uns 4 Jahre Zeit und viel Mühe gekostet hat, 2 Medizingerätehersteller dazu zu bringen, ihre Schnittstellen freizugeben, um zu der bereits dargestellten sinnvollen Verbesserung des Anästhesiearbeitsplatzes zu kommen.

Die Hauptforderung der Anwender an die Hersteller medizintechnischer Geräte kann daher nur lauten, offene Kommunikationssysteme zu schaffen und einen allgemeinen Standard zu definieren, d.h. einen sog. "medical interface bus" (MIB) zu entwickeln, so daß medizintechnische Geräte unterschiedlichster Funktion ohne großen Aufwand kommunizieren können.

Die oft aus wirtschaftlichen Erwägungen herrührende Zurückhaltung der Industrie bei einer Festlegung auf einen Standard läßt sich durch gute Beispiele aus der industriellen Mikroelektronik widerlegen.

Kosten-Nutzen-Analysen machen es im Gegenteil erforderlich, daß zukünftige Entwicklungen auf industriekompatiblen Plattformen erfolgen müssen. Zudem sind die meisten der heute angebotenen Systeme noch mit einem zu hohen personellen und zeitlichen Schulungs- und Bedienungsaufwand verbunden.

Im Gegensatz zu universitären Einrichtungen finden in kommunalen Krankenhäusern solche Empfehlungen auch durch die beschränkten personellen Ressourcen und die erforderliche spezielle Qualifikation und Motivation der Mitarbeiter ihre Grenzen.

Literatur

1. Deutsche Gesellschaft für Anästhesiologie und Intensivmedizin (1992) Maßnahmen zur Qualitätssicherung von Anästhesieverfahren. Anästh Intensivmed 33: 78–83
2. Dzida W (1993) Modellierung und Bewertung von Benutzerschnittstellen. Software Kurier 1: 13–18
3. Heinrichs W, Beckmann P, Dany D, Weiler N, Halmagyi M (1992) Registrierung und Analyse von Atemwegsdruck und Gasfluß beatmeter Patienten. Anaesthesist 41: 694–698
4. Herden HN, Tecklenburg A (1990) Computergestützte Dokumentation und Leistungserfassung auf der Intensivstation. Anästh Intensivther Notfallmed 25: 79–82
5. Lenz G, Klöss T, Schorer R (1985) Grundlagen und Anwendung der Kapnometrie. Anästh Intensivmed 26: 133–141
6. Metnitz P, Lenz K (1993) PDMS – Vergleichsstudie: Vorausblick. PDMS Workshop – WIT' 93 - Abstr, S2–30
7. Mönk S, Buggenhagen H, Bldaring HJ, Heinrichs W (1993) PC-gestützte Leistungserfassung in der Anästhesie. Ein Jahr Anwendung in der Praxis. Anästh Intensivmed 34: 171–177
8. Prentice, JW, Kenny GNC (1986) Microcomputers in medical education. Med Teacher 8: 9–17
9. Tecklenburg A (1993) Form und Inhalt des EDV-gerechten Anästhesieprotokolls. Anästh Intensivmed 34: 93–100

Springer-Verlag und Umwelt

Als internationaler wissenschaftlicher Verlag sind wir uns unserer besonderen Verpflichtung der Umwelt gegenüber bewußt und beziehen umweltorientierte Grundsätze in Unternehmensentscheidungen mit ein.

Von unseren Geschäftspartnern (Druckereien, Papierfabriken, Verpackungsherstellern usw.) verlangen wir, daß sie sowohl beim Herstellungsprozeß selbst als auch beim Einsatz der zur Verwendung kommenden Materialien ökologische Gesichtspunkte berücksichtigen.

Das für dieses Buch verwendete Papier ist aus chlorfrei bzw. chlorarm hergestelltem Zellstoff gefertigt und im pH-Wert neutral.